"博学而笃志，切问而近思"

《论语》

"正其谊不谋其利，明其道不计其功"

《春秋繁露》

图书在版编目(CIP)数据

医学神经科学基础/孙凤艳主编. —上海：复旦大学出版社，2023.2
整合式课程系列教材
ISBN 978-7-309-16252-3

Ⅰ.①医… Ⅱ.①孙… Ⅲ.①神经科学-医学院校-教材 Ⅳ.①R74

中国版本图书馆 CIP 数据核字(2022)第 104925 号

医学神经科学基础
孙凤艳 主编
责任编辑/王 瀛

复旦大学出版社有限公司出版发行
上海市国权路 579 号 邮编：200433
网址：fupnet@fudanpress.com http://www.fudanpress.com
门市零售：86-21-65102580 团体订购：86-21-65104505
出版部电话：86-21-65642845
上海丽佳制版印刷有限公司

开本 787×1092 1/16 印张 36 字数 808 千
2023 年 2 月第 1 版
2023 年 2 月第 1 版第 1 次印刷

ISBN 978-7-309-16252-3/R·1952
定价：98.00 元

医学整合课程系列教材
Medical Integrated Curriculum

总主编 · 袁正宏

医学神经科学基础

Fundamentals of Medical Neuroscience

主 编 · 孙凤艳

復旦大學出版社

医学神经科学基础

（Fundamentals of Medical Neuroscience）

主编

孙凤艳　　复旦大学上海医学院

编委

陈　岩　　复旦大学附属眼耳鼻喉科医院
郭景春　　复旦大学上海医学院
胡薇薇　　浙江大学医学院
黄　芳　　复旦大学上海医学院
刘　颖　　复旦大学上海医学院
米文丽　　复旦大学上海医学院
邱梅红　　复旦大学上海医学院
曲卫敏　　复旦大学上海医学院
孙凤艳　　复旦大学上海医学院
王继江　　复旦大学上海医学院
王建枝　　华中科技大学同济医学院
肖世富　　上海交通大学医学院附属精神卫生中心
熊　曼　　复旦大学附属儿科医院
徐昕红　　复旦大学上海医学院
尤琳雅　　复旦大学上海医学院
俞　瑾　　复旦大学上海医学院
张　嵘　　北京大学医学部
朱采红　　复旦大学上海医学院
朱粹青　　复旦大学上海医学院

总 序

迄今，世界高等医学教育已经走过了百年历程，随着医学科学的发展，医学知识极大丰富，学生需要掌握的新知识越来越多，知识的无限性与医学院校教育时间的有限性之间的矛盾日益尖锐。 自 20 世纪 70 年代起，整合课程（integrated curriculum）模式和以问题为基础的学习（problem based learning，PBL）课程模式随着时代发展应运而生。

整合式课程打破了学科间界限，可有效解决课程内容膨胀问题，同时按照内在的逻辑联系安排学习内容，更有助于学生学习和理解。 整合式课程在国外已实践多年，较为成熟，备受国内医学教育界关注。 国内已经有为数不少的医学院校进行了整合课程改革。但是课程整合的改革依然面临诸多问题，包括如何科学地顶层设计课程，明确教育目标，以及跨学科协调、师资培训、激励政策、改革效果的科学评估标准等问题。

复旦大学基础医学院秉承为国家培养高水平拔尖医学人才和创新型医学人才的信念，紧跟国际医学教学理念，不断深化医学教学改革，在器官系统整合式教学方面进行了有益探索。 学院将基础医学教育阶段的课程按器官系统进行整合，组织力量编写了本系列教材。 每本教材按照内在的逻辑联系从正常到异常，包括正常组织结构、生理学、常见疾病的病理学、病理生理学和药理学知识，希望有助于学生循序渐进地学习和理解。

在实际的整合式教学中，建议适当采用 PBL 方式，并与临床实际相结合，使学生不仅能掌握器官系统的结构和功能，理解人体正常生物学功能和疾病，更重要的是让学生能越过单纯的记忆事实，去抓住复杂的内在联系，并用逻辑思考进行鉴别和诊断。 我们关注学生是否真正掌握了知识，重视“教”和“学”的良性互动。 本系列教材还有配套的数字资源，包括但不限于我们自编的 PBL 案例。

希望本系列教材和数字资源能为国内兄弟院校的医学教育带来启发和参考，共同提高我国的医学教育水平，为建设“健康中国”的国家战略贡献一份绵薄之力。

2023 年新年

前 言

近半个世纪，医学和神经科学都是生命科学领域中发展快和成果卓著的学科。 医学是一门研究人类健康的科学。医学神经科学基础是研究人类神经系统结构、功能和神经精神活动的生物学基础以及神经系统疾病诊治的生物学基础的科学。这是一门密切关系到人类生命健康和生活质量的学科。神经科学（脑科学）的研究得到我国政府的高度重视和巨额资金的支持。 在未来的数年中，我国将大规模开展脑科学的基础和运用的科学研究，这对医学人才培养提出新的更高的要求。 根据医学教育发展的需求，我国多家医学院校已经把神经科学基础知识的学习纳入了医学生的培养计划。

1982 年以来，复旦大学上海医学院神经生物学系（原上海医科大学神经生物学教研室）先后编写了《神经生物学讲义》，出版了许绍芬教授主编的第一版和第二版《神经生物学》等著作。 2008 和 2016 年由我主编先后出版了第一版和第二版的《医学神经生物学》。 为了配合整合式教学的需求，我们邀请了校内外神经科学专家和具有丰富教学经验老师，在第二版《医学神经生物学》一书的基础上，增加了神经生理功能、神经病理和神经系统重大疾病药物治疗等内容，编写了《医学神经科学基础》一书。 在编写的过程中，我们力求做到内容系统性、科学性、时效性、前瞻性和可读性。 结合教学经验，对某些传统编写章节的内容进行了删减和整合。 例如，将神经电活动与突触传递的内容整合为神经元活动原理进行介绍，再结合国际进展，介绍基础知识在新技术建立中的应用。 这样不仅有利于学生更好地了解和掌握神经元活动规律及其原理等的知识，而且有助于提高学生对基础知识运用的理解能力。 在疾病章节中，先介绍疾病发生、发展的生物学机制，再介绍疾病的诊治科学基础与未来的研究策略。 这为学生日后进行基础与临床的深造或开展研究工作打下扎实的基础。

本书内容分为 4 篇：第一篇为神经细胞生物学，内容包括神经元和神经胶质细胞、神经元活动的原理、神经元的跨膜信号传导、神经系统发育。 第二篇为神经递质与受体，内容包括兴奋性和抑制性氨基酸类神经递质、单胺类（NE、DA 和 5-HT）神经递质、乙酰胆碱、神经肽总论、内阿片肽、其他神经递质（组胺、腺苷和 NO）等。 第三篇为神经生理功能，内容包括感觉（痛觉、听觉与前庭觉和视觉）、神经系统对躯体运动的调控、神经系统对内脏活动的调节作用、学习和记忆、神经内分泌和脑电活动。第四篇为脑疾病的神经生物学基础，内容包括神经疾病的病理学总论、神经免疫人脑卒中引起的脑损伤和脑修复机制、基底神经节疾病的分子机制、阿尔茨海默病、精神疾病、睡眠与睡眠障碍、癫痫的神经生物学基础、孤独症谱系障碍的神经生物学基础等内容。同时，本书依托超星平台配备数字资源，以满足学员的不同学习需求。数字资源的获取流程，可扫描下方二维码查阅相关指引说明。在编写的过程中，我们深感神经科学的发展迅猛，研究成果正以井喷式的速度呈现，不断有重要理论的报道和新技术的发明。因此，我们很难将所有新内容及时编入书中。

在此，我衷心感谢《医学神经科学基础》一书全体参编者的辛勤工作和通力合作，衷心感谢复旦大学出版社魏岚等编辑在出版过程中所给予的及时帮助和热情支持。本书的编写方式能否真正适合整合式教学的需求和达到预期效果，还有待以后的教学实践和同仁们的无私建议。同时，我恳请专家、同行和广大读者对本书中出现的缺点和错误加以批评指正。

孙凤艳

2022 年 2 月于复旦大学

本书配套数字资源的获取流程

目 录

第二篇　神经递质和受体

第三篇　神经生理功能

第四篇　脑疾病的神经生物学基础

绪　论

医学神经科学是研究人类神经系统功能与精神活动的生物学规律及其相关疾病诊治的神经生物学基础的科学。因此，医学神经科学基础涵盖了医学和神经生物学等多学科的知识，也是一门密切关系到人类生命健康和生活质量的科学。

人与自然界的动物相比，攀岩不如猴，嗅觉不如犬，奔跑不及马，不能像鸟在空中翱翔，不能像鱼那样在海底穿梭。然而，人类具有无限的创造力，能“上九天揽月，下五洋捉鳖”，成为自然界的“万物之灵”。人类的这种能力是由大脑决定的。人类的大脑具有与其他哺乳类脊椎动物相似的功能，如调控感觉、运动、内脏活动、情绪等功能，维持人类生存的基本生物功能。更重要的是，人类的大脑还具有学习与记忆、认知与精神活动、语言交流、逻辑思维等特有的功能。因此，拥有一个健全的大脑是维持人类健康和幸福生活所必需的，也是保障人类社会进步和创造财富所必需的。那么，我们的大脑为什么会有这么强大的功能，它究竟是如何工作的？要回答这个问题，首先要了解构成脑的结构和物质基础是什么？脑结构中的基本单位是什么？这些基本单位间是通过何种方式相互联系的？这种联系的物质是什么？其联系的生物效应又是什么？这些基本单位的活动效应又是通过何种途径或方式来行使脑功能的呢？这些问题在本课程的学习中，我们会逐一了解。

在过去的一个多世纪里，科学家对脑的结构和功能展开了卓有成效的研究，取得了举世瞩目的成就。科学家从多维度进行了研究，从脑的宏观解剖结构到细胞分子结构的组成；从分子和基因水平阐述神经元的信息传递、信息处理和神经元对大脑功能的调节。近年来，神经科学家采用多种新技术开展脑功能的研究，如脑连接组学（connectomics）、脑功能的基因组学（genomics）及多通道阵列式电极记录技术（capacitance sensing electrode technique，亦称 electrode array）等新技术。若将早期神经科学单细胞或单分子的研究看成是一种平面的研究方式，则组学的研究可看成是一种立体的研究方式。通过多维度的研究，必将给神经科学带来一个崭新的时代。

在生理和医学诺贝尔奖中，至少有 1/3 奖项是授予神经科学领域的。这足以反映了神经科学对生命科学发展的巨大贡献和对人类健康与社会经济发展的重要地位。神经科学每一个重大学说的建立几乎都得到诺贝尔奖的殊荣。本文从知识表达的逻辑需求出发，选择性地介绍几位诺贝尔奖获得者的成果。这些主要包括神经元的发现、神经元的信息传递、神经元的主要功能以及从神经元到脑功能的整体研究。

纵观神经科学的发展史，我们感受到科学家的正确思维方式和技术创造是推动学科发展和建立新学说的源泉。正确的科学思维和科学设想会推动新技术和新方法的发展。同样，新技术的建立则有助于新学说观点的创建。两者相辅相存，互为促成，缺一不可。

一、神经系统的基本功能单位——神经元

1839 年，德国科学家泰奥多尔·施万(Theodor Schwann，1810—1882)提出了细胞学说(cell theory)，即所有组织均由细胞作为单位构成。根据细胞学说的理论，每个器官与组织均由细胞组成，而细胞的特殊性决定各器官的特异功能。脑作为生物机体的一个器官也不例外，也应由其基本单位构成。现在了解到，脑的神经细胞由神经元和神经胶质细胞组成。在证明脑的基本单位组成以前，科学家克服了许多技术上的困难。首先，脑与其他器官相比，组织软得像果冻似的，无法进行脑的组织切片。19 世纪早期，科学家发明了用甲醛固定组织的技术，使脑变硬可供切片。其次，脑的细胞体非常小，大部分胞体直径为在数十微米以下。人类肉眼辨别能力在 100 μm 以上，因此，人类必须借助光学显微镜观察神经细胞。

19 世纪后期，德国科学家弗朗茨·尼氏(Franz Nissl，1860—1919)发明了尼氏染色(Nissl stain)，能特异地显示神经元的胞核和核周质的染色，但不显示神经元的突起结构。1873 年，意大利组织学家卡米洛·高尔基(Camillo Golgi，1844—1926)发明了高尔基染色法(Golgi stain)，该染色能显示神经元的胞体和突起结构，由此提出神经元是由胞体和突起组成的观点。1888 年，西班牙科学家圣地亚哥·拉蒙·卡哈尔(Santiago Ramóny Cajal，1852—1934)采用了高尔基染色法研究了许多脑区的神经元形态特征和不同脑区的细胞构筑(cytoarchitecture)，并出版了《人和脊椎动物神经系统的组织学》。他提出脑内的神经元之间并不是以胞质连通的形式存在，细胞间的信息传递方式可能是通过某种接触的方式进行的。现在了解到，神经元与神经元的信息传递是通过突触传递的方式完成的。突触存在间隙，间隙的距离仅为 20 nm 左右，光学显微镜(简称光镜)的辨别能力在 100 nm 以上。因此，当时的技术限制了我们的观察能力。直到 20 世纪 50 年代，电子显微镜(electro-microscope)(简称电镜)技术(分辨力高达 0.1 nm)的发明才使得人们真正观察到突触间隙(synaptic cleft)存在，由此确立脑内神经元是单个细胞的神经元学说(neuron doctrine)。Golgi 和 Cajal 的发现为以后开展脑功能的研究奠定了细胞结构基础。1906 年，两位科学家共享诺贝尔奖的殊荣。

直至今天，人们还利用高尔基染色法结合现代科学技术开展脑的连接组学研究。20 世纪末，激光共聚焦显微镜(confocal scanning microscope)技术的发明，科学家结合模式生物技术和分子影像的研究手段，可以在活体脑或活细胞上观察神经元的活动。

二、神经元的电活动

在电镜技术发明以前，英国的生理学家查尔斯·斯科特·谢灵顿(Charles Scoot Sherrington，1985—1952)认同 Cajal 关于神经元信息传递的观点。1897 年，Sherrington 提出神经元信息传递的突触(synapse)概念。1928 年，生理学家埃德加·道格拉斯·艾德里安(Edgar Douglas Adrian，1889—1977)发明了记录神经细胞电流变化的技术，他在神经纤维上记录到电信号(electrical signals)，这种电信号随着电刺激强度增加，发放频率增加，并向神经纤维的远端传播，但是电信号的强度并不随之增强。同期，Sherrington 采用该技术研究发现，脑和脊髓调节和发放神经电信号，并能形成新的神经冲动，沿着神经纤维传导到骨骼

肌，引起神经-骨骼肌的反射活动。这两位英国生理学家的发现为阐明神经元的电信号传导和神经-骨骼肌舒缩功能的调节提供了重要的分析手段和理论依据。

20世纪50年代，澳大利科学家亚约翰·卡鲁·埃克尔斯（John Carew Eccles，1903—1997）采用电生理记录的方法研究提出一个神经细胞可以接受来自不同突触的输入信息，不同类型的突触可以引起细胞的兴奋性或抑制性反应。同期，英国科学家艾伦·劳埃德·霍奇金（Alan Lloyd Hodgkin，1914—1998）和安德鲁·菲尔丁·赫胥黎（Andrew Feilding Huxley，1917—2012）提出，在神经冲动的变化过程中，Na^+进入细胞内，K^+流出细胞外，明确了Na^+和K^+在细胞膜内外运动是形成神经冲动的分子基础。这一发现促使科学家研究离子通道的分子结构及其生物学特性。1980年，德国科学家埃尔温·内尔（Erwin Neher，1944—　）和伯特·萨克曼（Bert Sakmann，1942—　）发明了膜片钳记录（patch clamp recording）的电生理技术，观察细胞膜上不同离子通道的开放和关闭的生物学特性。利用膜片钳电生理技术的研究，使得人们能够较好地理解神经元的动作电位（action potential）形成和传导的生物学特性，理解神经细胞突触后膜的兴奋性和抑制性电位形成的分子原理（详见第二章）。

鉴于这些科学家在神经电生理学的研究中做出的重要贡献，他们分别在1932年、1963年和1991年获得诺贝尔生理学和医学奖的荣誉。

三、神经元的化学突触传递——神经递质

神经元存在突触结构，神经元的信息通过突触结构进行传递。针对神经元信息的跨突触传递机制，科学家提出电传递和化学传递的两种学术观点。

如前所述，神经元之间存在电信号的传导，刺激神经引起神经与骨骼肌的电信号传递活动。以后又发现电突触（electrical synapse）结构的存在。20世纪50年代，英国科学家采用龙虾的运动神经，将双电极分别记录突触前和突触后的电信号变化，综合分析突触前与突触后电信号发放的时间和波形、电信号传递的速度，他们提出神经细胞间的信息传递存在电流传导的现象。但是，该现象并不能完全解释跨膜信号传递中的电生理表现特征。诺贝尔奖获得者Eccles发现，在中枢神经系统（central nervous system，CNS）的单个神经元，可以同时接受多个突触前的输入信号，引起突触后膜电位的不同变化，包括兴奋性突触后膜电位（excitatory post synaptic potentials，EPSP）和抑制性突触后膜电位（inhibitory post synaptic potentials，IPSP）。他的发现表明这种突触后膜电位的变化特征是不能用电突触传导进行解释的，他结合了药理学分析手段，支持了化学突触传递的存在。之后，大量研究证明了神经信息的跨突触传递是以化学突触传递的方式为主。

1932年诺贝尔奖获得者奥托·洛伊（Otto Leowi，1873—1961）和亨利·哈利特·戴尔（Henry Hallett Dale，1875—1968）的研究成果确立了化学突触（chemical synapse）传递的学说。Leowi利用蛙心实验观察到，刺激迷走神经心跳减慢，收集该心脏的孵育液，并灌流另一个没有给予迷走神经刺激的心脏，该灌流也能引起心跳减慢。这一实验结果提示了刺激神经引起心跳减慢是通过释放某种物质而实现的。之后的研究发现该释放物是乙酰胆碱

(acetylcholine, ACh)。Dale 提出了神经系统存在胆碱能神经元(cholinergic neuron)及神经递质(neurotransmitter)的概念。伯纳德·卡茨(Bernard Katz, 1911—2003)发现,运动神经末梢的神经-肌接头通过释放 ACh 引起骨骼肌间收缩。同时获奖的另两位教授,乌尔夫·冯·奥伊勒(Uif von Euler, 1905—1983)和朱利斯·艾克斯罗德(Julius Axelrod, 1912—2004)发现,神经元具有合成、储存、转运、释放和再摄取神经递质去甲肾上腺素(norepinephrine, NE; noradrenaline, NA)的功能。2013 年诺贝尔获得者、德国科学家托马斯·苏德霍夫(Thomas C. Südhof, 1955—)发现储存神经递质的囊泡会被转运到突触前膜,与突触前膜融合后,以胞裂外排的方式释放递质。现在了解到,神经递质符合以下生物学特性:①神经元具有神经递质的合成酶系;②合成的神经递质储存于囊泡,并被转运到神经末梢;③囊泡内的神经递质以胞裂外排的方式释放到突触间隙;④释放到突触间隙的神经递质迅速作用于突触后膜产生生物效应;⑤突触间隙的神经递质被快速失活。这些生物学特性作为判断神经递质的金标准。由此判断了脑内存在氨基酸类、单胺类和胆碱类等多种经典递质。1977 年诺贝尔奖获得者、美国女科学家罗莎林·雅洛(Rosalyn Yalow, 1921—2011)发明了放射免疫分析法。科学家根据该分析法的原理,进一步建立了免疫组织化学技术,研究发现脑内具有神经递质样作用的多肽,命名为神经肽(neuropeptides),还确立了神经元的递质共存(colocalization)的学说。表绪-1 归纳了部分神经递质及其分类。它们的生物转换特征及功能详见第二篇。

表绪-1　神经递质及其分类举例

化学分类	神经递质名称
胆碱酯	乙酰胆碱(acetylcholine, ACh)
单胺类	
儿茶酚	多巴胺(dopamine, DA)
	去甲肾上腺素(noradrenaline, NE; noradrenaline, NA)
吲哚	5-羟色胺(5-hydroxytryptamine, 5-HT)
咪唑	组胺(histamine)
氨基酸类	
兴奋性	谷氨酸(glutamate)
抑制性	γ-氨基丁酸(γ-aminobutyric acid)
	甘氨酸(glycine)
肽类	强啡肽(dynorphin)
	脑啡肽(enkephalins)
	内啡肽(endorphins)
	胆囊收缩素(cholecystokinin, CCK)
	P 物质(substance P, SP)
嘌呤类	三磷酸腺苷(ATP)
	腺苷(adenosine)
甾体	孕烯醇酮 (pregnenalone)
	脱氢表雄(甾)酮 (dehydroepiandrosterone)
气体	一氧化氮(nitric oxide)
类二十烷酸(类花生酸)	前列腺素(prostaglandin)

三、神经递质的功能

突触传递物是神经递质。那么，神经递质有何生物效应，又是如何发挥其生物学效应的呢？现在了解到，神经传递的网络复杂性和突触后膜受体的结构决定神经细胞的生物学效应。

（一）神经传递的基本环路

经典的神经传递环路认为，神经元 A 在兴奋下一级神经元 B 的同时必须抑制神经元 C，以确保神经元 B 的兴奋性。以后电生理学和形态学的研究分别证明，上一级神经元对下一级神经元的树突起兴奋性调节效应，而对胞体则起抑制效应。20 世纪 70 年代，瑞典神经形态学家 Hŏfelt 首次提出神经递质共存（neurotransmitter colocalization）概念，共存的递质共同释放。若神经元 A 同时释放两种作用相反的神经递质，两种递质可以同时作用于同一神经细胞产生协同或拮抗作用，也可作用于两个不同的神经细胞，分别产生兴奋或抑制效应。这种差别的存在，也就不难理解存在不同功能的现象。科学家还提出了另一种方式，即神经元 A 释放一种神经递质同时兴奋下一级的两个不同功能的神经元，即兴奋性神经元 B 和抑制性神经元 I。当神经元 I 兴奋时，对下一级神经元 C 起抑制性调节效应。这样，使得生物效应更为复杂化。

在外周，神经与骨骼肌的连接比较简单，单根肌纤维仅接受一根神经末梢支配和一种神经递质的调节。这种以一对一的连接方式保证了骨骼肌对运动的精细和快速反应。然而，神经与平滑肌的连接就不一样了，一根交感神经纤维所释放的 NE 同时作用于许多平滑肌纤维。与骨骼肌相比，平滑肌的收缩反应缓慢，维持时间较长。

在 CNS 中，神经元之间的联系方式十分复杂。单个神经元接受多个输入信号和多种神经递质的调节。神经元之间通过递质产生相互调节，包括正反馈和负反馈调节。在突触前，通过调节神经动作电位的发放频率，改变神经的兴奋性和末梢释放递质的含量，从而行使反馈调节效应。脑内的神经元通过突起（轴突和树突）发生相互联系。神经元的突起长短不一，投射的方式不同，形成 3 类不同投射方式的神经元：①第一类的神经元发出长轴突投射形成长轴突通路（long-axon pathway）。这类神经元投射较长，往往通过轴突形成脑区间的传导束，这些主要包括皮质-脊髓束、皮质-丘脑束和皮质-纹状体束等。长轴突投射通路兴奋后，引起下一级神经元的兴奋性反应，产生 EPSP。②第二类为较小的中间神经元，这类神经元的胞体及其纤维投射均在同一个脑区内。这类神经元兴奋后，对下一级神经元的调节效应为兴奋性和抑制性两种，这种效应是由神经递质和调节部位决定的。例如，在突触后，GABA 和甘氨酸递质引起 IPSP，而 ACh 和谷氨酸递质引起 EPSP 反应；在突触前，GABA 和脑啡肽抑制性调节神经元的递质释放。③该类神经元往往集中分布于某一神经核团内，发出的纤维投射相对长而分散。最常见的有 NE、DA 和 5-HT 能神经元。如 DA 能神经元的胞体主要分布在中脑背盖腹侧的黑质内，其发出的神经纤维投射到多个脑区，如纹状体、皮质等脑区。

（二）神经递质的突触后效应

如前所述，释放到突触间隙的递质对突触后膜产生兴奋性和抑制性两种效应，神经递质的生物学效应是通过递质受体而实现的。根据药理学和受体动力学分析发现，递质与递质受体相互作用具有以下特征：①高效性；②可逆性；③立体专一性；④有内源性配体；⑤受体的生物效应被外源性激动剂或拮抗剂的调节。科学家利用这些标准，确定了脑内是否存在某种受体。脑内阿片受体的发现就是一个典型的例子。20 世纪 60 年代，我国著名药理学家张昌绍教授和他的研究生邹冈发现，吗啡脑内微量注射（仅全身用量的千分之一）产生强大的镇痛作用。这种高效的镇痛作用表现为吗啡的左旋体有效，而右旋体无效，该作用可被吗啡受体拮抗剂纳洛酮所拮抗。这些药理学特性体现了药物作用的高效性、可逆性、立体专一性和拮抗剂的作用。由此，科学家提出脑内可能存在阿片（吗啡）受体的设想。最终，20 世纪 90 年代，脑内的阿片（吗啡）类受体被成功克隆。

各种神经递质均有其各自的受体（详见第二篇）。根据电生理学的研究发现，配体与受体结合以后，通过细胞膜对 Na^+ 或 Cl^- 的内流，引起细胞膜去极化或超极化反应，分别产生 EPSP 或 IPSP 的生物效应。1994 年，诺贝尔奖获得者艾尔弗雷德·古德曼·吉尔曼（Alfred Goodman Gilman，1941—　）和马丁·罗德贝尔（Martin Rodbell，1925—1998）发现一类受体存在 G 蛋白的结构蛋白，发现肾上腺素能β受体通过 G 蛋白偶联的方式，活化腺苷酸环化酶（adenylate cyclase，AC），增加胞内 cAMP 的合成，从而产生兴奋性反应。2000 年 3 位诺贝尔奖获得者分别从不同层面揭示了 G 蛋白偶联受体的蛋白磷酸化参与胞内信号转导。瑞典科学家阿尔维德·卡尔森（ Arvid Carlsson，1923—2018）发现 DA 递质通过兴奋 Gs 和 Gi 蛋白偶联的 DA（D1 和 D2 受体）受体，分别激活和抑制基底神经节直接和间接通路，参与运动功能的调节作用（详见第二十三章），为帕金森病的病因学和诊治研究做出了重要贡献。美国科学家保罗·格林加德（Pual Greengard，1925—2019）提出，蛋白磷酸化参与神经细胞内的信号转导的过程。澳大利亚埃里克·坎德尔（Eric R. Kandel，1929—　）在研究学习记忆形成中，他发现兴奋性神经递质与受体结合，通过蛋白激酶的活性调节 AMPA 受体对 Ca^{2+} 通道的通透性，从而改变蛋白激酶或蛋白磷酸酶的活性，进而引起突触后膜产生长时程增强（long-term potential，LTP）或长时程抑制（long-term depression，LTD）电位，参与学习记忆形成。

通过对受体的结构和功能研究发现，受体兴奋以后对突触后细胞膜离子通道的打开方式不同，一类配体与受体结合以后直接引起 Na^+ 或 Cl^- 通道的开放，而另一类受体与配体结合以后引起 G 蛋白的偶联反应，通过第二信使，蛋白磷酸化，间接调节细胞膜离子通道的功能，包括促进细胞外 Ca^{2+} 的内流、降低 K^+ 外流（介导兴奋性效应）或增加 K^+ 外流（介导抑制性效应）、抑制 Na^+ 内流或促进 Cl^- 内流。受体与配体结合后，若能直接引起离子通道开放的受体被命名为离子型受体（ionotropic receptor）或配体门控离子通道受体，若通过 G 蛋白偶联的方式间接引起离子通道功能改变的受体被命名为代谢型受体（metabotropic receptor）

总的来讲，离子型受体主要介导神经递质的快速效应（fast acting），而代谢型受体主要介导缓慢作用（slow acting）。神经递质可以与同一类型的受体结合，也可与不同类型的受体结合。如表绪-2 所示，谷氨酸（glutamate）神经递质可以与离子型谷氨酸受体（NMDA、AMPA、KA）和代谢型谷氨酸受体（mGluR）结合。但是，也有一些递质只与 G 蛋白偶联受体结合发挥作用，如肾上腺素能神经递质。递质受体的分类和分型十分复杂，这种复杂性决定了递质功能的多样性和精细性。

表绪-2 神经递质对细胞膜上离子型受体或代谢型受体的选择性举例

神经递质	离子型受体	代谢型受体
谷氨酸	NMDA AMPA KA	mGluR
γ-氨基丁酸	$GABA_A$ $GABA_C$	$GABA_B$
乙酰胆碱	N	M
5-HT	$5\text{-}HT_3$	$5\text{-}HT_{1,2,4,5,6,7}$
ATP	P_{2X}	P_{2Y}
NE		$\alpha_{1\text{-}2}$，$\beta_{1\text{-}2}$

（三）神经递质对突触前兴奋性的调节

神经递质对突触前也有调节作用。当刺激骨骼肌到脊髓的传入神经纤维，记录脊髓的运动神经元的电活动，可以观察到，再次刺激传入纤维时，运动神经元活动被降低，但是，并不能记录到细胞膜 IPSP。显然，传入纤维抑制运动神经元的作用并不是直接发生在突触后。采用电生理学实验技术结合神经递质检测的方法研究表明，神经递质可以通过抑制突触前神经末梢释放递质，从而改变下一级神经末梢支配区的兴奋性。例如，在脊髓的背角，接受外周的初级兴奋性纤维的传入，该传入纤维的末梢与局部抑制性神经元的末梢形成突触联系。当初级传入神经发放兴奋冲动时，细胞膜去极化，同时释放适量的神经递质。当局部抑制性神经元兴奋时，抑制初级传入神经末梢兴奋性，使初级传入末梢动作电位减小，导致递质释放量减少。

这种通过抑制性神经的兴奋性来实现突触前抑制递质释放的机制不同于自身抑制（autoinhibition），后者是由于突触末梢过量释放，导致突触间隙递质堆积，堆积的递质对末梢释放起负反馈调节。

在神经传递环路中，依赖于精细的突触兴奋性和抑制性的平衡调节。任何一点发生异常就可能导致功能的异常，乃至发生疾病。例如，抑制性递质甘氨酸功能缺失，导致过渡惊吓症；GABA 功能减弱导致癫痫的发生；兴奋性递质谷氨酸功能的缺失引起失聪；DA 功能减弱导致运动障碍。由此可见，保持脑内的各种神经递质的正常功能和平衡对维持机体行使各项功能是重要的保证。

通过对化学突触传递及神经递质传递功能的研究，促进人们对大脑功能机制的理解，同时促进了临床的诊断和治疗的发展。如今，很多疾病的诊治原则是基于调节神经递质的生物转换或突触传递功能来实现的。例如，科学家根据脑内 DA 神经递质的生物转换及其受体生物学工作原理和解剖结构特征，研发了正电子发射型计算机断层显像（positron emission computed tomography, PET）技术。采用 PET 技术，可以动态地分析人脑内 DA 能突触传递功能和形态结构的变化，能有效地判断帕金森病（Parkinson's disease, PD）患者的脑功能病变程度和治疗效果。另外，根据这些基础知识研发的药物，也成为治疗 PD 的有效手段。像这样的例子很多，由此可见，神经科学的基础研究大大促进了人类对脑功能和脑疾病防治的认识，为提高人类的生活质量和健康做出重大功能，也推动了技术革新的发展。

（孙凤艳）

参考文献

1. 韩济生. 神经科学纲要[M]. 2 版. 北京：北京医科大学出版社，1999.
3. 孙凤艳. 医学神经生物学[M]. 上海：上海科学技术出版社，2008.
2. WEBSTER R. Neurotransmitters，drugs and brain function[M]. Hoboken：Wiley，2001.

第一篇 神经细胞生物学

第一章　神经元和神经胶质细胞

第一节　概　　述

神经系统(nervous system)包括中枢神经系统(central nervous system，CNS)和周围神经系统(peripheral nervous system，PNS)。中枢神经系统又由脑和脊髓组成。神经系统不仅提供人类特有的高级认知功能、思维和创造能力、语言和运动行为控制能力，还具有感觉、调节内脏和内分泌器官的活动等功能。由此可见，神经系统是人体功能最强大和最复杂的系统。

组成神经系统的神经细胞主要有神经元(neuron)和神经胶质细胞(neuroglial cell)。脑内神经胶质细胞数量是神经元的数十倍。神经元是神经系统结构和功能的基本单位。神经元通过信息接受、编码和信息输出等方式行使神经功能，而神经胶质细胞从多个方面与神经元之间进行物质和信息交流，以及细胞间相互协调，以保证神经系统的正常功能。因此，我们首先需要了解神经元和神经胶质细胞基本结构特征，才能更好地理解神经系统功能的调节机制。

第二节　神　经　元

神经元是神经系统发挥功能最关键的神经细胞。神经元是高度分化的神经细胞，具有接受、处理和传递信息的能力，能将上级神经元输入信息进行编码处理后传递给下一级神经元或者靶细胞，从而实现对下一级细胞功能的调节作用。因此，正常的神经元结构和信息传递是维持脑功能的基本保障，而神经元结构损害或功能异常会引发神经系统的相关疾病。

一、神经元的结构

神经元是一类高度非对称性或极性细胞。神经元的极性有两层含义：一是指神经元外形不对称性结构，典型的神经元在胞体上伸出轴突和树突，这些突起形态不同(图 1－1)；二是指神经元的胞体、轴突和树突的组成成分的差异，包括细胞膜、细胞器和结构蛋白等。根据神经突起的数目不同，将神经元分为假单极神经元、双极神经元和多极神经元。另外，还

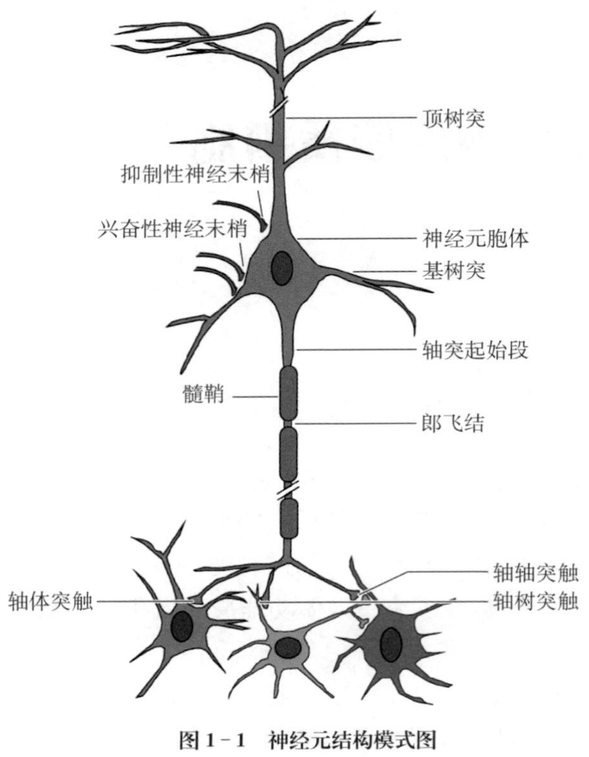

图1-1　神经元结构模式图

可根据轴突的长短、树突的形状以及神经元的功能和含神经递质的类型等进行分类。神经元的胞体、树突、轴突及其轴突末梢分别执行不同的功能，包括树突和胞体接受和整合输入信息，经轴突传导兴奋性信息到轴突末梢，再将信息通过突触进行输出。

（一）神经元胞体

神经元胞体是神经元代谢和功能活动的中心。哺乳动物脑内神经元胞体的直径为10～50 μm，锥体神经元胞体的直径约20 μm。胞体接受外来的信号输入，并对输入信号进行整合，最后由神经轴突起始段和轴丘作出决定性反应。神经突起中的物质大部分在胞体合成，再转运至神经突起，而神经突起中的许多物质又可逆向运输到胞体进行代谢或作为信号分子调节神经元功能。

1. **细胞核**　在光镜下神经元胞核染色较为清亮。神经元的染色质大部分呈常染色质状态，异染色质较少；核仁是合成rRNA和组装核糖体的场所。双层膜结构形成的核膜是细胞膜系统的一部分。外层核膜有些部位与内质网膜相延续，内层核膜的核质面有核纤层蛋白(lamin)组成纤维样物质所构成的板状结构，起稳定核膜结构的作用。核膜上的核孔是由多种蛋白质组成的大分子核孔复合体，这是核质与核周质进行物质交流的通道。

2. **细胞质**　指细胞质膜内的除细胞核外的全部组分，胞体部分的细胞质也称核周质，其中的液体部分称为胞液或细胞溶质。神经元核周质中含有丰富的亚细胞结构成分。

(1) 尼氏体(Nissl body)：在光镜下，尼氏染色的神经元内显示有颗粒或小块状的物质分布，该物质被称为尼氏体。尼氏体通常在神经元的胞体和树突中分布，而在轴突和轴丘没有分布。电镜下可见尼氏体由粗面内质网、游离的核糖体及多聚核糖体组成。不同神经元的尼氏体大小、形态以及数量皆不相同，大型神经元的尼氏体较为明显。病理情况下，尼氏体会发生消散和浅染等改变。

(2) 内质网：内质网呈扁平囊或管状膜样结构，其向内与核外膜相延续，向外延伸至细胞膜下。神经元的内质网远较胶质细胞丰富。粗面内质网与滑面内质网的形态差异是其表面有无核糖体的附着。蛋白质在核糖体合成后，有些蛋白如膜蛋白和分泌蛋白等进入粗面内质网进行折叠、修饰及酶切等加工；滑面内质网具有合成脂肪酸和磷脂的功能，一部分与粗面内质网延续同样参与蛋白的加工。而游离核糖体合成的蛋白倾向于在胞质分布。

内质网的另一重要功能是储存Ca^{2+}以及调节神经元内的钙信号。内质网可通过内质网膜上的钙 ATP 酶(endoplasmic Ca^{2+} ATPase)摄入 Ca^{2+}；而内质网膜上的肌醇三磷酸受体(inositol triphosphate receptor，IP_3 receptor)和 ryanodine 受体参与内质网钙的释放。内质网介导的钙信号影响神经元的信号传递功能，还参与神经元的死亡机制。内质网内含大量的分子伴侣蛋白和折叠酶，组成了调控蛋白折叠的“质控系统”。当细胞内 Ca^{2+} 稳态发生改变、蛋白糖基化被抑制、二硫键减少等异常导致内质网内异常折叠蛋白增加的情况下，可触发非折叠蛋白应答(unfolded protein response，UPR)或内质网应激反应，抑制新蛋白合成、促进蛋白的正常折叠或降解异常折叠的蛋白。当内质网应激过度或反应机制失调可导致神经元损害。

(3) 高尔基体：高尔基体由一系列平行排列的囊泡组成，包括朝向细胞核的顺面或生成面组分、中间组分和朝向细胞表面的反面或成熟面组分。内质网芽生出小泡，融合到高尔基体的生成面，把经内质网折叠、修饰的蛋白质转移到高尔基体，并通过高尔基体的进一步加工、浓缩和分选，在高尔基体成熟面形成不同的囊泡。随着这些囊泡被转运到神经元的不同部位，其携带的蛋白也被转运到特定的部位发挥功能。具有分泌特性的囊泡可进行结构性分泌(constitutive secretion)和调节性分泌(regulated secretion)。结构性分泌是指在没有外界刺激的情况下，囊泡也可不断地生成与分泌，而调节性分泌则指在特定刺激或信号诱导下的分泌。

(4) 线粒体：线粒体为双层膜性结构，其内膜向内折叠成线粒体嵴。线粒体内、外膜接触点是线粒体与胞质进行物质交换的重要部位。线粒体内腔基质中含有线粒体特有的 DNA、RNA 以及相关的聚合酶等。呼吸链中有些蛋白是由线粒体 DNA(mitochondrial DNA，mtDNA)编码的。mtDNA 是裸露的环状 DNA，无组蛋白保护。由于线粒体缺乏有效的 DNA 修复系统，因此其突变率远高于细胞核 DNA。

线粒体主要功能是产生和储存能量物质。它是氧化呼吸链产能的场所，在产能的过程中产生大量的超氧阴离子自由基(O_2^-)。线粒体内富含超氧化物歧化酶(superoxide dismutase，SOD)和谷胱甘肽还原酶(gluathione reductase)，它们具有及时清除 O_2^- 和防止线粒体蛋白和 mtDNA 氧化损伤的能力。如线粒体代谢中产生的自由基不能及时清除，则可以攻击 mtDNA，导致 mtDNA 氧化损伤。此外，线粒体通过与内质网联系，进行钙信号交换，共同参与细胞内钙的调节。线粒体膜上含凋亡调节蛋白，包括抗凋亡蛋白 Bcl-2 和凋亡诱导蛋白。当细胞受损时，线粒体膜电位异常去极化，促进线粒体释放细胞色素 C 和凋亡诱导因子，引起神经元的凋亡。因此，线粒体在神经退行性疾病和急性损伤病理中扮演重要的角色。

(5) 神经原纤维：采用镀银染色神经组织切片，在光镜下神经元的胞体和突起中可见纤维状物质，即被称为神经原纤维。电镜下神经原纤维主要是由细胞骨架成份微管、神经丝和神经微丝组成。

3. 细胞膜　磷脂双分子层构成了细胞膜的基本支架，上面镶嵌有很多活性分子。神经元细胞膜上镶嵌的分子包括受体、离子通道、转运体、载体等功能性分子，参与信号接受神经冲动的发生和扩布、物质的转运及代谢调控。细胞膜上还有些蛋白(如黏附分子)参与细胞之间、细胞和细胞外基质间的相互作用。

（二）轴突

轴突(axon)是负责神经元信号输出的结构。一般而言，神经元只有一条细长且均匀的轴突(图1-1，表1-1)。神经冲动沿轴突传导的速度与轴突的直径大小成正比，即轴突越粗传导速度越快。轴突内不含有粗面内质网，仅有很少量的游离核糖体，因此，轴突内蛋白质主要在胞体合成，通过轴浆转运而来。

表1-1 脊椎动物轴突和树突的比较

	轴　突	树　突
形态结构		
数量，长度	每个神经元有一根，长且分支少	多且可变，短，有多级分支
起始阶段	特异化，与胞体有分界	无特异化，是核周质的延伸
末端	不逐渐变细	逐渐变细
棘刺	无	常有树突棘
髓鞘	部分轴突发生髓鞘化	极少发生髓鞘化
细胞器		
核糖体、粗面内质网与高尔基体 mRNA	无(胚胎的轴突和轴丘有少量)	有
突触小泡	优势存在(突触前)	选择性存在
细胞骨架	有微管、神经丝及微丝，其神经丝比树突多	有微管及神经丝，且微管较轴突多
微管极性排列	基本一致，正向指向远端	呈正负向混合性
微管关连蛋白	Tau 蛋白	MAP2
功能		
蛋白合成	基本无	可局部合成
胞质转运	顺、逆向，快、慢速	顺、逆向
信息传递	传出，通常为突触前	接受、处理信息，通常为突触后

自起点至终点可将轴突分为轴丘、起始段、中间段以及轴突终末。轴丘是神经元胞体发出轴突的部位，常呈圆锥样，在大型神经元明显。轴丘中粗面内质网明显减少。轴突起始段有两个形态特征，包括含有丰富的束状微管和轴膜下的电子致密层。该处富含电压依赖的 Na^+ 通道和细胞黏附分子，是神经冲动形成的区域。此外，轴突起始段还具有滤器的作用，分选进入轴突的成分。中间段为轴突的主干，可由髓鞘包裹。在郎飞结及结旁区域的轴膜也富含电压依赖的 Na^+ 通道，这是动作电位在有髓鞘轴突上形成跳跃式传导的结构基础。轴突的终末有多级分支，常呈串珠样膨大，内含大量突触囊泡和线粒体。轴突末梢形成突触前结构，突触囊泡释放的部位形成突触前膜特化区，参与突触前膜神经递质释放机制。

（三）树突

树突(dendrite)是神经元接受信号的结构，尽管神经元胞体也可接受上级神经信号的输入，但树突更为重要。每个神经元有一个或多个树突，树突从细胞体发出后继续分支，并逐渐变细。神经元胞体中多数细胞器可伸入分布到树突中。树突主干内含有高尔基体、粗面内质网和核糖体，这是区别于轴突的标志之一。另外树突主干的微管也较轴突丰富。树突内的蛋白质大部分也由胞体合成，小部分可在树突内合成。与轴突一样，树突亦存在胞质转运（见表 1-1）。

许多神经元的树突上含棘状突起，该结构被称为树突棘（dentritic spine）（图 1-2）。树突棘是接受突触信号传入的主要靶点。根据神经元是否含树突棘将神经元分为棘状神经元（spine neuron）和无棘突神经元（aspinous neuron）。人脑树突棘数目超过 10^{13}，90%以上的兴奋性神经末梢与树突棘形成突触联系。树突棘与轴突末梢（突触前膜）的接触点形成突触联系（图 1-1，图 1-2），突触联系部位的树突膜特化为突触后膜结构。该区接受来自上一级轴突末梢的突触信号，经整合将信号沿树突干传导到神经元胞体。树突棘内含内质网囊相叠而成的棘器（spine apparatus）和核糖体。这种分布特征支持了突触后信息处理中需要新蛋白的合成，这为突触可塑性提供物质保障，也保证了树突棘具有独立和快速处理输入信息的能力。

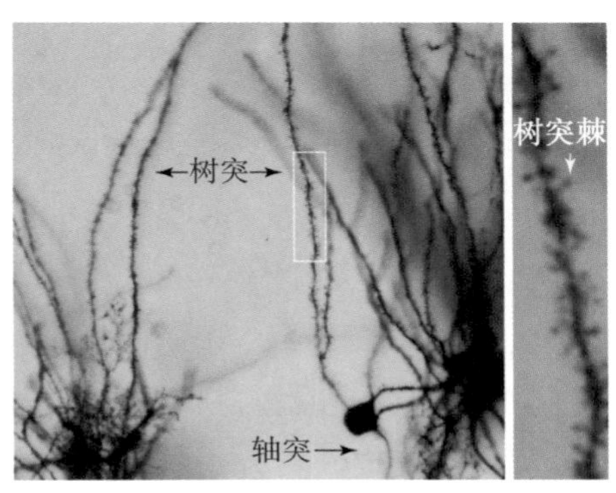

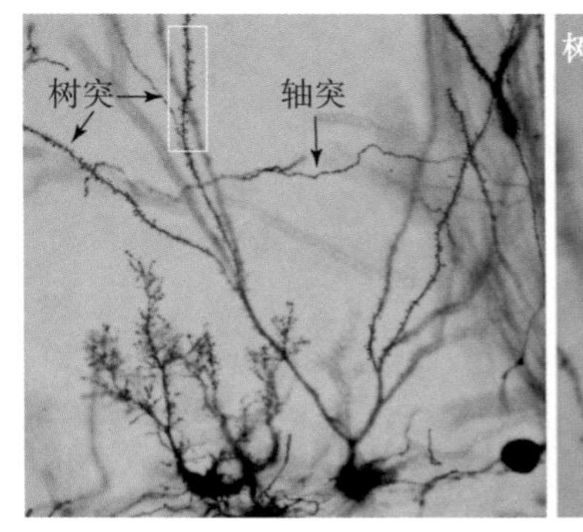

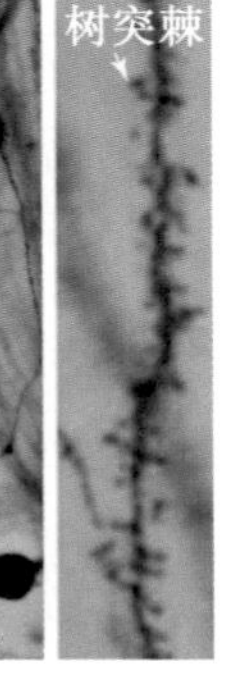

图 1-2　轴突与树突

注：粗且表面密集分布小突起样结构的是树突，细小的突起为树突棘，细而平滑的突起为轴突。

树突棘的形状和数量在不断地变化，这是突触功能活动依赖的结构可塑性的体现。树突棘的可塑性变化参与大脑的学习记忆功能。已知海马神经元长时程增强（long term potential，LTP）是形成学习和记忆的电生理基础，实验表明，刺激海马诱发 LTP 形成时，树突棘体积增大和数目增多。又如，智力障碍儿童大脑的树突棘数量显著减少，形态呈细长和稀疏。随着脑老化的发生，脑内神经元树突棘的数目逐渐减少。50 岁以上年龄组与 50 岁以下年龄组相比，海马锥体细胞树突棘数目可减少约 50%。由此反映树突棘的可塑性变化与脑的认识功能改变有关。

二、细胞骨架与细胞骨架蛋白

神经元细胞骨架（cytoskeleton）指由蛋白质分子整合形成的支撑神经元形态的“脚手架”。这些结构主要包括微管（microtubule）、神经丝以及微丝（microfilament）也称肌动蛋白丝（actin filament）（图 1-3）。神经元中的细胞骨架成分的稳定性是相对的，整体上处在动态变化中。它们不仅参与神经元结构的形成，还参与神经突起的生长、胞质转运及细胞器在神经元内的分布。

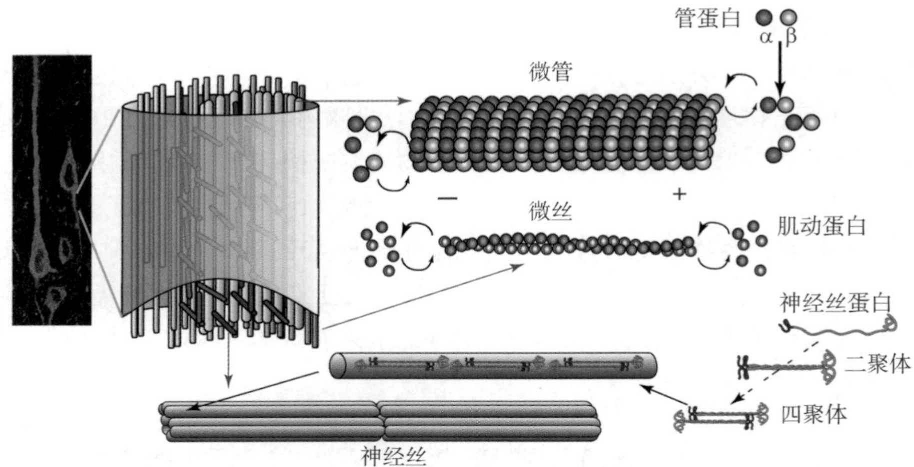

图 1-3 神经元的骨架系统模式图

注：神经元中微管主要由 α-和 β-管蛋白异二聚体组装形成，微丝主要由 β-和 γ-肌动蛋白聚合形成。微管和微丝均有(＋)和(－)的极性。神经丝属于中间丝，无极性，组装排列紧密。

（一）微管

神经元微管外径约为 20～28 nm，似一根直的厚壁中空管。微管壁主要由 α-和 β-管蛋白(tubulin)异二聚体组装形成，γ-管蛋白在微管聚合初期成核(nucleation)过程中发挥作用。聚合的管蛋白像细草绳沿着空的中心缠绕延伸，形成蛋白管道。其分布与神经突起的方向一致，对突起的形成和延伸起重要作用。微管除起支架作用外，轴突内的微管作为物质转运轨道参与轴浆转运。

微管处于聚合与解聚的动态循环中，微管两端的净组装效应呈不对称状态，即所谓的微管极性。组装速率大于解聚速率的一端为正端(plus end)，反之为负端。轴突中绝大部分的微管正端指向远端，而在树突中微管呈混合性排列(见表 1-1)。微管的组装、排列及稳定性受蛋白修饰、pH 值、Ca^{2+} 浓度以及微管关联蛋白(microtubule associated protein, MAP)等诸多因素的调节。MAP 通过与微管结合调节微管的组装和稳定，并参与微管的相互桥接。目前，已发现多种 MAP，如 MAP1、MAP2 和 Tau 蛋白等。不同的 MAP 在神经元内的分布亦不相同，如 MAP2 主要分布在树突中，Tau 蛋白倾向分布在轴突。在阿尔茨海默病患者脑内，Tau 蛋白发生异常磷酸化修饰，异常磷酸化的 Tau 蛋白与微管结合能力减弱，导致微管系统结构和功能失衡，引起神经元退行性病变。

（二）神经丝

神经丝属于中间丝(intermediate filament)，直径在 10 nm 左右，粗细介于微管与微丝之间，与微管一样属于长型纤维。神经丝是由 3 种不同分子量的神经丝蛋白(NF-H、NF-M 和 NF-L)聚合而成的纤维结构。神经丝不呈现极性，是神经元中较为稳定的支架，神经丝蛋白一旦组装成神经丝则较难解聚。神经丝也可通过与微管联系影响轴浆转运。

（三）微丝

微丝的直径在5～7 nm之间，形态上似两根线编辫而成。微丝由肌动蛋白（actin）组成，神经元中的肌动蛋白主要为β-和γ-肌动蛋白。微丝与微管同样是一种有极性的纤维。微丝的正端组装较去组装速率更大，而负端则反之。

微丝在神经元的细胞膜内侧，与多种肌动蛋白结合蛋白（如spectrin、fordin、ankyrin、α-actinin等）结合，形成网络或束状结构，这类结构参与细胞膜形态形成，尤其是突触前膜和突触后膜特化结构的形成和维持，并参与突触囊泡分泌。此外，微丝还涉及细胞周边的功能活动。例如，在神经突起的生长和神经元迁移过程中，微丝参与伪足生长。微丝也可作为细胞器或蛋白转运的轨道。

（四）骨架蛋白在神经细胞表达的细胞选择性

需要指出，在发育过程中，神经细胞内的细胞骨架蛋白成分会发生变化。例如，属于神经丝蛋白的巢蛋白（nestin）仅在神经干细胞或神经祖细胞中高表达，而在成熟神经元中没有表达；微管关联蛋白（MAP_2）在成熟神经元中表达，不在幼稚神经元或神经干细胞中表达。骨架蛋白在不同神经细胞内表达也具有选择性。星形胶质细胞选择性表达胶质纤维酸性蛋白（glial fibrillary acidic protein，GFAP），但不表达MAP_2。

三、胞质转运

神经元功能运作依赖于细胞内各特定部位的分子和细胞器的协同参与，而这些物质是通过胞质转运来提供的。

（一）神经元胞质转运的基本特征及意义

神经元的胞质转运有多种不同方式，根据胞质转运部位不同可分为轴突轴浆转运（axoplasmic transport）、树突胞质转运以及跨细胞转运等。按转运方向不同可分为顺向和逆向转运。此外，按转运速度可以分为慢转运和快转运。习惯上将转运速度在20 mm/d及以下的统称为慢转运，而超过该速度的称为快转运。神经元内不同物质的转运速度存在差异。

神经元胞质转运的生理意义主要有以下3个方面：①维持神经元的正常结构和极性，并为神经元的生长发育及代谢提供物质基础；②保证跨膜的神经信号传导和细胞内的信号转导在功能上相互整合；③实现神经元与靶细胞、胶质细胞以及细胞外基质之间的物质交换，调节和维持内环境稳定。

（二）神经元胞质转运的机制

神经元胞质转运的物质主要有囊泡携带和大分子复合体两种形式。胞质转运需要“轨道”和“载运体”即运动蛋白（motor protein）介导（图1-4）。快速长距离的胞质转运由驱动蛋白（kinesin）家族及动力蛋白（dynein）家族的运动蛋白参与。前者参与顺向转运，后者参与逆向转运。

驱动蛋白和动力蛋白的头部均含有ATP酶结构域，它们与微管结合后通过水解ATP产生能量，促使驱动蛋白向微管正端移动，而动力蛋白向微管负端移动。神经元内不同物质的转运依靠不同运动蛋白运载，不同运动蛋白尾部的结合特性不同；而不同的细胞器、囊泡

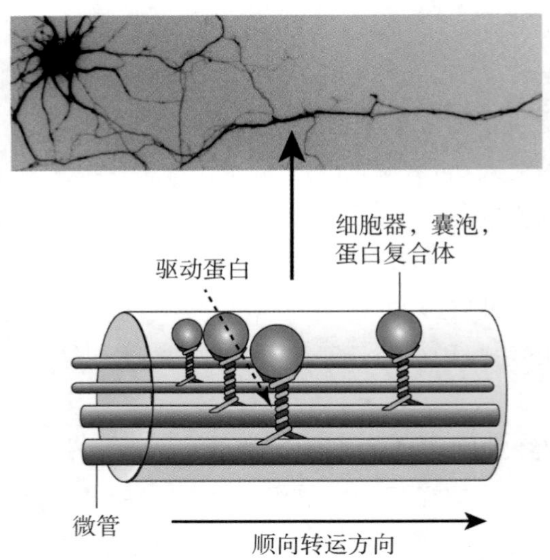

图 1-4　轴浆转运驱动蛋白介导轴突顺向转运模式图

或蛋白复合体上也分布着可被不同运动蛋白识别的结构域。胞质转运一般以微管作为“轨道”，但微丝亦可作为“轨道”。微丝系统还可利用肌球蛋白（myosin）家族的运动蛋白进行载货运输，在邻近细胞膜下的物质转运中发挥重要作用。

神经元的胞质转运机制损害会导致神经元退行性病理改变或神经功能的障碍。例如，阿尔茨海默病及亨廷顿病的病理学研究发现，脑内神经元的转运功能受阻。又如，在遗传性痉挛麻痹（hereditary spastic paraplegia）的家系中发现驱动蛋白 *Kinesin* 基因突变。由此可见，正常的神经元胞质转运对维持神经元正常功能是不可或缺的。

第三节　神经胶质细胞

神经胶质细胞又称胶质细胞，是神经组织中除神经元以外的另一大类细胞，其数量约为神经元的 10～50 倍。胶质细胞胞体通常较小，直径约为 8～10 μm。中枢神经系统的胶质细胞（图 1-5）主要包括星形胶质细胞（astrocyte）、少突胶质细胞（oligodendrocyte）和小胶质细胞（microglia）。外周神经系统的胶质细胞包括神经膜细胞（又称施万细胞，Schwann cell）（图 1-5）和位于神经节中的卫星细胞（satellite cell）。

胶质细胞膜电位变化较缓慢，惰性大，故又称惰性静息电位。一般认为，胶质细胞虽有去极化反应，但不产生动作电位，无主动的再生式电流产生。胶质细胞的功能十分广泛，包括对神经元结构和功能的支持，参与血-脑屏障、神经免疫等功能，在神经系统发育中也发挥重要作用。在脑损伤时，胶质细胞参与神经元新生和脑修复，也参与神经系统的病理机制。

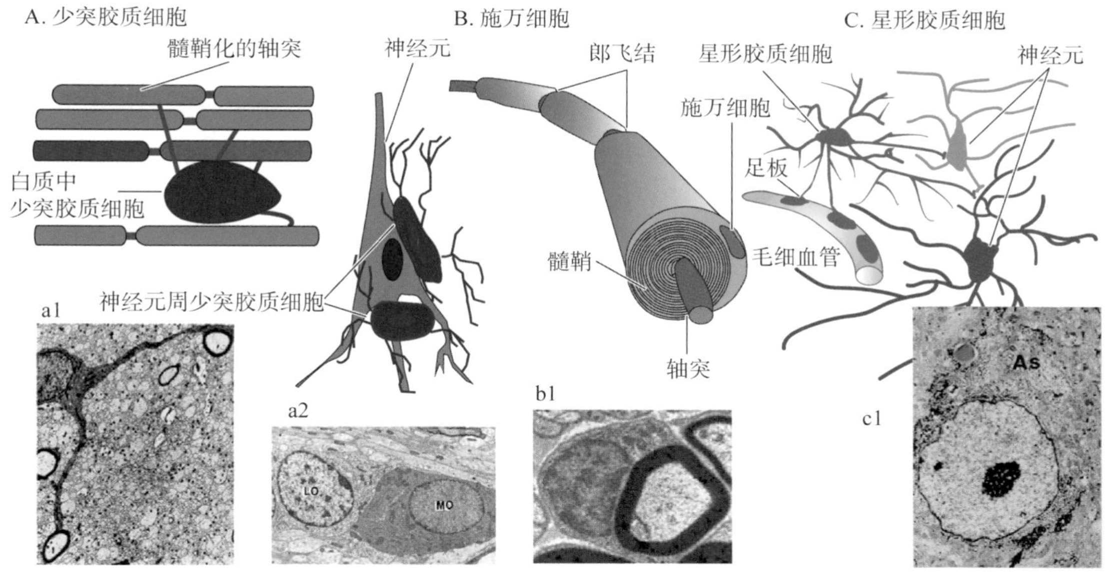

图 1-5　几种胶质细胞

注：A. 不同类型少突胶质细胞，a1 显示一个暗型的少突胶质细胞包绕两根神经纤维形成髓鞘，a2 显示一个亮型(LO)和一个中间型(MO)少突胶质细胞；B. 施万细胞只包绕一根神经纤维，b1 显示施万细胞及其形成的髓鞘；C. 星形胶质细胞(As)，c1 中可见糖原颗粒。

一、星形胶质细胞

星形胶质细胞起源于神经上皮细胞。分布在脑灰质部位的星形胶质细胞称为原浆性星形胶质细胞(protoplasmic astrocyte)，而分布在白质的为纤维性星形胶质细胞(fibrous astrocyte)。特殊类型的星形胶质细胞包括大脑皮质的放射状胶质细胞(radial glia)，小脑的 Bergmann 胶质细胞，视网膜的 Müller 细胞，脑室周围的伸展细胞(tanycyte)等。

(一) 星形胶质细胞的形态

星形胶质细胞的细胞核呈圆形或卵圆形，胞质中没有尼氏体样结构。电镜下，星形胶质细胞的游离核糖体蛋白、粗面内质网和高尔基体均较神经元少，但多见糖原颗粒及胶质丝(glial filament)的分布。胶质丝属中间丝，由 GFAP 组成，它是星形胶质细胞特征性骨架蛋白，可用来标记星形胶质细胞。

星形胶质细胞的突起一方面分布到神经元的胞体、突起及突触周围，另一方面其突起末端常形成膨大的足板(foot plate)或终足(end foot)附着在毛细血管壁上(见图 1-5)。在软脑膜的内面也附贴有胶质细胞足板，并彼此连接构成的胶质界膜。星形胶质细胞之间及其相邻的足板之间有缝隙连接。缝隙连接由许多连接小体(connexon)排列而成。每个连接小体由 6 个连接蛋白(connexin, CX)镶嵌组成。连接小体中央连通相邻细胞，有利胶质细胞之间直接进行小分子交流。不同胶质细胞表达不同的连接蛋白，星形胶质细胞主要是 CX43，少突胶质细胞主要是 CX32。

(二) 星形胶质细胞的功能

星形胶质细胞对中枢神经系统(CNS)的作用主要是结构的支持、营养和保护。此外，星形胶质细胞还参与神经的突触传递和递质的生物转换过程，参与脑内神经元的发育和损伤修复等作用。

1. 支持和营养作用 在脑组织中，神经元和血管外的空间主要由星形胶质细胞充填。它们与神经元紧密相邻且胶合在一起，并以其突起互相连接而构成支架，对神经元起到机械支持的作用。星形胶质细胞通过血管周足与毛细血管相连，其他突起又与神经元相接，成为神经元和毛细血管之间进行物质和信息交换的桥梁，介导神经元的营养物质运输和代谢产物排出。此外，星形胶质细胞分泌多种神经营养因子，这些因子促进神经元的生长、发育、存活和突触可塑性的作用。

2. 神经系统发育时期引导神经元的迁移 辐射状胶质细胞是大脑皮质发育中最早出现的胶质细胞，其胞体位于脑管膜区（ventricular zone，VZ）及室管膜下区（subependymal ventricular zone，SVZ）。细胞细长的突起伸向脑的表面呈辐射状，突起可引导发育中的神经细胞向皮层表层迁移。此外，辐射状胶质细胞本身具有神经干细胞的特征，其增殖的细胞可分化为神经元和神经胶质细胞。

3. 神经再生与修复作用 成年脑内星形胶质细胞仍具有增殖能力。CNS 损伤后，胶质细胞活化，称为反应性星形胶质细胞（reactive astrocyte）。反应性星形胶质细胞吞噬损伤处溃变的细胞碎片，并可分泌多种促神经再生的因子或细胞外基质分子，有利于脑损伤的再生与修复。此外，过度增殖的星形胶质细胞还可与其他胶质细胞及成纤维细胞等一起形成胶质瘢痕(glial scar)，而胶质瘢痕中含抑制神经生长的物质，如韧黏素（tenascin)和硫酸软骨素蛋白聚糖等。因此，在神经损伤的修复过程中，反应性星形胶质细胞是一把双刃刀，如何减少瘢痕的形成，促进神经元的新生和修复，这个问题的解决有助提高临床疗效。

4. 参与神经系统的免疫反应 神经系统发生病变时，如涉及的范围较小且程度较轻，星形胶质细胞和小胶质细胞主要作为吞噬细胞参与病理反应。而损伤较重，并累及血管合并炎性反应时，血液循环中的单核细胞和血管壁中的吞噬细胞进入损伤脑区，成为主要的吞噬细胞。星形胶质细胞可作为抗原呈递细胞产生特异性的主要组织相容性复合分子Ⅱ（major histocompatibility complex molecule Ⅱ，MHCⅡ），参与 CNS 的免疫应答。星形胶质细胞还可通过分泌多种细胞因子，参与脑内的免疫炎性反应(详见第二十一章)。

5. 参与调节神经递质的生物合成和代谢 从分布来讲，星形胶质细胞紧密包绕突触前膜和突触后膜结构，以确保突触间隙的神经递质不外溢。同时，星形胶质细胞的胞膜含神经递质的转运蛋白，参与突触间隙内神经递质的再摄取。由此可见，胶质细胞从结构到功能保证突触信号传递的时效性。例如，神经末梢释放到突触间隙的谷氨酸被星形胶质细胞摄取，进入胶质细胞的谷氨酸通过谷氨酰胺合成酶转化为谷氨酰胺，后者又被转运到神经元作为谷氨酸递质的合成原料。

6. 维持中枢神经系统的内环境稳定 CNS 内环境的离子成分稳定对神经元生理活动极其重要。神经元兴奋活动中的 K^+ 外流，导致胞外神经元周围 K^+ 浓度快速升高。星形胶质细胞摄入细胞外 K^+，以维持细胞外 K^+ 浓度的稳定。摄入胶质细胞的 K^+ 还可通过细胞间的缝隙连接进行扩散，并可将 K^+ 经附着在血管表面的具有高密度 K^+ 通道的足板释放出去。

这一过程，对缓冲细胞外 K^+ 浓度，维持内环境稳定起重要作用。

7. 隔离和绝缘作用　星形胶质细胞参与脑屏障的形成。神经元的轴突终末可被星形胶质细胞的突起包裹，形成突触小球(synaptic glomerulus)，从而防止对邻近神经细胞造成影响。CNS 有髓神经纤维郎飞结处无髓鞘包裹处亦可由星形胶质细胞突起覆盖。

神经元与胶质细胞间的关系存在着结构可塑性。例如，在生理条件下，下丘脑星形胶质细胞伸出细长板层样突起，分隔神经内分泌细胞。当动物受应激刺激时，这些分布在神经内分泌细胞之间的胶质细胞会消褪，有利相邻神经元形成突触联系。

8. 对神经递质系统的反应和调节　星形胶质细胞含多种神经递质的受体。这些受体能被神经末梢释放的递质激活，神经元释放的递质与胶质细胞上的受体结合以后，引起胶质细胞信号通路反应。例如，离体培养的星形胶质细胞，外源性谷氨酸通过兴奋 AMPA 受体，引起细胞外 Ca^{2+} 内流，这提示星形胶质细胞的功能可受神经元释放递质的调节。星形胶质细胞内 Ca^{2+} 浓度升高时，可激活细胞内 cAMP 和 1，4，5 -三磷酸肌醇(inositol trisphosphate，IP_3)介导的信号通路，促进胶质细胞释放 ATP、谷氨酸或 D-丝氨酸。胶质细胞释放的这些物质作为递质调节邻近的神经元或其他细胞的信息传递。例如，生理情况下，胶质细胞释放的 ATP 引起细胞外间隙中 ATP 含量短暂升高，可激活其他胶质细胞上的腺苷受体，引起胞内 Ca^{2+} 浓度快速和短暂的升高，形成钙振荡波，导致胶质细胞释放谷氨酸和 ATP，调节周边的神经元和神经胶质细胞的兴奋性。然而，在应激或病理条件下，细胞外 ATP 水平持续升高，激活低亲和力腺苷受体，导致胞内 Ca^{2+} 浓度持续升高，从而激活胞内的细胞死亡信号通路，引起神经细胞死亡。

二、成髓鞘细胞

少突胶质细胞可分为 3 类：神经纤维之间的束间少突胶质细胞、神经元周少突胶质细胞和血管周少突胶质细胞。少突胶质细胞在电镜下颜色深浅不同，成熟细胞通常染色较深，即暗型少突胶质细胞(见图 1－5)。少突胶质细胞和施万细胞分别是中枢和外周神经系统的成髓鞘细胞。一个少突胶质细胞可包绕多根神经纤维形成髓鞘，而一个施万细胞通常仅包绕一根神经纤维(见图 1－5)。CNS 的髓鞘外无明显的基板，而外周的髓鞘外通常有基板围绕。在外周神经的郎飞结处存在基膜，而 CNS 神经在该处缺乏完整基膜。

CNS 损伤后，少突胶质细胞可释放 Nogo 等蛋白抑制神经突起生长，这被认为是 CNS 神经突起再生困难的原因之一。髓鞘细胞除形成髓鞘外，还有其他功能。例如，摄取神经递质，以及在神经损伤时参与吞噬组织残片的过程。

三、小胶质细胞

小胶质细胞是 CNS 中最小的胶质细胞，被认为是脑内特化的免疫细胞。有研究认为，小胶质细胞起源于中胚层，在脑血管形成时期，胚胎期单核细胞及其前体细胞以阿米巴样的运动方式通过血管壁进入 CNS，吞噬 CNS 发育中自然退变的残余物并增殖，在 CNS 发育完全后形成静止的小胶质细胞。

正常情况下，脑内的小胶质细胞呈静止的分支状。当 CNS 受到损害时，小胶质细胞被激活并增殖，形态变得粗大，这些细胞被称为反应性小胶质细胞（reactive microglia）。最后演化为吞噬细胞状形态，即吞噬性小胶质细胞（phagocytic microglia）（图 1－6）。小胶质细胞除具有吞噬作用外，还具有抗原呈递作用，它可作为免疫效应细胞分泌多种细胞因子。激活的小胶质细胞在功能上存在显著差异，M1 型（经典激活 classic activation）小胶质细胞主要分泌致炎的细胞因子，而 M2 型（替代激活 alternative activation）小胶质细胞则参与损伤部位的吞噬清理及组织修复和细胞外基质重塑，还可释放抗炎的细胞因子，减轻神经系统的损害（参见第二十一章）。

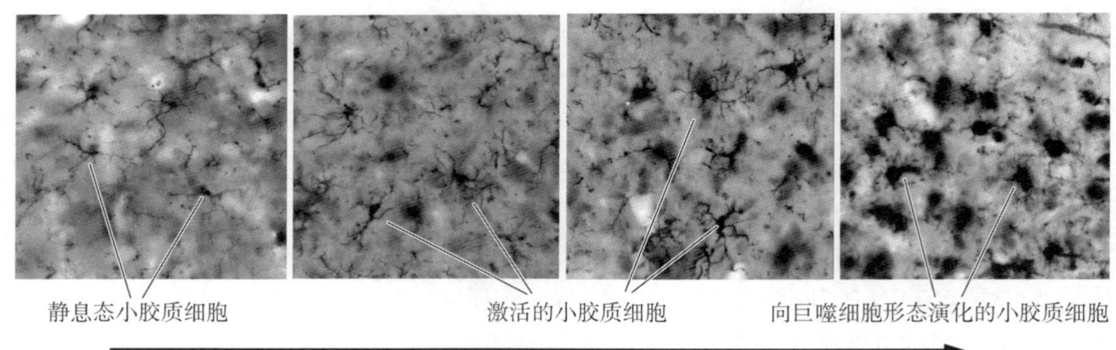

图 1－6　小胶质细胞的活化和形态演变

注：脑内小胶质细胞突起细小，随着被激活胞体变大、突起变粗，最后向巨噬细胞形态演化。

四、胶质细胞与脑屏障

CNS 的神经组织和血液内的物质交换具有特殊性。CNS 存在屏障结构，可阻止血液中的一些物质进入脑或脊髓内，这类屏障主要指血-脑屏障（blood-brain barrier，BBB）。除此之外，CNS 还有血-脑脊液屏障和脑-脑脊液屏障。

BBB 由毛细血管内皮细胞、基膜、周细胞和星形胶质细胞的足板等结构组成（图 1－7）。构成 BBB 的毛细血管内皮细胞无窗孔，细胞之间有相互重叠的紧密连接。含有胶原蛋白、纤联蛋白及层粘连蛋白等细胞外基质分子的基膜组成了血管内皮细胞与星形胶质细胞足板之间的连接，基膜在病理状态下可发生改变。

BBB 对不同分子的通透性具有选择性。首先，小分子的脂溶性物质可以自由扩散透过 BBB，如甾体激素；其次，一些物质通过内皮细胞上的转运体进行运输，通过不需耗能的易化扩散或耗能的主动转运方式透过 BBB；另外，血管内皮细胞上在管腔面和反管腔面的内吞和胞吐机制也参与了一些物质的跨细胞转运（transcytosis）。

贴附于毛细血管外周的星形胶质细胞足板，参与诱导和调节 BBB 的形成和功能运作，表现为：①星形胶质细胞可促进 CNS 毛细血管内皮细胞之间紧密连接的数量、长度和连接复合体的增加；诱导内皮细胞功能蛋白的极性分布和活性（如谷氨酸转肽酶，Na^+、K^+-ATP

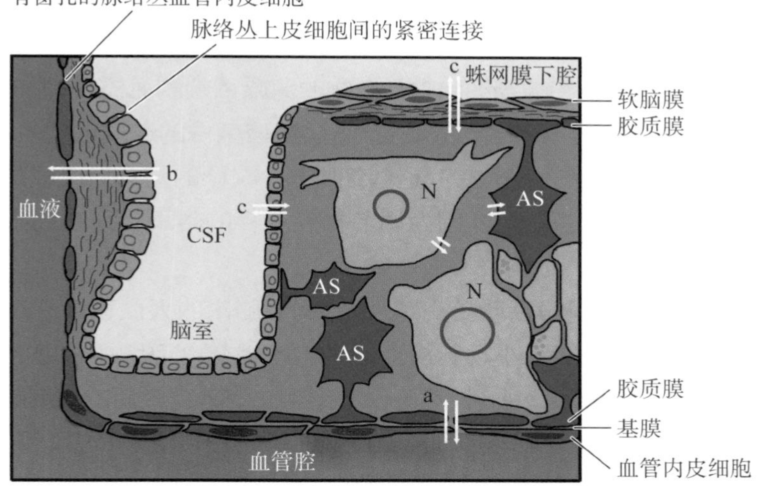

图 1－7　脑内的 3 种屏障结构

注：a，血脑-屏障（BBB）；b，血-脑脊液屏障；c，脑-脑脊液屏障；CSF，脑脊液；AS，星形胶质细胞；N，神经元。

酶）；②足板可吞噬并清除漏过血管内皮细胞的有害物质；③足板具有物质转运的功能，可将透过 BBB 的营养物质向脑的深部转运，也可将脑内有些代谢物质转运入血液。足板上极性分布的蛋白参与这种转运，例如在生理情况下水通道蛋白 4（aquaporin-4，AQP4）主要分布在与基膜接触的细胞膜上，参与水分子转运。

神经系统屏障的生理意义在于阻止异物对脑的侵害，维持 CNS 内环境的稳态。在临床诊疗时，应考虑神经系统屏障这一因素。需要指出的是，虽然神经系统具有 3 个屏障，但这些屏障并不绝对完整，在 CNS 的某些区域缺乏屏障，例如下丘脑正中隆起、松果体、垂体神经部、最后区、连合下器（subcommissural organ）和终板血管器（vascular organ of the lamina terminal）等部位。

第四节　神经血管单元

脑内神经元是发放和传递神经信息的细胞，神经胶质细胞则为神经元发挥功能提供了稳定的内环境。事实上，脑内神经元和神经胶质细胞的功能完整性还受到周边非神经细胞功能和脑血流的影响。早期研究显示，当神经元活动增强时，脑内血流会加速，以提供神经元的代谢需求。这种脑血流随神经元活动增加而加速的反应提示了神经元能发出信号调动血管功能的偶联活动。CNS 中这种脑细胞与血管结构和功能整合的单元，即神经血管单元（neurovascular unit，NVU），形成有局部特征的细胞和化学组构的稳态微环境，在功能上 NVU 中的成员相互协调不仅为神经元功能活动提供支持，还相对独立地进行血流量和血脑屏障的稳定性和通透性调节。

一、神经血管单元的组成

脑内葡萄糖和 O_2 的供给和神经细胞内代谢物的清除依赖脑血流，脑血流与神经细胞间进行物质交流的区域主要在毛细血管网的血管节段，在该区域的组成细胞主要有神经元、胶质细胞、毛细血管的内皮细胞和周细胞等，这些细胞是 NVU 的基本组成成员。在胚胎发育过程中，NVU 的形成具有相对独立性，因为调节神经发育的转录因子在局部也参与血管生成调节。

外周血管壁上的平滑肌舒缩活动受交感神经调节，脑内的大血管和小动脉上的平滑肌亦如此。当脑血管伸入脑实质后，小动脉演变成为毛细血管。毛细血管壁的管腔面是内皮细胞，管壁的外侧是周细胞(pericyte)，没有平滑肌细胞。进入脑实质的周细胞位于神经细胞和脑毛细血管内皮细胞的中间，周细胞的一边与脑血管紧密接触，一边紧邻神经细胞，接受来自神经元和神经胶质细胞的信息输入，周细胞整合神经输入信息后调节毛细血管血流量(图 1-8)，这在维持神经功能兴奋性所需的血流量以及 BBB 功能调节方面起重要作用。

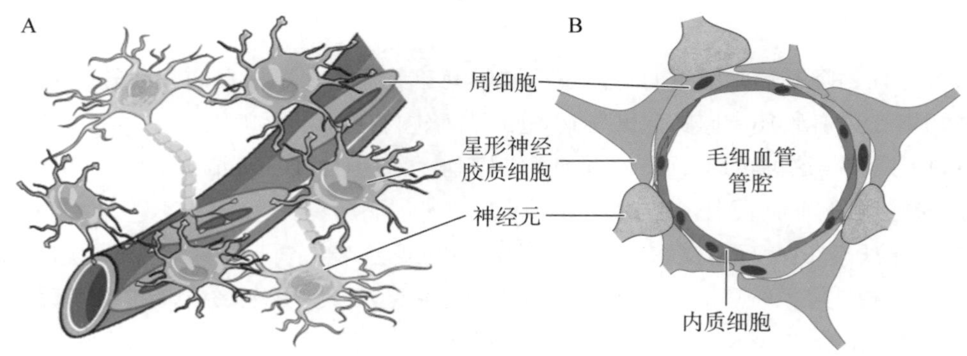

图 1-8　神经血管单元细胞组成及其分布关系示意图

注：A. 血管与神经元及星形神经胶质细胞的关系；B. 神经血管横切面的情况，神经细胞(神经元和星形胶质细胞)与毛细血管壁细胞(内皮细胞和周细胞)之间的毗邻关系。

NVU 细胞空间排列上显示了它们的紧密关联；在功能上，NVU 的组成细胞均可释放活性物质，相互调节细胞的生物功能，影响 NVU 结构功能，包括 BBB 的稳定性和通透性、血流动力学及神经元功能。NVU 这种细胞间功能的调节现象被称为神经血管偶联(neurovascular coupling, NVC)，参与 NVU 细胞间功能调节的物质被称为神经血管偶联因子(coupling factor)。

二、血管内皮细胞参与神经可塑性调节

血管内皮细胞释放的活性物质，可调节周细胞和神经细胞的生物功能。例如，内皮细胞释放一氧化氮(nitric oxide, NO)可以引起周细胞舒张，释放血管内皮生长因子(vascular endothelial growth factor, VEGF)能调节神经元和神经胶质细胞上的离子通道开关，参与神经细胞兴奋性和可塑性过程。

近年来大量研究证据表明，血管内皮细胞参与神经元发育、突触可塑性等生物学功能的调节。研究发现，血管内皮细胞移植到脑卒中患者，可以加速患者脑功能的恢复。在动物实验中发现，移植血管内皮细胞可以缩小缺血损伤脑的梗死灶，损伤脑区的新生血管增加，死亡神经元减少，而新生神经元数量增加，同时伴随动物神经行为学功能恢复加速。离体细胞培养实验发现，内皮细胞共培养的神经元树突发育加速，包括树突的长度和树突棘的数量增加，而这种增加作用是通过内皮细胞释放 VEGF 实现的。另外，VEGF 还具有调节神经元细胞膜离子通道的功能，促进成年脑内神经元新生的能力。由此提示，血管内皮细胞不仅参与毛细血管提供脑血流的作用，而且通过释放多种内皮因子参与神经细胞生物学功能的调节。

三、周细胞调节脑血流的机制

在 CNS 中，周细胞主要分布在毛细血管壁的外侧，其突起沿毛细血管壁的纵轴延伸，其二级分枝在基底膜下，紧贴血管内皮细胞，包绕毛细血管外壁分布。脑周细胞这种分布与调节毛细血管的血流有关。

长期以来一直认为脑血流的控制主要受小动脉平滑肌舒缩活动的控制。随着分子生物学技术和双光子活体脑成像技术的发展，近期研究发现，脑内毛细血管同样具有控制脑血流量的作用。选择性地破坏脑内周细胞不影响小动脉血管的数量和直径，但会导致神经元兴奋引起的毛细血管血流增加作用减弱。这提示了脑内的周细胞不参与小动脉的血流调节，仅参与毛细血管血流调节。周细胞本身表达细胞收缩蛋白，如肌球蛋白轻链蛋白（myosin light-chain，MLC）和肌动蛋白。MLC 磷酸化引起周细胞收缩，而去磷酸化引起周细胞舒张。

神经细胞释放活性物质可通过触发周细胞的舒缩活动，进而调节脑血流。例如，神经释放去甲肾上腺素或 ATP，激活周细胞上相应的 G 蛋白偶联受体，通过 PLC 信号通路，促进胞内储存钙的释放，并可诱发周细胞膜上电压依赖 Ca^{2+} 通道开放，胞外 Ca^{2+} 内流增加，从而使胞内游离 Ca^{2+} 浓度增加，这直接促进 MLC 激酶（MLC kinase）活性，使 MLC 磷酸化，引起周细胞收缩。反之，神经元兴奋释放的谷氨酸作用于神经元和星形胶质细胞，导致多种生物活性分子分泌，如腺苷（adenosine）和前列环素（prostacyclin），它们通过 G 蛋白偶联受体激活 AC 和 GC 通路，激活的 PKA 和 PKG 能抑制 MLC 激酶活性，减少 MLC 磷酸化，并促进 K^{+} 外流，引起周细胞舒张反应。目前已确认，周细胞收缩和舒张效应调节脑内毛细血管血流。

脑周细胞还通过其他方式调节血管的功能，包括调节新生血管的生成、发芽和成型，调节血管内皮细胞跨细胞物质转运，维持 BBB 通透性和稳定性等。

四、周细胞的干细胞特性

在胚胎发育过程中，脑周细胞来源于两群不同起源的干细胞。其中，一群起源于中胚层，另一群起源于神经外胚层。这种起源上的差异决定了周细胞在发育过程中极其多变的可塑性。起源不同胚层的前体周细胞决定了这些细胞成熟以后在脑内的分布区域以及细胞功能特性。

体外培养系统的研究显示，周细胞具有间充质干细胞、神经干细胞或神经前体细胞的特性。例如，有的周细胞可表达神经干细胞的标记蛋白巢蛋白，能自我更新。周细胞在分化的过程中，除了参与血管形成外，还具有向神经元、星形胶质细胞和少突胶质细胞分化的潜能。此外，对脑卒中动物的研究发现，周细胞功能的完整性对损伤脑的修复和神经元新生具有促进作用。

五、周细胞参与神经元发育和突触可塑性调节

在 NVU 中，周细胞位于内皮细胞和神经细胞之间，该特殊定位决定了其功能特殊性。周细胞接受来自神经细胞信号调节毛细血管血流量，然而，周细胞反过来对神经元功能也有调节作用。选择性地破坏脑内周细胞，观察到脑内皮质和海马的神经元数量减少，伴有神经元突触的发育不全。尽管目前尚不清楚引起该突触发育异常的机制，但是这些研究结果提示脑内周细胞的正常与否会影响神经元的发育及其可塑性。

思考题

1. 神经元的结构特征与细胞功能之间的联系。
2. 神经元的分类。
3. 神经元的树突与轴突的区别。
4. 神经细胞骨架蛋白的主要功能。
5. 神经胶质细胞的主要功能。
6. BBB 的细胞组成，各自在屏障作用中发挥什么作用？
7. NVU 的组成。
8. NVU 的细胞间偶联的意义。
9. 毛细血管是否具有收缩、舒张功能，为什么？

（朱粹青　孙凤艳）

参考文献

1. 许玉霞，朱粹青. 神经元和神经胶质细胞[M]//孙凤艳. 医学神经生物学. 上海：复旦大学出版社，2016：2－16.
2. BEAR M F，CONNORS B W，PARADISO M A. Neuroscience：exploring the brain[M]. 4th ed. Burlington：Jones & Bartlett Learning，2016：23－54.
3. BOCHE D，PERRY V H，NICOLL J A. Review：activation patterns of microglia and their identification in the human brain[J]. Neuropathol Appl Neurobiol，2013，39(1)：3－18.
4. GIROLAMO F，DE TRIZIO I，ERREDE M，et al. Neural crest cell-derived pericytes act as pro-angiogenic cells in human neocortex development and gliomas[J]. Fluids Barriers CNS，2021，18(1)：14.
5. GOURINE A V，KASYMOV V，MARINA N，et al. Astrocytes control breathing through pH-

dependent release of ATP[J]. Science, 2010, 329(5991): 571 - 575.

6. GRUBB S, LAURITZEN M, AALKJÆR C. Brain capillary pericytes and neurovascular coupling[J]. Comp Biochem Physiol A Mol Integr Physiol, 2021, 254: 110893.
7. HALL C N, REYNELL C, GESSLEIN B, et al. Capillary pericytes regulate cerebral blood flow in health and disease[J]. Nature, 2014, 508(7494): 55 - 60.
8. KANDEL E R, SCHWARTZ J H, JESSELL T M, et al. Principles of neural science[M]. 5th ed. New York: McGraw-Hill Companies, 2013: 71 - 98.
9. KISLER K, NELSON A R, REGE S V, et al. Pericyte degeneration leads to neurovascular uncoupling and limits oxygen supply to brain[J]. Nat Neurosci, 2017, 20(3): 406 - 416.
10. KOU Z W, MO J L, WU K W, et al. Vascular endothelial growth factor increases the function of calcium-impermeable AMPA receptor GluA2 subunit in astrocytes via activation of protein kinase C signaling pathway[J]. Glia, 2019, 67(7): 1344 - 1358.
11. LIDDELOW S A, BARRES B A. Reactive astrocytes: production, function, and therapeutic potential [J]. Immunity, 2017, 46(6): 957 - 967.
12. WU K W, LV L L, LEI Y, et al. Endothelial cells promote excitatory synaptogenesis and improve ischemia-induced motor deficits in neonatal mice[J]. Neurobiol Dis, 2019, 121: 230 - 239.
13. YANG S M, MICHEL K, JOKHI V, et al. Neuron class-specific responses govern adaptive myelin remodelingin the neocortex[J]. Science, 2020, 370(6523): eabd2109.

第二章　神经元活动的原理

第一节　神经细胞膜结构与物质转运

神经元是神经系统的基本结构和功能单位。神经元是由细胞膜、细胞质和细胞核组成。与其他细胞不同的是，神经元胞质内的细胞器具有合成、储存以及转运神经递质和神经肽的作用，为神经元兴奋依赖的突触传递提供物质基础。神经元细胞膜组成分子的特异性决定了神经元具有产生和传导神经兴奋的特点。

一、神经细胞膜的分子结构

神经细胞膜主要是由脂类、蛋白质、糖类组成。神经细胞膜的脂质成分中70%以上为磷脂，30%左右为胆固醇和极少量的鞘脂。磷脂分子的亲水极性端分布在细胞膜的内外两侧，而磷脂分子的疏水非极性端位于双分子层的中间，相对排列，从而形成磷脂双分子层结构。磷脂双分子层镶嵌不同功能分子，如递质受体、选择性离子通道和转运体等功能蛋白。神经元不同部位的细胞膜组成成分是不同的。例如，胞体和突起的膜成分和结构不同，树突和轴突的膜也不同。神经元树突含有大量突触后膜特有的受体蛋白、离子通道蛋白和G蛋白，神经元轴突末梢含有突触前膜特有的囊泡融合蛋白和突触释放相关调节蛋白。神经元细胞膜成分的特异性为神经细胞兴奋性提供了结构和物质基础，为维持神经细胞内环境的稳态提供了保障。

二、神经细胞的物质转运方式

新陈代谢是维持细胞结构和功能的基础，神经细胞也不例外。在新陈代谢过程中，营养物质和代谢产物需要进出神经细胞，然而，这类物质大多为水溶性，不能自由出入磷脂双分子层结构的神经细胞膜，需要在转运蛋白的帮助下才能进出细胞膜。这种依赖于特异转运蛋白介导的逆浓度差和消耗能量的物质转运的过程被称为主动转运；而依赖于细胞内外电化学梯度差或浓度梯度进行扩散的过程称为被动转运。

（一）被动转运

被动转运包括单纯扩散和易化扩散。通过两种扩散方式，物质均以顺浓度差或电位差的方向进行跨膜转运。单纯扩散和易化扩散是一个不耗能的被动转运过程，都不需要额外能量 ATP 的供给。易化扩散依赖于细胞膜上特定蛋白，在其“协助”下完成物质转运，而单纯扩散则不需要。参与易化扩散的膜蛋白包括特异性载体（葡萄糖载体、氨基酸载体）和离子通道（K^+ 通道、Na^+ 通道和 Ca^{2+} 通道）。非脂溶性或脂溶性极小的分子是通过易化扩散的方式进行跨膜转运，主要有葡萄糖、氨基酸、K^+、Na^+ 和 Ca^{2+} 等。脂溶性的小分子则通过单纯扩散的方式进行跨膜转运，这些物质有 O_2、CO_2、NO 和 N_2 等气体分子。

单纯扩散和易化扩散的动力主要来源于细胞膜两侧物质的浓度差、膜电位差以及细胞膜对物质的通透性。

（二）主动转运

主动转运是指一些非脂溶性物质在特异功能蛋白参与下，通过蛋白氧化磷酸化的耗能方式，进行逆浓度差或电位差的跨膜转运的过程。神经细胞膜上行使主动转运过程主要有钠-钾泵（简称钠泵）。细胞膜上的钠泵又称 Na^+-K^+ 依赖的 ATP 酶（Na^+-K^+ ATP 酶）。钠泵的胞内侧与 Na^+ 结合而被激活。激活的钠泵 ATP 酶水解 ATP 为 ADP，使钠泵蛋白磷酸化。磷酸化的钠泵发生构象改变，使与 Na^+ 结合部位的膜蛋白转向细胞膜的外侧，同时，磷酸化的钠泵对 Na^+ 亲和力降低，对 K^+ 亲和力增高，导致结合在泵膜上 Na^+ 被释放出胞外、而胞外游离 K^+ 与钠泵蛋白结合。当 K^+ 与磷酸化钠泵结合后引起泵蛋白去磷酸化反应。去磷酸化反应引起钠泵膜蛋白进行反向构象改变和对 Na^+ 和 K^+ 亲和力的变化。这使得与 K^+ 结合部位的钠泵膜蛋白转向内侧，内翻的钠泵膜蛋白对 K^+ 亲和力下降，释放 K^+ 进入胞内，钠泵失活。钠泵在激活和失活过程中水解 1 分子 ATP，钠泵蛋白经历磷酸化和去磷酸化。在此过程中，钠泵逆浓度差向胞外转运 3 个 Na^+，向胞内转运 2 个 K^+。经过钠泵循环作用，形成细胞外高 Na^+ 和细胞内高 K^+ 的跨膜浓度梯度（图 2－1）。神经细胞膜内外两侧 Na^+ 和 K^+ 浓度梯度提供的浓度差动力引起 K^+ 和 Na^+ 跨膜扩散，这在细胞膜静息电位形成中具有重要作用。

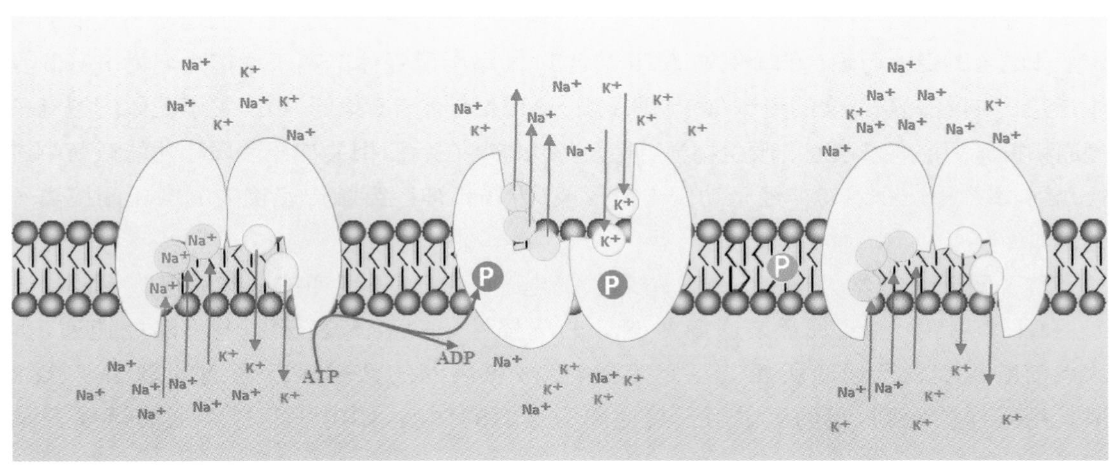

图 2－1　钠-钾泵作用机制示意图

(三) 胞吐和胞吞式转运

神经元在细胞间信息传递的过程中存在胞吐和胞吞转运。胞吐是指神经细胞将胞内的大分子或者某些团块样物质转运到细胞外的过程。胞吞则是指神经细胞将胞外的大分子或者某些团块样物质转运到细胞内的过程。例如，神经突触末梢递质的胞裂外排和囊泡内吞过程分别为胞吐和胞吞式转运(详见本章第三节)。

三、神经细胞的离子通道

离子通道是位于细胞膜上一些具有亲水性蛋白构成的孔道，对不同离子具有选择性快速通透作用。离子通道是神经细胞产生生物电活动的结构基础，离子通道的选择性及其开关状态决定了神经细胞的兴奋和抑制。因此，离子通道结构和功能直接影响神经细胞的信息传递和交流。离子通道的种类很多，不同的细胞膜上离子通道组成也有所不同。为了便于我们理解神经细胞生物学特性，本章重点介绍几种参与神经信息传递密切相关的离子通道。

(一) 离子通道的分类

功能学分析发现，离子通道开放和关闭受到膜电位、细胞膜受体的兴奋性以及某些物理刺激(机械/容量)的调节。这种调控离子通道开与关的作用被称为门控(gating)作用。根据门控机制不同，离子通道分为电压门控离子通道(voltage-gated ion channels)、配体门控离子通道(ligand-gated ion channels)和机械门控离子通道(mechano-gated ion channel)。神经细胞含丰富的电压门控离子通道和配体门控离子通道，而机械门控离子通道在一些特殊类型的神经细胞上分布，例如前庭器官细胞和耳蜗毛细胞。

电压门控离子通道的开放受细胞膜电位变化的控制。根据离子通道对通透离子的选择性分为电压门控 Na^+、K^+、Ca^{2+} 和 Cl^- 通道 4 大类，每一类又分为多种亚型。电压门控离子通道参与神经元细胞膜的静息电位、动作电位形成及其传导参与和突触前囊泡释放的过程。配体门控离子通道是在神经递质与递质受体结合后才被打开。这类离子通道命名是依据特定配体结合的受体而确定的。例如 ACh 结合的 N 型胆碱受体的离子通道命名为 nACh 受体，谷氨酸神经递质结合的受体有 NMDA 和 AMPA 受体等(表 2-1)。关于配体门控离子通道和机械门控离子通道的膜生物学特性及其功能将在后面相关神经递质和功能章节中进行介绍，本章重点介绍与神经元动作电位形成、传导和神经突触传递相关的电压门控离子通道。

为了便于大家学习理解，我们先来了解电压门控离子通道的命名原则。例如，通道 $Na_v1.1$，其中“Na”表示该通道对 Na^+ 的选择性，下标“v”表示是电压门控通道，小数点前的数字表示通道所属的基因家族，小数点后面的数字表示通道的基因家族亚型。用同样的原则，我们可以用于其他离子通道的命名，如电压门控钾通道可以表示为 K_v。

表 2－1　神经元细胞膜上的离子通道分类

电压门控离子通道	配体门控离子通道
Na^+ 通道(Na_v)	抑制性
K^+ 通道(K_v)	Gly 受体
Ca^{2+} 通道(Ca_v)	$GABA_A$ 受体
Cl^- 通道(CLC)	兴奋性
	nACh 受体
	NMDA 受体
	AMPA 受体
	$5\text{-}HT_3$ 受体

(二) 电压门控离子通道的结构和生物学特性

1. 电压门控钠通道　电压门控钠通道(voltage-gated sodium channels)简称钠通道(sodium channel),对 Na^+ 具有高度选择性。钠通道(Na_v)是神经元动作电位形成和传导的基础。

(1) 钠通道的结构:Na_v 通常由 3 个亚基组成,分别为 α、β_1、β_2(图 2－2)。α 亚基为 Na_v 的主亚基,也称功能亚基;β_1 和 β_2 是辅助亚基,不参与钠孔道的组成,而是调节通道的门控过程。β 亚基调节 α 亚基的功能,包括对电压的敏感性、通道激活和失活等生物动力学特性。

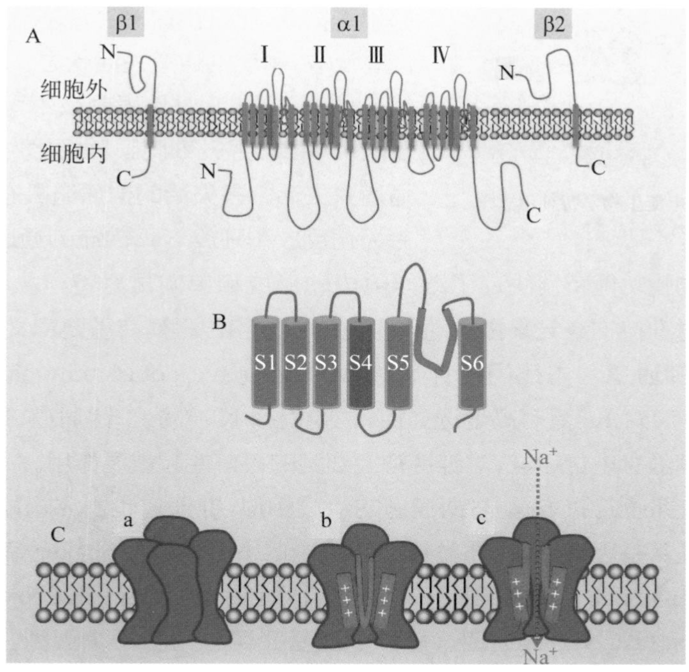

图 2－2　钠通道的结构示意图

钠通道 α 亚基有 4 个功能结构域(Ⅰ、Ⅱ、Ⅲ、Ⅳ),每个结构域含 6 个 α 螺旋跨膜片段组成的跨膜区(S1～S6)。每个结构域的 S6 与下一个结构域 S1 之间由肽链形成胞内连接。在 S4 跨膜区含带正电荷的氨基酸,形成钠通道的电压感受器。4 个结构域围成桶状结构排列，中间形成离子通道。每个结构域S5与S6跨膜区的细胞外端的连接肽链向内凹陷形成发夹样的结构，调控通道对Na^+的选择性。该部位也含有河豚毒素(tetrodotoxin, TTX)的结合位点，TTX与之结合引起钠通道失活。第Ⅳ结构域的S6跨膜区上含有局麻药利多卡因的结合位点。在第Ⅲ和第Ⅳ结构域的胞内连接部含有钠通道快速失活的结构，亦称失活门。

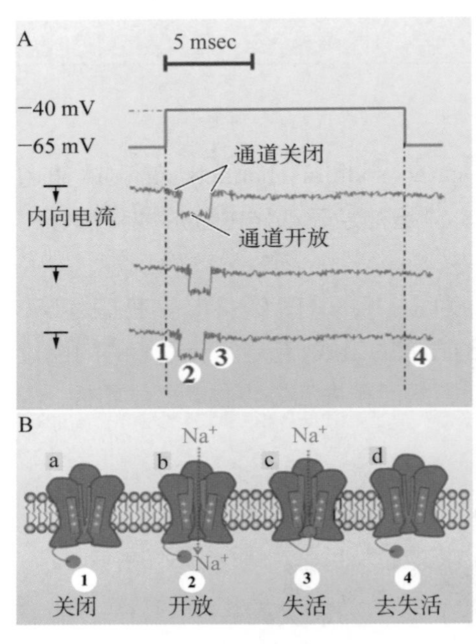

图2-3 钠离子电流生物学特征示意图

(2) 钠通道的生物功能特性：采用膜片钳分别记录不同神经元的Na^+电流(简称钠电流)变化规律，可以归纳为以下特点(图2-3)：①神经元细胞膜静息电位为−65 mV时，记录不到钠电流，这提示此时的钠通道呈关闭状态；②当刺激引起神经元细胞膜去极化达到−40 mV时，记录到内向钠电流，表明此时的钠通道开放，使细胞外的Na^+进入细胞内；不同神经元对同一刺激均引起内向钠电流反应，但是反应起始时间稍有不同；不同神经元钠电流反应快速达到最大值，持续时间均短于1 ms，表明钠通道开放时间<1 ms；③持续的去极化刺激，内向钠电流并不能持续，而是快速消失，表现对膜电位的去极化没有反应，出现钠通道失活状态。钠通道失活期，神经元处于不应期，对外界刺激不再引起Na^+的内流反应；④当神经元细胞膜复极化为−65 mV时，Na^+通道去失活。去失活的钠通道具有再次感受膜电位去极化反应和开放Na^+内流的通道功能。神经元细胞膜钠通道的生物膜功能特性决定了动作电位的形成和单向传导特点。因此，钠通道的结构和功能的正常对维持神经元兴奋性动作电位的形成和传导具有重要意义。

2. 电压门控钾通道 电压门控钾通道(voltage-gated potassium channel)简称钾通道(potassium channel)对K^+具有高度选择性，主要引起K^+外流。钾通道(K_v)参与神经元动作电位的复极化和静息电位形成，对维持神经细胞的兴奋性起重要作用。

(1) 电压门控钾通道的结构：与钠通道的组成相似，钾通道也由α功能亚基和β辅助亚基构成。根据α亚基基因编码，哺乳类神经系统内的K_v主要为Shaker家族。Shaker家族基因又分为Shaker、Shab、Shaw和Shal亚家族，分别命名为Kv1(KCNA)、Kv2(KCNB)、Kv3(KCNC)和Kv4(KCND)钾通道。每种α亚基又可分为若干个亚型，目前至少发现18种。钾通道α亚基也含4个功能结构域(Ⅰ～Ⅳ)，每个结构域也含6个α螺旋跨膜片段(S1～S6)。其中，S4～S6跨膜区参与钾离子通道的电导和失活功能。S4跨膜区含带正电荷的氨基酸，形成钾通道的电压感受器。在S5与S6跨膜区连接肽链中含有6个氨基酸(TVGYGD)保守序列形成孔道口，对K^+具有选择性滤过作用。S6跨膜区上含高度保守的氨基酸(PVP)序列，在通道结构变形和电压敏感性等方面起调节作用。S1的胞内N-末端含有 T1 结构区，T1 区能与β亚基结合(图 2-4)。β亚基有β1、β2 和β3 亚基，每种又可分为若干个亚型。例如，β1 又可分为β1.1、β1.2 和β1.3 亚型。药理学分析提示功能β亚基的磷酸化可能参与 K_v 的开放和失活的调节，但是β亚基的确切作用及其机制并不清楚。

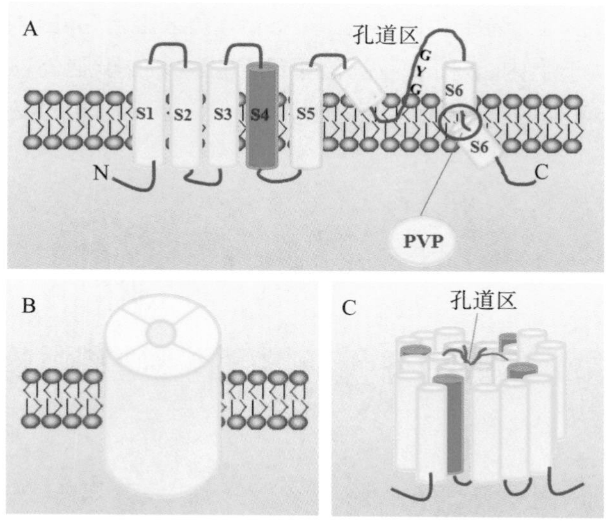

图 2-4 钾通道结构示意图

(2) 钾通道的生物功能特性：根据电生理特性，电压门控钾通道可分为延迟外向钾通道、A 型瞬态外向钾通道、内向整流钾通道。除此之外，还有钙激活钾通道等。

与钠通道的开放和关闭的门控过程相似，钾通道从开关的过程中也存在失活阶段(inactivation)，即对细胞膜电位变化不敏感。电压门控钾通道在神经元细胞膜去极化时被激活(activation)，通道快速开放。开放后的钾通道在瞬间内(数毫秒至数十毫秒)自身失活(inactivation)而关闭。钾通道快速激活和失活过程受膜电位变化的调控。已知，延迟外向钾通道激活有一个延迟过程，失活较慢，主要参与动作电位的复极过程。瞬态外向钾通道激活很快，失活也很快，呈现瞬态特点，主要影响细胞的兴奋性，瞬态外向钾电流产生可对抗去极化过程的内向电流，从而可降低细胞的兴奋性。内向整流钾通道在膜电位去极化时关闭，超极化时则打开。因此，该通道在神经元超极化形成中发挥重要作用。虽然，内向整流钾通道的功能表现具有明显的电压依赖特性，但是目前还缺乏结构证据。钙激活钾通道受电压和钙离子的双重调控。

采用分子生物学技术选择性表达离子通道，结合膜片钳电生理学分析结果提示，Kv2.1 和 Kv2.2 通道可能参与延迟外向钾通道的功能，Kv4.2 和 Kv4.3 通道可能参与瞬态外向钾通道的功能。钾通道分子结构的多样性决定功能的复杂性和多变性。钾通道中大多数亚型的功能和机制尚不清楚。

3. 电压门控钙通道 电压门控钙通道(voltage-gated calcium channel)简称钙通道(calcium channels)，对 Ca^{2+} 具有高度选择性。电压门控钙通道是引起 Ca^{2+} 内流的主要通道。在神经元，钙通道参与神经末梢递质囊泡转运、融合、释放和再循环等调节作用。

(1) 钙通道的结构和分类：钙通道由 α_1 功能亚基和 α_2、β、γ 和 δ 调节亚基组成。与钠通道相似，钙通道 α_1 亚基也有 4 个同源结构域(Ⅰ、Ⅱ、Ⅲ、Ⅳ)，每个结构域含 6 个 α 螺旋片段组成的跨膜区(S1～S6)，4 个结构域围成桶状结构排列形成离子通道。S5 与 S6 跨膜区的连接肽链向内凹陷形成对 Ca^{2+} 选择性通透孔道。S4 跨膜区富含带正电荷的氨基酸残基形成电压感受器。β 亚基位于胞内，γ 和 δ 亚基位于细胞膜，α_2 位于胞外，α_2 亚基与 δ 亚基形成 $\alpha_2\delta$ 二聚体(图 2－5)。这些亚基调节钙通道激活、关闭以及钙电流的反应。

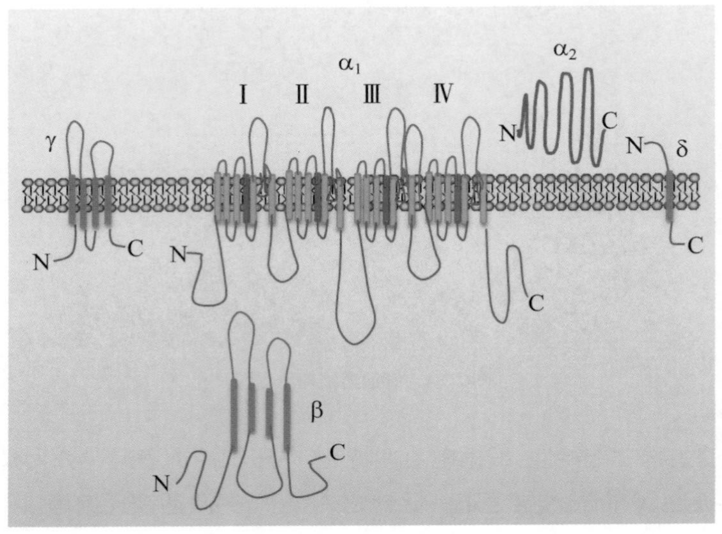

图 2－5　钙通道的结构

钙通道的分类比较复杂。根据通道对激活电压的不同，电压门控钙通道分为高电压激活型(high voltage-activated, HVA)和低电压激活型(low voltage-activated, LVA)两大类。HVA 又分为 L-, N-, P/Q-和 R 型钙通道，LVA 有 T 型钙通道。根据 α_1 亚基的基因序列的同源性，钙通道分为 3 种：Ca_v1、Ca_v2 和 Ca_v3。其中 Ca_v1 又分为 $Ca_v1.1$/α1S、$Ca_v1.2$/α1C、$Ca_v1.3$/α1D 和 $Ca_v1.4$/α1F 亚型，编码 L 型钙通道；Ca_v2 又分为 $Ca_v2.1$/α1A、$Ca_v2.2$/α1B 和 $Ca_v2.3$/α1E 亚型，分别编码 P/Q 型、N 型和 R 型；Ca_v3 又分为 $Ca_v3.1$/α1G、$Ca_v3.2$/α1H 和 $Ca_v3.3$/α1I 亚型，编码 T 型钙通道(表 2－2)。α_2、β 和 δ 亚基各有 4 个不同基因编码，γ 亚基有 8 个基因编码，$\alpha_2\delta$ 二聚体亚基又可分为 $\alpha_2\delta_1$ 和 $\alpha_2\delta_2$ 亚型。

(2) 钙通道的生物功能特性：不同类型的钙通道对膜电位变化的反应性不一样，激活后的电流变化和持续时间均不一样，这种差异构成了钙通道在神经元兴奋性过程中独特的复杂性。为了便于理解，将电压依赖的钙通道分类、通道的选择性激活和失活特性、它们的细胞分布及其主要生物学功能总结成表(表 2－2)。此外，在神经元细胞膜上钙通道开放引起胞外 Ca^{2+} 内流，这一作用除了参与神经突触的释放和突触整合，还参与胞内信号转导过程。因此，钙通道的生物学功能远比钠通道和钾通道的复杂。

表 2－2　钙通道的生物学特性

通道命名	通道分型	激活膜电位(mV)和持续(失活)时间(ms)	细胞分布	功能
	HVA			
Ca$_v$1.1/α1S	L	激活膜电位约－10 mV,激活维持时间长,约500 ms,失活相对较慢的特征。	骨骼肌跨膜微管	兴奋-收缩偶联
Ca$_v$1.2/α1C	L		神经元胞体和树突 心肌细胞 内分泌细胞	突触整合 兴奋-收缩偶联 激素合成和释放
Ca$_v$1.3/α1D	L		神经元胞体和树突 内分泌细胞	突触整合 激素合成和释放
Ca$_v$1.4/α1F	L		视网膜	视杆和双极细胞的神经递质释放
Ca$_v$2.2/α1B	N	激活:约－10 mV 失活:约 40 ms	神经末梢与树突	神经递质释放和树突钙内流
Ca$_v$2.1/α1A	P/Q	激活:约－40 mV 失活:P 型＞500 ms Q 型约 100 ms	神经末梢与树突	神经递质释放和树突钙瞬变电流
Ca$_v$2.3/α1E	R	激活:约－50 mV 失活:＜40 ms	神经元胞体和树突	动作电位和重复放电
	LVA			
Ca$_v$3.1/α1G	T	激活膜电位为－70 mV,失活迅速,显示瞬态钙电流变化特性	神经元胞体和树突 心肌细胞	动作电位和重复放电 心肌节律
Ca$_v$3.2/α1H	T		神经元胞体和树突, 心肌细胞	动作电位和重复放电 心肌节律
Ca$_v$3.3/α1I	T		神经元胞体和树突, 心肌细胞	动作电位和重复放电 心肌节律

4. 氯通道　电压门控氯通道(voltage-gated chloride channel)也称为氯通道(chloride channel),位于神经元细胞膜的氯通道主要命名为 CLC 氯通道。根据基因的同源性,CLC 氯通道有 9 种亚型,分别命名为 CLC-0, CLC-1～7 和 CLC-K 氯通道,它们由 687～988 个氨基酸残基组成,氨基酸序列有 50%相同。CLC 通道的门控具有电压和时间的依赖性。细胞膜超极化可以缓慢增加通道开放概率,该过程被称为慢门控过程。去极化则增加通道的开放时间,该过程被称为快速门控。不同的 CLC 氯通道具有不同的门控方式。现在了解到,CLC-1 有快速门控功能。当细胞膜去极化时,启动 CLC-1 快速门控通道开放。一旦细胞膜超极化时,快速门控 CLC-1 通道立刻关闭。CLC-1 通道这种电压依赖性门控对神经元兴奋性和抑制性功能调节起重要作用。CLC-0 同时具有慢门控和快速门控,CLC-2 仅具有慢门控,不参与在生理条件下的超极化过程。

氯通道开放引起细胞外 Cl^- 进入细胞内,引起细胞膜的超极化反应,对细胞产生抑制性调节效应。电压门控氯通道的生物学作用与前面介绍的钠通道、钾通道和钙通道介导的阳离子电流的作用相反。因此,氯通道开放主要是降低神经细胞兴奋性。

(三) 配体门控离子通道

表 2－1 已经介绍乙酰胆碱和氨基酸神经递质部分受体是通过配体门控离子通道来执行突触后膜信息传递的,例如 N-胆碱受体、$GABA_A$、NMDA、AMPA 等受体。所谓配体门控离子通道是指这类离子通道的开放依赖神经递质(配体)与递质受体结合的情况下。当配体

与受体结合后，配体门控钠通道被打开，使胞外 Na^+、Ca^{2+} 等阳离子内流引起突触后膜的去极化反应，形成兴奋性突触后电位（excitatory postsynaptic potential，EPSP）。反之，当配体与受体结合后打开配体门控氯通道，使阴离子 Cl^- 内流引起突触后膜的超极化反应，则形成抑制性突触后电位（inhibitory postsynaptic potential，IPSP）（图 2 - 6）。细胞膜上的离子通道组成是极其复杂。在不同神经递质作用下，配体门控离子通道产生的效应通过时间和空间的总和，从而决定了突触后膜的兴奋效应。

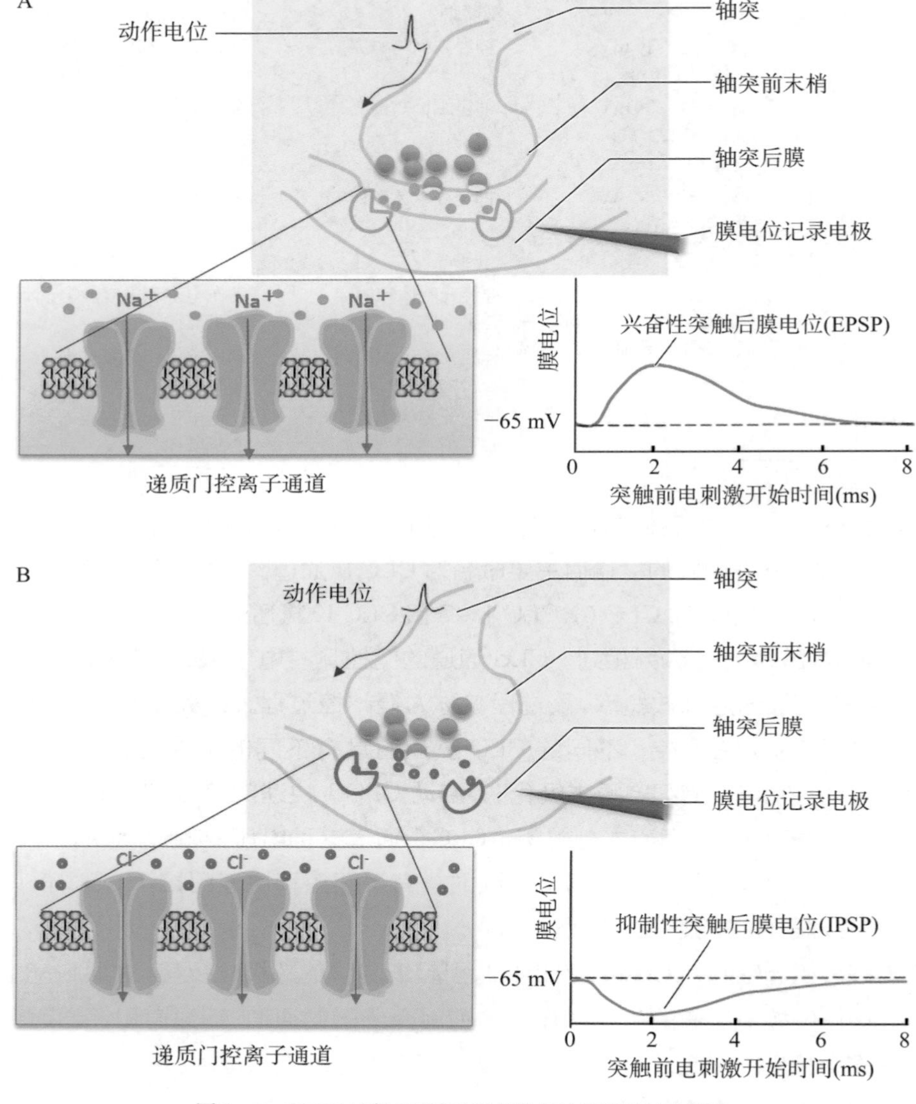

图 2 - 6　EPSP(A)和 IPSP(B)形成的离子通道机制示意图

配体门控离子通道是一种膜结合蛋白。通常由不同的亚单位（α、β、γ、δ 等）聚合构成通道蛋白。这些亚单位呈桶状排列形成聚合蛋白，中间被聚合蛋白围成一个孔道。该孔道内含离子通道的阀门，控制离子的跨膜转运。一般每个亚单位含有4个跨膜结构（M1～M4），亚单位的N-末端肽链比较长，C-末端较短，两末端均位于胞膜外，即面向突触间隙。这种分布可能利于受体与配体结合。每种配体门控离子通道受体的亚单位组成成分和成员组合比率是不同的。另外，每个亚单位的跨膜结构组成数量也不完全一样，例如，谷氨酸离子通道受体是一个4聚体蛋白，亚单位的跨膜结构缺少M2，使其C-末端的肽链分布在细胞内。不同神经递质配体门控离子通道的结构和生物学特性将在递质章节中详细介绍。

第二节　神经元的电活动

神经元的主要功能是接受、整合和传递神经信息。神经元参与信息交流的方式和环节有很多，其中神经细胞膜的电活动是最重要的。神经元的电活动是由膜电位的形成和变化所产生的，电压门控离子通道的激活和失活是产生膜电位变化的生物学基础。

膜电位（membrane potential）是细胞膜两侧的电位差，通常讲的膜电位特指细胞膜内的电位。将参考电极放在细胞外膜，记录电极插入细胞膜内，两电极连接到电位仪测定极间电位差，测得的细胞膜内外电位差信号经放大可以被观察（图2-7）。静息状态时，神经元在没有收到任何刺激的情况下的膜内电位为静息电位（resting potential），神经元的静息膜电位通常为－65 mV左右。当神经元接受外来刺激后，引起神经元细胞膜电位去极化反应，可产生动作电位（action potential）。动作电位的形成是神经元发动信息传递的首要环节，而静息时细胞膜内外电位差和离子浓度差又是神经元形成动作电位的动力。下面，我们来了解神经细胞膜静息电位和动作电位的形成及其生物学意义。

一、神经元细胞膜静息电位的形成及其机制

如前所述，静息电位通常表现为膜内带负电，膜外带正电的极化状态。大多数神经元的静息电位维持在－65 mV左右。静息电位的极化状态是神经元接受外来刺激产生电信号反应的基础。

已知，神经元细胞膜是脂质双分子层结构，对极性分子具有绝缘性，不允许带电荷的离子自由跨膜出入，必需通过细胞膜上特异的离子通道，带电荷的离子才能完成跨膜运动。我们已经了解到，神经元细胞膜上含各种 Na^{+}、K^{+}、Ca^{2+} 和 Cl^{-} 通道，这些离子通道能

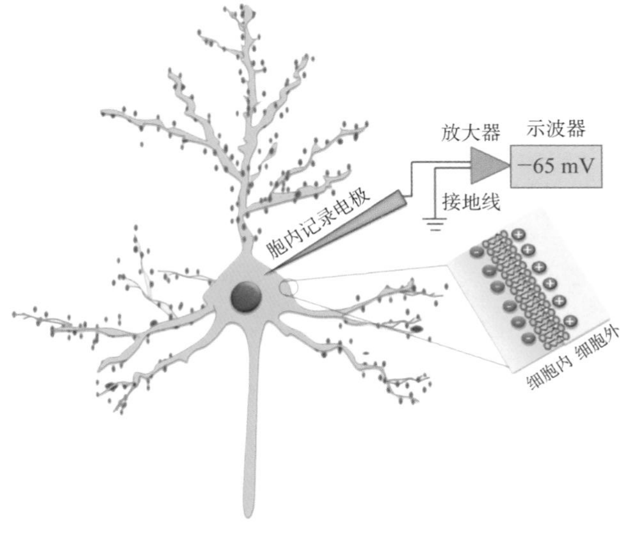

图2-7　静息电位的测量

选择性地开放和关闭，形成细胞膜两侧 Na^+、K^+、Ca^{2+} 和 Cl^- 分布不均形成了细胞膜内外离子浓度差(表 2-3)。

表 2-3　神经元细胞膜内外离子浓度及其平衡电位

离子	胞外浓度	胞内浓度	胞外/胞内的浓度比值	离子平衡电位(E_{ion},37℃时)
K^+	5 mM	100 mM	1∶20	−80 mV
Na^+	150 mM	15 mM	10∶1	62 mV
Ca^{2+}	2 mM	0.0002 mM	10000∶1	123 mV
Cl^-	150 mM	13 mM	11.5∶1	−65 mV

由于离子带有电荷，这种离子浓度差便产生膜的电位差。以 K^+ 为例，细胞内高 K^+ 时，K^+ 通过非门控 K^+ 通道向胞外扩散，引起细胞膜内外电荷的变化，使膜外正电荷增加，膜内负电荷增加，造成位于细胞膜上的钾通道膜内外两端"内负外正"跨膜电位差。随着 K^+ 外流，膜电位随之增大。当膜电位增大时，K^+ 外流的阻力也随之增大。最终，膜电位增大到能阻止胞内 K^+ 随浓度差向细胞外流动的水平，即此时的膜电位使钾通道对 K^+ 通透力降到最低，细胞膜内外的 K^+ 不再进行跨膜运动，此时细胞膜两侧的 K^+ 浓度差决定了形成了 K^+ 平衡电位(E_K)。因此，E_K 可以用能斯特(Nernst)方程进行计算：

$$E_K = \frac{RT}{ZF}\ln\frac{[C]_o}{[C]_i}$$

在此式中，R 为气体常数，T 为绝对温度，Z 为离子价(钾为 1 价离子，Z=1)，F 为法拉第常数，ln 为自然对数，$[C]_o/[C]_i$ 为化学梯度(即膜内外的离子浓度比)。在 37℃时 RT/ZF 为 26.722 mV。把自然对数(ln)转换成常用对数(log)，其常数为 2.303，带入 Nerst 方程式计算可得如下：

$$\begin{aligned} E_K &= 2.303 \times 26.722\,\text{mV}\ \log(5/100) \\ E_K &= 61.54\,\text{mV}\ \log 1/20 \\ E_K &= 61.54\,mV\ x - 1.3 \\ &= -80\,mV \end{aligned}$$

由此计算得到钾平衡电位值−80 mV。不同的神经元细胞膜的 K^+ 平衡电位可以有些差别，一般在−60—90 mV。用此公式，也可以计算获得 Na^+ 平衡电位(E_{Na})和 Cl^- 平衡电位(E_{Cl})。

膜电位是指细胞外为 0 的情况下记录到的细胞内电位。正常情况下，神经元静息电位为−60～−90 mV。当不受任何外界刺激条件下，神经元膜电位会维持在一个相对恒定水平。这种静息状态下，神经元细胞膜内负外正的膜电位被称为细胞膜的极化(polarization)。当神经元接受外来刺激时，细胞的静息电位会发生变化。这种变化引起静息电位负值进一步增大的反应称为超级化(hyperpolarization)反应，引起静息电位负值减少的反应称为去极化(depolarization)反应。从去极化向正常静息膜电位方向恢复的电位变化成为复极化

(repolarization)。

二、神经元的动作电位

(一) 动作电位特征

当神经元受到一个阈上刺激时,膜电位发生快速去极化和复极化的兴奋性反应,并可向远端快速扩布的膜电位变化。神经元发生的这种膜电位变化的现象被称为动作电位(action potential)。我们可以通过一个实验记录来理解神经元动作电位的发生及其各个时相特征。当把记录电极插入神经元胞内,参考电极在细胞外,可以观察单个神经元对兴奋性刺激的膜电位变化,表现为快速上升和下降组成的膜电位活动。当一个神经元在静息状态下受到一次阈刺激,细胞膜电位产生一次变化,静息电位负值(－60～90 mV)逐渐缩小,当达到阈电位(threshold)约－40 mV 时,膜电位快速达到 0 mV,并很快达到膜内正膜外负的膜电位峰值(＋20～＋40 mV),膜电位在 0 mV 以上的去极化膜电位变化被称为超射(overshoot)。这种膜电位由负变正的过程称为去极化过程,去极化过程形成了动作电位的上升相(rising phase),也称为去极化相。然而,当神经元发生超射后,膜内的正电位很快会减小,并被快速复原到胞内带负电位的静息膜电位附近,形成复极化电位,甚至形成低于原静息膜电位的超极化(hyperpolarization)膜电位。由去极化峰值电位下降到超极化膜电位的过程形成了动作电位的下降相(falling phase),也称复极相(图 2－8)。由此可见,一个完整的动作电位实际是指,神经元受到有效的阈上刺激后引起的膜电位快速去极化、复极化和超极化的过程,该过程只需要 0.5～2.0 ms 的时间即可完成。由于动作电位变化迅速,维持时间短,动作电位的曲线呈现尖峰状,故被称为峰电位(spike potential)。

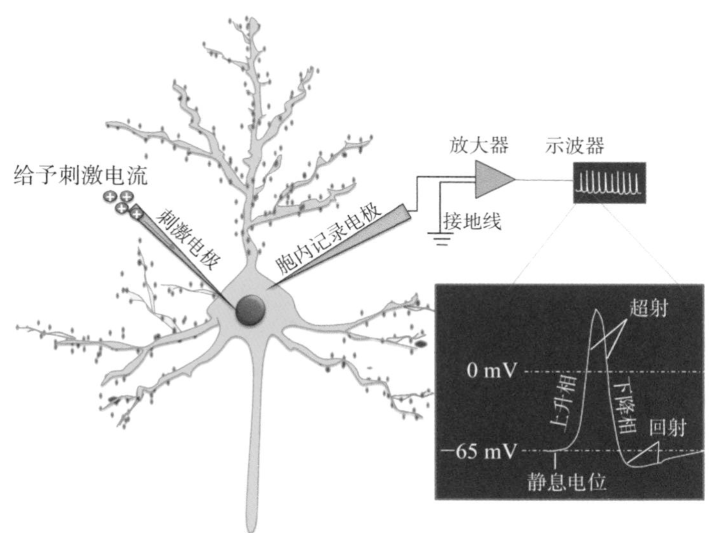

图 2－8　动作电位的记录及其单个动作电位波形的组成

动作电位的形成是神经元兴奋性的标志。动作电位表现出生物学反应中“全或无”(all

or none)的现象：①神经元受到阈下刺激不会形成有效的动作电位，只有在受到阈上刺激时，细胞才引发动作电位；②一旦刺激达到阈值，再增加刺激强度不会增加动作电位的峰值幅度和波形大小；③动作电位形成后，可以沿着细胞膜向远端扩散传播，直至传播到末端，大多数神经元的动作电位在扩散传播中，其波形和大小不变。

（二）动作电位的形成机制

神经元的兴奋性动能基础是动作电位的形成和有效的传导。动作电位的形成机制是通过电压依赖的钠离子通道和电压依赖钾离子通道的有效开放和关闭来实现的。采用膜片钳电生理记录分析神经元动作电位变化过程中，细胞膜上钠通道和钾通道电流变化的特征发现，当神经元细胞膜受到兴奋性刺激引起膜去极化时，即当膜电位达到−40 mV 时，细胞膜上钠通道开放，发生幅度和时程不等的内向钠电流，经过整合形成总的内向钠电流，形成动作电位的快速去极化峰电位。很快，由于细胞膜的去极化状态，细胞膜大量钾通道被激活，产生整合的总外向钾电流，形成动作电位的复极化电流。由此可见，在动作电位形成中，上升相主要是由于 Na^+ 内流，而复极化过程中主要是 K^+ 外流所形成的(图 2-9)。

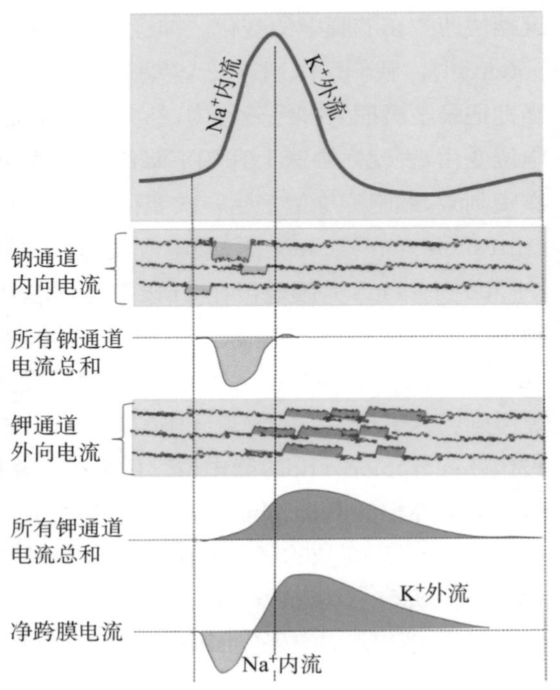

图 2-9　动作电位形成中的离子机制

在整个动作电位形成过程中，由于 Na^+ 的内流和 K^+ 的外流过程，使细胞膜内 Na^+ 浓度升高和 K^+ 浓度下降。此时，细胞膜上的钠泵被激活，钠泵激活以后，通过泵膜蛋白的磷酸化和去磷酸化，以及变构效应，同时，将胞内 3 个 Na^+ 转运到胞外，将胞外的 2 个 K^+ 转运到胞内，从而恢复静息状态下胞外高 Na^+ 和胞内高 K^+ 的离子浓度。在这一过程中，3 个 Na^+ 与 2 个 K^+ 进行交换转运，促进膜内负电荷积累。关于钠泵的作用机制请见本章前面相关介绍(见图 2-1)。

（三）动作电位的传导

脑和脊髓内的神经元的动作电位起始区(spike-initiation zone)在轴突的起始部，即轴丘或轴突起始段，而感觉神经元的动作电位起始区在神经末梢(sensory nerve ending)。为了便于理解，我们以锥体细胞为例进行介绍。当神经元的树突与胞体接收到上一级神经元的兴奋性输入信息后，进行信息的整合汇聚到神经元轴突的起始部轴丘，整合的信息引起去极化膜电位变化，若能达到使钠通道开放的阈电位，则引起动作电位的发放。因此，神经轴丘是神经元动作电位发放的起源部位。现在了解到，神经元的树突和胞体也含有钠通道，但是与轴丘部位的钠通道相比，其分布的密度低，通道类型也不完全一样。因此，当神经元树突和胞体接受兴奋性输入刺激后，细胞膜产生的兴奋性去极化电位变化的势能还不能在局部形成动作电位，而是随着兴奋性膜电位向轴突扩布的同时，膜电位会被协同/叠加整合。整合后的信息传播到轴丘，由于轴丘含有高密度的电压依赖钠通道，又加上整合后的去极化膜电位达到钠通道开放的阈电位，从而引起动作电位的发放。

如前所述，动作电位一旦形成后，发放的动作电位沿着神经轴突向神经末梢传播。该传播是单向的，以“全或无”的方式进行。动作电位向远端末梢传播过程中，大部分神经元传导的动作电位的、峰值和大小基本不变。动作电位的单向传播方式由钠通道的生物学特性决定。在前面的介绍中，我们已经了解钠通道开放和关闭的生物学特性（见图 2－3）。当钠通道被激活以后，仅开放 1 ms 左右，很快钠通道关闭进入失活状态，形成不应期，直至钠通道进入去失活的状态才能被激活。钠通道这种不应期的存在决定了去极化刺激只能激活邻近的下一个尚未被激活过的钠通道。当下一个钠通道被激活开放后，同样很快会进入不应期，这样周围的去极化刺激又只能作用于邻近未被激活的再下一个钠通道。这样以此类推，动作电位的传导只能单一地向前传播（图 2－10）。

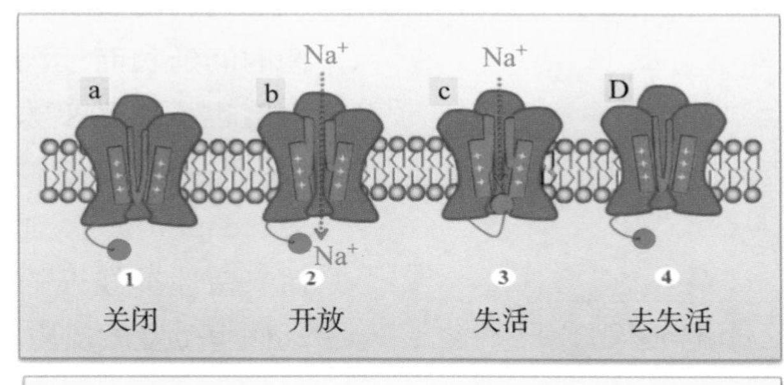

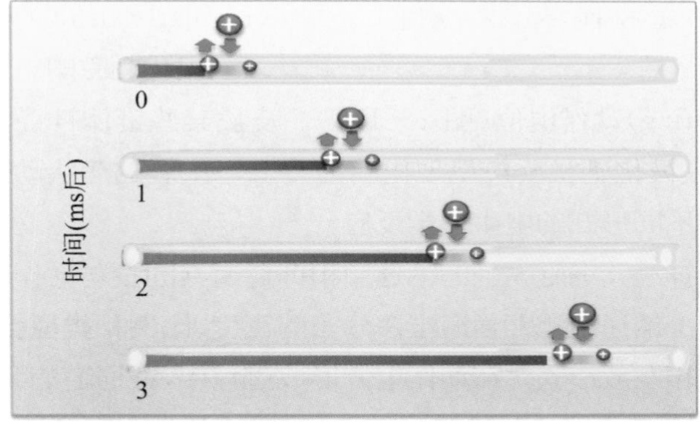

图 2－10　动作电位单向传导的原理示意图

动作电位在传导过程中，传导的速度受多种因素影响。一般情况下，去极化电流越大，动作电位的传导速度越快。另外，细胞膜上钠通道和钾通道的密度和种类不同都会影响传导速度，通常钠通道高密度分布是诱导动作电位形成所必须的。此外，轴突直径和轴突膜蛋白的构成也会影响动作电位传导的速度。直径较大的轴突其动作电位传导的速度一般更快。轴突髓鞘郎飞结处含有高密度的电压依赖钠通道，从而使动作电位形成跳跃式传导，加快了传导速度。

(四) 动作电位的不同发放模式

去极化达阈电位引发神经元发放动作电位。一般情况下,对同一神经元而言,在一定范围内去极化电位的幅度越大引发动作电位的锋电位越大,但是,不同神经元对去极化膜电位的反应模式是不一样的。如,大脑皮质的单棘突星形神经元和锥体神经元,这些神经元不仅形态不一样,其电生理学的行为反应也不一样。单棘突星形神经元给予持续的去极化电流引发一串频率稳定和锋电位幅度不变的动作电位(图 2－11A)。但是,锥体细胞则不然。给予持续去极化电流刺激引发椎体细胞的动作电位,尽管它们的锋电位幅度变化不明显,它们的动作电位发放频率会随刺激时间延长而逐渐降低,即便加大刺激强度也不能改变发放频率下降的现象(图 2－11B)。这种现象被称为适应性反应(adaptation)。适应性电生理反应是可兴奋性神经元的常见特征,因此这类动作电位发放反应被认为是“常规发放”(regularly firing)形式。另一类神经元对去极化刺激的电生理反应呈间隙性的簇状发放(bursting firing)动作电位(图 2－11C)。皮质某些锥体神经元亚类表现出这种特性,它们对一定强度去极化刺激反应呈现出有节奏且可重复的簇状动作电位。在其他脑区的神经元也具有各种不同形式的电生理学反应。

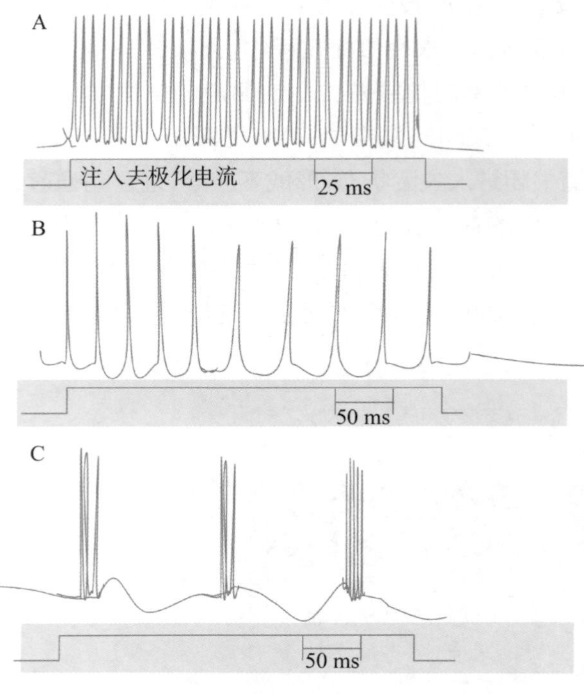

图 2－11　动作电位不同的发放模式示意图

前面我们介绍了神经元细胞膜上的钠通道和钾通道共同参与动作电位的去极化和复极化过程。不同神经元上钠通道和钾通道蛋白分布的密度、比例和类型会存在区别,这些都会影响动作电位的形成和发放形式。在动作电位形成过程中,钾通道的激活时间较钠通道长。当含高密度的钾通道的神经元受到长时间去极化刺激时,会引起越来越多钾通道呈开放状态,胞内 K^+ 外流引起的细胞膜超极化,使神经元出现适应性电生理反应。

第三节　神经突触信息传递

神经元之间进行信息交流的接触点或神经元与效应器细胞的接触点称为突触(synapse),它是神经元信号传递的结构基础。突触的信息传递过程被称为突触传递

(synaptic transmission)。神经细胞间信息传递的方式有两类，包括化学传递和电传递（表 2-4）。哺乳动物神经元间的突触信息传递以化学性突触(chemical synapse)传递方式为主，但电突触(electrical synapse)在脑的生理和病理机制中也发挥重要作用。

表 2-4 电突触与化学突触传递方式的比较

突触类型	突触前与突触后细胞膜之间的距离	突触前与突触后细胞的胞浆小分子交流	超微结构组成	突触信号传递本质	突触延迟	传递方向
电突触	4 nm	有	缝隙连接通道	离子流	基本没有	多为双向
化学突触	20～40 nm	无	突触前囊泡，突触前活性带；突触后膜增厚及其受体分布	化学性神经递质	至少 0.3 ms，通常 1～3 ms 或更长	单一方向

一、电突触信息传递

（一）电突触基本结构

典型的电突触结构由一系列缝隙连接组成。通过缝隙连接进行细胞间的电信号传递(electrical transmission)，实现细胞之间离子和其他小分子的交流。细胞间的缝隙连接之间的距离大约 4 nm。每个缝隙连接由相邻神经元细胞膜上对接的连接小体(connexon)形成。每一侧连接小体由 6 个连接蛋白组成（图 2-12）。已发现的 20 多种连接蛋白亚型，大约有一半在脑内表达；此外，泛连接蛋白(Pannexin)家族也参与缝隙连接或半通道的形成。两侧细

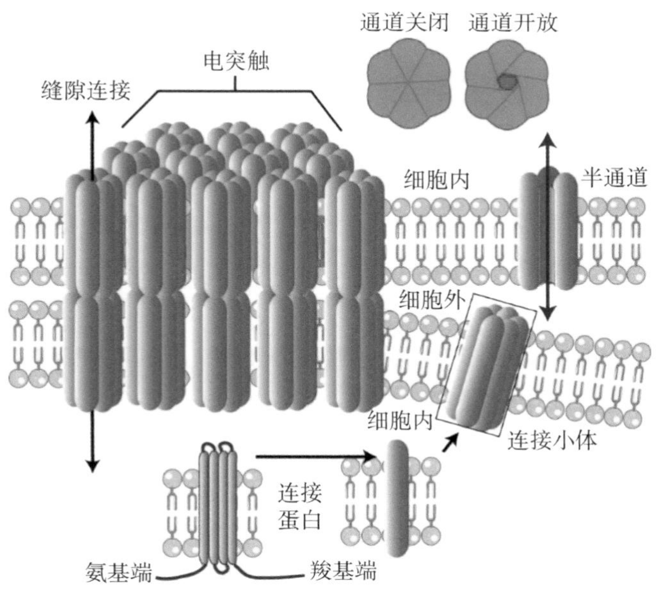

图 2-12 电突触的结构及其组成

注：典型的电突触是许多缝隙连接通道组成的斑块(gap-junctional plaque)样结构。每个缝隙连接由相邻神经元细胞膜上对接的连接小体形成。连接小体由 6 个亚单位-连接蛋白组成。

胞膜上连接小体结构相互对接形成贯通两个细胞的亲水通道。亲水通道直径约为 1～2 nm，足以通透所有重要的离子和一些有机小分子。细胞膜上没有与邻近细胞对接的连接小体成为可与细胞外环境进行物质交流的半通道。连接小体可由相同的连接蛋白亚单位组成，亦可由异源性的亚单位组成。

连接蛋白含 4 个跨膜序列、朝向胞质面的 N-与 C-末端，以及连接跨膜序列的部分。N-与 C-末端，以及连接跨膜序列，参与调控通道开关。由于组成缝隙连接的亚基不同，它们对调控通道开闭因子的反应也存在差异。

（二）电突触的功能

1. 电突触信号传递的特点 缝隙连接形成的所谓电突触，指细胞间以离子流动通过缝隙连接形成电流来实现信号传递。这种形式的信号交流也被称为电耦合作用。电突触信号传递的特点包括：①传导速度较化学性突触传递更快，几乎没有突触延迟（synaptic delay）；②电突触的信号传输类似于阈下电信号沿轴突的被动传播，因此也被称为电紧张性传播；③大多数电突触可以同时传输去极化和超极化电流，电突触够大或够多是保证电耦合效应的基础；④电突触不仅可介导电耦合，还可通过信号分子的交流，包括 Ca^{2+}、IP_3、环磷酸腺苷（cAMP），甚至小肽，实现第二信使的细胞间耦合；⑤电突触信号在细胞间的传递一般是双向的，但有些缝隙连接通道只允许向一个方向传导去极化电流，即从突触前细胞到突触后细胞，这种连接亦被称为整流突触（rectifying synapses），已在下橄榄核、纹状体和丘脑网状核等脑区被发现；⑥电突触可与化学性突触共存，对于突触前，缝隙连接通道的离子流入可影响突触释放，而突触后缝隙连接通道流入的信号分子将影响受体反应。反之，化学突触的激活导致突触后离子和信号分子水平的改变亦将影响电突触功能。

2. 脑内电突触的功能 单个缝隙连接的突触后电位通常不足以诱发动作电位。然而，电突触由大量缝隙连接组成，而一个神经元也可与多个其他神经元形成电突触，如果神经元接受多个电突触结构的同步去极化电流输入，会诱导神经元发放动作电位。

电突触的一个重要功能是多细胞电耦合介导脑内神经元集群同步活动。兴奋和抑制性化学突触是神经网络电位振荡形成的基础，而缝隙连接参与调节振荡活性的同步性、精度和强度。一个神经元膜电位增加时，缝隙连接允许电流泄漏到"耦合"伙伴，这将最终影响相关神经元集群的兴奋性和整合特性。

脑干下橄榄核（inferior olive）神经元纤维投射到小脑，在运动控制中发挥重要作用。该核团神经元能够产生小的膜电位振荡在电突触协调下橄榄核神经元同步电活动，提供同步有节奏的阈下网络振荡，有助于运动时程上的精细控制。这种神经集合的同步化也涉及感知、学习和记忆等调节。例如，海马 γ 波同步振荡为记忆编码所需，而电突触促进海马抑制性中间神经元的同步活动，进而参与海马锥体神经元 γ 波振荡机制。

在脑发育过程中，缝隙连接允许相邻细胞共享电信号和化学信号，以协调它们的生长、分化和成熟。CNS 发育早期的缝隙连接还参与介导脑内特定功能阈（functional compartments）形成，确定早期神经网络连接。缝隙连接随脑发育成熟而逐渐消退，但在成熟脑内仍保留了相当数量。另外，研究提示脑内缝隙连接参与癫痫样放电的产生、同步和维持;而缝隙连接阻滞剂对动物癫痫具有治疗作用。

3. 电突触功能的调节　缝隙通道的通透性并非一成不变。已发现细胞内 pH 值极度下降或 Ca^{2+} 浓度过高均可诱导通道关闭。神经元受到损害时,会触发细胞内 Ca^{2+} 浓度升高,细胞之间电突触亲水通道的关闭可保护与其相连的细胞免受损害。其次,CNS 中的电突触耦合强度可被一系列神经递质和调质所改变。例如,多巴胺 D1 受体激活导致的 cAMP 增加与 PKA 激活,可使视网膜双极细胞和无长突细胞缝隙连接蛋白 CX36 磷酸化状态发生改变而解偶联。此外,定位在细胞膜的缝隙连接常与一些结构蛋白结合,例如,连接蛋白可与紧密连接蛋白(zonula occludens-1, ZO-1)结合,而 ZO-1 又进一步与 actin 等其他蛋白结合。这种蛋白相互作用参与缝隙连接的组装和解组装、定位及电耦合功能的调节。目前已确定细胞内信号通路可以影响电突触形成和结构完整,并调节电耦合强度和信号传导的优先方向。

二、化学性突触信息传递

(一) 化学性突触类型和基本结构

成熟神经系统的突触传递主要是化学性突触。化学突触的基本结构,由突触前膜、突触后膜以及一个 20～40 nm 宽的突触间隙(synaptic cleft)组成(图 2-13)。突触间隙充满了细胞黏附分子和纤维性的细胞外基质蛋白。突触前通常由轴突末梢构成,该结构内含有许多突触囊泡(synaptic vesicle)。突触囊泡是一种由膜包被的小囊泡,大部分囊泡直径约为 30～50 μm,储存神经递质。

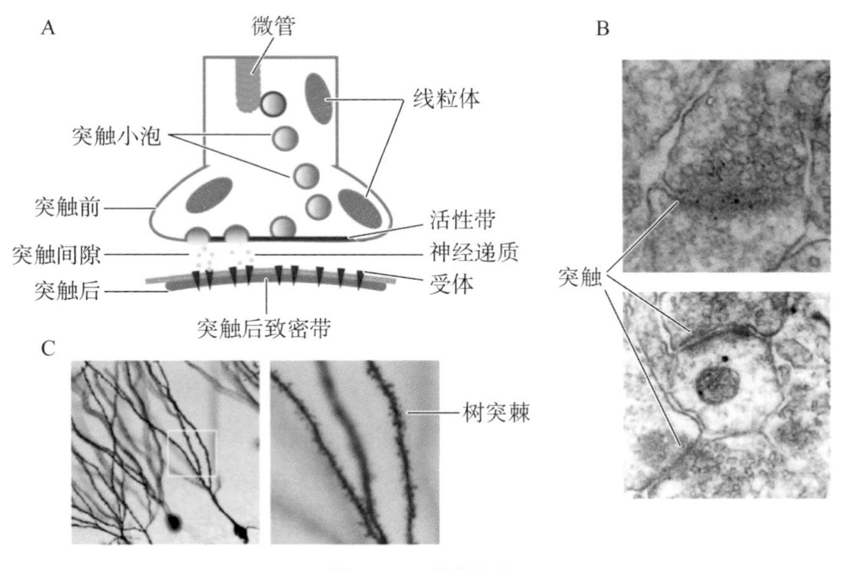

图 2-13　化学突触

注:A. 化学突触结构模式图;B. 电镜下化学性突触;C. 树突棘。

有的轴突囊泡直径>100 nm。大囊泡通常聚集大量可溶性蛋白,在电镜下其囊泡中部色深,故又被命名为大致密核心囊泡(large dense-core vesicle, LDCV)。这类囊泡通常含神经肽类递质，也可同时含有经典的神经递质。单胺类神经递质突触囊泡内也会含有致密颗粒，但直径较小。5-羟色胺（5-hydroxytryptamine，5-HT）能突触囊泡一般为直径 40～60 nm 的小致密核心囊泡；而 NA 或多巴胺（Dopamine，DA）能突触囊泡一般为直径 80～100 nm 的中等致密囊泡。

突触前神经末梢中有丰富的线粒体，线粒体除生成 ATP 外，还具有很强的捕获钙的能力，参与调节突触前神经末梢内 Ca^{2+} 的浓度。突触前膜较非突触部位的质膜有明显增厚，约 6～7 nm，膜的内侧面有致密蛋白堆积形成的突起和网格样结构，该部位称为活性带（active zone）是神经递质释放的部位。释放池的突触囊泡聚集在活性带及其相邻的胞质中，但大致密核心囊泡通常并不紧邻活性带。

突触后膜上嵌有神经递质受体将突触间隙的化学信号（即神经递质）转化为突触后细胞的电信号或胞内信号。聚集在突触后膜内侧的蛋白形成电镜下所见的突触后致密带（postsynaptic density），这些形状呈细纤维状的蛋白基质由一些大分子量蛋白质组装而成，例如突触后致密蛋白 95（postsynaptic density protein 95，PSD95），这类分子具有支架作用，并参与募集受体及其相关信号分子。

通常作为突触前的轴突末梢与树突或细胞体上的突触后膜形成轴-树突触或轴-体突触，但也有轴-轴或树-树突触的形成。另外，突触可根据电镜下突触前膜和后膜增厚的程度不同进行分类。突触后膜较突触前膜厚的称为不对称性突触，即 Gray Ⅰ型突触；而突触前后膜的厚度基本一致的称为对称性突触，即 Gray Ⅱ型突触。Gray Ⅰ型突触一般为兴奋性突触，常含球形囊泡；而 Gray Ⅱ型突触通常为抑制性突触，常含扁平囊泡。在外周神经系统中还有神经元与非神经元之间的化学性突触信号传递，如神经元对肌细胞和腺体细胞的支配。

（二）神经递质传递原理

神经递质的持续有效传递涉及神经递质的合成、储存、转运及其在突触前动作电位介导下被大量释放入突触间隙，神经递质作用于突触后膜上的受体并诱发生物效应等步骤。此外，神经递质的有效传递还依赖于突触间隙内神经递质的及时清除以及突触囊泡膜和神经递质的回收再利用。

1. 神经递质的合成与储存 多数神经递质都需要先合成并储存在分泌囊泡中以备释放，不同神经递质的合成及囊泡储存途径有所差异。对多数神经递质而言，合成递质所需的酶首先向轴突末梢方向转运，并在胞浆中合成神经递质，合成的递质进而被摄入突触囊泡。神经递质转运入囊泡依赖于囊泡膜上的特殊镶嵌蛋白-转运体（transporter）。γ-氨基丁酸的转运由 pH 梯度（⊿ pH）和电化学梯度（⊿ ψ）一起驱动，谷氨酸的转运通过⊿ ψ，而乙酰胆碱和单胺类神经递质的转运依靠⊿ pH 驱动。多肽类递质的合成与储存方式与经典神经递质不同，它们先在粗面内质网上合成肽类递质的前体，然后在高尔基体内被酶解形成多肽类递质，由高尔基体进一步组装这些多肽类递质形成分泌颗粒，并通过轴浆运输分布到轴突末梢。

突触囊泡有不同的来源，包括：①在反式高尔基体网（*trans*-Golgi network）部位，突触囊泡相关蛋白质定向性地进入突触小囊泡，这些囊泡通过轴浆转运机制向神经末梢运输；②突触部位的细胞膜可内吞形成膜上含突触囊泡蛋白的小泡。神经末梢的突触囊泡分为释放型囊泡池和储备型囊泡池，通常释放型囊泡接近或嵌入突触前膜的活性带中，而储备型囊泡一般离突触前膜较远。多肽类递质突触囊泡直接由反式高尔基体网上出芽形成。

2. 神经递质的释放　动作电位到达轴突末梢，末梢膜发生去极化并激活电压门控性钙离子通道，Ca^{2+} 快速进入活性带钙微区使 Ca^{2+} 浓度瞬间升高。突触前末梢内 Ca^{2+} 浓度增加，一方面促进突触囊泡向突触前膜活性带移动，另一方面促进与活性带结合的突触囊泡和突触前膜融合，以胞裂外排(exocytosis)的方式将突触囊泡内容物释放至突触间隙。胞裂外排是一快速过程，可在 Ca^{2+} 进入末梢后 0.2 ms 内发生。

(1) 量子释放：递质的释放以囊泡为单位，以胞裂外排形式将囊泡内的递质释放到突触间隙，递质释放的总量取决于释放的囊泡数量。量子释放(quantal release)理论认为，一个突触囊泡内神经递质的量相对恒定，称为一个量子(quantum)单位。在无动作电位情况下，突触前量子释放的概率很低，约每秒一个量子单位左右；而当动作电位引起突触前末梢 Ca^{2+} 内流时，可在 1～2 ms 内释放上百个量子。

量子释放的概念来自于卡茨(Katz)及其同事的研究。他们发现，在未刺激支配蛙肌肉的神经时，作为突触后的肌肉细胞有一种细小电反应，称为微小终板电位(miniature end plate potential, mEPP)，mEPP 大小近似；而刺激神经时产生的大终板电位通常是 mEPP 的整数倍。卡茨等提出 mEPP 是突触前释放的最少神经递质剂量所引起的突触后电位变化，也被称为量子突触电位(quantal synaptic potential)；而最少神经递质剂量指一个囊泡内的含量，即一个量子单位。类似的微小突触后电位反应在 CNS 神经元中也同样存在，称为微小兴奋性突触后电位(miniature excitatory postsynaptic potential, mEPSP)和微小抑制性突触后电位(miniature inhibitory postsynaptic potential, mIPSP)。

(2) 突触囊泡的循环：神经末梢的突触囊泡释放神经递质作用到突触后膜。胞裂外排后融合到突触前膜的突触囊泡组分及部分递质可被摄取进入再循环。突触囊泡的释放和再利用循环主要由以下 5 个步骤组成：①囊泡向突触前膜靶向性移动或摆渡；②入坞或锚靠；③点燃；④膜融合/胞裂外排；⑤内吞(图 2-14)。

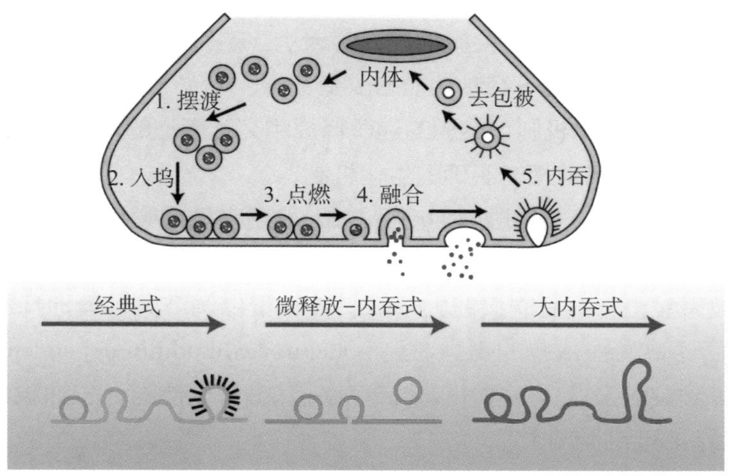

图 2-14　突触末梢的突触囊泡循环模式图

结合在细胞骨架上的“储存池”囊泡可在 Ca^{2+} 的介导下游离出来，随后它们向突触前膜活性带区移动。突触囊泡靶向性地附着到突触前膜活性带上的过程称为入坞。在 Ca^{2+} 诱导下附着于活性带上的囊泡完成释放的准备称为点燃；点燃的囊泡，囊泡膜已与突触前膜接触或有部分融合。在 Ca^{2+} 诱导下，相互接触的突触前膜与突触囊泡膜发生变形，膜完全融合并形成融合孔，随后递质释放。

突触囊泡与突触前膜融合释放递质后，突触囊泡膜可回缩内陷并内吞（endocytosis），形成有膜外包被的囊泡，从而突触囊泡膜被再循环利用。内吞后的小泡再生为突触囊泡有 2 种假设：①内吞后的小泡与大的内体融合，随后从内体上出芽形成新的囊泡；②直接形成新的突触囊泡。除上述经典式的囊泡释放和再循环方式外，还有蜻蜓点水（kiss-and-run）或微释放-内吞式、大内吞（bulk endocytosis）等突触膜再循环方式（见图 2－14）。蜻蜓点水式突触囊泡释放时，囊泡与突触前膜融合部位只是临时形成一个开放小孔，释放神经递质后即刻关闭，快速脱离突触前膜，而大内吞可能是突触囊泡高频释放后代偿性大量回收囊泡膜的方式。

（3）Ca^{2+} 与递质释放：去极化诱发突触前膜电压门控 Ca^{2+} 通道开放和 Ca^{2+} 内流，是经典的动作电位触发神经递质释放所必须的。Ca^{2+} 浓度升高可通过影响以下环节促进神经递质的释放：①触发囊泡膜与突触前膜的结合和融合；②促进囊泡内容物的释放；③当高浓度 Ca^{2+} 刺激时间延长时，结合于细胞骨架的“储存池”囊泡被游离出来，向突触前膜的活性带移动。

含多肽类递质的大囊泡递质释放机制与小囊泡的基本类似，但存在差异。由于大囊泡一般离突触前活性带较远，需要高频串状动作电位诱导整个末梢内 Ca^{2+} 浓度增加（而不仅仅是活性带附近微区域的 Ca^{2+} 浓度增加），才可导致肽类神经递质的释放。多肽类递质的释放相对缓慢。

（4）递质的非寻常释放：神经递质除了以经典的形式释放外，还有多种非寻常的递质释放方式，包括非量子释放、非囊泡释放、非动作电位依赖性释放及非 Ca^{2+} 依赖性释放和非定向性释放等。尽管量子释放理论认为单个囊泡所含神经递质数目，即量子容量（quantal size）基本稳定，但研究发现神经递质的合成、递质转运体的活性、跨囊泡的 pH 梯度以及突触释放时融合孔的动力学等因素的变化皆会影响量子的大小。这种量子的可塑性不仅参与突触功能的调制，还可能参与病理情况下突触功能的改变。

3. 突触囊泡释放的生化机制 突触的递质释放和突触囊泡的再循环是由许多蛋白参与的复杂过程。这里将介绍目前相对明确的生化机制。

（1）突触蛋白（synapsin）与突触囊泡动员：未入坞到突触前膜活性带上的囊泡通常与细胞骨架微丝和微管结合，突触蛋白作为桥梁联接突触囊泡与细胞骨架，突触蛋白可被多种激酶磷酸化，当其被磷酸化修饰后联接能力下降。突触蛋白调节突触囊泡释放的最简单模式是：Ca^{2+} 内流激活钙调蛋白依赖的蛋白激酶（calcium/calmodulin-dependent protein kinase Ⅱ，CaMKⅡ），导致突触蛋白-Ⅰ磷酸化，降低了联接能力，促使结合于细胞骨架的突触囊泡被游离，可向突触前膜活性带迁移。

（2）Rab3 与突触囊泡转运和锚靠：Rab3 是 ras 原癌基因超家族成员之一，具有 GTP 酶活性。结合在突触囊泡上的 Rab3 通过水解 GTP 获能，介导突触囊泡靶向地移动到锚靠部位，又在 GTP 酶的参与下，通过系着因子将囊泡系着(tethering)在突触前膜活性带。随后囊泡膜上的 Rab3 与活性带上的 RIM(Rab3-interacting molecule)蛋白发生特异性结合，实施锚靠过程。RIM 蛋白是活性带上的脚手架，它还参与锚定其它的突触前膜特异蛋白，如 Ca^{2+} 通道。囊泡膜被固定到 Ca^{2+} 通道富集部位，使囊泡更容易感受 Ca^{2+} 内流信号。囊泡在胞裂外排过程中，Rab3 蛋白从囊泡上游离下来，随后 Rab 蛋白上的 GDP 与 GTP 发生交换，形成 Rab-GTP 形式并重新结合到囊泡上，从而发挥新一轮功能。

(3) Munc13 与突触囊泡的点燃：在突触前膜的活性带，Munc13-1 参与 90%谷氨酸能突触囊泡的点燃，Munc13-2 负责其余的谷氨酸能突触囊泡的点燃；而 GABA 能突触囊泡的点燃有 Munc13-1 和 Munc13-2 共同参与。Munc13 具有 C1 和 C2B 结构域，C1 结构域是二酰甘油(diacylglycerol, DAG)/佛波酯(phorbol ester)的内源性高亲和力部位，而 C2B 结构域可与磷脂酰肌醇(4,5)二磷酸[phophatidylinositol (4, 5) bisphosphate, PIP_2]进行 Ca^{2+} 依赖性的高亲和力的相互作用。Munc13 功能的活化使释放型囊泡数目增加。

点燃的步骤中，突触前膜与突触囊泡的融合需要 SNARE 蛋白相互作用，形成部分整合复合体。SNARE 蛋白之一的突触融合蛋白(syntaxin)与 Munc18 结合时呈闭合状态，可抑制 syntaxin 与其他 SNARE 蛋白相互作用。Munc13 可替换 Munc18，使 syntaxin 呈开放状态，促进 SNARE 蛋白之间的相互作用和部分整合。此外，Munc13 还可通过与突触前膜 RIM、RIM-BP、钙调蛋白、Ca^{2+} 通道等蛋白的作用，使突触囊泡与钙离子通道更为接近，为钙依赖的突触释放提供准备，即对囊泡释放进行点燃准备。复合因子(complexin，也称 synaphin)参入使 SNARE 蛋白复合体通过突触囊泡标记蛋白(synaptotagmin)感受 Ca^{2+} 信号，由此完善了点燃步骤。

(4) SNARE 蛋白与递质释放：SNARE(soluble NSF attachment proteins receptor)蛋白是一组可溶性 N-乙酰马来酸亚胺敏感因子(N-ethylmaleimide sensitive factor, NSF)附着蛋白的受体蛋白，在胞裂外排机制中发挥重要作用。

1) SNARE 蛋白的组成：在突触前神经末梢中，SNARE 蛋白复合体主要由 3 种蛋白组成，包括分子量 18 000 的小突触囊泡蛋白(synaptobrevin)，也称为囊泡关联膜蛋白(vesicle-associated membrane protein, VAMP)；分子量 25 000 的突触小体关联蛋白(synaptosomal associated protein, SNAP25)以及分子量 35 000 的 syntaxin。在未形成复合体时，snaptobrevin 和 syntaxin 因具有跨膜序列而插在膜上，SNAP25 通过修饰的脂肪酸链结合到膜上。

VAMP 主要定位在突触囊泡膜上，故也被称之为 v-SNARE(v 指囊泡)；syntaxin 与 SNAP25 主要定位于突触前膜活性带上，两者被称为 t-SNARE(t 指突触囊泡释放的目标膜，即突触前膜)。需要指出的是这些蛋白的定位并不是绝对的，例如囊泡与突触前膜融合后，v-SNARE 也随之被转到突触前膜上。

2) SNARE 蛋白的功能：小突触囊泡蛋白、突触融合蛋白以及突触小体关联蛋白以 1∶1∶1 的比例形成稳定的复合体。v-SNARE 与 t-SNARE 相互作用不仅在囊泡的锚靠和点燃过程中发挥重要作用，更重要的是 SNARE 在突触囊泡释放中直接介导膜融合这一关键步骤。SNARE-SNARE 相互连接形成 SNARE 别针（SNARE pins）（图 2－15），触发 SNARE 蛋白构型改变，使 SNARE 复合体依靠热力学特性驱动膜结构克服“能障”（energy barrier），进行融合。所谓突触递质释放的“SNARE 理论”，就是指这种以 SNARE 蛋白来解释突触囊泡与突触前膜的融合及突触囊泡递质释放的过程。尽管 SNARE-SNARE 复合物在囊泡和突触前膜的融合中起主要作用，但还需要其他蛋白参与。例如，SM（Sec1/Munc18-like proteins）蛋白中的 Munc18-1 与 SNARE 蛋白复合体结合，促进其触发膜融合。

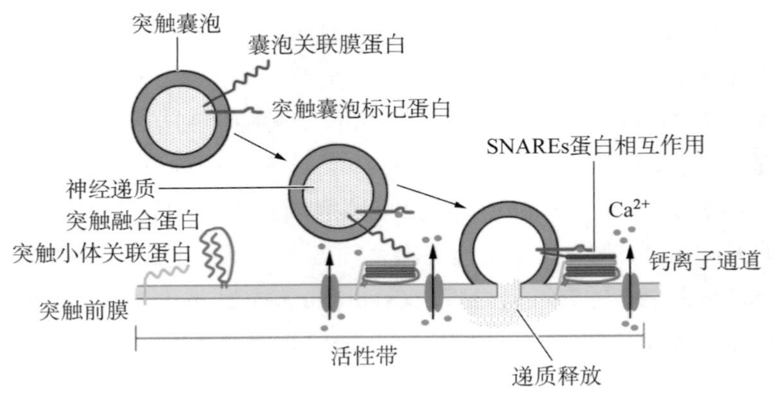

图 2－15　SNARE 蛋白的分布、结合及其钙的作用。

针对 SNARE 蛋白的作用及其功能的研究，促进了对突触释放机制的认识，同时亦有助于理解一些神经毒素的作用原理。例如，破伤风毒素和肉毒毒素都可强效地抑制神经递质的释放。已知这与它们具有蛋白内切酶活性，可特异地剪切 SNARE 蛋白有关；而黑寡妇蜘蛛毒可与突触前膜 SNARE 蛋白结合，影响其功能。

3）Ca^{2+} 触发 SNARE 蛋白聚合：递质释放是一种 Ca^{2+} 依赖的过程，而分布于突触囊泡的突触囊泡标记蛋白（synaptotagmin）是递质释放中的 Ca^{2+} 感应器（见图 2－15）。突触囊泡标记蛋白是一种跨膜蛋白，最初分离于突触囊泡，其游离于胞质的氨基酸序列上有两个称为 C2 的结构域，C2 结构域能与 Ca^{2+} 结合也是感受 Ca^{2+} 信号的结构基础，类似的结构域也存在于其他 Ca^{2+} 依赖的功能蛋白上，如蛋白激酶 C（protein kinase C，PKC）。突触囊泡标记蛋白与 Ca^{2+} 结合，并插入到突触前膜的磷脂中，并与突触前膜其他蛋白（包括 SNARE）相互作用，使得两种膜靠得更近。在膜融合步骤中，它可替换结合在 SNRAE 复合体上的复合因子，促进 SNARE 复合体进一步整合和膜融合，并触发膜的融合孔形成。

4）SNARE 蛋白的再利用：融合孔的扩张可使 SNARE 别针的反式结构转化为顺式结构，而进一步 SNARE 的解聚由 NSF 和可溶性 NSF 附着蛋白（soluble NSF attachment proteins，SNAP）参与完成。NSF 和 SNAP 与 SNARE 别针结合后，NSF 通过 ATP 酶形成稳定的 SNARE 复合体。另外，回收的 SNARE 蛋白需要分子伴侣来维持蛋白的稳定，例如 CSPα/Hsc70/SGT 复合体可阻止 SNAP25 单体的异常折叠，而突触核蛋白（synuclein）可通过其非经典的分子伴侣活性促进 SNARE 蛋白的重组装。

4. 内吞的生化机制　已知网格蛋白(clathrin)及发动蛋白(dynamin)等分子参与囊泡膜的内吞过程。

(1) 网格蛋白与内吞：网格蛋白由两个亚单位组成，每个亚单位含 3 个重链和 3 个轻链。突触前膜被网格蛋白附着、包被的部位形成内陷、变形，向内形成出芽状结构，并在质膜内表面拖拽使膜芽游离。网格蛋白与细胞膜连接，需要通过接头蛋白(adaptor protein, AP)复合体与突触囊泡标记蛋白的特异结合(图 2-16)。不同的细胞器分布的接头蛋白不同，在细胞膜内表面参与内吞的主要是 AP2。突触囊泡标记蛋白具有双重功能：一方面在突触囊泡释放的胞吐机制中起 Ca^{2+} 感应器；另一方面，在胞裂外排后分布到突触前膜上的突触囊泡标记蛋白，对将被内吞的膜结构进行标签。囊泡内吞后，包被的网格蛋白从囊泡膜上被移去，囊泡进一步迁移、再循环进入突触囊泡池。网格蛋白去组装的过程是在分子伴侣蛋白(如 Hsp70c)和其他辅助因子的共同参与下完成的。

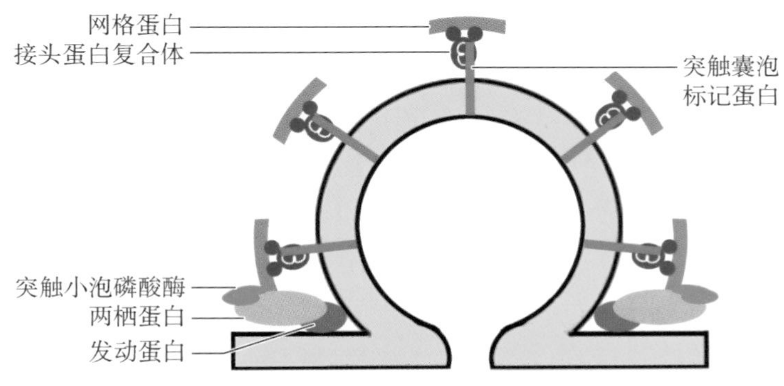

图 2-16　突触前膜内吞相关蛋白相互作用模式图

(2) 发动蛋白与内吞：发动蛋白亦称去磷酸素(dephosphin)，它在细胞内吞过程中发生磷酸化和去磷酸化的切换。发动蛋白含有与内吞机制有关的 GTP 酶(GTPase)活性序列。发动蛋白基因突变的果蝇，在电子显微镜下可见，神经末梢细胞膜上附着大量突触囊泡，在衔接部位有一个环状的包被，其中含大量寡聚化的突变发动蛋白，这提示发动蛋白参与芽状小泡从突触前膜游离出来的过程。该过程需要发动蛋白水解 GTP 提供能量，两栖蛋白(amphiphysin)招募发动蛋白到芽状小泡颈部。

内吞机制伴有复杂的蛋白磷酸化改变。发动蛋白的磷酸化与去磷酸化波动可影响其与两栖蛋白的结合，而两栖蛋白的磷酸化修饰又可影响其与 AP2 和 clathrin 等蛋白的结合，进而影响内吞过程。一般认为，这些蛋白的去磷酸化有利于内吞的进行。这些蛋白的去磷酸化可由 Ca^{2+} 激活的磷酸酯酶(calcineurin)实现，这提示钙参与突触囊泡融合和释放，以及囊泡的内吞机制。此外，突触小泡磷酸酶(synaptojanin, SYNJ)在内吞机制中，通过与其他蛋白(如，网格蛋白、两栖蛋白、AP2 等)相互作用，及对芽状小泡颈部的磷脂去磷酸化和调节微丝的组装状态等方式，促进囊泡与突触前膜分离和囊泡的去包被。

（三）神经递质的突触后作用

突触后结构含丰富的神经递质受体。神经递质受体大致可分为两大类，即递质（或配体）门控离子通道和G蛋白偶联受体。静息状态下，递质门控离子通道通常处于关闭状态。当递质结合到通道胞外结构的特定位点后，通道蛋白亚基发生构象改变，通道被迅速打开。通道开放的效应依赖于其允许通过的离子类型和开关的动力学参数，它的净效应若使突触后发生瞬时的去极化电位，产生兴奋性突触后电位（EPSP）。若使得突触后发生瞬时超极化，则产生抑制性突触后电位（IPSP）。

G蛋白偶联受体在神经递质作用下激活产生相对缓慢、持久和更为多样性的突触后反应。G蛋白偶联受体激活后，作用于细胞第二信使分子系统，进而调节基因表达或通过修饰机制调节蛋白功能，包括离子通道和受体活性，从而影响神经元功能和代谢。由于G蛋白偶联受体能触发一系列的代谢效应，因此被称为代谢型受体（metabotropic receptor）。

突触间隙的神经递质除对突触后膜发生作用外，也可作用于突触前膜上的受体，这类受体称为自身受体（autoreceptor）。突触前受体受自身释放递质和其他递质的作用，通过负反馈或正反馈机制调节末梢的递质合成与释放。

（四）神经递质的失活

释放到突触间隙的神经递质必须适时地从突触间隙被快速清除，以利于下一轮突触传递。突触间隙的递质分子清除有几种方式：①通过扩散被移去；②在突触间隙被降解，例如胆碱酯酶在突触间隙降解乙酰胆碱；③重摄取，例如单胺类和氨基酸类神经递质可通过突触前末梢或胶质细胞上的转运蛋白被重摄取而清除。神经递质被突触前神经末梢摄入后，部分被酶降解，另一部分可被再利用。

第四节　突 触 整 合

在脑内，单个神经元同时接受数千个突触前输入，通过突触后膜的各类不同的递质受体接受这些众多的输入信号。突触后神经元对来自不同输入信号作出反应，产生EPSP或IPSP。突触后神经元整合所有输入信息的反应，最后形成下一个有效的神经信息的输出，即动作电位的发放。动作电位的发放将导致神经末梢释放递质，成为下一个神经元的突触前输入神经元。我们称由单个突触后神经元对众多突触前输入信息经过整合后形成动作电位输出的过程为突触整合过程。在突触整合过程中，神经元对EPSP和IPSP的整合效应直接影响细胞的兴奋性和信息的传递。

一、兴奋性突触后电位

（一）EPSP的形成

EPSP是发生在突触后膜局部的兴奋性去极化电位。例如，当谷氨酸能神经元兴奋，引起递质释放；释放到突触间隙的谷氨酸作用于突触后膜上的谷氨酸受体，激活配体门控钠通道，使胞外 Na^+ 进入胞内，引起突触后膜的膜电位发生去极化反应。这种反应过程称为兴奋性突触后电位，即 EPSP。一个突触后膜上往往具有数十乃至数千种配体门控离子通道，在突触传递过程中通道激活的数量取决于释放神经递质的数量和种类。

前面已经了解到，神经递质的释放是以量子释放（quantum）的方式完成的。已知，每个囊泡递质含量基本相同，突触间隙释放递质的总量应该是单个囊泡释放量的整倍数。

在静息状态下，突触囊泡的自发胞吐速率极低。突触前膜神经递质自发释放引起突触后膜电位发生极微小的变化，即微小突触后电位（miniature post-synaptic potential）简称“mini”。每个“mini”代表 1 个量子单位或 1 个囊泡递质量诱导的突触后电位。因此，EPSP 的幅度也代表了“mini”的倍数。这样，可以通过“mini”和 EPSP 幅度，计算 1 次正常突触传递中有多少囊泡参与递质释放的理论值。

在中枢突触传递中，1 个囊泡释放的递质，产生的 EPSP 仅为零点几毫伏。实际上，突触后会同时接受无数囊泡释放而引起无数的 EPSP，多个 EPSP 的叠加总和产生一个有意义的突触后膜电位。这一现象称为 EPSP 总和（EPSP summation）。

（二）EPSP 的整合

神经元的树突和胞体产生的单个 EPSP 是不会直接引发神经元发放动作电位，需要通过 EPSP 总和才能引发神经元轴丘发放动作电位。EPSP 的总和包括时间和空间总和。时间总和（temporal summation）是指同一个突触接受一串间隔 1～15 ms 的兴奋性递质作用所形成的 EPSP 的叠加总和。空间总和（spatial summation）是指在树突上不同的突触后结构同时接受突触前兴奋性输入所形成 EPSP 的叠加总和（图 2－17）。

树突上产生的多个 EPSP 总和并不能引起树突局部产生动作电位。其原因包括：①EPSP 总和的去极化电位不能达到引发动作电位的阈电位；②在树突上的钠通道主要是配体门控钠通道，电压依赖的钠通道相对较少，而动作电位去极化电流的形成依赖于电压依赖的钠通道激活。突触后 EPSP 总和膜电位形成的膜电流将沿着树突、经过胞体、到达轴突起始部，此处 EPSP 总和膜电位若能达到阈电位的话，便形成一个有效的动作电位。树突电流沿树突内部传递的过程中，树突电流随树突长度增加而衰减（图 2－18A）。由此可见，兴奋性神经元的动作电位发放效率受到下列因素影响：①突触形成 EPSP 的部位与锋电位起始部之间的距离越远，引发动作电位的效率越低；②树突上 EPSP 时间和空间总和大，引发动作电位的几率增高；③突触接触的面积大，形成 EPSP 总和相对大，更易达到引发动作电位发放的阈电位；④突触膜蛋白的兴奋性特性，有利于动作电位的引发。

二、抑制性突触后电位

在脑内神经元释放的神经递质并非都是兴奋性的，含抑制性神经递质的神经元兴奋后，释放的抑制性神经递质与突触后膜受体结合，引起细胞膜电位超极化，远离动作电位发放的阈值，这种细胞超极化膜电位反应就是 IPSP。抑制性递质 GABA 与 GABA 受体结合，激活配体门控氯通道，促使胞外的 Cl^- 进入胞内，产生 IPSP。由于 Cl^- 平衡电位 E_{Cl} 为－65 mV，如果静息膜电位低于－65 mV 时，激活配体门控 Cl^- 通道会产生 IPSP。而如果静息膜电位

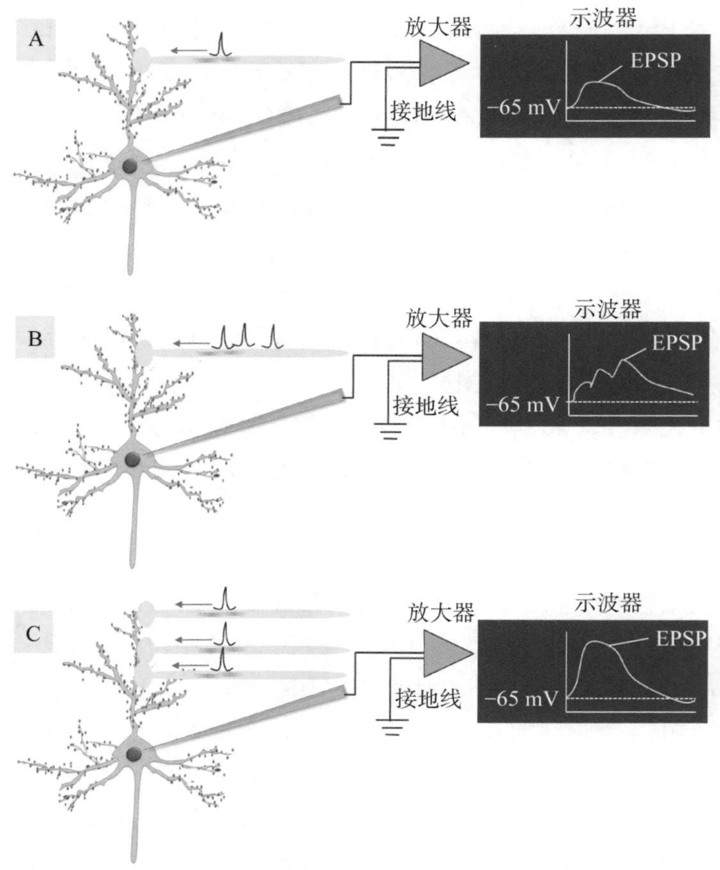

图 2-17　EPSP 的时间(B)和空间(C)总和方式示意图

等于－65 mV 时，由于此值等于 E_{Cl} 值，所以该氯通道即便被配体激活也看不到 IPSP 的产生。尽管我们看不到 IPSP 的电流变化，但此时突触膜处于抑制状态。实验证明，当胞体的远端树突接受一个兴奋性输入刺激时，给予靠近胞体近端的同一树突一个抑制性输入刺激，可观察到远端树突的 EPSP 向胞体传播，通过抑制性突触输入树突部位时，因去极化使膜电位趋向≥E_{Cl}(－65 mV)，造成负电荷 Cl^- 内流的势能，因 GABA 受体介导配体门控氯通道开放，Cl^- 内流迫使膜电位(Vm)靠近 E_{Cl} 值(－65 mV)，从而抑制兴奋性突触后电流向胞体和轴丘传播(图 2-18B)。这种抑制被称为分流抑制(shunting inhibition)。

IPSP 的形成并非都是由 Cl^- 内流引起的，有些情况下，也包括 K^+ 电导的参与。例如，海马锥体神经元有 $GABA_A$ 和 $GABA_B$ 两种受体，$GABA_A$ 激活时 Cl^- 内流介导快 IPSP 的形成，$GABA_B$ 激活时通过 G 蛋白偶联间接促使 K^+ 外流参与慢的 IPSP 形成。

抑制性突触的作用参与突触整合，通过 IPSP 对 EPSP 的分流抑制作用，减少突触后神经元的兴奋性动作电位发放。这种抑制性调节作用在感觉和运动功能的调节中具有重要的生物学意义。

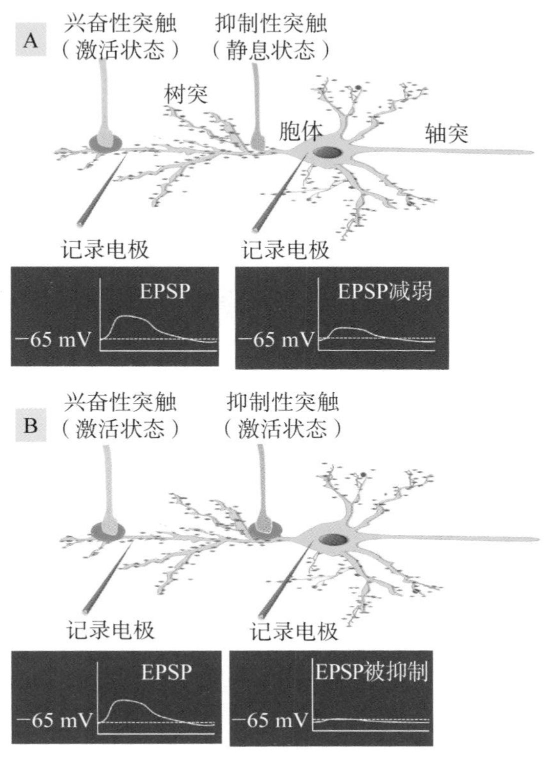

图 2－18　影响 EPSP 传导的因素示意图

注：A. EPSP 随距离延长而衰减；B. IPSP 抑制 EPSP 传导。

三、突触整合与神经元信息传递

神经元的突触整合（synaptic integration）是指神经元树突和胞体作为突触后膜接受和处理大量不同突触前输入信息，并经过膜电位的“总和”编码处理后，激发轴丘发放动作电位，并引起神经末梢突触前释放神经递质的过程。因此，有效的突触整合作用是神经元进行递质信息传递和交流的基本保证。

大量的突触电活动整合是构成神经元整合的基础。我们已经了解到，一个神经元能同时与许多不同神经元形成无数突触联系，从而接受来自不同突触的输入信息，形成幅度大小不同以及波形不一的突触后膜 EPSP 和 IPSP，多个不同的 EPSP 和 IPSP 通过总和，形成总和 EPSP，后者能从树突向胞体有效传播，在传播中的 EPSP 还被不断地总和，导致 EPSP 的膜电位势能达到能激发轴丘产生有效动作电位，引起突触释放和传递，最终产生相应的功能。

下面以肌肉运动为例进行理解。当支配肌肉的运动神经元受到刺激时，如果产生的 EPSP 的总和足够大，使运动神经元产生动作电位，引发肌肉收缩运动。然而，如果同时刺激支配运动神经元的抑制性神经元，使本来引起 EPSP 的总和值变小，未能达到动作电位产生的阈值，那么，肌肉不再发生收缩运动。在刺激抑制性神经的同时，增加兴奋性输入的刺激强度，通过膜电位的整合可以抵消抑制性神经元的这种抑制效应。由此反映了兴奋性和抑制性神经元输入之间的平衡决定突触后神经元是否能产生有效 EPSP，进而影响神经支配的靶细胞功能。

尽管长期以来一直认为树突上的信号传导是被动的。近年来已有报道，大部分神经元的树突除了配体门控离子通道外，也含有电压门控通道。电压门控阳离子通道具有放大 EPSP 的作用，树突部位的动作电位形成主要是由电压依赖的钙通道介导的。一般情况下，树突上电压门控钾或钠通道的分布密度低，不能推动树突上形成的动作电位向细胞体进行有效传播；但它们可作为局部触发区，将树突远端较弱的信号放大，由此帮助树突的膜电位信号向细胞体和轴丘作电紧张性扩布，促进轴丘部位传入信号的整合与动作电位产生。

由此可见，神经元动作电位的发放是突触整合效应的表现。因此，影响突触整合膜电位变化的因素均影响神经元动作电位的形成。综上所述，兴奋性与抑制性突触数目比例、接受信息输入的突触部位与锋电位起始部的距离以及树突膜上电压依赖离子通道蛋白的密度均影响神经元兴奋性动作电位的形成，最终影响细胞功能。

通过本章的学习，可以了解到神经元的树突作为突触后膜，接受来自前一个神经末梢的输入信息。神经末梢通过动作电位的传导，引起突触前膜去极化反应，激活电压依赖钙通道，引起胞外 Ca^{2+} 进入突触前膜，促进突触前膜囊泡释放过程。释放到突触间隙的神经递质作用于突触后膜受体，引起树突膜的膜电位发生 EPSP 或 IPSP，并向胞体和轴丘方向扩散性传播。在传播过程中，膜电位被整合。当 EPSP 与 IPSP 整合后的膜电位去极化达到阈电位时，位于轴丘及轴突起始段的电压依赖钠通道被激活，瞬间胞外 Na^+ 内流引发动作电位。轴丘形成的动作电位沿着轴突向末梢方向行单向传导。当动作电位传播到轴突末梢时，又一次引发末梢突触前膜的递质释放和突触后膜受体兴奋性传递。由此，神经元完成一个又一个的细胞间递质信息传递过程。

科学家利用神经元电活动的原理，将光控刺激技术和遗传工程技术（optical stimulation plus genetic engineering）相结合，建立了光遗传学（optogenetics）技术。这种新技术通过在神经细胞中表达仅对特定波长反应的光敏蛋白，通过不同波长的光刺激实现对神经元兴奋性的调控。例如，在细胞上表达光敏蛋白视紫红质通道蛋白（channelrhodopsin-2，ChR2），在蓝光照射下，诱导 Na^+ 内流，神经元产生去极化的兴奋性反应，可以诱导神经元发放动作电位。在神经元上表达嗜盐菌视紫红质蛋白（halorhodopsin，NpHR），在黄光的照射下，诱导 Cl^- 内流，神经元产生超极化的抑制性反应。神经科学家已经采用光遗传学技术，广泛开展神经网路的生理和病理功能研究，以及某些神经系统疾病治疗的应用研究。

思考题

1. 钠-钾泵对静息电位有什么贡献？
2. 哪种离子对静息电位的贡献最大？为什么？
3. 脑内神经元发放的动作电位，哪些离子在其中发挥作用？
4. 突触后电位与动作电位的形成有什么关系？
5. 动作电位在轴突中传导的特点是什么？受什么因素影响？

6. 胞体上的兴奋性突触与树突顶端的兴奋性突触，哪种可更易唤起突触后动作电位？为什么？
7. Ca^{2+} 如何介导突触束泡的释放的作用。
8. 突触后电位主要有哪些离子通道所介导？请举例。
9. 神经递质失活有哪些方式？

（孙凤艳　朱粹青）

参考文献

1. 孙凤艳. 医学神经生物学[M]. 上海：复旦大学出版社，2016：25－54.
2. ALCAMÍ P，PEREDA A E. Beyond plasticity：the dynamic impact of electrical synapses on neural circuits[J]. Nat Rev Neurosci，2019，20(5)：253－271.
3. ANDREAE L C，BURRONE J. The role of neuronal activity and transmitter release on synapse formation[J]. Curr Opin Neurobiol，2014，27(100)：47－52.
4. BEAR M F，CONNORS B W，PARADISO M A. Neuroscience：exploring the brain[M]. 4th ed. Burlington：Jones & Bartlett Learning，2016：23－54.
5. JABEEN S，THIRUMALAI V. The interplay between electrical and chemical synaptogenesis[J]. J Neurophysiol，2018，120(4)：1914－1922.
6. KANDEL E R，SCHWARTZ J H，JESSELL T M，et al. Principles of neural science[M]. 5th ed. New York：McGraw-Hill Companies，2013：71－98.
7. LI Q，LI Q Q，JIA J N，et al. Targeting gap junction in epilepsy：perspectives and challenges[J]. Biomed Pharmacother，2019，109：57－65.
8. MILOVANOVIC D，JAHN R. Organization and dynamics of SNARE proteins in the presynaptic membrane[J]. Front Physiol，2015，6：89.
9. NAGY J I，PEREDA A E，RASH J E. Electrical synapses in mammalian CNS：Past eras，present focus and future directions[J]. Biochim Biophys Acta Biomembr，2018，1860(1)：102－123.
10. SÜDHOF T C. Neurotransmitter release：the last millisecond in the life of a synaptic vesicle[J]. Neuron，2013，80(3)：675－690.
11. VENKATESH H S，MORISHITA W，GERAGHTY A C，et al. Electrical and synaptic integration of glioma into neural circuits[J]. Nature，2019，573(7775)：539－545.

第三章　神经元的跨膜信号传导

第一节　受　　体

一、概述

如前所述，神经元之间的信息交换主要通过神经递质传递来实现。神经递质释放到突触间隙后，首先与突触后膜上的特异受体结合，再以直接或间接的方式调节细胞膜离子通道的功能，引起神经元突触后膜兴奋性或抑制性的膜电位反应。由此可见，递质与受体种类不同，受体兴奋后的调节方式和效应不同，决定神经递质传递的生物学效应。本章学习的内容主要包括递质受体分类、突触后受体跨膜信息传递的方式及细胞内信息的转导和处理。

二、受体分类

神经末梢释放神经递质到突触间隙，通过与突触后膜受体结合，启动跨膜信息转导，从而完成神经元细胞间的突触信号传递过程。根据受体的结构及跨膜信息转导的方式不同，参与递质信息转导的受体主要分为两大类，即配体（或递质）门控离子通道型受体（ligand-gated ion channel receptor）和 G 蛋白偶联型受体（G protein-coupled receptor）。前者，当受体与配体结合后，直接调节突触后膜离子通道开放，引起突触后细胞膜的膜电位发生变化（图 3－1A）；后者，当受体与配体结合后，通过细胞膜内 G 蛋白偶联过程，通过调节胞内第二信使活性，间接调节突触后膜的兴奋性变化的信息转导（图 3－1B）。另外，脑内某些肽类活性物质（主要是生长因子等）能与神经细胞膜上受体酪氨酸激酶结合，通过受体酪氨酸激酶的磷酸化，激活下游信号转导分子，产生调质样作用（图 3－1C）。

（一）配体门控离子通道型受体

配体门控离子通道型受体又称离子型受体（ionotropic receptor）。这类受体与配体结合后，能直接开放突触后膜离子通道，使细胞膜内外的离子随浓度差进行流动，引起突触后细胞膜产生兴奋性或抑制性膜电位的变化。因此，离子型受体兴奋能快速引起突触信息传递反应。

配体门控离子通道受体蛋白包括配体结合部位和离子通道两部分。大多数配体门控离子通道受体由 5 个亚基聚合而成，每个亚基由约 500 个氨基酸组成。各类受体亚基的组成不

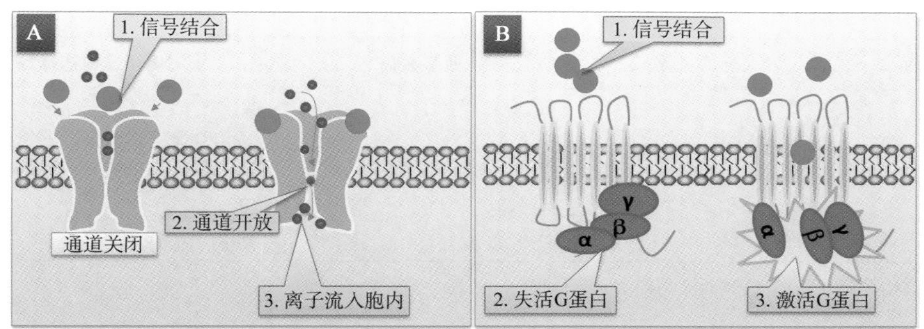

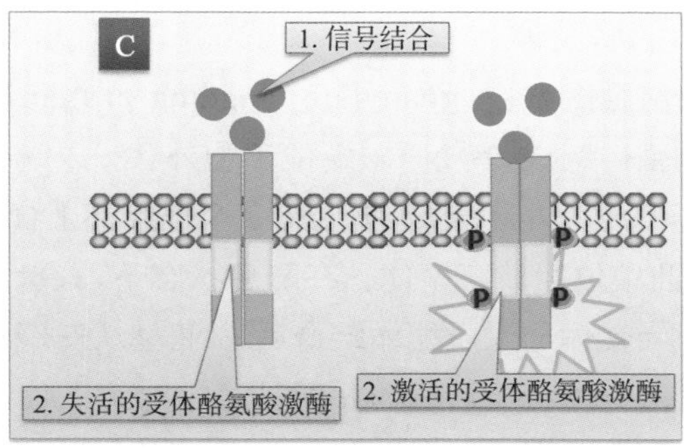

图 3-1　递质受体的分类及信息传递方式示意图

注：A. 递质门控离子通道型受体；B. G 蛋白偶联型受体；C. 受体酪氨酸激酶。

同，每种亚基又有多种亚型。离子通道亚基组成的多样性决定了离子通道功能的选择性和复杂性。

不同受体与其配体结合后，离子通道被选择性开放，引起 Na^+ 内流诱导靶细胞产生去极化的兴奋性膜电位反应，若引起 Cl^- 内流则诱导靶细胞产生超极化的抑制性膜电位反应。例如，在骨骼肌和神经组织上均含有 N 胆碱受体（N 型受体），但它们的亚基组成不同。骨骼肌的 N 型受体由 4－5 种亚基组成五聚体。神经组织的 N 型受体仅有 α 种亚基构成五聚体。当 N 型受体与配体乙酰胆碱（acetycholine，ACh）结合后，离子通道开放，增加 Na^+ 和 Ca^{2+} 内流，以及 K^+ 外流，细胞膜的净电位引起突触后膜的兴奋性反应。又如，$GABA_A$ 受体的离子通道是由 4 种不同亚基组成的五聚体，当受体与配体 γ-氨基丁酸（GABA）结合后，开放氯通道，使胞外 Cl^- 内流引起突触后膜超极化膜电位反应，产生抑制性突触后效应。常见的配体门控离子通道及其配体、离子通道亚基组成、离子通道对离子通透的选择性如表 3－1 所示。

表 3－1　递质配体门控离子通道的亚基及其对离子开放的选择性

递质	受体名称	亚基名称	离子通道选择性
乙酰胆碱	N-受体（骨骼肌） N-受体（神经）	α1、β1、γ、δ、(α/ε)* α2-9、β2-4	Na^+ 和 Ca^{2+} 内流，K^+ 的外流 Na^+ 和 Ca^{2+} 内流，K^+ 的外流
γ-氨基丁酸	$GABA_A$ $GABA_C$	α1-6、β1-4、γ1-3、δ ρ1、ρ2	Cl^- 内流 Cl^- 内流

续表

递质	受体名称	亚基名称	离子通道选择性
谷氨酸	NMDA AMPA KA	ξ、ε1-4 α1-4 β1-3、γ1-2、δ1-2	Na^+和Ca^{2+}内流 Na^+和Ca^{2+}内流，K^+的外流 Na^+和Ca^{2+}内流，K^+的外流
甘氨酸	Gly	α1-4、β	Cl^-内流
5-羟色胺	5-HT_3	α2-9、β2-4	Na^+内流，K^+的外流

注：* 发育时检测到 α 亚基，成熟时检测到由 ε 亚基取代 α 亚基。

（二）配体门控 G 蛋白偶联受体

G 蛋白是指能与鸟苷酸结合的蛋白（guanylate bingding protein，简称 G 蛋白）。G 蛋白偶联受体是由 7 次跨膜结构蛋白组成，其 N-末端位于胞外，C-末端位于胞内。膜内外两端的跨膜蛋白分别由 3 个内环和 3 个外环连接，胞内第 3 个连接环上含 G 蛋白的结构域。

G 蛋白通常由 α、β、γ 亚单位组成三聚体。在静息状态下，α、β 和 γ 亚基以 αβγ 三聚体形式锚定在细胞膜的内膜。当受体与递质配体结合后，α 亚基从三聚体上游离，并与 GTP 结合，同时 β 和 γ 亚基形成 βγ 二聚体。结合后的 α 亚基通过对第二信使酶的调节效应和选择性不同，将 G 蛋白又分为 G_s、$G_{i/o}$、G_q、G_t 和 G_g。神经细胞上的 G 蛋白主要有 G_s、$G_{i/o}$ 和 G_q，视网膜和味蕾受体上的 G 蛋白分别为 G_t（transducin，G_t）和 G_g（gustducin，G_g）。G_s 和 $G_{i/o}$ 蛋白激活后，分别通过活化和抑制腺苷酸环化酶（adenylate cyclase，AC）介导的第二信使信号通路，Gq/11 蛋白激活后，通过激活细胞膜的磷脂酶 C（phospholipase，PLC）介导的第二信使信号通路。从而间接调节细胞膜离子通道的功能，改变细胞膜突触后兴奋性反应。除此之外，G 蛋白受体激活后，也能以对离子通道直接调节的方式，行使突触后膜兴奋性的调节效应。

常见的递质门控 G 蛋白偶联受体及其第二信使的生物效应总结于表 3-2。

表 3-2　G 蛋白偶联递质受体及其第二信使的生物效应

递质	受体	G 蛋白 α 亚基分类	第二信使及其作用	细胞 兴奋性
神经递质				
乙酰胆碱	M_1、M_3、M_5 M_2、M_4	G_q $G_{i/o}$	PLC 激活 抑制 AC 活性和 Ca^{2+} 内流 促进 K^+ 外流	兴奋 抑制
去甲肾上腺素	α_{1A}、α_{1B}、α_{1D} $\alpha_{2A\text{-}D}$ $\beta_{1\text{-}3}$	G_q G_i G_s	PLC 激活，增加 Ca^{2+} 内流 抑制 AC 活性和 Ca^{2+} 内流， 促进 K^+ 外流 AC 激活	兴奋 抑制 兴奋
多巴胺	D_1、D_5 D_2	G_s G_i	AC 激活 抑制 AC 活性和 Ca^{2+} 内流	兴奋 抑制
5-HT	5-$HT_{1A\text{-}F}$，5-HT_{5A} 5-$HT_{2A\text{-}C}$ 5-$H_{4,6,7}$	G_i G_q G_s	抑制 AC 活性 PLC 激活 AC 激活	抑制 兴奋 兴奋
GABA	$GABA_B$	G_i	抑制 AC 活性	抑制

续表

递质	受体	G蛋白 α亚基分类	第二信使及其作用	细胞兴奋性
谷氨酸	$mGluR_{1,5}$ $mGluR_{2,3,6\text{-}8}$	G_q G_i	PLC 激活 抑制 AC 活性和 Ca^{2+} 内流，促进 K^+ 外流	兴奋 抑制
神经肽				
内阿片肽	μ、δ、κ	$G_{i/o}$	抑制 AC 活性和 Ca^{2+} 内流，促进 K^+ 外流	抑制
速激肽	$NK_{1\text{-}3}$	G_q	PLC 激活	兴奋
血管紧张素	AT_1 AT_2	G_i G_q	抑制 AC 活性，抑制 Ca^{2+} 内流 PLC 激活	抑制 兴奋
其他				
腺苷	$A_{1,3}$ $A_{2A,\ 2B}$	$G_{i/o}$ G_o	抑制 AC 活性和 Ca^{2+} 内流，促进 K^+ 外流 抑制 AC 活性	抑制 抑制
组胺	H_1 H_2	G_q G_s	PLC 激活 AC 激活	兴奋 兴奋

（三）受体酪氨酸激酶介导的受体

在神经细胞膜上，还存在能与神经生长营养因子（neurotrophic factor，NTF）和某些神经肽做特异结合的受体，这类受体与配体结合后，激活位于膜内受体上的酪氨酸蛋白激酶（tyrosine kinase，TK），引起酪氨酸蛋白激酶磷酸化反应，从而激活下游效应子的活性，产生一系列级联反应，由此被命名为受体酪氨酸激酶（receptor tyrosine kinase，RTK）介导的受体（以下简称 RTK 受体）。

1. RTK 受体的结构和分类

RTK 受体的结构包括跨膜蛋白、胞外（N-末端）和胞内（C-末端）蛋白三部分。该受体为 1 次跨膜蛋白，跨膜蛋白在脂双层中成螺旋状分布。胞外端含有识别配基的结构，也是配体与受体的结合区。胞内端含酪氨酸激酶的催化亚单位，靠近 C-末端的肽链区含自身磷酸化（autophosphorylation）调节位点。另外，酪氨酸激酶催化区的结构不同导致受体自身磷酸化反应差异。

根据受体蛋白的结构组成差异和对配体识别和结合选择性的不同，将 RTK 受体进一步分类。一类受体蛋白的胞内酪氨酸激酶的催化部位无其他插入序列，细胞外部分有富含半胱氨酸的区域。根据受体与配体结合的选择性以及半胱氨酸富集的组成方式不同，将这类受体分为上（表）皮生长因子（epidermal growth factor，EGF）受体和胰岛素样生长因子（IGF）受体。另一类受体蛋白的胞内酪氨酸激酶的催化部位含多个插入序列，细胞外半胱氨酸排列相对规则，形成类似免疫球蛋白样的结构区。这类受体与血小板生长因子（PDGF）、集落刺激因子-1（CSF-1）、成纤维细胞生长因子（FGF）、血管内皮生长因子（VEGF）等因子结合，它们受体名称以结合配体来命名（图 3－2）。

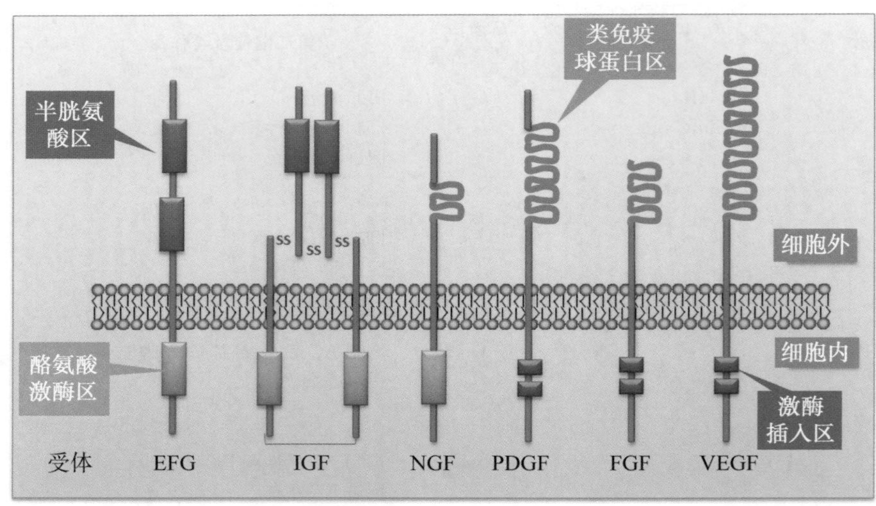

图 3－2　RTK 受体的结构特征及其受体分类

2. RTK 受体的信息转导通路

当配体与 RTK 受体结合后，引起胞内酪氨酸激酶自身磷酸化，磷酸化酪氨酸激酶通过激活胞内不同效应分子，从而行使跨膜信息的转导作用。这些效应分子介导的信号转导通路有小 G 蛋白介导的 Ras-MAPK 通路、PLC-IP_3、PLC-DAG 和 PI_3K-Akt 通路(图 3－3)。

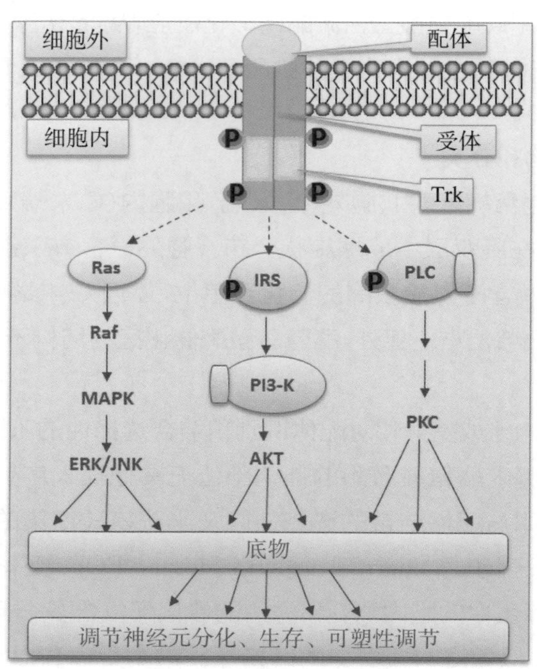

图 3－3　RTK 受体激活通路及其机制

当配体与受体结合引起酪氨酸激酶自身磷酸化后，激活小 G 蛋白 Ras-MAPK 通路，从而行使信号转导。磷酸化 RTK 通过小 G 蛋白 Ras，引起丝裂原活化蛋白激酶（mitogen-activated protein kinase，MAPK）的苏氨酸（threonine）和酪氨酸（tyrosine）残基磷酸化，从而激活 MAPK 酶活性。活化的 MAPK 进一步引起下游底物蛋白的氨基酸序列中苏氨酸和丝氨酸（serine）残基的磷酸化。这些底物蛋白包括离子通道和转录因子。

RTK 受体兴奋以后，也可以通过 PLC-IP_3 和 PLC-DAG 信号通路转导信息。磷酸化 RTK 激活 PLC_γ，形成 DAG 和 IP_3，进一步激活磷脂酰肌醇和胞内钙介导的 PKC 通路。另一条信号通路是 PI_3K-Akt 通路。磷酸化的 RTK 可以促使胰岛素受体底物（IRS）蛋白磷酸化，后者激活 PI_3-K 再激活蛋白激酶 B（protein kinase B，PKB，又称 Akt 蛋白激酶）参与神经细胞的功能调节。

第二节　G 蛋白偶联受体的跨膜信号转导

G 蛋白通常是由 α、β、γ 亚单位组成的 $G_{\alpha\beta\gamma}$ 三聚体。受体在失活状态下，G 蛋白以 $G_{\alpha\beta\gamma}$ 三聚体形式存在。当递质与 G 蛋白受体结合后，α 亚基与 βγ 亚基游离，与 GTP 结合形成活化型 G 蛋白。激活的 G 蛋白通过多种不同的方式进行突触信息的转导。

一、G 蛋白通过调节腺苷酸环化酶活性的形式介导递质信息转导

G 蛋白偶联受体与配体结合后，激活的游离 α 亚基对 AC 酶活性的调节效应不同。我们将激活腺苷酸环化酶（adenylate cyclase，AC）作用的 G 蛋白命名为 G_s，而抑制 AC 的 G 蛋白命名为 G_i。

G_s 通过生成活性状态的 α_{GTP} 激活 AC 发挥作用。静息状态时，G 蛋白的 3 个亚单位呈 $G_{\alpha\beta\gamma}$ 三聚体状态，其中 α 亚单位与 GDP 结合形成 $G_{\alpha\beta\gamma}$ · GDP 复合体，该复合体锚定在内侧细胞膜上。当配体与受体结合后，该复合体解离。$G_{\beta\gamma}$ 亚基与 G_α 亚基解离，游离的 G_α 亚基与 GTP 结合，形成 $G_{s\alpha}$ · GTP 复合体。$G_{s\alpha}$ · GTP 激活 AC 的活性。$G_{s\alpha}$ 亚基本身具有 GTP 酶活性，因而 GTP 被水解成为 $G_{s\alpha}$ · GDP，后者再与 $G_{\beta\gamma}$ 形成 $G_{\alpha\beta\gamma}$ 三聚体，再次回到静息状态。G_i 的 β 和 γ 亚基与 G_s 基本相同，而 α 亚基有明显差别。当受体激活后形成 $G_{i\alpha}$ · GTP 复合体，从而抑制 AC 的酶活性。

激活的 AC 催化 ATP 形成 cAMP。形成的 cAMP 与 cAMP 依赖的蛋白激酶 A（cAMP-denpendent protein kinase A，PKA）结合的同时，PKA 被激活，活化的 PKA 磷酸化靶蛋白，引起胞内信号的级联放大反应。PKA 激活还能磷酸化细胞膜上 K^+ 通道蛋白，促使 K^+ 通道开放，使胞内 K^+ 外流，细胞膜电位变负，减弱细胞的兴奋性。此外，激活的 PKA 被转运到细胞核内，进一步磷酸化核内 DNA 启动子上的转录因子，如 cAMP 反应元件结合蛋白（cyclic cAMP response element binding protein，CREB），从而促进基因表达和新蛋白合成，放大和延长神经细胞的兴奋性（图 3－4）。

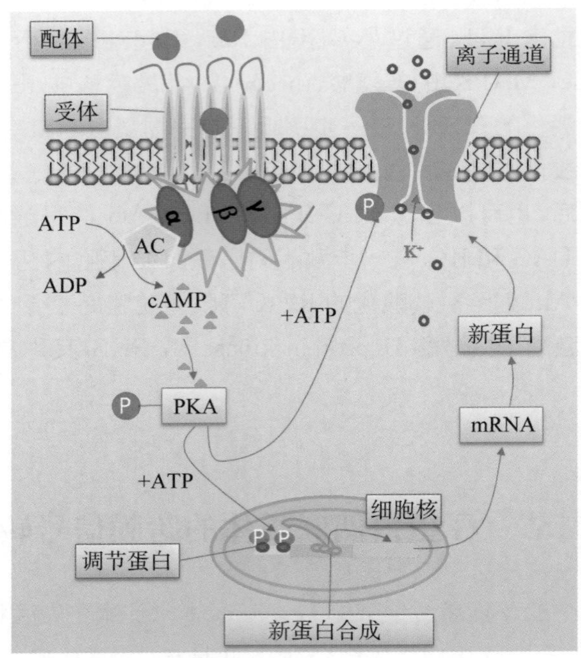

图 3-4　G 蛋白偶联受体兴奋激活腺苷酸环化酶介导的信号转导作用示意图

反之，当受体与配体结合，激活 G_i 时，形成的 $G_{i\alpha}$ 能抑制 AC 活性，减少 cAMP 生成，下游蛋白磷酸化反应减弱，PKA 失活，抑制 K^+ 通道开放。同样对转录因子的调节产生不同作用。

二、G 蛋白通过调节鸟苷酸环化酶活性的形式介导递质信息转导

感觉传入是通过感觉器官上特定细胞的感觉受体介导的。如视网膜细胞的视觉受体、味蕾细胞上的味觉受体、嗅上皮细胞上的嗅觉受体等。这些感觉受体兴奋后，部分信息通过离子通道受体传导，部分通过 G 蛋白偶联受体传导。光感觉信息的转导是通过 G 蛋白偶联受体实现，主要是由 G_t 和 G_g 介导的。G_t 蛋白也由 α、β、γ 3 个亚单位构成 $G_{\alpha\beta\gamma}$ 三聚体。在黑暗的条件下，G_t 都与 GDP 结合，形成 $G_{\alpha\beta\gamma}$ · GDP，该复合体对 cGMP 活性无激活作用。当光照时，使光敏受体蛋白视紫红质被激活，形成活化的视紫红质，后者释出 GDP 并与 GTP 结合，形成 $G_{t\alpha}$ · GTP 复合体和 $G_{t\beta\gamma}$ 二聚体。$G_{t\alpha}$ · GTP 复合体与鸟苷酸环化酶(GC)形成 cGMP。$G_{t\alpha}$ · GTP 复合体中的 GTP 被水解形成 GDP，GC 转化为非活性状态。$G_{t\beta\gamma}$ 二聚体与 $G_{t\alpha}$ · GDP 重新结合，再次形成 $G_{\alpha\beta\gamma}$ · GDP 三聚体。

细胞内合成的 cGMP 与 cGMP 依赖的蛋白激酶 G(protein kinase G，PKG)结合，结合的 PKG 磷酸化靶蛋白介导多种生理效应。cGMP 也能作为环核苷酸门控离子通道(cyclic necleotide-gated ion channel)调节分子，调节细胞膜离子通道的开放与关闭，从而参与神经细胞信号传导(图 3-5)。在光传导过程中，cGMP 介导的信息传导机制起重要作用(详见第十四章第三节)。

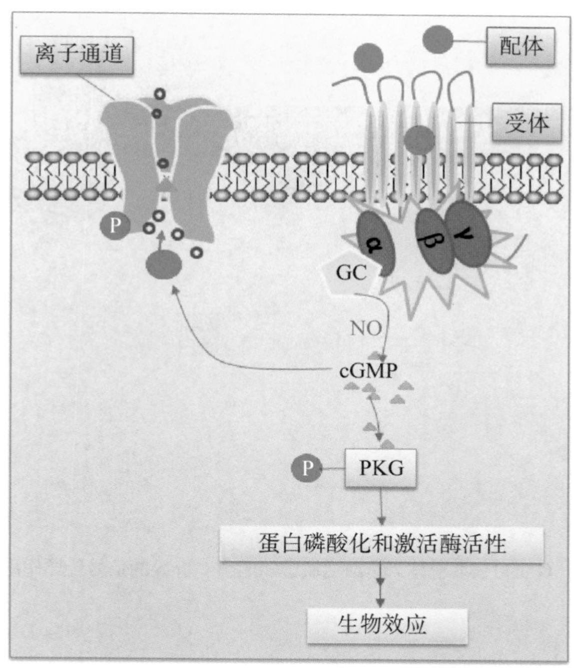

图 3-5 G 蛋白偶联受体兴奋激活鸟苷酸环化酶介导的信号转导作用示意图

三、G 蛋白通过调节磷酯酶活性的形式介导递质信息转导

递质与膜受体 $G_{q/11}$ 型 G 蛋白结合形成 $G_{q/11} \cdot {}_{\alpha}GTP$，后者激活细胞膜上的肌醇磷酯酶 C (phospholipase C, PLC)。脑内的 PLC 有 β 和 γ 两大类型。其中，β 型 PLC 酶活性主要受 G_q 和 G_{11} 蛋白的调节。激活的 PLC 催化 PIP_2 分别合成 IP_3 和 DAG。IP_3 是水溶性分子，扩散到胞质，与内质网离子通道上的 IP_3 受体结合，促进内质网释放储存钙，使胞质游离 Ca^{2+} 浓度升高。胞质的游离 Ca^{2+} 与钙调蛋白(calmodulin)结合，激活蛋白激酶 C(protein kinase C, PKC)的活性，诱导胞内下游蛋白酶的磷酸化，参与信息的级联放大效应反应(图 3-6)。此外，形成的 DAG 继续位于细胞膜内膜上，激活位于膜内的 PKC 活性，参与膜磷脂蛋白磷酸化调节。

在神经细胞膜上存在多种磷脂酶，这些磷脂酶可以被递质门控的 G 蛋白受体所调节。如图 3-7 所示，在细胞膜上 PLC、磷脂酶 A2(phospholipase A2, PLA2)和磷脂酶 D (phospholipase D, PLD)受 G 蛋白偶联受体兴奋性调节。如前所述，PLC 促使磷脂酰肌醇(4,5)二磷酸[phophatidylinositol (4, 5) bisphosphate, PIP_2]水解形成 IP_3 和合成 DAG。DAG 能激活细胞膜上的 PKC 活性。同时，DAG 也能被二酰甘油酯酶(diacylglycerol lipase, DAGL)进一步水解形成花生四烯酸甘油(arachidonyl glycerol, AG)(图 3-7A)。PLA2 促进膜上的磷脂蛋白水解形成花生四烯酸(arachidonic acid, AA)。形成的 AA 通过 3 条通路被快速代谢：①在环氧化酶(cyclooxygenase)的作用下代谢形成前列腺素(prostaglandin, PG)

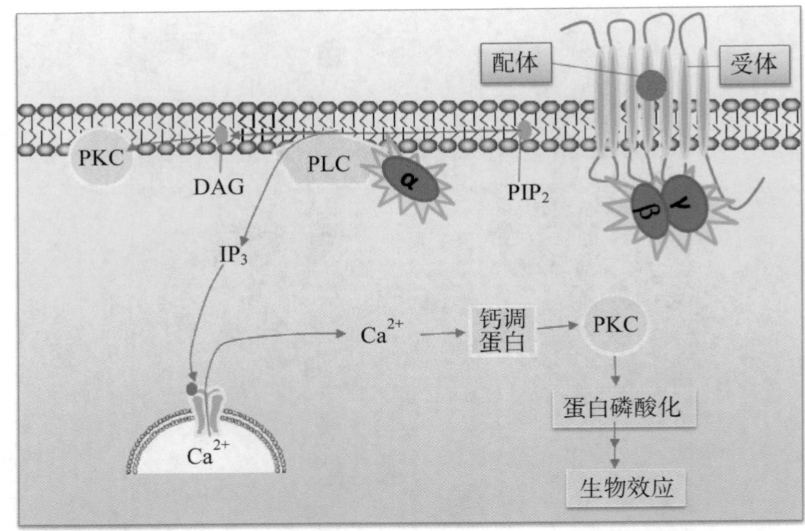

图 3-6　G 蛋白偶联受体兴奋激活肌醇磷酯酶 C 介导的信号转导作用示意图

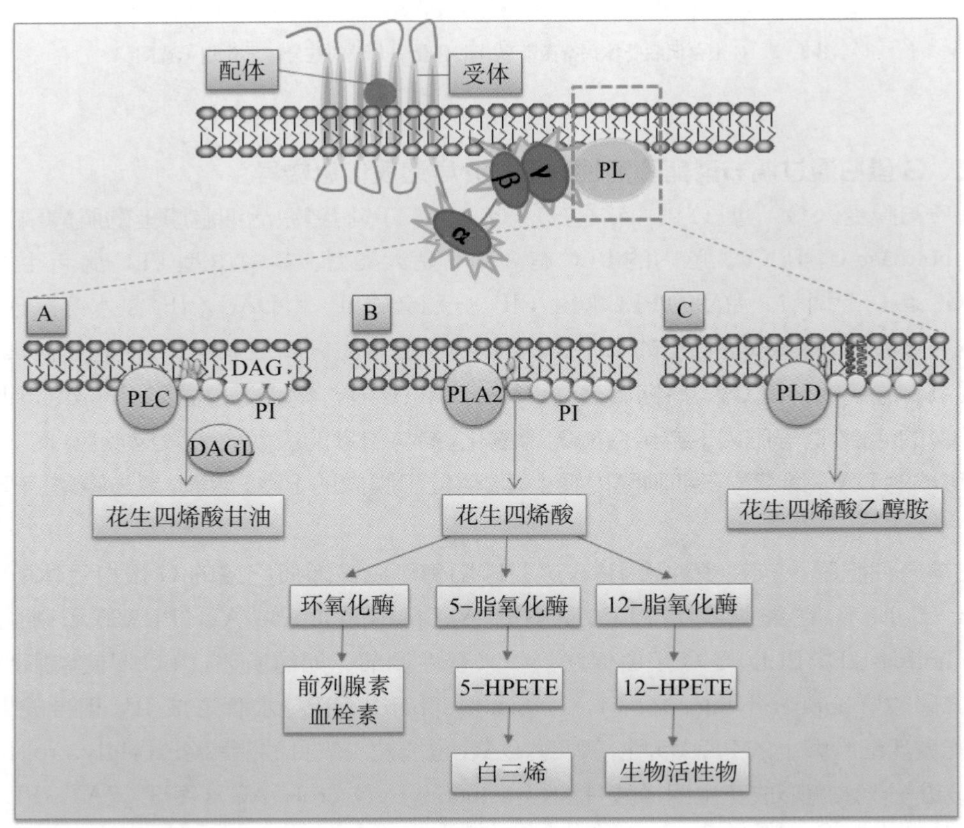

图 3-7　G 蛋白偶联受体兴奋激活磷酯酶-花生四烯酸信号转导通路的作用示意图

和血栓素(thromboxane)；②在5-脂氧化酶(5-lipoxygenase)作用下，生成羟基过氧化二十碳四烯酸(hydroperoxyeicpsateraenoic acid，5-HPETE)，进一步形成白三烯(leukotrienes)；③在12-脂氧化酶作用下，形成12-HPETE，后者再被代谢生成多种活性物质(图3-7B)。PLD促进细胞膜上花生四烯酸磷脂酰乙醇胺(arachidonyl phosphatidyl ethanolamine，AA-PE)分解形成花生四烯酸乙醇胺(anandamine，又名内源性大麻酚)(图3-7C)。这些通路被激活所形成的活性物质参与脑内的炎性反应和离子通道功能调节。

当发生惊厥或脑损伤时，脑内释放兴奋性谷氨酸神经递质，通过离子型受体和G蛋白偶联机制，调节细胞膜离子通道功能，促进细胞膜磷脂代谢形成前列腺素、血栓素和HPETE，参与神经细胞的信息传递和防御反应，以及神经细胞的病理生理过程。

四、G蛋白直接调节离子通道的信息转导

G蛋白偶联受体被激活后，G蛋白也可以直接调节神经细胞膜上的离子通道功能，选择性地开放G蛋白门控内向整流钾通道(G-protein-gated inward-rectifying K^+ channels，GIRKs)或抑制电压门控钙通道，引起细胞膜的超极化反应。例如，ACh与M2受体结合，通过激活 G_i 使α亚基从αβγ三聚体上解离，形成的 $G_{i\beta\gamma}$ 二聚体直接作用于GIRKs，打开GIRKs通道，引起细胞膜的超极化反应(图3-8)。例如，迷走神经兴奋释放ACh，其通过开放GIRKs达到减缓心率的作用。此外，G蛋白偶联受体兴奋，通过激活 G_i，形成的 $G_{i\beta\gamma}$ 二聚体具有抑制电压依赖钙通道(N-型，P/Q-型)开放作用，产生抑制效应。

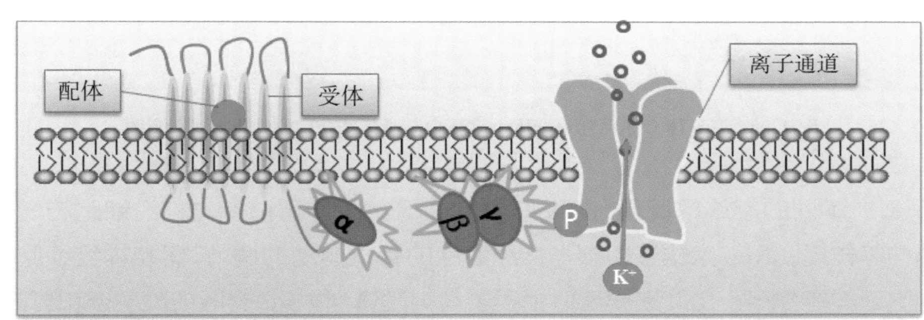

图3-8　G蛋白偶联受体直接开放离子通道介导的信号转导作用示意图

由此可见，当递质/配体与G蛋白偶联受体结合后，位于胞膜内的G蛋白被激活，可以通过直接调节离子通道开放和关闭的方式来完成突触后膜的跨膜信息传递。另外，G蛋白兴奋后也可以通过激活胞内第二信使的通路，进行跨膜信息的转导。

五、小G蛋白及其调节机理

G蛋白偶联受体通常是指由α、β、γ 3个亚基组成的G蛋白。事实上，细胞膜上有一类由单亚基组成，且类似G蛋白偶联效应的跨膜蛋白。它们分子量小，在结构上均含GDP和GTP结合的区域，从功能上含受配体受体结合所调节GTP酶。这类跨膜蛋白被命名为小G蛋白。

小 G 蛋白种类很多，目前了解较多的包括 Ras、Rho、Rab 家族蛋白。小 G 蛋白的结构有些共性。在它们的氨基酸序列中，均含 4 个结构域，其中结构域Ⅱ、Ⅲ和Ⅳ区为 GDP 或 GTP 结合区，结构域Ⅰ和Ⅱ区含 GTP 酶活性区。小 G 蛋白的作用方式与 G 蛋白相似。以 Ras 为例，当与 GTP 结合时，Ras 呈活化型，而与 GDP 结合时则呈非活化型。Ras 也含 GTP 酶，其基础酶活性很低，在 GTP 酶激活蛋白（GPTase activating proteins, GAP）的帮助下，使有活性的 Ras・GTP 水解形成无活性的 Ras・GDP。失活的 Ras-GDP 复合体在 GDP/GTP 交换反应蛋白（GEP）的作用下，再次与 GTP 结合，重新生成有活性的 Ras・GTP。图 3－9 总结 G 蛋白和小 G 蛋白的不同作用方式。

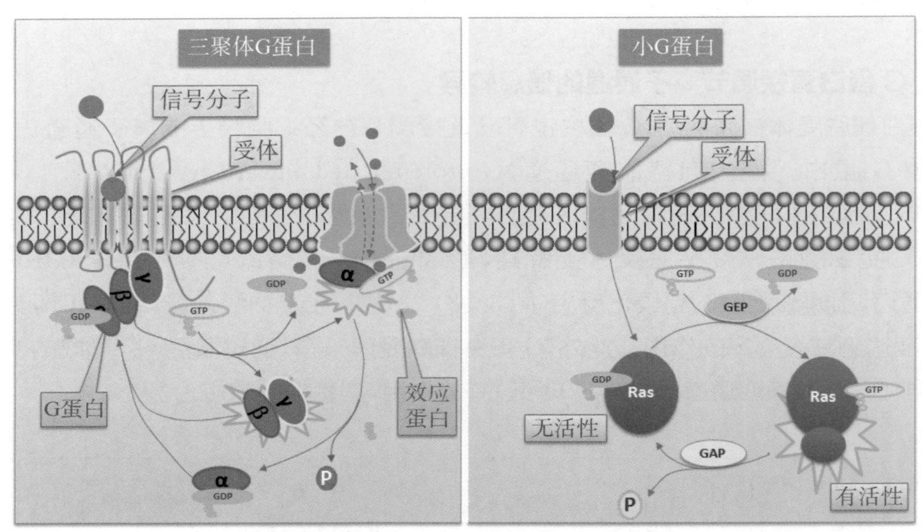

图 3－9　三聚体 G 蛋白和单聚体小 G 蛋白与受体结合后的作用方式示意图

小 G 蛋白不同的家族成员具有不同的功能。Ras 家族蛋白参与神经细胞的增殖、分化和轴突延伸等作用。Rho 家族蛋白参与神经细胞的骨架运动的调节，促使神经细胞迁移，轴突向靶细胞延伸等作用。Rab 家族蛋白主要参与突触囊泡转运、突触前膜融合和囊泡释放作用的调节。由此可见，小 G 蛋白的功能与神经细胞的发育和可塑性调节具有重要意义。

第三节　胞内信号转导

当神经递质与突触后膜受体结合后，首先激活细胞膜的跨膜信息转导通路。参与跨膜信息转导的膜结构主要是配体门控离子通道和配体门控 G 蛋白。无论是离子通道功能的变化或 G 蛋白的激活，均为受体兴奋以后所进行的跨膜信息的传递。所不同的是，G 蛋白偶联受体介导的跨膜信息传递还需要通过胞内信使的参与，通过胞内信使传递和转导来最终发挥神经元兴奋性的调节效应。如果我们将神经末梢释放的神经递质作为突触传递中第一信使的话，则可以将参与胞内信息传递的物质称作为第二信使。

一、胞内信息传递的第二信使

从前面学习的内容中了解到，离子型受体兴奋以后，会引起细胞内外的 Ca^{2+}、K^+、Na^+ 或 Cl^- 的流动，引起突触后膜电位的变化，从而改变神经元的兴奋性。当代谢性受体兴奋后，通过 G 蛋白偶联的方式激活胞内第二信使，间接地改变突触后膜离子通道功能，从而改变神经元兴奋性。如前介绍的 G 蛋白偶联引起胞内 Ca^{2+}、cAMP、cGMP、IP_3 和 DAG 含量升高，这些升高的物质都是胞内信息转导中重要的第二信使。

（一）神经细胞内 Ca^{2+} 浓度及其调节

Ca^{2+} 是神经元胞内极其重要的第二信使。神经元胞内 Ca^{2+} 浓度极低，含量约为 100 nmol/L，而胞外的浓度远高于胞内的，含量达到 mmol/L 的水平。维持膜内外 Ca^{2+} 浓度梯度依赖于细胞膜和细胞器膜上具有正常功能的 Ca^{2+} 通道。

1. 升高胞内 Ca^{2+} 浓度的机制　细胞膜上主要的 Ca^{2+} 通道有电压门控钙通道（voltage-gated Ca^{2+} channel，VSCC）和配体门控 Ca^{2+} 通道。当细胞膜上的 Ca^{2+} 通道打开时，促进细胞外 Ca^{2+} 进入细胞内。细胞器膜上的 Ca^{2+} 通道主要为 IP_3 受体和蓝尼啶受体（ryanodine receptor）。细胞器膜上的 Ca^{2+} 通道打开时，使内质网内的储存钙释放到胞质里。由此可见，无论是在细胞膜还是在细胞器膜上 Ca^{2+} 通道打开，均导致胞质内 Ca^{2+} 浓度增高。胞质游离 Ca^{2+} 浓度升高，激活钙依赖的蛋白激酶的活性，从而加速第二信使的级联反应。

2. 降低胞内 Ca^{2+} 浓度的机制　细胞质内 Ca^{2+} 浓度升高促进细胞内信号转导作用。同时，胞内钙信号很快被缓冲和减弱，该现象被称为 Ca^{2+} 缓冲（Ca^{2+} buffering）作用。胞内 Ca^{2+} 缓冲能力是有限的，还必须通过位于细胞膜和内质网膜上的 Ca^{2+} 泵才能快速中止钙信号介导的持续转导作用。

（1）Ca^{2+} 缓冲机制：Ca^{2+} 进入细胞后，一部分迅速与 Ca^{2+} 结合蛋白如钙调蛋白、钙结合蛋白 D28K（calbindin D28）和小白蛋白（parvalbumin）等蛋白结合。在生理状态下，细胞质内 95% 以上游离 Ca^{2+} 通过与蛋白结合，形成结合钙蛋白，从而终止游离 Ca^{2+} 介导的信号转导效应。不同神经元钙结合蛋白的水平有很大差异，使神经元 Ca^{2+} 信号调节呈现多样性。

（2）钙库的储存机制：钙结合蛋白降低胞质高 Ca^{2+} 浓度的能力是有限的。当胞浆中游离 Ca^{2+} 浓度超过 Ca^{2+} 缓冲能力时，启动细胞器摄入游离 Ca^{2+} 并储存摄入的 Ca^{2+}。这种具有摄入和储存 Ca^{2+} 功能的细胞器也被称为钙库。内质网和线粒体是具有钙库作用的细胞器。在内质网有 Ca^{2+} 泵或 H^+/Ca^{2+} 交换转运体。当这些 Ca^{2+} 泵兴奋时，内质网摄取胞质内游离 Ca^{2+} 并储存于该细胞器。线粒体也具有摄取钙的作用，但绝大多数的情况下，仅在病理状态下工作。

（3）细胞膜的钙外排机制：细胞膜上的 Ca^{2+} 通道开放时，引起胞外 Ca^{2+} 内流。细胞膜上还存在 Ca^{2+} 泵（Ca^{2+}-ATPase）和 Na^+/Ca^{2+} 交换转运体，当这些 Ca^{2+} 泵激活时，引起胞内 Ca^{2+} 外流，这是一个逆浓度差的转运过程，这些泵的工作是一个主动耗能的过程，对维持细

胞膜内外 Ca^{2+} 浓度差起关键作用。细胞内 Ca^{2+} 升高激活 Ca^{2+}-ATP 酶，活化的 Ca^{2+}-ATP 酶每消耗 1 分子 ATP 可排出 1 个 Ca^{2+}。细胞内高钙的同时伴有低钠，这将促进 Na^{+}/Ca^{2+} 交换体的转运功能，在排出 1 个 Ca^{2+} 的同时，带入细胞内 2～3 个 Na^{+}。因此，这一过程依赖于跨膜 Na^{+} 浓度梯度，而后者又依赖于 Na^{+}，K^{+}-ATP 酶（Na^{+} 泵）。当脑缺氧时，Na^{+} 泵被抑制，无法外排胞内 Na^{+}，从而间接抑制 Na^{+}/Ca^{2+} 交换转运体的排钙作用，加剧缺血损伤神经元胞内钙超载的病理反应。

（二）Ca^{2+} 的信号转导作用

神经递质与受体结合后，通过兴奋配体门控 Ca^{2+} 通道，促进胞外 Ca^{2+} 的进入，或兴奋 G 蛋白偶联受体，通过 G_s 激活 PKA 酶活性，磷酸化细胞膜上的 Ca^{2+} 通道蛋白，促进胞外 Ca^{2+} 内流；通过 $G_{q/11}$ 形成 IP_3 促进胞内储存 Ca^{2+} 的释放。当胞质内游离 Ca^{2+} 浓度增高时，激活细胞内 Ca^{2+} 敏感的信使（蛋白激酶）活性，这些包括钙调蛋白（calmodulin，CaM）、钙调蛋白依赖的蛋白激酶（CaM-dependent protein kinase，CaMK）、蛋白磷酸酶和钙依赖腺苷酸环化酶。当细胞内 Ca^{2+} 与 CaM 结合形成 Ca^{2+}-CaM 复合体时，CaMK 或 PKC 的酶活性被激活，引起蛋白磷酸化，通过下游的级联反应发挥生物学效应（图 3-10）。

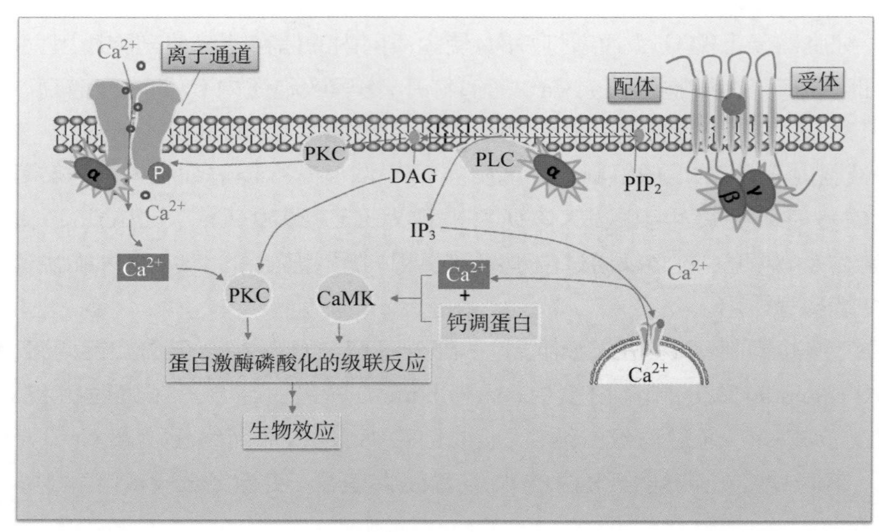

图 3-10　G 蛋白偶联介导钙信号转导通路示意图

胞内 Ca^{2+} 信号除激活胞质 Ca^{2+} 敏感信使外，还作用于胞核，激活核内钙敏感的因子，如激活核内 CaMK、Ras、cFos 等信号通路。从而调节核内基因的表达。胞内钙通过调节核内信号通路的作用往往维持时间较长，影响神经元功能更加广泛和持久。

关于 cAMP、cGMP、IP_3 和 DAG 的来源及其信息转导方式，本章第二节已经介绍，在此就不再一一赘述。为了便于大家学习，我们将参与神经递质信息传递的主要第二信使总结成表 3-3。

表 3-3 参与神经信息传递的主要胞内第二信使

第二信使	来源	胞内靶点	减少胞内含量机制
Ca^{2+}	质膜 电压门控性钙通道 配体门控性离子通道 内质网膜 IP_3 受体 蓝尼啶受体	钙调蛋白激酶 蛋白磷酸酶 突触囊泡蛋白 其他钙结合蛋白	细胞膜外排 Na^+/Ca^{2+} 交换转运体 Ca^{2+} 泵 内质网膜摄取 Ca^{2+} 泵 H^+-Ca^{2+} 交换转运体
cAMP	腺苷酸环化酶作用于 ATP，形成 cAMP	蛋白激酶 A 环核苷门控离子通道	cAMP 磷酸二酯酶
cGMP	鸟苷酸环化酶作用于 GTP，形成 cGMP	蛋白激酶 G 环核苷门控离子通道	cGMP 磷酸二酯酶
IP_3	磷脂酶 C 作用于 PIP_2，形成 IP_3	内质网膜上 IP_3 受体	磷脂酶
DAG	磷脂酶 C 作用于 PIP_2，形成 DAG	蛋白激酶 C	二酰甘油酯酶
NO	一氧化氮合酶作用于精氨酸，形成 NO	鸟苷酸环化酶	氧化代谢

二、蛋白磷酸化

蛋白磷酸化是调节蛋白行使生物功能的重要方式之一，也是神经系统的信息传递和生长发育过程中的重要环节。这种调节主要通过两类酶的催化来实现。一类是蛋白激酶(protein kinases)，这类酶被激活能促使其下游蛋白(底物)发生磷酸化反应。另一类是磷酸化蛋白磷酸酶(phosphoprotein phosphatases, PP)，这类酶被激活能促使底物蛋白发生去磷酸化反应。正常的神经细胞具有平衡的蛋白磷酸化和去磷酸化的反应，这对维持细胞信息传递和神经发育与损伤修复起重要作用。

(一) 蛋白激酶的分类及其功能

根据其磷酸化的氨基酸残基的选择性蛋白激酶分为 3 类：①丝氨酸/苏氨酸激酶，使蛋白质的丝氨酸或苏氨酸残基发生磷酸化；②酪氨酸激酶，使酪氨酸残基发生磷酸化；③双重激酶，能使丝氨酸/苏氨酸和酪氨酸残基均发生磷酸化。蛋白激酶通过识别蛋白氨基酸肽链上特殊序列来激活相应的底物。这种特殊序列被称为识别序列(recognition motifs)。识别序列对激酶的选择性活化作用至关重要。例如，cAMP 具有激活 PKA 的作用，在 PKA 激酶的识别部位含有 Arg-Arg-X-Ser/Thr-X 氨基酸序列，其中除“X”部位的氨基酸序列可以变化外，其他序列对 cAMP 识别 PKA 是必须的，这些部位的氨基酸序列是不允许改变的，否则将影响 cAMP 对 PKA 的识别，从而失去或减弱 cAMP 激活 PKA 的作用。

另外，细胞内有些蛋白激酶被激活能产生级联反应。这种一个接一个激活下游蛋白激酶活性的反应被称为蛋白激酶磷酸化级联反应。例如，丝裂原激活的蛋白激酶(mitogen-activated protein kinase, MAPK)也称跨细胞信号调节激酶(extracellular signal-regulated kinase, ERK)。正常情况下，MAPK 在神经细胞中呈非活化状态，被其他蛋白激酶磷酸化后，形成活化状态的 MAPK 激酶。MAPK 激酶磷酸化级联反应主要参与生长因子介导的神经发育、损伤和修复等过程。

（二）磷酸蛋白磷酸酶

活化的磷酸蛋白磷酸酶的基本功能是促使磷酸化蛋白激酶去磷酸化反应。根据它们去磷酸化的氨基酸残基不同分类为：①磷酸丝氨酸/磷酸苏氨酸蛋白磷酸酶，这类酶促使磷酸化的丝氨酸或苏氨酸残基去磷酸化；②磷酸酪氨酸蛋白磷酸酶，这类酶促使磷酸化的酪氨酸残基去磷酸化；③双重磷酸蛋白磷酸酶，这类酶促使磷酸化的丝氨酸/苏氨酸和酪氨酸残基去磷酸化。

神经细胞中的丝氨酸/苏氨酸蛋白磷酸酶主要有PP1和PP2，后者又分为PP2A，PP2B和PP2C。这些磷酸酶由调节亚基和催化亚基构成。当胞浆内游离Ca^{2+}和Mg^{2+}浓度以及底物量升高时，该类酶被激活，分别促进底物去磷酸化反应。神经细胞正常的去磷酸化反应对维持蛋白磷酸化和去磷酸化的平衡十分重要。当这个平衡被破坏时，神经细胞信息传递和神经的突触可塑性会遭破坏，严重时引起神经细胞死亡。如阿尔茨海默病，由于骨架蛋白Tau蛋白磷酸化和去磷酸化的失衡，导致Tau蛋白过度磷酸化，使Tau蛋白失去正常骨架蛋白的功能，最后形成神经原纤维缠结，引起神经元死亡。详细的病理机制将在相关章节中进行介绍。

（三）蛋白磷酸化在级联反应中的作用

蛋白激酶引起蛋白磷酸化级联反应参与神经细胞多种生物学效应的调节，包括对神经递质合成酶活性的调节、受体的失敏、离子通道开放与关闭等（表3-4）。神经递质与受体结合后，细胞产生快速而短暂的生物学效应，这除了递质本身被快速代谢失活以外，还包括受体磷酸化引起的快速脱敏作用。例如，β肾上腺素能受体（β-AR）是G_s介导的G蛋白偶联受体，配体与受体结合后，激活AC，生成cAMP，后者激活PKA酶活性。如前所述，PKA能磷酸化受体蛋白，促使受体蛋白被内吞/内化，使受体失去对配体激动剂的反应。同时，G蛋白偶联受体激酶（GRK）催化β-AR磷酸化，产生失敏。受体的磷酸化引起受体内吞/内化和失敏反应也是神经细胞对兴奋性刺激的负反馈机制，这也符合机体防御反应的需求。

表3-4　神经信息传递中一些蛋白磷酸化的意义举例

被调节蛋白	蛋白激酶	效应
神经递质合成酶		
酪氨酸羟化酶	PKA，PKC，CaM-KⅡ	增加酶活性
色氨酸羟化酶	CaM-KⅡ	增加酶活性
G蛋白偶联受体		
β肾上腺素能受体	PKA，GRKⅡ	受体脱敏
阿片受体	GRKⅡ	受体脱敏
神经递质门控离子通道		
GluR1	PKC	增加反应
NMDA1	PKC，tyrosine kinase	增加反应
电压门控离子通道		
Na^+通道	PKA，PKC	降低通道通透性
Ca^{2+}通道	PKA，PKC	增加通道通透性

续表

被调节蛋白	蛋白激酶	效应
K^+ 通道	PKA	增加通道通透性
第二信使调节的蛋白		
phospholipase C	tyrosine kinase	增加酶活性
IP_3 receptor	PKA	增加钙释放
蛋白激酶		
PKA	PKA	增加酶活性
CaM-K1 and Ⅳ	CaM-KK	增加酶活性
Trk	Trk	增加信号传导
蛋白磷酸酶抑制因子		
DARPP-32	PKA，PKG	增加抑制活性
抑制因子 1	PKA	增加抑制活性
抑制因子 2	GSK3	降低抑制活性

三、细胞核内的信号转导

当 G 蛋白偶联受体兴奋后，激活的胞内第二信使分子可以通过磷酸化细胞膜离子通道蛋白调节离子通道的开放与关闭。在细胞内，激活的第二信使还可以通过调节细胞核内新基因的表达，进一步增强或延长神经信息的传递效应。新基因的表达需要数分钟至数小时，通过新基因表达的方式行使信号转导的速度比蛋白磷酸化的方式要慢得多。

参与神经细胞信号转导的核内表达基因主要有即早基因（immediate-early gene，IEG）和延迟反应基因（delayed response gene，DRG）。即早基因表达快速，转录无需其他新蛋白合成，直接编码转录因子。这类基因的代表是 c-Fos 基因。当神经兴奋后，神经元数分钟内即可检测到神经元表达 c-Fos 蛋白。因此，神经元中 c-Fos 表达量的变化常被用作细胞兴奋性的指标。延迟反应基因表达开始缓慢，往往需要数小时以上，转录合成新蛋白。延迟反应基因表达编码蛋白主要包括生长因子、递质合成酶、突触囊泡蛋白、神经肽、离子通道和细胞骨架蛋白等。因此，延迟反应基因的表达，往往能较长时间影响神经元的递质合成与突触传递功能。

新基因的合成速度首先受到 DNA 转录 RNA 速率的影响。在此过程中，转录因子与 DNA 启动子区结合才能启动转录。可见，转录因子的功能直接影响转录效率。在神经细胞，第二信使通过调节转录因子的活性和结合状态，调节基因表达能力。参与神经信息转导的转录因子主要有 AP-1 转录因子和 CREB，调控 IEG 和 DRG 的表达。前面介绍的 PKC、PKA 和 MAPK 可促进 CREB 与 DNA 启动子结合，促进即早基因或编码蛋白的表达。

思考题

1. 何为配体门控离子通道受体和配体门控 G 蛋白偶联受体？
2. 配体门控离子通道受体主要有哪些？不同离子通道开放时引起离子流动的方向及其对神经元兴奋性的调节效应。

3. G 蛋白偶联受体主要分类及其信号通路。
4. 神经元胞内 Ca^{2+} 浓度及其调节和信号转导。
5. 胞内第二信使及其调节作用。

（孙凤艳）

参考文献

1. 许绍芬. 神经生物学[M]. 2 版. 上海：上海医科大学出版社，1999：36 - 79.
2. MALARKEY K, BELHAM C M, PAUL A, et al. The regulation of tyrosine kinase signalling pathways by growth factor and G-protein-coupled receptors[J]. Biochem J, 1995, 309: 361 - 375.
3. NESTLER E J, HYMAN S E, MALENKA R C, et al. Molecular neuropharmacology: a foundation for clinical neuroscience[M]. Columbus: McGraw-Hill, 2001.
4. WEBSTER R A. Neurotransmitters, drugs and brain function[M]. Chichester: John Wiley & Sons Ltd, 2001.

第四章　神经系统发育

神经系统在结构和功能上都是一个高度复杂的系统。它的发育与分化较其他器官更为复杂。本章将以中枢神经系统(central nervous system, CNS)发育的基因调控为重点就神经系统的前后轴、背腹轴形成,神经干细胞的分化与神经元发生,神经元迁移,神经环路形成、发育中的神经元死亡等方面进行介绍。

第一节　神经系统发育中组织结构的演化

神经系统起源于外胚层形成的神经板(neural plate)。神经板随后两侧向中线卷起合拢形成神经管(neural tube),主体部分以后发育为 CNS;神经板外侧边缘部分在转化为神经管的过程中分化为神经嵴(neural crest),其中的细胞脱离神经管,发育为周围神经系统、肾上腺细胞和皮肤中的黑色素细胞等。

神经发育早期的细胞分裂迅速,在神经板/神经管中各特定区域的细胞增殖不均匀,有些区域扩张速度较快,开始形成 CNS 各种特化区域的雏形。神经管喙侧区域细胞增殖速度的差异导致 3 个脑泡形成:前(端)脑泡(forebrain 或 prosencephalon vesicle),中脑泡(midbrain 或 mesensephalon vesicle)和后(菱)脑泡(hindbrain 或 rhombencephalon vesicle)。前脑泡进一步发育为端脑(telencephalon)和间脑(diencephalon)泡;菱脑泡发育为后脑(metencephalon)和末脑(myelencephalon)泡,包括中脑泡在内,由此形成了 5 个脑泡。这些脑泡与成年脑结构并不完全对等。端脑泡随发育膨大后形成两大脑半球和皮质下的基底神经节、下丘脑等结构;间脑泡发育为丘脑和中脑顶盖前部等结构;中脑泡分化为中脑其他结构;后脑泡发育为桥脑和小脑;末脑泡发育为延髓;末脑泡后的神经管形成脊髓(图 4-1)。

从横断面看,神经板形成早期单层上皮细胞,随神经管闭合增殖的细胞不断从管壁向外侧移行,神经管壁逐渐分为 3 层。最内层为室管膜层或脑室层,此层细胞在发育中处于有丝分裂阶段,随后此层退化为覆盖脑室系统及导水管的柱状单层上皮即室管膜。开始时脑室层占有神经管管壁的全部,以后神经管外缘出现了细胞稀少的缘层(marginal zone),此层由脑室层细胞向外伸出的突起相互交织而成。随后,脑室层细胞胞体部分似沿其延伸的胞质柱向外移动,形成介于缘层和脑室层的中间层或套层(intermediate zone 或 mantle zone)。神经管各断面在这种 3 层模式的基础上进一步发育分化。脊髓结构相对简单,发育中结构变化较少,成熟后仍遗留着这种 3 层结构,即室管膜、灰质和白质(图 4-1)。

神经系统发育是一个非常复杂的过程,至少体现在以下几个方面:①神经系统的发生都

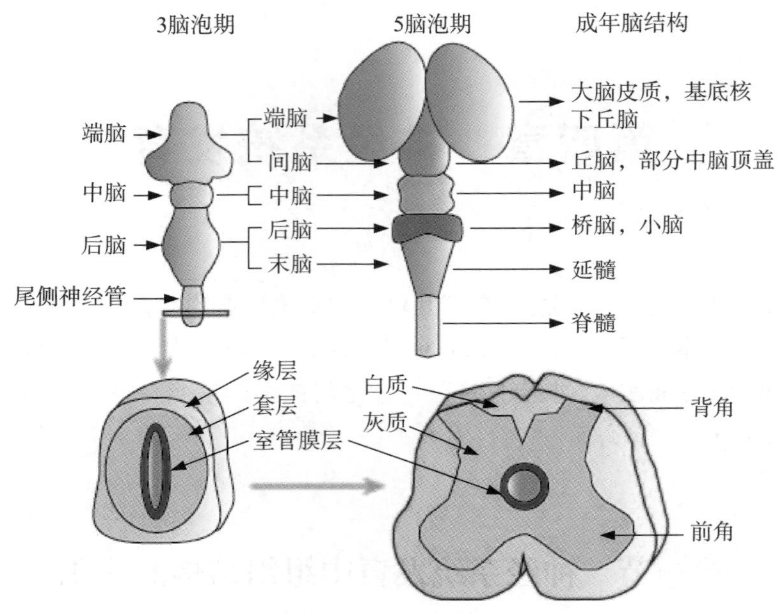

图 4-1 神经系统发育结构演化

源自紧密排列、细胞间质很少的上皮组织；②发育过程依靠细胞间程序化相互诱导作用，这种作用导致了细胞表型、空间位置和细胞间联系的特化；③每一发育过程所具有精密的时间和空间整合是复杂的基因调控的结果；④诱导效应的产生依赖于诱导分子和被诱导细胞的反应能力，这取决于该细胞表达特定的转录因子、相关受体和关联下游信号系统的状况。

第二节 神经系统发育中的前后模式化

特定的发育时期，机体的细胞表型、细胞分布、细胞与细胞之间及细胞与环境之间的排列和相互作用形式有其特定的模式(pattern)，而形成模式的过程称为模式化(patterning)。宏观上，神经系统发育的模式化包括胚胎的前后(anterioposterior A-P)轴(也称为神经轴)形成，以及神经板尚未闭合时的中间外侧(mediolateral, M-L)轴和神经管的背腹侧(dorsoventral, D-V)轴发育。A-P 轴和 D-V 轴的模式化使神经管的每个三维区域获得特定的形态特征，并指导特异基因在各特异细胞群中定位表达。神经系统发育早期的模式化展示了发育的蓝图，并预示了各区域的发育后特征，包括细胞类型、轴突投射、突触形式和递质类型等。

一、神经板形成的诱导

1924 年，在两栖类动物胚胎发育研究中发现，早期的背侧胚孔唇能诱导完整的体轴包括神经轴，被称为 Spemann 组织原(Spemann's organizer)。该结构对应于羊膜动物(amniote)

胚盘的原结(Hensen's node),即原条(primitive streak)头端的细胞团。

神经系统来源于外胚层的神经板,那么外胚层是如何分化出神经板的?研究发现在囊胚期(blastula-stage),把外胚层分散成单个细胞,可加速其向神经细胞分化的趋势,提示外胚层本身具有向神经系统发育的潜力。这就是神经系统发生的预设模式(default model)理论。另一提示是,胚层细胞间存在抑制神经组织形成的信号阻止了向神经系统分化。该类抑制信号分子是转化生长因子β(transforming growth factor-β, TGFβ)超家族成员的骨成形蛋白(bone morphogenic protein, BMP),尤其是BMP4。相关的证据至少包括:①发育早期的外胚层BMP广泛分布,在发育形成的神经板上BMP水平消减;②在分散培养的外胚层细胞培养液内加入BMP4,促进外胚层细胞向表皮细胞分化,抑制向神经系统细胞分化;③表达突变型BMP受体,阻断BMP信号系统,促进外胚层细胞向神经组织分化。

组织原细胞表达分泌的诱导性蛋白卵泡素(follistatin)、脊索素(chordin)和头素(noggin)等分子能与BMP结合,从而拮抗BMP作用,诱导组织原前部的外胚层向神经化方向发展(图4-2)。因此,它们也被称为"活化信号"。另外,组织原还诱导其前部的中胚层沿中线形成脊索,由脊索向外胚层释放"活化信号"共同参与神经板的诱导。胚胎神经诱导起始过程中,事实上有多种信号系统参与,例如,成纤维细胞生长因子(fibroblast growth factor, FGF)。FGF信号在早期促进外胚层细胞获得接受神经诱导的能力,加强细胞内BMP信号系统的抑制。

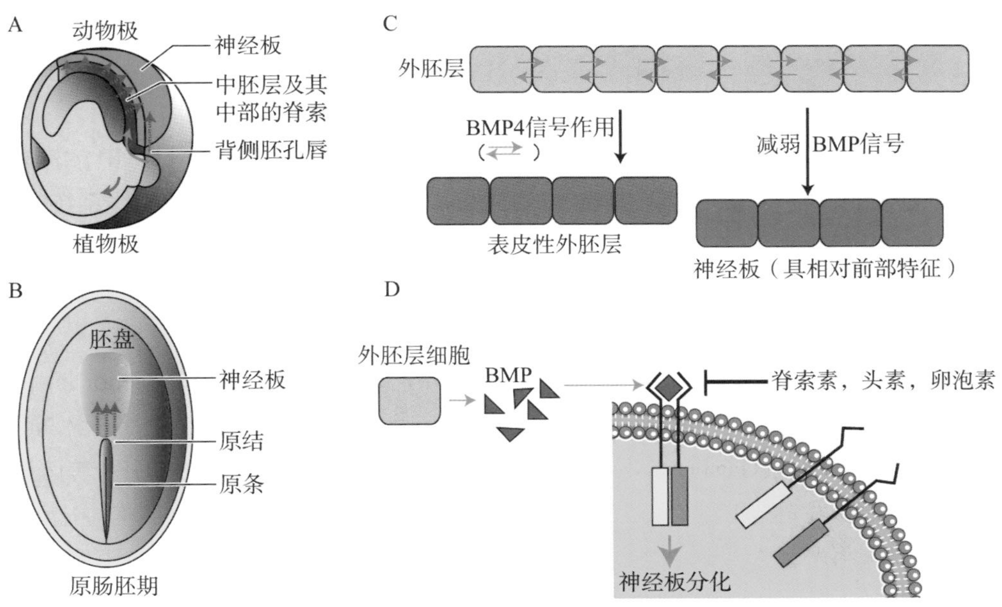

图4-2 神经板形成的诱导

注:A. 两栖类动物神经板形成;B. 羊膜胚神经板形成。两栖类动物胚胎的背侧胚孔唇、羊膜胚原结释放活化信号,启动诱导前方外胚层中部向神经板分化。绿色箭头指向活化信号的诱导方向;C. BMP信号在神经板诱导中的作用;D. BMP信号抑制诱导神经板形成,活化因子为BMP抑制剂。

二、神经轴前后特征的诱导

神经板功能域细分的分化过程由一系列分泌性诱导因子指导。整体上，这些诱导因子最初由与神经板邻接的中胚层和内胚层细胞分泌。随后，在神经管关闭后，神经管内的“次级组织原”分泌诱导因子进一步诱导分化。这些诱导因子，有的可以产生一个跨越整个 A-P 轴的信号梯度，而有些因子作用较为局部。

神经管不同区域细胞通过表达不同的转录因子和受体来响应这些诱导信号，不同的转录因子逐渐规划和决定各局部区域细胞的发育潜力。通过这种方式，A-P 轴不同水平的细胞获得了不同身份和功能，由此 A-P 轴被细分为功能特定的区域。

（一）介导整体 A-P 轴模式形成的信号系统

BMP 抑制因子诱导形成的神经板本身具有一定的 A-P 轴偏前部的特点。进一步 A-P 轴前后特征的形成，由转化因子诱导。在 A-P 轴中可形成大跨度梯度效应的“转化”诱导信号系统至少有 3 个方面。首先是 Wnt 信号系统，Wnt 信号活性的净水平在神经板喙侧水平较低，向尾侧方向逐渐增加。这由两个方面的因素导致：①A-P 轴尾侧域，与神经板衔接的中胚层表达高水平 Wnt，向前扩散形成前低后高的梯度；②A-P 轴喙侧区域，在神经板下邻接的内胚层分泌蛋白(如 Dickkopf1、Dkk1)抑制 Wnt 信号，形成前高后低的抑制信号梯度。由此，沿着 A-P 轴越向尾侧 Wnt 信号系统活动越强，介导 A-P 轴分化。其次，神经轴尾侧中胚层(组织原)随神经板的形成分泌维甲酸(retinoic acid)和 FGF 等“转化因子”增加，形成向前的递减浓度梯度，指导神经轴相对后部的后脑和脊髓各水平局部结构功能特化(图 4－3)。此后，进一步形成的次级诱导中心或“次级组织原(secondary organizer)”在脑部的发育中参与诱导。

（二）神经轴的前端特化

前脑的特化最为复杂。神经系统 A-P 轴头部结构的诱导形成，除拮抗 BMP 的活化信号外，还有更复杂的机制参与。在早期胚胎发育中，Nodal 信号系统参与诱导中线系统的发育。Nodal 信号通过转录因子 Eomes(eomesodermin)诱导 Lhx1(LIM domain homeobox transcription factor)和 Otx2(orthodenticle)等转录因子，进一步规划早期的胚胎中线头端发育。这种早期的模式化决定了神经轴顶端对以后诱导因子产生特定响应。

随后，前内脏内胚层(anterior visceral endoderm, AVE)、脊索前板(prechordal plate)、脊椎动物神经板喙端部的前神经嵴(anterior neural ridge, ANR)等结构，通过分泌 Nodal 信号系统抑制分子-多头素(cerberus, Cer)，Wnt 信号抑制分子-Dkk1，以及 FGF8 等因子诱导神经板前端的端脑发育(图 4－3)。作为次级组织者的前神经嵴在这 3 个结构中出现最晚。这些结构的损害将严重影响脑的发育，例如脊索前板损害将导致独眼畸形伴随形成大脑无裂畸形。

间脑泡沿 A-P 轴形成反向排列 3 个原节(prosomerse)。在靠前的第 3 原节，随发育形成作为次级组织原信号中心的丘脑内界膜带(zona limitans intrathalamica, ZLI)，它的出现较前神经嵴与峡部信号中心更晚。丘脑内界膜带细胞分泌音猬因子(sonic hedgehog, Shh)蛋白，诱导其附近的丘脑和下丘脑发育(图 4－3)。Shh 信号系统也参与 D-V 模式化。为了便

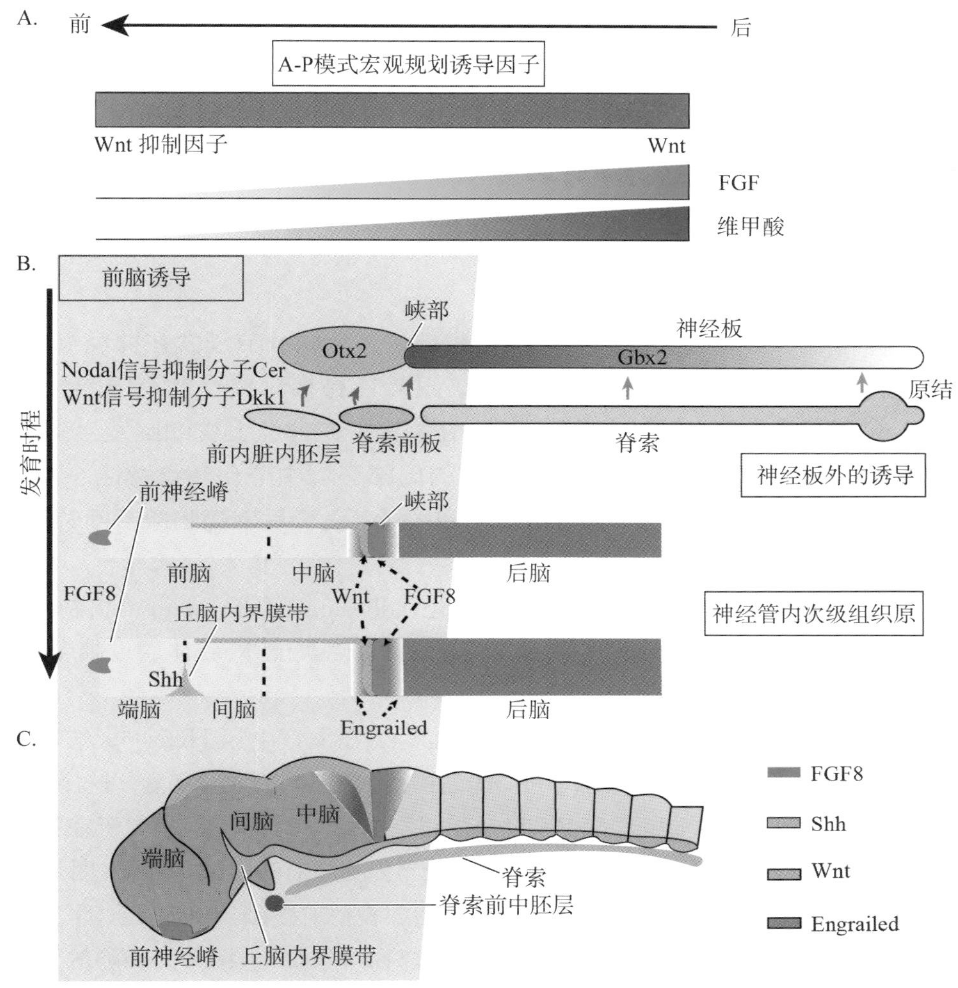

图 4-3 神经轴前后模式的诱导

注：A. 神经轴前后模式整体规划相关信号系统。B. 脑部结构分化信号系统。早期的神经板外来源的 Nodal 与 Wnt 信号抑制分子产生诱导作用，随后神经管内的次级组织原产生的诱导因子进一步诱导。C. 脑结构中的次级组织原的分布。次级组织原结构包括：前神经嵴、丘脑内界膜带和峡部。

于讲解和理解，关于 Shh 调节模式化的生物学特性将在 D-V 模式化中一并介绍。

(三) 峡部信号区的诱导作用

在 A-P 轴不同层面或区域，特异地表达不同的同源域转录因子（homeodomain transcription factors）。例如，前脑至中脑区域表达 Otx2（orthodenticle），而后脑区域表达 Gbx2（gastrulation brain homeobox 2）。Otx2 和 Gbx2 表达的转换点位于中脑-后脑（菱脑）边界（见图 4-3）。

中脑与菱脑第一原节结合的峡部（isthmus）也是一个次级诱导中心。峡部表达的 Wnt1 参与调控中脑-后脑区域细胞的增殖，并维持该部位 FGF8 表达。FGF8 从峡部扩散到以 Otx2 表达为标志的中脑区域，参与诱导多巴胺能神经元的分化；而扩散到以 Gbx2 表达为标志的后脑区域，参与诱导 5-羟色胺能神经元分化。Wnt1 与 FGF8 上调 Engrailed 基因（En1 与 En2）表达，以峡部为中心 En 基因表达向前和向后形成递减浓度梯度（见图 4－3），向前诱导中脑分化，向后介导小脑发育。

峡部信号对中脑与后脑的不同作用提示，神经发生的早期诱导信号作用对转录因子在神经轴上的表达区域进行限制，转录因子和受体差异表达使细胞以不同的方式诠释相同分泌因子，由此产生不同的诱导效应。这种方式，体现了神经模式化过程中，因子利用的经济性。

（四）后脑和脊髓在神经轴上特化

后脑是研究 CNS 前后轴局部模式化的理想结构。后脑分节模式在神经管关闭时出现，呈现连续膨出的菱脑原节结构。每一菱脑原节具有相对独立发育的特性，即隔室（compartment）样特性，不同原节的基因表达存在差异。在神经上皮细胞发生的优势期，隔室机制限制了细胞的无序混杂；细胞在特定的局部环境中分化获得特性。以后，神经元可脱离隔室机制限制而迁移到新的部位进一步分化，发育后期菱脑原节间的界限不再明显。

菱脑原节系列相互之间的分隔依从于黏附分化（adhesion differentiation）机制，指沿 A-P 轴周期性地表达 Eph-样酪氨酸激酶受体和它们的配体。这类配体-受体通过排斥效应促成边界部位的细胞向前后分开，形成节之间的边界。

同源盒 Hox 基因串的表达受维甲酸和 FGF 指导。在发育中随 Hensen's 结退化，维甲酸与 FGF 的浓度在 A-P 轴的后部逐渐增加，形成由后向前递减的浓度梯度。这使 Hox 基因串 3′端的一些基因趋向于在菱脑原节序列的前部表达，而 5′端的基因趋向于在后部分布。在隔室机制的作用下，不同基因表达范围渐趋限制，与菱脑原节的界限相匹配（图 4－4）。过量维甲酸分泌，引起 Hox 基因表达部位前移，导致后部表型前移；维甲酸不足，则导致相反的效应。1982 年维甲酸被用于治疗痤疮，随后发现该药物可致畸，包括颅面和脑的发育异常。这提示了维甲酸影响 CNS 发育。此外，c-maf 原癌基因家族成员 Kreisler 以及锌指基因 Krox-20 等也参与调控 Hox 基因表达。在各原节内，不同的 Hox 基因产物通过单独效应或协同作用，使各菱脑原节获得特定的性状。

在脊髓发育中，组织原和中胚层信号也诱导 Hox 串基因沿脊髓 A-P 轴形成特定的分布，在 D-V 轴诱导信号的配合下，指导局部分化。例如，靠前的 Hox6 表达指定支配上肢的颈段运动神经元柱的特性，Hox9 指定胸段植物神经节节前运动神经元柱的特性，而 Hox10 调控脊髓腰膨大节段支配下肢的运动神经元柱特性发育（图 4－4）。

第三节　神经管背腹轴的模式化

控制 D-V 模式化的诱导信号最初来自 2 组细胞群：①神经板两侧相连的表皮性外胚层产生的 BMP 信号分子诱导神经管背侧细胞分化；②神经板中线下方的脊索细胞产生的信号

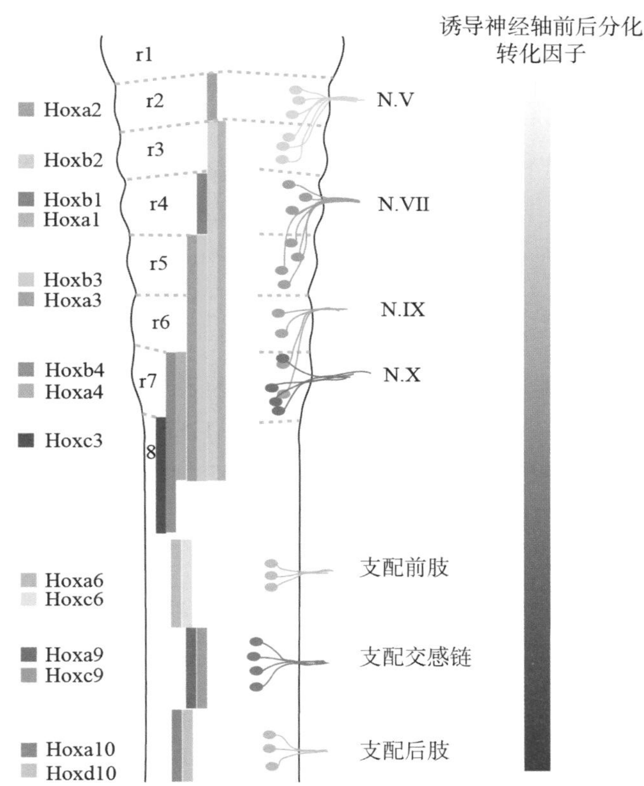

图 4－4　菱脑原节及脊髓节段性特化与 Hox 家族基因的节段性表达的关系

注：不同颜色表示不同类型的 Hox 基因。3′端 Hox 串基因(标号较小的)倾向于在前部表达，而 5′端的基因(标号较大的)倾向于在后部分布。r，菱脑原节；N，脑神经。

分子 Shh 指导腹侧细胞类型的产生。BMP/Shh 对背腹轴的模式化诱导作用，贯穿神经轴，尽管在头端的部分机制更为复杂。本节以横截面最为简单的脊髓为主描述相关的机制，在此基础上介绍脑背腹模式化。

一、脊髓神经管腹侧的模式化

在神经板时期，横断面可分为中间的底板，两边的基板，再外侧的翼板；神经管闭合后中央部分为顶板。随着发育，脊髓段神经管腹侧分化出运动神经元和中间神经元。神经管背侧分化出感觉中枢神经元，而迁出的神经嵴细胞分化为外周神经元。

脊索细胞生成和分泌诱导信号分子 Shh。Shh 诱导邻近的神经管腹侧中线神经板细胞向底板分化，受诱导的底板细胞随之也合成 Shh(图 4－5)。Shh 向背侧扩散形成浓度梯度，诱导不同类型神经元分化。

(一) Shh 的浓度分布和扩散机制

分子量 45 000 Shh 蛋白的 C-末端含丝氨酸蛋白酶样活性的结构域，通过自身酶切产生有生物活性的N-末端片段，此片段可被胆固醇和棕榈酸修饰。这些疏水性修饰使得Shh-N片段易与细胞膜结合，从而影响其扩散。由腹侧神经管扩散的Shh-N，在细胞与细胞表面之间传递，形成由脊索和底板向神经管背侧方向递减的浓度梯度，诱导神经管腹侧神经元分化。

（二）Shh信号通路

释放的Shh与靶细胞膜上的跨膜受体蛋白Ptch1（patched1）结合，解除了Ptch1对Smo（smoothened）蛋白的抑制作用，使Smo激活下游信号系统，进而调节不同基因的表达。在下游的信号系统中，锌指转录因子Gli（Glioma-associated oncogene homolog）是Shh信号通路中的重要分子。已知，Gli分为Gli1、Gli2和Gli3亚型。

在无Shh作用的情况下，Gli2和Gli3与胞质中的Sufu（suppressor of fused）蛋白结合形成Gli-Sufu复合体，后者不能进入细胞核，故不参与基因表达的调控。Gli-Sufu复合体有多种其他分子参与，其中Kif7作为脚手架蛋白募集PKA、GSK3和CK1等激酶，介导Gli磷酸化。已知Gli2磷酸化后被降解，而Gli3磷酸化后被剪切，被剪切释放的Gli3仍可作为转录抑制因子，从而阻止Shh靶基因的激活（图4-5）。

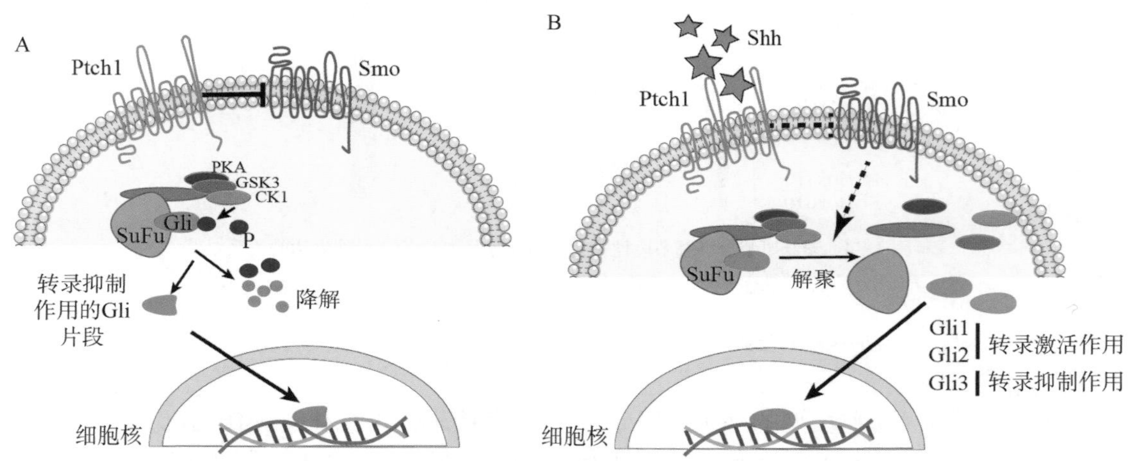

图4-5　Shh信号系统调控基因表达

注：A. 无Shh作用时，Shh下游信号分子的状态；B. Shh作用下，Shh下游信号系统的反应及对基因表达的调控。Ptch1，Patched1；Smo，Smoothened；Sufu，Suppressor of fused；P，磷酸基团。

Ptch1在结构上与转运体和泵蛋白分子有一定相似性，可能通过干扰甾体分子与Smo结合起抑制作用。Shh与Ptch1结合，导致Ptch1这种作用减弱；Smo与甾体结合后被激活，介导Gli-Sufu复合体解离，使Gli磷酸化被抑制，Gli的剪切和降解减少，结果Gli入核调控基因表达（见图4-5）。激活的Gli1和Gli2主要作为转录激活因子，而Gli3主要作为转录抑制因子，它们的靶基因可能存在差异。由此，在Shh的作用下，引起多种基因的表达发生改变。需要注意的是，Gli1可能并不是Shh信号系统“初始反应”的介导者，因为它本身可在Shh的作用下表达增加，因此Gli1水平增加可以作为细胞Shh信号系统激活的指标。

通过这些信号系统反应，胞外Shh浓度梯度转化为核内激活型及抑制型Gli蛋白水平改变。在不同背腹位置的细胞，抑制型和激活型 Gli 蛋白的比例决定了不同靶基因的激活。该机制提示，神经元的命运归宿部分取决于转录抑制因子而不完全依赖转录激活作用。

（三）Shh 调控脊髓段神经管腹侧模式化

Shh 早期模式化诱导使底板及基板细胞腹侧化。随后 Shh 诱导使基板细胞最终分化为不同类型的神经元。在 Shh 信号通路中，Gli 通过影响更多的转录因子实现发育调控。

在脊髓发育中，Gli 的靶基因主要有两大类转录因子，即含同源盒（homeobox）基因与螺旋-环-螺旋 DNA 结合基序（basic helix-loop-helix DNA-binding motif, bHLH）的基因。在不同浓度 Shh 的作用下，有的 Gli 靶基因表达增加，有的表达则被抑制。这种表达变化的发生有部位选择性，如 Pax7 在神经管腹侧的表达基本被抑制，而 Pax6 在基板下方区域被抑制；相反，Nkx. 2. 2 在基板下部的表达被激活（图 4－6C）。有些转录因子（如 Pax6 与 Nkx. 2. 2）可彼此相互抑制调节对方的表达量。在不同区域或不同细胞内，两种转录因子相互抑制能力大小不同，最终导致特定区域细胞仅表达 Pax6 或 Nkx. 2. 2 单种转录因子。由此，D-V 轴 Shh 的梯度性浓度调节 Gli 活性，从而形成边界清晰的不同转录因子表达模式。最终，这种转录因子表达模式形成腹侧 5 个神经祖细胞区域，进而分化为特定的中间神经元和运动神经元（图 4－6）。

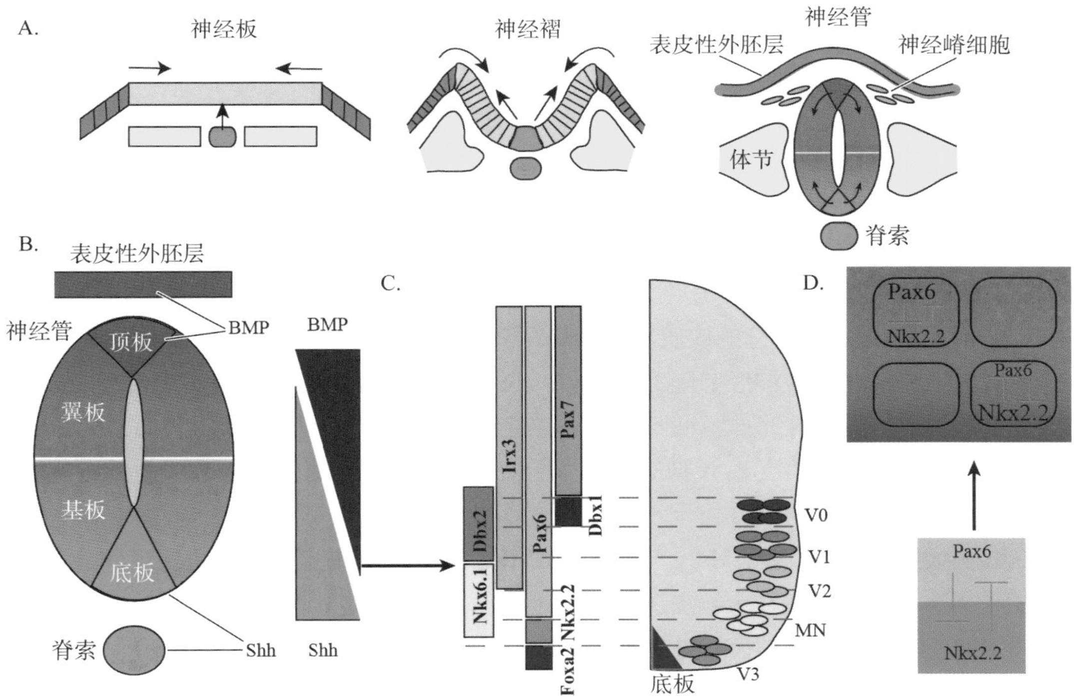

图 4－6 背腹侧诱导分子作用模式图

注：A. D-V 分化诱导因子的扩散方向；B. 诱导因子在神经管中的浓度分布；C. 在 D-V 轴梯度分布的诱导因子作用下，形成 D-V 轴腹侧不同的 Gli 靶基因表达模式，诱导出不同类型神经祖细胞。图 C 中的每种颜色表示一种转录因子，如 V0 黑色圆点部分表示优势表达 Dbx1，V2 表示优势表达 Pax6，以此类推；D. 显示了细胞内（上）或区域内（下）Pax6 与 Nkx2. 2 的表达量相互抑制作用，这种相互抑制作用导致某些细胞只表达 Pax6 或 Nkx. 2. 2。

二、神经管背侧的模式化

背侧神经管分化受到BMPs信号的诱导(见图4－6),神经板外侧的上皮性外胚层表达BMP4和BMP7等。神经板外侧暴露于BMPs能导致Pax和Msx基因表达增加,这与Shh的信号作用相反。在神经管闭合后,一些类型的BMPs(如BMP4、BMP7和Dsl1等)在背侧不同层面有差异地重叠表达。分泌的BMPs通过细胞间传递方式,形成背侧向腹侧递减的浓度梯度。BMPs诱导背侧细胞获得分化潜能,参与脊髓背侧不同神经元分化过程。由神经管背侧来源的神经嵴细胞分化也受BMPs调控。此外,神经管背侧的分化还有Wnt信号参与。

BMP经典信号通路:BMP与其受体(BmpR)结合,受体复合体中的BmpRⅡ促使BmpRI磷酸化,导致与受体结合的Smad(称为R-Smad)磷酸化,磷酸化的R-Smad与Co-Smad形成异源聚合体,进入细胞核调节基因表达。此外,BMPs可与其他信号系统相互作用,由此组成了复杂的BMPs信号调控系统。

三、端脑的背腹侧模式化

D-V轴模式化机制在整个A-P轴不同层面中较为保守。而端脑和间脑部位的背腹分化较为复杂,但也受到腹侧中线Shh信号和背中线BMP信号的联合作用诱导。

间脑的丘脑内界膜带(ZLI)合成分泌Shh,在间脑分化中发挥作用。ZLI这个结构由神经管腹侧底板和基板延伸到翼板。因此,前脑的Shh表达部位并非限制在底板。中脑多巴胺能神经元分化受峡部扩散的FGF8诱导,同时还受Shh诱导。在间脑背侧分化中,Wnt-1较BMP起更为重要的调节作用。

翼板-基板的分界线可将神经管分为背侧和腹侧。根据前脑原节模型(prosomeric model),从神经管的端脑和间脑的翼板-基板分界线来看(图4－7A),翼板部分分化为端脑的大脑皮质和基底核,而基板部分分化为下丘脑和视前区等结构。如抑制Shh合成,不仅损害基板部分,也可导致翼板部分的皮质发育异常。

翼板内下侧部分称为神经节隆起(ganglionic eminence),这部分将发育形成基底核,通过表达Dlx-1/2介导下游的神经细胞分化。神经节隆起中的细胞迁入大脑皮质主要分化为γ-氨基丁酸(GABA)能神经元,大脑皮质本身增殖分化的神经元提供大部分皮质的谷氨酸能神经元。

在端脑大脑皮质区域,FGF8、Wnts与BMPs等信号逐渐区域化皮层板,导致Emx、Pax、Irx、Six等转录因子在大脑皮质限制性地细分表达,决定了大脑皮质特定分化出不同区域。例如,早期A-P模式化形成的喙端局部FGF信号源(图4－7B),促进Pax6表达的同时抑制Emx2表达(图4－7C)。由于Pax6和Emx2的表达存在空间交互抑制作用,使Pax6与Emx2在发育中大脑皮质平面的表达分布呈前后互补性。Pax6和Emx2的空间分布有助于建立大脑皮质不同功能区域。采用基因敲除动物分析,缺乏Emx2,会导致喙侧新皮层(运动和躯体感觉区域)扩张,而尾侧的听觉和视觉区域受损。若缺乏Pax6,视觉和听觉区域的扩张,同时运动和体感区域缩小(图4－7C)。这种局部诱导信号的梯度分布和转录因子梯度表达的相互作用是神经系统发育模式化的重要机制。

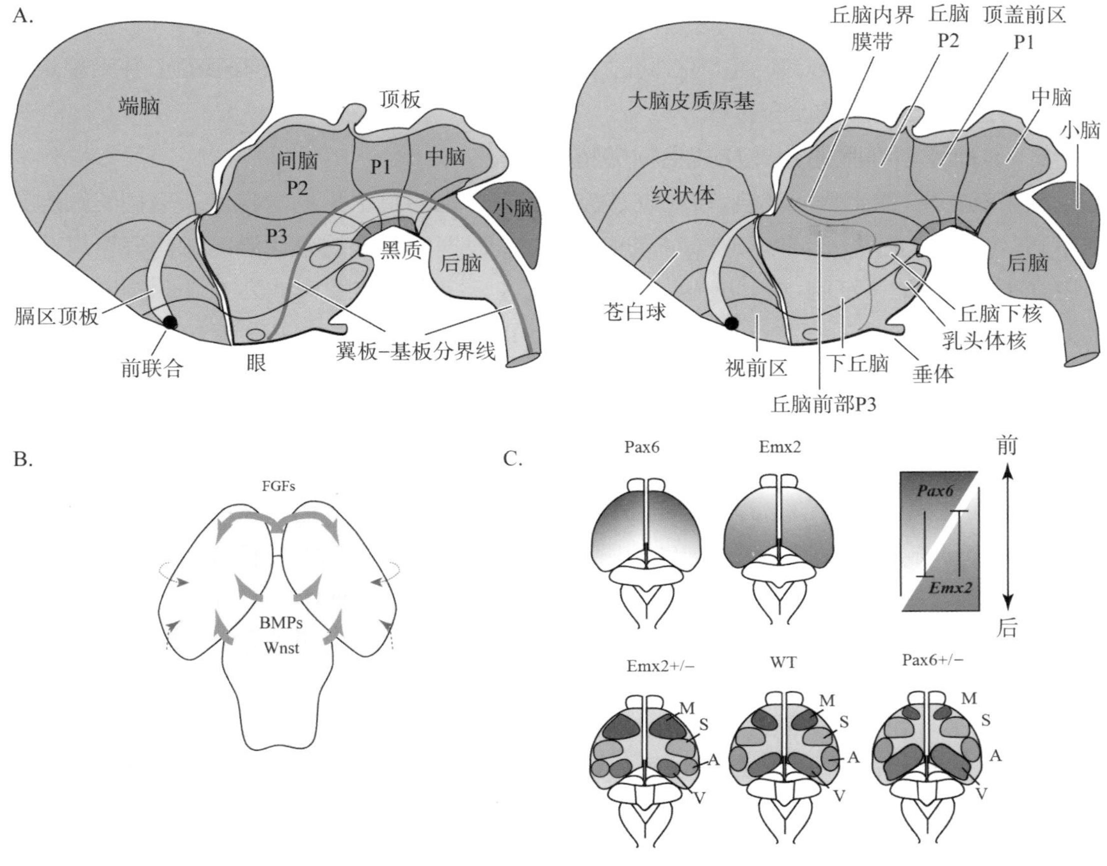

图 4-7 脑发育中的分节和大脑皮质模式化示意图

注：A. 发育中的脑，翼板和基板的分界线显示大脑皮质以及基底核都在基板以上；B. 大脑皮质早期发育的多种信号调控；C. 特异转录因子的表达分布与大脑皮质各区域发育的关系（M，运动区；S，躯体感觉区；A，听觉区；V，视觉区）。

第四节 神经干细胞及其分化诱导因子

CNS 发育产生的涉及多过程的同步和协调。目前认为，神经元和神经胶质细胞来源于胚胎早期的室管膜神经上皮（neuroepithelium）细胞，这种细胞具有增殖、自我更新、多潜能分化成不同神经细胞（神经元、星形胶质细胞、少突胶质细胞等）和强大的迁徙功能。这类细胞具备了干细胞的特性，故被命名为神经干细胞（neural stem cells，NSC）。NSC 存在于胚胎发育组织中和成年脑内，分别称为胚胎神经干细胞和成体神经干细胞。它们分别涉及神经系统的发育和衰老、损伤与修复以及神经退行性疾病的发生。本节主要讨论 NSC 与神经发育相关的内容。

一、神经干细胞的生物学特性

NSC是脑内神经元和神经胶质细胞产生的源泉，是脑发育和结构形成的基础，是脑功能形成和维持所必需的。从胚胎到成年，脑内的NSC受到特定时间和空间的信号调控，进行对称和不对称性分裂使NSC不断扩充，同时又进一步分化为脑内的不同神经细胞，并沿规定的方向进行迁移，参与脑的发育过程。

（一）神经干细胞的分类及其生物学特性

欲了解NSC的生物学特性，首先应了解不同干细胞的基本生物学特性。根据干细胞来源不同，可以分为胚胎干细胞和成体干细胞。其次，根据干细胞的分化潜能的差异可以分为以下几类：①全能干细胞（totipotent stem cell），这类细胞具有发育成为哺乳动物完整个体的分化潜能；②多能干细胞（pluripotent stem cell），这类细胞失去了发育成完整个体的能力，但是它们具有分化发育形成来源于内胚层、中胚层和外胚层的所有细胞和组织的潜能；③多能干细胞（multipotent stem cell），这类细胞只能分化为某一胚层细胞和组织的潜能；④单能干细胞（monopotent stem cell）和祖细胞（progenitor cell），这类细胞为分化方向已经确定的中间类型细胞，具有有限的细胞增殖和分化能力，而无自我更新能力；⑤前体细胞（precursor cell），这类细胞是未达成熟阶段的细胞，无自我更新能力，但仍具有一定的增殖能力，最终能发育为成熟的终末分化细胞（terminal differentiated cell）。

根据分化潜能分类法，NSC归属于多能干细胞。NSC具有以下生物学特性：①分化为不同神经元和胶质细胞的能力；②细胞分裂增殖能力；③自我更新能力，包括通过对称性分裂（symmetric proliferative division）生成两个与亲代细胞特性相同的子细胞，以维持NSC自身存在和数量扩充，满足发育需求；以及经非对称性分裂（asymmetric proliferative division）产生两个不同的子细胞，其中一个保持亲代NSC的特征，另一个子细胞则分化成神经祖细胞（neural progenitor）或神经前体细胞（neural precursor），形成特定的神经细胞；④迁移能力，NSC在分化过程中能不断地迁移到特定脑区，参与神经系统形态构筑。

（二）神经干细胞的分布

发育不同时期，胚胎和成体NSC的分布不同。

1. 胚胎NSC的分布　神经巢蛋白（nestin）是一种细胞骨架蛋白，在NSC中表达，通常作为检测NSC的选择性标记物。人们发现，在神经板以及神经管的脑室壁周边有大量神经巢蛋白阳性标记的NSC。在脊椎动物胚胎期神经系统中，NSC在神经板/管分布较广泛。

2. 成体NSC的分布　长期以来，人们曾认为成年脑内不存在神经元再生。20世纪90年代，首次报道成年哺乳动物脑内存在神经干细胞。此后又证明了在成年哺乳动物及人脑的室管膜下区（subventricular zone, SVZ）和海马齿状回的颗粒细胞下区（subgranular zone, SGZ）均存在NSC。在正常情况下，SVZ和SGZ脑区的NSC终身增殖、分化和形成新的神经元，并迁移到脑内特定的区域，参与新的神经网络的重构。因此，成年脑内的SVZ和SGZ区被称为成年脑内的神经发生区（neurogenic region）。此外，在某些刺激或疾病状态下，除神经发生区NSC被激活外，非神经发生区（non-neurogenic regions）也存在神经元新生(neurogenesis)/再生(regeneration),这些脑区包括大脑皮质、纹状体、丘脑、黑质、脊髓等。这些新生的神经元可以参与神经网络,对损伤脑的修复起重要作用。这提示了这些脑区也存在原位 NSC 样细胞。

二、神经干细胞分化的调控因子

在脑发育的过程中,NSC 经历了增殖分裂、分化和迁移不同发育阶段。NSC 发育不同阶段均受到内源性和外源性机制调控:内源性调控指 NSC 受细胞自身的转录因子及其功能蛋白调控;外源性调控则指 NSC 受所处的微环境调控,包括细胞因子、细胞间相互作用以及细胞外基质等。

参与 NSC 增殖和诱导分化的分子及其机制复杂,归纳起来至少包括以下几大类调节因子。

(一) bHLH 转录调控因子家族

bHLH 是 NSC 分化过程中的重要转录调控因子,调节 NSC 向神经元方向分化。bHLH 转录调控因子家族成员包括有 Mash、Xash、神经生成素(neurogenin, Ngn)、NeuroD、Hes 等。根据它们在神经分化过程中发挥作用的不同,又分为决定因子和分化因子。

决定因子主要包括 Mash-1、Math-1、Math-4A 和 Ngn。它们可启动特异基因表达,促进 NSC 向神经元方向分化。Ngn-1 能干扰 CBP/P300/Smad1 复合体与 GFAP 启动子结合,抑制 Jak/STAT 信号通路,从而抑制胶质细胞分化。Mash1 与 Ngn 基因的功能存在互补性。

分化因子包括 Math-2 和 NeuroD 等,它们在决定因子的作用下进一步促进神经前体细胞分化。

(二) BMP 家族

在 CNS 发育过程中,BMP 作用极其复杂。总体来说,BMP 的直接调节效应是促进 NSC 向星形胶质细胞分化;但 BMP 也可以通过对其它因子的调节,促进 NSC 向神经元方向分化。在 CNS 发育不同时期以及不同区域,BMP 对 NSC 的分化调节效应也不同。

在发育晚期,BMP 抑制神经前体细胞分化为神经元及少突胶质细胞,而促进分化为星形神经胶质细胞。在相对早期,脑管膜区 BMP 可上调 bHLH 转录因子家族中的成神经元基因表达,如 Mash-1、Ngn、NeuroD、noggin 等,参与启动新皮质前体细胞向神经元分化。

在髓鞘形成期,抑制 BMP 信号系统与上调 Shh 信号系统可促进转录因子 Olig2 表达,促进神经前体细胞向少突胶质细胞分化。而 BMP 可通过上调 Id1、Id3、Hes-5,抑制 bHLH 转录因子 Mash-1 和 Ngn 表达,诱导 NSC 向星形神经胶质细胞分化。

(三) Notch 信号系统

Notch 信号通路对 NSC 分化的命运有重要作用。激活细胞 Notch 信号系统抑制 NSC 向神经元方向分化;反之,抑制 Notch 信号系统具有促进向神经元分化的作用。Notch 信号系统的运作机制,详见下文相关内容。

(四) Wnt 家族

Wnt 家族蛋白是分泌型糖脂蛋白,已知有 29 种成员。Wnt 信号通路激活参与 NSC 的自我更新、增殖分裂、定向神经元分化、神经元成熟和突触形成等过程。Wnt 信号通路分为经典 Wnt 信号通路和非经典 Wnt 信号通路。

经典 Wnt 信号通路依赖 β-连环蛋白(β-catenin, β-Cat)的参与,亦称 Wnt/β-Cat 信号通路。非经典 Wnt 信号通路不依赖 β-Cat 的参与。根据信号通路的分子不同,非经典 Wnt 信号通路又分为 Wnt-PCP(planar cell polarity)通路、Wnt-Ca^{2+} 通路、Wnt-RTK(receptor tyrosine kinase, RTK)通路等。

Wnt/β-Cat 信号通路静息时,β-Cat 与一组蛋白形成复合蛋白,包括 Axin、GSK-3(Glycogen synthase kinase 3)、CK-1(casein kinase 1)和 APC(adenomatous polyposis coli)。当 Wnt 蛋白与其受体 FZD(Frizzled)和 LRP5(低密度脂蛋白受体相关蛋白)结合,Wnt/β-Cat 信号通路激活时,募集 Axin 和 DVL(disheveled)蛋白,使 β-Cat 从复合体中游离下来,并进入细胞核,激活 TCF/LEF(T cell factor/lymphoid enhancer factor-1)相关转录因子,从而调节 NSC 表达 Pax6、Ngn2 和 Thr2,使 NSC 分化为神经祖细胞。Wnt/β-Cat 对 NSC 的调节效应还受到脑内其他因子的影响,如存在 bFGF 时,β-Cat 促进 NSC 的增殖;而无 bFGF 时,β-Cat 则促进 NSC 分化为神经元。

在非经典 Wnt 信号通路中,Wnt-PCP 通路兴奋参与神经管中细胞形态和细胞极性的形成。该信号通路还调节皮层神经发生中细胞的不对称分裂,对 NSC 自我更新和维持细胞干性起重要作用。此外,该信号通路还参与神经元分化,促进神经突触形成,对脑形态的形成和发育起关键调节作用。其它几条非经典 Wnt 信号通路被认为与肿瘤、炎性反应和神经退行性病变有关。

(五)细胞因子和生长因子

细胞因子在 NSC 增殖、分化的调节中也发挥重要作用。例如,EGF 和 bFGF 等促进 NSC 增殖和分化。在发育不同时期,NSC 对 EGF 和 bFGF 敏感性和反应性均不同。FGF 对 NSC 的分化调节呈浓度依赖性,低浓度 FGF 使 NSC 分化为神经元,高浓度 FGF 则使 NSC 向胶质细胞分化。

已知白介素(interleukin, IL)的 IL-6、IL-11、白血病抑制因子(LIF)、神经营养因子、睫状神经营养因子(CNTF)、转化生长因子(TGFα)、血小板源性生长因子(PDGF)等均可影响 NSC 分化的过程。总之,NSC 命运受包括上述各种因子在内的多种因子、基质细胞及细胞外基质等微环境因素的影响。

第五节　细胞分化归宿与神经元发生

在 CNS 的发育中,特定类型的神经细胞分化是一系统工程,依赖多种因子在时间和空间的特定作用。发育的不同时期,细胞内在特性不断发生变化,对外界信号的反应性也发生改变。同时,发育中的细胞所处环境也在发生不断变化,包括局部的细胞种类和局部分泌的因子等。通过内因和外因共同作用下,神经板/神经管细胞最终分化为不同的神经细胞。

一、产生神经元区域的早期规划

在 CNS 分化中，早期步骤是产生原神经区，该区由获得神经分化潜能的前体细胞组成。这些细胞被诱导表达 bHLH 转录因子家族成员，如原神经基因 Ngn 和 NeuroD 等。Ngn 是早期神经发生的活化子，该基因表达增加将扩大神经细胞分布区，并增加神经元细胞数。

二、Notch 信号机制介导神经元分化

在原神经区内，并不是所有的细胞都向神经元分化。神经元分化有多种信号系统参与，其中有典型意义的是旁抑制信号机制对神经元发生调控。该机制中的关键蛋白是细胞表面跨膜蛋白 notch 和跨膜蛋白配体，如 delta。

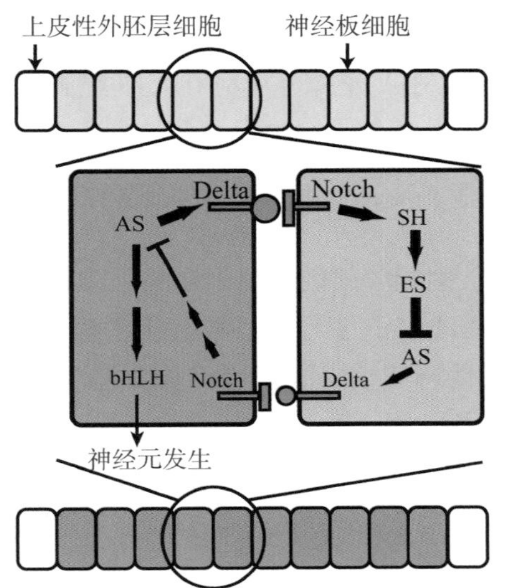

图 4-8　Notch 旁抑制信号系统参与神经元发生作用的示意图

最初，在原神经区内不同细胞表达的 notch 和 delta 基本相同。一旦随机地有一个细胞 delta 表达略有增加（如图 4-8 中的绿色细胞），它将活化相邻细胞 notch 受体（如图 4-8 中的灰色细胞），notch 胞质段脱落后入核对原神经基因进行调控，最终使得 delta 表达下调；这导致原本 delta 表达增加的细胞 notch 信号系统减弱，delta 进一步增加。由此细胞之间产生局部反馈循环，每一次信号循环放大相邻细胞之间 notch 信号水平的差异，这就是所谓的旁抑制系统。该系统是一群特性类似的细胞中分化出特殊类型细胞的机制。

notch 信号级联调控过程包括 notch 胞质段入核，激活“无毛抑制因子”（suppressor of hairless，SH）的表达，由 SH 激活“促分裂因子”（enhancer of split，ES）的表达，而 ES 抑制了一些 bHLH 转录因子的表达，如“achaete-scute”（AS），后者抑制 notch 配体 delta 的表达。最终，notch 高活化的细胞（图 4-8，灰色细胞）抑制向神经元分化。那些 notch 信号不断减弱的细胞（图 4-8，绿色细胞），delta 不断增加；当 notch 信号减弱到一定量时，便激活 bHLH 家族中的决定因子表达，包括 Mash1、Ngn-1 和 Ngn-2，诱导向神经元分化。随之，诱导 bHLH 分化因子蛋白表达，如 NeuroD，促进神经元分化效应。值得注意的是，抑制 notch 信号会产生更多的神经元，可以增加局部神经元密度，不会扩展神经元分布范围，仅局限于原神经区。该现象说明早期规划神经板的重要意义。

三、Numb 蛋白与 Notch 信号系统

notch 介导的神经发生过程还受到细胞内特定蛋白的调控，如细胞内的 Numb 蛋白。有些神经前体细胞在进行非对称分裂时，Numb 蛋白被优势分布到一个细胞，Numb 与 notch 的胞质段结合，抑制 notch 介导的信号通路，促进细胞向神经元分化。

如前所述，notch-delta 信号的旁抑制机制决定原神经区细胞随机分化为神经元，而神经前体细胞有丝分裂产生的子细胞富集 Numb 也可决定细胞的分化方向和归宿。因此，Numb-notch 机制被认为是细胞内源性神经元分化的决定机制。哺乳动物皮层神经干细胞，在启动神经元分化后还可上调 Numb 表达，以屏蔽外源 delta 的干扰，这有利于其深度分化。Numb 活性缺失可导致神经前体细胞分化抑制，增殖加强。

四、神经发生与模式化机制的磨合

bHLH 蛋白系统和 Notch 信号系统与神经系统整体模式化系统共同参与了神经元分化，使 CNS 不同部位神经元具备了多元化特性。例如，模式化信号系统决定了前脑不同部位选择性表达 bHLH 的不同成员，形成细胞或部位之间表达的差异，促进定向分化。如大脑皮质 VZ 与 SVZ 区以表达 Ngn-1 和 Ngn-2 为主，介导谷氨酸能神经元分化；腹侧的基底隆起部位的 VZ 与 SVZ 区主要以表达 Mash1 为主，介导 GABA 能神经元分化及神经元迁移（图 4 - 9）。

五、Notch 信号激活与胶质细胞分化

属于 bHLH 家族的 Hes 是一类转录抑制因子，调控放射状胶质的产生。在哺乳动物皮层发育早期，notch 信号水平上调 Hes 蛋白表达。Hes1 与 Hes5 还具有维持放射状胶质细胞特性的作用。新生神经元表达 notch 配体 delta1，能反馈性调节相邻放射状胶质细胞，使放射状胶质细胞维持神经前体细胞的特性。

在皮质发育的后期，放射状胶质细胞 notch 信号继续活化 Hes，通过激活转录因子 STAT3，促进放射状胶质细胞向星形神经胶质细胞分化。STAT3 可通过直接或募集激酶 Jak2，促进星形胶质细胞特异基因 GFAP 的表达来实现胶质细胞的分化作用。

Notch 信号在胚胎期和出生后的少突胶质细胞分化中也起重要作用。通过上调 bHLH 转录因子（Olig1 与 Olig2）的表达，参与少突胶质细胞分化。

第六节　神经元迁移

细胞迁移是神经系统发育的重要事件，贯穿整个神经系统的发育过程。神经细胞迁移的意义主要包括两个方面。第一，决定了特定细胞在相关功能脑区的定位；第二，神经细胞迁移是分化所必须的。在迁移过程中，神经细胞程序性获得时间和空间的调控信号，从而精细地调控和决定各类神经元特异分化方向和命运。

一、神经细胞迁移形式

在神经管形成的早期，细胞有丝分裂增殖的过程中伴随细胞迁移，通常细胞处于 M 期时靠向室管膜，随着进入 S 期则靠向缘层。

随着神经管体积增大和结构复杂化，神经系统发育中迁移细胞呈现数量多、迁移距离和路径不同、迁移机制不同等差异。由此，提出了神经元迁移的不同模式。神经细胞迁移主要呈现放射状方向迁移（radial migration）和切线方向迁移（tangential migration）两种方式。另外，还有神经元集体迁移、沿血管迁移等方式。

（一）放射状方向迁移

放射状方向迁移通常附着在胶质细胞上，以胶质细胞作为“脚手架”进行迁移，例如，大脑皮质的放射状胶质细胞（radial glia）、小脑的伯格曼（Bergmann）胶质细胞和视网膜的Müller 细胞。因此，它们也被称为亲胶质性迁移（gliophilic migration）。这种细胞迁移时，前部伸出的前导突起（leading processes）可发育为树突，这种突起的生长也被称为树突性生长（dendritic growth）。

大脑皮质放射状方向迁移时大多依附于放射状胶质细胞，其迁移呈现先内后外（inside-out）的模式，即后迁移的神经细胞需要跨过前面的细胞，在更外层定位，最终形成大脑皮质Ⅰ～Ⅵ的分层结构（图 4－9 B）。放射状胶质细胞突起连接着脑室和皮质边缘，为迁移神经元提供支架。另外，需要注意的是放射状胶质细胞本身具有神经干细胞和神经祖细胞的特性。

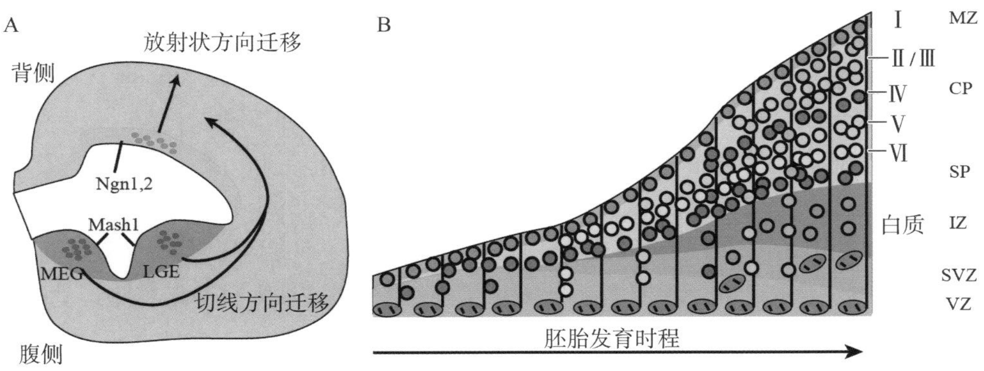

图 4－9 大脑皮质发育中的神经元迁移

注：A. 形成大脑皮质的神经元来源于放射状方向迁移和切线方向迁移，Ngn1、Ngn2 与 Mash 都属于 bHLH 基因。MGE，内侧基底结隆起；LGE，外侧基底结隆起；B. 放射状方向迁移形成 inside-out 的皮质神经元的排列模式。MZ，缘层；CP，皮质板；SP，皮质下板；IZ，中间带；SVZ，室管膜下区；VZ，脑管膜区。

有的大脑皮质放射状迁移不依赖放射状胶质细胞。这种细胞在脑管膜区或室管膜下区与放射状胶质细胞分离，向皮质表面延伸出前导突起达软脑膜面，随后前导突起收缩，胞体向大脑皮质表面方向易位。这种迁移方式也被归于单独迁移的方式。

（二）切线方向迁移

切线方向迁移的神经细胞附着于神经细胞及其突起表面进行迁移，亦称亲神经性迁移（neuronophilic migration）。这些迁移神经细胞的前导突起大多发育为轴突。

在胚胎期，前脑腹侧被称为神经节隆起部位细胞以切线迁移的方式向大脑皮质迁移。在大脑皮质这类细胞多数分化形成 GABA 能抑制性中间神经元，而皮质放射状迁移的神经元多数分化为谷氨酸能神经元。

发育中，神经细胞的迁移方式并不是固定不变的。有的神经元迁移从开始到终点，会使用不同的迁移模式。神经节隆起的神经细胞沿切线轨迹迁移到达皮质适当区域后，细胞又可通过放射状迁移方式到达皮质的适当层面。另一个例子是小脑颗粒细胞的迁移：由菱脑唇迁出的颗粒细胞以切线迁移模式先迁至小脑皮质，形成外颗粒层；随后，外颗粒层细胞以放射状迁移的方式，通过伯格曼胶质细胞的协助，向小脑的深层迁移，形成内颗粒层，并使外颗粒层消失。

（三）神经元集体迁移

集体迁移模式也称为链式迁移。嗅球是嗅觉上皮细胞向大脑传递感觉信息的第一个中继站。脑室下区（SVZ）产生的神经前体细胞迁移到嗅球的路径被称为喙侧迁移流（rostral migratory stream，RMS），这条通路在成年脑内仍然存在。RMS 由胶质细胞组成的管状结构包围，这似乎提示胶质细胞可能作为支架引导细胞迁移。然而，细胞培养实验发现，嗅神经前体细胞在没有胶质细胞的情况下仍形成链并迁移。因此，这种迁移似乎并不完全依赖胶质细胞的支架作用。

二、神经细胞迁移的主要步骤和机制

神经细胞迁移的主要步骤包括：①迁移的启动或准备；②前导缘（leading edge）延伸；③细胞运动（cell locomotion）和核位移（nuclear translocation or nucleokinesis）；④终止与定位；⑤部分迁移细胞尾端突起退缩。下面介绍神经细胞迁移相关机制。

（一）神经细胞迁移的准备

刺激或促进细胞运动发起的因素被称为促细胞运动因子（motogenic factor）。肝细胞生长因子（hepatocyte growth factor/scatter factor）就是这样一种因子，它具有促进前脑腹侧神经节隆起细胞的迁移运动能力。此外，一些神经营养因子也被认为具有促细胞运动的作用。

在迁移前，细胞可能需要脱离环境的束缚。例如，神经嵴细胞在向外周迁移之前，钙依赖黏附分子（cadherin）表达下调。如阻断 cadherin 6 表达下调，神经嵴细胞将滞留在背侧神经管。

（二）神经细胞迁移的导向和前导突起

神经节隆起早期表达 Dlx1/2 基因，Dlx1/2 通过调控分子表达参与切线方向迁移机制。例如，Dlx1/2 上调神经节隆起局部排斥性分子 Slit 表达，并使迁移细胞上调表达 Slit 受体 Robo，排斥信号 Slit 与 Robo 受体结合，诱使迁移细胞离开该部位。其次，向大脑皮质迁移的神经节隆起细胞为了避免进入纹状体，迁移细胞表达 Nrp（neuropilins）和 plexin 组成的受体。这种受体可以感受纹状体局部表达的排斥性配体 semaphorin（Sema）3A 与 3F。另外，Eph/Ephrin 排斥信号系统也是确定迁移路径的重要因素，能阻止神经节隆起的 GABA 能神经元进入不适当脑区。

除了排斥性分子，趋化分子也参与诱导神经元迁移。在大脑皮质形成期，皮层表达趋化分子 CXCL12，诱导表达其受体 CXCR4/7 的神经节隆起中间神经元向皮质切线迁移。此外，皮质表达的神经调节素（neuregulin 1，Nrg1）激活神经节隆起中间神经元的 ErbB4 受体，也促进神经细胞的定向迁移。大脑皮质的放射状方向迁移，也有趋化因子参与，见下文 Reelin 因子的介绍。

神经元迁移中黏附分子发挥重要的诱导作用，这与下文中将介绍的神经突起导向类似。另外，在皮质放射状迁移中，由胶质细胞对神经细胞的迁移提供引导和支持，这些放射状迁移的神经细胞表达细胞表面糖蛋白 astrotactin，它是放射状迁移的神经细胞附着于胶质细胞的分子基础，也是放射方向迁移所必须。

在诱导信号作用下，迁移细胞长出前导突起向迁移方向延伸。该步骤机制的损害会导致脑的发育异常。已知，放射状迁移前导突起内的 Filamin A（FLNa）通过与细胞膜分布的整合素、跨膜受体复合物以及第二信使等相互作用，调节肌动蛋白细胞骨架的重组，参与了放射状方向迁移。因此，FLNa 是把感受到的诱导信号转化为突起延伸的重要介导分子。FLNa 基因突变导致家族性 X 染色体连锁的脑室周皮质异位。这种疾病，神经细胞因不能脱离室周带，导致在室周形成异常皮质结构。

（三）神经元细胞体移动

神经细胞的迁移与单纯的神经突起生长的本质区别是，神经元细胞体迁移含有细胞核或细胞体的移动，而神经突起生长不含细胞核移动。细胞体运动依赖细胞骨架的动态变化。微管是最重要的细胞骨架，在控制细胞运动中起重要作用。运动中的神经细胞，中心体常位于细胞核的前方。从中心体发出的一组微管向前延伸进入前导突起，另一组与中心体相连的微管在细胞核周围形成笼状结构。随着前导突起的延伸，首先中心体向前导突起前移动，接着动力蛋白（dynein）介导将与微管连接的细胞核拉向中心体。另外，在细胞核的后部肌动蛋白-肌球蛋白网的收缩推动细胞核前行。神经迁移中，这种中性体依赖的步骤不断循环。但是，神经管形成早期，细胞体在神经管管壁的波动，是一种不依赖中心体的移动。

微管的动态行为受多种蛋白调节。一些结合在微管上的蛋白可以改变骨架蛋白的稳定性，而另一些则可以参与微管伸展和载货。已知，Lis1 与 DCX 都参与了核移动相关的微管系统的调控，而 Lis1 还与中心体关联，它们共同参与放射状方向迁移过程。临床研究观察到，编码 Lis1 和 doublecortin（DCX）的基因发生突变导致神经元迁移异常，引起无脑回畸形。目前，关于这些分子如何调节细胞骨架进而影响迁移机制，尚不完全清楚。

（四）细胞迁移的终止

我们已了解神经迁移运动，那么神经元迁移到达目的地后又是如何驻足的呢。现在了解到，小鼠大脑皮质中放射状迁移神经元多数是谷氨酸能兴奋性投射神经元，而沿着切向通路迁移的细胞多数是 GABA 能抑制性中间神经元。那么，下文将介绍这两种迁移神经元的终止过程及其机制。

1. 放射状神经元迁移与大脑皮质结构的形成　发育过程中，脑室区产生的首批迁移神经元移动距离较短，形成前板层，位于皮质外表面之下。前板包括较浅的缘层和较深的细胞区称为下板层；缘层含有大型的星状细胞称为 Cajal-Retzius 细胞，该层以后就是大脑皮质 6 层结构的第Ⅰ层。皮质发育的下一个阶段的特征是前板内开始积累大量有丝分裂后的神经元。这些新生的神经元分布的区域称为皮质板。皮质板在缘层和中间带之间。IZ 含有大量轴突投射纤维,以后成为白质,IZ 上缘邻接的 SP 层随发育逐渐退化。这时,发育形成几个主要的皮层结构,包括室周带、中间带、皮质板和缘层。在室周带区,许多神经干细胞和前体细胞分裂并向神经元分化,部分细胞作为中间祖细胞离开室周带后迁入脑室下区,在那里进行有丝分裂(见图 4－9)。

正常大脑皮质各层特定类型细胞呈有序的分层分布。这是由于在室周出生的神经元会程序性地分批穿越早期出生神经元组成的细胞层,并及时终止迁移形成新的皮质细胞层。依次类推,不断迁出神经元,依次从皮质的深层第Ⅵ层向皮质浅表层第Ⅱ层排列,即所谓的 inside-out 模式(见图 4－9),而构成皮质第Ⅰ层的是原先的缘层。这种规则的细胞层形成,依赖于神经元迁移的程序性终止。现在了解到,reelin 在皮质神经元迁移及其定位中具有重要作用。

在胚胎发育过程中,reelin 是由大脑皮质表层的 Cajal-Retzius 细胞表达和分泌,参与皮层神经细胞的迁移和分化过程,关于 reelin 控制迁移细胞的层状位置分布的机制还不完全清楚。现在的观点认为有几种可能:①reelin 蛋白扮演了趋化因子的作用,引导神经元向大脑浅层迁移;②reelin 也可以作为一种停止信号,指示迁移的神经元在到达正确位置后,从放射状神经胶质细胞组成的脚手架上分离下来,终止细胞继续迁移。

编码 reelin 的基因 *RELN* 突变导致小鼠放射状迁移皮质神经元排列模式发生颠倒。在这些基因突变动物的脑发育中,早期迁移的神经元缺乏 reelin 的停止信号,细胞无法从脚手架上分离下来,滞留在放射状胶质细胞轨道上,导致了细胞迁移轨道的阻塞,由此,从物理上阻止了后期迁移细胞,使它们只能终止或排列在早期迁移神经元的后面,从而破坏了皮质板形成过程中的 inside-out 模式。同样,在人类也发现 *RELN* 基因突变导致无脑回的畸形,进一步提示该基因参与神经元迁移机制。此外,*RELN* 基因多态性还与多种神经系统疾病有关。

神经元放射状迁移的终止还有脑表面的其他分子参与,如皮质表面的基膜分子 Fukutin,该基因突变导致神经元迁移异常,甚至迁出软脑膜。

2. 切线方向迁移神经元的迁移终止　皮质 GABA 能抑制性中间神经元是沿着切线方向通路迁移而来。在大脑切线方向的迁移及其终止过程中,GABA 能神经递质受体功能的变化起重要调节作用。在神经元发育早期,GABA 使未成熟的幼稚神经元产生去极化的兴奋性反应。随着神经元的发育与成熟,GABA 引发超极化的抑制性膜电位反应。研究发现 GABA 受体抑制性功能的成熟可能是切线方向迁移终止的调节信号。同时,这也提示神经元电兴奋可能促进迁移,而膜电位抑制阻止迁移。

第七节　轴突生长机制

脑功能运作需要神经元突起通过突触传递形成神经网络。神经突起生长延伸的功能部分称为生长锥。神经元的极化机制分化神经突起为树突和轴突。轴突的生长锥延伸到达靶位形成突触。参与生长锥靶向性生长的导向因素包括接触趋化、接触排斥、化学趋化和化学排斥。信号分子参与生长锥靶向性生长的导向调节(图 4－10),参与化学趋化和化学排斥的分子分别统称为化学趋化因子和化学排斥因子。化学趋化因子吸引生长锥向分泌因子浓度较高的方向延伸,反之,化学排斥因子则推动生长锥向反方向延伸。

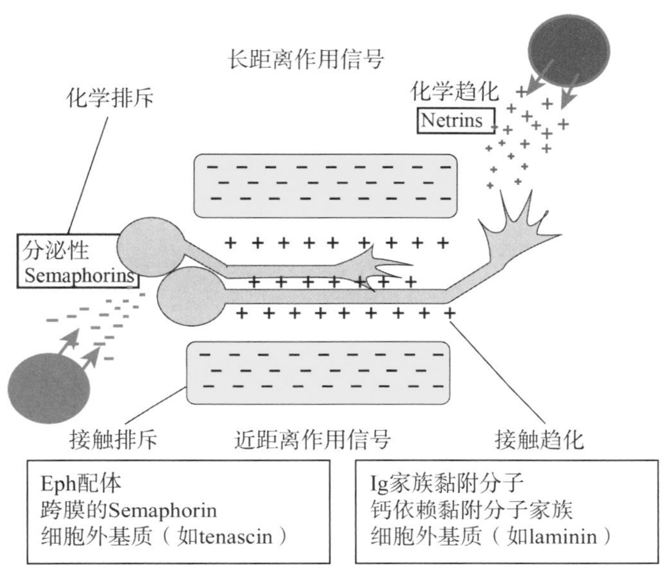

图 4－10　诱导生长锥靶向性生长的导向模式图

一、轴突生长的导向

轴突投射过程分为一系列的短过程,每一过程为几个微米的长度。每次短过程,神经轴突终止于一些特化细胞(称为中继靶或选择点),接受信息、选择和开始下一个阶段的轴突生长,如此重复进行靶向伸展。不同发育时期轴突延伸面对的环境不同。在胚胎发育中,第一批轴突生长面对的是没有轴突的环境,而以后新生的轴突面对的是充满交错的早期投射轴突。它们可沿着已形成的轴突束延伸,并在特定的选择点由一个束道转向另一个。

靶细胞/中继靶细胞分泌可扩散的化学趋化因子形成浓度梯度,远距离引导轴突;而化学排斥因子推动突起向反方向生长。突起生长也能被近距离接触诱导,即通过与细胞表面和细胞外基质中非扩散性分子直接接触。非扩散性的接触趋化分子可营造一种允许轴突生长附着的空间通道,而接触排斥性分子,使轴突对行径空间产生选择性。

生长锥是神经突起生长的前导轴突延伸的运动结构,也是信号侦测和接收装置。它将环境中的引导线索转化为细胞内的信号,调节细胞骨架运动,从而决定神经突起的生长方向和速度。生长锥结构可划为 3 个部分:①富含呈束状的微管、线粒体、囊泡等的中心部分。②在中心的前部外围是生长锥的周边部,也称为幔状伪足(lamellipodium),其中有致密的由肌动蛋白组成的微丝纤维网与散开的微管纤维交织在一起；向前与指状伪足中的微丝结合在一起。③丝状伪足(filopodium)是幔状伪足上伸出的突起，纵向排列有致密的微丝，在细胞膜上分布有不同类型的信号分子受体和黏附分子，是生长锥的主要感觉结构。

生长锥在感受信息后，发生前伸、转向、停止、塌陷等反应。生长锥中的张力来源于肌球蛋白对受体耦合的肌动蛋白的牵拉。如果生长锥与附着物结合牢固，就形成了向前的推动力，如果附着力不够，则发生回缩。生长锥在前行的过程中，不断有向前的微丝解聚和聚合以提供新的结构支撑，通过微管系统进行的轴浆/胞质体转运保证物质供给，而胞吐、内吞系统不仅提供了延伸时扩张的膜结构，并更新细胞膜上的受体和细胞黏附分子等功能分子。

神经突起的类型包括轴突和树突，它们生长的前导结构都是生长锥，长距离延伸的突起一般为轴突。神经元轴突的分化机制尚不清楚，研究提示与神经元极化机制关联。在一个神经元的突起中，PI_3K/AKT 系统活性最强、GSK3β 活性弱的突起将分化为轴突；而 PTEN 活性较强、PI_3K/AKT 通路抑制，进而使 GSK3β 激活的突起，将向树突分化。GSK3β 可通过磷酸化调节微管关联蛋白功能，它的活性减弱有利于微管的组装和稳定。这似乎提示上调微管的组装和稳定有利于向轴突发育。

另外，微丝骨架系统在轴突发育中也有重要作用。肌动蛋白解聚因子(actin depolymerizing factor, ADF)家族的切丝蛋白(cofilin)是一种肌动蛋白结合蛋白，在生长锥中，该蛋白能解聚纤维型肌动蛋白(F-actin)成为球状肌动蛋白(G-actin)，使微丝的组装和去组装的动态变化增加。切丝蛋白活性增加可促进神经突起的延伸并向轴突分化，这也提示微丝的动态性对轴突分化的重要性。

二、引导轴突生长的配体和受体

(一) 细胞黏附分子

细胞黏附分子(cell adhesion molecule, CAM)既可作配体也可以作为受体，包括免疫球蛋白超家族(IgCAM)、钙依赖黏附分子(cadherin)超家族和整合素(integrin)等。其中许多成员介导同源亲和附着(homophilic adhesion)，即两个细胞相同分子之间的附着；而有些成员也能作为异源亲和附着(heterophilic adhesion)存在于细胞表面。相较于 Cadherin 家族，IgCAM 家族不同成员胞外结构域的差异更大，各自在神经生长锥引导中发挥不同的作用。

(二) 受体酪氨酸激酶

多种 RTK 有调节轴突生长或侵入靶区的作用。脊椎动物 RTK 最大亚家族为 Eph 受体，其配体是 Ephrin。它们都通过一个糖基磷酯酰肌醇(glycosyl phosphatidylinositol, GPI)结构或一个跨膜序列锚定于细胞膜上。有些 Eph 受体和配体之间有双向信号传递作用。Ephrin 为接触排斥分子，在通过与生长锥上 Eph 受体的作用，调节轴突的走向、空间排列和成束。RTK 种类很多，FGF 受体和神经营养因子受体 Trk 家族也属 RTK。

(三) 细胞外基质分子及其受体

细胞外基质分子(extracellular matrix molecule, ECM)分子的受体主要是整合素、Ig 超

家族成员和其它蛋白多糖分子。ECM 的种类很多,功能各异,可促进或抑制突起的发芽和延伸,其中 laminin 被认为是易于轴突长入的基质。

(四) 神经生长因子(Netrin)及其受体

神经生长因子(Netrin)蛋白的氨基酸组成中含细胞外基质分子 Laminin γ 亚单位的 N-端的序列。Netrin 通过与细胞膜的表面分子或 ECM 作用进行扩散。Netrin 成员大部分的主要作用是神经营养和化学趋化吸引轴突延伸作用,但有的 Netrin 成员具有化学排斥效应阻止轴突生长。Ig 超家族中 DCC 子家族介导 Netrin 的化学趋化吸引作用,而 Ig 超家族中的 UNC-5 介导 Netrin 的化学排斥效应。

(五) 信号素(Semaphorin)

Semaphorin(Sema)是一个细胞表面蛋白和分泌蛋白大家族的蛋白,主要起化学排斥作用。脊椎动物的 Collapsin-1/Semaphorin3/RomanⅢ/D 作为一种可扩散性的远距离作用的化学排斥分子,引起感觉神经生长锥塌陷,参与脊髓内的感觉神经投射的模式化。Semaphorin 家族中的细胞表面蛋白 SemaⅡ起接触排斥作用。此外,Sema 还参与轴突的转向决定以及突起分支形成的调节。

总之,在神经系统发育中,生长锥生存于富含趋化及排斥信号的内环境中,对各种信号作出反应,决定轴突的延伸速度和方向。这种决定取决于内环境的变化以及生长锥结构和功能的完整性。

三、束化

(一) 把轴突拉到一起的分子

CAM 分子能调节轴突聚集到一起发生束化。FasⅡ是 IgCAM 的超家族成员参与轴突的束化。实验观察到,胚胎果蝇的轴突,呈 FasⅡ阳性表达的大部分束化形成三个纵向轴突束。当 Fas 突变失活,这些轴突就不再束化;而当 FasⅡ异位表达时,出现轴突异常束化。

(二) 把轴突推到一起的分子

SemaⅠ以接触排斥的方式使基质不利于轴突生长,促使轴突相互依附而束化。另外,星形胶质细胞表达 Eph 受体的配体 AL-1,AL-1 作为排斥因子通过 Eph 受体促进大脑皮质神经元轴突束化。因此,轴突的束化是趋化与排斥因素共同作用的结果。

(三) 去束化的分子

IgCAM 和 NCAM 上共价结合的唾液酸(polysialic acid, PSA)修饰是轴突去束化的调节机制。通常神经束到达靶区后,NCAM 的 PSA 修饰增加。由于 PSA 链上带有丰富的负电荷,所以 NCAM 在轴突上产生一个负电子云,干扰了 NCAM 与邻近的 CAM 分子之间的黏附作用,使轴突与轴突之间分离,轴突离开神经束后,其末端去寻找靶位。

(四) 选择性束化和去束化

选择性束化是指神经纤维选择性地进入特定神经纤维束。选择性束化通常需由相互结合和吸引的特异分子介导。例如,果蝇运动神经元纤维表达连接素(connectin),后者使神经纤维融入已存在的神经束。选择性束化还包括由排斥效应分子介导的过程。例如,果蝇有些神经束外围有 Wnt5 分布，Wnt5 能阻止某些神经纤维进入神经束。

选择性去束化指束内的神经纤维在特定部位离开神经束向靶区投射的现象。其机制涉及 2 个方面：①特定部位细胞分泌的趋化因子可以吸引神经束中表达相应受体的生长锥向束外延伸；②神经纤维束行径通路中的诱导分子可使一些神经纤维表达促使神经纤维离开神经束的分子。例如，分泌性 Beat 蛋白具有抑制多种黏附分子的神经束化作用。当运动神经纤维到达特定中继靶区时，部分神经纤维会分泌 Beat 蛋白，使这些纤维不再黏附于纤维束，离开神经束向靶区延伸。

四、靶的选择

轴突一旦到达靶区，去束化，生长锥侵入靶区，形成特定的空间投射模式，进一步形成突触。靶区侵入是依据路径和靶位产生的信号。例如，松果体的神经支配受到靶区产生的神经营养素因子 NT3（neurotrophin 3）控制。蟾蜍视神经轴突在顶盖的投射受沿途分布的 FGF 梯度浓度路径的控制。

进入靶区后，轴突的生长锥靶向性从三维空间角度进行精确的靶向定位。例如，视网膜上不同部位的节细胞投射到中脑顶盖的特定位置，该投射依靠顶盖的位置信息和轴突的辨认机制。靶区 A-P 和 D-V 轴上，轴突生长的趋化和排斥因子呈梯度分布，这种趋化和排斥因子分布差异在空间每一点上形成特殊的导向和牵引信号，从而组成特定的位置信息汇总。表达特定受体的生长锥识别位置信息，从而完成轴突的靶向定位。

第八节　神经环路整合

神经元细胞间的信息传递依赖于突触。发育中不同类型突触的形成机制有相似性。突触形成是脑区局部微环境、突触前细胞与突触后细胞共同参与的过程。

一、突触形成的前期反应

轴突末梢的生长锥与靶细胞的胞体或树突性生长锥接近后，进一步分化为突触前和突触后结构。早期潜在的突触前和突触后结构中均存在囊泡。这些囊泡外吐的效应包括突触前后信号对话、膜结构的延展、膜蛋白分布的调控和突触间隙基质分子的填充等。

可扩散的诱导分子调节突触前结构分化。例如，小脑颗粒细胞作为突触后细胞分泌 Wnt-7a，后者通过与脑桥投射来的轴突生长锥上的 Wnt 受体 Frizzlied 结合发挥吸引作用。此外，小脑颗粒细胞还表达 FGF22，通过与 FGFR2 结合，诱导突触前发育。

突触形成早期，生长锥中细胞信号分子活动非常活跃。生长锥中 cAMP 信号水平增加调节突触小泡增加和突触前结构成熟。PKC 可快速促进 Ca^{2+} 通道在生长锥边缘的分布，生长锥中 Ca^{2+} 内流能促进微丝组装和突触前结构的成熟。

二、突触前与突触后的粘合

在即将形成突触的部位，尚未成熟的突触前和突触后结构紧密接触，类似紧密连接样的粘附结构（图 4－11）。目前已知几种分子参与这种黏附：①突触细胞黏附分子，它是 Ig 超家族成员，在突触形成早期的突触前和突触后高表达；②钙依赖黏附分子（cadherin），cadherin 的胞质段保守序列通过连环蛋白（catenin）与微丝结合；③Ig 超家族的 Nectin，其胞质段通过 I-afadin 结合到微丝。突触发育中 Nectin-afadin 系统与 Cadherin-catenin 系统在功能上存在协同。

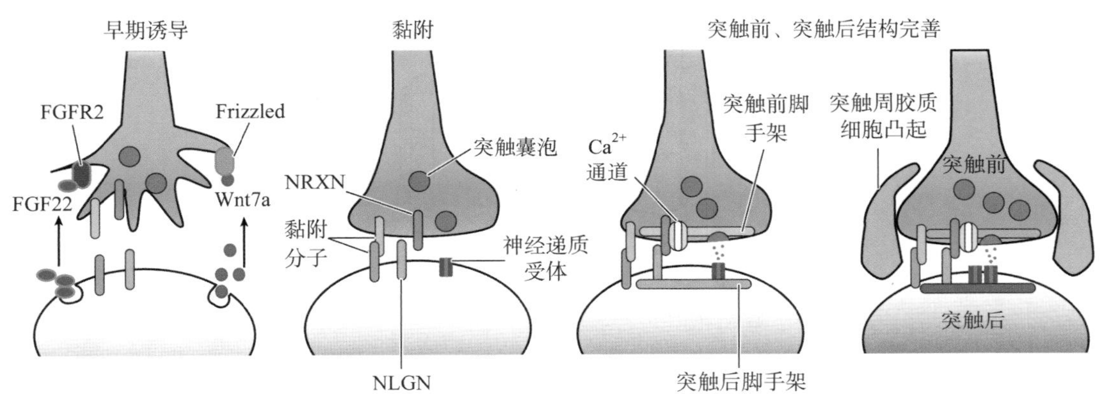

图 4－11 脑发育中突触形成模式图

三、突触前结构诱导

已知突触前和突触后结构都能促进对方的成熟。在突触形成中，轴突的生长锥表达跨膜蛋白 Neurexins（NRXN），突触后结构表达 Neuroligins（NLGN），NLGN-NRXN 的结合可触发突触前膜上积累一些递质释放相关的蛋白及其正确定位。突触后表达的 NLGN2 主要参与 GABA 能突触前结构的形成，而 NLGN1 主要参与谷氨酸能突触前结构的形成。此外，研究已发现很多因子具有诱导突触结构分化的作用，这些包括 LRRTM（leucine rich repeat transmembrane neuronal protein），神经生长因子、BDNF、细胞外基质分子等。

四、突触后结构特化诱导

（一）神经肌接头形成中的突触后受体表达分布的诱导

轴突生长锥与靶位形成接触后，突触前向突触后释放信号可诱导突触后结构分化。神经肌接头的突触后结构成熟正是如此。神经肌接头突触形成初期，运动神经元的类似突触前的结构释放因子，促进形成神经肌接头。突触前释放的 Agrin 可通过肌管表面低密度脂蛋白受体相关蛋白 4（low density lipoprotein receptor-related protein 4，LRP4）刺激肌肉特异性激酶（muscle specific kinase，MuSK）磷酸化，并固定在突触后，MuSK 又通过一系列信号反应，募集 ACh 受体（AChR）在突触后部位定位。

MuSK 下游反应中涉及 3 个重要蛋白：①细胞骨架接头蛋白缔合蛋白（Rapsyn），

Rapsyn 含有自身聚集位点和结合 AChR 的位点，在介导 AChR 突触后定位中发挥主导作用；②Dok-7，它与 MuSK 胞质段的末端结合，调节 MuSK 酪氨酸激酶活性，对 AChR 进行磷酸化修饰。AChR 酪氨酸残基磷酸化是与 Rapsyn 结合的基础；③Tid1，该蛋白具有活化小 G 蛋白酶活性和促进 AChR 酪氨酸磷酸化的作用（图 4 - 12）。

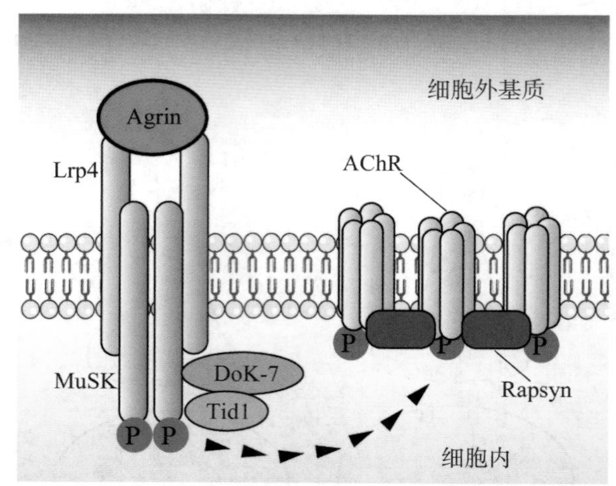

图 4 - 12　Agrin 诱导调控神经肌接头突触后 AChR 的定位和分布

神经元还合成 Neuregulin（Nrg1），它通过激活神经肌接头的突触后膜上 ErbB，上调 AChR 的表达。另外，细胞黏附分子、神经营养因子、细胞外基质等分子在神经肌接头的突触后分化、成熟及维持中也发挥了重要作用。

（二）中枢神经系统突触后受体分布的诱导

在 CNS 中，Agrin-Musk-Rapsyn 信号系统也参与突触后分化。其次，Agrin 还可促进新的树突性生长锥生长，参与树突棘分化和功能维持。但是，在 CNS 中，很多突触后分化为 Agrin 非依赖性。

CNS 突触后形态和功能成熟的机制十分复杂。前文提及的排斥性的 Ephrin-Eph 信号系统。在谷氨酸能神经突触形成中介导谷氨酸 NMDA 受体成簇分布。其次，pentraxin 蛋白可通过直接结合作用诱导谷氨酸 AMPA 受体成簇分布。突触形成早期起作用的粘附分子和 NLGN-NRXN 信号也参与诱导突触后成熟，例如，突触后的 NLGN-1、NLGN-3 和 NLGN-4 介导谷氨酸能突触后受体分布，而 NLGN-1、NLGN-2 和 NLGN-3 可参与突触后 GABA 受体分布的调节。还有，突触前释放的神经营养因子，通过对突触后 trk 受体的介导，调控突触后受体的分布。突触周围的胶质细胞分泌的因子，如血小板反应素（thrombospondin，TSP）、神经生长因子、神经营养因子、胆固醇等在促进突触形成中也发挥重要的作用。

在电镜下，成熟的突触前和突触后结构有致密带，这些结构由脚手架蛋白、接头蛋白、微丝和微管等组成。突触前囊泡的有效释放以及突触后受体聚集和稳定依赖于这些结构的完善。突触后定位的受体簇集与突触后脚手架结构的完善密切相关。

五、受体功能的发育与成熟

谷氨酸和 GABA 分别是成熟脑的最主要兴奋性和抑制性神经递质。在发育早期，未成熟的神经元细胞膜上负责向内转运 Cl^- 的转运体 NKCC1 表达较多，而向外转运 Cl^- 的转运体 KCC2 表达较少，导致细胞内 Cl^- 的水平远高于细胞外。当 GABA 受体激活时，引起 Cl^- 外流，产生兴奋性突触后电位（EPSC）。随发育进展，逐渐 NKCC1 表达减少、KCC2 表达增加，使细胞内 Cl^- 低于细胞外，GABA 受体兴奋时，引起 Cl^- 内流产生抑制性突触后电位（IPSC）。GABA 这种发育早期的兴奋效应保证了神经发育的需求，以后随兴奋性谷氨酸能神经递质系统的发育完备，谷氨酸和 GABA 受体系统共同参与了突触的发育和可塑性。神经元的兴奋促进神经营养因子、Agrin 等释放，进一步调控突触形成和成熟。

六、神经环路成熟

神经环路成熟依赖于神经元兴奋性的活动。神经环路塑型取决于不同输入冲动的波型和频率，同时也取决于接受信息的突触后神经元对输入波型的感受和反应。

突触形态、数量和功能的改变，被称为突触可塑性。已知，参与突触发育形成的许多因素均参与突触可塑性调节。实验中，当给予持续的高频刺激后，引起突触后 EPSP 的幅度持续增加，即所谓的 LTP 效应。LTP 介导发育中突触调整和可塑性的机制，因此，LTP 可作为突触可塑性活动的标志之一。在未出生时，丘脑和皮质神经元之间的 LTP 明显，随脑发育成熟 LTP 逐渐减弱，提示一般而言随发育成熟，可塑性下降。此外，神经营养因子具有很强的促进突触发育、调节突触结构和数量的作用。神经营养因子可作为突触顺向信号促进突触后结构优化，同时作为逆向信号调节突触前神经元的结构和功能。

第九节　发育中神经细胞死亡

神经系统发育过程中，除神经细胞增殖和分化，同时大量神经细胞出现死亡。细胞死亡是神经系统构筑和神经功能正常发育必不可少的步骤。由于发育中神经细胞的死亡是一个主动过程，细胞死亡的启动受到程序性基因表达的调控。因此，这被称为程序性细胞死亡（programmed cell death，PCD），又称为细胞凋亡（apoptosis）。PCD 存在于神经发育的多个环节，从神经上皮细胞到终末分化的神经细胞，从神经管的形成到神经元与靶细胞的匹配过程，都有 PCD 的发生。在发育过程的不同阶段，一些已完成使命的细胞，不能与靶细胞形成正常匹配、不能整合入神经网络的神经元都可通过 PCD 的方式被清除。因此，在神经系统发育中，PCD 扮演“雕塑”神经结构和功能的角色。

一、神经细胞存亡的决定

如果说细胞分化的方向决定以后细胞的生存方式，PCD 则决定发育过程中细胞的存亡。决定细胞是否 PCD 取决于两个主要方面：①细胞内在信号调节或自主专一性的调控机制。

在胚胎发育过程中，这类机制的启动依赖细胞自身内在信号；②细胞外信号或条件选择性的调节机制。这类机制依赖其他细胞发出各种信号。发育中细胞启动PCD的过程是由外在信号通过内在机制完成的，因此是两种机制相互作用同时参与。

二、发育中神经细胞死亡的机制

（一）神经营养因子调控发育中神经元存亡

20世纪40年代，意大利学者发现神经生长因子（nerve growth factor，NGF），并提出NGF缺乏介导发育中神经元的死亡。在发育过程中，NGF具有促进神经分化和存活的作用。交感神经培养实验中，去除NGF 24小时后细胞发生凋亡。发育的神经系统、靶细胞及其邻近胶质细胞分泌神经营养因子和细胞因子等，这些因子促进支配靶细胞的神经元分化和存活，当这些细胞不能提供足够的神经营养因子，支配靶细胞的神经元则发生死亡。

1. 神经营养素因子及其受体 神经营养素因子（neurotrophic factors，NFT）包括NGF、脑源性神经营养因子（BDNF）、神经营养素（neurotrophin，NT）3和NT4/5等。它们的受体均为RTK受体，分别命名为trkA、trkB和trkC。NGF主要与RtkA结合，BDNF和NT4/5主要与trkB结合，而NT3则优先与trkC结合。神经营养素与相应的受体结合后，形成受体二聚体而激活，引起受体胞内部分磷酸化而促发下游的生化反应。此外，NFT还有低亲和力受体p75NTR等。

2. 神经营养素因子与神经元死亡 NFT对神经元的存活至关重要，减少NFT的生成或抑制受体表达可引起神经元死亡。如NGF或trkA基因突变的小鼠体内交感神经节缺少。NT3基因缺失的小鼠表现为交感神经元数大量减少。

3. NGF剥夺启动神经元的凋亡程序 最初认为NGF通过对神经元“营养”作用使得神经元存活下来。现已知，NGF通过抑制神经元凋亡过程发挥促细胞存活的作用。在交感神经元培养体系中加入NGF促进细胞存活，反之，去除NGF导致交感神经元死亡。若在去除NGF的培养液中加入蛋白合成抑制剂，则细胞死亡现象消失。这提示NGF通过抑制细胞的主动死亡过程使神经细胞存活。另外，p75和Fas等死亡受体可介导撤除NGF的凋亡效应。因此，不同受体的表达增加及其在细胞膜上的分布，影响细胞对NFT应答效应。

在神经系统发育中，除上述NFT外，多种细胞因子，如TGFβ、IL-6等也参与神经元凋亡的调控。

（二）神经元凋亡的机制

PCD包括一系列生化和形态学反应，包括细胞内蛋白酶的合成和激活，以及启动特异的信号通路，导致细胞核内DNA断裂和染色质浓缩、细胞枯萎、形成凋亡小体以及细胞吞噬作用等过程。发育中的细胞凋亡没有炎性反应参与，没有细胞膜的显著破坏，这与细胞坏死明显不同。凋亡受基因调控，通过激活或动员细胞内一连串级联反应，最终导致细胞死亡。参与神经细胞凋亡的调节基因很多，主要包括bcl-2家族基因和caspases家族基因等。关于神经细胞凋亡的调节因子及其信号通路，将在本书第二十二章中介绍。

思考题

1. 外胚层在什么因素的介导下形成神经板?
2. 谈谈神经系统的前后轴的形成机制。
3. 神经系统背腹轴分化中关键的信号系统是什么?
4. 神经干细胞有什么特性?
5. 如何理解 Notch 信号系统在神经分化中的作用?
6. 我们说大脑皮质“inside-out”是什么意思? 其中涉及什么发育机制?
7. 宏观上,诱导神经突起定向生长的因素有哪些方面?
8. 突触形成过程中有哪些重要步骤?
9. 为什么神经细胞死亡是神经系统发育中的重要步骤?

（朱粹青　熊　曼　孙凤艳）

参考文献

1. BEAR M F, CONNORS B W, PARADISO M A. Neuroscience: exploring the brain[M]. 4th ed. Philadelphia: Lippincott Williams & Wilkins, 2016: 805 - 873.
2. KANDEL E R, SCHWARTZ J H, JESSELL T M, et al. Principles of neural science[M]. 5th ed. New York: MeGraw-Hill Companies, 2013: 1165 - 1258.
3. POLEVOY H, GUTKOVICH Y E, MICHAELOV A, et al. New roles for Wnt and BMP signaling in neural anteroposterior patterning[J]. EMBO Rep, 2019, 20(6): e45842.
4. PRICE D, JARMAN A, MASON J, et al. Building brains: an introduction to neural development[M]. 2nd ed. Hoboken: Wiley, 2018.
5. PUELLES L, HARRISON M, PAXINOS G, et al. A developmental ontology for the mammalian brain based on the prosomeric model[J]. Trends Neurosci, 2013, 36(10): 570 - 578.
6. SANES D H, THOMAS A R, WILLIAM A H, et al. Development of the Nervous System[M]. 4th ed. Oxford: Elsevier Inc, 2019: 7 - 103.
7. SCHOLPP S, WOLF O, BRAND M, et al. Hedgehog signaling from the zona limitans intrathalamica orchestrates patterning of the zebrafish diencephalon[J]. Development, 2006, 133(5): 855 - 864.
8. SQUIRE L R, DARWIN B, FLOYD E, et al. Fundamental neuroscience[M]. 4th ed. New York: Elsevier Inc, 2013: 287 - 457.
9. VIEIRA C, POMBERO A, GARCÍA-LOPEZ R, et al. Molecular mechanisms controlling brain development: an overview of neuroepithelial secondary organizers[J]. Int J Dev Biol, 2010, 54(1): 7 - 20.

第二篇 神经递质和受体

第五章　兴奋性氨基酸类递质

第一节　谷氨酸能神经元的分布及纤维联系

谷氨酸(glutamate, Glu)在哺乳动物的 CNS 分布广泛，是脑内含量最多的氨基酸，在人类大脑皮质中高达 9～11 μmol/g。脑内的谷氨酸参与蛋白质以及脂肪酸合成，还参与三羧酸循环(tricarboxylicacid cycle, TCA cycle)的代谢。因此，一度无法区别脑内的谷氨酸是代谢的中间产物还是神经递质。直到 20 世纪 70 年代后，大量的研究发现脑内的谷氨酸符合经典神经递质的标准，并确定了它是由神经元合成的兴奋性神经递质。这些标准包括：①神经元内含有谷氨酸神经递质的合成酶；②合成的谷氨酸能够储存于神经末梢的突触囊泡内；③囊泡内的谷氨酸又通过 Ca^{2+} 依赖的胞裂外排形式释放到突触间隙；④突触间隙的谷氨酸能被高亲和力摄取系统快速清除；⑤脑内有特异的谷氨酸受体，能与内源性或外源性配体特异结合。功能研究表明脑内的谷氨酸不仅仅参与神经元的 TCA 代谢过程，而且参与了神经元的兴奋性传递过程，是脑内重要的兴奋性神经递质。除了谷氨酸外，天冬氨酸(aspatate, Asp)也是 CNS 的兴奋性递质。本章以谷氨酸为例进行介绍。

一、谷氨酸能神经元的分布

采用免疫测定、生化分析及损毁神经通路等技术检测出脑内含能与谷氨酸高亲和力结合的位点，用谷氨酸兴奋这些脑区产生兴奋性脑功能变化。谷氨酸能神经元在 CNS 分布广泛，有部位特异性。谷氨酸在大脑皮质、小脑和纹状体的含量最高，在脑干和下丘脑的含量较低。在脊髓中，谷氨酸含量明显低于脑内，主要分布在脊髓灰质内，脊髓背角的含量高于脊髓前角。谷氨酸能神经元在脊髓背角的这种特异分布也反映了其在感觉传导中的重要性。

二、谷氨酸能神经元的纤维联系

(一) 大脑皮质的传出联系

在大脑皮质，谷氨酸能神经元发出的纤维投射至中脑、基底神经节、脑桥等脑区，形成多条投射通路。主要包括：①皮质-纹状体投射：新皮质的纤维投射终止于对侧纹状体；②皮质-伏隔核投射，即额皮质的少量纤维终止于伏隔核；③皮质-丘脑投射：皮质发出的神经纤维投射于对侧丘脑内侧核、腹后核、网状核和同侧的外侧膝状体；④皮质-中脑被盖投射；⑤视皮质投射到中脑上丘；⑥皮质-黑质投射，即额皮质的纤维终止于黑质；⑦皮质-脑桥投射(图 5-1)。

(二) 与海马有关的神经联系

海马富含谷氨酸能神经投射的传入与传出纤维联系。其中，传入投射主要包括：①嗅皮质的投射纤维通过海马下脚终止于海马分子层的颗粒细胞；②内侧隔核、斜角带核的纤维直接传入至海马 CA1、CA2、CA3 的锥体细胞。海马的传出纤维大部分发自锥体细胞，少数发自海马多形细胞层的神经元，组成穹隆，终止于外侧隔核、伏隔核、斜角带核、终纹床核和下丘脑乳头体。局部投射由齿状回颗粒细胞发出的轴突穿过多形细胞层进入海马皮质，与海马的 CA1、CA2、CA3 锥体细胞形成突触。海马另有部分纤维投射至同侧和对侧海马下脚等处，形成海马回路(图 5-1)。

(三) 其他

嗅球发出的纤维经外侧嗅束止于前梨状皮质；下橄榄核的纤维投射至小脑浦肯野细胞；小脑颗粒细胞发出的纤维终止于浦肯野细胞的树突(图 5-1)。

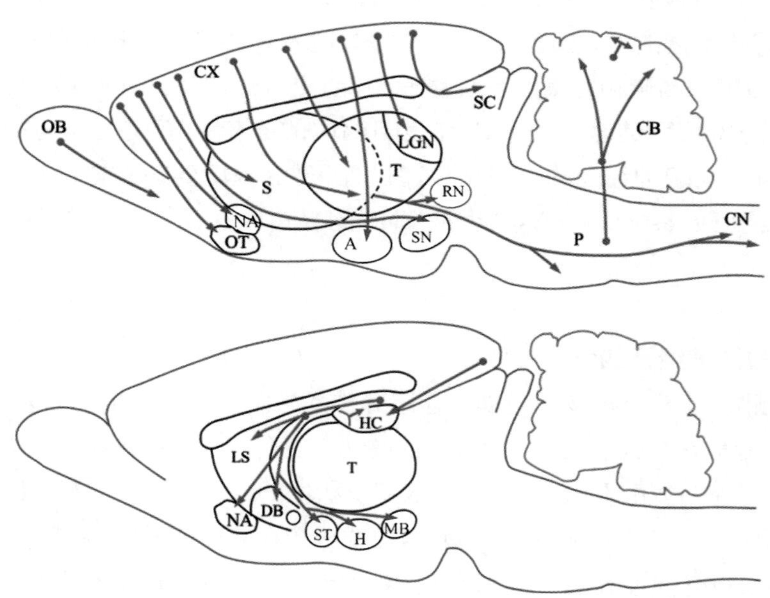

图 5-1 哺乳动物脑内谷氨酸能神经通路

注：上图和下图分别示意皮质传出联系和海马传出与传入联系。A，杏仁核；CB，小脑；CN，楔核；CX，大脑皮质；DB，斜带核；HC，海马；H，下丘脑；LGN，外侧膝状体；LS，外侧中隔；MB，乳头体；NA，伏隔核；OB，嗅球；OT，嗅结节；P，脑桥；RN，红核；S，纹状体；SC，上丘；SN，黑质；ST，终纹床核；T，丘脑[参考韩济生主编《神经科学》(第三版)]。

第二节　谷氨酸的生物转换

一、生物合成和储存

(一) 合成

外周的谷氨酸不能透过血脑屏障。脑内的谷氨酸神经递质是由神经元自身合成的。神经元谷氨酸的合成前体主要来源于两条途径。其一，三羧酸循环代谢的中间产物 α-酮戊二酸(α-ketoglutaric acid，α-KG)为谷氨酸递质合成前体。神经元内的 α-酮戊二酸在转氨酶和磷酸吡哆醛(pyridoxal phosphate，PLP)的催化下加氨基生成谷氨酸(图 5－2A)。其二，神经胶质细胞为神经元提供合成前体谷氨酰胺(glutamine，Gln)。神经元内的谷氨酰胺在谷氨酰胺酶(glutaminase)的作用下脱氨基形成谷氨酸(图 5－2B)。

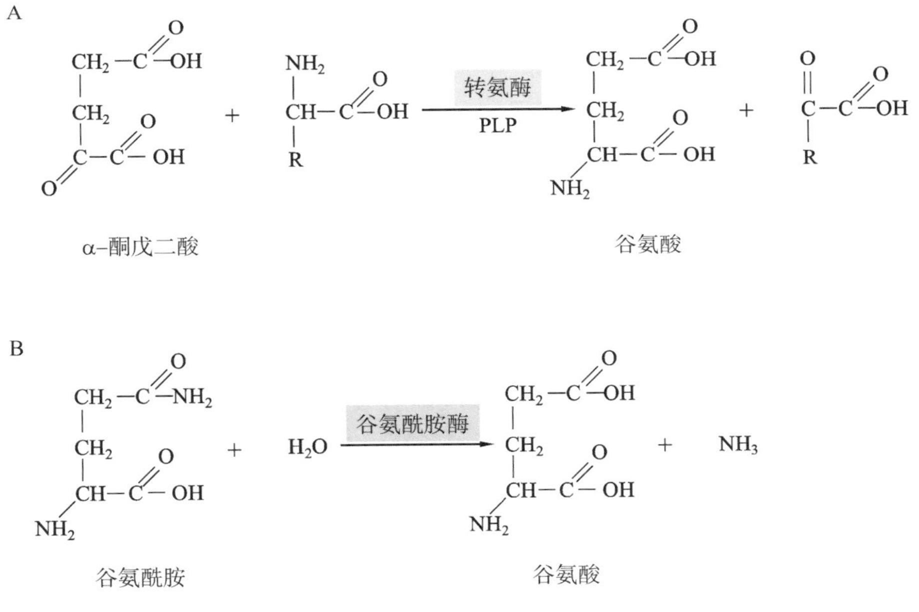

A

α-酮戊二酸 + NH_2-CH(R)-COOH —转氨酶, PLP→ 谷氨酸 + R-CO-COOH

B

谷氨酰胺 + H_2O —谷氨酰胺酶→ 谷氨酸 + NH_3

图 5－2　脑内谷氨酸神经递质合成途径示意图

(二) 储存

神经元内合成的谷氨酸储存于突触囊泡内。囊泡型谷氨酸转运体(vesicular glutamate transporter，VGLUT)依赖 ATP，具有逆浓度梯度的主动转运作用，负责在突触囊泡富集谷氨酸。目前克隆得到 3 种 VGLUT：VGLUT1(SLC17A7)、VGLUT2(SLC17A6)和 VGLUT3(SLC17A8)。其中，VGLUT1 mRNA 主要分布于大脑皮质、海马及小脑皮质；VGLUT2 主要分布于丘脑、脑干以及小脑的一些深部核团；对 VGLUT3 的研究相对较少，它在谷氨酸能神经元和非谷氨酸能神经元上均有分布。

二、失活

谷氨酸递质被释放到突触间隙后被迅速清除。谷氨酸的清除的方式主要是重摄取(reuptake)。放射自显影的实验结果显示，^{3}H-谷氨酸可以同时被神经元和神经胶质细胞所摄取。其中被神经元摄取的谷氨酸，一部分又被囊泡摄取、存储和再利用；而被胶质细胞摄取的谷氨酸则被酶解失活。

(一) 重摄取

谷氨酸的重摄取是通过位于突触前膜以及神经胶质细胞上的兴奋性氨基酸转运体(excitatory amino acid transporters，EAAT)来完成的。EAAT 向细胞内转运 1 分子谷氨酸伴 3 个 Na^+ 和 1 个 H^+ 进入胞内，同时伴 1 个 K^+ 运出胞外，由此产生伴随谷氨酸摄取的内向正电流。自 1992 年以来，先后克隆 5 种 EAAT(EAAT1～5)。这 5 种 EAAT 都是糖蛋白(表 5－1)，由 500～600 个氨基酸组成，有 50%～56%同源性。它们的分子结构特征：①相似的疏水模式(8 或 10 个跨膜片段)；②胞内部分有多个磷酸化位点；③胞外有多个糖基化位点；④N-末端和 C-末端都在胞内，在 C-末端有疏水区，这与其他神经递质转运体不同；⑤在胞质区或跨膜区含有保守的 7 肽序列—AA(I/Q)FIAQ，可能与底物结合有关。EAAT1～2 是胶质型谷氨酸转运体，而 EAAT3～4 则是神经元型谷氨酸转运体。EAAT1 主要分布于小脑、海马、大脑皮质和纹状体等；EAAT2 主要分布于大脑新皮质、海马和纹状体，是脑内主要的谷氨酸重摄取转运体；EAAT3 主要分布于海马的锥体细胞及神经元的树突等；EAAT4 主要分布于小脑浦肯野细胞的树突和树突棘；EAAT5 主要分布于视网膜(光感受器、双极细胞、无长突细胞和 Müller 胶质细胞)。除转运谷氨酸外，EAAT4～5 还具有谷氨酸门控 Cl^- 通道功能。

表 5－1　人谷氨酸转运体的分类及其特征

特征	*EAAT1* (*SLC1A3*)	*EAAT2* (*SLC1A2*)	*EAAT3* (*SLC1A1*)	*EAAT4* (*SLC1A6*)	*EAAT5* (*SLC1A7*)
氨基酸残基数	542	574	524	564	560
Km 值(μM)	77	2	15	3.3	64
分布细胞类型	神经胶质细胞	神经胶质细胞	神经元	神经元	神经元，神经胶质细胞
CNS 分布	较局限	广泛	广泛	小脑	视网膜

VGLUT 和 EAAT 均参与谷氨酸递质的转运，但它们的分布部位和功能不同。VGLUT 分布在突触囊泡膜上，参与谷氨酸的囊泡摄取和储存。EAAT 则主要分布在神经元和胶质细胞的细胞膜上，参与突触间隙谷氨酸的清除。VGLUT 和 EAAT 的生物学特性总结于表 5－2。

表 5－2　囊泡型谷氨酸转运体与兴奋性氨基酸转运体的比较

特征	VGLUT	EAAT
分布部位	突触前囊泡膜	细胞质膜
亲和性(Km)	1.6 mmol/L	2～20 μmol/L
Na^+ 依赖性	无	有
Cl^- 依赖性	有	无
专一性	L-Glu	Glu，Asp 等
功能	将谷氨酸摄入囊泡	降低细胞外谷氨酸浓度

（二）谷氨酸的代谢

被神经胶质细胞摄入的谷氨酸经过谷氨酰胺合成酶的作用生成谷氨酰胺，由谷氨酰胺转运体运出胶质细胞。进入细胞间隙的谷氨酰胺被谷氨酸能神经末梢所摄取，又经谷氨酰胺酶作用脱氨基生成谷氨酸，从而形成神经元和胶质细胞之间的“谷氨酸-谷氨酰胺循环”(glutamate-glutamine cycle)。谷氨酸的生物转换过程详如图 5－3 所示。

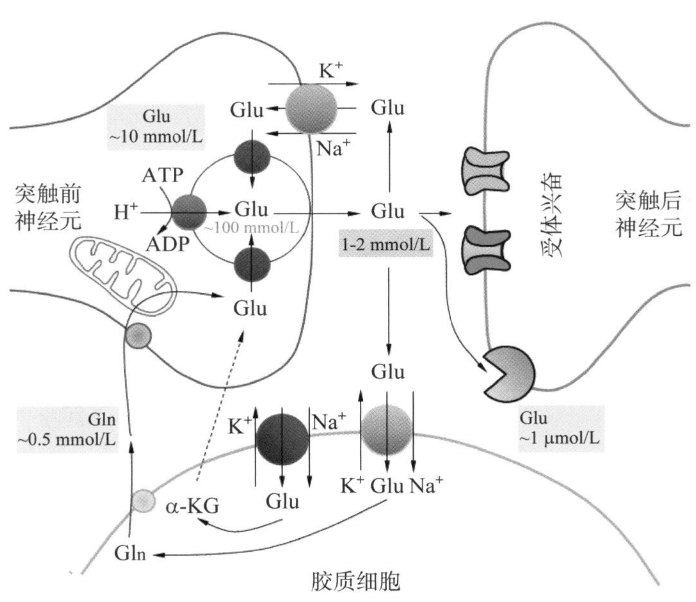

图 5－3　谷氨酸的生物转换示意图

注：Glu，谷氨酸；Gln，谷氨酰胺；α-KG，α-酮戊二酸。

第三节　谷 氨 酸 受 体

谷氨酸受体包括离子型谷氨酸受体(ionotropic glutamate receptors，iGluR)和代谢型谷氨酸受体(metabotropic glutamate receptors，mGluR)两个大家族(图 5－4)。iGluR 是配体门控的离子通道复合物。根据受体的药理学反应特性，iGluR 分为 α-氨基-3-羟基-5-甲基-4-

异恶唑丙酸（α-amino-3-hydroxy-5-methyl-4-isoxazolepropionic acid，AMPA）受体、海人藻酸受体和N-甲基-D-天冬氨酸（N-methyl-D-aspartate，NMDA）受体。这3种受体来源于不同的基因家族编码，形成各自的亚基。AMPA、KA和NMDA受体的亚基分别命名为GluA1～4，GluK1～5和GluN1～3。NMDA受体兴奋引起Na^+和Ca^{2+}内流及K^+外流。AMPA受体与KA受体兴奋主要引起Na^+内流以及K^+外流，AMPA受体兴奋时，不同亚型对Ca^{2+}内流的调节效应不同。例如，AMPA受体GluA2亚基与其他亚基形成异聚体时，具有抑制AMPA受体的磷酸化及诱导Ca^{2+}内流的作用。因此，含GluA2亚基的AMPA受体被命名为Ca^{2+}非通透性AMPA受体，而不含GluA2亚基的AMPA受体为Ca^{2+}通透性AMPA受体。

mGluR属于G蛋白偶联受体。已克隆出8种mGluR，即mGluR1～mGluR8（或称$mGlu_1$～$mGlu_8$）。根据序列的同源性、受体的药理学反应特性和所介导的信号转导途径，将mGluR分为3种类型：Ⅰ型包括mGluR1和mGluR5；Ⅱ型包括mGluR2和mGluR3；Ⅲ型包括mGluR4、mGluR6、mGluR7、mGluR8。

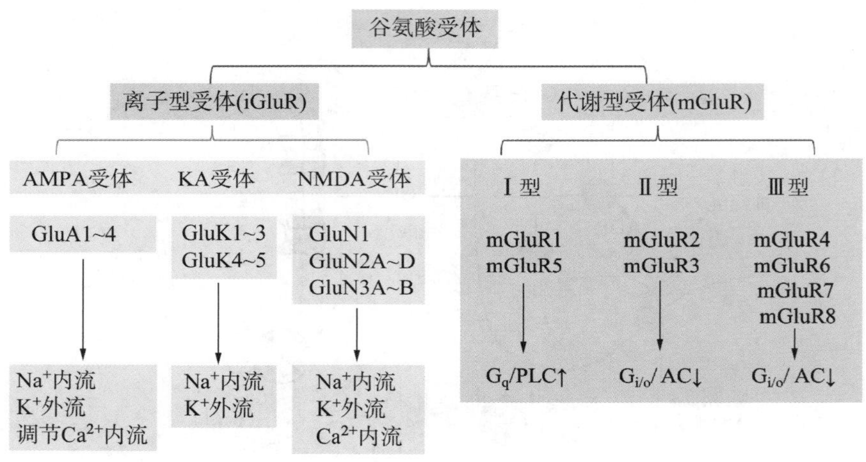

图5-4　谷氨酸受体的分类

一、离子型谷氨酸受体

iGluR分为AMPA、KA和NMDA受体。这些受体的结构均含有4至5个亚基组成的配体门控离子通道。每个亚基均含4个跨膜区（TM1～4），其N-末端位于细胞外，C-末端位于细胞内。C-末端含有能被蛋白激酶磷酸化的位点，参与离子通道开关功能的调节。跨膜区TM1、TM3和TM4为完整的疏水跨膜结构，TM2片段形成一个向胞内凹面的发夹环结构，也称为折环（reentrant loop），参与离子通道内壁和开关结构的形成。总体来讲，当iGluR与配体结合引起受体兴奋后，导致受体的构象发生变化，续之受体的离子通道打开，允许阳离子内流，引起突触后膜去极化。不同的iGluR结构和功能有各自的特点，现分述如下。

(一) AMPA受体

脑内的AMPA受体广泛分布于大脑的皮质、边缘系统和丘脑。AMPA受体的内源性激动剂是谷氨酸。受体激动时，参与神经的兴奋性突触后电位(EPSP)的快反应。蛋白磷酸化调节AMPA受体的兴奋性效应。

1. AMPA受体的结构和功能

(1) AMPA受体的结构组成：AMPA受体有4种亚基，即GluA1～GluA4，它们以同源或异源的方式组成四聚体。AMPA受体的亚基结构具有iGluR共有的结构特征，但有其特殊性。图5-5介绍了GluA亚基特征，归纳如下：①N-末端位于细胞外；②C-末端位于细胞内，含N-乙基马来酰亚胺-敏感因子(N-ethylmaleimide-sensitive factor, NSF)和PDZ蛋白结合位点；③具有3个完整的跨膜区(TM1、TM3和TM4)；④TM3与TM4之间形成一个胞外环，与胞外的N-末端一起组成配体结合的部位；⑤TM2在膜内形成一个折环，其1/4的疏水片段呈发夹状，构成离子通道的内壁和开关；⑥编码TM3与TM4之间胞外部分的外显子存在Flip/Flop可变剪接区域，形成不同的变异体。

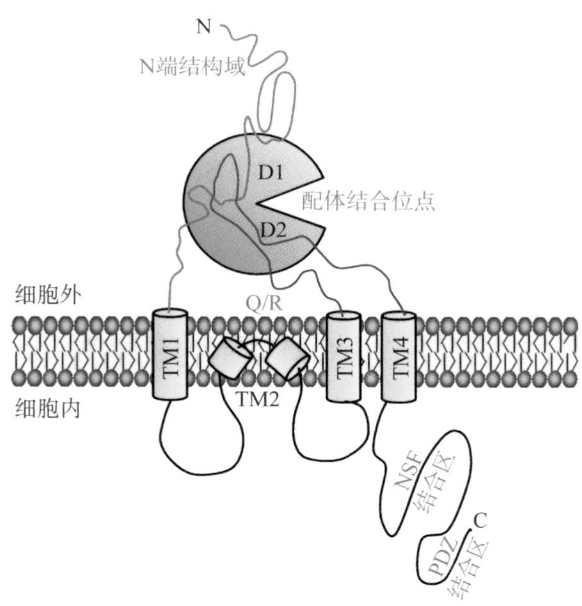

图5-5 AMPA受体GluA亚基结构模式图

注：D1和D2，结构域1和结构域2；TM，跨膜结构域。

(2) GluA2决定AMPA受体对Ca^{2+}的通透性：不含GluA2亚基的AMPA受体对Ca^{2+}具有很高的通透性，而含GluA2的AMPA受体则对Ca^{2+}的通透性很低。这种性质是由GluA2的单个氨基酸残基(即Q/R位点)所决定。在GluA1、GluA3和GluA4，此位点均为谷氨酰胺(Q)，而在GluA2则为精氨酸(R)，精氨酸残基的正电特性使其能够阻断Ca^{2+}通过。GluA2中Q/R位点的变化是由RNA编辑(RNA editing)作用所致，CAG密码子编码Q，其中的腺苷(A)被转换为肌苷(I)，而在翻译过程中CIG密码子编码R。GluA2的Q/R位点还影响 AMPA 受体的单通道传导特性以及受体复合物对多胺(包括内源性多胺)及蜘蛛毒素阻断的敏感性。

(3) 蛋白磷酸化调节 AMPA 受体的活性:AMPA 受体亚基 GluA1 可被蛋白丝氨酸-苏氨酸激酶磷酸化,这些激酶包括 PKA、PKC 和 Ca^{2+}/CaMK。它们均可通过磷酸化 GluA1 亚基 C-末端的氨基酸残基,从而使该活化受体产生的正电流增加。这种调节方式在突触可塑性或 LTP 的形成中起重要作用,参与学习记忆的形成。

2. AMPA 受体的调节剂

(1) 激动剂:AMPA 受体的内源性激动剂是谷氨酸,而 AMPA 是 AMPA 受体的选择性激动剂。AMPA 受体激动剂的作用强度为 AMPA>谷氨酸>海人藻酸。激动剂的选择性仅是相对的。

(2) 拮抗剂:目前已发现多种 AMPA 受体的竞争性拮抗剂,其中最突出的是 6-硝基-7-硫氨基苯并(f)喹喔啉-2,3-二酮[6-nitro-7-sulphamoylbenzo(f)quinoxaline-2,3-dione, NBQX]。它是一种特异性的 AMPA 受体竞争拮抗剂,对其他受体无拮抗作用或作用很弱。另外 6-氰基-7-硝基喹喔啉-2,3-二酮(6-cyano-7-nitro-quinoxaline-2,3-dione, CNQX)、二硝基喹酮(6,7-dinitroquinoxaline-2,3-dione, DNQX)等均可选择性阻断 AMPA 诱发的反应。苯二氮䓬类药物(benzodiazepine, BZ)如 GYK153655 等是 AMPA 受体的非竞争性抑制剂。

(3) 失敏抑制剂:AMPA 可使 AMPA 受体在几毫秒内失敏。利尿药环噻嗪(cyclothiazide)能够选择性地阻断 AMPA 受体失敏反应,但不影响 KA 受体。

(二) KA 受体

KA 受体广泛分布于中枢和外周组织中。在脑内,KA 受体主要分布于海马的齿状回和 CA3 区、纹状体、内嗅皮质、小脑浦肯野细胞和脊髓背角等区。以往的研究表明,KA 受体的亚基分布脑区具有选择性。KA 受体的内源性激动剂亦是谷氨酸。与 AMPA 受体相似,KA 受体的活性受到蛋白磷酸化调节。

1. KA 受体的结构 KA 受体有 5 个亚基(GluK1～5)。其中,GluK1～3 与 GluK4 或 GluK5 亚基组合形成 KA 受体。研究表明,取表达 GluK1、GLuK2 或 GluK3 亚基的同聚体 KA 受体的细胞结合放射配体分析法,这些同聚体 KA 受体显示了低亲和的结合能力。而 GluK4 或 GluK5 同聚体 KA 受体与配体 KA 高亲和力结合。由于 GluK4 和 GluK5 亚基缺乏功能性通道,单独表达这些亚基无生物活性。它们作为调节亚基,协调 KA 受体的作用。

KA 受体的结构特性与 AMPA 受体类似。N-末端位于胞外;跨膜区 TM3 与 TM4 之间的胞外环和 N-末端含有配体结合部位;TM2 形成的折环构成离子通道的内壁。GluK1 和 GluK 2 亚基的序列中含 Q/R 位点,而 GluK3 中不含。在 GluK2 的 TM1 区还存在另外两个编辑位点,即异亮氨酸/缬氨酸位点(I/V 位点)和酪氨酸/半胱氨酸位点(Y/C 位点)。

蛋白磷酸化调节 KA 受体的活性。PKA 促进 GluK2 的 Ser684 磷酸化,使含 GluK2 亚基的 KA 受体反应性增加。

2. KA 受体的调节剂

(1) 激动剂:KA 受体的内源性激动剂是谷氨酸,而 KA 是 KA 受体的选择性激动剂。KA 受体激动剂的作用强度为 KA>谷氨酸>AMPA。

(2) 拮抗剂:CNQX、DNQX 可阻断 KA 诱发的反应。由于 CNQX、DNQX 对 AMPA 受体也有阻断作用,因此,在使用这类药物进行分析时,应该考虑在阻断 KA 作用的同时,并排除对内源性 AMPA 受体的作用。

(3) 失敏抑制剂:KA 可使 KA 受体快速失敏。凝集素(lectin)或刀豆球蛋白 A (concanavalin A, ConA)可能与受体表面的糖链相互作用,不可逆地抑制 KA 受体失敏,但对 AMPA 受体的作用不明显。

(三) NMDA 受体

NMDA 受体广泛分布于 CNS,以海马及皮质中最多,纹状体次之。脑内的 NMDA 受体具有多种重要的生理功能,包括参与神经系统发育和突触可塑性调节,参与学习记忆的形成等。NMDA 受体的生物学特性包括:①NMDA 受体偶联的离子通道能被 Mg^{2+} 以电压依赖的方式所阻断。因此,NMDA 受体与其他配体门控离子通道不同,同时受到配体和膜电位的双重调节。②NMDA 受体需要甘氨酸作为协同激动剂(co-agonist),具有双配体门控的特点。③NMDA 受体的单位电导值为 40～50 pS,开放时间约为 2 ms,但呈簇状开放,时程达 70～90 ms。与 AMPA 受体相比,NMDA 受体介导的反应缓慢。④NMDA 受体对 Ca^{2+} 有较大的通透性。Ca^{2+} 是胞内重要的第二信使,能够激活多种蛋白激酶,通过不同的信号转导通路产生多种复杂的生理反应。⑤NMDA 受体上含变构调节位点。

1. NMDA 受体的结构和功能　NMDA 受体有 3 种亚基(GluN1～3)。GluN1 存在 8 种不同的功能性剪接体,GluN2 有 4 种(GluN2A～D)亚型,GluN3 有 GluN3A 和 GluN3B 亚型。NMDA 受体是由 2 个 GluN1 亚基和 2 个 GluN2 亚基组成或由 2 个 GluN1 亚基、1 个 GluN2 亚基和 1 个 GluN3 亚基组成的异源四聚体。有研究证明,GluN1 单独表达就展现出 NMDA 受体所有的药理学特性,但作用较弱,若单独表达 GluN2 则无 NDMA 受体激活后的药理学反应。当两个亚基共表达,其活性较单独表达 GluN1 高 100 倍以上。因此,GluN1 被认为是组成 NMDA 受体的必需亚基,而 GluN2 是调节亚基。NMDA 受体亚基的 N-末端都具有一个长的胞外片断,C-末端在胞内,结构同 AMPA 受体非常相似,几个亚基共同围绕着组成配体门控离子通道受体。NMDA 受体兴奋时,引起 Na^{+} 内流形成细胞膜的去极化电流,产生 EPSP。同时,胞内游离 Ca^{2+} 浓度升高,可激活胞内信号通路。胞内 Ca^{2+} 升高参与 NMDA 受体兴奋引起一种慢时程的 EPSP。

多种内源性物质调控 NMDA 受体,它们分别作用于 NMDA 受体的不同部位,通过不同的机制调控 NMDA 受体的生物活性(表 5－3)。其中,甘氨酸和多胺与 NMDA 受体上相应的位点结合可以正性调节受体的兴奋性作用。另外,在许多生理和病理情况下,NMDA 受体可以发生修饰的改变,如受体的磷酸化对 NMDA 受体通道产生显著的影响。

表 5-3　内源性和外源性物质对 NMDA 受体的调节作用

内源性物质	单通道电导	通道开放时间	通道开放频率	电压依赖性
Mg^{2+}	—	↓↓	↓	强
Zn^{2+}	↓	↓	↓	弱
甘氨酸	—	—	↑↑	无
H^{+}	—	—	↓↓	无
非竞争性拮抗剂	—	↓	↓	强
多胺				
增强作用	—	—	↑	无
抑制作用	↓	↓		有
氧化剂	—	—	↓	无

2. NMDA 受体的调节剂

（1）激动剂：NMDA 受体内源性激动剂有谷氨酸、天冬氨酸、高半胱氨酸和喹啉酸等。谷氨酸作用于传统结合位点，是哺乳类脑中最强的内源性激动剂。NMDA 是人工合成的选择性激动剂，NMDA 的作用比谷氨酸弱 30 倍。

（2）拮抗剂：NMDA 受体的拮抗剂分为竞争性拮抗剂和非竞争性拮抗剂。其中竞争性拮抗剂是通过与谷氨酸竞争结合位点，从而阻断受体的作用。按其拮抗作用的强弱次序排列如下：2-氨基-5-膦酰基庚酸（2-amino-5-phosphonoheptanoic acid，AP-5）、2-氨基-7-膦酰基庚酸（2-amino-7-phosphonoheptanoic acid，AP-7）、β-D-天冬氨酰基氨基甲基膦酸（β-d-aspartyl aminomethyl phosphonic acid，ASP-AM）、β-D-谷氨酰基氨基甲基膦酸（β-d-glutamyl aminomethyl phosphonic acid，Glu-AMP）、γ-D-谷氨酰甘氨酸（γ-d-glutamyl glycine，γ-DGG）、D-α 氨基己二酸（D-α-amino-adipic acid，D-αAA）等。非竞争性拮抗剂大多通过阻断离子通道开放功能而发挥作用，如 MK-801 和苯环利定（phencyclidine，PCP）等。这类药物结合于 Mg^{2+} 结合位点或附近，阻断 NMDA 受体离子通道功能，从而行使拮抗效应。

二、代谢型谷氨酸受体

（一）代谢型谷氨酸受体的结构

mGLuR 是一类与 G 蛋白偶联的谷氨酸受体。mGLuR 的 N-末端位于细胞外，有 500 多个氨基酸残基，有谷氨酸结合位点；第 1 和第 3 胞内环高度保守，在 G 蛋白激活过程中发挥重要作用。现在克隆的 mGLuR 有 8 种。根据该受体兴奋以后激活 G 蛋白偶联的信号通路不同，将 mGLuR 进一步分为 3 组，即Ⅰ型、Ⅱ型和Ⅲ型。Ⅰ型（mGluR1 和 mGluR5）主要通过 G_q 蛋白激活 PLC 水解膜磷脂酰肌醇产生胞内 IP_3 和 DAG，进一步引起胞内 Ca^{2+} 的变化而发挥作用；Ⅱ型（mGluR2 和 mGluR3）以及Ⅲ型（mGluR4、mGluR6、mGluR7 和 mGluR8）主要通过 $G_{i/0}$ 抑制 AC、调节 K^{+} 与 Ca^{2+} 通道，从而发挥作用。mGluR 发挥功能需要 Homer 蛋白的参与，该蛋白在神经元内合成。Homer 蛋白促进 mGluR1 和 mGluR5 的

C-末端与内质网上 Ryanodine 受体和 IP_3 受体相结合，促使内质网储存钙释放，提高胞内游离的 Ca^{2+} 浓度，从而协同调节Ⅰ型 mGluR 的生物学效应。

（二）代谢型谷氨酸受体的调节剂

1. 激动剂　mGluR 的内源性激动剂仍然是谷氨酸，mGluR 的选择性激动剂有 2-氨基-4-膦酰基丁酸(2-amino-4-phosphonobutyrate，AP-4)、2-(2,3-二羧基环丙基)甘氨酸[2-(2,3-dicarboxycyclopropyl) glycine，DCG-Ⅳ]、反式-1-氨基环戊烷-1，3-二羧酸(trans-1-aminocyclopentane-1,3-dicarboxylate，t-ACPD)等。

2. 拮抗剂　mGluR 的竞争性拮抗剂有针对Ⅰ型受体的 4-羧基苯基甘氨酸(4-carboxy-phenyl-glycine，4CPG)、α-甲基 4-羧基苯基甘氨酸(α-methy-4-carbosy-pheny-glycine，MCPG)和针对Ⅱ型受体的 MCCG、PCCG-4，以及针对Ⅲ型受体的 MAP4。

表 5－4 举例已知的谷氨酸受体亚型的激动剂和拮抗剂。随着研究的深入，新受体调节剂还会被陆续发现。

表 5－4　谷氨酸受体的激动剂和拮抗剂

分类	基因家族	激动剂	拮抗剂
离子型			
AMPA	GluA1	谷氨酸	CNQX
	GluA2	AMPA	NBQX
	GluA3	KA	GYK153655
	GluA4	5-氟尿嘧啶	GYK153655
KA	GluK1	谷氨酸	CNQX
	GluK2	KA	LY294486
	GluK3	ATPA	
	GluK4	KA	
	GluK5	KA	
NMDA	GluN1	谷氨酸	D-AP5，D-APV
	GluN2A	天冬氨酸	2R-CPPene
	GluN2B	NMDA	MK-801
	GluN2C	天冬氨酸	氯胺酮
	GluN2D	NMDA	苯环利定
	GluN3A		
代谢型			
Ⅰ型	mGluR1	1S，3R-ACPD	AIDA
	mGluR5	DHPG	CBPG
Ⅱ型	mGluR2	1S，3R-ACPD	EGLU
	mGluR3	DCG-Ⅳ，APDC	PCCG-4
Ⅲ型	mGluR4	AP-4	MAP4
	mGluR6	1S，3R-ACPD	MPPG
	mGluR7	AP-4	
	mGluR8	AP-4	MPPG

第四节　谷氨酸的中枢神经功能

谷氨酸是脑内含量最高的一种兴奋性氨基酸类神经递质。在 CNS 中，谷氨酸递质参与兴奋性神经传递的过程，参与神经发育和突触可塑性，参与学习记忆形成等重要的脑功能。谷氨酸神经传递正常与否影响神经元的功能和存亡。

一、兴奋性突触传递

突触前膜释放的谷氨酸与突触后膜上的 iGluR 受体结合，介导快速的兴奋性传递。谷氨酸与 AMPA 受体和 NMDA 受体结合后，突触后阳离子通道开放，突触后细胞膜去极化产生兴奋性突触后电流(EPSP)。当 EPSP 整合后的去极化膜电位达到阈电位时，神经元发放动作电位，该过程仅在数十毫秒内完成。谷氨酸递质释放引起突触后膜 EPSP 的产生是触发神经元发生兴奋性传导的基础。神经元上形成的 EPSC 有两种成分介导的，一种是由 AMPA 受体介导的，另一种是由 NMDA 受体介导的。AMPA 受体介导的 EPSP 产生快速，维持时间短，而 NMDA 受体介导的 EPSP 形成相对缓慢，维持时间较长。研究发现介导这两种成分的受体动力学有显著差别。NMDA 受体对谷氨酸的亲和力很高(K_d＝3～8 nmol/L)，且受体与配体的解离较慢，使 NMDA 受体离子通道反复开放，这样导致形成的 EPSP 电位持续维持。然而，AMPA 受体对谷氨酸的亲和力很低(K_d＝200 nmol/L)，受体与配体的解离却很快，加上 AMPA 受体激活后很快进入脱敏状态，这样导致 EPSP 快速衰减，细胞电生理记录分析也证明了这一点。当采用拮抗剂 D-APV 阻断 NMDA 受体，谷氨酸通过兴奋 AMPA 受体时，仅引起快速陡峭的 EPSP(图 5－6A)。反过来，若采用 CNQX 阻断 AMPA 受体，谷氨酸通过兴奋 NMDA 受体时，引起缓慢上升和平缓下降的 EPSP(图 5－6B)。由此，从受体动力学和电生理学不同角度分析均证明了以下事实，即 AMPA 受体介导快速短暂的 EPSP 成分，

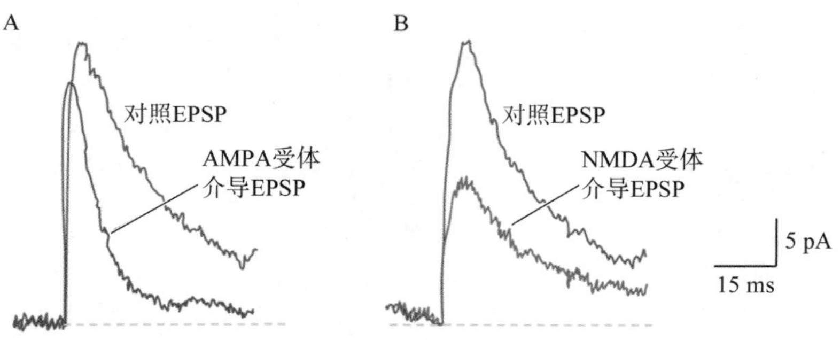

图 5－6　AMPA 受体介导成分和 NMDA 受体介导的 EPSP 成分

注：A. 蓝色 EPSP 部分显示了 AMPA 受体介导快速形成和消失的 EPSC 成分；B. 绿色 EPSP 部分显示了 NMDA 受体介导的缓慢时程的 EPSC 成分。(本图参考 Nestler 等(2001)的工作绘制)

NMDA 受体介导缓慢持久的 EPSP 成分。NMDA 受体对谷氨酸具有高亲和力和形成缓慢持久 EPSP 的特性，这决定了突触间隙仅有少量的谷氨酸递质即可兴奋 NMDA 受体，并较持久地兴奋 NMDA 受体，持续开放离子通道，尤其是提高胞内游离 Ca^{2+}，激活胞内多条信号通路，对神经元行使正常生理功能起重要作用。

AMPA 受体与 NMDA 受体位于多数兴奋性突触后膜，但每个突触 AMPA 受体与 NMDA 受体的分布数量差异很大，某些突触仅含 NMDA 受体或 AMPA 受体。KA 受体在脑内分布量很少，在兴奋性突触传递中的作用不清楚，可能参与神经系统发育的调节。

二、介导突触前抑制

研究表明，Ⅱ型和Ⅲ型 mGluR 受体分布在 CNS 的神经元突触前末梢，这类受体兴奋时对突触前释放具有抑制性调节效应。采用海马脑片结合电生理记录研究发现，Ⅱ型 mGluR 激动剂 DCG-Ⅳ可阻断 CA1 区锥体神经元产生的 EPSP。电刺激海马谢弗侧支（Schaeffer collateral axons，SCA）结合记录海马 CA1 锥体细胞的 EPSP 的方法是常用来研究 SCA-CA1 神经环路或神经突触传递功能的技术。采用Ⅲ型 mGluR 激动剂 L-AP4 能减弱由刺激 SCA 引发的 EPSP。这提示位于末梢上的Ⅲ型 mGluR 兴奋能抑制突触前释放引起的 EPSP 的作用。mGluR 突触前抑制作用是通过抑制电压门控 Ca^{2+} 通道的开放实现的（图 5－7）。

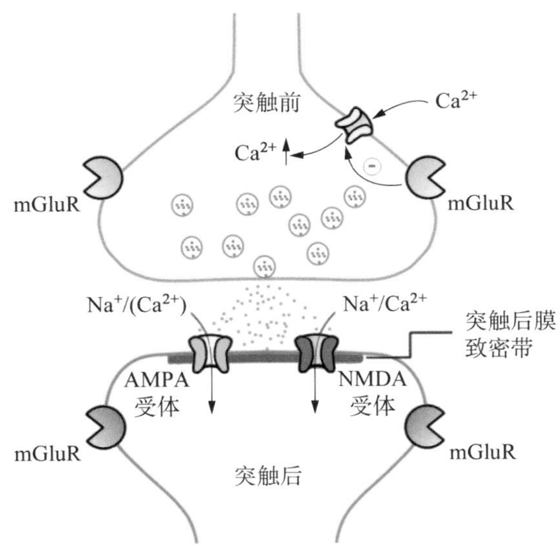

图 5－7　中枢神经系统中兴奋性神经递质的突触传递模式图

三、神经元的可塑性

NMDA 受体兴奋引起细胞外 Ca^{2+} 内流，胞内游离 Ca^{2+} 浓度快速升高，这对神经细胞的功能具有重要意义。通常，细胞内 Ca^{2+} 浓度维持在 100 nmol/L 左右，NMDA 受体兴奋使

Ca^{2+}通道开放，使细胞内Ca^{2+}浓度短暂升高，甚至高达 mmol/L 水平，从而活化胞内多种Ca^{2+}依赖性酶，包括 CaMK、钙调磷酸酶、PKC、PLC、NOS 和某些蛋白酶，激活多条信号通路，改变突触传递的强度或突触后的反应强度。这些过程参与了神经的发育和突触形成，参与了神经元的突触传递功能的可塑性变化。

从广义上讲，突触可塑性(synaptic plasticity)是指神经突触结构和突触传递功能强度的变化。已知，受体的特性、数量和定位的变化均影响神经环路的信息传递和突触传递效应的强弱。在神经元电活动的水平，突触可塑性反应包括 LTP 和 LDP。研究 LTP 和 LTD 变化最常用的技术也是用海马脑片记录 SCA-CA1 神经回路的电活动。正常情况下，单刺激兴奋谢弗侧支引起 CA1 区锥体细胞细胞膜产生一个 EPSP，但是若给予强直性高频刺激(high-frequency stimulation, HFS)产生一个长时程增强的去极化膜电位，即 LTP，维持时间长达数十分钟乃至数周。研究发现，LTP 的形成是需要 NMDA 和 AMPA 受体共同参与的。NMDA 受体兴奋引起细胞膜上电压依赖的Na^{+}内流，使细胞膜产生去极化电流。当 NMDA 受体兴奋打开细胞膜上电压依赖的Ca^{2+}通道时，使胞内Ca^{2+}浓度迅速上升，胞内高Ca^{2+}激活蛋白激酶，尤其是 PKC 和 CaMK，激活的激酶进一步磷酸化 AMPA 受体，打开 AMPA 受体门控的阳离子通道。同时，蛋白激酶又能促进胞浆内 AMPA 受体向细胞膜转运并嵌入细胞膜，从而增加突触后膜上 AMPA 受体的数量。这样通过增加 AMPA 受体的数量和磷酸化，从而参与 LTP 的形成。研究还观察到，强直性低频刺激(low-frequency stimulation, LFS)引起膜电位发生一个长时程的低于 EPSP 的抑制性变化，即 LDP。现在了解到，高频刺激引起谷氨酸递质释放作用突触后膜 NMDA 受体，使胞内Ca^{2+}浓度大幅度升高，高达 5 μmol/L 以上时，蛋白激酶激活，使 AMPA 受体的数量和磷酸化增加，形成 LTP。而低频刺激时，引起胞内Ca^{2+}浓度升高幅度小，浓度维持在 1 μmol/L 时，激活胞浆里的蛋白磷酸酶，促使 AMPA 受体去磷酸化，从而形成 LTD(图 5-8)。

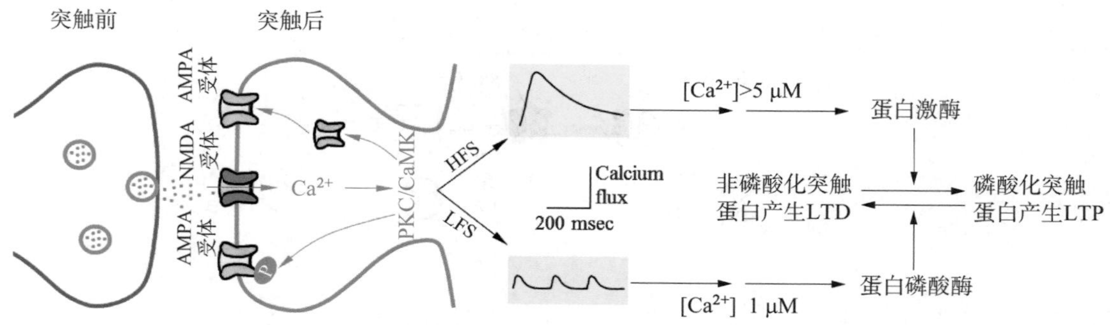

图 5-8　NMDA 受体介导的胞内Ca^{2+}增加诱导海马神经元形成 LTP 和 LTD 的不同模式

注：LTP，长时程增强；LDP，长时程抑制；HFS，高频刺激；LFS，低频刺激。

LTP 与 LTD 对突触强度的双向控制是学习与记忆形成中的重要分子机制，详细内容见于第十八章。

四、神经元毒性

谷氨酸能神经传递异常是引起神经元急性和慢性死亡的重要病理机制。脑卒中、颅脑损伤和癫痫等疾病引起的脑组织缺血缺氧，使神经元能量供给和代谢发生障碍，引起一系列脑内与能量障碍相关的病理改变，严重时引起神经细胞的死亡。其中，谷氨酸神经递质参与缺血性神经元的急性死亡病理过程。例如，谷氨酸能神经末梢释放谷氨酸的量增加，同时，一些耗能的谷氨酸转运体清除递质能力受阻，导致突触后膜谷氨酸受体过度兴奋，尤其是NMDA 受体的兴奋，引起神经元胞内钙超载，从而激活胞内多条细胞死亡的信号通路，引起神经元的急性死亡。这种由谷氨酸过度释放而导致细胞死亡的现象被称为谷氨酸的兴奋性毒性(excito-toxicity)。兴奋性毒性也参与了神经退行性疾病的发病。关于谷氨酸参与缺血性神经死亡的分子机制详见第二十二章。

思考题

1. 谷氨酸合成途径。
2. 谷氨酸-谷氨酰胺循环。
3. 谷氨酸转运体与囊泡型谷氨酸转运体的区别。
4. AMPA 受体的组成、工作原理和主要调节位点。
5. NMDA 受体的组成、工作原理和主要调节位点。
6. AMPA 受体与 NMDA 受体介导的兴奋性突触后电流有何不同，又是如何产生的。
7. NMDA 受体和 AMPA 受体分别如何参与 LTP 与 LTD 的形成。
8. 代谢性谷氨酸受体的种类、分型和功能。
9. 谷氨酸递质参与突触可塑性的机制。
10. 兴奋性毒性。

（黄　芳　孙凤艳）

参考文献

1. 孙凤艳，董毅，黄芳. 兴奋性氨基酸类递质[M]//孙凤艳. 医学神经生物学. 上海：复旦大学出版社，2016：78 - 90.
2. BADIMON A, STRASBURGER H J, AYATA P, et al. Negative feedback control of neuronal activity by microglia[J]. Nature, 2020, 586(7829): 417 - 423.
3. CHAMBERLAIN S E L, GONZÁLEZ-GONZÁLEZ I M, WILKINSON K A, et al. SUMOylation and phosphorylation of GluK2 regulate kainate receptor trafficking and synaptic plasticity[J]. Nat Neurosci, 2012, 15(6): 845 - 852.
4. CIZERON M, QIU Z, KONIARIS B, et al. A brainwide atlas of synapses across the mouse life span [J]. Science, 2020, 369(6501): 270 - 275.
5. KAWADA K, KURAMOTO N, MIMORI S. [J]. Curr Mol Pharmacol, 2020, 14(2): 170 - 174.
6. KÁRADÓTTIR R, CAVELIER P, BERGERSEN L H, et al. NMDA receptors are expressed in

oligodendrocytes and activated in ischaemia[J]. Nature, 2005, 438(7071): 1162 - 1166.

7. MACHTENS J P, KORTZAK D, LANSCHE C, et al. Mechanisms of anion conduction by coupled glutamate transporters[J]. Cell, 2015, 160(3): 542 - 553.
8. RODENAS-RUANO A, CHÁVEZ A E, COSSIO M J, et al. REST-dependent epigenetic remodeling promotes the developmental switch in synaptic NMDA receptors[J]. Nat Neurosci, 2012, 15(10): 1382 - 1390.
9. VENKATARAMANI V, TANEV D I, STRAHLE C, et al. Glutamatergic synaptic input to glioma cells drives brain tumour progression[J]. Nature, 2019, 573(7775): 532 - 538.
10. WOFSEY A R, KUHAR M J, SNYDER S H. A unique synaptosomal fraction, which accumulates glutamic and aspartic acids, in brain tissue[J]. Proc Natl Acad Sci U S A, 1971, 68(6): 1102 - 1106.
11. YANG Y, CUI Y H, SANG K N, et al. Ketamine blocks bursting in the lateral habenula to rapidly relieve depression[J]. Nature, 2018, 554(7692): 317 - 322.
12. ZHU H Y, WANG N, YAO L, et al. Moderate UV exposure enhances learning and memory by promoting a novel glutamate biosynthetic pathway in the brain[J]. Cell, 2018, 173(7): 1716 - 1727.
13. ZOTT B, SIMON M M, HONG W, et al. A vicious cycle of β amyloid-dependent neuronal hyperactivation[J]. Science, 2019, 365(6453): 559 - 565.

第六章　抑制性氨基酸类递质

前面我们介绍了谷氨酸是 CNS 中最主要的兴奋性神经递质，而 γ-氨基丁酸（γ-amino butyric acid，GABA）和甘氨酸（glycine）是 CNS 中最主要的抑制性递质。GABA 在 CNS 中分布极广，而甘氨酸作为神经递质则主要分布在脊髓和脑干。

第一节　γ-氨基丁酸

GABA 的发现已有 100 多年的历史。在 20 世纪 50 年代，人们发现 GABA 存在于脑内。随后，生物学家采用功能学、形态学和生物化学等技术开展研究，并确认在成熟的 CNS 中，GABA 是主要的抑制性递质。GABA 在控制神经兴奋性与信息加工，神经可塑性与神经网络同步化等方面发挥重要作用。然而，在神经系统的发育过程中，GABA 则是最主要的兴奋性递质，在细胞增殖、神经母细胞的迁移和树突成熟等方面具有一定的调控作用。

一、GABA 的分布及纤维投射

GABA 在脑内的含量比单胺类递质高出 1 000 倍以上，约有 20%～30%的突触以 GABA 为递质。GABA 主要分布于皮质、海马、纹状体、内侧隔核、伏隔核、斜角带核、中脑网状结构、黑质、顶盖前区、下丘脑的乳头区、弓状核、脑干中缝核、前庭内侧核、孤束核、脊髓后角的Ⅰ～Ⅲ层、中央管周围灰质和前角的背内侧部，以及小脑皮质（包括浦肯野细胞、高尔基细胞、星状和篮状细胞）。

采用 GABA 合成酶-谷氨酸脱羧酶（glutamic acid decarboxylase，GAD）免疫组织化学染色和逆向示踪技术可以观察脑内 GABA 能神经元投射。这些纤维投射包括：①纹状体-黑质投射；②纹状体-苍白球投射；③小脑-前庭外侧核投射；④黑质-丘脑、黑质-上丘脑投射；⑤隔核、斜角带核-海马和内嗅区投射；⑥下丘脑乳头体-新皮质投射；⑦弓状核-正中隆起投射；⑧丘脑底部-苍白球投射。除此之外，在大脑皮质、小脑皮质、纹状体、丘脑和脊髓等部位的 GABA 能神经元及其纤维还可自成局部环路。

二、GABA 的生物转换

（一）生物合成和储存

1. 生物合成　脑内的 GABA 由谷氨酸经 GAD 脱羧而成，这一过程需要磷酸吡哆醛

(pyridoxal-5′-phosphate，PLP)作为辅酶(图 6 - 1)。人脑内谷氨酸的含量极高，约为 GABA 的 4 倍，因此 GABA 前体的供应极为丰富。

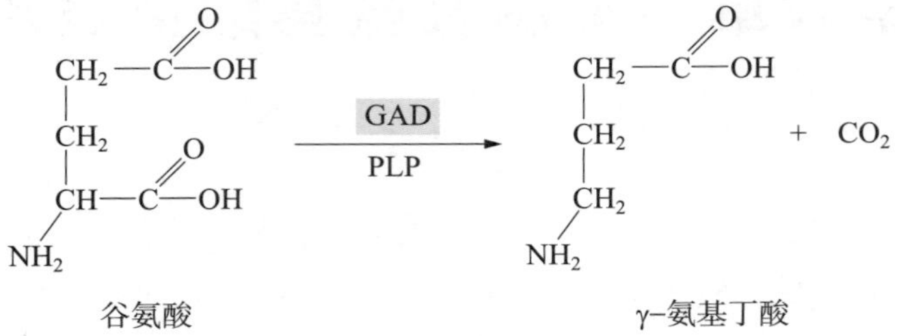

$$\underset{\text{谷氨酸}}{HOOC-CH_2-CH_2-CH(NH_2)-COOH} \xrightarrow[\text{PLP}]{\text{GAD}} \underset{\gamma\text{-氨基丁酸}}{HOOC-CH_2-CH_2-CH_2-NH_2} + CO_2$$

图 6 - 1　γ-氨基丁酸的生物合成

注：GAD，谷氨酸脱羧酶；PLP，磷酸吡哆醛。

GAD 主要存在于脑的灰质中，大部分脑区中 GAD 的分布与 GABA 相平行。GAD 合成后被转运至轴突的末梢。在神经末梢中，GAD 或以游离的形式存在于胞质，或以膜结合的形式与突触囊泡紧密联系在一起。GAD 有两种同工酶：GAD65 和 GAD67(按照分子量的大小命名)。人 GAD65 和 GAD67 分别由基因 *GAD2* 和 *GAD1* 编码，分别由 585 和 594 个氨基酸残基组成。在 GAD67 缺陷小鼠的脑中 GABA 含量显著降低，缺陷小鼠出生后很快死亡；而 GAD65 缺陷小鼠的脑中 GABA 含量仅稍下降，缺陷小鼠表现出自发惊厥，对化学致痫药物的敏感性也大大增加。由此可见，脑内绝大部分的 GABA 由 GAD67 合成，而 GAD65 能够快速合成 GABA，填补突触囊泡以备释放之用。3-巯基丙酸(3-mercaptopropionic acid，3-MP)和烯丙基甘氨酸(allylglycine)是 GAD 的竞争性抑制剂，能作用于 PLP 的酰肼类化合物，也是 GAD 的抑制剂。研究显示，GAD 抑制剂通过减少脑内 GABA 的含量，可引发实验动物惊厥。由此可见，GABA 是控制大脑兴奋性的重要因素。

2. 储存　在神经末梢，GABA 被储存在突触囊泡内。胞质中 GABA 的浓度仅为数个 mmol/L，而在突触囊泡内，GABA 的浓度高达到数百 mmol/L。囊泡内 GABA 的富集通过囊泡型 GABA 转运体(vesicular GABA transporter，VGAT)的主动运输来实现。人 VGAT 由 525 个氨基酸残基组成，有 10 个跨膜区(transmembrane，TM)。利用 H^+ 泵产生的质子电化学梯度，VGAT 可将胞质中的 GABA 转运至突触囊泡内。此外，VGAT 还可以转运抑制性递质甘氨酸。因此，VGAT 也被泛称为囊泡型抑制性氨基酸转运体(vesicular inhibitory amino acid transporter，VIAAT/SLC32A1)。

(二) 失活

1. 重摄取　GABA 从突触囊泡中释放后，首先作用于突触前或突触后膜上的受体。随后细胞外的 GABA 主要通过 Na^+、Cl^- 依赖的高亲和力摄取系统被转运至 GABA 能神经元和神经胶质细胞中，以维持胞外 GABA 的低浓度。小鼠 GABA 转运体(GABA transporters，GAT)有 4 种，即 GAT1(SLC6A1)、BGT1(SLC6A12)、GAT2(SLC6A13)和 GAT3(SLC6A11)。从氨基酸序列上看，这 4 种转运体之间存在近 50%的同源性。小鼠

GAT1 由 599 个氨基酸残基组成，有 12 个跨膜区；在转运 GABA 时，2 个 Na^+、1 个 Cl^- 伴随同时进入细胞，如图 6－2 所示。BGT1 既转运 GABA，又转运甜菜碱（betaine）。从分布上来看，GAT1 在脑内广泛存在，主要表达在神经元上，在胶质细胞上也有少量的表达；BGT1、GAT2 以外周组织如肝脏、肾脏内表达为主，而在脑内表达很低，大部分位于脑膜上；GAT3 在脑内的丰度不及 GAT1，主要表达在胶质细胞上，少量表达在神经元上。GAT 的主要功能是摄取细胞外的 GABA。一些 GABA 类似物可以抑制 GAT 的功能，如四氢烟酸、β-丙氨酸、DABA、ACHC、4,5,6,7-四氢异噁唑[4,5-c]-吡啶酮-3-醇（THPO）、哌啶酸及哌啶酸衍生物噻加宾（tiagabine）等。

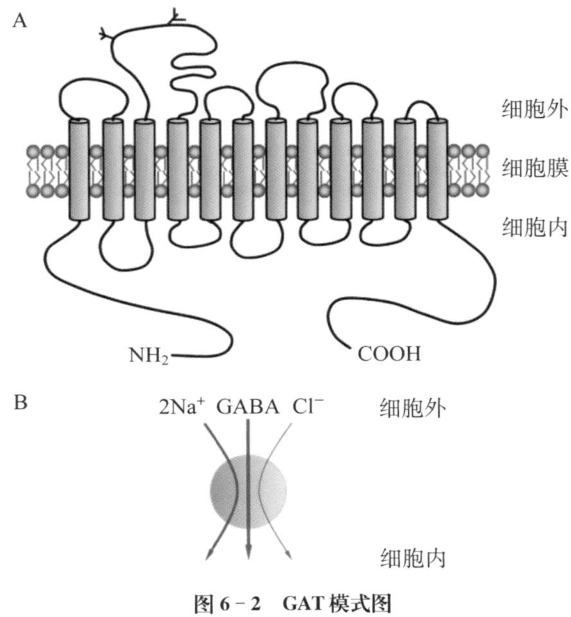

图 6－2　GAT 模式图

注：A. GAT1 N-末端与 C-末端位于细胞内，胞外的大环上有糖基化位点，有 12 个跨膜区；B. GAT 的化学计量（stoichiometry）。转运 GABA 时，2 个 Na^+、1 个 Cl^- 同时进入细胞。

2. **γ-氨基丁酸的代谢**　GABA 一旦被摄入神经末梢或胶质细胞内，GABA 被进一步代谢分解。首先经由 GABA 转氨酶（GABA transaminase，GABA-T）脱氨基生成琥珀酸半醛（succinic semialdehyde，SSA），脱去的氨基主要被 α-酮戊二酸接受，重新合成谷氨酸。琥珀酸半醛经琥珀酸半醛脱氢酶（SSA dehydrogenase，SSADH）氧化生成琥珀酸，进入三羧酸循环，或者经琥珀酸半醛还原酶（SSA reductase，SSAR）还原为羟基丁酸。GABA 的这种合成和分解途径又称为 GABA 代谢旁路（GABA-shunt），是三羧酸循环中 α-酮戊二酸到琥珀酸代谢的一条旁路。由于神经胶质细胞中不存在 GAD，谷氨酸经谷氨酰胺合成酶（glutamine synthetase）转变为谷氨酰胺，再由谷氨酰胺转运体运出胶质细胞。在神经元内谷氨酰胺经谷氨酰胺酶（glutaminase）转变为谷氨酸，后者成为 GABA 合成的前体，图 6－3 介绍了 γ-氨基丁酸的代谢途径。GABA-T 和 SSADH 存在于线粒体中。GABA-T 的抑制剂有氨氧乙酸(aminooxyacetic acid, AOAA)、Gabaculine、2-丙基戊酸(valproate)、氨己烯酸(γ-vinyl GABA, vigabatrin)等,因氨己烯酸能够不可逆地作用于 GABA-T,抑制 GABA 降解,从而提高 GABA 的神经抑制效应,由此成为临床抗惊厥药物。

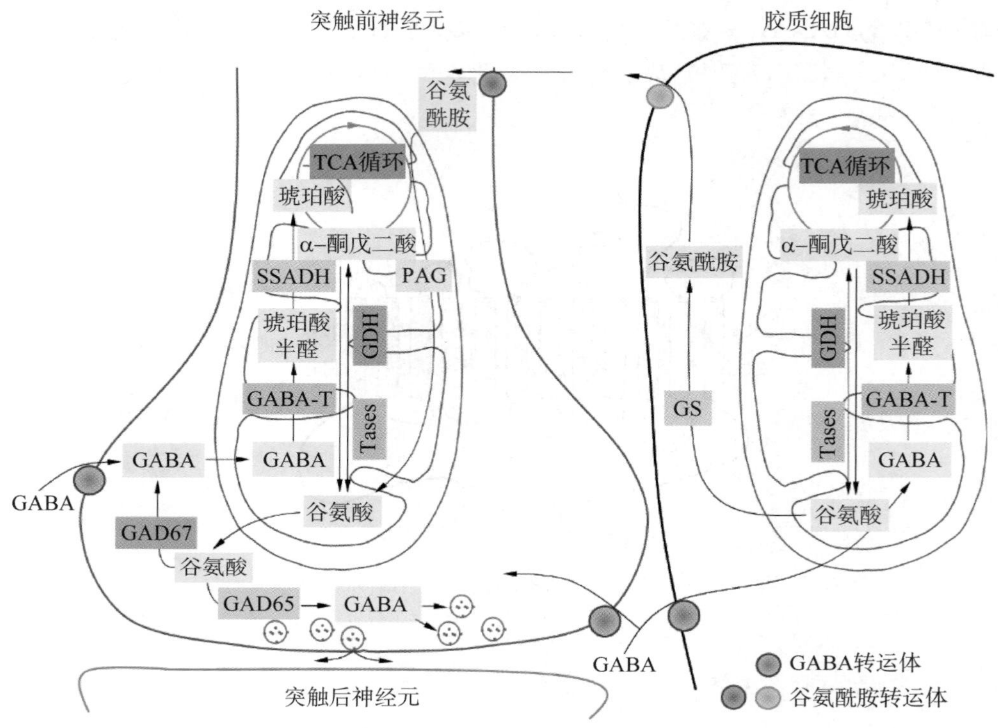

图 6-3 γ-氨基丁酸的代谢途径

注:GAD,谷氨酸脱羧酶;GABA-T,γ-氨基丁酸转氨酶;SSADH,琥珀酸半醛脱氢酶;SSAR,琥珀酸半醛还原酶;GS,谷氨酰胺合成酶;PAG,受磷酸激活谷氨酰胺酶。其中 GAD 和 PAG 仅存在于神经元内,GS 存在于胶质细胞内,而其他酶则在神经元和胶质细胞中均有分布。TCA 循环,三羧酸循环;Tases,转氨酶;GDH,谷氨酸脱氢酶。

三、GABA 受体

GABA 通过其受体发挥作用,GABA 受体可以分为两类:$GABA_A$ 和 $GABA_B$。$GABA_A$ 受体属于离子型受体,激活后成为 Cl^-、HCO_3^- 的通道。$GABA_B$ 受体属于代谢型受体,其功能是调节腺苷环化酶的活性、抑制突触前递质的释放和使突触后神经元超极化。

(一) $GABA_A$ 受体和调节剂

1. 受体的结构 $GABA_A$ 受体是 CNS 中分布最广泛的 GABA 受体。$GABA_A$ 受体存在高度的异质性。目前已克隆了 10 多种哺乳动物 $GABA_A$ 受体亚基(如 α1~6、β1~3、γ1~3、ρ1~3、δ、ε、π、θ 等)。$GABA_A$ 受体属于半胱氨酸环配体门控离子通道(Cys-loop ligand-gated ion channels)超家族,由 5 个亚基组成,一般包括 2 个 α 亚基、2 个 β 亚基和另 1

个亚基(γ、δ 或 ε 等),各种亚基的使用频率如表 6-1 所示。不同组合的 $GABA_A$ 受体在 CNS 中呈现出分布上的不同和对配体敏感性的差异。$GABA_A$ 受体的每个亚基大约有 450~550 个氨基酸残基,形成含有 4 个跨膜 α-螺旋(TM1~TM4)结构;2 个 α 亚基、β 亚基之间的缝隙(cleft)能够结合 2 个 GABA 分子,而每个亚基的第二个跨膜区(TM2)构成 Cl^- 通道的内壁(图 6-4)。$GABA_A$ 受体上具有多个结合和调节位点,如 GABA 位点、苯二氮䓬类位点、巴比妥类药物位点、印防己毒素位点、神经甾体位点、乙醇位点等。值得一提的是,3 个 ρ 亚基可以形成同源或异源五聚体复合物,而 ρ 亚基与 γ 亚基也可形成有功能的 $GABA_A$ 受体。ρ 亚基组成的受体主要存在于视网膜和视觉通路,参与视觉功能的调控,该受体也在脑内的一些区域中表达,如海马、脊髓、上丘脑、垂体。这类受体对 GABA 有更高的亲和力(约比非 ρ 亚基组成的 $GABA_A$ 受体敏感 7~40 倍)、通道开放较慢而且持久、不易脱敏。

表 6-1 $GABA_A$ 受体的亚单位组成、丰度、分布、药理学特性及部分生物学效应

亚单位组成	丰度与分布	药理学特性(对苯二氮䓬类敏感性)	生物学效应
α1β2γ2	主要亚型(60%):突触和突触外	敏感	镇静和抗惊厥活性
α2β3γ2	少数亚型(15%~20%):突触	敏感	抗焦虑活性
α3βn*γ2	少数亚型(10%~15%)	敏感	
α5β1,3γ2	少于 5%:突触外(大脑皮质、海马、嗅球)	敏感	调节时空记忆功能
α4βn*δ	少于 5%:突触外	不敏感,但对低浓度乙醇敏感	
α4βn*γ	少于 5%:突触外	不敏感	
α6βn*δ	少数亚型:突触外(仅存在于小脑)	不敏感,但对低浓度乙醇敏感	
α6β2,3γ2	少于 5%:突触(仅存在于小脑)	不敏感	
其他	少于 5%		

注:*βn 表示 β1~3 任意组合。

一些细胞内蛋白,如桥尾蛋白(gephyrin)、$GABA_A$ 受体相关蛋白($GABA_A$ receptor-associated protein, GABARAP)等,对 $GABA_A$ 受体的运输(trafficking)、聚合及功能具有重要的调节作用。

2. 受体的作用 $GABA_A$ 受体是一种配体门控离子通道受体,受体激活时开放 Cl^- 通道,Cl^- 的流动方向取决于细胞内外 Cl^- 的浓度。在大多数成熟的神经元中,K^+/Cl^- 同向转运体 KCC2 可以将 Cl^- 运出细胞,维持胞内低浓度的 Cl^-,因此 Cl^- 的平衡电位(E_{Cl})低于细胞膜电位(V_m)。$GABA_A$ 受体激活后,细胞外 Cl^- 内流,引起突触后膜超极化,由此产生快速抑制性突触后电位(IPSP)。然而,在 CNS 发育过程中和出生后早期,未成熟神经元的细胞膜上表达 $Na^+/K^+/Cl^-$ 同向转运体 NKCC1 水平较高,而 KCC2 表达较弱,因而细胞内聚集了高浓度 Cl^-。当 $GABA_A$ 受体激活后,细胞内 Cl^- 外流,引起突触后膜去极化,产生一种兴奋性作用(图 6-5)。GABA 的兴奋性效应在突触形成、神经系统可塑性等方面具有重要作用。GABA 从突触前神经末梢释放后,部分溢出至突触外,还有部分突触外的 GABA 来自于神经胶质细胞的胞吐及渗出等。GABA 与突触外受体(extrasynaptic receptors)相互作用,产生一种紧张性抑制效应(tonic inhibitory effect),也称为突触外抑制(图 6-6)。GABA 的

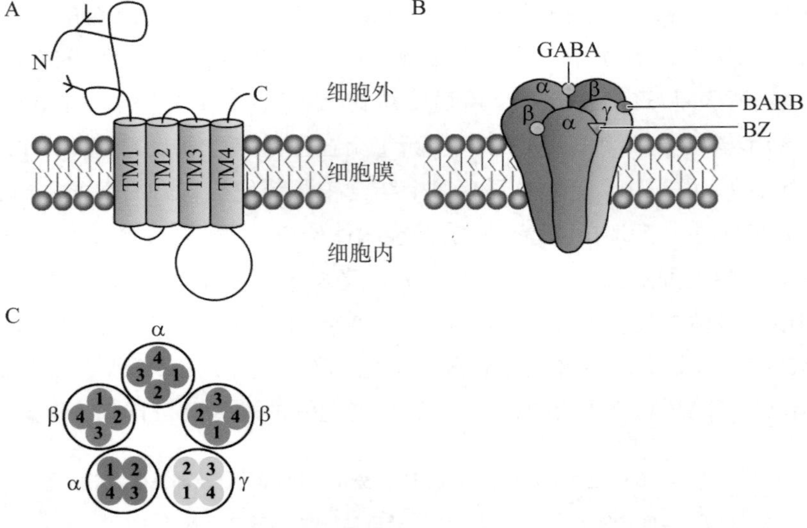

图 6-4　GABA$_A$ 受体模式图

注：A. GABA$_A$ 受体亚基的跨膜示意图，蛋白的 N-末端与 C-末端位于细胞外，N-末端上有糖基化位点。细胞内第三与第四跨膜螺旋之间的大环上有磷酸化位点；B. GABA$_A$ 受体异源五聚体示意图；C. 显示 5 个亚单位的第二跨膜螺旋共同构成了 Cl^- 通道。BZ：苯二氮䓬类药物；BARB：巴比妥类。此外，GABA$_A$ 受体还有印防己毒素、神经甾体、乙醇等结合位点。

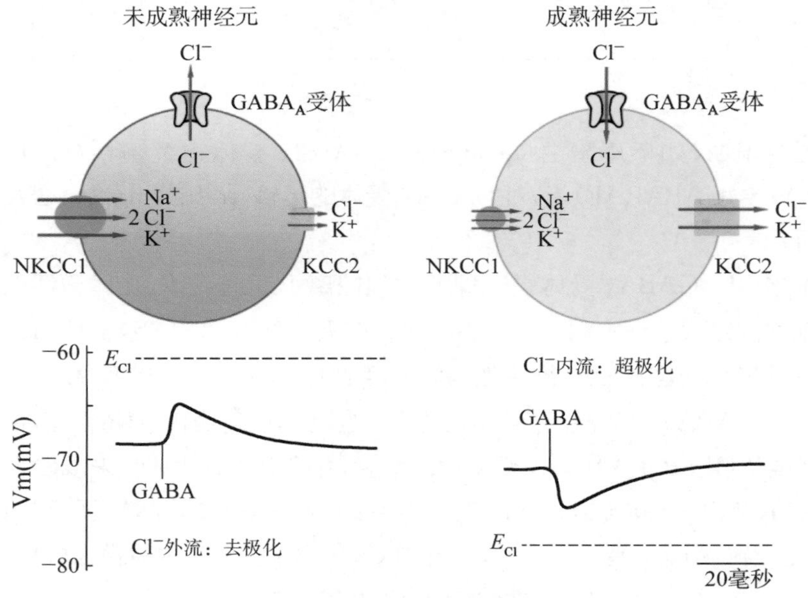

图 6-5　Cl^- 浓度与 GABA$_A$ 受体的效应

注：未成熟神经元的细胞膜上高表达 NKCC1，而 KCC2 表达较弱。当 GABA$_A$ 受体激活后，细胞内 Cl^- 外流，引起突触后膜去极化，产生一种兴奋性作用；在成熟的神经元中，KCC2 表达增加，而 NKCC1 表达减少，GABA$_A$ 受体激活后，细胞外 Cl^- 内流，产生 IPSP。

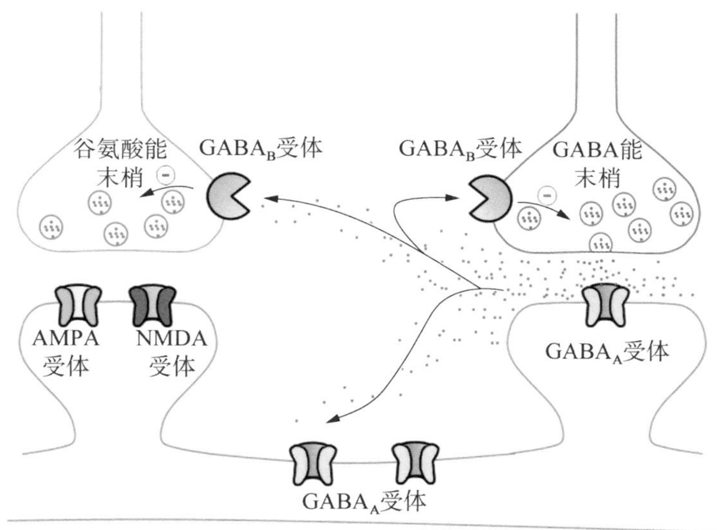

图 6-6　GABA 受体突触外抑制与突触前作用示意图

注：GABA 释放后，作用于突触后膜上的 GABA 受体，以及突触前膜上的 GABA$_B$ 受体，抑制 GABA 的释放。在一些情况下，GABA 可以通过扩散溢出突触间隙，激活突触外受体和邻近神经末梢上的 GABA$_B$ 受体，起到基础性抑制和抑制其他递质释放的效应，图中示意为抑制兴奋性谷氨酸的释放。

突触外受体包括 GABA$_A$ 受体和 GABA$_B$ 受体。α4βδ 和 α6βδ 是突触外 GABA$_A$ 受体的主要类型。研究还发现突触外 α4β3δ 和 α6β3δ 受体与乙醇作用有关。位于突触前神经元的 GABA$_A$ 受体还具有调节递质释放的作用。

3. 受体的调节剂　GABA$_A$ 受体选择性激动剂包括蝇蕈醇(muscimol)、4,5,6,7-四氢异噁唑[5,4-c]-吡啶酮-3-醇(THIP)。蝇蕈醇是一种极强的 GABA$_A$ 受体激动剂，比 GABA 的作用强 10 倍以上，但其毒性较大，大剂量的蝇蕈醇可影响其它递质的释放。THIP 的毒性较蝇蕈醇低，具有镇痛作用。其镇痛作用的强度与吗啡相近，且不能为纳洛酮所拮抗，说明其镇痛效果不是通过阿片受体，而很可能是通过 GABA$_A$ 受体来完成的。蝇蕈醇和 THIP 对 GABA$_B$ 受体的亲和力极弱。

GABA$_A$ 受体的拮抗剂包括荷包牡丹碱(bicuculline)、印防己毒素(picrotoxin)等。荷包牡丹碱作用于受体的 GABA 识别位点，从而选择性地阻断 GABA$_A$ 受体。印防己毒素则直接作用于 Cl^- 通道，使之关闭，是 GABA$_A$ 受体的非竞争性拮抗剂，因其阻断了 GABA 的传递，故有 CNS 的兴奋作用，甚至引起惊厥。GABA$_A$ 受体的功能还受到丝氨酸-苏氨酸类激酶 PKC 和 PKA 的调节，通常 PKC 能抑制 GABA$_A$ 受体的功能，而 PKA 对 GABA$_A$ 受体的调节作用更复杂，视 GABA$_A$ 受体的亚基组成而定。

ρ 亚基组成的 GABA$_A$ 受体，其药理学性质独特，受体选择性激动剂包括反式-4-氨基巴豆酸(trans-4-aminocrotonic acid, TACA)、蝇蕈醇、顺式-4-氨基巴豆酸(cis-4-aminocrotonic acid, CACA)等。它们对荷包牡丹碱、苯二氮䓬类和巴比妥类药物不敏感，但保留了对印防己毒素的敏感性。受体的拮抗剂包括(1，2，5，6-四氢吡啶-4-yl)甲基次膦酸[(1，2，5，6-tetrahydropyridin-4-yl)methylphosphinic acid，TPMPA]等。

(二) $GABA_B$ 受体和调节剂

1. 受体的结构 $GABA_B$ 受体是一种 $G_{i/o}$ 蛋白偶联的受体，在突触前膜能通过抑制 Ca^{2+} 通道影响递质释放；在突触后膜上可通过激活 K^+ 通道从而使突触后神经元超极化，如图 6-7 所示。在中枢和周围神经系统都存在 $GABA_B$ 受体。人 $GABA_B$ 受体包括 $GABA_{B1}$ (包含 $GABA_{B1a}$，$GABA_{B1b}$，$GABA_{B1c}$ 等)和 $GABA_{B2}$。$GABA_{B1a}$ 与 $GABA_{B1b}$ 在细胞内定位不同且具有不同的功能特性，当 $GABA_{B1}$ 与 $GABA_{B2}$ 形成异源二聚体时 $GABA_B$ 受体才具有完整的功能。$GABA_{B1}$ 的胞外部分具有 GABA 结合位点，而 $GABA_{B2}$ 的胞外部分无 GABA 结合位点，但存在调节剂结合位点。$GABA_{B2}$ 的胞内部分与 G 蛋白偶联，激活后，可以影响 K^+ 通道或 Ca^{2+} 通道的开放与关闭。

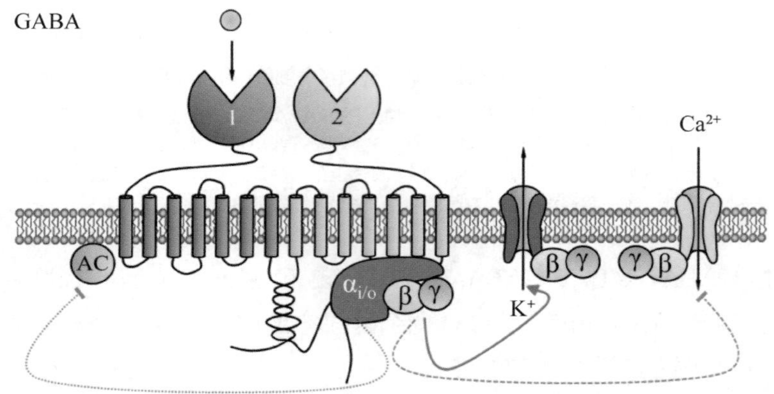

图 6-7 $GABA_B$ 受体模式图

注：$GABA_B$ 受体是由 $GABA_{B1}$ 和 $GABA_{B2}$ 通过胞质内 C-末端的盘绕区域(coiled region)形成的异源二聚体。蛋白的 N-末端很大，并且位于细胞外，$GABA_{B1}$ 的胞外部分具有 GABA 结合位点。$GABA_{B2}$ 的胞内部分与 G 蛋白偶联，激活后 α 亚基能抑制腺苷环化酶的活性，β/γ 亚单位打开 K^+ 通道。在突触前，β/γ 亚基还能够抑制 Ca^{2+} 通道。

2. 受体的作用

(1) 突触前抑制：$GABA_B$ 受体分布在脑神经元、脊髓的初级神经元和交感神经末梢上。$GABA_B$ 受体激活后，通过 $G_{i/o}$ 蛋白介导减少 Ca^{2+} 内流，从而减少兴奋性递质(如谷氨酸等)的释放，产生突触前抑制作用。而存在于 GABA 能神经末梢上的 $GABA_B$ 受体，作为一种自身受体，对 GABA 的释放具有调节作用(见图 6-7)。

(2) 突触后抑制：突触后 $GABA_B$ 受体激活后，同样通过 $G_{i/o}$ 蛋白介导打开 K^+ 通道，使突触后膜超极化，引发一种缓慢的抑制性突触后电位。$GABA_A$ 受体和 $GABA_B$ 受体均参与突触后抑制，通过不同的机制协同调制突触后功能。

3. 受体的调节剂 氯苯氨丁酸(对氯苯氨丁酸)(p-chlorophenyl GABA)是 $GABA_B$ 受

体的选择性激动剂。而 $GABA_B$ 受体的拮抗剂包括：3-氨基丙磺酸(3-aminopropane sulfonic acid，3APS)、5-氨基戊酸(5-amino valeric acid，5AVA)、法克罗芬(phaclofen)等。

四、GABA 在中枢的生理功能

(一) 抗焦虑作用

GABA 的抗焦虑作用与地西泮(苯二氮䓬类)结合位点相关。GABA 作用于 $GABA_A$ 受体，打开 Cl^- 通道，但又迅速恢复到关闭状态。巴比妥类药物能够作用于 Cl^- 通道，延长 Cl^- 通道开放的时间，而 B2 则能增加 $GABA_A$ 受体打开 Cl^- 通道的频率，因而使用巴比妥类和苯二氮䓬类药物均具有抗焦虑作用。

(二) 对垂体激素的作用

GABA 对腺垂体和神经垂体的功能具有调节作用。GABA 能通过下丘脑-腺垂体系统影响各种垂体激素的释放，如通过下丘脑促性腺激素释放因子，使催乳素(prolactin，PRL)和黄体生成素(luteinizing hormone，LH)的分泌增加；通过抑制下丘脑促肾上腺皮质激素释放因子(corticotropin releasing factor，CRF)和促甲状腺素释放因子(thyroid stimulating hormone，TRH)的释放，导致促肾上腺皮质激素(adrenocorticotropic hormone，ACTH)和促甲状激腺素(TSH)分泌减少。近年的研究发现，GABA 对下丘脑-神经垂体系统可能还存在抑制作用。

(三) 与镇痛的关系

GABA 具有镇痛作用。$GABA_A$ 受体激动剂 THIP、$GABA_B$ 受体激动剂氯苯氨丁酸及 GABA-T 抑制剂 AOAA 等通过脑室或鞘内注射，均能产生镇痛作用。

(四) 对摄食的影响

GABA 能够抑制下丘脑摄食中枢，从而抑制动物摄食。

(五) 与惊厥的关系

凡是能降低脑内 GABA 能神经传递功能的药物，如 GABA 合成阻断剂(3-巯基丙酸)、$GABA_A$ 受体拮抗剂(荷包牡丹碱、印防己毒素)等都能使动物产生惊厥；反之，提高 GABA 能神经传递的药物，如 GABA 受体激动剂、GABA 转运体抑制剂、GABA-T 抑制剂均可产生抑制效应，减轻动物的惊厥。

(六) 与痉挛的关系

痉挛的发生与 GABA 能神经传递功能的低下有关，$GABA_B$ 受体激动剂如氯苯氨丁酸可减轻肌痉挛。

(七) 对大脑发育的作用

在神经系统的发育过程中，未成熟神经元上的 $GABA_A$ 受体激活后，细胞内 Cl^- 外流，引起一种兴奋性作用。这种 GABA 的兴奋性效应发生在突触形成之前。$GABA_A$ 受体介导的去极化能够间接地激活电压门控钙通道(VGCC)，增加细胞内 Ca^{2+} 浓度。对于成神经细胞或神经母细胞迁移、树突成熟、突触形成等，GABA 还具有营养性作用。另外，GABA 在神经系统的可塑性、神经网络的建立等方面也有重要作用，并与成年脑的神经再生相关。

（八）与认知的关系

海马的锥体细胞上表达多种 $GABA_A$ 受体，其中具有 α5 亚基的 $GABA_A$ 受体位于树突的突触外部分。α5 亚基缺陷的小鼠因 IPSP 的减弱而表现出学习与记忆的增强。

（九）与精神性疾病的关系

GABA 能系统的异常与多种精神性疾病有关，如精神分裂症、自闭症、抑郁症、焦虑症以及药物成瘾等。

（十）参与视觉通路信息的传递和调控

主要由 ρ 亚基组成的 $GABA_A$ 受体参与。

第二节 甘 氨 酸

甘氨酸在 CNS 广泛分布。作为协同激动剂，甘氨酸是 NMDA 受体激活所必需的，而其抑制性递质的功能则主要体现在脊髓和脑干。

一、甘氨酸的分布

脊髓中甘氨酸的含量，灰质高于白质，前角高于后角，而背根和腹根的含量很低。脑桥和延髓的甘氨酸含量非常高。

二、甘氨酸的生物转换

甘氨酸可以在线粒体内合成。合成途径：一是在辅酶四氢叶酸（tetrahydrofolate，FH_4）的催化下，丝氨酸经丝氨酸羟甲基转移酶（serine hydroxymethy transferase，SHMT）作用生成甘氨酸（图 6－8A）。另一合成途径是乙醛酸（glyoxylate）经丙氨酸-乙醛酸转氨酶或甘氨酸转氨酶的作用生成甘氨酸（图 6－8B）。在胶质细胞内，SHMT 偶联甘氨酸裂解系统（glycine cleavage system，GCS），将甘氨酸再转变为丝氨酸。甘氨酸合成后，通过 VIAAT 的作用被储存在突触囊泡中。

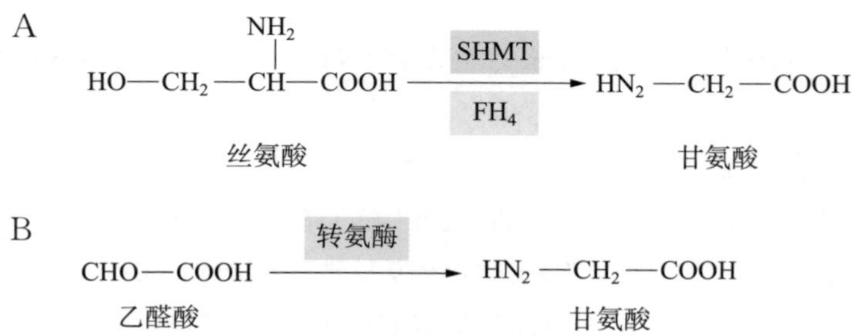

A

$$HO—CH_2—CH(NH_2)—COOH \xrightarrow[FH_4]{SHMT} HN_2—CH_2—COOH$$

丝氨酸 甘氨酸

B

$$CHO—COOH \xrightarrow{转氨酶} HN_2—CH_2—COOH$$

乙醛酸 甘氨酸

图 6－8 甘氨酸的生物合成

注：SHMT，丝氨酸羟甲基转移酶；FH_4，四氢叶酸。

甘氨酸的摄取依赖于甘氨酸转运体(glycine transporter, GlyT),与 GAT 相似,GlyT 包含 12 个跨膜区,N-末端与 C-末端位于细胞内,蛋白的转运活性依赖于 Na^+ 和 Cl^-。已经克隆了两类甘氨酸转运体:GlyT1(SLC6A9)和 GlyT2(SLC6A5)。GlyT1 包括 1a、1b、1c、1d、1e 5 种变异体(variants),GlyT2 则包括 2a、2b 和 2c。GlyT2 的特别之处在于其胞内 N-末端的长度超过 200 个氨基酸残基。GlyT1b 转运甘氨酸时,2 个 Na^+、1 个 Cl^- 同时进入细胞;GlyT2a 转运甘氨酸时,3 个 Na^+、1 个 Cl^- 同时进入胞内,而 GlyT2b 不具有转运甘氨酸的能力。GlyT2 在神经元上表达,而 GlyT1 则主要存在于胶质细胞上,它们共同调控甘氨酸能神经元胞外的甘氨酸水平。此外,GlyT1 还能通过控制谷氨酸能神经元胞外甘氨酸的浓度,影响 NMDA 受体的活性。肌氨酸和一些脂溶性衍生物都是 GlyT1 的抑制剂,但对 GlyT2a 没有作用。

三、甘氨酸受体

(一) 甘氨酸受体的结构

甘氨酸受体(glycine receptor, GlyR)属于半胱氨酸环配体门控离子通道。在 CNS 中主要分布于脊髓和脑干。GlyR 是由 α、β 亚基组成的五聚体,5 个亚基共同组成 Cl^-、HCO_3^- 通道(图 6-9),细胞内桥尾蛋白参与甘氨酸受体的聚合过程。新生期,GlyR 是 α 亚基组成的同源五聚体;成熟后,GlyR 转型成为由 α 和 β 亚基共同组成的异源五聚体。已经克隆到 4 个 α 亚基(α1～4)和 1 个 β 亚基位。α 亚基和 β 亚基约分别由 420 个氨基酸残基和 470 个氨基酸残基组成。与 $GABA_A$ 受体相似,在未成熟的神经元上,甘氨酸受体激活后,开放 Cl^- 通道,细胞内 Cl^- 外流,引起突触后膜去极化,产生一种兴奋性作用。而在成熟神经元中,甘氨酸受体激活后,细胞外 Cl^- 内流,引发突触后膜超极化,产生 IPSP。

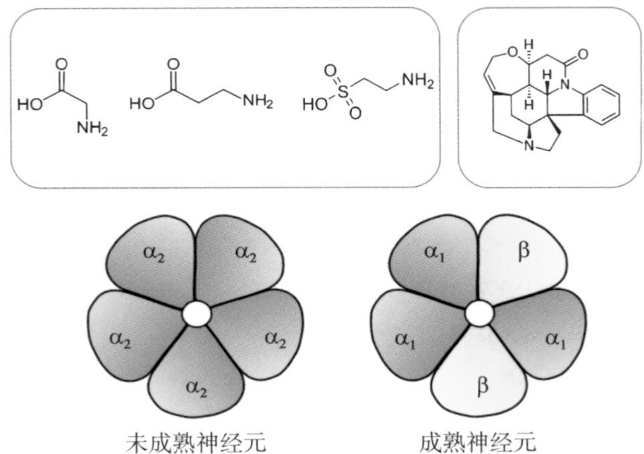

图 6-9　甘氨酸受体及其调节剂

注:甘氨酸受体是同源(未成熟神经元上)或异源(成熟神经元上)五聚体,中间是 Cl^- 通道。

（二）甘氨酸受体的调节剂

除甘氨酸外，甘氨酸受体的激动剂还有丙氨酸、丝氨酸、牛磺酸等。士的宁（strychine）、印防己毒素是甘氨酸受体的拮抗剂。士的宁作用强，且特异性高。GlyR 受抑制后，可以引起强烈的肌痉挛。

思考题

1. GABA 合成途径。
2. GABA 代谢旁路。
3. GABA 转运体和囊泡型抑制性氨基酸转运体的区别。
4. $GABA_A$ 受体的组成、工作原理和调节位点。
5. $GABA_B$ 受体的组成、工作原理和调节位点。
6. GABA 在成熟神经元和非成熟神经元中分别发挥了不同的效应，它们是如何实现的？
7. 甘氨酸合成途径。
8. 甘氨酸转运体的种类和工作原理。
9. 甘氨酸受体的组成、工作原理和调节位点。

（黄　芳）

参考文献

1. 孙凤艳. 医学神经生物学[M]. 上海：上海科学技术出版社，2008.
2. ANDÄNG M, HJERLING-LEFFLER J, MOLINER A, et al. Histone H2AX-dependent GABAA receptor regulation of stem cell proliferation[J]. Nature, 2008, 451(7177): 460 - 464.
3. BAE M, ROH J D, KIM Y, et al. SLC6A20 transporter: a novel regulator of brain glycine homeostasis and NMDAR function[J]. EMBO Mol Med, 2021, 13(2): e12632.
4. BOULENGUEZ P, LIABEUF S, BOS R, et al. Down-regulation of the potassium-chloride cotransporter KCC2 contributes to spasticity after spinal cord injury[J]. Nat Med, 2010, 16(3): 302 - 307.
5. KIM J J, GHARPURE A, TENG J F, et al. Shared structural mechanisms of general anaesthetics and benzodiazepines[J]. Nature, 2020, 585(7824): 303 - 308.
6. KUNER R, KÖHR G, GRÜNEWALD S, et al. Role of heteromer formation in GABAB receptor function[J]. Science, 1999, 283(5398): 74 - 77.
7. MUTHUKUMAR A K, STORK T, FREEMAN M R. Activity-dependent regulation of astrocyte GAT levels during synaptogenesis[J]. Nat Neurosci, 2014, 17(10): 1340 - 1350.
8. RICE H C, DE MALMAZET D, SCHREURS A, et al. Secreted amyloid-β precursor protein functions as a GABABR1a ligand to modulate synaptic transmission[J]. Science, 2019, 363(6423): eaao4827.
9. SAUNDERS A, OLDENBURG I A, BEREZOVSKII V K, et al. A direct GABAergic output from the basal Ganglia to frontal cortex[J]. Nature, 2015, 521(7550): 85 - 89.

10. SAVTCHENKO L, MEGALOGENI M, RUSAKOV D A, et al. Synaptic GABA release prevents GABA transporter type-1 reversal during excessive network activity[J]. Nat Commun, 2015, 6: 6597.
11. SIPILÄ S T, SPOLJARIC A, VIRTANEN M A, et al. Glycine transporter-1 controls nonsynaptic inhibitory actions of glycine receptors in the neonatal rat hippocampus[J]. J Neurosci, 2014, 34(30): 10003 - 10009.
12. YU J, ZHU H T, LAPE R, et al. Mechanism of gating and partial agonist action in the glycine receptor [J]. Cell, 2021, 184(4): 957 - 968. e21.
13. ZHANG J E, TAN L B, REN Y Q, et al. Presynaptic excitation via GABAB receptors in habenula cholinergic neurons regulates fear memory expression[J]. Cell, 2016, 166(3): 716 - 728.

第七章　去甲肾上腺素

经典神经递质去甲肾上腺素(norepinephrine，NE 或 noradrenaline，NA)、肾上腺素(epinephrine 或 adrenaline)和多巴胺(dopamine，DA)均含有儿茶酚的基本结构(图 7-1)，统称为儿茶酚胺(catecholamine，CA)。有三类细胞能合成 NE,它们是去甲肾上腺素能神经元、肾上腺素能神经元以及肾上腺髓质的嗜铬细胞。前二者释放的 NE 作为神经递质发挥作用,后者释放的 NE 则作为激素发挥作用。

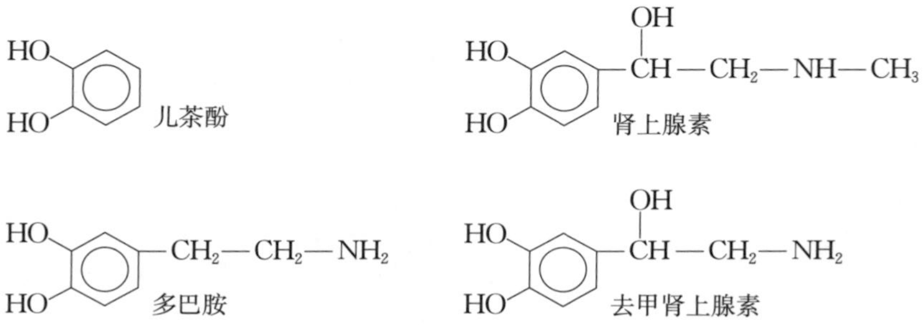

图 7-1　儿茶酚及儿茶酚胺类神经递质的化学结构

第一节　去甲肾上腺素能神经元在脑内的分布及神经纤维投射通路

一、NE 能神经元胞体的分布

20 世纪 60 年代,科学家发现神经元内的单胺类物质可与甲醛蒸汽反应,产生异喹啉类化合物,该化合物在荧光显微镜下可发射出波长不同的荧光。运用这一方法,中枢单胺类神经元的胞体分布被成功定位。现已发现脑内 CA 神经元的胞体可在特定脑区聚集为十多个神经元细胞群,分别以 A1～A17 命名。其中,A1～A7 细胞群是 NE 能神经元的胞体聚集区域,主要位于脑桥和延髓。这些细胞群中,A4 和 A6 分别位于蓝斑和蓝斑下核复合体,A1、A3、A5 和 A7 位于脑桥和延髓的外侧被盖区,A2 则集中于延髓背侧区(表 7-1)。

表 7 - 1　NE 能神经元胞体在脑内的分布定位

NE 细胞群	脑内分布
A1	脑桥和延髓的外侧被盖区
A2	延髓背侧区
A3	脑桥和延髓的外侧被盖区
A4	蓝斑和蓝斑下核复合体
A5	脑桥和延髓的外侧被盖区
A6	蓝斑和蓝斑下核复合体
A7	脑桥和延髓的外侧被盖区

二、NE 能神经元的纤维投射

在 CNS 中，NE 能神经元的胞体主要分布在脑干的蓝斑核（locus coeruleus，LC）和外侧被盖核（lateral tegmental nuclei）。据报道，脑内约 50%以上的 NE 能神经元胞体位于蓝斑核内。虽然脑内 NE 能神经元数量较少，其侧枝纤维却可广泛投射至 CNS 的各区域，包括脊髓、小脑、丘脑和大脑皮质（图 7 - 2）。NE 神经的上行纤维可分为背侧束和腹侧束，来自 A4 及 A6 的上行纤维束形成了被盖背侧束，经脑桥的腹侧和内侧前脑束由后向前，大部分终止于丘脑（前核、腹侧核、外侧核及内外侧膝状体）；另有部分进入缰核脚间束，终止于外侧缰核；其余的纤维束则终止于杏仁核、海马，或最终广泛投射到新皮质。此外，蓝斑发出的部分纤维也进入小脑，分别终止于中央核群及小脑皮质。发自蓝斑的 NE 上行纤维投射组成了上行网状激活系统的一部分，调节注意、觉醒和昼夜节律。来自其余细胞群的 NE 上行纤维汇合后通过小脑上脚的腹侧进入中脑，形成 NE 的上行腹侧束系统，该束纤维最终投射到第三脑室背侧周围、中脑网状结构及下丘脑范围，也有一部分纤维进入小脑。NE 神经的下行纤维又称脊髓系，从延髓、脑桥开始，走行于脊髓。

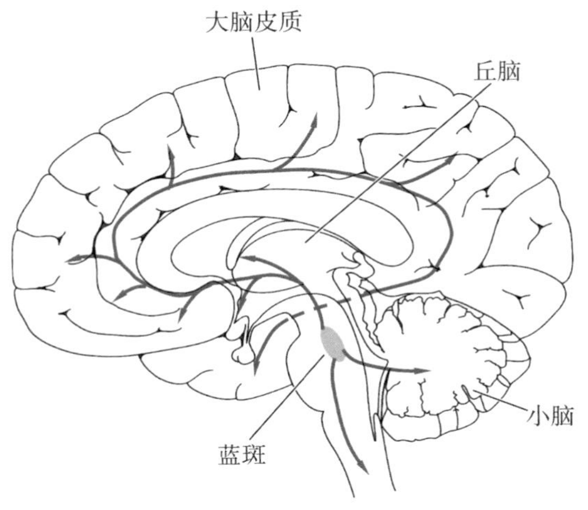

图 7 - 2　脑内 NE 能神经元及其纤维投射的分布

NE能神经元的广泛性投射在脑内形成弥散性NE调节系统。这些来自于脑桥和延髓一小群神经元的纤维投射可以影响分布在其它不同脑区的突触后神经元，当蓝斑等核团兴奋时，NE在脑内的广泛区域释放，产生复杂的作用。也正是由于这种复杂性，迄今为止中枢NE的生理作用尚未完全明晰。

第二节　去甲肾上腺素的合成、储存及代谢

一、NE的合成

（一）合成过程

NE的合成前体为左旋酪氨酸（L-tyrosine，L-Tyr），外周血中的L-Tyr可被大分子中性氨基酸转运蛋白转运入脑，并在神经元胞浆中聚集。胞浆中的L-Tyr可被酪氨酸羟化酶（tyrosine hydroxylase，TH）羟基化，形成中间产物，即左旋多巴（levodopa，L-DOPA）。随后，L-DOPA被胞浆中的左旋芳香族氨基酸脱羧酶（aromatic L-amino acid decarboxylase，AADC；又称为多巴脱羧酶，DOPA decarboxylase，DDC）催化，脱去羧基形成DA。在NE能神经元的胞体中，合成的DA很快被摄入囊泡中，再被囊泡内的多巴胺-β-羟化酶（dopamine-β-hydroxylase，DβH）羟基化，形成最终产物NE（图7-3）。在少量以肾上腺素为递质的脑干神经元或肾上腺髓质中有高表达的苯乙醇胺-N-甲基转移酶（phenylethanolamine-N-

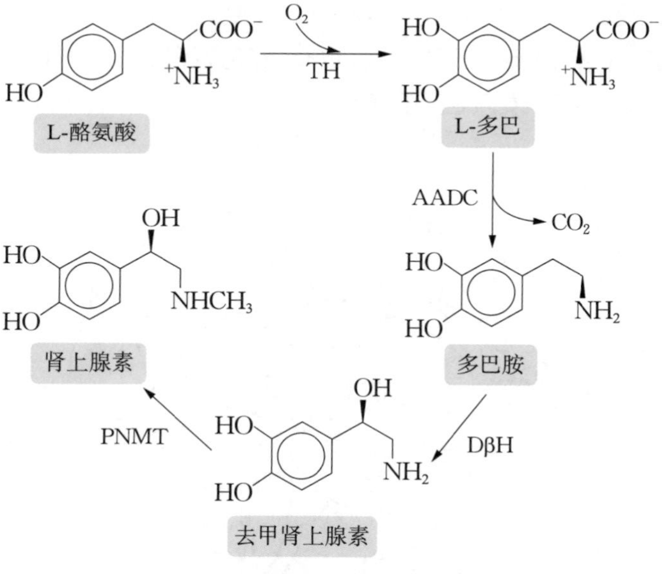

图7-3　儿茶酚胺类神经递质的合成

注：TH，酪氨酸羟化酶；AADC，左旋芳香族氨基酸脱羧酶；DβH，多巴胺-β-羟化酶；PNMT，苯乙醇胺-N-甲基转移酶。

methyltransferase，PNMT)，NE 可被 PNMT 进一步催化产生肾上腺素(epinephrine)。脑内 PNMT 的调节机制并不清楚，据报道，其 mRNA 表达水平可被 NGF 和肾上腺糖皮质激素调节。

（二）合成酶

1. 酪氨酸羟化酶(TH) TH 属于芳香族氨基酸羟化酶(aromatic amino acid hydroxylases)家族，是依赖于吡啶的单加氧酶，以 L-Tyr 为底物，以四氢喋呤(tetrahydrobiopterin，BH_4)、Fe^{2+} 和 O_2 为辅因子。TH 在神经元内含量较少，其合成速度及催化活性均弱于 AADC，具有较强的底物专一性，是 NE 合成中的限速酶。人 TH 基因有 14 个外显子，通过可变剪切产生 4 种 TH 蛋白亚型，分别为 hTH_1～hTH_4，推测可能有不同的活性；其他非人灵长类动物缺少第 2 外显子，目前仅发现 2 种 TH 亚型，分别对应于人 hTH_1 和 hTH_2。TH 蛋白为同源四聚体，每个亚基均含有 3 个结构域，亚基 N-末端约 150 个氨基酸残基形成调节域，含多个 Ser 位点；中间约 300 个氨基酸残基形成催化域，含有可与底物及 BH_4 结合的活性部位；其 C-末端约 40 个氨基酸残基形成短 α 螺旋，帮助亚基聚合。

TH 活性可受磷酸化调控。TH 蛋白 N-末端的多个 Ser 位点(如 Ser^8，Ser^{19}，Ser^{31}，Ser^{40})可被 PKA、PKC、Cdk5、$ERK_{1/2}$、CaMK Ⅱ、MAPKAPK-2 等蛋白激酶磷酸化修饰，上调 TH 活性。辅因子水平也可影响 TH 活性。BH_4 是 TH 的必需辅因子，生理条件下 BH_4 与 TH 的结合未达饱和状态。细胞内 BH_4 水平由合成酶 GTP 环化水解酶决定，编码 GTP 环化水解酶的基因突变可显著降低 TH 活性。终产物抑制(end-product inhibition)亦参与调节 TH 的活性。研究发现，CA 类分子可与 BH_4 竞争 TH 结合位点而抑制 TH 的活性。此外，长期慢性应激或者药物干预可导致 TH 的含量变化。TH 基因转录启动子中含有 CRE、GRE、AP-1 和 NF-κB 的结合位点，在神经元胞体中，TH 基因的表达可在表观遗传、转录或翻译多个水平受到调控。

2. 左旋芳香族氨基酸脱羧酶(AADC) AADC 广泛存在于 CNS 中，以磷酸吡哆醛为辅酶，催化 L-芳香族氨基酸脱羧基。AADC 是由两个分子量为 50 000 的亚基组成的同源二聚体。与 TH 相比，AADC 在神经元胞浆内含量多，酶活性高，但底物专一性较低，凡 L-芳香族氨基酸，包括组氨酸、酪氨酸、色氨酸、苯丙氨酸等，均可作为底物而被脱羧基。若将此酶完全抑制，不仅 CA 合成受阻，5-HT 的合成也受抑制。若补充该酶的底物，则可促进 CA 的合成。

3. 多巴胺-β-羟化酶(DβH) DβH 是 NE 合成的终末酶，分布在 NE 和肾上腺素神经元的囊泡内，催化 DA 形成 NE。DβH 为含 Cu^{2+} 的单加氧酶，以维生素 C 和富马酸(fumaric acid)为辅因子。人 DβH 蛋白的分子量约 290 000，由 4 个分子量约 65 000 的亚基组成，每个亚基均可结合 2 分子 Cu^{2+}。该酶底物专一性较低，在体外可将苯乙胺氧化为苯乙醇胺，除了催化 DA 合成 NE 外，还可催化酪胺(tyramine)产生章鱼胺(octopamine)。

二、NE 的储存和囊泡摄取

NE 在神经元的囊泡中合成并储存，与囊泡内容物以较稳定的形式存在。NE 的囊泡储存可避免其游离在胞浆内被降解酶所代谢，或者被某些毒物作用而失活。

NE 的囊泡在电镜下呈致密核心，按其大小可分为大囊泡和小囊泡，大囊泡多在轴突和末梢，而小囊泡几乎全部集中于末梢(即突触囊泡)。NE 的致密核心囊泡内除有 NE 和 DβH 外，还有少量的 DA 及 ATP、嗜铬颗粒蛋白、神经肽等，NE 可与这些物质以疏松结合的形式共存于囊泡内。NE 主要在大囊泡中合成，大囊泡中 DβH 的含量较小囊泡多。囊泡内可溶的 DβH 可随 NE、ATP 等一起释放，不可溶的 DβH 则附着在囊泡内膜上不能释放出。NE 囊泡内的嗜铬颗粒蛋白以嗜铬蛋白 A 含量最多。大囊泡中的神经肽如阿片肽、P 物质等，可在动作电位到来时随 NE 一起释放出囊泡。囊泡中有较高浓度的 ATP，带正电的 NE 与带负电荷的 ATP 和嗜铬颗粒蛋白形成大分子复合物，NE 的释放伴随 ATP 的释放，释放到突触间隙的 ATP 协同递质起作用。此外，NE 的囊泡内呈酸性，含高浓度的 H^+，也有 Mg^{2+}、Ca^{2+} 以及 Cl^- 等多种离子。

囊泡内 NE 的浓度远高于胞浆，囊泡膜内外 NE 浓度梯度的维持主要依赖于囊泡单胺转运体(vesicular monoamine transporter, VMAT)的主动转运。VMAT 是 NE、DA 及 5-HT 共同的囊泡转运蛋白，跨囊泡膜分布，属于溶质载体超家族(SLC superfamily of solute carrier)中的 SLC18 亚家族。哺乳动物中已发现两类 VMAT，其中 VMAT1(SLC18A1)主要分布在外周交感神经系统、肾上腺嗜铬细胞以及肠内分泌/旁分泌细胞中，而 VMAT2 (SLC18A2)则分布于 CA 或 5-HT 能神经元中，可摄取 CA、吲哚胺和组胺，也可摄取 MPP^+、MDMA、芬氟拉明、D-苯丙胺、β-苯乙胺等进入囊泡，是脑内影响 NE 储存释放的关键蛋白(参见第八章表 8-4)。

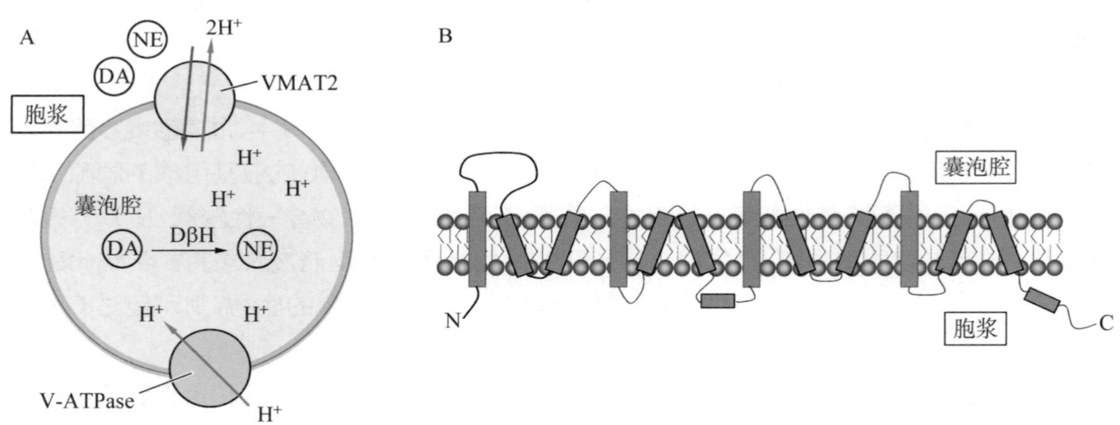

图 7-4 囊泡摄取单胺类递质的作用模式(A)及 VMAT2 二级结构示意图(B)

注：VMAT，囊泡单胺转运体；DβH，多巴胺-β-羟化酶；V-ATPase，液泡 H^+-ATP 酶。

现在了解到，VMAT 含 12 个跨膜域(transmembrane domain, TMD)，其肽链的 C-末端及 N-末端均在胞浆中。VMAT 在 TMD 1～2 之间的腔内环较大，有 3～4 个 N-糖基化修饰位点，TMD 5～8 和 TMD 9～12 则可能参与 VMAT 与底物及药物的识别。与 ACh 的囊泡摄取类似，VMAT 的主动摄取也依赖于囊泡膜上的液泡 H^+-ATP 酶(vacuolar H^+-

ATPase, V-ATPase)。V-ATPase 通过水解 ATP 的能量主动摄入 H^+ 进入囊泡腔，形成囊泡膜内外的 H^+ 电化学梯度($\triangle\mu H^+$)。在 $\triangle\mu H^+$ 的驱动下，VMAT 每摄入 1 分子带正电的 NE，即反向转运出 2 分子的 H^+，推测第一个 H^+ 的结合或者转运可以增加转运蛋白对 NE 的亲和力，第二个 H^+ 的结合则促进 NE 的转运(图 7-4)。

三、NE 的释放

NE 释放的主要形式是囊泡介导的胞裂外排。突触前膜电压门控钙通道的开放导致突触前末梢 Ca^{2+} 浓度的增加，促进囊泡膜与突触前膜融合，继而释放囊泡内容物到突触间隙。释放递质后的囊泡可通过胞吞过程被循环利用。神经冲动促进 NE 释放，突触前膜 NE 转运体的"逆转运"也可导致 NE 的非囊泡释放。NE 的释放还受到其自身受体、其他异源受体及特定药物的调控。

四、NE 的失活

释放到突触间隙的 NE 可与突触后膜上 NE 受体结合，之后需被迅速清除，以保证在突触间隙中 NE 的浓度下降到可引起突触后反应的阈下值浓度，为新一轮突触传递作准备。NE 的失活主要有两种方式：①被突触前膜上 NE 转运体重摄取到胞浆中；②被降解酶代谢(enzyme degradation)后失活。重摄取到胞浆中的 NE 若未及时进入囊泡中，也会被胞浆中的降解酶代谢。NE 在突触间隙内的失活主要依赖于重摄取，而 NE 的最终失活则依赖于降解酶代谢(图 7-5)。

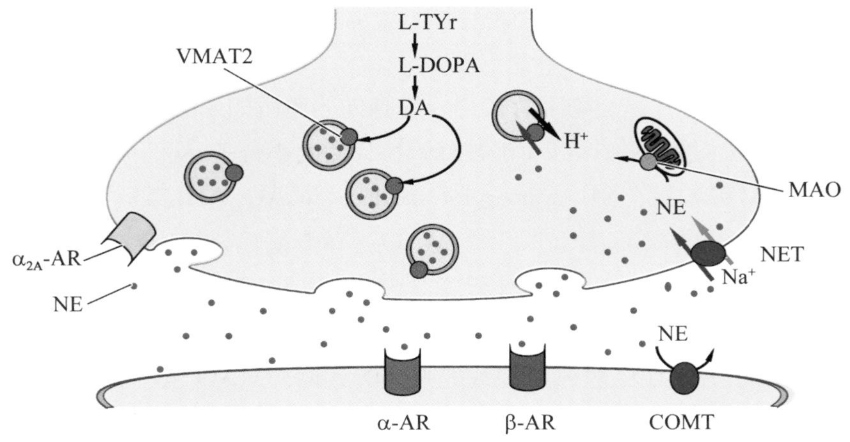

图 7-5　NE 的生物转换模式图

(一) NE 的重摄取

递质的重摄取避免了受体的过度激活，也减少了递质的弥散，符合生物利用的经济原则，是调控递质效应的重要方式。重摄取主要发生在突触前膜，在突触后膜和非神经组织也有少量低亲和摄取。在 NE 神经末梢，递质释放总量约有 3/4 被重摄取。

神经元对 NE 重摄取依赖于突触前膜的 NE 转运体（norepinephrine transporter，NET）。NET 属于溶质载体超家族中的 SLC6 单胺转运蛋白亚家族（表 7-2），与 DA 转运体（dopamine transporter，DAT）、5-HT 转运体（serotonin transporter，SERT）、GABA 及 Gly 转运体的蛋白结构类似。编码 NET 的基因 SLC6A2 位于人 16 号染色体，含 18 个外显子，形成多种剪辑变异体。人 NET 是细胞膜上的跨膜糖蛋白，由 617 个氨基酸残基组成，分子量为 69 000，多肽链含 12 个跨膜段（TMD），TMD 3～4 间的第 2 胞外环较大，含数个 N-糖基化位点，C-末端及 N-末端均游离在胞浆内，胞内部分有 ser/thr 磷酸化位点。

表 7-2　三种单胺转运体的生物学特性

转运蛋白(人)	NET	DAT	SERT
染色体定位	16q12.2	5p15.33	17q11.2
基因名称	SLC6A2	SLC6A3	SLC6A4
氨基酸数	617	620	630
摄取单胺底物	E、NE、DA	E、NE、DA	5-HT
协同转运离子	1 $Na^+_{(in)}$ 1 $Cl^-_{(in)}$	1-2 $Na^+_{(in)}$ 1 $Cl^-_{(in)}$	1 $Na^+_{(in)}$ 1 $Cl^-_{(in)}$ +1 $K^+_{(out)}$

NET 属于 Na^+/Cl^- 共转运蛋白家族，在摄取 1 分子 NE 的同时协同转运 1 个 Cl^- 和 1 个 Na^+ 进入细胞。Na^+ 和 NE 结合在转运体的外表面时，转运体构象发生改变，使胞外 NE 向胞内转位。NET 也可摄取肾上腺素。此外，由于与 DAT 高度同源，NET 也可转运 DA 进入神经元胞浆。脑内 NET mRNA 主要在蓝斑核表达，在 A4、A5、A7 等区也有广泛表达。NET 蛋白则从 NE 能神经元胞体被运输到纤维投射的广泛区域。

（二）NE 的酶解代谢

NE 的另一种失活方式是被酶降解代谢。细胞外的递质如未被及时重摄取，或者胞浆内的递质如未被及时摄入囊泡储存，即可能被降解酶代谢为小分子，从而失去生理功能。

NE 的降解酶有单胺氧化酶（monoamine oxidase，MAO）和儿茶酚胺氧位甲基移位酶（catechol-O-methyl transferase，COMT）。MAO 是黄素蛋白，广泛存在于神经和非神经组织中，神经元胞浆内的 MAO 位于线粒体外膜。该酶有两种同分异构体，分别命名为 MAO-A 和 MAO-B。它们由不同的基因所编码，均以黄素腺嘌呤二核苷酸为辅因子。MAO 催化 NE 生成醛类衍生物，并很快经醛还原酶或醛脱氢酶代谢。MAO 也可催化 NE 的氧位甲基化代谢产物（被 COMT 降解的产物）进一步脱氨基。COMT 在中枢及外周的神经组织与非神经组织中均有表达，在神经组织中主要存在于突触，特别是突触后膜上。中枢的 COMT 多以膜结合形式位于神经元细胞膜和胶质细胞。该酶以 s-腺苷甲硫氨酸为辅因子，将 s-腺苷甲硫氨酸的甲基转移到儿茶酚苯环的 m-羟基上，生成 3-甲氧基 4-羟基衍生物。COMT 基因存在多态性，其中 Val^{158} Met 突变可降低 COMT 的活性。临床研究发现，含 Val^{158} 较多的患者，其与前额叶皮质功能相关的记忆与执行功能较弱，而 Met^{158} 较多的患者，该能力则较强。

NE 的代谢过程复杂（图 7-6），MAO 或 COMT 的降解产物均可被另一个酶继续降解。

神经末梢释放到突触间隙的 NE 大部分被突触前膜的 NET 重摄取，进入胞浆后可先被线粒体膜上的 MAO 降解，代谢产物排出神经元外再被 COMT 降解，而未被重摄取的 NE 则依次被 COMT 和 MAO 降解代谢。NE 在脑内最终的主要代谢产物是 3-甲氧基-4-羟苯乙二醇(3-methoxy-4-hydroxyphenyl glycol，MHPG)，在外周的最终代谢产物则是 3-甲氧基-4-羟苯乙醇酸或称香草扁桃酸(venilly mandelic acid，VMA)。目前对 NE 这种复杂的代谢失活过程的调控机制及其对递质传递的影响所知不多。

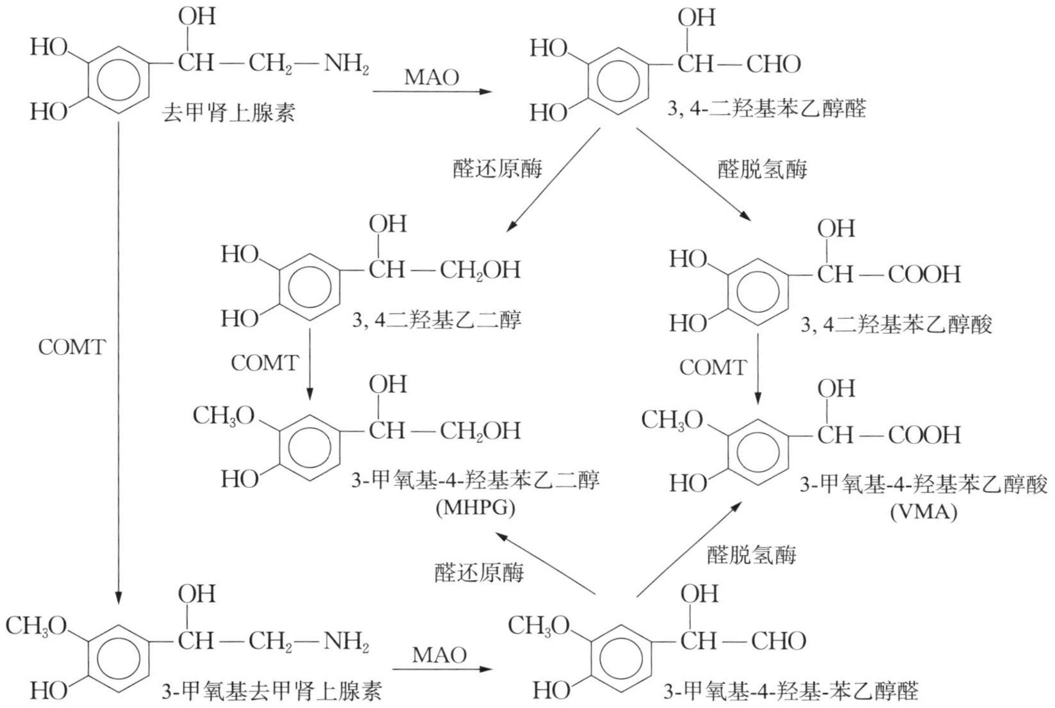

图 7-6　NE 的降解代谢

第三节　去甲肾上腺素的受体及其信号转导

一、NE 受体的分类及在脑内的分布

NE 与肾上腺素均能结合并激动肾上腺素受体(adrenergic receptors/adrenoceptor，AR)。根据药理学特征，AR 最早分为 α 和 β 二类，随着受体选择性配体的发现以及受体分子结构的研究，迄今已发现 9 种 AR，分别归属 α_1(α_{1A}、α_{1B}、α_{1D})、α_2(α_{2A}、α_{2B}、α_{2C})和 β(β_1、β_2 和 β_3)受体家族(表 7-3)。

表 7－3　NE 受体的分类及特性

受体亚型	亚基	染色体(人)	AA 数目(人)	偶联 G 蛋白	信号转导	选择性激动剂	选择性拮抗剂
α_1	α_{1A}	8p21.2	466	G_q/G_{11}	激活 PLC	达布扎琼 A61603	西洛多辛 RS-100329
	α_{1B}	5q33.3	520			—	Rec 15/2615 L-765314
	α_{1D}	20p13	572			—	BMY-7378
α_2	α_{2A}	10q25.2	465	G_i/G_o	抑制 AC	羟甲唑啉	BRL 44408
	α_{2B}	2q11.2	450			—	咪洛克生
	α_{2C}	4p16.3	462			—	JP1302
β	β_1	10q25.3	477	G_s	激活 AC	(—)-Ro 363 扎莫特罗	左倍他洛尔 CGP 20712A
	β_2	5q32	413			奥西那林 茚达特罗	ICI 118551
	β_3	8p11.23	408			CGP 12177 BRL 37344	L748328 L-748337

放射自显影、原位杂交、免疫组织化学及转基因技术均可以研究受体的分布。研究发现，NE 受体不同亚型在脑内分布存在差异。脑内 α_1-AR 的三个亚型中，约 55％为 α_{1A} 受体，35％为 α_{1B} 受体，α_{1D} 受体的丰度较小。α_{1A} 和 α_{1B} 受体在杏仁核、海马、小脑、皮质、下丘脑、中脑和脊髓中均有表达，脑内分布广泛，α_{1D} 受体主要分布在嗅球、大脑皮质、海马和下丘脑。α_2-AR 在脑内含量丰富，其中 α_{2A} 受体主要分布在大脑皮质、蓝斑、下丘脑和脊髓，α_{2B} 受体主要分布在丘脑，α_{2C} 受体主要分布在嗅球、皮质、海马、纹状体和脊髓。β-AR 也有三个亚型，其中 β_1 受体主要分布于大脑皮质、松果体和脊髓，β_2 受体主要分布于嗅球、梨状皮质、海马、小脑皮质及脊髓。脑内放射自显影表明，在新皮质大约 60％的 β-AR 为 β_1 亚型，在小脑主要是 β_2 受体。β_3 受体与 β_1 和 β_2 受体的氨基酸序列同源性分别为 51％和 46％，在皮质和海马有 β_3 受体。脑内 α_{2A} 受体是主要的突触前自身受体。

二、NE 受体的结构

NE 受体均为 G 蛋白偶联受体，受体蛋白具有相似的二级结构，即受体的氨基酸残基组成一条多肽链，在细胞膜上形成 7 次跨膜结构。其 N-端较短，位于细胞膜外，含有数个糖基化位点；C-端较长，位于细胞内，富含丝氨酸和苏氨酸残基，是可被磷酸化位点（近来发现 β_3 受体的 C-末端磷酸化位点较缺乏）。其与配基结合的部位主要与受体的跨膜片段有关，与 G 蛋白结合的部位则与第 3 胞内环及羧基端片段有关。

NE 受体之间的氨基酸序列同源性约 33％～40％，而每类受体家族内部亚型的同源性约 45％～55％。近来对于 β_1、β_2 受体的结构解析揭示了 NE 受体构象随配体结合而动态改变。另外，NE 受体基因在编码区及非编码区有许多突变位点，已发现包括单核苷酸突变、插入/删除突变等多种突变类型，部分突变可引起受体功能的改变，形成不同的功能变异体。NE 受体还可形成异聚体，异聚体受体会改变原有的受体药理学特性以及受体介导信号通路。

三、NE 受体介导的信号转导通路

NE 受体被激活引起 G 蛋白解离，解离后的 Gα-GTP 或者 Gβγ 亚基均可诱导下游一系列信号通路的改变。Gα-GTP 介导的 NE 受体信使系统包括腺苷酸环化酶（adenyl cyclase，AC）系统、磷脂酶（phospholipase，PL）系统（图 7－7），Gβγ 介导的则包括对离子通道以及 MAPK 信号通路的调控。简言之，NE 受体介导的信号通路有：①α_1 受体偶联 G_q/G_{11} 蛋白，当受体被激活时，$G\alpha_q$-GTP 进一步激活磷脂酶 C（PLC），水解磷脂酰肌醇，产生 IP_3 及 DAG。IP_3 促进细胞内非线粒体钙库释放 Ca^{2+}，使细胞内 Ca^{2+} 浓度上升。DAG 激活 PKC，调控细胞功能。近来研究发现，α_1 受体还可激活 PKC 和 MAPK 等激酶。②α_2 受体偶联 G_i/G_o 蛋白，被激活后通过 $G\alpha_i$-GTP 抑制 AC 的活性，减少 cAMP 的生成，抑制 PKA 的活性。解离后 Gβγ 亚基可激活内向整流钾通道 GIRK，促进 K^+ 外流；或抑制电压门控钙通道，降低 Ca^{2+} 内流；此外，Gβγ 亚基还可激活 MAPK 信号通路。③β 受体偶联 G_s 蛋白，被激活后可以增加 AC 的活性，促进 cAMP 的合成，激活 PKA 及 PKA 介导的信号通路。④近来研究发现，这些受体还可结合其他 G 蛋白，如 α_{1A} 受体可通过 G_{12}/G_{13} 蛋白激活 PLA_2 及 PLD，α_2 受体可偶联 G_s 蛋白，而部分 β_2 和 β_3 受体可以结合 G_i 蛋白，当受体被激活后可介导与 G 蛋白相对应的信号通路。

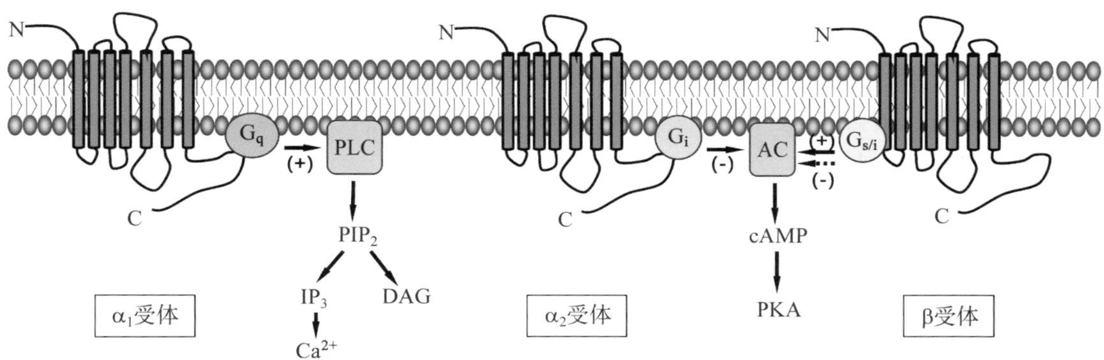

图 7－7　Gα-GTP 介导的 NE 受体信号转导通路

研究发现，NE 受体的胞内片段可被 PKA、PKC 和 GRK 磷酸化，继而招募 β-arrestin 蛋白，促使受体脱敏和内吞；通过 β-arrestin 蛋白介导，也可以激活 MAPK 信号通路。

NE 受体亚型众多，受体激活后引起的生理效应复杂多样。脑内 α_{2A} 受体是突触前自身受体，在 NE 能神经元的胞体和末梢均有分布，被激活后可通过 Gi/o 蛋白介导，减少 cAMP 的生成和 AC 的活性。蓝斑核内 NE 能神经元的突触前 α_{2A} 受体激动能抑制蓝斑神经元的放电活动，而位于末梢的 α_{2A} 受体则可以抑制 NE 的释放。β 受体也可以分布在突触前，则易化 NE 的释放。在突触后，α_1 受体通过 G_q 蛋白的介导，引发磷脂酰肌醇通路，对神经元的兴奋性有多方面的促进。而 α_2 受体激动，则通过 $G_{i/o}$ 蛋白介导，神经元趋向超极化，产生抑制效应。β 受体激活后作用复杂，随神经元的不同而表现出兴奋或抑制效应。

第四节　影响去甲肾上腺素神经功能的药物及其分类

一、影响 NE 合成的药物

(一) TH 抑制剂

TH 是 NE 合成过程的限速酶，其对底物 L-Tyr 的 K_m 小于脑内 L-Tyr 的生理浓度，在正常生理条件下约有 80%的酶分子被 L-Tyr 饱和，因此，外源补充 L-Tyr 并不能显著增加中枢 CA 递质的合成量。抑制 TH 的活性则能显著降低 NE 的合成量。α-甲基(对位)酪氨酸(α-methyl-p-tyrosine, α-MT)是 TH 底物 L-Tyr 的结构相似物，能与 L-Tyr 竞争 TH 的结合位点，减少 NE 的合成。因此，α-MT 被称为 TH 竞争性抑制剂。甲基酪氨酸、α-丙基多巴乙酰胺(α-propyldopacetamide)、3-氯酪氨酸及 3-碘酪氨酸都是 TH 的抑制剂。

(二) AADC 抑制剂

DOPA 结构类似物可竞争性抑制 AADC 的活性。AADC 不可逆抑制剂有 α-氟甲基多巴(α-fluoromethyl dopa)、α-氟甲基对位酪氨酸(α-fluoromethyl-p-tyrosine)和 α-二氟甲基多巴(α-difluoromethyl dopa)等。AADC 可逆性抑制剂有卡比多巴(carbidopa)、α-甲基多巴(α-methyl dopa)、苄丝肼(benserazide)、3-羟基苄基肼(3-hydroxybenzylhydrazine)等。一部分 α-MT 也可被 TH 催化产生 α-甲基多巴，后者也可在 AADC 和 DβH 的催化下生成 α-甲基-NE，成为无 NE 作用的“伪递质”。

(三) DβH 抑制剂

DβH 以维生素 C 和富马酸(fumaric acid)为辅因子，能与 Cu^{2+} 结合的药物如双硫醒(disulfiram)可抑制此酶的活性。内匹司他(nepicastat)是该酶的选择性抑制剂。

二、影响 NE 储存的药物

利血平(reserpine)及丁苯那嗪(tetrabenazine, TBZ)是经典的 VMAT 抑制剂。利血平不影响膜摄取，对囊泡膜有极高的亲和力，不可逆抑制 VMAT 摄取功能。利血平不仅阻断 VMAT 对 NE 的摄取，也破坏囊泡储存 NE。机制研究表明，利血平削弱 NE 与囊泡内容物 ATP 和嗜铬颗粒蛋白结合，促使囊泡内 NE 外溢到胞浆，进而被 MAO 降解，导致囊泡储存的 NE 逐渐减少以至耗竭，使突触传递受阻。一次性大量应用利血平后，脑内单胺类递质含量有大幅度降低，往往需几天或十几天才能完全恢复。TBZ 与利血平作用相似，但作用维持较利血平短，它是 VMAT 的可逆抑制剂，且特异性抑制 $VMAT_2$(对 $VMAT_2$ 的 IC50 为 0.3，对 $VMAT_1$ 的 IC50 为 3.0)，其抑制作用不受 pH 的影响。虽然 TBZ 与利血平在 VMAT 的结合位点不同，但可相互影响彼此与 VMAT 的结合。VMATs 抑制剂还有 GBR 12909 和 12935、酮色林(ketanserin)、缬苯那嗪(valbenazine)、替硝苯那嗪(deutetrabenazine)等。苯丙胺类成瘾药物，如甲基苯丙胺(methamphetamine, METH，俗称冰毒)和 3,4-亚甲基二氧甲基苯丙胺(methylenen dioxy methamphetamine，MDMA，为摇头丸 Ecstasy 的主要成分)，也可下调 VMAT 的囊泡摄取能力，并通过与 VMAT 的作用促进单胺类递质从囊泡中外溢。此外，对氯苯丙胺(p-chloroamphetamine)可以解除囊泡膜内外的 H^+ 电化学梯度，从而抑制 VMAT 对单胺的摄取。

三、影响 NE 释放的药物

利用某些药物如酚苄明(phenoxybenzamine)阻断突触前 α_{2A} 受体，可以增加 NE 释放。拟交感胺如苯丙胺(amphetamine)、麻黄碱(ephedrine)、间羟胺(metaraminol)和酪胺(tyramine)等可与 NE 竞争，抑制 NE 摄取，苯丙胺可作为 NET 的底物被摄取进入胞浆和囊泡，通过置换作用使囊泡储存的 NE 大量漏至胞浆并释放出至突触间隙，出现 NE 释放增加的药理作用。

四、影响 NE 重摄取的药物

NET 是许多常见神经精神疾病治疗药物的靶点。可卡因(cocaine)和三环类抗抑郁剂(tricyclic antidepressants)均与 NET 有高亲和力结合，抑制 NET 对突触间隙 NE 的重摄取。三环类抗抑郁剂去甲丙咪嗪(desipramine)、丙咪嗪(imipramine)、阿米替林(amitriptyline)、去甲替林(nortriptyline)、氯丙咪嗪(chlorimipramine)、去甲氯丙咪嗪(desmethyl chlorimipramine)和马普替林(maprotiline)等，它们被 NET 摄入后，可经酶促反应脱去甲基形成有活性的代谢产物，代谢产物在体内又被进一步代谢成为羟基代谢产物(如羟基-丙咪嗪、10-羟基-去甲替林等)，这些羟基代谢产物对 NE 重摄取仍有抑制作用，因此三环类药物对膜摄取的抑制作用非常持久。需要注意的是，三环类化合物对 5-HT 重摄取也有抑制作用，但对 DA 重摄取无明显作用。苯丙胺类兴奋剂为中枢兴奋药及抗抑郁药，包括苯丙胺、MDMA、METH、哌醋甲酯(methylphenidate)等，它们也是 NET 的底物，被摄取进入胞浆后还可促进 NE 与转运蛋白在胞浆侧的结合，从而继发性促使 NE 被转运出胞浆(即释放到胞外)。NE 的这种释放形式被称为“逆转运”，它不依赖于神经元的激活，也不依赖于胞内 Ca^{2+} 的浓度。许多新的单胺重摄取抑制剂作用较广泛。例如，度洛西汀(duloxetine)是 NET 和 SERT 再摄取抑制剂(SERT and NET reuptake inhibitor，SNRI)；西布曲明(sibutramine)对 DAT、NET 及 SERT 均有抑制；诺米分辛(nomifensine)和安非拉酮(bupropion)是 NET 和 DAT 再摄取抑制剂(NET and DAT reuptake inhibitor，NDRI)。此外，神经毒剂 6-羟基多巴胺(6-hydroxydopamine，6-OHDA)可被 DA 能和 NE 能神经末梢选择性摄取，并损毁神经末梢(参见第八章表 8 - 4)。

五、影响 NE 酶解失活的药物

抑制 MAO 可以增加突触前胞浆内 NE 的浓度，延长递质的突触释放。MAO 抑制剂(monoamine oxidase inhibitor，MAOI)是一类临床常用的治疗抑郁症、帕金森病及阿尔茨海默症的药物。第一和第二代 MAOI 药物的不良反应很强，已被弃用。目前，临床药物中吗氯贝胺（moclobemide）为选择性 MAO-A 可逆性抑制剂，沙芬酰胺（safinamide）是选择性 MAO-B 可逆性抑制剂。氯吉兰（clorgiline）、贝氟沙通（befloxatone）、吡吲哚（pirlindole）、利奈唑胺（linezolid）也是 MAO-A 抑制剂；拉扎贝胺（lazabemide）和雷沙吉兰（rasagiline）则是 MAO-B 的抑制剂。苯乙肼（phenelzine）、司来吉兰（selegiline）和反苯环丙胺（tranylcypromine）是非选择性的 MAO-A 和 MAO-B 抑制剂。

体外实验中 COMT 的酶活性可被很多化合物所抑制，但整体实验中有效的很少。联苯三酚（pyrogallol）、二羟苯乙酰胺（dopacetamide）抑制脑内的 COMT，但副作用太大，实际应用不多。恩他卡朋（entacapone）、托卡朋（tolcapone）和阿哌卡朋（opicapone）毒性较弱，近年来被用于帕金森病的临床治疗。

六、影响 NE 受体功能的药物

中枢神经系统 NE 受体的激动剂与拮抗剂为数甚多，表 7－3 已列出了 NE 受体的部分选择性激动剂和拮抗剂。许多临床一线治疗药物均可以调节 NE 受体的功能，但高选择性的激动剂和拮抗剂并不多，表 7－4 比较了部分药物对几种受体亚型的选择性。

表 7－4　NE 受体亚型选择性的代表药物

NE 受体亚型 *	激动剂	拮抗剂
α_1	苯肾上腺素	哌唑嗪、特拉唑嗪
α_1、α_2	—	酚妥拉明
β	异丙肾上腺素	心得安
α_2	氯压定	罗芙素

注：* 药物对该 NE 受体亚型的选择性是对其他 NE 受体亚型选择性的 10 倍以上。

α_1 受体可被内源性 NE 及肾上腺素激活。苯肾上腺素（phenylephrine）、甲氧胺（methoxamine）等是 α_1 受体的激动剂，奥氮平（olanzapine）、氯氮平（clozapine）是 α_1 受体的拮抗剂。临床上常用的 α_1 受体选择性拮抗剂还有特拉唑嗪（terazosin）等，许多抗抑郁药及抗精神病药物（如米安色林，mianserin）也是 α_1 受体拮抗剂。哌唑嗪（prazosin）是 α_{1A} 和 α_{1D} 受体的反向激动剂，也是 α_2 受体拮抗剂，但对 α_1 受体的选择性更高。酚妥拉明（phentolamine）及卡麦角林（cabergoline）是非选择性 α 受体拮抗剂，对 α_1 及 α_2 受体都有拮抗作用，酚妥拉明与 β 受体也有较弱的结合能力。

α_2 受体可被肾上腺素激活，但 NE 对其的激活效应较低。氯压定（clonidine）、溴莫尼定（brimonidine）、他利可索（talipexole）是 α_2 受体激动剂，溴隐亭（bromocriptine）、育亨宾（yohimbine）、妥拉唑林（tolazoline）、氯丙嗪（chlorpromazine）、米氮平（mirtazapine）和罗芙素（rauwolscine）则是 α_2 受体拮抗剂，它们对 α_2 受体的选择性高于 α_1 受体。

β 受体也被内源性的 E 和 NE 激动，异丙肾上腺素（isoprenaline）是 β 受体高选择性激动剂，心得安（propranolol）则是 β 受体高选择性拮抗剂，但其对 β_1 受体和 β_2 受体选择性不强。萘必洛尔（nebivolol）、美托洛尔（metoprolol）和阿替洛尔（atenolol）是 β_1 受体的选择性拮抗剂。临床常用 β 受体拮抗剂卡维地洛（carvedilol）和阿贝托洛尔（abetolol）的特异性不强，它们也可拮抗 α 受体。米拉贝隆（mirabegron）是 β_3 受体的激动剂。

第五节　中枢去甲肾上腺素的主要生理功能

如前所述，中枢 NE 能神经元的胞体在局部脑区聚集，发出的神经纤维发散性投射到各个脑区，包括大脑皮质、丘脑、下丘脑、嗅球、小脑、中脑和脊髓，在脑内形成了弥散性连接。中枢 NE 递质传递的脑区几乎涉及了所有脑功能，如意识、睡眠-觉醒周期、警觉、学习和记忆、焦虑和疼痛、情绪、神经内分泌等。

一、调控吗啡镇痛和针刺镇痛

蓝斑核（locus coeruleus，LC）是痛觉下行调制通路中的一个重要结构，脑内的 NE 可拮抗吗啡镇痛，其机制可能主要与 α_1 受体有关，而脊髓中的 NE 则可加强吗啡镇痛。吗啡通过激活 NE 的下行投射通路，增加 NE 释放，从而产生镇痛效应。

二、调节神经精神活动

研究发现，抑郁症患者 LC 中 α_2 受体密度增加，且受体对激动剂的亲和力也增强，从而抑制 NE 的递质传递活动。NET 缺失小鼠其细胞外 NE 水平升高，抑郁行为减少，选择性 NET 抑制剂麦普替林、瑞波西汀等对抑郁症患者有良好疗效。β 受体的表达水平受到抗抑郁药物的影响，但其在抑郁症治疗中的作用还有待进一步研究。

三、调节心血管功能

中枢 NE 的降血压效应主要与 α_2 受体兴奋相关，升血压效应则与下丘脑后区的 β 受体有关。脑内 α_1 受体参与调控心率的减慢，而脊髓的 α 受体则参与降低血压、减慢心率的生理作用。

四、调节体温

下丘脑体温调节中枢含丰富的单胺类神经末梢。研究发现，下丘脑的 α 受体可能参与了对体温的调节。NE 对体温的调节作用有种属差异，在猫、狗的脑室内注射 NE 降低体温，并伴有外周血管舒张；而在羊、兔和大鼠的脑室注射 NE 则升高体温。

五、调节摄食

NE 对摄食中枢的调节作用比较复杂，多数研究认为在下丘脑外侧区给予 NE 可增加动物的摄食行为，该作用可能与下丘脑外侧区 α 受体的激活有关。

六、维持觉醒状态

NE 能神经元上行投射到大脑皮质，其上行背侧束与紧张性觉醒作用有关。在觉醒期可观察到 LC 神经元放电活动较多，在睡眠的快速动眼期(rapid eye movement，REM)，其放电活动基本停止。药物阻断 NE 活动时，往往观察到动物的一般活动减少，而给予 AR 激动剂则促进觉醒。

思考题

1. 中枢 NE 的生物转换过程如何?
2. 中枢 NE 能神经元胞体在脑内如何分布？有何特点?
3. NE 的受体分别通过哪些分子参与胞内信号的转导?
4. NE 如何进入囊泡储存?
5. 突触间隙的 NE 如何被失活?

(郭景春)

参考文献

1. 孙凤艳. 医学神经生物学[M]. 上海:上海科学技术出版社,2008.
2. BEAR M F, CONNORS B W, PARADISO M A. Neuroscience: exploring the brain[M]. 4th ed. Philadelphia: Lippincott Williams & Wilkins, 2015.
3. CHENG M H, BAHAR I. Monoamine transporters: structure, intrinsic dynamics and allosteric regulation[J]. Nat Struct Mol Biol, 2019, 26(7): 545 - 556.
4. DOCHERTY J R. The pharmacology of α1-adrenoceptor subtypes[J]. European J Pharmacology, 2019, 855: 305 - 320.
5. JOHNSON M E, SALVATORE M F, MAIOLO S A, et al. Tyrosine hydroxylase as a sentinel for central and peripheral tissue responses in Parkinson's progression: evidence from clinical studies and neurotoxin models[J]. Prog Neurobiol, 2018, 167: 1 - 25.
6. KANDEL E R, SCHWARTZ J H, JESSELL T M, et al. Principle of neural science[M]. 5th ed. New York: McGraw-Hill Companies Inc, 2013.
7. NESTLER E J, HYMAN S E, MALENKA R C, et al. Molecular neuropharmacology: a foundation for clinical neuroscience[M]. Columbus: McGraw-Hill, 2001.
8. SQUIRE L, BERG D K, BLOOM F, et al. Fundamental neuroscience[M]. 4th ed. New York: Elsevier, 2013.
9. WEBSTER R A. Neurotransmitters, drugs and brain function[M]. Hoboken: Wiley, 2001.

第八章　多巴胺

多巴胺(dopamine，DA)是神经系统中另一类重要的儿茶酚胺类神经递质，与 NE 的化学结构极为相似(参见第七章图 7-1)，其含量至少占整个 CNS 儿茶酚胺含量的 50%。DA 一度被认为仅是 NE 生物合成过程的中间产物。1958 年，瑞典药理学家阿尔维德·卡尔森(Arvid Carlsson，1923—2018)首先报道纹状体内 DA 含量极高，约占全脑 DA 含量的 70%，且和 NE 的分布并不一致。后续的研究证实，DA 也是脑内独立存在的重要的神经递质，其与 NE 同属单胺类神经递质，有不同于 NE 的特性，也有许多相似的共性。

第一节　多巴胺能神经元在脑内的分布及神经纤维投射通路

一、多巴胺能神经元胞体的分布

如前所述，儿茶酚胺(CA)神经元的胞体在脑内聚集成十多个细胞群(A1～A17)，其中，A1～A7 是 NE 能神经元的胞体聚集区域，而 A8～A17 则是 DA 能神经元的胞体聚集区域(图 8-1，表 8-1)。成人脑中约有 40 万个 DA 能神经元，半数以上的 DA 能神经元胞体位于中脑，以 A9(substantia nigra pars compacta，黑质致密带)和 A10(ventral tegmental area，VTA，腹侧被盖区)区最多，其余的分布在丘脑(A11～A14)、端脑(A15、A16)及视网膜(A17)。

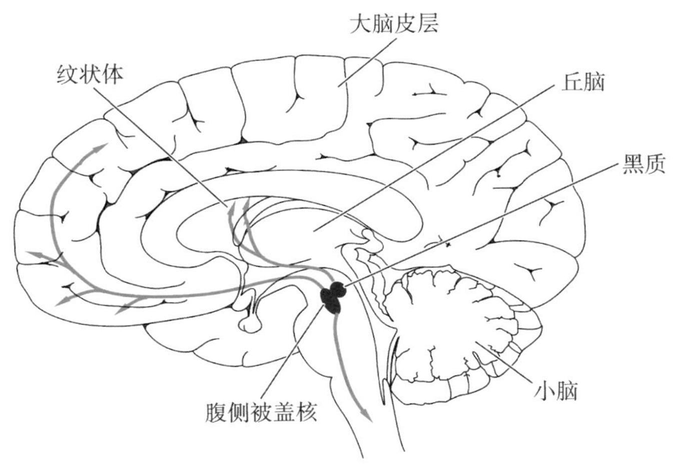

图 8-1　脑内 DA 能神经元及其纤维投射的分布

表 8-1　DA 能神经元胞体在脑内的分布定位

DA 细胞群	脑内分布
A8	红核后方的网状结构内，内侧丘系外侧部的背侧
A9	中脑大脑脚的背内侧黑质复合体，大部分位于致密部，少部分位于网状部
A10	脚间核的背侧和腹侧被盖区，最吻端至内侧僵核、髓纹和缰连合内
A11	乳头丘脑束的内侧，沿第三脑室的外方、后屈束的内侧背部向尾侧入中脑
A12	下丘脑弓状核外侧大细胞部，可分为 A12d 和 A12v 两个亚核群
A13	下丘脑背内侧核的背侧和暧昧带内，乳头丘脑束的腹内侧
A14	下丘脑室周灰质内，可分为 A14d 和 A14i 两亚核群
A15	下丘脑室周灰质内，可分成 A15d 和 A15v 两个亚核群
A16	最吻端的细胞群，主要位于嗅球的突触小球层，在外丛状层内也有散在的细胞
A17	视网膜内，节细胞层、内丛状层中

二、多巴胺能神经元的纤维投射

DA 能神经元的神经纤维可弥散投射至 CNS 的广泛区域，主要形成 4 条 DA 能神经元的纤维投射通路：①黑质-纹状体通路(nigrostriatal pathway)，源自 A9(及部分 A8 和 A10)的神经纤维投射到纹状体的尾壳核，该通路主要与运动功能的控制有关，黑质多巴胺能神经元的退变是发生帕金森病的主要原因；②中脑-边缘-皮质通路(mesolimbocortical pathway)，源自 A10(及部分 A9)的神经纤维投射到伏隔核、杏仁核、嗅结节、前额叶皮质、前扣带皮质等边缘系统，该投射通路非常复杂，参与情感和认知功能的调节，也参与奖赏和强化的调控。③结节漏斗通路(tuberoinfundibular pathway)，丘脑弓状核和下丘脑室周区的胞体(A12、A14 等)向漏斗和垂体前叶投射；结节漏斗束释放出 DA 影响垂体，抑制性调节垂体前叶释放促乳素；④中脑 DA 能神经元下行投射到脑干和脊髓，形成下丘脑脊髓束。

第二节　多巴胺的合成、储存及代谢

一、多巴胺的合成

DA 的合成过程详见第 7 章(图 7-3)。DA 能神经元可摄取血液中的 L-Tyr 进入胞浆，尽管脑内 L-Tyr 的浓度很高(约 5×10^{-5} mol/L)，但实际仅有约 1%的 L-Tyr 用于合成 DA 或 NE。DA 的合成酶是酪氨酸羟化酶(tyrosine hydroxylase, TH)与左旋芳香族氨基酸脱羧酶(aromatic L-amino acid decarboxylase, AADC)，均在 DA 能神经元胞体中合成，经轴浆流运送到轴突末端(表 8-2)。L-Tyr 在胞浆内被 TH 催化，形成 L-DOPA。TH 催化反应需要 O_2、Fe^{2+}和四氢喋呤(tetrahydropterine, BH_4)，具有较高的底物特异性，其催化活力仅为 AADC 的 0.1%～1%。AADC 催化胞浆内的 L-DOPA 脱羧基形成 DA，该步反应速度约为 L-DOPA 生成速度的 100 倍，故在 CNS 中的内源性 L-DOPA 含量很难检测。

表 8-2　NE 与 DA 合成过程中的催化酶

催化酶	TH	AADC	DβH
催化底物	L-Tyr	L-DOPA	DA
产物	L-DOPA	DA	NE
辅酶/辅因子	O_2，Fe^{2+}，BH_4	PLP	VitC，富马酸
存在部位	DA 和 NE 能神经元胞浆		NE 能神经元囊泡
抑制剂	α-甲基-p-酪氨酸	卡比多巴	Cu^{2+} 螯合剂

DA 合成受多种因素的影响，其中最重要的调节因素是 TH，抑制 TH 能耗竭脑内 NE 和 DA。TH 的调节分为短时性（活性）和长时性（表达水平）两种效应（详见第七章）。黑质 DA 能神经元中 TH 的活性远大于其在蓝斑核 NE 能神经元中的活性，因此，TH 活性的调控对于 DA 含量的影响更大。突触前膜上 DA 自身受体也调节 TH 的活性。DA 的合成还受其他因素的影响，例如，其他芳香族氨基酸有抑制 Tyr 和 DOPA 进入中枢的作用，当它们在血液中的含量增多时，DA 合成减少。

二、多巴胺的储存和释放

胞浆中合成的 DA 多数被囊泡摄取并储存。储存 DA 的囊泡也是致密中心囊泡，其形态特征与 NE 致密中心囊泡相似，但生物学特性不同：①DA 囊泡不含 DβH，不合成 NE；而 NE 囊泡含 DβH，合成和储存 NE；②DA 囊泡选择性储存 DA；而 NE 囊泡要求储存物的分子上含有 β 位羟基，这一特性也决定了 NE 囊泡选择性储存 NE 的作用；③DA 囊泡也能少量摄取 NE，对 L 型和 D 型 NE 的摄取能力相同，而 NE 囊泡摄取 L 型 NE 的能力较强。

与 NE 的囊泡摄取机制相同，DA 的囊泡摄取也依赖于囊泡膜上囊泡单胺转运体（vesicular monoamine transporter，VMAT，详见第七章）的协助。VMAT 蛋白为一条多肽链经多次折叠形成 12 个跨膜结构域，氨基端和羧基端均面向胞浆。在 CNS 中，DA 囊泡摄取主要通过 VMAT2 的主动转运，依赖于囊泡内外 H^+ 电化学梯度，每摄取 1 分子 DA 的同时逆向转运 2 分子 H^+。

囊泡介导的胞裂外排是 DA 释放的主要方式。黑质（A9）和腹侧被盖核（A10）DA 能神经元轴突的囊泡含量比树突多，转运到神经末梢，通过胞裂外排的方式释放 DA 到突触间隙。但 DA 也可不依赖于 Ca^{2+} 从神经元的树突释放。胞浆中的 DA 还可通过非囊泡介导的形式释放（如细胞膜上的单胺转运体可能兼具通道性质，在特定情况下，胞浆中的单胺递质可通过单胺转运体的"逆转运"外排出神经元）。DA 的释放可受多种因素调节：①神经冲动的到来可快速引起 DA 的释放；②DA 突触前自身受体（autoreceptor）D_2 受体兴奋可快速而短暂地抑制 DA 的释放；③DA 异源受体（heteroreceptor）以及某些药物可调节 DA 的释放。如神经末梢及效应器释放的前列腺素，可作用于 DA 能神经元突触前膜的前列腺素受体，抑制 DA 的释放。前列腺素抑制 DA 释放过程发生缓慢，但作用持久；④某些离子浓度的变化也会影响 DA 的释放。

三、多巴胺的失活

与 NE 的失活相似，释放到突触间隙的 DA 大多被神经元膜上 DA 转运体重摄取到突触前神经元末梢中，少数未被及时摄取的则被降解酶所代谢。重摄取回到胞浆中的 DA 若未及时进入囊泡中，也会被胞浆中的降解酶代谢（参见第七章图 7-5）。

（一）多巴胺的重摄取

与 NE 的重摄取类似，释放到突触间隙中的 DA 主要由神经元细胞膜上的 DA 转运体（dopamine transporter, DAT）重摄取到胞浆。

编码 DAT 的基因 SLC6A3 位于人第 5 号染色体，人 DAT 蛋白由 620 个氨基酸组成，其氨基酸序列与 NET 有约 66%的同源性，具有相似的结构特征（参见第七章表 7-2）。DAT 蛋白含 12 个跨膜结构域，其氨基端与羧基端都朝向胞浆，细胞外部分有 2～4 个糖基化位点，胞内则有数个丝氨酸/苏氨酸磷酸化位点。第 3 跨膜区在 DA 的转运中起着重要作用，DAT 细胞膜外侧环的糖基化位点与转运体的稳定性关系密切。NET 与 DAT 均可摄取 NE 及 DA，NET 对 DA 的亲和性甚至高于 NE，这种生物学特性对脑内 DA 的代谢具有一定的意义。DAT 在脑内的分布与 DA 神经末梢分布基本一致，纹状体和伏隔核富含 DAT，该区域 DA 的重摄取主要依靠 DAT；前额叶皮质 NE 投射纤维丰富，DAT 含量较低，DA 的重摄取很大程度上依赖于 NET。

DAT 与 NET、SERT 同属于 SLC6 单胺转运蛋白亚家族，是 Na^+/Cl^- 依赖性的转运体。DAT 重摄取 DA 是主动转运的方式，每转运 1 分子 DA，同时转运 1 个 Cl^- 和 1～2 个 Na^+。DAT 的胞浆保守序列中含多种磷酸化位点（如 Ser^7 为 PKC 作用位点，Thr^{62}、Ser^{591}、Thr^{612} 为 PI-3K 的作用位点，Ser^{13} 和 Thr^{595} 为 ERK1/2 的作用位点等），磷酸化/去磷酸化修饰影响其对递质的重摄取能力，并改变其在细胞膜/胞浆之间的转运活动。胞外递质浓度的变化、底物的摄入或者转运体抑制剂的占位均可以影响其磷酸化水平，从而快速调节其重摄取能力。DAT 的活性与分布也受到其他胞浆结合蛋白的调节，长期慢性应激或药物也可影响 DAT 的转录及翻译水平。

（二）多巴胺的酶解代谢

与 NE 相似，DA 也通过酶的降解代谢实现最终失活（图 8-2）。神经系统中 DA 的降解

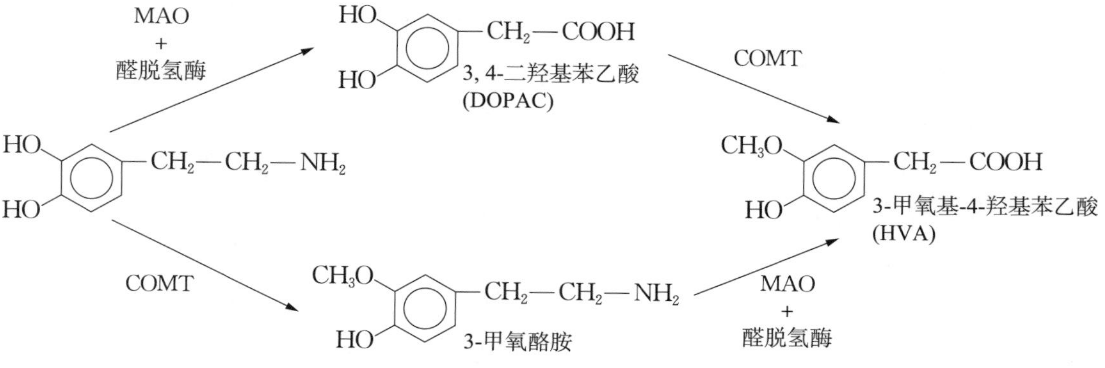
MAO
+
醛脱氢酶
HO
HO
CH₂—COOH
3, 4-二羟基苯乙酸
(DOPAC)
COMT
HO
HO
CH₂—CH₂—NH₂
CH₃O
HO
CH₂—COOH
3-甲氧基-4-羟基苯乙酸
(HVA)
COMT
CH₃O
HO
CH₂—CH₂—NH₂
3-甲氧酪胺
MAO
+
醛脱氢酶

图 8-2　DA 的降解代谢

酶也是单胺氧化酶(MAO)和儿茶酚胺氧位甲基移位酶(COMT)。DA 降解代谢的过程主要包括两方面：①氨基修饰。DA 可通过 MAO 氧化脱氨基(deamination)变成醛基，醛基又被氧化变成酸；②通过 COMT 氧位甲基化(O-methylation)修饰儿茶酚胺侧链。MAO 或 COMT 的降解产物均可被另一个酶继续降解。

前已述及，MAO 有两种亚型，它们均可降解 DA，脑内 DA 更易被 MAO-B 降解。重摄取回到神经末梢的 DA 经去氨基化后形成去氨基产物 3，4-双羟苯乙酸(3，4-dihydroxyphenylacetic acid，DOPAC)，后者被 COMT 氧位甲基化修饰，最终生成高香草酸(homovanillic acid，HVA)。释放到突触间隙的 DA 如未被重摄取回神经元，可首先被 COMT 降解，形成 3-甲氧酪胺，继而又被 MAO 降解，形成代谢终产物 HVA。脑内 DOPAC 的含量多于 3-甲氧酪胺，CNS 神经元胞内 DA 的代谢终产物主要为 DOPAC，因此其含量变化可作为 DA 能神经元活动的指标之一。

脑内 DA 的更新率较 NE 快，用 α-MT 抑制 TH 后，大鼠脑内 DA 和 NE 的含量均减少，但半衰期($T_{1/2}$)不同，前者约为 2 小时，后者则延长约 1 倍；DA 含量在 1 天后可恢复，而 NE 则需 4 天才能恢复。不同脑区 DA 的更新率也不同，如尾核的约为 7.4 $\mu g \cdot g^{-1} \cdot h^{-1}$，伏隔核的则为 2～6 $\mu g \cdot g^{-1} \cdot h^{-1}$。

第三节　多巴胺的受体及其信号转导

一、多巴胺受体的分类及结构

80 年代末，采用分子生物学技术克隆出 5 种 DA 受体，即 D_1、D_2、D_3、D_4 和 D_5 受体。结合它们的药理特性，根据国际药理学会受体命名协会的分类原则，将它们归类为 D_1 和 D_2 两大受体家族。D_1 受体家族(D_1-like receptor family)含 D_1 和 D_5 受体，D_2 受体家族(D_2-like receptor family)含 D_2、D_3 和 D_4 受体(表 8－3)。根据第 3 胞内环肽链氨基酸数目的多少，D_2 受体又分为长型(D_{2L})和短型(D_{2S}，少 29 个氨基酸)剪切变异体。

表 8－3　DA 受体的分类及特性

受体分类	D_1 受体家族		D_2 受体家族		
	D_1	D_5	D_{2S}/D_{2L}	D_3	D_4
基因	DRD1	DRD5	DRD2	DRD3	DRD4
染色体(人)	5q35.2	4p16.1	11q23.2	3q13.31	11p15.5
氨基酸数目(人)	446	477	443	400	419
与 DA 亲和力	μM 级	次 μM 级	次 μM 级	nM 级	次 μM 级
偶联 G 蛋白	G_s	G_s	G_i/G_o	$G_{i/o}$	$G_{i/o}$
信号转导	激活 AC，cAMP↑ 激活 PLC，IP_3↑，$[Ca^{2+}]_i$↑ Ca^{2+} 通道		抑制 AC，cAMP↓ 激活 PLC，IP_3↑ GIRKs 通道活性↑、L/N-Ca^{2+} 通道活性↓		

续表

受体分类	D_1 受体家族		D_2 受体家族		
	D_1	D_5	D_{2S}/D_{2L}	D_3	D_4
选择性激动剂	A68930 SKF-38393* A77636	—	苏门诺尔	喹吡罗 PD 128907	PD 168077* A412997
选择性拮抗剂	SKF-83566 SCH-23390		L 741626	氟哌啶醇 SB 277011-A	L745870

DA 受体均为 G 蛋白偶联受体。各亚型受体的跨膜段(TMD)有较高的序列同源性(D_1 和 D_5 受体同源性达 80%,D_2 和 D_3 受体有 75%同源性,D_2 和 D_4 受体有约 54%的同源性),N-末端氨基酸序列保守性较强,C-末端序列的变异度较大。D_1 受体家族的第 3 胞内环较短,C-末端肽链较长;而 D_2 受体家族则正好相反,C-末端肽链很短,而第 3 胞内环很长。在三级结构上,TMD 1 与 TMD 7 靠拢,第 1～2 胞外环之间有二硫键,起稳定 DA 构象作用。近来研究发现,DA 受体的配体结合位点在 TMD 内,TMD 3 中的两个 Asp 残基及 TMD 5 中的两个 Ser 残基在配体与受体结合过程中起重要作用,TMD 3、TMD 5 及 TMD 6 中的 Phe 残基也参与配体与受体结合的过程。与 G 蛋白偶联的区域在胞内靠近跨膜的部分,但第 3 胞内环在 DA 受体与 G 蛋白偶联中不起主要作用。另外,DA 受体的 N-末端有糖基化位点,在细胞内部分还有数目和位置不等的磷酸化位点。

研究发现,D_2、D_3 和 D_4 受体基因均含多个内含子,有多种剪切变异体。其中,D_{2L} 和 D_{2S} 受体即为 D_2 受体的两个剪切体,有着重要的生理功能。已发现,D_3 受体有多个无功能的剪切体,D_4 受体的第 3 外显子有 2～10 次重复的 48bp 片段,导致受体的第 3 胞内环在氨基酸序列及长度发生高度可变。D_1 和 D_5 受体的基因编码区内无内含子,但 D_1 受体在 5′非编码区有一个小内含子。

二、DA 受体在脑内的分布

DA 受体在神经系统中分布广泛,不仅存在于 DA 能神经元上,也作为异源受体存在于非 DA 能神经元上。在大鼠 CNS 中,DA 受体的数量依次为 $D_1>D_2>D_3>D_5>D_4$。D_1 受体与 D_2 受体是脑内主要的 DA 受体亚型,在大多数脑区共存,它们在纹状体、伏隔核、嗅结节含量丰富,纹状体中 D_1 受体含量远高于 D_2 受体,多分布于 GABA 能神经元上,而 D_2 受体多位于纹状体的脑啡肽能神经元和 ACh 能神经元上。在黑质、嗅球、杏仁核、额叶皮质、海马、丘脑、下丘脑、小脑等区域也有 D_1 与 D_2 受体的分布。D_3 受体主要集中在中脑边缘系统中,如伏隔核、嗅结节、卡耶哈氏岛(islands of Calleja)等部位,以伏隔核中含量最多。D_4 受体在脑内的含量最低,在额叶皮质、杏仁核、海马、下丘脑、苍白球、黑质网状核以及丘脑中有分布。D_5 受体在许多脑区有较低的表达,如前额叶皮质、运动前区、扣带回、黑质、下丘脑、海马、齿状回等。

DA 受体在突触的前后膜都有分布,D_1 受体和 D_5 受体主要在突触后膜,D_2 受体与 D_3 受体在突触前膜及突触后膜均有。D_2 受体与 D_3 受体是 DA 的自身受体,激活后可抑制神经元放电、降低 DA 的合成和释放，它们对受体激动剂的敏感性远高于突触后膜受体，因此低剂量激动剂优先激动自身受体，增大剂量时可同时激动突触后膜受体。突触后膜 DA 受体的作用依其分布位置而异，主要介导对行为、运动和精神活动的调节。

三、多巴胺受体介导的信号转导通路

DA 受体属于 G 蛋白偶联受体，当受体激活后，其偶联的 G 蛋白解离为 $G_{\alpha\text{-GTP}}$ 以及 $G_{\beta\gamma}$，分别介导下游信号，此为依赖于 G 蛋白的经典信号通路。

（一）D_1 受体家族介导的信号通路

D_1 受体家族与 G_s/G_{olf} 蛋白偶联，受体激动后解离的 $G_{\alpha s\text{-GTP}}$ 可活化腺苷酸环化酶（adenylate cyclase，AC），催化 ATP 形成 cAMP，进而激活 PKA，催化 PKA 下游蛋白的磷酸化，引起下游分子/离子通道的功能变化。

PKA 的底物之一 DA 和 cAMP 调节磷酸蛋白（dopamine and cAMP-regulated phosphoprotein，DARPP-32）是体内调节 DA 受体功能的重要因子，主要表达在中型多棘神经元，在脑内的分布与 D_1 受体平行。该蛋白由 202 个氨基酸组成，分子量为 32 000。PKA 可磷酸化其 Thr^{34} 位点，p-Thr^{34}-DARPP-32 则抑制 PP-1 的活性，减少 PP-1 的去磷酸化作用对 D_1 信号的终止，因此 p-Thr^{34}-DARPP-32 可以增强 D_1 受体的生理效应，放大 D_1 受体的作用。CDK5 可磷酸化其 Thr^{75} 位点，p-Thr^{75} 反过来抑制 PKA，对抗 p-Thr^{34} 对 PP-1 的抑制，从而阻断 D_1 受体的生理效应，这种抑制作用又可被 PP-2A 对抗。CK1（casein kinase 1）可磷酸化其 Ser^{137} 位点，而 CK2 则可磷酸化 $Ser^{97/102}$ 位点。研究发现，CK1 还能下调 p-Thr^{34} 水平，而 CK2 则加强 p-Thr^{34} 的水平。DARPP-32 缺失或者其 Thr^{34} 突变的小鼠对可卡因等药物的反应性下降。

D_5 受体及 D_1/D_2 异二聚体偶联 G_q 蛋白，通过 $G_{\alpha q\text{-GTP}}$ 蛋白激活 PLC，水解 PIP_2 成为 IP_3 和 DAG，IP_3 继而促使内质网释放 Ca^{2+}，DAG 则进一步激活 PKC，活化 CDK5 等下游蛋白。

D_1 受体家族介导的信号除通过 cAMP/PKA/DARPP-32 进行传递外，也可通过依赖 cAMP 的其它下游蛋白发挥作用，例如，Epac1 和 Epac2（exchange proteins that are directly activated by cAMP）蛋白也可能参与了 D_1 受体介导的突触重塑过程。D_1 受体的第 2 胞内环可与 N-Ca^{2+} 通道 $Cav_{2.2}$ 的 C-末端相互作用，促进 $Cav_{2.2}$ 的内吞。

（二）D_2 受体家族介导的信号通路

D_2 受体家族与 G_i/G_o 蛋白偶联，受体激活后解离的 $G_{\alpha i/o\text{-GTP}}$ 可抑制 AC，降低 cAMP 的生成，进而抑制 PKA 及其下游信号通路。与 D_1 受体相反，D_2 受体的激活降低了 Thr^{34}-DARPP-32 的磷酸化水平，从而产生抑制性效应。

D_2 受体激活后，通过 $G_{\beta\gamma}$ 亚基的介导还可激活 K^+ 通道（如 G 蛋白偶联的内向整流 K^+ 通道），引起神经元细胞膜超极化，抑制神经元的兴奋性活动。D_2 受体激活对 Ca^{2+} 通道的调节作用比较复杂。研究发现，$G_{\beta\gamma}$ 亚基可激活 PLC 信号通路，通过 IP_3 增加胞浆中 Ca^{2+} 的浓度，或者降低细胞膜上 L-Ca^{2+} 通道以及 N-Ca^{2+} 通道的活性，限制电压依赖的 Ca^{2+} 内流。

（三）其他信号通路

除依赖于G蛋白的经典信号通路外，DA受体的激活也介导下游MAPK信号通路。研究发现，D_1受体激活后可激活ERK通路，而D_2家族受体（尤其是D_3受体）的激活则抑制ERK通路。ERK可能是DA和谷氨酸信号的整合分子，受到D1受体和NMDA受体的双重调控。

此外，激活的DA受体可被GRK（G protein-coupled receptor kinase）磷酸化，继而招募β-arrestin蛋白，阻断受体与G蛋白的相互作用，使受体脱敏失活并促进受体内吞。

第四节　影响多巴胺神经功能的药物及其分类

一、影响DA合成及储存的药物

TH是DA合成限速酶，该酶活性受抑制直接影响DA的合成。α-MT是TH抑制剂，可以耗竭脑内DA或NE，其中对DA合成抑制尤其突出。α-甲基多巴可以抑制AADC，其抑制DA合成的作用较TH抑制剂弱。卡比多巴及苄丝肼均为AADC抑制剂，不易通过血脑屏障，与L-DOPA合用可以减少L-DOPA在血循环中的代谢，达到提高进入脑内L-DOPA含量的效果。这种联合给药的方式成为帕金森病治疗的方案。TH及AADC的选择性抑制剂详见第七章。

影响NE囊泡摄取的药物也抑制DA的囊泡摄取（表8－4，参见第七章）。

二、影响DA重摄取的药物

与NET相似，DAT也可以结合并摄取除DA外的多种底物或神经毒剂，是许多药物的作用靶点（表8－4）。可卡因和苯丙胺阻止DAT的重摄取，提高细胞外DA含量。可卡因与DAT的结合位点不同于DA的结合位点，针对这一特点开发一些药物可以在不影响DA重摄取的情况下达到治疗可卡因成瘾的效果。苯丙胺还可通过诱导DAT的“逆转运”引起DA释放。三环类抗抑郁药可抑制NET及SERT的重摄取，但对DAT的重摄取影响不大。

表8－4　DAT、NET及VMAT的比较

转运蛋白	DAT	NET	VAMT
存在部位	神经元膜	神经元膜	单胺神经元囊泡膜
内源底物	DA、NE、肾上腺素		DA、NE、5-HT、组胺、肾上腺素
其他底物	MPP^+、甲基苯丙胺、苯丙胺		β-苯乙胺、MPP^+、MDMA、芬氟拉明
转运离子	协同转运Cl^-/Na^+	协同转运Cl^-/Na^+	逆向转运H^+
能量来源	Na^+跨膜梯度	Na^+跨膜梯度	H^+跨膜梯度
抑制剂	WIN35428、GBR12935、哌醋甲酯	尼索西汀、前叶黄素、瑞波西汀、普罗替林	利血平、TBZ、缬苯那嗪、酮色林
神经毒剂	6-OHDA，MPTP	6-OHDA	MPTP

神经毒剂6-羟基多巴胺(6-hydroxydopamine, 6-OHDA)可被DA神经末梢和NE神经末梢选择性摄取。在CA神经元胞浆内,6-OHDA的氧化产物可以攻击线粒体呼吸链,使神经末梢在数天内损毁。需要注意的是,6-OHDA不能通过血脑屏障,必须通过侧脑室注射或脑内核团注射才能发挥中枢作用。6-OHDA对NE能神经元的毒性作用大于DA和肾上腺素神经元。MPTP(1-methyl-4-phenyl-1,2,3,6-tetrahydropyridine)是DA能神经元特异性神经毒剂,其代谢产物MPP^+是DAT的转运底物,被DAT转运进入DA能神经元,进入神经元胞浆中的MPP^+可以直接作用于线粒体,产生氧自由基,也可以抑制线粒体呼吸链上的氧化还原酶复合体I,使DA能神经元死亡。

许多药物能同时抑制两类以上的转运蛋白,例如,诺米分辛(nomifensine)、安非拉酮(bupropion)是NET/DAT抑制剂(NET and DA reuptake inhibitor, NDRI),特索芬辛(tesofensine)和西布曲明(sibutramine)对NET、DAT及SERT的重摄取均有抑制作用。

三、影响DA酶解失活的药物

影响NE酶解失活的药物也抑制DA的酶解失活。MAO及COMT的选择性抑制剂详见第七章。

四、影响DA受体功能的药物

一般说来,D_1受体家族的两个成员与配基结合的特征较类似,例如,它们与SCH 23390、SKF 38393亲和力高,对丁酰苯类药物(如氟哌啶醇)亲和力低。D_2受体家族与丁酰苯类化合物亲和力高,与SCH 23390、SKF 38383亲和力低。但在受体家族成员之间,药物特性存在明显差别,表8-3列出DA受体部分选择性激动剂和拮抗剂,D_1受体家族的选择性激动剂是A68930,但A77636仅为D_1受体的选择性激动剂;喹吡罗(quinpirole)是D_2受体家族的选择性激动剂,但苏门诺尔(sumanirole)仅为D_2受体的选择性激动剂。

DA受体激动剂很多,有些已成为临床常用的治疗药物。常见的DA受体激动剂药物有:多巴胺、阿朴吗啡(apomorphine)、麦角乙脲(lisuride)、卡麦角林(cabergoline)、溴隐亭(bromocriptine)、培高利特(pergolide)、罗替戈汀(rotigotine)、非诺多泮(fenoldopam)等,它们对不同DA受体的激动作用存在差异。例如,多巴胺是所有类型DA受体的完全激动剂(full agonist);卡麦角林是D_1受体家族的完全激动剂和D_2受体家族的部分激动剂(partial agonist);阿朴吗啡是D_1受体的完全激动剂和其他型DA受体的部分激动剂;非诺多泮为D_1和D_4受体的完全激动剂;溴隐亭是D_2和D_5受体的完全激动剂以及D_1和D_3受体的部分激动剂。

同样,DA受体拮抗剂也有众多常见的临床药物,不同的DA受体拮抗剂对各类DA受体的拮抗效应和选择性不同。例如,氟哌啶醇(haloperidol)、氯氮平(clozapine)和氯丙嗪(clorpromazine)可拮抗所有的DA受体,但氟哌啶醇和氯丙嗪对D_2受体家族的三个受体的亲和力更高,氯氮平对D_4受体的亲和力较D_2和D_3受体高6～20倍。酮色林(Ketanserin)和甲硫达嗪(hioridazine)是D_1受体家族的拮抗剂,舒必利(Sulpiride)和佐替平(zotepine)是

D_2 受体家族的拮抗剂，多潘立酮（domperidone）和美索达嗪（mesoridazine）是 D_2 和 D_3 受体拮抗剂，哌罗匹隆（perospirone）是 D_2 和 D_4 受体拮抗剂。

第五节　多巴胺的主要生理功能

在 CNS 中，DA 通过 DA 受体的介导发挥生理功能，主要调节机体的运动、精神情绪以及神经内分泌等活动。

一、调节运动行为

DA 通过黑质-纹状体通路调节机体的运动功能。黑质-纹状体通路的兴奋可引起好奇、探究、觅食、运动增多等反应，该通路抑制会出现运动减少。激活黑质 DA 能神经元可以增强运动能力，大脑双侧半球 DA 功能的失衡则引起躯体不对称运动。帕金森病、迟发性运动障碍等运动性疾病都与该通路活动异常有关（详见第二十三章）。

二、调节神经精神活动

DA 的中脑边缘皮质通路与精神及情绪活动密切相关。通过中脑/边缘叶/皮质通路，DA 参与精神情绪活动以及认知功能。前额叶皮质中 D_1 功能低下和 D_2 功能亢进可能是导致精神分裂症的重要因素。从腹侧背盖区到基底前脑区的 DA 参与强化和奖赏活动，伏隔核的 DA 能神经元活动在正常的强化行为（如摄食、饮水、性行为）以及异常的强化（药物成瘾）中均具有重要作用。

三、调节神经内分泌活动

下丘脑-垂体的 DA 神经投射通路通过 D_2 受体的活动调节垂体内分泌功能。DA 的功能增强促进黄体生成素（LH）和卵泡刺激素（FSH）的分泌，减少催乳素的分泌。DA 受体拮抗剂（如氯丙嗪）可促使催乳素分泌、诱发高催乳素血症。

四、参与睡眠觉醒的调节

黑质 DA 能神经元的存在对睡眠调节起重要作用，当黑质内 DA 能神经元退变，临床会出现睡眠障碍的表现，动物实验证实了这一现象。此外，位于 PAG 腹侧区的 DA 能神经元在觉醒时选择性活跃。由此提示脑内正常 DA 神经传递参与睡眠与觉醒的调节。

思考题

1. 中枢 DA 的生物转换过程如何？
2. 中枢 DA 能神经元胞体在脑内如何分布？有何特点？
3. DA 受体分别通过哪些分子参与胞内信号的转导？

4. DA 如何进入囊泡储存？
5. 突触间隙的 DA 如何被失活？

（郭景春）

参考文献

1. 孙凤艳. 医学神经生物学[M]. 上海：上海科学技术出版社，2008.
2. BEAR M F, CONNORS B W, PARADISO M A. Neuroscience: exploring the brain[M]. 4th ed. Philadelphia: Lippincott Williams & Wilkins, 2015.
3. BEAULIEU J M, ESPINOZA S, GAINETDINOV R R. Dopamine receptors - IUPHAR review 13[J]. Br J Pharmacol, 2015, 172(1): 1-23.
4. KANDEL E R, SCHWARTZ JH, JESSELL TM, et al. Principle of neural science[M]. 5th ed. New York: McGraw-Hill Companies Inc, 2013.
5. NESTLER E J, HYMAN S E, MALENKA R C, et al. Molecular neuropharmacology: a foundation for clinical neuroscience[M]. Columbus: McGraw-Hill, 2001.
6. SQUIRE L R, BERG D, BLOOM F E, et al. Fundamental neuroscience[M]. 4th ed. New York: Elsevier Inc, 2013.
7. WEBSTER R A. Neurotransmitters, drugs and brain function[M]. Hoboken: Wiley, 2001.

第九章　5-羟色胺

5-羟色胺(5-hydroxytryptamine，5-HT)属吲哚胺(indoleamine)(图 9－1)，含吲哚环结构，与 NE 和 DA 同属单胺类神经递质。中枢神经系统的 5-HT 仅为 5-HT 总量的 1%～2%，外周的 5-HT 很难通过血脑屏障进入中枢。

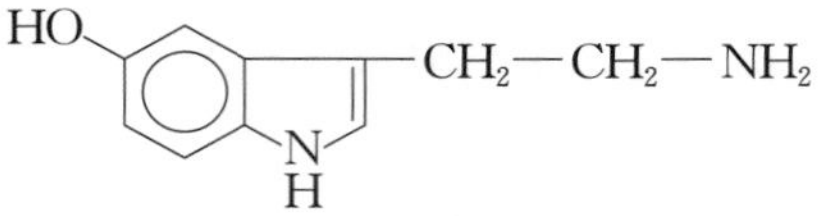

HO— [吲哚环] —CH_2—CH_2—NH_2

图 9－1　5-HT 的化学结构

第一节　5-羟色胺能神经元在脑内的分布及神经纤维投射通路

一、5-HT 能神经元胞体的分布

如第 7 章所述，20 世纪 60 年代初，科学家应用甲醛蒸汽将神经元内的儿茶酚胺和 5-HT 分别转变成绿色和黄色的荧光物，发现脑内的 5-HT 能神经元胞体集中分布在脑干中线附近。现已明确 5-HT 能神经元胞体聚簇成 9 个独立的细胞群，形成脑干中线的中缝核群 B1～B9(图 9－2，表 9－1)。其中，B1～B3 位于延髓，为尾侧核群(caudal cluster)，B4～B9 在脑桥和中脑，为喙侧核群(rostral cluster)，主要包括中缝背核(dorsal raphe nucleus，DRN)和中缝正中核(median raphe nucleus，MRN)。

表 9－1　5-HT 能神经元核团在脑内的分布

5-HT 细胞群	脑 内 分 布
B1	延髓尾侧部，锥体束腹侧，主要位于中缝苍白核内
B2	与 B1 在同一平面，位于中缝隐核内
B3	位于脑桥和延髓的交界处，大部分位于中缝大核内
B4	位于第Ⅳ脑室底灰质内，展神经核和前庭神经内侧核的背侧
B5	在三叉神经运动核水平，中缝脑桥核内
B6	位于脑桥吻端中缝的两侧，中央上核及其邻近区
B7	位于中脑下丘段，大部分在中缝背核
B8	位于中脑下丘尾端至脚间核的尾侧平面，位于中央上核内
B9	位于中脑下丘平面的被盖部内，脚间核的背侧，内侧丘系内侧

二、5-HT 能神经元的纤维投射

5-HT 能神经元的纤维投射至脑和脊髓的广泛区域，基本上与 NE 能神经元的投射通路相平行(图 9－2)：①胞体分布于 B6 和 B8 的 5-HT 能神经元投射纤维形成上行腹侧束，之后并入内侧前脑束，与源自蓝斑的 NE 能神经纤维共同组成上行网状激活系统，上行支配脑的几乎所有区域；②胞体分布于 B5 和 B7 的 5-HT 能神经元投射纤维形成上行背侧束，投射到中脑导水管周围灰质和下丘脑后区；③胞体分布于 B5 和 B6 的 5-HT 能神经元还可发出纤维经小脑中脚进入小脑，终止于小脑皮质中央核群；④胞体分布于 B1～B3 的 5-HT 能神经元发出下行纤维束投射到脊髓，B3 发出的神经纤维投射到脊髓后角，B1 和 B2 发出的神经纤维投射到脊髓前角和中间外侧核。5-HT 的下行投射通路主要调制痛觉的传递，并影响脊髓中间神经元和运动神经元的脊髓通路。

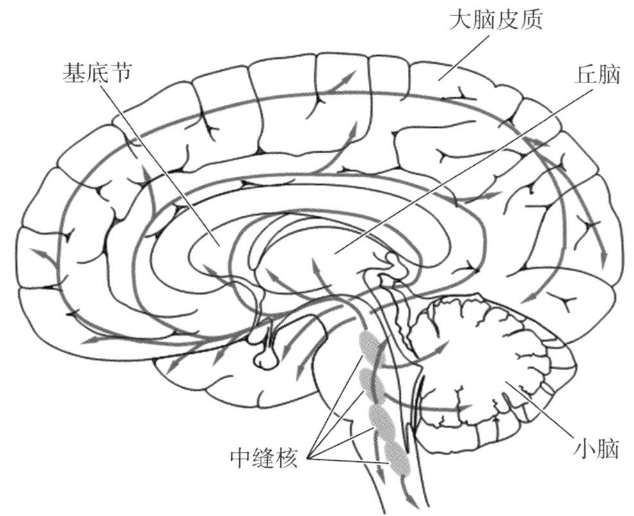

图 9－2　脑内 5-HT 能神经元及其纤维投射的分布

第二节　5-羟色胺的合成、储存及代谢

一、5-HT 的合成

5-HT 的合成过程与 DA 的合成极为相似，其合成前体为左旋色氨酸(L-tryptophan，L-Trp)，外周血中的 L-Trp 可被转运入脑，并在 5-HT 能神经元胞浆中聚集，继而被胞浆中的色氨酸羟化酶(tryptophan hydroxylase，TPH)催化，形成中间产物 5-羟色氨酸(5-hydroxytryptophan，5-HTP)，最终在 AADC 的催化下脱羧形成 5-HT(图 9－3)。

L-Trp 是 5-HT 合成过程中的限速因子(rate-limiting factor)，生理条件下，TPH 对 Trp

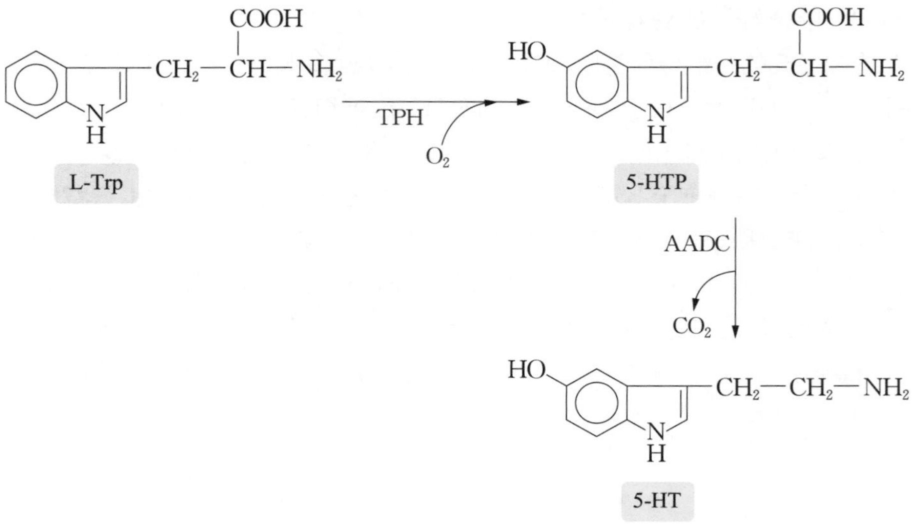

图 9-3　5-HT的合成

的亲和常数 Km(50 μmol/L)远大于脑内 Trp 的浓度(10～30 μmol/L),补充 Trp 的含量可以显著促进脑内 5-HT 的合成。

TPH 是影响 5-HT 合成的限速酶,在 5-HT 能神经元的胞体合成,经轴浆运输至轴突末梢。TPH 在 5-HT 能神经元内含量较少,催化活性相对较低。它与 TH 同属于芳香族氨基酸羟化酶家族,以 BH_4 为辅酶,Fe^{2+} 和 O_2 为辅因子。现已发现两个 TPH 基因,位于人第 11 和 12 染色体上,分别编码 TPH1 和 TPH2 蛋白,两种 TPH 蛋白的氨基酸序列有 71%的同源性。TPH1 主要在外周神经系统及松果体中表达,参与外周 5-HT 的合成,而 TPH2 在中缝核和腹侧被盖核的 5-HT 能神经元中含量丰富,是脑内 5-HT 的主要合成酶。TPH 活性或者含量的变化显著影响 5-HT 的合成。TPH 的 N-末端 Ser 位点可被 PKA、CaMKⅡ等激酶磷酸化。长期慢性应激或者药物干预可导致 TPH 的含量变化。TPH 是对氧不稳定的酶,氧化环境的变化可极大影响其催化活性。

催化 5-HTP 脱羧的 AADC 也催化 CA 类递质合成中的脱羧反应(详见第七章)。脑内 AADC 远未被其底物 5-HTP 饱和,因此,增加底物 5-HTP 的供应也可以加快 5-HT 的合成速度。

二、5-HT 的储存和释放

5-HT 储存于 5-HT 神经末梢的囊泡内,其囊泡储存形式与 NE 和 DA 的囊泡储存相似。5-HT 的储存囊泡也是致密中心囊泡,直径约为 30～35 nm,电镜下与 NE 囊泡不易区别。5-HT 的囊泡摄取依赖于囊泡单胺转运体(vesicle monoamine transporter, VMAT,详见第七章)的协助。在 CNS 中,主要通过 VMAT2 逆浓度梯度主动转运 5-HT,依赖于囊泡膜内外的 H^+ 电化学梯度,每摄取 1 分子 5-HT 的同时逆向转运 2 分子 H^+。

突触囊泡中的 5-HT 通过囊泡介导的胞裂外排释放到突触间隙,细胞膜上 5-HT 转运体

SERT 的“逆转运”也可将胞浆中的 5-HT 外排出去。5-HT 的释放受多种因素调节：①神经冲动可快速引起递质释放；②突触前自身受体 $5\text{-}HT_{1A}$ 受体与 $5\text{-}HT_{1B/1D}$ 受体被激活后可快速而短暂地降低神经元放电，抑制 5-HT 的释放；③异源受体以及某些药物也可调节 5-HT 的释放。

三、5-HT 的失活

与 CA 类神经递质相同，释放到突触间隙的 5-HT 须被迅速清除以终止其作用。5-HT 也通过重摄取和酶降解两种方式失活。

（一）5-HT 的重摄取

与 DA 和 NE 的重摄取类似，释放到突触间隙中的 5-HT 主要由神经元细胞膜上的 5-HT 转运体（serotonin transporter，SERT；5-HT transporter，5-HTT）重摄取回胞浆。

SERT 在 CNS 中广泛存在。其 mRNA 在中缝核中高表达，其中中缝背核和中央上核中的丰度最高。SERT 免疫阳性在纹状体、杏仁核、大脑皮质、隔核和黑质中最密集。编码 SERT 的基因 SLC6A4 位于 17 号染色体，人 SERT 蛋白由 630 个氨基酸组成，与 NET 和 DAT 同属 Na^{+}/Cl^{-} 依赖性转运体（见表 7－2），结构特征相似：①SERT 蛋白是含 12 个疏水跨膜域的多肽链，N-末端和 C-末端都在胞浆侧；②胞内部分有多个可磷酸化位点，能被 PKA 或 PKC 磷酸化等。SERT 氨基酸序列与 NET 和 DAT 有约 48%同源性，在神经胶质细胞膜上也存在 SERT。SERT 对 5-HT 有选择性摄取，其摄取过程需要 1 个 Na^{+} 和 1 个 Cl^{-} 的同向共转运，同时有 1 个 K^{+} 或 H^{+} 被反向转运。维持离子梯度所需的能量来自 Na^{+}/K^{+} ATPase。对 SERT 的调节直接影响了 5-HT 的重摄取水平。体外研究发现，PKC 促进 SERT 的内吞，而 5-HT 的重摄取可减少 SERT 的磷酸化水平。在人 SERT 的启动子中含有保守序列 AP-1、AP-2、SP-1 和 CRE 的位点，提示该基因可发生转录调控。5-HTTLPR（5-HTT 基因连锁多态性区域）的基因多态性以及 SERT 基因的可变剪切也影响其重摄取的能力。

（二）5-HT 的酶解代谢

与 CA 类神经递质的降解代谢相似，5-HT 的最终失活也是通过酶的降解代谢（图 9－4）。

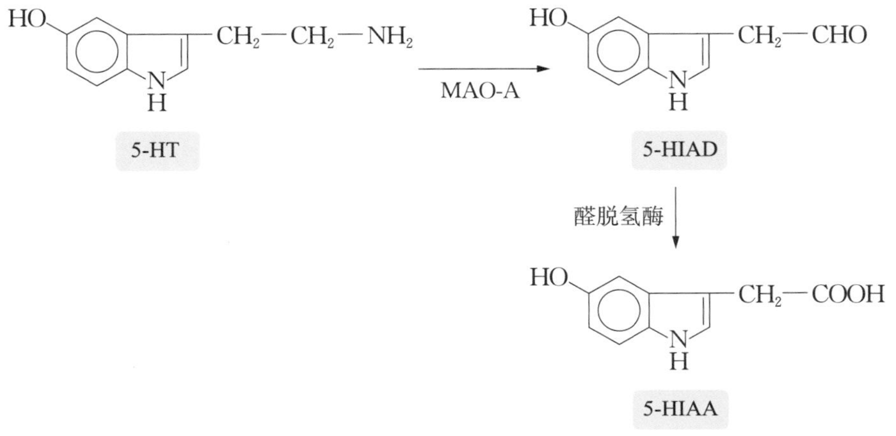

5-HT —MAO-A→ 5-HIAD —醛脱氢酶→ 5-HIAA

图 9－4　5-HT 的酶解代谢

在 CNS，MAO-A 是 5-HT 的主要降解酶，可使 5-HT 氧化脱氨基成为 5-羟吲哚乙醛（5-HIAD），然后经醛脱氢酶快速氧化成 5-羟吲哚乙酸（5-hydroxyindole acetic acid，5-HIAA）。脑脊液、血及尿液中的 5-HIAA 水平可作为中枢 5-HT 能神经元活动的指标之一，应用单胺氧化酶抑制剂（MAOI）可以使脑内 5-HT 的含量明显升高。与 CA 类递质不同的是，由于含有吲哚环，5-HT 不能被 COMT 所代谢。

第三节　5-羟色胺的受体及其信号转导

一、5-HT 受体的分类及结构

5-HT 受体家族非常庞大，迄今已克隆出 14 种不同的亚型。根据国际药理学会受体命名协会的分类原则，5-HT 受体分为 7 个受体亚类，分别命名为 $5\text{-HT}_{1\text{-}7}$ 受体（表 9－2）。其中，5-HT_3 受体为配体门控阳离子通道型受体，其余受体均为 G 蛋白偶联受体。

表 9－2　5-HT 受体的分类及特性

受体亚型/亚基		染色体（人）	AA 数目（人）	信号转导	激动剂	拮抗剂
5-HT_1	5-HT_{1A}	5q12.3	422	偶联 G_i/G_o 抑制 AC	8-OH-DPAT	WAY-100635
	5-HT_{1B}	6q14.1	390		CP94253	SB23605
	5-HT_{1D}	1p36.12	377		PNU109291	SB 714786
	5-ht_{1e}^{*}	6q14.3	365		—	—
	5-HT_{1F}	3p12	366		LY334370	—
5-HT_2	5-HT_{2A}	13q14.2	471	偶联 G_q/G_{11} 激活 PLC	—	匹莫范色林△
	5-HT_{2B}	2q37.1	481		Ro 60-0175	RS-127445
	5-HT_{2C}	Xq23	458		WAY-163909	SB 242084
5-HT_3	亚基：5-HT_{3A}	11q23.2	478	由 5 个亚基聚合形成配体门控阳离子通道	SR57227A#	帕洛司琼#
	亚基：5-HT_{3B}	11q23.2	441			
	亚基：5-HT_{3C}	3q27.1	447			
	亚基：5-HT_{3D}	3q27.1	454			
	亚基：5-HT_{3E}	3q27.1	456			
5-HT_4		5q32	388	偶联 G_s 激活 AC	TD-8954	RS 100235
5-HT_5	5-HT_{5A}	7q36.2	357	偶联 G_i/G_o 抑制 AC	—	SB 699551
	5-ht_{5b}^{*}	2q14.1	—	—	—	—
5-HT_6		1p36.13	440	偶联 G_s 激活 AC	WAY-181187	SB399885
5-HT_7		10q23.31	479	偶联 G_s 激活 AC	LP-12	SB269970

注：* 小写字母表示该重组受体功能尚待阐明；# 5-HT_{3A} 同源五聚体的选择性激动剂/拮抗剂；△反向激动剂。

二、5-HT 受体在脑内的分布及受体介导的信号转导通路

（一）5-HT_1 受体家族

5-HT_1 受体家族有 5 种亚型，即 5-HT_{1A} 受体、5-HT_{1B} 受体、5-HT_{1D} 受体、5-HT_{1E} 受体及 5-HT_{1F} 受体。这些受体的氨基酸序列同源性为 40%～63%。该类受体在突触前膜与突触后膜均有分布，主要偶联 $G_{i/o}$ 蛋白，抑制 AC 活性，减少 cAMP 的生成，并可激活钾通道和失活钙通道。也有报道该受体激活可调节 PLC、PKC 和 ERK/MAPK 的活性。

1. 5-HT_{1A} 受体 5-HT_{1A} 受体广泛存在于脑和脊髓。在海马、扣带皮质、内嗅皮质、隔核、中缝核等脑区含量丰富，在丘脑、嗅球、杏仁核、脚间核等脑区也有分布。中缝核中的 5-HT_{1A} 受体大多位于 5-HT 能神经元的胞体和树突，作为自身受体激活后可抑制 5-HT 能神经元放电，并减少 5-HT 的合成。5-HT_{1A} 受体被激活后引起的细胞内信号转导还包括激活 NOS、影响花生四烯酸的生成，以及激活 Akt/PI_3K、PKC、Src 和 MAPK 激酶、调控磷酸肌醇的水解、促进 ROS 的生成等。此外，5-HT_{1A} 受体可与 5-HT_{2A}、D_2 或 5-HT_7 等受体形成异聚体，使得其介导的信号通路更为复杂。根据脑区分布不同，5-HT_{1A} 受体被激活后参与包括运动、痛知觉、情绪、认知、神经内分泌等多种生理功能。激活该受体可缓解焦虑和抑郁症状、促进摄食、减轻攻击性行为，是多种疾病如精神分裂症、孤独症、抑郁症、疼痛、注意缺陷多动障碍、性功能障碍等潜在的治疗靶点。

2. 5-HT_{1B} 受体和 5-HT_{1D} 受体 5-HT_{1B} 受体主要位于黑质、基底神经节、纹状体及额叶皮质，在脑血管中也有分布，参与调控血管的舒缩。5-HT 能神经元突触前末梢的 5-HT_{1B} 是自身受体，激活后可抑制神经元活动，减少递质释放。5-HT_{1B} 受体基因无内含子，基因缺失小鼠出现攻击行为上升、焦虑感下降、学习能力提高、对可卡因反应性增强等复杂表征。

5-HT_{1D} 受体与 5-HT_{1B} 受体有约 63%的氨基酸序列同源，在脑内的表达量较低，密度低于 5-HT_{1B} 受体。在大鼠脑内 5-HT_{1D} 受体主要分布在基底节（尤其是黑质、苍白球和尾壳核）、海马及皮质中。在人脑内则主要位于基底节、中脑和脊髓。5-HT_{1D} 受体也是位于 5-HT 能神经元末梢的自身受体，受体兴奋时抑制 5-HT 的释放。5-HT_{1D} 受体在许多脑区与 5-HT_{1B} 受体共存，形成异二聚体共同发挥作用。

3. 5-HT_{1E} 受体和 5-HT_{1F} 受体 目前对 5-HT_{1E} 和 5-HT_{1F} 受体所知不多。5-HT_{1E} 受体在嗅球及海马中表达较多，在额叶皮质、下丘脑、小脑、脑干、丘脑、纹状体以及脑血管中也有表达。近来发现 5-HT_{1E} 受体可能是突触后的异源受体。

5-HT_{1F} 受体在脑内分布广泛，与 5-HT_{1E} 受体的氨基酸序列高度同源，药理学性质也较为相似。研究发现在皮质、海马、丘脑和纹状体有较高丰度的受体 mRNA 表达，该受体的选择性激动剂可以抑制神经源性硬脑膜的炎性反应，也有治疗急性偏头痛发作的潜在临床应用。

（二）5-HT_2 受体家族

5-HT_2 受体家族有 3 种亚型，受体之间约有 42%～51%的氨基酸序列同源。该类受体均偶联 G_q/G_{11} 蛋白，受体激动后激活 PLC，继而增加胞浆中 DAG 和 IP_3 的含量，激活 PKC，促进内质网中的 Ca^{2+} 释放。受体激动后还可激活 PLA_2，引发花生四烯酸的信号通路，或者激活 PLD、Rho/Rho 激酶、ERK 等信号通路。

1. 5-HT_{2A} 受体 5-HT_{2A} 受体广泛分布于脑内，以新皮质(主要是前额叶、顶叶、躯体感觉区域)、基底节、海马及嗅结节中含量最多，是位于胞体和树突的异源受体，受体激活后导致神经元去极化，降低 K^+ 电导。5-HT_{2A} 受体为 G 蛋白偶联受体，受体介导的信号通路包括经典的 $G\alpha_q$-PLC-IP_3 通路，也可活化 PLA_2-AA 通路，激活 $ERK_{1/2}$、Akt、PLD、JAK/STAT、NOS 等激酶。人 5-HT_{2A} 基因含 3 个外显子，其基因的多态性与神经精神疾病的发生有关联。5-HT_{2A} 受体在体内多以二聚体形式存在，在痛觉、精神情绪、睡眠等生理病理进程中有重要作用，其基因的缺失则可降低小鼠的焦虑感。

2. 5-HT_{2B} 受体 5-HT_{2B} 受体分布于大脑皮质、小脑中央核、隔核、杏仁核和下丘脑，也在脊髓中表达。在延髓脑桥的呼吸中枢有 5-HT_{2A} 和 5-HT_{2B} 受体的表达。其基因有 4 个外显子，其中一个在 5′非编码区。受体蛋白的 N-末端可负调控受体固有的及激动剂诱导的活性。5-HT_{2B} 受体介导的信号通路包括 $G\alpha_q$-PLC-IP_3 和 PLA_2-AA 信号通路，激活 Src、MMPs 和 NOS 等酶活性。受体也可受磷酸化调节，5-HT_{2B} 受体多以二聚体形式存在。受体激活后可引起运动行为、情绪反应、摄食、痛觉等的改变，还可调控垂体释放生长激素。

3. 5-HT_{2C} 受体 5-HT_{2C} 受体在脑内的分布高于 5-HT_{2A} 受体，在脑室脉络丛中最多，在大脑皮质、海马、杏仁核、纹状体、黑质、中缝核、脑干、脊髓等也有广泛分布。5-HT_{2C} 受体激活后可激活 PLC、PLA_2、PLD、NOS、$ERK_{1/2}$ 等。5-HT_{2C} 受体基因含 6 个外显子，其中 4 个在编码区。该受体的表达及活性在转录后及翻译后水平有多种调节形式：①前体 mRNA 发生 RNA 编辑(由 A 变为 I)。现已发现前体 mRNA 至少可编辑产生 32 种不同的 mRNA，对应 24 种不同的 5-HT_{2C} 受体亚型。由于 RNA 编辑区域位于受体的第 2 胞内环，这些受体在药理性质以及信号转导上存在差异。②RNA 剪切。现已发现 3 种剪切变异体，其中 1 个具有受体功能。③单核苷酸多态性。已发现多个 SNP。④翻译后的修饰包括磷酸化修饰和糖苷化修饰。⑤受体的二聚体化，形成同源二聚体或异源二聚体，影响受体的功能。该受体是异源受体，位于胞体和树突，受体激活后引起神经元去极化，并可抑制部分脑区 DA 及 NE 的释放，在精神分裂症、抑郁、焦虑、药物成瘾、肥胖、强迫症等疾病中有重要作用，在下丘脑-垂体-肾上腺轴的调节中也有作用。

(三) 5-HT_3 受体

5-HT_3 受体在海马、内嗅皮质、额叶皮质、扣带皮质、背角神经节、杏仁核、伏隔核、黑质及腹侧被盖区中都有表达。5-HT_3 受体为配体门控的非选择性阳离子通道，属于半胱氨酸环家族成员，由 5 个亚基聚合形成五聚体，每个亚基均含 4 个跨膜域。现已克隆出 5 种亚基，即 $5\text{-HT}_{3A\text{-}3E}$。$5\text{-HT}_{3A}$ 亚基可形成有功能的同源五聚体$(5\text{-HT}_{3A})_5$，而 $5\text{-HT}_{3B\text{-}3E}$ 亚基则须与 5-HT_{3A} 共同形成异聚体，目前研究较多的是$(5\text{-HT}_{3A})_5$ 同聚体和$(5\text{-HT}_{3A})_2(5\text{-HT}_{3B})_3$ 异聚体。5-HT_{3A} 及 5-HT_{3E} 基因有可变剪切，在人及啮齿类动物中已发现数个 5-HT_{3A} 的剪切变异体。5-HT_{3A} 和 5-HT_{3B} 亚基的 N-末端都有多个糖基化位点，可被糖基化修饰。5-HT_3 受体被激活后打开离子通道，允许 Na^+ 内流和 K^+ 外流，产生快速短暂的去极化电流，引起多种兴奋效应，包括在运动行为、认知障碍以及痛觉和情绪调控中发挥重要作用。司琼类 5-HT_3 受体拮抗剂还可用于治疗化疗导致的恶心呕吐。

（四）5-HT_4 受体

5-HT_4 受体主要分布于嗅球、纹状体、苍白球、海马、隔核、杏仁核等处，在神经元的胞体树突以及轴突末梢都有分布。5-HT_4 受体有多种可变剪切变异体，受体蛋白在翻译后过程中可被糖基化、磷酸化及棕榈酰化修饰。5-HT_4 受体与 G_s 偶联，可以激活 G_s/cAMP/PKA 信号通路或 Gs/cAMP/Epac/Rap1/Ras 信号通路；5-HT_4 受体还可能偶联 $G_{i/o}$、G_q 或者 G_{13} 蛋白，激活相应的下游信号通路。此外，受体还可激活 G 蛋白非依赖的信号通路（如 GRK5/Src/ERK 通路）。5-HT_4 受体参与学习记忆、摄食行为、抗抑郁等中枢活动，外周 5-HT_4 受体激活引起胃肠道平滑肌收缩，心率加快。5-HT_4 受体基因缺失小鼠出现应激反应下降以及惊厥反应上升等表征。

（五）5-HT_5 受体

5-HT_5 受体有 5-HT_{5A} 和 5-HT_{5B} 两个亚型。5-HT_{5A} 受体在 CNS 中分布广泛，在海马、下丘脑、嗅球、大脑皮质、丘脑、纹状体、脑桥和缰核以及脊髓等都有表达。该受体偶联 $G_{i/o}$ 蛋白，抑制 cAMP/PKA 信号通路，参与调节认知和记忆、情绪调控、节律控制等生理活动。啮齿类动物的 5-HT_{5B} 受体分布在海马、缰核和中缝背核中，其直系同源基因在人中是假基因，无法表达出功能蛋白。

（六）5-HT_6 受体

5-HT_6 受体主要分布在纹状体、杏仁核、海马、皮质和嗅结节，受体激活后引起神经元的去极化。该受体可影响运动行为、摄食、体重、学习记忆等，是脑内与精神分裂症和抑郁症治疗相关的重要靶标。5-HT_6 受体基因含 3 个外显子，其剪切变异体在药理学上的反应无明显差异。5-HT_6 受体与 G_s 蛋白偶联，激活后促进 cAMP 的生成。

（七）5-HT_7 受体

5-HT_7 受体主要分布在丘脑、海马、大脑皮质、杏仁核及视交叉上核，其次分布在下丘脑、中央灰质和中缝背核等脑区。5-HT_7 受体参与神经内分泌、调节体温、昼夜节律、学习记忆、睡眠，以及情绪、惊厥、痛觉、认知、精神活动、成瘾等功能的调节。一些抗抑郁药物和抗精神分裂症药物与该受体具有很高的亲和力。目前在不同种属已发现数种剪接变异体，它们有相似的药理学特性。5-HT_7 受体与 G_s 蛋白偶联，受体激活后可活化 AC、促进 cAMP 生成。5-HT_7 受体可与 5-HT_{1A} 受体形成异二聚体，调控 5-HT_{1A} 受体介导的信号转导效应。

第四节　影响 5-羟色胺神经功能的药物及其分类

一、影响 5-HT 合成、储存及释放的药物

色氨酸羟化酶（TPH）是 5-HT 合成的限速酶，对该酶的抑制可直接影响 5-HT 的合成。常用的 TPH 选择性抑制剂有：芬氟拉明（fenfluramine）、6-氟色氨酸（6-fluorotryptophan）、芬克洛宁（fenclonine）和 α-丙基多巴乙酰胺（α-propyldopacetamide）。对 AADC 的抑制也可影响 5-

HT 的合成，AADC 的选择性抑制剂详见第七章。

跨膜 H^+ 梯度的丧失可导致囊泡内 5-HT 的耗竭，影响 CA 递质囊泡摄取的药物也抑制 5-HT 的囊泡摄取（参见第七章及表 8-4）。利血平可以选择性阻断囊泡膜上的 H^+-ATP 酶系统，从而影响囊泡对 5-HT 的摄取；TBZ 的作用时间较短，其抑制 5-HT 储存的作用比抑制 NE 储存弱。芬弗拉明能抑制 5-HT 的摄取，其代谢产物则可促进 5-HT 的释放。苯丙胺也可以促进 5-HT 的释放，当其被摄取到 5-HT 能神经元后，促使 5-HT 从囊泡进入胞浆，最终被 SERT"逆转运"释放出神经元胞外。

二、影响 5-HT 重摄取的药物

SERT 可以结合并摄取除 5-HT 外的多种底物或神经毒剂，也是许多神经精神药物的作用靶点。已知的 5-HT 重摄取抑制剂包括非选择性的三环类抗抑郁药、选择性 5-HT 重摄取抑制剂（selective serotonin reuptake inhibitor, SSRI），以及可卡因、苯丙胺等。三环类抗抑郁药能抑制 NET 重摄取，也能阻断 5-HT 的重摄取，但不同药物又有偏重。以对 5-HT 的摄取而言，按强度的次序排列为：氯丙咪嗪＞丙咪嗪＞阿米替林＞普罗替林＞去甲氯丙咪嗪＞去甲咪嗪＞去甲替林。

SSRI 是应用最广的抗抑郁剂，可选择性与 SERT 结合，抑制 5-HT 的重摄取，但对 CA 类递质重摄取影响不大。临床常用的 SSRI 有氟西汀（fluoxetine）、舍曲林（sertraline）、氟弗沙明（fluvoxamine）、帕罗西汀（paroxetine）、达泊西汀（dapoxetine）和西酞普兰（citalopram）。度洛西汀（duloxetine）是 NET 和 SERT 的双重抑制剂（SERT and NET reuptake inhibitor, SNRI）；西布曲明（sibutramine）对 DAT、NET 及 SERT 的重摄取功能均有抑制。氟西汀与氯丙咪嗪两药本身药理作用接近，但是它们的代谢产物对 5-HT 摄取的抑制作用强度不同，造成两药用后持续时间不同。氯丙咪嗪在体内代谢后形成的去甲氯丙咪嗪阻断 5-HT 摄取的作用较弱，而氟西汀 N 位去甲基的代谢产物对 5-HT 的摄取仍具较强的抑制作用，因此氟西汀的作用更持久。

可卡因也与 SERT 结合，但非 SERT 的底物，仅对其产生别构抑制，阻止 5-HT 与 SERT 的结合，从而调控 5-HT 的重摄取。苯丙胺作为 SERT 的底物被转运进入神经元，并促进胞浆内递质的释放。成瘾药物 MDMA 也是 SERT 的底物，研究发现，MDMA 可显著降低 SERT 的含量，其自身及代谢产物都可以致神经元损伤，损伤作机制与 MPP^+ 对 DA 能神经元的损伤机制类似。对氯苯丙胺（p-chloroamphetamine）也是 SERT 的底物，竞争抑制 SERT 对 5-HT 的重摄取，被摄入神经元胞浆后还可抑制 TPH、促进 5-HT 的释放，其作用时间可长达数月，产生逐渐耗竭 5-HT 的作用。

三、影响 5-HT 酶解失活的药物

抑制 5-HT 降解酶 MAO-A 可减少 5-HT 酶解失活。特异性 MAO-A 抑制剂有吗氯贝胺（moclobemide）和氯吉兰（clorgiline）等，详见第七章。

四、影响 5-HT 受体功能的药物

已发现的 5-HT 受体激动剂与拮抗剂为数众多，其中许多已成为一线临床治疗药物。由于 5-HT 受体亚型众多，针对特定亚型开发特异的选择性药物较为困难。表 9－2 列出已有的一部分 5-HT 受体的选择性激动剂和拮抗剂，现将部分临床常用药物按其对 5-HT 受体的作用列表如下（表 9－3）。

表 9－3　一些影响 5-HT 受体功能的临床药物

药物	激动剂	部分激动剂	拮抗剂	反向激动剂
氯氮平	5-HT_{1A}、5-HT_{1B}、5-HT_{1D}、5-HT_{1F}		5-HT_{2B}、5-HT_{5A}	5-HT_{2A}、5-HT_{2C}、5-HT_{6}、5-HT_{7}
阿朴吗啡		5-HT_{1A}	5-HT_{2B}、5-HT_{2C}	
溴隐亭		5-HT_{1A}、5-HT_{1B}、5-HT_{1D}、5-HT_{2A}、5-HT_{2C}	5-HT_{2B}	
麦角乙脲	5-HT_{1A}、5-HT_{1B}	5-HT_{1D}、5-HT_{2A}、5-HT_{2C}、5-HT_{6}	5-HT_{2B}	
米安色林			5-HT_{1B}、5-HT_{2A}、5-HT_{2B}、5-HT_{6}、5-HT_{7}	5-HT_{2C}、
利培酮			5-HT_{1A}、5-HT_{1B}、5-HT_{1D}、5-HT_{1E}、5-HT_{1F}、5-HT_{6}	5-HT_{2A}、5-HT_{2C}、5-HT_{7}
氯丙嗪			5-HT_{1A}、5-HT_{2C}	5-HT_{2A}、5-HT_{6}、5-HT_{7}
奥氮平	5-HT_{1A}、5-HT_{1B}、5-HT_{1D}、5-HT_{1E}、5-HT_{1F}		5-HT_{2A}、5-HT_{7}	5-HT_{2C}、5-HT_{6}
阿米替林			5-HT_{2C}、5-HT_{6}	
米氮平			5-HT_{2C}	
培高利特	5-HT_{1B}、5-HT_{2A}、5-HT_{2B}	5-HT_{1A}、5-HT_{1D}、5-HT_{2C}		
特麦角脲		5-HT_{1A}、5-HT_{1B}、5-HT_{1D}、5-HT_{2A}	5-HT_{2B}、5-HT_{2C}	

5-HT_{1A} 受体是抗焦虑药的重要靶标，其部分激动剂如丁螺环酮（buspirone）等已用于临床治疗。近来开发了一些特异性的 5-HT_{1A} 受体选择性配体，如氟班色林（flibanserin）和卡利哌嗪（cariprizine），已分别用于治疗女性性功能障碍及精神分裂症。许多曲坦类药物可治疗急性偏头痛，是 $5\text{-HT}_{1B/1D/1F}$ 受体的激动剂，如依来曲坦（eletriptan）、纳拉曲坦（naratriptan）、夫罗曲坦（frovatriptan）、佐米曲坦（zolmitriptan）、利扎曲坦（rizatriptan）和舒马曲坦（sumatriptan）。拉米地坦（lasmiditan）是 5-HT_{1F} 受体的激动剂，也可治疗偏头痛。氯卡色林（lorcaserin）是 $5\text{-HT}_{2A/2B/2C}$ 受体的选择性激动剂，已用于肥胖、精神分裂症、成瘾的

临床治疗；阿戈美拉汀(agomelatine)则是 5-$HT_{2B/2C}$ 受体的选择性拮抗剂，已用于抑郁、焦虑的治疗中。致幻剂如 LSD 和墨斯卡林(mescaline)可激动 5-HT_{2A} 受体。阿扎司琼(azasetron)及昂丹司琼(ondansetron)是 5-HT_3 受体的拮抗剂，在临床上被用于缓解化疗后的恶心和呕吐。普卡必利(prucalopride)和西沙必利(cisapride)是 5-HT_4 受体的部分激动剂。新开发的爱达比丁(idalopirdine)是 5-HT_6 受体的拮抗剂。值得注意的是，许多药物不仅可以影响 5-HT 受体，也可影响其它受体或者转运体功能，例如，氯氮平(clozapine)和利培酮(risperidon)拮抗 D_2 受体，也是 5-HT_{2A} 受体的反向激动剂；氟西汀(fluoxetine)是 SERT 重摄取抑制剂，也拮抗 5-HT_{2B} 受体；成瘾药物 MDMA 是 SERT 的底物，也是 5-HT_{2B} 受体的激动剂，等等。

第五节　5-羟色胺的主要生理功能

脑内的 5-HT 能神经元胞体分布相对集中，但其投射广泛。中枢的 5-HT 参与众多生理活动，包括对情绪、睡眠觉醒、体温、摄食、性行为、运动、心血管功能和痛觉等都有调制作用。5-HT 受体家族庞大，不同亚型的受体脑区分布各异，各型受体兴奋后生物效应不同，有的甚至产生截然相反的作用，因此，中枢 5-HT 的功能非常复杂。

一、调节痛与镇痛

5-HT 是调制痛觉的重要神经递质，不同部位的 5-HT 产生不同的痛觉调制效应。脑内的 5-HT 主要介导吗啡镇痛和针刺镇痛作用，而脊髓的 5-HT 则兼具致痛和镇痛的双重作用。5-HT 受体的所有亚型在脊髓背角均有分布，受体亚型的多样性与分布的区域性是 5-HT 产生痛觉调制差异性的主要原因。另外，外周的 5-HT_3 受体参与致痛作用。

二、调节神经精神活动

5-HT 在抑郁症和精神分裂症的发病中具有重要作用。5-HT 还与焦虑有关，5-HT_{1A}、5-HT_{1B} 受体或者 SERT 基因敲除的小鼠均表现出焦虑行为的增强，5-HT_{1A} 的自身受体可能参与抗焦虑作用，而突触后的 5-HT_{1A} 受体则可能参与焦虑的发生。5-HT、5-HT_{1B}、5-HT_2 和 5-HT_3 受体与药物成瘾也密切相关。研究观察到，采用 5-HT_3 受体激动剂兴奋皮质和边缘系统等脑区的受体，可增加这些脑区 DA 的释放；反之，采用拮抗剂则抑制 DA 的释放，从而调节 DA 的强化和奖赏作用。

三、促进睡眠

5-HT 促进睡眠，5-HT_7 受体参与调节昼夜节律和睡眠结构，5-HT_{1A} 和 5-HT_3 受体也参与睡眠的调节。5-HT 对睡眠调节方式存在种属差异。在人类，阻断 5-HT 主要参与快波睡眠的调节。但是，在多数的动物实验中观察到，5-HT 主要参与慢波睡眠的调节，破坏中缝核群导致动物失眠。

四、调节性行为

5-HT 可抑制性行为。5-HT 对性行为的调节作用存在性别差异反应。在雌鼠上的研究发现，5-HT_{1A} 激动剂可抑制性行为，而 5-HT_2 激动剂则促进性行为。然而，在雄鼠上的研究发现，5-HT_{1A}、5-HT_{1B} 和 5-HT_2 激动剂均促进性行为。

五、调节摄食

5-HT 调节摄食行为，不同脑区或不同的 5-HT 受体对摄食的调节效应不同。如 5-HT_{1B} 受体激动可抑制摄食，而 5-HT_{1A} 激动则增加摄食。5-HT 对摄食的影响还存在脑区差异，在下丘脑 PVN 核注射 5-HT 可抑制摄食，在中缝核注射 5-HT 则促进摄食。

六、调节体温

5-HT 对体温的调节也有受体亚型和脑区的差异。激活 5-HT_{1A} 和 5-HT_{1B} 受体降低体温，而激活 5-HT_2 受体则升高体温。中缝核群注射 5-HT 升高体温，而脑室注射 5-HT 则降低体温。

思考题

1. 中枢 5-HT 的生物转换过程如何?
2. 中枢 5-HT 能神经元胞体在脑内如何分布? 有何特点?
3. 5-HT 的受体有哪些亚型? 分别通过哪些分子参与胞内信号的转导?
4. 5-HT 如何进入囊泡储存?
5. 突触间隙的 5-HT 如何被失活?

（郭景春）

参考文献

1. 孙凤艳. 医学神经生物学[M]. 上海：上海科学技术出版社，2008.
2. BARNES N M, AHERN G P, BECAMEL C, et al. International union of basic and clinical pharmacology. CX. classification of receptors for 5-hydroxytryptamine; pharmacology and function[J]. Pharmacol Rev, 2021, 73(1): 310 - 520.
3. BEAR M F, CONNORS B W, PARADISO M A. Neuroscience: exploring the brain[M]. 4th ed. Philadelphia: Lippincott Williams & Wilkins, 2015.
4. KANDEL E R, SCHWARTZ JH, JESSELL TM, et al. Principle of neural science[M]. 5th ed. New York: McGraw-Hill Companies Inc, 2013.
5. NESTLER E J, HYMAN S E, MALENKA R C, et al. Molecular neuropharmacology: a foundation for clinical neuroscience[M]. Columbus: McGraw-Hill, 2001.

6. SQUIRE L，BERG D K，BLOOM F，et al. Fundamental neuroscience[M]. 4th ed. New York：Elsevier Inc，2013.

7. WEBSTER R A. Neurotransmitters，drugs and brain function[M]. Hoboken：Wiley，2001.

第十章　乙酰胆碱

第一节　胆碱能神经元的脑内分布及其纤维联系

乙酰胆碱(acetylcholine，ACh)是最早被德国学者奥托洛伊(Otto Loewi，1873—1961)确定的一种神经递质。神经系统内以 ACh 为神经递质的神经元称为胆碱能神经元(cholinergic neurons)。早期，人们用测定乙酰胆碱酯酶(acetylcholinesterase，AChE)活力的方法，间接测定 CNS 内 ACh 的分布和相对含量。但由于 AChE 主要分布在突触后膜，其结果并不能准确反映 ACh 的分布，至到 1982 年德国学者成功制备了针对胆碱乙酰转移酶(choline acetyltransferase，ChAT)的单克隆抗体。由于 ChAT 是神经元内合成 ACh 的特异酶，与 ACh 在 CNS 内的分布颇为一致，因此 ChAT 的免疫组织化学检测便成为研究 CNS 胆碱能神经元分布的主要方法。

脑内胆碱能神经元主要分为投射神经元和局部环路神经元(local circuit neuron)两类。

一、脑内胆碱能投射神经元的分布及其纤维联系

胆碱能投射神经元的胞体主要分布于基底前脑和脑干，这些神经元的胞体向其它脑区发出纤维投射，分别组成基底前脑胆碱能系统(basal forebrain cholinergic system)和脑干胆碱能系统(brain stem cholinergic system)。

(一) 基底前脑胆碱能系统

1983 年，美国学者将基底前脑和脑干的胆碱能神经元胞体的分布划分为 Ch1～Ch6 六个群，其中的 Ch1～Ch4 位于基底前脑。Ch1、Ch2、Ch3 分别相当于内侧隔核(medial septal nucleus)、斜角带垂直部(vertical nucleus of the diagonal band)、斜角带水平部(horizontal limb of the diagonal band)；Ch4 则包含了视前大细胞区、苍白球底板的无名质及其向前延伸的苍白球腹侧区(纹状体下灰质)、Meynert 基底核(nucleus basalis of Meynert)、豆状攀核等界限并不很清楚的区域。它们的投射纤维主要形成以下 4 条通路：①内侧隔核、斜角带-海马通路；②斜角带-杏仁复合体通路；③隔区、视前区-内侧僵核(medial habenula)、中脑脚间核通路；④Meynert 基底核-大脑皮质通路。其中由 Meynert 基底核向皮质额叶、颞叶、顶叶和视皮质的胆碱能投射，与学习和记忆功能密切相关(图 10－1 的蓝色区域)。

（二）脑干胆碱能系统

由脑桥被盖胆碱能系统(pontine tegmental cholinergic system)和延髓的胆碱能神经元组成。脑桥被盖胆碱能系统主要包括脚间脑桥区(pedunculopontine region)和背外侧或外侧被盖核(dorsolateral or laterodorsal tegmental nucleus)中的胆碱能神经元，主要分布在Ch5、Ch6区。这些神经元的纤维分为背侧被盖束和腹侧被盖束，向头端投射至丘脑、丘脑下部、苍白球、尾壳核等，并与其它上行纤维一起，组成网状上行激活系统，引起觉醒和警觉。另外，中脑和脑桥内还分布着动眼神经、滑车神经、外展神经的胆碱能躯体运动和/或内脏运动神经元的胞体。延髓中的胆碱能神经元主要分布在舌下神经核、迷走神经背核与疑核、面神经核、三叉神经脊束核，以及孤束核、前庭外侧核、外侧网状核、巨细胞网状核、中缝大核等。颅(脑)神经核内胆碱能神经元的躯体和内脏运动纤维组成颅神经，参与躯体运动和内脏运动的调节(图10-1的紫色区域)。

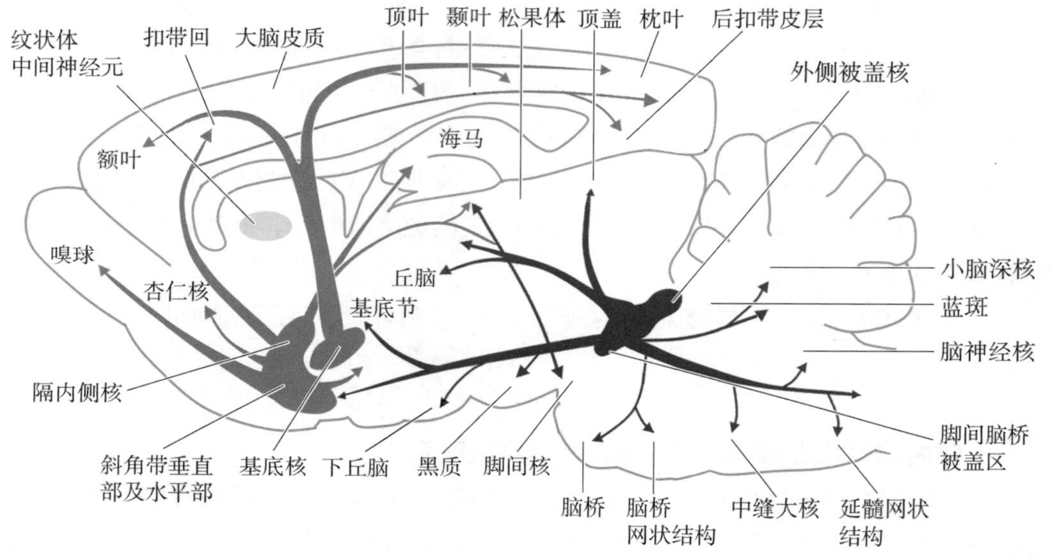

图10-1　中枢胆碱能神经元的分布及其纤维投射

注：蓝色为基底前脑胆碱能神经元的核团及投射通路；紫色为脑干胆碱能神经元的核团及投射通路；黄色为局部环路胆碱能神经元集中的部分区域。

（三）脊髓中的胆碱能神经元

包括脊髓前角的躯体运动神经元、脊髓侧角(或骶部相当于侧角)的交感和副交感节前神经元。另外，部分胆碱能神经元散布于脊髓灰质中非自主中间区和背角。

二、局部环路胆碱能神经元

这类神经元在核团内形成局部环路，不向核团外发出投射，属中间神经元。主要位于纹状体(尾-壳核复合体，caudate-putamen complex)、伏隔核(nucleus accumben)、嗅结节(olfactory tubercle)、海马和大脑皮质的Ⅱ～Ⅴ层。另外，脊髓背角的胆碱能神经元投射到脊髓 Rexed Ⅱ～Ⅲ层、小脑内第Ⅱ层颗粒细胞投射到第Ⅴ层细胞也形成局部环路。纹状体内的胆碱能神经元主要为大、中型无棘突多极神经元，参与黑质-纹状体多巴胺系统对运动的调节，其异常将引起运动功能异常。

第二节　乙酰胆碱的生物合成、储存及代谢

一、生物合成

ACh 在胆碱能神经元内合成。由胆碱(choline)和乙酰辅酶 A(acetyl coenzyme A)在 ChAT 的作用下，于神经元末梢内合成 ACh(图 10－2A)。

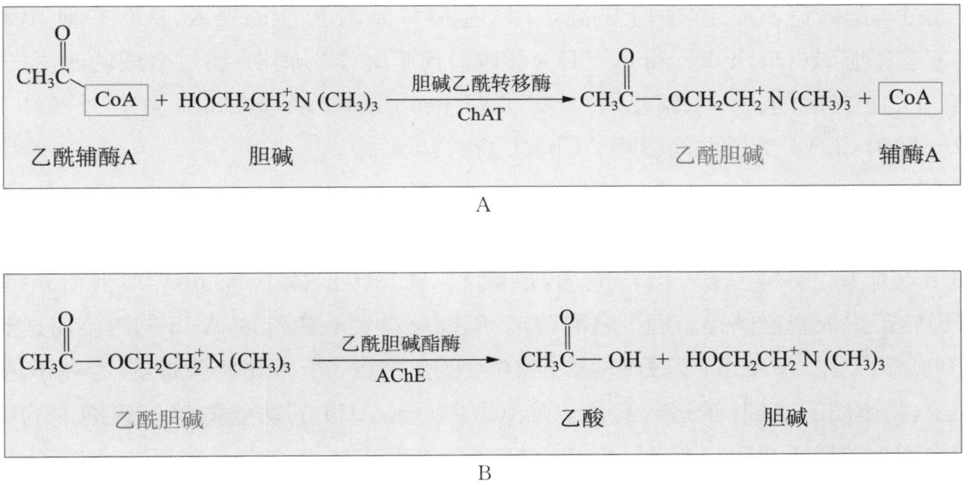

$$CH_3C(=O)\text{—}\boxed{CoA} + HOCH_2CH_2^+N(CH_3)_3 \xrightarrow[\text{ChAT}]{\text{胆碱乙酰转移酶}} CH_3C(=O)\text{—}OCH_2CH_2^+N(CH_3)_3 + \boxed{CoA}$$

乙酰辅酶A　　胆碱　　乙酰胆碱　　辅酶A

A

$$CH_3C(=O)\text{—}OCH_2CH_2^+N(CH_3)_3 \xrightarrow[\text{AChE}]{\text{乙酰胆碱酯酶}} CH_3C(=O)\text{—}OH + HOCH_2CH_2^+N(CH_3)_3$$

乙酰胆碱　　乙酸　　胆碱

B

图 10－2　乙酰胆碱的生物合成和降解

注：A. 合成；B. 降解。

脑内的乙酰辅酶 A 主要由葡萄糖的糖酵解产物丙酮酸在线粒体内经氧化脱羧而产生。脂肪酸 β-氧化和氨基酸代谢也可以生成乙酰辅酶 A。因此，细胞内的乙酰辅酶 A 来源丰富。乙酰辅酶 A 在线粒体中产生，但 ACh 的合成酶 ChAT 存在于细胞质中，因此，乙酰辅酶 A 必需被转运出线粒体，才能作为 ChAT 的底物合成 ACh。

胆碱在神经元内不能合成，血液中的胆碱也不易透过血脑屏障。神经元合成 ACh 的胆碱来源主要有两个：①水解从血液中摄取的卵磷酯；②释放至突触间隙的 ACh 酶解。ACh 酶解产生的胆碱再次被神经末梢摄取，作为合成 ACh 的原料，这约占 ACh 合成总量的 1/3～1/2。神经末梢摄入胆碱通过高亲和力载体和低亲和力胆碱载体(又名：胆碱转运体)实现。高亲和力载体(high affinity carrier，$Km=0.4\sim4\ \mu mol/L$)特异分布于神经末梢，以 Na^+-ATP 依赖的逆浓度梯度的方式主动转运胆碱。高亲和力载体摄取是神经元摄取胆碱

的主要方式，也是 ACh 合成过程中的限速因素。由于胆碱的摄取量限制了 ACh 在神经元轴突末梢的合成，细胞内的胆碱便成为 ACh 合成的限速底物。因而，对有些胆碱能突触传递缺陷相关的疾病，有时会推荐在饮食中补充富含胆碱的食物（如卵磷脂等）来提高脑内 ACh 的水平。低亲和力载体（low affinity carrier，$Km=40\sim100\ \mu mol/L$）分布于所有神经元和胶质细胞上，以“易化扩散”方式顺浓度梯度转运胆碱。该载体只有在胆碱浓度很高时才发挥作用，可能与磷脂合成有关。

ChAT 是一种球蛋白，由胆碱能神经元的胞体合成，并随轴浆顺向转运至末梢而起作用。ChAT 仅存在于胆碱能神经元中，因此，可作为胆碱能神经元的标志蛋白。ChAT 的活性中心有咪唑基和巯基。巯基在反应过程中不与底物和产物直接结合，却是活性中心的一个必需基团。乙酰辅酶 A 首先与 ChAT 活性中心结合，使咪唑基乙酰化，然后，胆碱与 ChAT 活性中心的阴离子部位结合，乙酰基即被移至胆碱上，形成 ACh。

一些化合物可以通过不同的机制影响 ACh 的合成。例如，密胆碱-3（hemicholium-3，HC-3）通过与胆碱竞争神经末梢上的高亲和力胆碱载体，阻断胆碱摄入，从而抑制 ACh 生物合成。三乙基胆碱（triethylcholine，TEC）可以替代胆碱作为底物，通过合成伪递质，干扰和减弱 ACh 的正常功能。4-(1-萘乙烯)吡啶[4-(1-nephthylvinyl)pyridine]在体外条件下可以通过专一抑制 ChAT 酶活性而影响 ACh 的生物合成。

二、储存和释放

ACh 在胆碱能神经元末梢合成后，由囊泡 ACh 转运体（vesicular ACh transporter，VAChT）转运进入囊泡储存。通过囊泡转运，胆碱能神经元囊泡内 ACh 的浓度可达到胞质中的 1 000 倍以上。VAChT 是分子量约 60 000 的蛋白质，有 12 个跨膜螺旋，存在于 ACh 囊泡的膜上，将胞质的 ACh 转运入囊泡。VAChT 转运 ACh 的功能依赖于囊泡内的高浓度 H^+（囊泡膜上的质子泵可以将 H^+ 逆浓度梯度泵入囊泡）。VAChT 转运一个分子 ACh 及 ATP，即伴有相应数量的 H^+ 流出囊泡。药物 Vesamicol 通过非竞争性抑制 VAChT 转运 ACh 进入囊泡（图 10－3），耗竭 ACh 的囊泡储存，从而减弱胆碱能神经末梢的 ACh 释放。

关于 ACh 的释放，多数证据支持囊泡释放方式。根据囊泡功能和与突触前膜的距离将 ACh 囊泡分为两类。一类命名为储存囊泡（reserve vesicle，VP_1）或稳定池（fixed pool），另一类命名为囊泡再循环利用（recycling vesicle）或不稳定池（labile pool），两类囊泡可相互转化。储存囊泡为电镜分析中常见的囊泡，负责存储 ACh，新合成的 ACh 较少进入。活动囊泡靠近突触前膜，神经元兴奋时释放 ACh，并迅速摄入胞质中新合成的 ACh 来补充。

一些药物或毒素可以影响 ACh 的释放。如肉毒杆菌毒素（botulinum toxin）和破伤风毒素（tetanus toxin）均可与囊泡膜上的囊泡相关膜蛋白（vesicle associated membrane protein，VAMP，又名 synaptobrebin）结合，肉毒杆菌毒素还可与突触前膜的 syntaxin 和 SNAP-25 蛋白结合，阻止囊泡与突触前膜的融合，从而阻止 ACh 的释放（图 10－3）。此外，黑寡妇蜘蛛毒（black widow spider venom）能妨碍囊泡膜和突触前膜的正常分离，导致囊泡大量释放，甚至可以使胆碱能末梢内无囊泡存在。

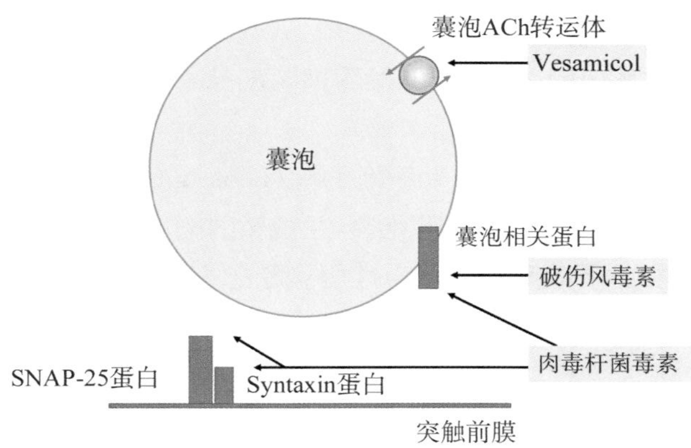

图 10-3　药物或毒素影响乙酰胆碱储存和释放的机制

三、代谢失活

释放到突触间隙的 ACh，主要以 AChE 水解的方式失活(见图 10-2B)。此外，还有少量 ACh 经扩散离开突触间隙。突触前膜也可从突触间隙摄取极微量的 ACh。

AChE 主要以膜结合方式分布在突触后膜，将突触间隙的 ACh 水解成胆碱和乙酸。AChE 可由胆碱能神经元合成，分泌到细胞外突触间隙，与胆碱能突触末梢的膜结合，也可由一些非胆碱能神经元合成。因此，AChE 不能作为胆碱能神经突触的标志酶。AChE 的酶活性极高，从突触末梢释放的 ACh 在 2 ms 内即被水解而终止效应。这种高效率保证了胆碱能突触传递的灵活性。AChE 的活性中心有两个主要部位，即阴离子部位和酯解部位。AChE 通过以下 3 步水解 ACh：①阴离子部位以静电吸引 ACh 的季铵端阳离子基团，ACh 的羰基碳原子被引导至酯解部位，从而生成 ACh-酶复合物；②通过电子转移，ACh-酶复合物的酯键断裂释放出胆碱，其乙酰基则与酯解部位的丝氨酸羟基通过共价键结合，生成乙酰化胆碱酯酶；③乙酰化胆碱酯酶生成后，很快水解成乙酸和 AChE(图 10-4)。ACh 水解后产生的胆碱，约 30%～50%被神经末梢摄取，并作为递质前体重复用于 ACh 的合成。

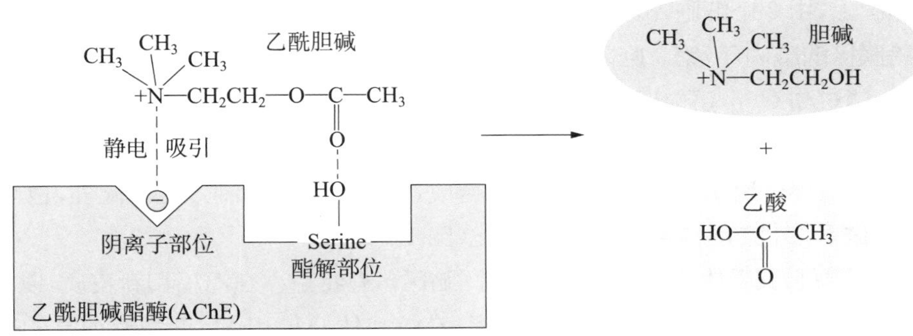

图 10-4　乙酰胆碱酯酶催化 ACh 水解示意图

一些结构上和 ACh 相似的有机化合物，能像 ACh 一样与 AChE 结合，生成暂时或永久性复合物，抑制 AChE 水解 ACh，称为胆碱酯酶抑制剂（acetylcholinesterase inhibitors）或抗胆碱酯酶药。

毒扁豆碱（physostigmine，eserine）、新斯的明（neostigmine）、依酚氯铵（edrophonium）又名腾喜龙（tensilon），它们都能与 AChE 结合，生成暂时的、可水解的复合物，这些化合物的抗胆碱酯酶作用是可逆的，所以又称为可逆性胆碱酯酶抑制剂。一些长效的可逆性胆碱酯酶抑制剂，如四氢氨基吖啶（tetrohydro aminoacridine），目前已被应用于早老性痴呆的治疗。

有机磷酸酯类如杀虫剂马拉硫磷（malathoin）、化学战剂沙林和梭曼（soman）等，其磷酸根与 AChE 结合后可形成非常稳定、几乎不发生水解反应的磷酰化胆碱酯酶。胆碱酯酶被持久失活，需待新的 AChE 合成后才能重新水解 ACh，因此这类化合物又称为不可逆性或持久性胆碱酯酶抑制剂。这些不可逆性胆碱酯酶抑制剂作用于 AChE，抑制 ACh 的水解失活，破坏骨骼肌和心肌的胆碱能突触递质传递，引起心率减慢、血压急剧下降和呼吸麻痹等急性症状，严重时导致死亡。

第三节　胆碱受体

20 世纪早期，人们发现 ACh 的某些外周效应可被毒蕈碱（muscarine）模拟，被阿托品阻断，另一些效应可被烟碱（nicotine）模拟，被箭毒碱（curare）阻断。据此，将外周胆碱受体分为毒蕈碱型（muscarinic，M 型）和烟碱型（nicotinic，N 型）。中枢的胆碱受体同样也分为 M 型和 N 型。

一、M 型受体

M 型胆碱受体分为 M_1、M_2、M_3、M_4、M_5 型。它们是 7 次跨膜的 G 蛋白偶联受体，含有 460～590 个氨基酸，分子量约为 50 000。7 个跨膜区分别由 20～30 个疏水氨基酸组成并镶嵌在细胞膜上，由 3 个细胞外环和 3 个胞内环相连。各亚型的结构差异主要取决于连接第Ⅴ和第Ⅵ跨膜区的胞内环（第 3 胞内环）。其中 M_1、M_3、M_5 受体具有相似的化学结构，该类受体兴奋后，通过与 $G_{q/11}$ 蛋白偶联，激活磷脂酰肌醇通路以及鸟苷酸环化酶系统，引起受体兴奋时的促进效应。另外，M_2、M_4 受体的化学结构相似，该类受体兴奋时，通过与 $G_{i/o}$ 蛋白偶联，抑制腺苷酸环化酶系统，抑制 cAMP 的合成，对细胞产生抑制效应。此外，也可以抑制 Ca^{2+} 内流，促进 K^+ 外流，引起细胞膜的超极化（图 10－5）。

在脑内，M 型胆碱受体分布广泛，但在不同脑区各有特点。在海马和新皮质，以 M_1、M_2 和 M_4 亚型为主，而 M_3 和 M_5 的表达量低很多；在纹状体，M_1 和 M_4 亚型有很高的表达，M_2 和 M_3 也有较低的表达；在丘脑，M_2 亚型最多，M_1、M_3、M_4 也有少量分布；在杏仁核，M_1 表达最丰富，M_2、M_4 也有表达，但量略低；小脑中，主要以 M_2 亚型为主。在脑干，有 M_2、M_3、

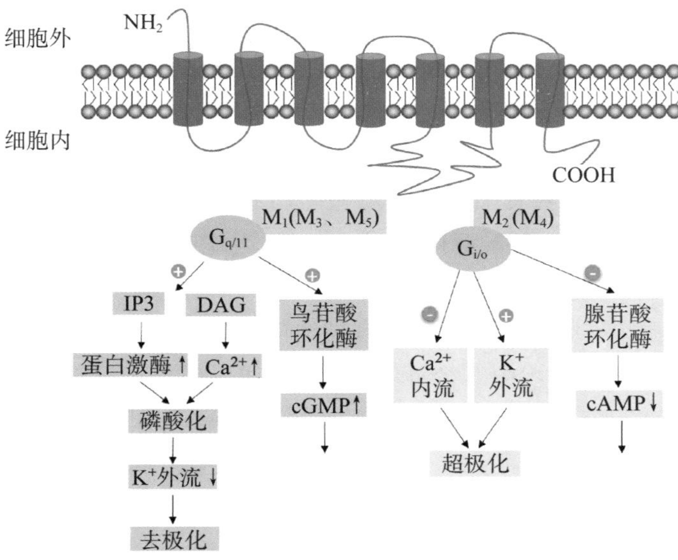

图 10-5　M 型胆碱受体各亚型激活后的细胞内信号转导途径和效应

M_4、M_5 亚型。在外周系统，心脏、肺、胃肠道等组织均有 M 型胆碱受体的分布，以 M_2 和 M_3 亚型为主。针对 M 型受体的许多药物有副作用，这与外周广泛存在 M 型受体有关。因此，开发特异性的 M 型受体亚型激动剂和拮抗剂，理论上可以显著减少对外周的副作用。如：开发 M_1 和 M_4 亚型特异的激动剂作为治疗阿尔茨海默病或精神分裂症的可能靶点。表 10-1 列出了目前部分 M 型受体亚型激动剂和拮抗剂。

表 10-1　M 型胆碱受体的亚型、偶联的 G 蛋白、激动剂和拮抗剂

亚型	M_1	M_2	M_3	M_4	M_5
内源性配基			乙酰胆碱		
受体类型			G 蛋白偶联受体		
偶联的 G 蛋白	$G_{q/11}$	$G_{i/o}$	$G_{q/11}$	$G_{i/o}$	$G_{q/11}$
激动剂	SPP1 毛果芸香碱* 氨甲酰甲胆碱* 氯化氨甲酰胆碱*	氨甲酰甲胆碱* 氯化氨甲酰胆碱*	毛果芸香碱* 氨甲酰甲胆碱* 氯化氨甲酰胆碱*	毛果芸香碱* 氨甲酰甲胆碱* 氯化氨甲酰胆碱*	毛果芸香碱* 氯化氨甲酰胆碱*
拮抗剂	比哌立登 VU0255035 鸟苷酸 阿托品*	Tripitramine 阿托品*	比哌立登 噻托溴铵* 阿托品*	吡咯糖酯* 4-DAMP*	ML381 吡咯糖(酯)* 4-DAMP*

注：* 代表非亚型特异性激动剂或拮抗剂。尽管目前发现的 M 型受体的拮抗剂很多，但亚型特异性的拮抗剂还相对较少。通常，以亲和力高低排序，来比较这些拮抗剂对受体亚型的相对特异性，并应用于特定受体亚型的功能研究。表中只给出了一部分非亚型特异性的拮抗剂。

二、N 型受体

N 型胆碱受体是一个家族的受体，分布于外周和中枢的神经组织。外周的 N 型受体根据存在的部位和药理功能不同，又分为骨骼肌/电器官 N 型受体和神经节 N 型受体。中枢 N 型受体分为神经元 N 型受体和 α-BgTX/N 型结合蛋白（α-BgTX，即 α-银环蛇毒素，α-bungrotoxin）。那些能够被低浓度烟碱（nmol/L）识别和结合，并具有烟碱样神经传递效应的受体，称为神经元 N 型受体。绝大多数的神经元 N 型受体不能与 α-BgTX 结合，只有极少数可以与 α-BgTX 结合而被其阻断。而那些能与 α-BgTX 高亲和力结合，却仅能与高浓度的烟碱（μmol/L）结合，又没有烟碱样神经传递功能的受体，称为 α-BgTX/N 型结合蛋白。

N 型胆碱受体是第一个在电鳐的电器官被纯化，并阐明一级结构的受体。N 型胆碱受体是离子型受体。N 型受体均由 5 个亚基围成，中间形成离子通道。每个亚基有 4 个由 19～27 个氨基酸组成的疏水性 α-螺旋，横跨细胞膜形成跨膜片段，从 N-末端到 C-末端依次用 M_1、M_2、M_3、M_4 表示。各亚基的 M_2 跨膜螺旋，每旋转一周有一个亲水氨基酸，在螺旋的一侧共同形成亲水面。四个亚基的 M_2 跨膜螺旋的亲水面围成离子孔道（图 10－6）。

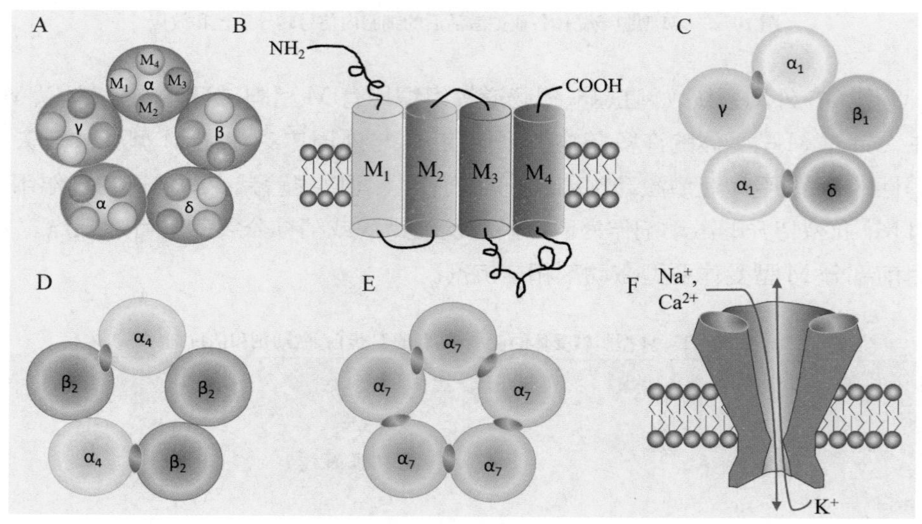

图 10－6 N 型胆碱受体的亚基和通道组成示意图

注：A、B. N 型受体每个亚基的结构；C. 外周骨骼肌接头上的 N 型受体；D、E. 中枢 N 型受体亚基；F. 中枢神经元 N 型受体激活时的离子流。

在骨骼肌和电鳐电器官，N 型受体的亚基共有 4 种，按相对分子量大小依次命名为 α、β、γ、δ。每个受体由 5 个亚基组成，包括 2 个 α 亚基和 β、γ、δ 亚基各 1 个，α、γ、α、β、δ 按顺时针顺序排列，组成受体。在成年动物骨骼肌，其 N 型受体的 γ 亚基被 ε 亚基所取代。骨骼肌或电鳐电器官的 N 型受体，其 2 个 α 亚基是 ACh 结合位点。一个受体结合 2 分子 ACh 后，通过变构效应被激活，离子通道开放。α 亚基同时也是 α-银环蛇毒素（α-BgTX）的结合部位，受体与 α-BgTX 结合后，离子通道被阻断。

中枢神经元 N 型受体只有 α 和 β 亚基组成。目前，已经克隆出 12 种中枢 N 型受体亚基，包括 9 种 α 亚基（即 α_2～α_{10}。骨骼肌 N 型受体的 α 亚基则被称为 α_1），3 种 β 亚基（即

$\beta_2 \sim \beta_4$。骨骼肌 N 型受体的 β 亚基则被称为 β_1)。理论上,由 12 种 N 型受体亚基组成的五聚体,组合类型是极其庞大的,但实际上,它们的组合并不是任意的。克隆表达实验发现,在 $\alpha_2 \sim \alpha_6$ 和 $\beta_2 \sim \beta_4$ 中,单独一种亚基并不能组合成有功能的同源受体(homomeric receptor),不同的 α 亚基之间,或不同的 β 亚基之间,也不能组合成只含 α 亚基或只含 β 亚基的有功能的受体。换句话说,只有在这些 α 亚基和 β 亚基之间形成异源性组合,才可能组成有功能的异源受体。与此不同的是,$\alpha_7 \sim \alpha_9$ 三种亚基,则可以由同一种亚基组成有功能的同源受体,此外,它们也可以与另一种亚基形成异源受体(如 $\alpha_7\beta_2$ 和 $\alpha_9\alpha_{10}$)。而 α_{10} 亚基则需要与 α_9 亚基共同组装才有功能。目前在脑内发现的 N 型受体的组合还非常少。异源受体中,最多见的是由 2 个 α_4 亚基和 3 个 β_2 亚基,以顺时针的 α_4、β_2、β_2、α_4、β_2 的顺序组合成的 $2\alpha_4 3\beta_2$ 型受体。该型受体与 N 型受体激动剂有高亲和力结合部位,不能被 α-BgTX 阻断,属于 α-BgTX 不敏感受体(图 10－6D)。同源受体中,目前在脑内,只有一种由 α_7 亚基形成的同源型受体获得确认。α_7 亚基上有与 α-BgTX 高亲和力结合的部位,因此该型受体可被 α-BgTX 阻断,属于 α-BgTX 敏感受体(图 10－6E)。

自主神经节的胆碱受体也是 N 型受体。从解剖学角度,它们的 N 型受体曾与骨骼肌/电器官 N 型受体一道被归类为外周型 N 型受体。但从其亚基的组成来看,它们的受体类型与中枢型 N 型受体是一致的。目前在自主神经节已经克隆的受体亚基有 α_3、α_5、α_7、β_2、β_4,与在脑内所发现的相应类型一致。神经节 N 型受体的也有异源受体和同源受体两类。前者由 α 亚基和 β 亚基组合,但多数受体都含 α_3 亚基。后者由 α_7 亚基同源组合而成,多见于胚胎发育早期。

N 型受体是配体门控的阳离子型受体。当 ACh 分子结合到受体时,触发离子通道打开。骨骼肌神经接头上的 N 型受体对 Na^+、K^+、Ca^{2+} 等阳离子具有通透性。当 N 型受体兴奋时,Na^+ 流入胞内的量大于 K^+ 流出的量,产生膜的去极化兴奋。中枢神经元 N 型受体除了对 Na^+、K^+ 通透外,对 Ca^{2+} 的通透性较骨骼肌接头处 N 型受体兴奋时更强(图 10－6F)。中枢 N 型受体激活后,一方面其本身的离子通道对 Ca^{2+} 的通透性极高,另一方面,还可激活邻近的电压依赖性 Ca^{2+} 通道,最终导致大量 Ca^{2+} 内流,进而影响 Ca^{2+} 介导的各种细胞活动。中枢 N 型受体在突触前和突触后都有分布。突触前 N 型受体可以作为自身受体,正性调节 ACh 的释放。在脑内,突触前 N 型受体作为异源受体,促进 DA、NE、谷氨酸和 GABA 等的释放。ACh 对多个脑区多巴胺能和谷氨酸能突触传递的促进作用是通过 α_7 同源受体介导的,可被 α-BgTX 阻断;而对 GABA 能和甘氨酸能突触传递的促进作用是通过 $\alpha_4\beta_2$ 异源受体介导的,不能被 α-BgTX 所阻断。突触前 N 型受体促进递质释放的机制,与受体兴奋后引起突触前 Na^+ 内流,使膜去极化,进而打开电压门控 Ca^{2+} 通道,从而使细胞内 Ca^{2+} 浓度升高有关。突触前 N 型受体对激动剂的敏感性比突触后 N 型受体要强 10 倍以上,因此 N 型受体具有较强的突触前调节效应。图 10－7 中列出了 M 型和 N 型胆碱受体的部分抑制剂和拮抗剂。

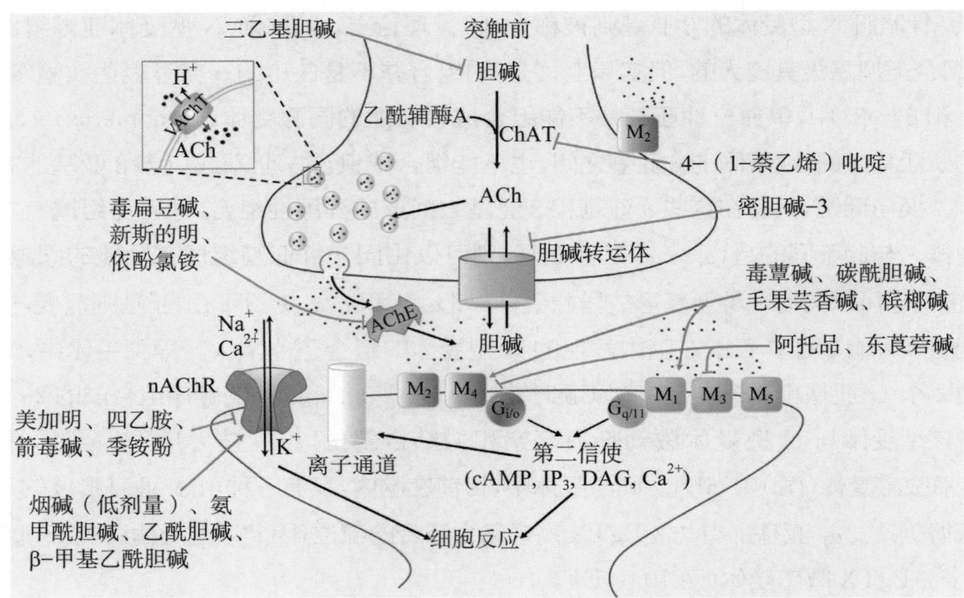

图 10-7　影响乙酰胆碱的生物合成、水解和受体功能的部分药物

注：绿色线条代表促进作用，红色线条代表抑制作用。

第四节　乙酰胆碱的主要生理功能

ACh 的功能非常广泛，在外周，它是躯体运动神经元在神经肌肉接头处的神经递质，也是自主神经系统副交感和交感神经节前神经元的主要神经递质，对躯体和内脏运动以及心血管活动的调节具有关键性的作用。如在许多重症肌无力患者的血清中，发现了针对 N 型乙酰胆碱受体的抗体，该抗体会干扰神经肌肉接头的突触传递，影响骨骼肌收缩作用。临床上常用新斯的明（neostigmine）、溴吡斯的明（pyridostigmine bromide）等抗胆碱酯酶药，抑制 AChE 活性，提高突触间隙 ACh 的含量，发挥拟胆碱作用，提升骨骼肌神经肌肉接头 N 型受体的兴奋性，达到缓解重症肌无力的目的。

在 CNS 内，ACh 的功能涉及感觉、学习和记忆、镇痛、睡眠和觉醒、体温调节、摄食和饮水、心血管的中枢调节和精神活动等复杂功能。中枢胆碱能神经传递功能的异常与多种脑疾病的发病有关，常见的有阿尔茨海默病、帕金森病和亨廷顿病等（详见有关章节）。

思考题

1. 试述 ACh 的生物合成过程及其主要影响因素。
2. 试述胆碱能能神经元末梢摄取胆碱的主要方式及其特点。
3. 胆碱能神经元的囊泡如何摄取和贮存乙酰胆碱？
4. 试述 M 型 ACh 受体的结构和功能特点。

5. 试述 N 型 ACh 受体的结构和功能特点。
6. 脑内乙酰胆碱合成的限速因子是什么？对于转运功能较低的高亲和力胆碱转运体的个体，从饮食上加以改善，是否可以提高脑内的乙酰胆碱浓度？

（陈献华）

参考文献

1. BEAR M F, CONNORS B W, PARADISO M A. Neuroscience: exploring the brain[M]. 4th ed. Philadelphia: Lippincott Williams & Wilkins, 2015.
2. BOCK A, SCHRAGE R, MOHR K. Allosteric modulators targeting CNS muscarinic receptors[J]. Neuropharmacology, 2018, 136(Pt C): 427-437.
3. BROWN D A. Acetylcholine and cholinergic receptors [J]. Brain Neurosci Adv, 2019, 3: 239821281882050.
4. DINELEY K T, PANDYA A A, YAKEL J L. Nicotinic ACh receptors as therapeutic targets in CNS disorders[J]. Trend Pharmacol Sci, 2015, 36(2): 96-108.
5. KANDEL E R, SCHWARTZ J H, JESSELL T M, et al. Principles of neural sciences[M]. 5th ed. New York: McGraw-Hill Medical, 2013.
6. LEBOIS E P, THORN C, EDGERTON J R, et al. Muscarinic receptor subtype distribution in the central nervous system and relevance to aging and Alzheimer's disease[J]. Neuropharmacology, 2018, 136(Pt C): 362-373.
7. LUO L Q. Principles of neurobiology[M]. New York: Garland Science, 2015.
8. MORAN S P, MAKSYMETZ J, CONN P J. Targeting muscarinic acetylcholine receptors for the treatment of psychiatric and neurological disorders[J]. Trends Pharmacol Sci, 2019, 40(12): 1006-1020.
9. PATERSON D, NORDBERG A. Neuronal nicotinic receptors in the human brain[J]. Prog Neurobiol, 2000, 61(1): 75-111.
10. SQUIRE L, BERG D K, BLOOM F, et al. Fundamental neuroscience[M]. 4th ed. New York: Elsevier, 2013.
11. TERRY A V Jr, CALLAHAN P M. α7 nicotinic acetylcholine receptors as therapeutic targets in schizophrenia: update on animal and clinical studies and strategies for the future [J]. Neuropharmacology, 2020, 170: 108053.
12. VALLÉS A S, BORRONI M V, BARRANTES F J. Targeting brain α7 nicotinic acetylcholine receptors in Alzheimer's disease: rationale and current status[J]. CNS Drugs, 2014, 28(11): 975-987.
13. WANG N S, ORR-URTREGER A, KORCZYN A D. The role of neuronal nicotinic acetylcholine receptor subunits in autonomic Ganglia: lessons from knockout mice[J]. Prog Neurobiol, 2002, 68(5): 341-360.
14. WITTENBERG R E, WOLFMAN S L, DE BIASI M, et al. Nicotinic acetylcholine receptors and nicotine addiction: a brief introduction[J]. Neuropharmacology, 2020, 177: 108256.

第十一章　其他神经递质和调质

前几章介绍了经典神经递质和神经肽，本章介绍一些具有神经传递样作用的其他物质，如组胺、一氧化氮、嘌呤类。它们在神经系统和其它组织的信息传递中也具有重要作用。本章着重介绍它们在神经系统中的作用。

第一节　组　胺

一、脑内组胺分布

(一) 组胺发现历史

1910 年，英国生物学家亨利 · 哈利特 · 戴尔(Henry Hallett Dale, 1875—1968)与同事们在研究黑麦的毒性时，从麦角菌中提取出一种叫做组胺的物质。1927 年他们从动物的肝及肺组织中分离出组胺，证明其是一种内源性的活性物质。组胺作为一种生物胺在多种病理、生理条件中起着重要作用。在外周，组胺主要储存于肥大细胞、嗜碱性粒细胞和肠嗜铬细胞。肥大细胞和嗜碱性粒细胞致敏后能通过脱颗粒释放组胺，从而引起过敏反应和炎性反应。在胃粘膜中，胃泌素诱导组胺从肠嗜铬细胞释放，通过刺激壁细胞分泌胃酸而发挥促消化作用。20 世纪 30 年代，巴黎巴斯德研究院的丹尼尔 · 博韦特(Daniel Bovet, 1907—1992)首次发现了抗组胺药，并以此获得了 1957 年的诺贝尔生理学或医学奖。

1943 年，英国学者发现脑内也有组胺存在，并主要分布于灰质。1975 年，法国学者首次预测了脑内可能有组胺能神经元。20 世纪 80 年代，药理学方法和免疫组织化学技术的发展促进了人们对 CNS 中组胺功能的认识。1984 年，日本学者采用组氨酸脱羧酶(L-histidine decarboxylase, HDC)抗体证实了脑内组胺能神经元的存在。组胺能神经元胞体位于下丘脑的结节乳头核(tuberomammillary nucleu, TMN)中，广泛投射到大脑各个脑区。组胺作为神经递质参与多种重要的生理功能，包括睡眠觉醒周期、食物摄入、学习记忆、体温、感觉与运动等。

(二) TMN 组胺能神经元

在 CNS 中，组胺能神经元的胞体集中分布在下丘脑 TMN 内，该神经元在哺乳动物发育中出现较晚且成熟较慢。大鼠 TMN 神经元是在胚胎第 13～18 天出现的，并且在胚胎第 18 天的神经元中能够检测到 HDC，在胚胎第 20 天能够检测到胞内的组胺。TMN 神经元中合成的组胺储存在囊泡中，通过轴突末梢的膨体（varicosities）释放出来。大鼠 TMN 约有 4 600 个组胺能神经元，而人的组胺能神经元约有 64 000 个，这些神经元大多具有较大的胞体（直径约有 20～30 μm），2 至 3 个大的多分支的树突，这些树突常常互相重叠，其纤维几乎到达 CNS 的所有区域。在哺乳动物脑中，大脑皮质、杏仁核、黑质以及纹状体接受中高密度的组胺能神经元投射，而海马和丘脑的投射密度存在差异。同时，TMN 神经元的传入投射也来源于广泛大脑，主要包括边缘皮质，外侧隔核以及视前核。除了组胺外，TMN 神经元还含有其他神经递质及其合成酶，包括 GABA 及其合成酶。TMN 区的组胺能神经元具有低频（1～4 Hz）的自发放电活动，这些神经元的放电频率在清醒时高于睡眠时，这可能是由于睡眠期间 TMN 脑区受到来自腹侧视前核（VLPO）的 GABA 神经支配。

（三）脑内非神经源性组胺

脑内组胺还存在于软脑膜、丘脑、下丘脑等脑区的肥大细胞。肥大细胞中的组胺合成、释放和代谢比神经元中的慢得多。脑内小胶质细胞和脑室管膜细胞也可能产生组胺，它们的作用尚不清楚。

二、脑内组胺的合成、储存与代谢

在哺乳动物中，L-氨基酸转运体将组氨酸摄入组胺能神经元，组氨酸通过 HDC 转化为组胺。在下丘脑含组胺能神经胞体的区域，HDC 的活性最高。同时，组胺能神经末梢的 HDC 也有较高活性。组胺合成的限速因素是其前体物质组氨酸的生物利用度。α-FMH 是一种不可逆的、高选择性的 HDC 抑制剂，由于神经元源性的组胺代谢较快，因此给予 α-FMH 后的数小时内，神经元源性的组胺被快速耗竭，而对肥大细胞源性组胺没有明显影响。组胺合成后被囊泡单胺转运体摄取进入囊泡储存；当动作电位到达时，组胺从囊泡释放。释放的组胺与其受体结合发挥作用后，大部分被位于突触后和胶质细胞中的组胺 N-甲基转移酶（histamine-N-methyltransferase，HNMT）甲基化，代谢形成 t-甲基组胺（t-methylhistamine，t-MH）而失去活性，t-MH 经单胺氧化酶 B（monoamine oxidase B，MAO-B）氧化脱氨生成 t-甲基咪唑乙酸（图 11-1）。二胺氧化酶（diamine oxidase，DAO）是外周组织中主要的组胺代谢酶，在生理情况下在大脑中的活性相当低，但在 N-甲基转移酶活性受抑制时，组胺可在 DAO 作用下转化为咪唑乙醛。

三、组胺受体分类

（一）H_1 受体

1937 年，Bovet 和 Staub 提供了组胺 H_1 受体存在的第一个证据，证明过敏性休克中，肺肥大细胞释放组胺通过 H_1 受体引起支气管收缩。H_1 受体广泛分布于外周和中枢。在外周，H_1 受体主要分布于皮肤和粘膜的血管内皮细胞、平滑肌细胞、气道上皮细胞、神经、心脏及免疫细胞等。同时，H_1 受体也广泛分布于 CNS 中，特别是在具有唤醒功能的脑区，如丘脑、皮质、胆碱能细胞丛、蓝斑、中缝核中的 H_1 受体密度高；在边缘系统，如多个下丘脑核团、中隔核、中杏仁核和部分海马区域，H_1 受体密度较高；密度较高区域还包括伏隔核、小脑分

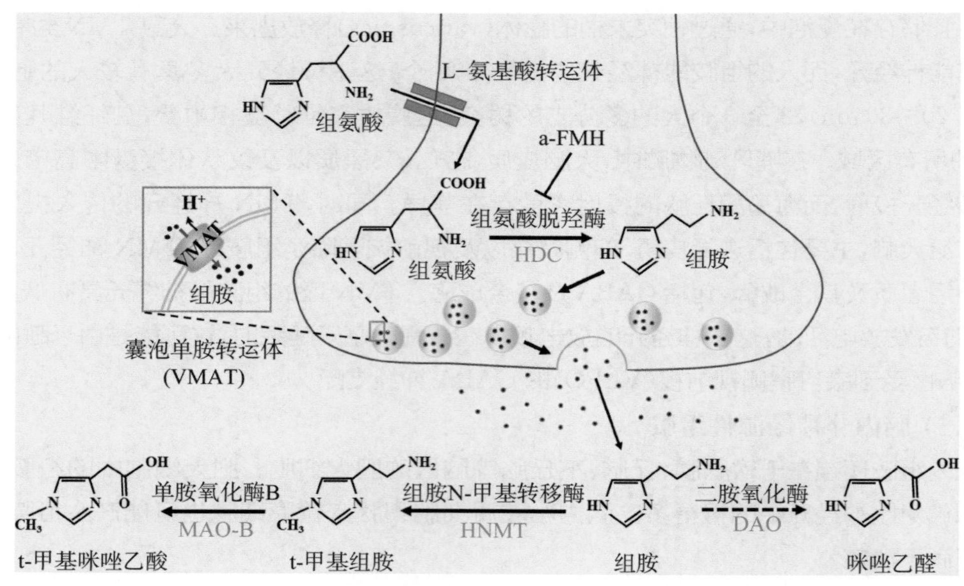

图 11-1　组胺的合成与代谢

子层、颅神经核、极后区和孤束核。

1993 年人 H_1 受体被克隆。组胺 H_1 受体蛋白由 487 个氨基酸组成，是由位于人类第 3 号染色体长臂上的单个外显子基因编码的。H_1 受体为 7 次跨膜 G 蛋白偶联受体，当组胺 H_1 受体通过与组胺结合被激活时，受体与 $G\alpha_{q/11}$ 蛋白偶联，激活磷脂酶 C(PLC)水解 PIP_2 形成 DAG 和 IP_3。IP_3 促进储存钙释放到细胞质中，DAG 在 Ca^{2+} 的协同下激活蛋白激酶 C(PKC)(图 11-2)。此外，组胺 H_1 受体可通过激活磷脂酶 A2(PLA)导致花生四烯酸生成，还可促进一氧化氮(NO)和环磷酸鸟苷(cGMP)的生成。

(二) H_2 受体

1972 年，英国学者发现组胺 H_1 受体拮抗剂美吡拉明(mepyramine)无法拮抗组胺刺激胃酸分泌、增加心率、抑制大鼠子宫收缩等生理作用，从药理学上确定了组胺 H_2 受体的存在。组胺 H_2 受体主要存在于脑、胃、平滑肌细胞、内皮细胞、上皮细胞、软骨细胞和免疫炎症细胞中。在脑内组胺 H_2 受体主要分布于基底神经节、海马、杏仁核和大脑皮质等脑区。

1991 年，人组胺 H_2 受体被克隆，受体蛋白全长 359 个氨基酸，受体基因位于人类第 5 号染色体上，编码区含 8 个外显子。组胺 H_2 受体是 7 次跨膜 G 蛋白偶联受体，与 $G\alpha_s$ 相偶联，激活受体刺激腺苷酸环化酶(AC)，促进第二信使分子 cAMP 的产生。cAMP 激活 PKA，进而磷酸化胞浆、细胞膜内或转位到细胞核的靶蛋白，并激活转录因子 CREB(图 11-2)。

(三) H_3 受体

1983 年，法国学者首次在大鼠脑片实验中发现组胺释放的自身抑制性调节现象，提出了 H_3 受体可能是自身受体的观点。1999 年，H_3 受体被成功克隆，其序列与 H_1 及 H_2 受体的同源性分别为 22%与 21.4%。

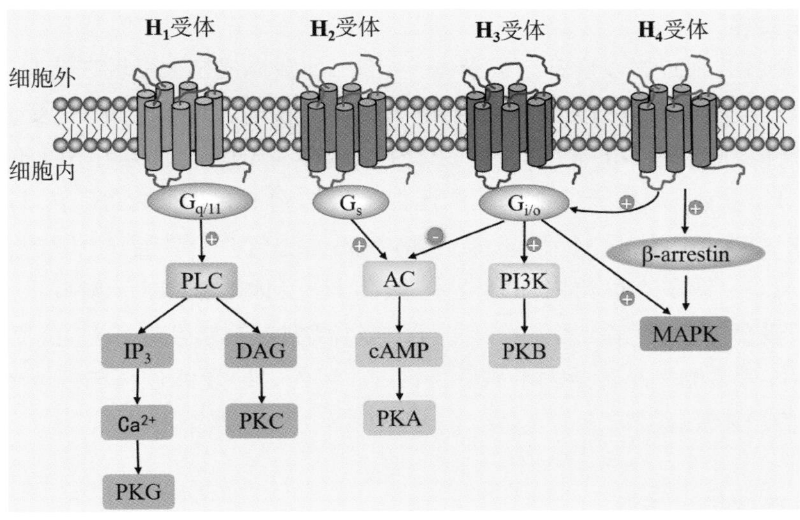

图 11-2 组胺受体主要下游信号通路模式图

H_3 受体主要在 CNS 中表达，外周神经系统中亦有分布。H_3 受体在神经元内水平较高，胶质细胞中量少。H_3 受体主要分布在组胺能神经元和非组胺能神经元的突触前膜，负反馈调节组胺或其他递质（如谷氨酸、γ-氨基丁酸、乙酰胆碱）的释放。在皮质、纹状体等脑区，H_3 受体还可作为突触后膜受体，参与神经功能的调节。原位杂交结果显示 H_3 受体的 mRNA 在皮质、海马及尾状核等脑区表达水平最高，其次是前嗅核、杏仁核、终纹床核、小脑及丘脑等脑区，但在缰核、未定带、苍白球、黑质、无名质等区域水平较低。

人 H_3 受体蛋白全长 445 氨基酸，基因位于人类第 20q13.33 染色体上。由于外显子与内含子连接方式的不同，H_3 受体基因的编码区可由 3 个外显子（3 965 bp）和 2 个的内含子（2 627 bp），或 4 个外显子（2 418 bp）和 3 个的内含子（2 867 bp）组成。各物种间，H_3 受体基因序列同源性高（≥93%）。作为 G 蛋白偶联受体家族成员，H_3 受体同样拥有 7 个跨膜区（transmembrane domain，TM），3 个胞外环，3 个胞内环（intracellular loop，ICL），1 个胞外 N-末端与 1 个 C-末端。其中，ICL3 与 $G\alpha_{i/o}$ 蛋白偶联，抑制腺苷酸环化酶/cAMP 或激活 MAPK、PI3K/AKT 等多条信号路通（图 11-2）。H_3 受体具有较高的固有活性，即无需与配体结合也可呈现激活构象。TM3 内的 DRY 结构域在 H_3 受体激活与失活构象间转换的过程中发挥了重要作用。DRY 结构域内的精氨酸与 TM6 内的天冬氨酸或谷氨酸形成盐桥，使 H_3 受体稳定在失活状态。H_3 受体激活后，该作用被破坏，DRY 结构域内的精氨酸向 TM5 旋转并与其内酪氨酸形成氢键，使 H_3 受体稳定在激活状态。

不同于其他组胺受体，人 H_3 受体具有多种蛋白剪接亚型，多达 20 种，由 H_3 受体基因的前体 mRNA 可变剪接产生。相比于全长蛋白 $H_{3(445)}$，H_3 受体剪接亚型在 N-末端、C-末端、ICL3 及多个 TM 区表现出序列多样性，其中以 ICL3 的缩短最为常见。序列的差异性导致了不同 H_3 受体剪接亚型下游信号通路的偏向性。例如，拥有较短 ICL3 的 $H_{3(413)}$ 与 $H_{3(397)}$ 对于腺苷酸环化酶/cAMP 通路有较高的亲和性，而 $H_{3(445)}$ 更偏向于诱导 MAPK 磷酸化。

（四）H_4 受体

组胺 H_4 受体是最近被发现的组胺受体。组胺 H_4 受体最初被发现在造血细胞和免疫细胞（肥大细胞、嗜酸性粒细胞和树突状细胞）的细胞膜上表达。对于组胺 H_4 受体的研究主要集中于其在炎性反应过程中的作用。H_4 受体在脑内存在于肥大细胞和小胶质细胞中，其功能尚不明确。H_4 受体与 H_3 受体在基因和蛋白二级结构上有相似之处。人 H_4 受体由 390 个氨基酸组成，受体基因位于 18q11.2 染色体，编码区包含 3 个外显子和 2 个大的内含子。H_4 受体属于与 $G_{i/o}$ 偶联的 G 蛋白偶联受体，激活 H_4 受体能够减少 cAMP 的聚集。此外，Ca^{2+} 也是 H_4 受体下游的第二信使，激活 H_4 受体增加胞内游离 Ca^{2+} 浓度，激活 PI_3K、MAPK 和 ERK 等激酶以及转录因子激活蛋白-1。另外，H_4 受体也可与 β-arrestin 结合，激活 MAPK 等信号途径（见图 11－2）。

四、组胺受体相关药物

（一）H_1 受体相关药物

组胺 H_1 受体激动剂由于其外周副作用而较少用于临床治疗。倍他司汀（betahistine）是组胺 H_1 受体的弱激动剂、H_3 受体的强拮抗剂，可扩张血管、增加脑干和内耳迷路的血液循环，改善内耳血管痉挛、减轻膜迷路积水，并有抗血小板聚集和血栓形成的作用。倍他司汀主要用于治疗梅尼埃综合征、脑动脉硬化、血管性头痛，并可用于治疗急性缺血性脑血管病及高血压所致直立性眩晕、耳鸣等。

组胺 H_1 受体拮抗剂被广泛用于治疗过敏性鼻炎、荨麻疹等过敏反应性疾病。从 1937 年第一个组胺 H_1 受体拮抗剂研发成功至今，经历了第一代、第二代以及对第二代进行改良的新型 H_1 受体拮抗剂，其疗效不断提高，不良反应不断减少。

1. 第一代组胺 H_1 受体拮抗剂 1937 年发现了第一种 H_1 受体拮抗剂 thymoxidiethylamine，在动物实验中能够防止过敏性休克。1943 年，化学合成了苯海拉明，1946 年被美国食品药品监督管理局（FDA）批准上市。20 世纪 80 年代以前，共有超过 40 种第一代 H_1 受体拮抗剂问世，包括氯苯那敏（chlorphenamine）、苯海拉明（diphenhydramine）、异丙嗪（promethazine）、曲吡那敏（tripelennamine）等。它们能通过抑制组胺 H_1 受体减轻过敏反应，主要用于荨麻疹、过敏性皮炎、过敏性鼻炎的治疗。但由于其代谢清除较快，必须多次给药。第一代抗组胺药也较易通过血脑屏障，对中枢神经的组胺 H_1 受体同样产生拮抗作用，产生镇静、嗜睡等中枢神经系统的不良反应。此外，第一代组胺 H_1 受体拮抗剂还缺乏选择性，与其他受体如胆碱受体等结合产生口干、视力模糊、胃肠道功能障碍、心动过速等不良反应。

2. 第二代组胺 H_1 受体拮抗剂 第二代组胺 H_1 受体拮抗剂在 20 世纪 80 年代以后出现，如西替利嗪（cetirizine）、阿司咪唑（astemizole）、氯雷他定（loratadine）、特非那定（terfenadine）等。第二代组胺 H_1 受体拮抗剂主要用于各种过敏性疾病的治疗或预防，如过敏性鼻炎、荨麻疹、过敏性角膜炎等，疗效肯定。与第一代相比，第二代药物对组胺 H_1 受体选择性高，通过血脑屏障少，具有镇静作用小、几乎无抗胆碱作用的优点，而且半衰期长。其中特非那定和阿司咪唑可引起 Q-T 间期延长和心律失常等心脏毒性。

3. 新型第二代组胺 H_1 受体拮抗剂　近年来，新型第二代组胺 H_1 受体拮抗剂出现，它们是第二代药物的活性代谢物或光学异构体，如地氯雷他定是氯雷他定的活性代谢物，非索非那定（fexofenadine）是特非那定的活性代谢物，左旋西替利嗪（levocetirizine）是西替利嗪的左旋异构体。其疗效好、不良反应小，甚至被称为第三代组胺 H_1 受体拮抗剂。

（二）H_2 受体相关药物

第一个被发现的对 H_2 受体有一定选择性的激动剂是 4（5）-甲基组胺［4（5）-methylhistamine］，现在通常将它作为选择性的 H_4 受体激动剂。目前，H_2 受体激动剂较少用于临床治疗，其中阿普米定（arpromidine）具有正性肌力收缩和血管扩张作用，对严重的儿茶酚胺脱敏导致的充血性心力衰竭有潜在治疗作用。最近，Birnkammer 等将 acylguanidine motif 合成到 H_2 受体的二价配体中，从而开发出了迄今为止报道的最有效的 H_2 受体激动剂。

与 H_2 受体激动剂不同，H_2 受体抑制剂早已于 1976 年上市。西米替丁是第一个上市的 H_2 受体拮抗剂，它作为 20 世纪 80 年代第一个十亿美元药物被广泛用于消化性溃疡、胃食管反流病等胃酸分泌过多相关疾病的治疗。其他 H_2 受体拮抗剂还包括雷尼替丁（ranitidine）、法莫替丁（famotidine）、尼扎替丁（nizatidine）等，也都应用于临床。尽管 H_2 受体拮抗剂被广泛用于抑制胃酸的释放，但在中枢神经系统疾病中的治疗应用尚不明确。目前，一些临床研究显示 H_2 受体拮抗剂具有增强阿片类药物的镇痛作用及对精神类疾病的治疗作用。

（三）H_3 受体相关药物

H_3 受体主要表达在中枢神经系统，相关药物外周副作用相对较小。因此，长期以来 H_3 受体作为中枢神经系统疾病十分具有潜力的干预靶点而备受关注。H_3 受体具有较高的固有活性，其激动剂与拮抗剂均拥有广阔的应用前景。现有 H_3 受体激动剂，包括 N^{α}-甲基组胺（N^{α}-methylhistamine）、（R）-α-甲基组胺［（R）-α-methylhistamine］、imetit、immepip、methimmepip、proxyfan 及 GT-2331 等，均含有与组胺相似的咪唑结构。但 H_3 受体拮抗剂则可分为咪唑类与非咪唑类两大类。大部分咪唑类 H_3 受体拮抗剂，如 thioperamide、clobenpropit 与 ciproxifan 等，有着许多共同的缺点，包括血脑屏障透过率偏低、有待提高的靶标特异性、与细胞色素 P450 的相互作用及肝毒性与眼毒性等。非咪唑类 H_3 受体拮抗剂的研发在很大程度上弥补了这些不足。这类拮抗剂主要包括：ABT-239、pitolisant、JNJ-5207852、NNC 381049 与 GSK189254 等。已有的研究提示 H_3 受体拮抗剂在睡眠障碍、AD 等认知障碍疾病及精神分裂症中具有广阔的临床应用前景。其中，非咪唑类 H_3 受体拮抗剂 pitolisant（商品名 WakixR）已于 2016 年 3 月经欧盟批准上市并用于嗜睡症的治疗，为 H_3 受体配体药物研发及临床转化注入了新的动力。

（四）H_4 受体相关药物

许多 H_3 受体的配体，尤其是一些含有咪唑基的化合物，包括（R）-α-甲基组胺［（R）-α-methylhistamine］、imetit、immepip 等，作为激动剂对 H_4 受体都表现出较强的亲和力。4-甲基组胺（4-methylhistamine）是选择性最高的 H_4 受体激动剂，其对 H_4 受体的选择性是其他组胺受体的 100 倍。

吲哚甲酰胺类化合物 JNJ-7777120 是第一个被广泛使用的非咪唑类选择性 H_4 受体拮抗剂，对 H_4 受体表现出比其他组胺受体更为显著的亲和性。此外，ZPL-3893787，一种 2-氨基嘧啶类化合物，已顺利完成一期临床试验，对过敏性皮炎有较好的治疗作用。H_4 受体目前在脑内的作用尚不明确，因此尚无相关的 H_4 受体的配体被用于中枢神经系统疾病的治疗。

五、组胺在中枢神经系统中的主要生理功能

（一）睡眠与觉醒

组胺在睡眠与觉醒过程中发挥重要作用。当从觉醒向睡眠转换及慢波睡眠和快速动眼睡眠期间，组胺能神经元停止放电；而从睡眠转向觉醒时，组胺能神经元开始放电。且组胺能神经元在清醒静息状态时放电较低，清醒活动状态时放电增多，高度警觉时放电最多。敲除 HDC 基因阻断组胺合成后，小鼠表现出明显的睡眠片段化，并在光亮期间增加快速动眼睡眠，黑暗期间减少觉醒时间。多种神经环路参与组胺能系统对觉醒和睡眠的调控作用。腹外侧视前核组胺通过激活 GABA 能中间神经元来抑制腹外侧视前核神经元，继而反向去抑制组胺能神经，发挥促觉醒作用。组胺还可以直接调节丘脑的谷氨酸能神经元对多个脑区起到激活作用。组胺能神经在新皮质通过共同释放 GABA 递质防止组胺过度激活，从而调控清醒状态。组胺还可通过直接投射至皮质，或通过间接激活基底前脑或脑干的胆碱能神经元、中缝背核的 5-羟色胺能神经元而激活皮质神经元。此外，组胺能神经元与嗜睡症发生密切相关的下丘脑分泌素（HCRT）系统存在着相互调节作用。

组胺 H_1 受体介导了组胺的促觉醒作用。采用组胺 H_1 受体拮抗剂阻断下丘脑后部、背外侧膝状体、基底前脑和中额叶背盖区等脑区的 H_1 受体，可以减弱或阻断组胺对睡眠觉醒或神经元放电的调控作用，而组胺 H_2 受体拮抗剂作用不明显。组胺 H_1 受体基因敲除小鼠出现觉醒的次数减少，非快速动眼睡眠时间的增加等现象。

20 世纪 30 年代人们首次注意到组胺 H_1 受体拮抗剂的镇静特性，随后这些药物被用于失眠的治疗。而 H_3 受体拮抗剂 pitolisant 可以通过促进组胺的合成释放，进而作用于 H_1 受体来促进觉醒，用于嗜睡症的治疗。

（二）学习与记忆

1986 年，研究发现首次报道训练后立即在侧脑室注射 1～10 ng 组胺可缩短大鼠在被动回避实验中的潜伏期，提示组胺能够促进大鼠的记忆。在转基因动物模型和组胺受体拮抗剂分析研究中，均证明脑内的组胺参与促进学习记忆功能的调节。但是，在动物实验研究中发现，组胺对不同类型的学习记忆的调节效应不同。例如，采用 HDC 基因敲除动物进行行为学测试发现，在物体位置记忆及非强化的相关事物记忆测试中，小鼠的学习记忆能力减弱甚至被破坏。但是，在水迷宫实验中，小鼠则表现出更强的空间学习与记忆能力。另外，在条件性恐惧实验中小鼠的记忆也是增强的。

（三）摄食与能量代谢

早在 20 世纪 70 年代，组胺就已经被发现与摄食行为的调控密切相关。在猫的侧脑室给

予组胺可显著减少食物摄入。类似地，在大鼠侧脑室或视交叉上核直接给予组胺可抑制摄食行为。腹腔注射组胺前体物质组氨酸促进脑内组胺合成或氯苯氨啶（metoprine）抑制组胺代谢，可以引起抑制摄食的作用。相反地，组胺合成酶抑制剂 α-FMH 显著促进摄食行为的发生，并增加食物的摄入量。组胺主要通过激活腹内侧下丘脑（ventromedial hypothalamus，VMH）及下丘脑室旁核（paraventricular hypothalamus，PVH）内的 H_1 受体发挥抑制摄食的功能。组胺抑制摄食行为的作用受外周满足感信号（如 leptin，amylin，cholecystokinin 等）的调控，提示组胺可能与外周满足感信号向中枢的传递相关。与此不同，在摄食过程的早期食欲阶段，组胺通过提升皮质觉醒状态来维持摄食动机，以支持饥饿状态下的食物搜寻行为。此外，组胺与摄食的昼夜节律的维持相关。以上两种作用均被认为是由 H_1 受体所介导。

组胺还与能量代谢相关。棕色脂肪细胞内的线粒体去偶联蛋白 1（uncoupling protein 1，UCP1）在能量代谢中发挥了关键作用。在 HDC 基因敲除动物及 H_1 受体基因敲除动物中，棕色脂肪细胞内 UCP1 均上调。这间接提示组胺可能参与 UCP1 介导的细胞能量代谢的调控。

（四）体温调节

中枢的组胺与体温调节密切相关。在第Ⅲ脑室或下丘脑前侧视前区（preoptic area/anterior hypothalamus，PO/AH）局部给予组胺，可上调棕色脂肪细胞内的 UCP1 表达，同时升高体温，而在侧脑室或 VMH 局部给予组胺则对体温没有影响。这提示了组胺通过调控 PO/AH 功能调节体温。PO/AH 可细分为内侧核（MPON）及中侧视前核（MnPO）。研究发现组胺对体温的调节作用可能由 MnPO 兴奋性神经元上的 H_1 受体、MnPO 抑制性神经元上的 H_3 受体以及 MPON 兴奋性神经元上的 H_2 受体共同介导完成的。

（五）疼痛

在 CNS 中，组胺参与皮质和皮质下的感觉门控和疼痛调节。组胺能神经元从下丘脑 TMN 投射至多个与疼痛相关的脑区，如中缝背核（dorsal raphe nucleus，DR）、中脑导水管周围灰质（midbrain periaqueductal grey，PAG）以及脊髓背角（dorsal horn of the spinal cord）。

齿类动物脑室或 PAG 内注射组胺，在热板测试和甩尾测试中表现出镇痛作用，而在脑室或 PAG 注射 H_1 或 H_2 受体拮抗剂均可以阻断组胺的镇痛作用，表明脑内组胺可通过 H_1 和 H_2 受体拮抗伤害性感受。H_1 受体激活可抑制丘脑外侧核（thalamic lateral nucleus）和丘脑腹侧基底核（thalamic ventrobasal nucleus）伤害性感受神经元在伤害刺激后的放电增强。丘脑下中央处 H_2 受体激活引起口面部的镇痛作用，丘脑腹后外侧核 H_2 受体与阿片受体可相互影响，共同调节由福尔马林引起的肌肉疼痛，H_2 受体拮抗剂阻断阿片受体激动的镇痛作用。组胺 H_3 受体拮抗剂或组胺 N-甲基转移酶（histamine N-methyl-transferase，HNMT）抑制剂导致的组胺增加时，具有抗伤害感受作用，H_3 受体激动剂和 α-FMH 降低脑内组胺水平，能促进伤害感受。然而也有研究发现，激活 H_3 受体抑制某些类型的疼痛感受，如 H_3 受体激动剂可降低由低强度的机械刺激引起的疼痛反应。

在外周神经系统中，阻断组胺 H_2 受体会增强由食欲素 A 诱导的镇痛效果。在神经损伤后，组胺通过 H_2 受体维持初级感觉神经元中钠离子通道蛋白 Nav1.8 表达的稳态，H_2 受体拮抗剂能降低 Nav1.8 的表达，从而缓解神经病理性疼痛。这些结果提示，外周组胺具有促进疼痛的作用。因此，组胺能系统与疼痛的关系较为复杂，组胺在外周和 CNS 中分别对疼痛起到了不同的作用。

（六）运动

外周与中枢组胺对运动均有调节作用。组胺对运动的调节取决于注射剂量、注射方式以及注射物种。大鼠脑室内注射组胺引起运动量短暂增加随后下降，急性腹腔注射 α-FMH 可减少运动量，长期皮下注射 α-FMH 对大鼠运动量没有明显影响。HDC 敲除小鼠或 H_1 受体基因敲除小鼠活动降低和探索行为减少，运动量减少。但是，H_2 或 H_3 受体基因敲除的小鼠的运动量变化则不一样。

（七）焦虑

组胺在焦虑中的作用较为复杂。药理学研究发现，激活 H_1 受体可以促进焦虑，而激活 H_2 受体发挥抗焦虑作用。组胺降解酶 HNMT 活性较高者焦虑水平较高，这可能与组胺水平降低后，减少了杏仁核 H_2 受体介导的抗焦虑作用有关。第一代 H_1 受体拮抗剂 hydroxyzine 可用来治疗广泛性焦虑障碍。H_3 受体激动剂 *R*-α-methylhistamine 或 immepip 有抗焦虑样行为。在旷场实验、高架十字迷宫或 O 迷宫试验中，H_1 受体基因敲除小鼠显示抗焦虑行为反应，但 H_2 或 H_3 受体基因敲除小鼠表现为焦虑行为反应增强。HDC 基因敲除小鼠表现得更焦虑。最新的研究发现激活杏仁核谷氨酸能神经突触前的 H_3 受体具有减轻焦虑样行为反应。这些结果表明组胺及其受体参与焦虑情绪的调节作用，但是，不同的组胺受体兴奋以后，对焦虑情绪的调节效应和方式不同，其机制有待研究。

第二节　嘌呤类神经递质

腺苷类化合物[包括腺嘌呤核苷(腺苷)及腺苷酸等]及其它嘌呤类化合物也具有细胞间信息传递功能。1972 年英国学者伯恩斯托克(Burnstock，1929—2020)发现 ATP 可以作为神经递质，并提出嘌呤能神经的概念。嘌呤类神经递质通过多种特异受体发挥生物学作用。依据药理学特征，嘌呤受体(purinoceptor)分为 P_1 和 P_2 受体，P_1 受体介导腺苷的作用，P_2 受体介导核苷酸类(如 ATP 和 ADP 等)的作用。

一、腺苷和 ATP 的来源、储存、释放、转运和失活

作为细胞活动的主要能源，ATP 及其代谢产物腺苷均大量存在于所有细胞内。细胞内的 ATP 主要由线粒体的氧化磷酸化过程合成，并可由囊泡核苷酸转运体(vesicular nucleotide transporter，VNUT)转运进入囊泡储存。神经末梢囊泡中的 ATP 通过胞裂外排方式释放。ATP 可存在于各类神经元的突触囊泡或分泌囊泡内，通常与其它神经递质(包括儿茶酚胺、GABA、谷氨酸、乙酰胆碱、多巴胺和神经肽等)共同储存和释放。细胞内腺苷不被

囊泡储存，而是通过细胞膜上转运蛋白（核苷转运体）从胞浆释放到胞外。细胞外的 ATP 可被多种胞外核苷酸酶（ectonucleotidases）迅速降解为 ADP、AMP 和腺苷。细胞外的腺苷可被细胞膜上的核苷转运体重摄取回细胞内，也可被细胞膜上的腺苷脱氨酶分解失活，或者被腺苷激酶磷酸化，生成 AMP。

二、嘌呤受体

细胞外的嘌呤化合物通过 P_1 或 P_2 嘌呤受体发挥作用，各受体亚型及其特性如表 11－1 所示。

表 11－1　中枢神经系统中嘌呤受体的分类及其特性

分类	P_1（腺苷）受体				P_2（核苷酸）受体	
					P_{2X}	P_{2Y}
亚型	A_1	A_{2A}	A_{2B}	A_3	P_{2X1-7}	P_{2Y1}，P_{2Y2}，P_{2Y4}，P_{2Y6}，$P_{2Y11-14}$
内源性配基	腺苷				ATP	ATP、ADP、UTP、UDP 或 UDP-葡萄糖
受体类型	G 蛋白偶联受体				配体门控的阳离子通道（Ca^{2+}，Na^+，K^+）	G 蛋白偶联受体
偶联的 G 蛋白	$G_{i/o}$ $G_{q/11}$	G_s	G_s $G_{q/11}$	$G_{i/o}$ $G_{q/11}$	/	$P_{2Y1,2,4,6}$：$G_{q/11}$ P_{2Y11}：$G_{q/11}$；G_s $P_{2Y12,13}$：$G_{i/o}$ P_{2Y14}：$G_{q/11}$；$G_{i/o}$
激动剂	环戊基腺苷 TCPA CCPA MRS7469 5-Cl-5-deoxy-(±)-ENBA NECA△	阿帕地松 UK-432,097 AZD4635 CGS 21680 雷加诺松 NECA△	BAY 60-6583 NECA△	吡啶酮 Cl-IB-MECA MRS5698 NECA△	αβ-meATP* BzATP* L-βγ-meATP*	MRS2365** 2-Cl-ADP(α-BH3)** MRS2698** PSB1114** ATPγS** NF546** 2-thio-UTP** 2-thio-UDP**
拮抗剂	PSB36 DPCPX 去甲茶碱 WRC-0571 DU172 咖啡因△	SCH442416 ZM-241385 咖啡因△	PSB-0788 PSB603 MRS1754 PSB1115 咖啡因△	VUF5574 MRS1220 MRS1523 MRS1191 咖啡因△	JNJ-47965567 TNP-ATP* NF023* NF770* PSB-10211* 5-BDBD* BX-430* AF-219*	MRS2179** MRS2578** NF157** ATP** AZD1283 ARL66096** 替格瑞洛** PPTN**

注：△NECA 是 P_1 受体各亚型的通用激动剂；△咖啡因是 P_1 受体各亚型的通用拮抗剂。* 所列的 P_{2X} 的激动剂均为非亚型特异性，且仅可激活一部分亚型；* 所列的 P_{2X} 的拮抗剂，大多也是非亚型特异性（仅 JNJ-47965567 为 P_{2X7} 亚型特异性）；** 仅列出了 P_{2Y} 的一部分亚型特异性激动剂和拮抗剂，且未标注它们分别对应的亚型。

（一）P_1 受体

P_1 受体即腺苷受体（adenosine receptors），目前已知有 A_1、A_{2A}、A_{2B} 和 A_3 四种亚型，均

为G蛋白偶联受体(图11-3)。

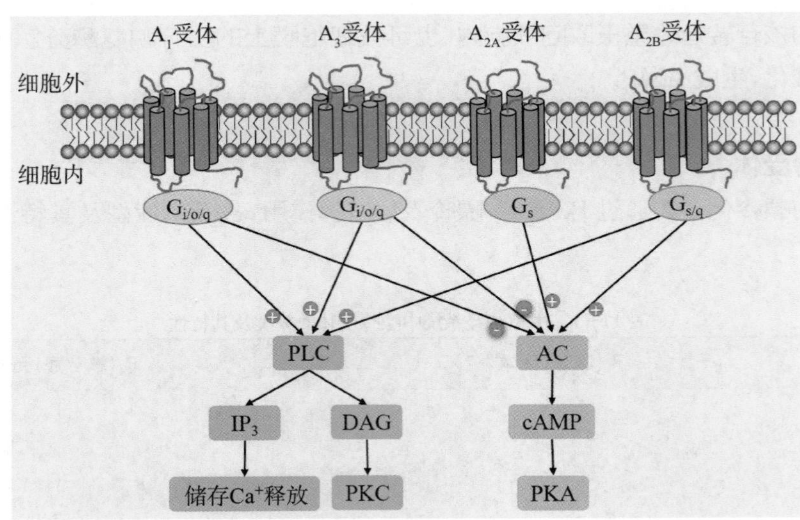

图11-3 P_1腺苷受体亚型及信号通路

A_1受体主要与$G_{i/o}$或$G_{q/11}$偶联,与$G_{i/o}$偶联抑制AC,降低细胞内cAMP水平;与$G_{q/11}$偶联激活PLC-IP_3通路。A_1受体是脑内分布最多的腺苷受体,在各种类型的细胞中广泛表达。在大脑皮质、海马和小脑表达量最高。A_1受体分布在神经末梢的突触前和突触后膜上。A_1受体激活,对神经元主要起抑制作用。在突触前兴奋可以抑制神经递质释放,在突触后膜上引起细胞膜超极化、降低神经元兴奋性等反应。相反,阻断A_1受体具有兴奋性效应。

A_{2A}受体主要与G_s偶联,主要通过激活AC/cAMP等信号通路,对细胞产生兴奋性作用。A_{2A}在脑内广泛分布,在纹状体GABA能神经元、嗅球和海马分布密度最高。

A_{2B}受体可与G_s或$G_{q/11}$偶联,通过激活AC/cAMP等信号通路或激活PLC-IP_3通路发挥功能。A_{2B}受体在脑内表达量较少,在外周的肥大细胞表达量相对较高,可能在炎性和过敏反应中起作用。

A_3受体与A_1类似,通过$G_{i/o}$或$G_{q/11}$偶联介导的信号通路发挥作用。A_3受体在人类及啮齿类动物的脑组织中有广泛分布,如大脑皮质、海马、丘脑、下丘脑等,但表达水平较低。在心、肝、肺、肾等非神经组织中也有广泛分布。在细胞水平上,A_3受体在神经组织中的分布包括视网膜神经节细胞、巨细胞、小胶质细胞和星形胶质细胞等CNS的免疫细胞。在非神经组织中,A_3受体较多分布于炎性和免疫细胞中。

尽管表达量普遍较低,但A_3受体具有重要的生理和病理功能。首先,A_3受体存在于炎性和免疫细胞中,参与炎性和免疫反应过程。A_3受体在癌细胞中表达量很高,抑制炎性反应和肿瘤的发生。A_3受体激动剂用于肿瘤抑制已进入临床治疗试验。此外,A_3受体参与脑缺血神经元死亡的病理过程,针对A_3受体开发的药物,可能是阻止缺血性神经元退行病变的治疗靶点。A_3受体在心脏和肌肉疾病中也起重要的保护作用。

目前已有各种腺苷受体亚型的选择性激动剂和拮抗剂(见表11-1)。咖啡因是一种黄嘌呤衍生物,分子结构和腺苷类似,可以与各亚型的腺苷受体结合,并阻断受体的兴奋性效应。因此,咖啡因是 P_1 腺苷受体的阻断剂,对 P_1 受体的亚型无选择性。

(二) P_2 受体

P_2 受体即核苷酸受体(nucleotide receptors),分为 P_{2X} 和 P_{2Y} 两大类,每类又包括多个亚型。

1. P_{2X} 受体　P_{2X} 受体属于核苷酸门控的阳离子通道(nucleotide-gated non-selective cation channels),可通透 Na^+、K^+、Ca^{2+}。目前已知有7个亚基,即 $P_{2X1\sim7}$,P_{2X} 受体是三聚体,包括同源三聚体受体(P_{2X1}、P_{2X2}、P_{2X4}、P_{2X7})和异源三聚体受体($P_{2X1/2}$、$P_{2X1/4}$、$P_{2X1/5}$、$P_{2X2/3}$、$P_{2X2/5}$、$P_{2X2/6}$ 和 $P_{2X4/6}$)。每个受体需要3个激动剂分子与之结合才能被激活。

P_{2X} 受体的各亚型在组织中的分布具有选择性,各受体兴奋后生理功能不同,受体对激动剂的反应和选择性也不同。例如,P_{2X1} 受体主要分布在血管和内脏平滑肌细胞,介导自主神经与平滑肌接头处的信息传递;P_{2X3} 和 $P_{2X2/3}$ 受体主要在感觉神经末稍,可能与内脏器官的机械性和伤害性感受的信息传导有关;P_{2X7} 受体主要存在于巨噬细胞、肥大细胞和淋巴细胞,需要相对较高浓度的ATP来激活,可能与炎性和免疫反应有关;在脑内,海马内包含所有类型的 P_{2X} 受体,而其他脑区主要包括 P_{2X2}、P_{2X4}、P_{2X6} 受体。

2. P_{2Y} 受体　P_{2Y} 受体是G蛋白偶联受体,有8种亚型,即 P_{2Y1}、P_{2Y2}、P_{2Y4}、P_{2Y6} 和 $P_{2Y11\sim14}$。其中,P_{2Y1}、P_{2Y12} 和 P_{2Y13} 只能被腺嘌呤核苷酸(ATP和ADP)激活,不能被尿嘧啶核苷酸(UTP和UDP)激活;P_{2Y6} 和人类 P_{2Y4} 只能被UTP和UDP激活。P_{2Y} 受体各亚型分别与 $G_{q/11}$、$G_{i/o}$ 或 G_s 偶联发挥生物效应(见表11-1)。P_{2Y} 受体在体内分布广泛。在CNS中,神经元和胶质细胞中均有分布。脑内 P_{2Y1} 受体密度较高,海马内表达多种 P_{2Y} 受体亚型,如 P_{2Y1}、P_{2Y2}、P_{2Y4}、P_{2Y6} 和 P_{2Y12} 等。

三、嘌呤类神经递质与神经系统功能

(一) 腺苷与神经系统功能

在神经系统,腺苷的储存和释放不依赖于突触囊泡,因此它不属于经典的神经递质。腺苷通过脑内广泛分布的 A_1 和 A_{2A} 受体(图11-4),调节其它神经递质的释放(通过突触前受体)或神经元的兴奋性(通过突触后受体)。这些调节机制对神经系统的多种功能有重要影响,包括:睡眠与觉醒、突触可塑性和学习记忆、情绪反应、呼吸调节和痛觉等。

腺苷作为一种生理性促睡眠因子,在睡眠-觉醒调节中具有重要作用。研究发现,清醒时脑内细胞外的腺苷水平高于睡眠时。在长时间的清醒期和睡眠剥夺期间,腺苷水平逐渐升高,在睡眠期间逐渐降低。A_1 和 A_{2A} 受体参与腺苷对睡眠的调节,调节效应随脑区和受体亚型的不同而变化。有研究提示,腺苷对睡眠的促进作用,可能与腺苷对乙酰胆碱(ACh)、去甲肾上腺素(NE)和5-羟色胺(5-HT)的弥漫性调节系统的抑制作用有关,这些系统的活化倾向于促进觉醒。

腺苷还可以通过激活 A_1 受体影响突触可塑性,抑制LTP;咖啡因对记忆有积极作用,可

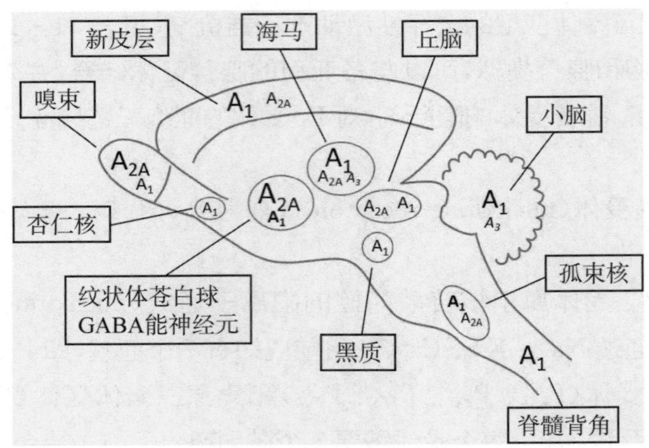

图 11-4　腺苷受体在脑内的分布示意图

注：字母的大和小分别表示受体密度的高和低。

能与其阻断了海马和大脑皮质的 A_1 受体有关。研究还发现，低浓度的腺苷作用于 A_1 受体，可抑制 LTP；但是高浓度的腺苷可作用于 A_{2A} 受体，对 LTP 有增强作用。

在很多脑区，都有 A_1 和 A_{2A} 腺苷受体同时存在，与 A_1 受体激活后产生的抑制性效应相反，A_{2A} 受体激活产生兴奋性效应。二者间如何平衡，依赖于细胞外腺苷的瞬时浓度，以及这两种受体亚型间的直接相互作用。有人提出，腺苷可能通过这两种受体亚型间功能的平衡，对神经活动和脑功能的稳态进行精细调控（fine-tuning）。此外，腺苷受体还通过与其它多种递质受体间的相互作用，介导腺苷的功能。如脑内 A_1 受体与 D_1 多巴胺受体间、A_{2A} 受体与 D_2 多巴胺受体间的相互作用等。

腺苷及其受体机制异常可能与情绪障碍、睡眠障碍、帕金森病、阿尔茨海默病、精神分裂症、药物成瘾和癫痫等多种疾病有关。如 A_1 腺苷受体激活有抗焦虑、抗抑郁作用，而拮抗 A_1 受体具有相反作用；也有报道提示 A_{2A} 受体在情绪障碍中起作用。腺苷信号传导通路被作为这些疾病治疗药物开发的靶点。目前已有针对腺苷受体亚型的特异性配体用于临床治疗。A_{2A} 受体的特异性拮抗剂伊曲茶碱（istradefylline）已用于帕金森病治疗中，对长期左旋多巴/卡比多巴治疗引起的疗效减退现象进行辅助治疗。

在外周，腺嘌呤和鸟嘌呤以及嘌呤能受体的信号传递，对支配输精管、膀胱和心肌纤维的自主神经、肠平滑肌上的神经丛以及介导疼痛的神经具有重要作用。

（二）ATP 与神经系统功能

1. ATP 对 CNS 功能的影响　在 CNS 中，神经元和胶质细胞都能释放 ATP，且都表达丰富的 P_2 受体，如神经元表达 P_{2X3} 受体，小胶质细胞表达 P_{2X4}、P_{2X7}、以及 P_{2Y1}、P_{2Y12} 受体，星形胶质细胞表达 P_{2X7} 和 P_{2Y1} 受体等。释放到细胞外的 ATP，可以与细胞膜上的相应受体结合，发挥多方面作用。一方面，ATP 作为神经递质，可以通过突触前受体影响递质的释放，也可通过突触后受体引起相应的突触后效应；另一方面，ATP 作为一个重要介质，介导各种神经细胞之间的联络，包括神经元和胶质细胞之间、不同类型的胶质细胞之间。神经元释放的 ATP 可刺激胶质细胞释放谷氨酸和 GABA 等递质，这些递质又反过来作用于神经元上的相应受体。星形胶质细胞释放的 ATP，在细胞外以腺苷的形式聚集，对突触传递有紧张性抑制作用，从而影响突触可塑性。

在脑内，ATP 可能通过 P_2 受体信号通路参与一系列生理及病理过程，包括学习记忆、睡眠和觉醒、情绪和动机以及脑缺血等脑损伤和神经退行性疾病。例如，脑损伤后，大量释放的 ATP 可激活星形胶质细胞的 P_{2X7} 受体，从而使星形胶质细胞活化，同时，也可引起小胶质细胞 P_2 受体过度激活，触发小胶质细胞向损伤位点快速迁移。压力状态下，小胶质细胞上的 P_{2X7} 受体被 ATP 激活，还可以促进其释放细胞因子如 IL-1β 等，IL-1β 可上调和激活神经元和胶质细胞的 P_{2Y2} 受体，并通过多条信号通路来促进脑内炎性反应，引起细胞死亡。

此外，ATP 的信号传导对细胞增殖、分化和死亡的调控也有重要影响，P_{2Y1}、P_{2Y12} 等受体在其中起重要作用。

2. ATP 在外周神经系统中的作用　在外周，ATP 可参与自主神经传递。如，通过 P_{2X1} 受体来调控内脏或血管平滑肌的收缩反应。ATP 也可能参与躯体和内脏的伤害性感受(nociception)，参与这些功能调节的受体亚型主要涉及 P_{2X3}、$P_{2X2/3}$ 和 P_{2Y}。ATP 还可以介导低氧时外周化学感受器细胞引起的呼吸反射，在其中起主要作用的受体亚型有 P_{2X2}、P_{2X3} 和 $P_{2X2/3}$。

以核苷酸信号传导为作用靶点的相关药物已用于临床治疗。如 P_{2Y12} 受体特异性抑制剂氯吡格雷、坎格雷洛(Kengreal)等，通过抑制 P_{2Y12} 受体，抑制血小板聚集，在预防和治疗因血小板高聚集引起的心脑血管疾病中发挥很好的疗效。

综上所述，腺苷和 ATP 等嘌呤类化合物是中枢和外周神经系统的重要信使。由于二者分别通过激活不同的受体而产生不同效应，细胞外的核苷酸酶又能使 ATP 迅速降解生成腺苷，因此腺苷和 ATP 被认为是两个密切关联的信号系统，核苷酸酶对两个信号系统间的平衡起关键作用。

第三节　一 氧 化 氮

一氧化氮(nitric oxide, NO)是一种气体性自由基，存在于体内几乎所有组织中，包括 CNS。最初，人们发现 NO 是内皮细胞来源的舒张因子(endothelium derived relaxing factor, EDRF)，参与血管的舒张调节。20 世纪 90 年代初发现，NO 在中枢和外周神经系统信息传递中具有重要作用，发挥神经递质或调质样的作用。

一、NO 的生物合成

(一) NO 合酶

NO 是 L-精氨酸在 NO 合酶(nitric oxide synthase, NOS)作用下发生氧化反应的产物

(图 11-5)，该反应需要 O_2 和辅因子 NADPH、FMN、FAD、血红素、BH_4 等参与。NOS 可分为三种：神经元型(neuronal NOS，nNOS)、内皮型(endothelial NOS，eNOS)和诱导型(inducible NOS，iNOS)。

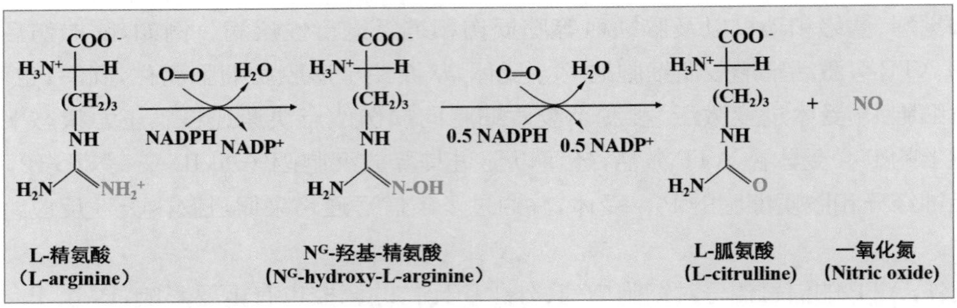

L-精氨酸 (L-arginine) → N^G-羟基-精氨酸 (N^G-hydroxy-L-arginine) → L-胍氨酸 (L-citrulline) + 一氧化氮 (Nitric oxide)

图 11-5　NO 的生物合成

在人类，目前发现了 α、β、μ 三种 nNOS 剪接亚型。其中，nNOSα 是 CNS 中最主要的、也是研究最多的亚型。在脑内，nNOS 分布在大脑皮质、海马、下丘脑、中缝背核、杏仁核、小脑等多个脑区，分布的细胞类型包括神经元、星形胶质细胞和神经干细胞等。

nNOS 和 eNOS 又称为组成型 NOS(constitutive NOS，cNOS)，生理条件下，它们在许多哺乳动物细胞中表达。cNOS 是 Ca^{2+}/钙调蛋白(calcium/calmodulin，Ca^{2+}/CaM)依赖性的酶，只有当细胞内 Ca^{2+} 浓度增加到一定程度，形成 Ca^{2+}/CaM 复合体时，cNOS 才被激活，从而产生 NO。因此，cNOS 只能产生少量的 NO，维持时间仅数分钟。

iNOS 在生理条件下表达很低。在免疫或炎性反应刺激下，星形胶质细胞或小胶质细胞、巨噬细胞等免疫细胞可被诱导表达 iNOS。iNOS 的活性不依赖 Ca^{2+}/CaM，产生 NO 的量大且持久，持续长达数天。因此，iNOS 又被称为病理型 NOS。

(二) NO 的合成

在 CNS 中，NO 可以在神经元、胶质细胞、血管内皮细胞等多种类型的细胞中合成。神经元中的 NO 合成通常伴随着 NMDA 受体的激活，即突触前神经元末梢释放的谷氨酸，结合和激活突触后神经元细胞膜上的 NMDA 受体，引起 Ca^{2+} 内流，细胞内 Ca^{2+} 浓度升高，形成 Ca^{2+}/钙调蛋白，激活细胞内 nNOS 的酶活性，从而催化 NO 的生成。神经元中生成的 NO 可直接在该细胞中发挥作用，也可以穿过细胞膜扩散到邻近的神经元或胶质细胞中发挥作用(图 11-6)。血管内皮细胞中的 NOS 生成，也通常伴随着多种刺激引起的细胞内钙浓度增加，以及钙调蛋白的活化，从而激活 eNOS，催化 NO 的生成。

NO 还可以通过硝酸盐或亚硝酸盐等 NO 供体的还原，或 S-硝化巯基蛋白的降解等途径生成。尤其是在低氧状态下，该途径是产生 NO 的另一重要来源。

二、NO 的失活和储运

NO 为脂溶性小分子化合物，能迅速在组织中扩散和进入血液，稳定性差，半衰期仅 3～5

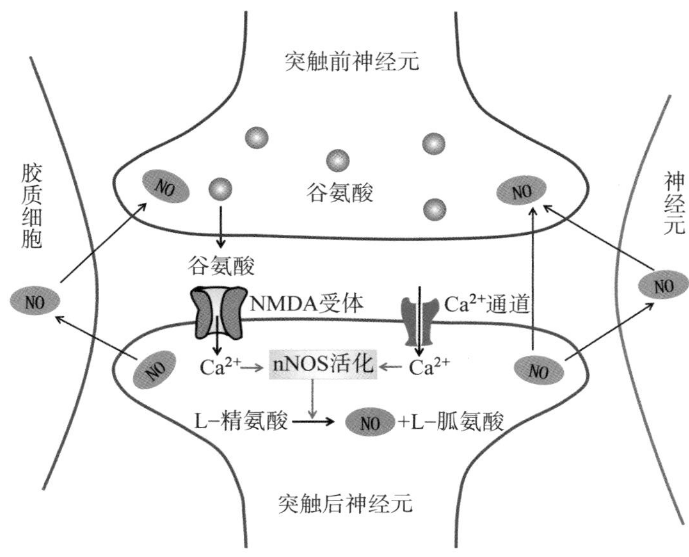

图 11-6　神经元中的 NO 生成及扩散示意图

注：神经元中的 nNOS 活化主要依赖于谷氨酸受体激活引起的细胞内 Ca^{2+} 浓度的增加。L-精氨酸在 NOS 的催化下生成 NO。NO 可以自由穿透细胞膜，因而可以进入并影响突触前神经元（如：图中的突触前谷氨酸能神经元）或邻近的其它细胞，包括神经元和胶质细胞等。

秒，快速失活。在组织液中，O_2 及 O_2^- 存在的情况下，NO 可转变成亚硝酸盐或硝酸盐而失活。在血液中，NO 可与血红蛋白反应形成硝酸盐和高铁血红蛋白而失活；或者先在血浆中被氧化生成亚硝酸盐，再与血红蛋白反应形成硝酸盐而失活。因此，血红蛋白又被称为 NO 的主要清除剂（scavenger）。在生成较多的情况下，NO 还可通过与体内碳酸氢盐反应而被清除。

NO 还能与铁形成二亚硝酰基复合物，再与血红蛋白中的血红素基团结合，储存在红细胞中，并随血液运输到身体各处释放。因此，血红蛋白也是储存和转运 NO 的工具。NO 的储运还可以通过含巯基的分子（如还原型谷胱甘肽）的亚硝基化来储存 NO，再在相关酶的作用下，在其它地方释放出 NO。

三、NO 的生理功能

（一）NO 对细胞信号转导的作用

和经典递质不同，NO 不储存于囊泡，不以胞裂外排方式释放，而是直接通过扩散到达邻近的靶细胞。NO 对靶细胞的作用通过 cGMP 依赖或 cGMP 非依赖的途径实现。在 cGMP 依赖的途径中，NO 激活细胞内的可溶性鸟苷酸环化酶（soluble guanylyl cyclase，sGC），促进 cGMP 生成，cGMP 通过激活下游的 PKG 或调控离子通道（如钠离子通道、电压门控的钙离子通道、ATP 敏感性钾通道、环核苷酸门控离子通道、配体门控离子通道）引起细胞的各种生理效应。多种磷酸二酯酶（phosphodiesterase，PDE）能水解 cGMP，从而减弱或终止其作用。在 cGMP 非依赖的途径中，NO 可通过对多种靶蛋白的修饰（如蛋白的 S-亚硝基化或酪氨酸亚硝基化等)，影响细胞的功能。这一作用在炎性反应等病理情况下可能尤其重要。

(二) NO 对脑功能的调节

在脑内，约 1%的神经元含 NOS，但是神经元释放的 NO 扩散性强，可影响较大范围内的细胞活动。NO 对神经系统的多种功能都有重要调节作用，包括促进神经元突触可塑性和学习记忆、促进神经递质释放，以及促进脑内神经血管偶联等作用。

1. NO 对中枢突触可塑性和学习记忆的作用 在突触传递中，NO 具有逆向信使的作用，一方面，突触后神经元中的 nNOS 可以被突触前膜释放的谷氨酸激活，引起 NO 的合成和释放；另一方面，释放的 NO 又可以扩散并作用于突触前末梢，通过 cGMP 通路促进谷氨酸进一步释放。在海马，通过 NO 介导的这种逆向增强机制，持续的突触活动得以维持，从而促进长时程增强(LTP)的形成。

LTP 参与学习记忆形成过程。研究发现，抑制 NO 的生成，能抑制动物的学习能力，而增加 NO 合成能促进动物的学习记忆能力。

2. 对神经递质释放的作用 NO 对多种神经递质的释放有调节作用。如：对兴奋性和抑制性氨基酸(如谷氨酸和 GABA)的释放有直接调节作用，且与组织中 NO 的浓度有关，低浓度 NO 抑制、而高浓度 NO 促进其释放；此外，在兴奋性和抑制性氨基酸递质的参与下，NO 可以间接调控 ACh 和单胺类递质(如 5-HT、组胺和儿茶酚胺)的释放。

3. 对脑内神经血管偶联的调节作用 在脑内，局部脑区神经元活动的变化会引起血管平滑肌细胞舒张，导致微动脉的迅速扩张和下游毛细血管内血流增加，以保障脑内的能量稳态，即神经血管偶联(neurovascular coupling, NVC)。NO 作为介导血管平滑肌舒张的重要信号分子，在脑内 NVC 中起关键作用。通过 NOS 酶活性抑制或基因敲除等手段研究发现，在脑内，由神经元的 nNOS 产生的 NO 是介导 NVC 的最主要信号分子。除 nNOS 外，由血管内皮细胞的 eNOS 产生的 NO 在 NVC 中也起重要作用。eNOS 的作用程度取决于谷氨酸神经元兴奋的强度，当谷氨酸神经元高度兴奋时，以 nNOS 的作用为主；当谷氨酸神经元低度兴奋时，以 eNOS 的作用为主。

脑内 NO 的合成、代谢或功能异常，可能与阿尔茨海默病、帕金森病等多种神经系统疾病的发生有关。

思考题

1. 腺苷受体的种类及其信号通路。
2. 两类核苷酸受体结构有何差异?
3. 体内三种一氧化氮合酶(NOS)的异同。
4. 简述生理状态下神经细胞中 NO 合成的过程。
5. 简述体内 NO 发挥生物学效应的几种主要途径。
6. 简述突触传递中，NO 的逆向信使作用及其在突触可塑性中的作用。

(胡薇薇　陈献华)

参考文献

1. 韩济生. 神经科学[M]. 3 版. 北京：北京大学医学出版社，2009.
2. ANGELIS D, SAVANI R, CHALAK L. Nitric oxide and the brain. Part 1: mechanisms of regulation, transport and effects on the developing brain[J]. Pediatric Research, 2021, 89(4): 738 - 745.
3. BEAR M F, CONNORS B W, PARADISO M A. Neuroscience: exploring the brain[M]. 4th ed. Philadelphia: Lippincott Williams & Wilkins, 2015.
4. BOREA P A, VARANI K, VINCENZI F, et al. The A3 adenosine receptor: history and perspectives [J]. Pharmacological Reviews, 2015, 67(1): 74 - 102.
5. BURNSTOCK G. An introduction to the roles of purinergic signalling in neurodegeneration, neuroprotection and neuroregeneration[J]. Neuropharmacology, 2016, 104: 4 - 17.
6. BURNSTOCK G. Introduction to purinergic signalling in the brain[J]. Adv Exp Med Biol, 2020, 1202: 1 - 12.
7. DŽOLJIĆ E, GRBATINIĆ I, KOSTIĆ V. Why is nitric oxide important for our brain [J]. Functional Neurology, 2015, 30(3): 159 - 163.
8. FISCHER W, KRÜGEL U. P2Y receptors: focus on structural, pharmacological and functional aspects in the brain[J]. Curr Med Chemistry, 2007, 14(23): 2429 - 2455.
9. HOSFORD P S, GOURINE A V. What is the key mediator of the neurovascular coupling response[J]. Neuroscience and Biobehavioral Reviews, 2019, 96: 174 - 181.
10. ILLES P, VERKHRATSKY A. Purinergic neurone-glia signalling in cognitive-related pathologies[J]. Neuropharmacology, 2016, 104: 62 - 75.
11. KANDEL E R, SCHWARTZ J H, JESSELL T M, et al. Principles of neural sciences[M]. 5th ed. New York: McGraw-Hill Medical, 2013.
12. LUO L Q. Principles of neurobiology[M]. Garland Science, 2015.
13. RIVERA A, VANZULLI I, BUTT A M. A central role for ATP signalling in glial interactions in the CNS[J]. Current Drug Targets, 2016, 17(16): 1829 - 1833.
14. SQUIRE L R, BERG D, BLOOM F E, et al. Fundamental neuroscience[M]. 4th ed. New York: Elsevier Inc, 2013.
15. ZHOU L, ZHU D Y. Neuronal nitric oxide synthase: structure, subcellular localization, regulation, and clinical implications[J]. Nitric Oxide: Biology and Chemistry, 2009, 20(4): 223 - 230.
16. ZHOU Q G, ZHU X H, NEMES A D, et al. Neuronal nitric oxide synthase and affective disorders[J]. IBRO Reports, 2018, 5: 116 - 132.

第十二章　神经肽总论

第一节　概　　述

神经递质分为经典和非经典递质。神经肽(neuropeptides)是非经典类神经递质,参与细胞间神经信息传递。脑内的神经肽种类多,分布广,功能复杂。神经肽的分类依据它们的脑内分布、前体来源或功能进行,如下丘脑肽、垂体肽、脑肠肽、内阿片肽、速激肽等。然而,这样的分类并不适合所有神经肽,例如,β-内啡肽分布在垂体,又来源于内阿片肽的同一前体及具有内阿片肽样的生物学功能。表 12-1 列举了脑内部分神经肽的分类和命名。

表 12-1　神经肽的分类

类别	简称	全名	类别	简称	全名
下丘脑释放肽	CRF(41 肽)	促肾上腺皮质激素释放因子(corticotropin releasing factor)	速激肽	SP(11 肽)	P 物质(substance P)
	SOMT(14 肽)	生长抑素(somatostatin)		NK_A(10 肽)	神经激肽 A(neurokininA)
	GHRF(44 肽)	生长激素释放因子(growth hormone releasing factor)		NK_B(10 肽)	神经激肽 B(neurokinin B)
	TRH(3 肽)	促甲状腺素释放激素(thyrotropin releasing hormone)		NPK(36 肽)	神经肽 K(neuropeptide K)
	LHRH(10 肽)	促黄体素释放激素(luteinizing hormone releasing hormone)		NPγ(21 肽)	神经肽 γ(neuropeptideγ)
				P(11 肽)	泡蟾肽(physalaemin)
				E(10 肽)	鏇肽(eledoisin)
				K(12 肽)	肛褶蛙肽(kassinin)
				B(14 肽)	蛙皮素(bombesin)
垂体肽	ACTH(39 肽)	促肾上皮质激(corticotropin)	内阿片肽	ME(5 肽)	甲啡肽(met-enkephalin)
	α-MSH(13 肽)	α-促黑素(α-melanocyte-stimulating-hormone)		LE(5 肽)	亮啡肽(leu-enkephalin)
	OT(9 肽)	催产素(oxytocin)		β-ED(31 肽)	β-内啡肽(β-endorphin)
	VP(9 肽)	加压素(vasopressin)		Dyn A(17 肽)	强啡肽 A(dynorphin A)
	PL(200 肽)	催乳素(prolactin)		Dyn B(13 肽)	强啡肽 B(dynorphin B)
	GH(191 肽)	生长激素(growth hormone)		α-N-ED(10 肽)	α-新内啡肽(α-neo-endorphin)
	β-ED(31 肽)	β-内啡肽(β-endorphin)		β-ED(31 肽)	β-内啡肽(β-endorphin)
内膜素	ET1(21 肽)	内膜素 1(endothelin 1)	心钠素	α-ANP(28 肽)	心钠素(atrial natriuretic factor)
	ET2(21 肽)	内膜素 2(endothelin 2)		BNF(24 肽)	脑钠素(brain natriuretic factor)
	ET3(21 肽)	内膜素 3(endothelin 3)			
增血糖素相关肽	G(29 肽)	高血糖素(glucagon)	其他	CGRP(37 肽)	降钙素基因相关肽(calcitonin gene related peptide)
	VIP(28 肽)	血管活性肠肽(vasoactive intestinal peptide)		Ang Ⅱ(8 肽)	血管紧张素Ⅱ(angiotensin Ⅱ)
	PHI(27 肽)	组异肽(peptide with histidine and isoleucine)		BK(9 肽)	缓激肽(bradykinin)
	PHM(27 肽)	组甲肽(peptide with histidine and methionine)		CT(32 肽)	降钙素(calcitonin)

续表

类别	简称	全名	类别	简称	全名
				NPY(36 肽) M(22 肽) orexin A(33 肽) orexin B(28 肽)	神经肽 Y(neuropeptide Y) 肠动素(motilin) 开胃素 A(orexin A) 开胃素 B(orexin B)

第二节　生物合成、储存、释放及失活

一、神经肽的合成

神经肽的化学特性是肽类化合物。因此，与经典神经递质不同，神经肽的合成是以蛋白质的合成方式进行。神经肽的合成主要在胞体内完成，经囊泡再转运到神经末梢。

神经肽前体的合成主要在核糖体、内质网和高尔基体内进行。前体的 N-末端有 20～40 个氨基酸所组成的信号肽(signal peptide)，因含连续的疏水性氨基酸残基，可穿透粗面内质网膜的磷脂层。附着在核糖体上的新生肽链边延长边穿透粗面内质网膜，最后整个肽链都进入内质网池。随之，信号肽被切除，在肽链中引入二硫键或糖基进行修饰。带信号肽的前体被称为前肽原，如前脑啡肽原，信号肽被切除的前体被称为肽原，如脑啡肽原(proenkephalin)。在内质网池内合成的肽原，又转运到高尔基体进行翻译后加工。

神经肽前体的水解主要在高尔基体、分泌颗粒或囊泡内进行。神经肽前体的水解蛋白酶总称为内切酶(endoproteases)。在肽原的肽链中，含神经肽相关和无关的氨基酸片段。神经肽片段两端常被成对碱性氨基酸所分割，如赖氨酸—精氨酸(K-R)或赖氨酸—赖氨酸(K-K)。这些成对的碱性氨基酸通常是蛋白内切酶的水解部位。前蛋白转换酶 1 和 2 (proprotein convertases, PC1 和 PC2)是水解成对碱性氨基酸的蛋白内切酶。

神经肽的合成主要在分泌颗粒或囊泡中进行。从神经肽前体被切割下来的神经肽片段再由外肽酶(exopeptidases)切割，去除片段两侧的碱性氨基酸。其 C-末端的碱性氨基酸由羧肽酶 β 样转化酶(carboxypepti-dase β-like converty enzyme, CPB)或羧肽酶 H (carboxypeptidase H, CPH)切割。其 N-末端的碱性氨基酸由氨肽酶(aminopeptidase)切割。再经修饰酶(modifying enzyme)加工，形成有活性的神经肽。

神经肽生物合成呈多样性。在脑内神经肽的合成受到多种因素的影响，包括脑区的特异性，组织中 pH 值和 Ca^{2+} 浓度，基因剪辑调控等因素。例如，前阿黑皮原(POMC)形成神经肽的种类具有脑区的选择性。垂体前叶的 POMC 被水解形成 ACTH，垂体中叶则被形成 α-MSH 和 β-内啡肽。又如，速激肽的合成受到基因剪辑的调控。前速激肽原基因通过前体 mRNA 的剪辑，转录形成 3 种不同的前速激肽原，即 α-PPT、β-PPT 和 γ-PPT，从而形成至少 5 种不同的神经肽。

二、储存、释放与失活

神经肽与经典递质相似，合成后也储存于囊泡内。经典递质主要储存于小囊泡，而神经肽则主要储存于大囊泡。此外，神经递质与神经肽也可以共存于同一囊泡（详见本章第三节）。

囊泡储存的神经肽和神经递质的释放均依赖于突触前末梢内 Ca^{2+} 浓度的增加。短暂快速增加细胞内 Ca^{2+} 浓度往往引起小囊泡释放经典神经递质，而缓慢持续地增加 Ca^{2+} 浓度则引起大囊泡释放神经肽。电刺激的方式不同选择性地影响神经递质或神经肽的释放。一般来讲，单脉冲或低频电刺激能引起小囊泡释放神经递质，而串脉冲或高频电刺激则诱导大囊泡释放神经肽和递质。突触前动作电位的发放频率影响突触末梢囊泡释放的选择性。通常低发放频率（low firing rate）引起小囊泡释放经典递质，而高发放频率（high firing rate）引起大囊泡释放神经肽和递质。

神经肽在突触间隙的降解较慢。经典递质在突触间隙的生物半衰期大约 5 ms，而神经肽长达 20 min 左右。神经肽代谢慢的生物学特性有利其向周围细胞和远端扩散，发挥细胞外和远端组织的功能调节作用。突触间隙的神经肽失活依赖酶解或扩散，没有再摄取的参与。神经肽的降解没有很特异的酶。神经肽通过氨肽酶（aminopeptidase）、羧肽酶（carboxypeptidase）和内肽酶（endopeptidase）的降解失活。虽然，个别神经肽降解酶作用有相对选择性，但是，大多数酶的作用不是单个神经肽的特异降解酶，如脑啡肽酶。

从生物转换过程可见，神经递质和神经肽在生物合成、储存、释放和代谢等方面存在许多的异同之处（图 12－1）。不同的是，经典神经递质的前体和合成酶位于神经元的胞浆，在胞浆内合成递质。因此，神经递质可以在神经元胞体的胞浆、轴浆和突触前末梢内合成；而神经肽的合成主要在胞体的粗面内质网和高尔基体完成，合成的神经肽储存于囊泡内，经轴浆被转运到神经末梢。释放到突触间隙的神经递质的失活较快，主要通过特异代谢酶或再摄取的方式失活，而神经肽的失活相对较慢，主要通过酶降解与失活，代谢酶的特异性较差。

第三节　递 质 共 存

一、递质共存现象

1979 年瑞典生物学家霍克弗尔特（Tomas Hŏkfelt，1940—　）采用免疫组织化学双标记的技术发现，交感神经节内同时含儿茶酚胺神经递质 NE 和神经肽 SOMT。从此，修正了一个神经元仅储存和释放一种递质的传统观念，提出了神经递质共存的概念。

递质共存的现象很普遍，共存的方式也很多，常见的方式是一种经典递质与多种神经肽共存的形式。中枢和外周神经组织中都有递质共存，递质共存的方式存在动物种族和脑区的差异。

二、递质共存的释放机制

神经末梢内有大囊泡和小囊泡。用离心分离法，根据分子量大小的沉降组份来区分大

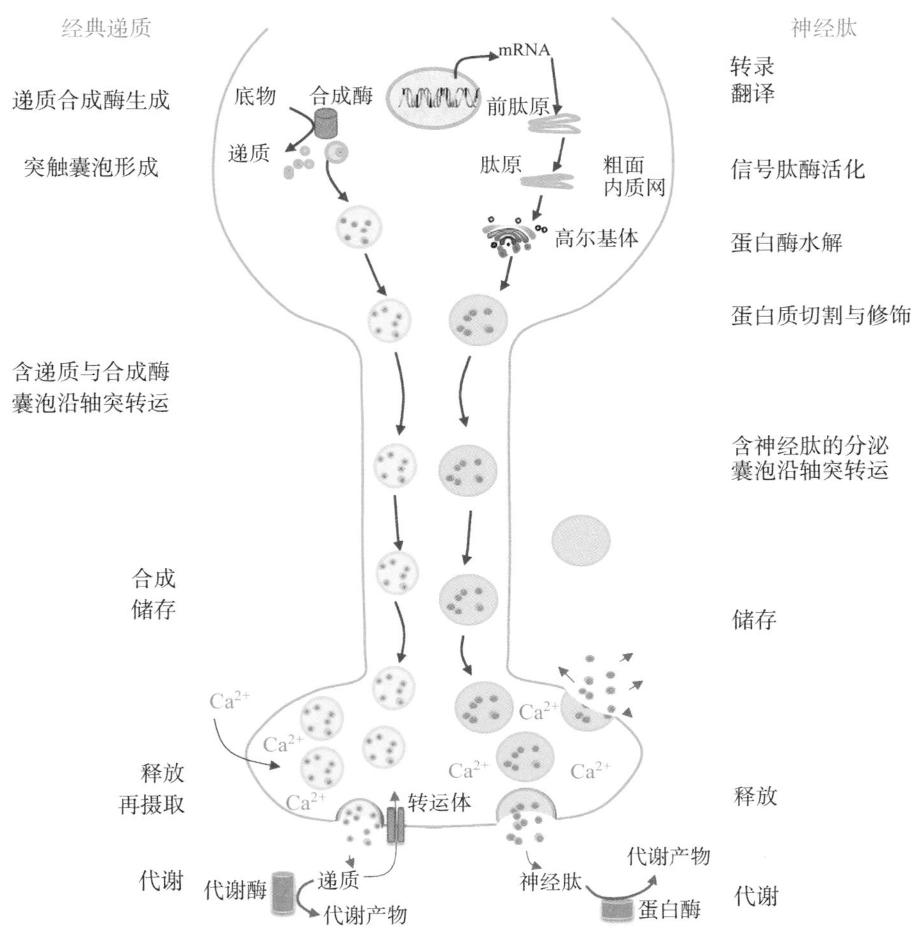

图 12－1　神经递质和神经肽的生物转换方式的异同

囊泡和小囊泡。离心分离的研究观察到，猫唾液腺存在共存递质（cotransmitter）现象，发现 ACh 及 NE 同时存于大分子（heavy fraction）及小分子（light fraction）组分中，而 NPY 及 VIP 仅存于大分子组分中。免疫组织化学电子显微镜技术的研究观察到，神经肽分布于大囊泡（直径 100 nm）内，而 5-HT、NE 及 DA 则同时分布于大囊泡和小囊泡（直径 50 nm）内。由此证明经典递质储存于小囊泡和大囊泡，而神经肽与经典递质共存于大囊泡。

霍克弗尔特等观察到，低频电刺激支配猫唾液腺的副交感神经，诱导 ACh 释放，而高频刺激可诱导 ACh 和 VIP 同时释放。现了解到，单脉冲或低频电刺激引起动作电位，刺激诱导小囊泡释放经典递质，而串脉冲或高频电刺激才引起大囊泡释放经典递质和神经肽。

三、递质共存的生理意义

（一）突触后的调节作用

共存的递质和神经肽共同释放（corelease）后，共同传递信息。两者分别作用于突触后，起相互协同或拮抗作用，有效地调节细胞或器官功能。

1. 协同作用 猫唾液腺接受颌下神经节的副交感神经和颈上神经节的交感神经双重支配,副交感神经内含 ACh 和 VIP,交感神经内含 NE 和 NPY。ACh 引起唾液腺分泌稀稠液,并增加唾液腺的血供;VIP 并不直接影响唾液腺的分泌,却能增加唾液腺的血供,增加唾液腺上 ACh 受体的亲和力,从而增加 ACh 分泌唾液腺的作用。NE 使唾液腺分泌粘稠液,并减少血供,NPY 也并不直接调节唾液腺的分泌,而是通过收缩支配唾液腺的血管,与 NE 协同调节唾液腺的分泌。可见,支配猫唾液腺神经末梢中共存的递质与神经肽,它们释放后起协同作用(图 12-2)。

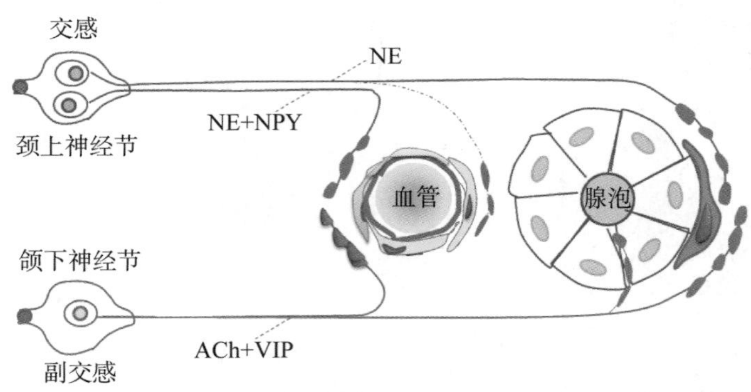

图 12-2 神经节细胞共存递质释放后对唾液腺分泌调节的协同作用

2. 拮抗作用 肾上腺髓质嗜铬细胞中共存脑啡肽和 NE。实验研究观察到,电刺激狗内脏大神经,导致肾静脉血浆中 NE 和脑啡肽的含量同时升高,伴血压升高。利血平化后,再刺激狗内脏大神经,此时肾静脉血浆中 NE 含量低,而脑啡肽含量却更高,并伴血压下降。由此提示,在正常情况下,肾上腺髓质细胞中共存脑啡肽和 NE,其中脑啡肽的释放具有降血压的作用,而 NE 抑制脑啡肽释放,从而抑制脑啡肽的降压作用。

(二) 突触前的调节作用

共存的递质和神经肽释放后,可在突触前调节神经末梢的释放。

1. 抑制释放 神经肽抑制性调节经典递质的释放。如支配大鼠输精管的交感神经末梢内 NE 与 NPY 共存。电刺激输精管致 NE 释放,同时输精管平滑肌收缩。NPY 抑制 NE 的释放和输精管平滑肌的收缩。在猫纹状体中 DA 与 CCK 共存。CCK 抑制 DA 能神经末梢释放 DA。经典递质也可调节神经肽的释放。如前所述,肾上腺髓质嗜铬细胞中 NE 可抑制脑啡肽的释放。共存的递质还可以通过突触前受体,彼此交叉调节释放。大脑皮质中含 ACh 和 VIP 共存的神经元,共存的 ACh 和 VIP 释放后,除作用于突触后受体外,还作用于突触前膜受体,彼此抑制对方的释放,产生突触前相互抑制的效应。

2. 促进释放 共存的递质和神经肽释放后也可以促进突触前释放。如大鼠脊髓腹侧有 5-HT、SP 及 TRH 共存的神经元。研究表明它们共同释放后,5-HT 反馈地抑制突触前释放 5-HT,SP 促进突触末梢释放 5-HT,TRH 提高 5-HT 和 SP 受体的敏感性,从而加强 5-HT 的功能。

然而，同样两个共存的递质及神经肽，随分布的不同其调节效应也不同。如共存于伏隔核内的 DA-CCK，在伏隔核后侧区，CCK 可促进 DA 的释放，加强 DA 的运动亢进作用；而在伏隔核前区内，CCK 则抑制 DA 的释放，从而拮抗 DA 的运动作用。

综上所述，递质共存具有重要的生理学意义。共存的递质释放后起共同传递的作用。它们通过突触前调节方式改变释放量，调节突触的传递功能。它们也可以通过改变突触后受体的敏感性来调节效应器的反应性，保证机体功能的发挥更协调。

第四节　神经肽的作用方式

神经肽释放后，通过激活相应的神经肽受体，发挥神经递质（neurotrasmitter）或神经调质（neuromodulator）样功能。神经肽受体分布在神经元的胞体、神经树突和末梢上。神经肽受体兴奋后，通过 G 蛋白偶联传递信息。突触后神经肽作用于突触后膜受体发挥其递质效应，作用于突触前膜的受体发挥其调质作用。图 12－3 总结了神经肽不同的作用方式。神经肽与神经元突触后膜受体结合后，通过 G 蛋白偶联反应调节受体对递质的敏感性或调节细胞膜离子通道对 K^{+}/Ca^{2+} 的通透性，从而行使神经信息的跨膜传递功能（作用方式 1 和 2）；神经肽与胞体上（非突触）的受体结合，通过启动第二信使调节细胞核内 mRNA 的合成，促进或抑制递质合成酶或神经肽的合成（作用方式 3）；神经肽与神经轴突末梢上的受体结合，通过改变细胞膜对离子的通透性，调节递质或神经肽的突触释放（作用方式 4）。神经肽通过后两种作用方式发挥调质或激素样作用。神经肽的调节方式多样化决定了神经肽作用的广泛和复杂。

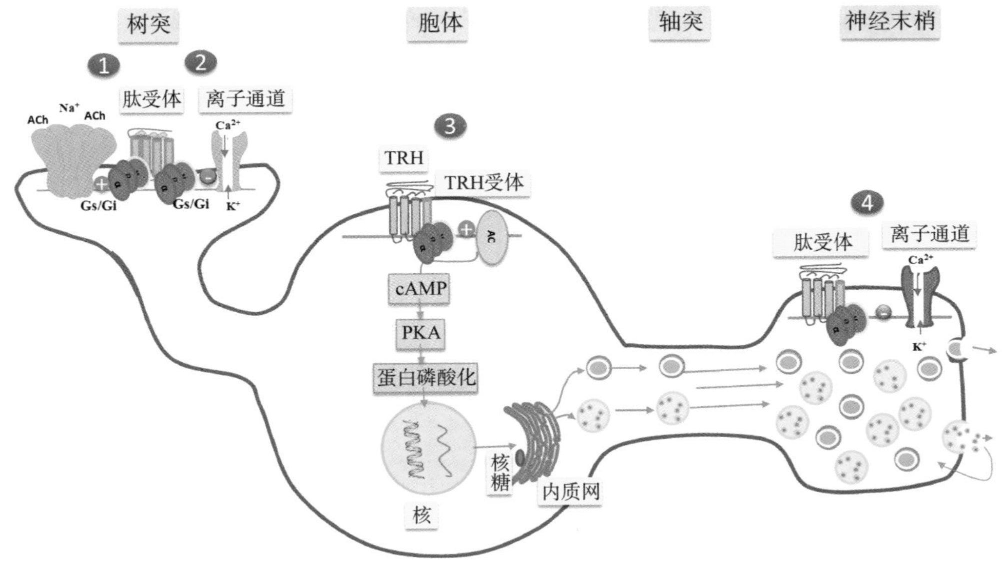

图 12－3　神经肽在靶细胞上的 4 种不同作用方式示意图

第五节 神经肽受体和信号转导

神经肽释放后通过与细胞膜受体结合发挥其生物效应。神经肽受体主要是 G 蛋白偶联受体。神经肽与其受体结合，通过 $G_{i/o}$ 偶联抑制 cAMP 的形成，通过 G_s 偶联促进 cAMP 的形成，或通过 $G_{q/11}$ 偶联刺激 PLC 产生 IP_3 和放大 Ca^{2+} 的胞内信号反应，从而产生抑制和兴奋性效应。关于 G 蛋白偶联受体的信号转导通路详见第三章。

神经元的胞膜上存在多种受体。当这些受体被同时兴奋时，胞内不同的信号转导通路同时被激活，它们相互调节发挥生物学效应。例如，垂体前叶神经细胞释放 CRH 和 VP，它们能与同一神经元上的各自受体结合，并分别激活各自的信号转导通路，从而共同调节 ACTH 的合成和释放。CRH 与其受体(CRHR)结合通过 G_s 偶联促进 cAMP 合成，激活 PKA 介导的蛋白磷酸化，促进 ACTH 合成；而 VP 与其受体(V1)结合，通过 $G_{q/11}$ 偶联激活 PIP_2 酶活性，促进 IP_3 和 DAG 形成，促进储存钙的释放和提高 PKC 活性。PKC 能激活 L-型钙通道和促进 SP 诱导胞外 Ca^{2+} 内流，从而提高细胞内 Ca^{2+} 浓度。最终，VP 通过直接和间接的调节方式促进 ACTH 的合成和释放(图 12-4)。

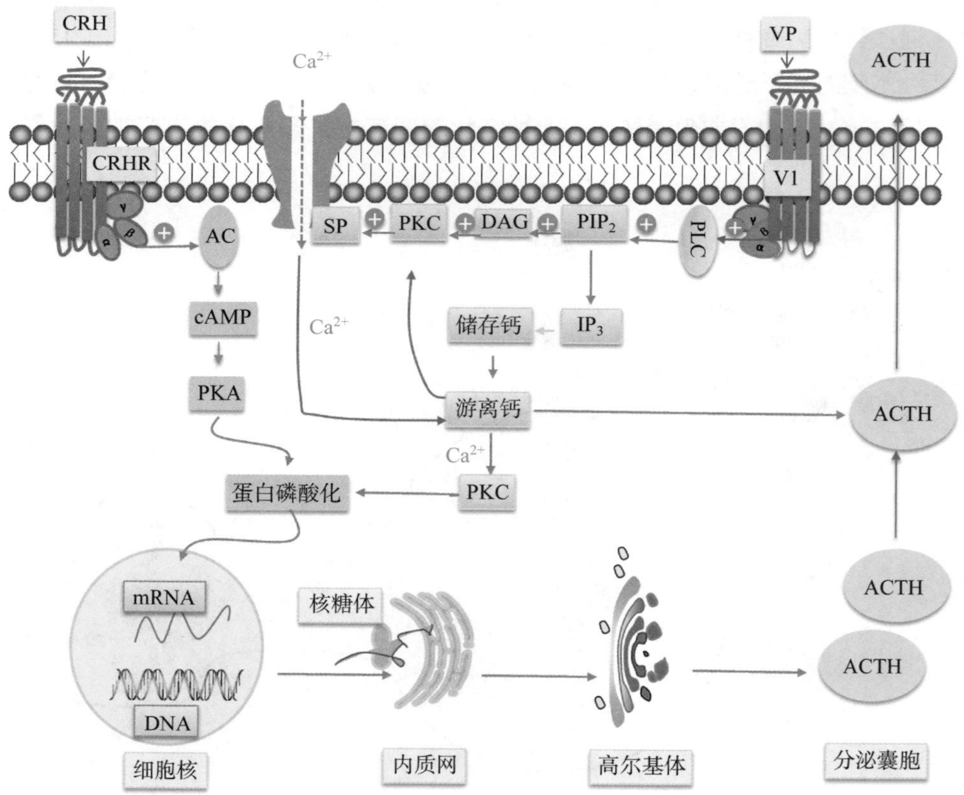

图 12-4 CRH 和 VP 促进 ACTH 合成和释放的分子机制示意图

神经肽通过G蛋白偶联的机制参与突触递质传递和突触可塑性的调节，包括动作电位发放频率，以及LTP和LTD的调节。可见，神经元细胞膜上受体种类和神经肽调节方式均存在多样性，这为维持脑功能的稳态和确保神经细胞行使复杂和精确的功能提供了保障。

思考题

1. 何谓神经肽？
2. 神经肽与经典神经递质有何异同？
3. 神经肽与激素有何区别？
4. 何谓递质共存？
5. 递质共存的生物学意义。
6. 神经肽的作用方式和意义。

（孙凤艳）

参考文献

1. BROWN R E. Receptors for peptide hormones, neuropeptides and neurotransmitters[M]//BROWN R. An introduction to neuroendocrinology. Cambridge: Cambridge University Press, 1994: 191 - 265.
2. DEN POL A N V. Neuropeptide transmission in brain circuits[J]. Neuron, 2012, 76(1): 98 - 115.
3. HÖKFELT T, BROBERGER C, XU Z Q D, et al. Neuropeptides—an overview[J]. Neuropharmacology, 2000, 39(8): 1337 - 1356.
4. HÖKFELT T, HOLETS V R, STAINES W, et al. Coexistence of neuronal messengers: an overview [J]. Prog Brain Res, 1986, 68: 33 - 70.
5. IVERSEN L L. Nonopioid neuropeptides in mammalian CNS[J]. Annu Rev Pharmacol Toxicol, 1983, 23: 1 - 27.
6. IVERSEN S D. Neuropeptides: do they integrate body and brain [J]. Nature, 1981, 291(5815): 454.
7. LUNDBERG J M, HÖKFELT T. Coexistence of peptides and classical neurotransmitters[J]. Trends Neurosci, 1983, 6: 325 - 333.
8. MERINEY S D, FANSELOW E E. Neuropeptide transmitters[M]//MERINEY S D, FANSELOW E E. Synaptic Transmission. Amsterdam: Elsevier, 2019: 421 - 434.
9. SMITH S J, HAWRYLYCZ M, ROSSIER J, et al. New light on cortical neuropeptides and synaptic network plasticity[J]. Curr Opin Neurobiol, 2020, 63: 176 - 188.

第十三章　内阿片肽

神经肽的种类很多。本章通过介绍内阿片肽，帮助大家更好地理解神经肽的生物学特征。

第一节　概　　述

阿片类药物以强大的镇痛作用、情绪效应和成瘾性成为一类令人关注的药物。20 世纪 70 年代初，科学家用放射受体结合分析法（radio-binding assay，RBA）研究揭示了脑内存在能与阿片类药物作特异结合的部位，并提出了脑内可能存在与阿片类药物结合的阿片受体。由此，众多科学家开展了寻找脑内阿片受体及其内源性配体的研究。1975 年，英国科学家在猪脑内发现首个能与阿片受体结合的内源性配体，并证明是由 5 个氨基酸组成的小分子肽，命名为脑啡肽（enkephalin）。这种能与阿片受体作特异结合的内源性肽类被统称为内阿片肽（endogenous opioid peptide），现已发现脑内有十余种内阿片肽。根据前体的来源，内阿片肽被分为内啡肽（endorphin）、脑啡肽、强啡肽（dynorphin）和孤啡肽（nociceptin）四大类，它们分别选择性地与 μ、δ、κ 和孤啡肽受体结合，分别命名为 MOR、DOR、KOR 和 NOR 受体。

第二节　内阿片肽的生物合成、分布、释放和代谢

一、分类和生物合成

内阿片肽和其他神经肽一样，先合成大分子前体，再经酶解等修饰后加工成为有活性的小肽。内阿片肽的 4 个前体结构分别为前阿黑皮原（pre-proopiomelanocortin，pre-POMC）、前脑啡肽原、前强啡肽原（pre-prodynorphin）和前孤啡肽原（pre-pronociceptin/orphanin FQ），由 180～270 个氨基酸组成，N-末端由约 20 个氨基酸组成的信号肽，脱掉信号肽成为肽原。活性片段均由成对碱性氨基酸所分隔（图 13 - 1）。

（一）前阿黑皮原

前阿黑皮原由 265 个氨基酸组成。因该前体结构中含 β-内啡肽，促黑素细胞激素（MSH）和促肾上腺皮质激素（ACTH）的序列而得名。在垂体前叶，POMC 主要被加工成 β-趋脂素（β-lipotropin，β-LPH）和 ACTH；在中叶则主要加工为 α-MSH、β-内啡肽（β-endorphin，β-E）及促皮质激素样中叶肽（corticotrophin like intermediate lobe peptide,

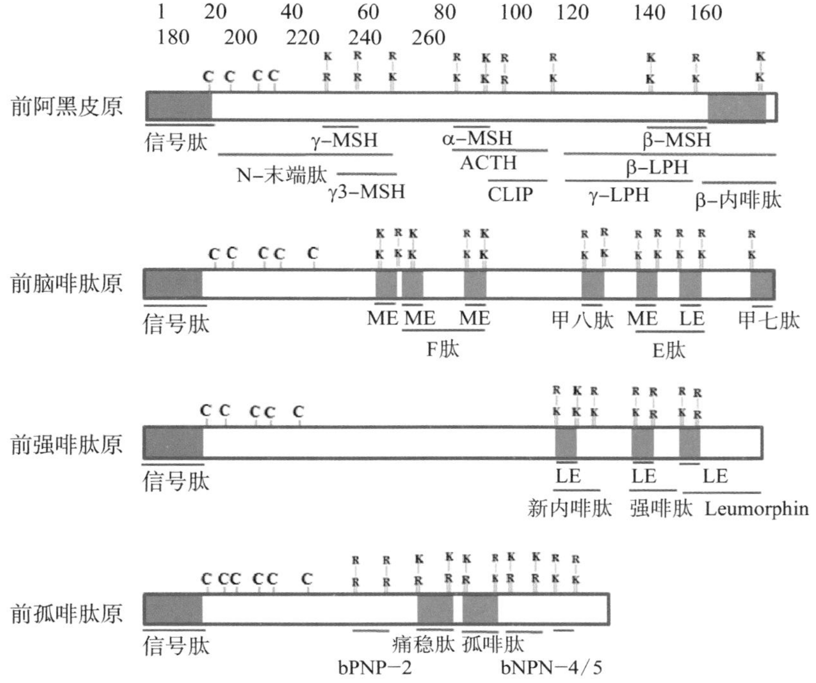

图 13-1　内阿片肽前体及其合成产物

CLIP)。垂体前叶和中叶的 POMC 表达调控机制不同。促皮质激素释放激素(CRH)或肾上腺切除可使前叶 POMC mRNA 表达量增加,地塞米松则使之降低。而同样的处理并不影响中叶的 POMC mRNA 表达量。DA 受体拮抗剂氟哌啶醇使垂体中叶 POMC mRNA 表达量增加,DA 受体激动剂 ergocriptine 则使之降低。然而,这两种药物都不影响垂体前叶 POMC mRNA 的表达。在不同脑区的 POMC 经酶切和蛋白修饰分别形成有生物活性的 ACTH、CLIP、β-E 和 3 种 MSH,它们的序列如表 13-1 所示。

表 13-1　POMC 来源的神经肽及其氨基酸序列

名　称	结　构
ACTH	S-Y-S-M-E-H-F-R-W-G-K-P-V-G-K-K-R-R-P-V-K-V-Y-P-N-G-A-E-D-E-S-A-E-A-F-P-L-E-F
CLIP	P-V-K-V-Y-P-N-G-A-E-D-E-S-A-E-A-F-P-L-E-F
α-MSH	Ac-S-Y-S-M-E-H-F-R-W-G-K-P-V-NH_2
β-MSH	D-E-G-P-Y-K-M-E-H-F-R-W-G-S-P-P-K-D
γ-MSH	Y-V-M-G-H-F-R-W-D-R-F-G
β-E	Y-G-G-F-M-T-S-E-K-S-Q-T-P-L-V-T-L-E-K-N-A-I-I-K-N-A-Y-K-K-G-E

(二) 前脑啡肽原

前脑啡肽原由 263 个氨基酸组成。该前体含 1 个亮啡肽(leucine^5-enkephalin, LE)和 6 个甲啡肽(methionine^5-enkephalin, ME)氨基酸序列。ME 的 C-末端延长形成甲七肽(ME-R-F)、甲八肽(ME-R-G-L)及甲八肽酰胺(ME-R-R-V-NH_2, metorphamide)。另外,还形成

F 肽及 E 肽。F 肽的 N-末端及 C-末端均含 ME，E 肽 N-末端和 C-末端分别含 ME 和 LE，E 肽 C-末端氨基酸脱落又形成 22 肽、20 肽及 12 肽(表 13－2)。

表 13－2　前脑啡肽原来源的神经肽及其氨基酸序列

名　称	结　　构
甲啡肽	Y-G-G-F-M
甲七肽	Y-G-G-F-M-R-F
甲八肽	Y-G-G-F-M-R-G-L
亮啡肽	Y-G-G-F-L
F 肽	Y-G-G-F-M-K-K-M-D-E-L-Y-P-L-E-V-E-E-E-A-N-G-G-E-V-L-G-K-R-Y-G-G-F-M
E 肽	Y-G-G-F-M-R-R-V-G-R-P-E-W-W-M-D-Y-N-K-R-Y-G-G-F-L
BAM-22P	Y-G-G-F-M-R-R-V-G-R-P-E-W-W-D-Y-N-K-R-Y-G
BAM-20P	Y-G-G-F-M-R-R-V-G-R-P-E-W-W-D-Y-N-K-R
BMA-12P	Y-G-G-F-M-R-R-V-G-R-P-E
甲八肽酰胺	Y-G-G-F-M-R-R-V-NH_2

(三) 前强啡肽原

前强啡肽原由 256 个氨基酸组成，内含 3 个 LE 的氨基酸序列。在 LE 的 C-末端延长可形成新内啡肽(包括 α-新内啡肽和 β-新内啡肽)、强啡肽 A(强啡肽 $A_{1\text{-}17}$)、强啡肽 B(强啡肽$_{1\text{-}13}$)。强啡肽 A 降解可形成强啡肽 $A_{1\text{-}8}$，强啡肽 B 的 C-末端延长可形成亮脑啡肽(leumorphin)。大强啡肽(big dynorphin)由 32 个氨基酸组成，其 N-末端为强啡肽 A，C-末端为强啡肽 B，中间由 2 个碱性氨基酸(K-R)连接(表 13－3)。

表 13－3　前强啡肽原来源的神经肽及其氨基酸序列

名　称	结　　构
强啡肽 $A_{1\text{-}17}$	Y-G-G-F-L-R-R-I-R-P-K-L-K-W-D-N-Q
强啡肽 $A_{1\text{-}8}$	Y-G-G-F-L-R-R-I
大强啡肽	Y-G-G-F-L-R-R-J-R-P-K-L-K-W-D-N-Q-K-R-Y-G-G-F-L-R-R-Q-F-K-V-V-T
强啡肽 B	Y-G-G-F-L-R-R-Q-F-K-V-V-T
leumorphin	Y-G-G-F-L-R-R-Q-F-K-V-V-T-R-S-Q-E-D-P-N-A-Y-Y-E-E-L-F-D-V
α-新内啡肽	Y-G-G-F-L-R-K-Y-P-K
β-新内啡肽	Y-G-G-F-L-R-K-Y-P

(四) 前孤啡肽原

前孤啡肽原由 176～181 个氨基酸组成。该前体含 1 个孤啡肽和 4 个不同片段的产物，分别为 bPNP2、bPNP3、bPNP4 和 bPNP5。在氨基酸链的 130～146 位含孤啡肽序列，在孤啡肽的 N-末端含 bPNP3 序列，在孤啡肽与 bPNP3 之间被碱性氨基酸 KR 所分割。bPNP3 又称痛稳肽/素(nocistatin)(表 13－4)。从功能上讲，bPNP3 拮抗孤啡肽的致痛作用，但是 bPNP3 的这种作用与孤啡肽受体 NOP 无关，所以，bPNP3 不属于内阿片肽类。

表 13－4　前孤啡肽原来源的神经肽及其氨基酸序列

名　称	结　构
孤啡肽	F-G-G-F-T-G-A-R-K-S-A-R-K-L-A-N-Q
痛稳肽	T-E-P-G-L-E-E-V-G-E-L-E-Q-K-Q-L-Q

二、分布、释放和失活

(一) 分布

不同的内阿片肽能神经元在脑内的分布不一样，有的在脑内的分布很集中，有的及其分散(图 13－2)。

1. β-内啡肽能神经元　脑内的分布非常集中，主要位于丘脑弓状核区，其纤维投射到下丘脑的正中隆起、视前区、终纹核、室旁核、杏仁核及中隔，并沿第三脑室壁向前向上，然后投射到中脑导水管周围灰质、脑桥的蓝斑核、臂旁核。另外，在延脑孤束核内也有 β-内啡肽能神经元。

2. 脑啡肽能神经元　分布广泛。脑内大部分脑啡肽能神经元是中间神经元，形成局部回路，也可以形成核团间的神经环路。例如，尾壳核内的脑啡肽能神经元的纤维部分投射到苍白球形成纹状体内局部神经环路，部分投射到中脑黑质对 DA 的释放起调节作用，形成核团间的神经环路。脑啡肽能神经元也有较长的纤维投射，如从中缝核到脊髓的通路。

3. 强啡肽能神经元　分布相对集中，分布脑区与脑啡肽有很多重叠。如杏仁核、尾核、中脑中央灰质等区都含脑啡肽及强啡肽的神经元，但分布密度有差异，如中脑黑质、大脑皮质、海马等处的强啡肽多于脑啡肽。

4. 孤啡肽神经元　分布比较广泛。含量最高的脑区主要有新皮质梨状核、外侧膈区、腹侧前脑、下丘脑、丘脑、杏仁中央、伏隔核等。含量次高的脑区为脑干腹侧被盖区、黑质、脑桥联合核、中央灰质、篮板、中缝核群、孤束核、疑核、橄榄核、脊髓三叉神经核、脊髓背侧和腹侧等。然而，垂体和松果体没有检测到孤啡肽神经元。脑内孤啡肽神经末梢的投射较为广泛。

内阿片肽细胞超微结构分布的研究证明它们都储存于突触的大囊泡中，且可与经典递质共存。例如脑啡肽和 GABA 或 NT 共存于纹状体的神经元，强啡肽与 SP 或 GABA 共存于壳核的神经元内，分别参与纹状体-黑质神经环路功能的调节。

(二) 储存与释放

内阿片肽主要储存于大囊泡内。去极化兴奋刺激诱导内阿片肽释放。离体实验表明，高 K^+ 浓度或电刺激引起脑片组织释放内阿片肽，其释放依赖 Ca^{2+} 存在。整体实验表明，电刺激或行为刺激均可引起脑内释放内阿片肽。

(三) 失活

内阿片肽主要通过蛋白修饰或酶解失活。β-内啡肽通过 N-末端乙酰化而失活，脑啡肽及强啡肽靠酶解失活。脑啡肽主要由氨肽酶和脑啡肽酶(二肽羧肽酶)分解失活。强啡肽在这些酶的基础上，还需要羧肽酶 B 和内切酶的参与。研究神经肽的特异代谢方式有助于合

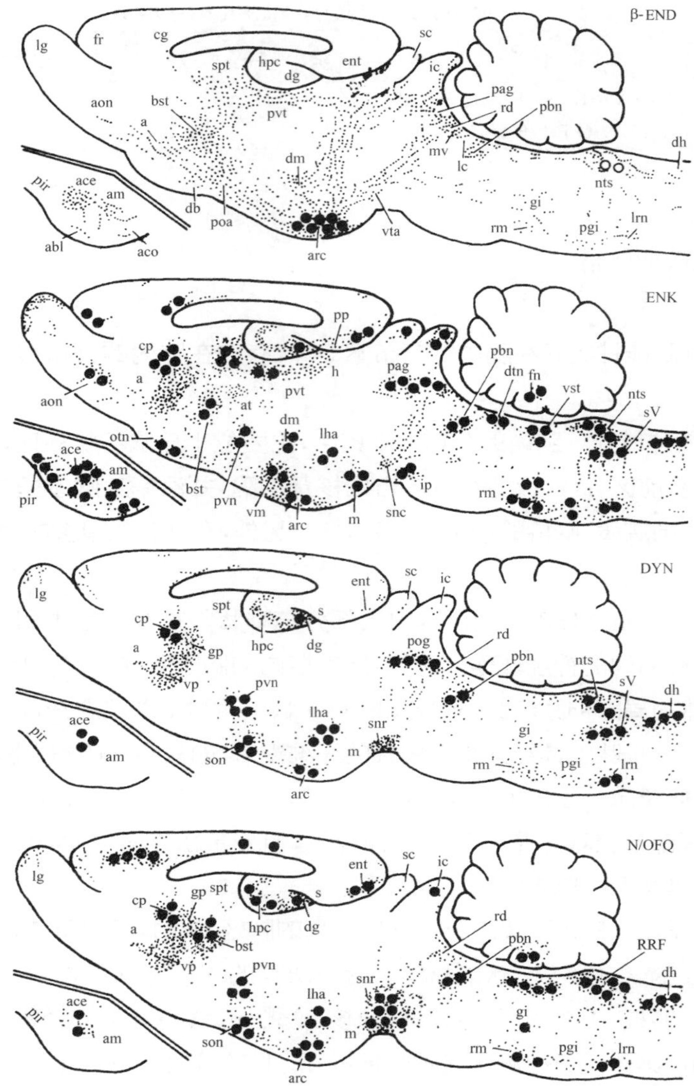

图 13 - 2　四种内阿片肽在大鼠脑内的分布

注:β-END,β内啡肽;ENK,亮啡肽;DYN,强啡肽 A;N/OFQ,孤啡肽;a,伏隔核;ace,杏仁中央核;aco,杏仁皮质核;abl,杏仁外侧基底核;am,杏仁内侧核;aon,内侧嗅核;arc,弓状核;at,内侧丘脑;bst,床核,终纹;cg,扣带皮质;cp,尾壳核;dg,齿状回;dh,背角;dm,背内侧;dtn,被侧背盖区:ent,嗅皮质;fr,前皮质;fn,顶核;gi,网状结构;gp,苍白球;h,缰核;ic,下丘;ip,脚间核;Irn,外侧网状核;le,蓝斑核;lg,嗅束,lha,外侧下丘脑区;m,乳头体核;mv,中脑背盖;nts,孤束核;otu,嗅结节;pag,中央灰质;pbn,臂旁核;pgi,网状巨细胞核;pir,梨状核;pp,穿通纤维通路;pvn,室旁核;pvt,丘脑室旁核;rd,中缝背核;rm,中缝大核,s,下托;sc,上橄榄核;snr,黑质;son,视上核;spt,隔区;sv,脊髓三叉神经核;vm,腹内侧核;vta,腹侧被盖核;vp,腹侧苍白球。

成选择性肽酶抑制剂,了解神经肽失活过程中的构效关系,对研发药物提高神经肽生物活性具有重要意义。

内阿片肽的 N-末端第 1、第 2 和第 3 位的肽键被水解,均可使其生物活性丧失,而其他部位的肽键断裂仅使活性下降，或转化成其他小分子内阿片肽。例如，甲啡肽和亮啡肽均有 5 个氨基酸组成，分别为 Y-G-G-F-M 和 Y-G-G-F-L。构效关系研究表明，它们 N-末端的四肽（Y-G-G-F）是保持生物活性的基本结构，其中第 1 位酪氨酸是活性必需基团。第 3 位甘氨酸和第 4 位苯丙氨酸也不可改动，而第 2 位及第 5 位改动不影响生物活性。根据这些特性，科学家人工合成了耐酶的脑啡肽类似物-激动剂。如用右旋丙氨酸取代第 2 位甘氨酸，并在羧端加酰胺基或醇基。羧端不游离，不但增加了脑啡肽对羧肽酶的稳定性，还增加对氨肽酶的抵抗力。

第三节　阿片受体及其分型

一、阿片受体分型及其配体

20 世纪 70 年代中，脑内发现多种内源性阿片肽，科学家根据这些肽类的生物功能和拮抗剂纳络酮对其生物功能的调节效应，提出阿片受体分为 μ、δ 和 κ 型受体，它们的内源性配体分别为 β-内啡肽、脑啡肽和强啡肽。1995 年脑内发现孤啡肽。鉴于该肽具有一定的阿片肽样生物功能，但对纳络酮不敏感，而命名其为孤啡肽（nociceptin/orphanin FQ，N/OFQ），其受体称为孤啡肽受体，简称 N/OFQ 受体。2013 年，通过晶体结构解析发现，μ、δ 和 κ 型阿片受体与 N/OFQ 受体均源于同一个基因。根据国际受体命名法（IUPHAR）规定将 N/OFQ 受体归类于阿片受体。主要理由如下：N/OFQ 受体与阿片受体起源于同源家族蛋白；受体兴奋性均通过 G 蛋白偶联信号转导通路介导；N/OFQ 的结构与其它内阿片肽有很大相似性；N/OFQ 有许多类阿片样的生物功能。鉴于此，尽管 N/OFQ 受体对纳络酮不敏感，但还是被认定为阿片类受体。

阿片受体兴奋的生物学功能十分复杂。不同类型的阿片受体兴奋后产生相似或相反的功能。例如，KOR 兴奋时产生利尿作用，而 MOR 激动时则相反。又如，KOR 和 MOR 兴奋后均产生镇痛作用，但是作用部位有差别。KOR 的镇痛部位在脊髓，而 MOR 的镇痛部位包括脑和脊髓。

阿片类药物的耐受性和成瘾性限制了其发挥有效镇痛作用的应用。这些不同受体所形成的耐受性及成瘾性仅对同一型阿片受体产生交叉耐受，在不同型阿片受体之间不存在交叉耐受。例如，动物对 MOR 激动剂吗啡产生耐受性时，对其他 MOR 激动剂（芬太尼或去甲吗啡）也产生交叉耐受，但对 KOR 及 DOR 激动剂（环唑辛和镇痛新）则不形成耐受。另外，芬太尼或去甲吗啡可抑制吗啡成瘾的戒断症状（即交叉抑制戒断症状），环唑辛或镇痛新则无交叉抑制戒断症状的作用。通过对阿片受体功能的研究，人们已经合成了一系列不同的阿片受体的选择性激动剂（agonists）和拮抗剂（antagonists）（表 13 - 5）。每个药物对受体的选择性是相对的，药物剂量加大时，其选择性减弱。在这些药物中，有的与受体结合是可逆的，有些是非可逆性。

表 13 - 5 阿片受体的激动剂和拮抗剂

阿片受体	激 动 剂	拮 抗 剂
MOR	吗啡，sufentanil，Loperamide， FK33，824，Y-(d)A-G(NMe)F-M(0)00l DAGO，Y-(d)A-G-(NMe)F-G(01) Morphiceptin，Y-P-F-P. NH PL0l7，Y-P-(Me)F-(d)P-NH_2 CTOP，F-9202，F-9204	纳洛酮，纳屈酮，β-富马酰胺纳屈酮 SAS201-995，ICI 154 129，alvimopan， CTAP，levallorphan * 纳洛腙(naloxazone，μ_1)，* 纳洛肼(naloxacine) * cyprodime，* BIT， * β-FNA(β-funaltrexamine)
DOR	DADLE，Y-(d)A-G-F-(d)L DTLET，Y-(d)T-G-F-L-T DSLET，Y-(d)S-G-F-L-T DPDPE，Y-(d)F-G-F-(d)F BW373U86，UFP-512，ADL5747，SNC 80	* FAO， * FIT ICI 174 864，BNTX(δ1)，NTB(δ2) NTI，TIPP，natrindole，naltriben
KOR	ethylketo cyclazocine，enadoline， U-50488H，U-69593，U-62066，bremazocine ICI 204，448，dynorphin([R^6]l-13)，salvinorin A	MR 2266，JDTic， 5′-guanidinonatrindole， nor-binaltorphimine
非选择性**	依托啡(etorphine)	特培洛啡(diprenorphine) * β-氯乙胺纳屈酮(β-chlomatrexamine，β-CNA)
NOR	GRT-6005，MT-7716，SER-100， N/OFQ(1-13)-NH_2，Ac-RYYRWK-NH_2， SCH221510，AT-403，Ro64-6198	LY2940094，JTC-801，SB-612111， UFP-101，LY2940094，J-113397

注：* 为不可逆结合配体；** 这类药物对 MOR，DOR 和 KOR 均有高亲和结合能力及生物活性。

根据研究目的，结合各药物的特点，我们可以选用表中的药物开展研究。研究阿片受体的生物学特性的常用的经典方法包括生物鉴定分析(bioassay，BA)、放射受体结合分析法(radio-receptor binding assay，RRA)和放射自显影(autoradiography，AR)等技术。在RRA 和 AR 分析中，常用的分析方法包括选择性标记、选择性抑制、选择性失活、选择性保护等，可以确定组织中阿片受体的结合常数、解离常数和受体最大结合能力，受体的分类以及脑区的分布密度。在 BA 中，可以进行各型阿片受体功能的分析或药物的筛选。

阿片受体是 G 蛋白偶联受体(GPCR)。已知 GPCR 受体与受体的相互作用会形成同源(homomer)和异源二聚体(heteromer)。同源二聚体是由同种受体组成，如 MOR 和 MOR 受体形成二聚体。异源二聚体则由两种不同受体组成，如 KOR 和 DOR 或 MOR 和 DOR 形成异源二聚体。当受体激动后，通过受体间的相互作用形成异源二聚体，不仅影响各受体的结合能力，还影响受体兴奋后的信号转导及生物学效应。例如，MOR 和 DOR 两受体兴奋后形成同源二聚体，两种受体兴奋后均通过 $G_{\alpha i/o}$ 信号转导通路，但是若形成 MOR-DOR 异源二聚体时，则通过 $G_{i/o}$ 或 β-arrestin 介导的信号通路。如前所述，不同的信号转导通路兴奋后，会引起不同的下游通路的兴奋。阿片受体异源二聚体的形式不仅限于阿片受体之间，也包括与其它 G 蛋白偶联的递质受体。例如，MOR 与 5-HT_{1A} 或 NK_1 受体分别形成 μ-5-HT_{1A} 或 μ-NK_1 异源二聚体。受体异源二聚体的出现增加了受体功能复杂性，对开展药物选择性和有效性的研究提出了更高要求。表 13 - 6 列举了部分阿片受体异聚体及其调节剂。

表 13-6 阿片受体异聚体及其调节剂

受体异聚体	配体名称	药效(有效成份)
MOR-DOR(μ-δ)	MDAN21，L2	DOR 拮抗(DN-21) MOR 激动(MA-19)
	L4	DOR 激动(ENT1) MOR 拮抗(Oxymorphone)
	CYM51010	MOR-DOR 激动(CYM51010)
DOR-KOR(δ-κ)	KDN-21	DOR 拮抗(NT1) KOR 拮抗(5′-GNT1)
	6′-GNT1	DOR-KOR 激动(6′-GNT1)
MOR-KOR(μ-κ)	NNTA	MOR-KOR 激动(NNTA)
MOR-NOR(μ-N)	$IBN_{tx}A$	MOR-NOR 激动($IBN_{tx}A$)

引自：FUJITA W，GOMES I，DEVI L A. Revolution in GPCR signalling：opioid receptor heteromers as novel therapeutic targets：IUPHAR Review 10[J]. Br J Pharmacol，2014，171(18)：4155－4176.

二、脑内阿片受体的分布

各型阿片受体在脑内的分布是有特异性的。常用于研究脑内阿片受体分布的技术有几种：①放射受体结合分析法结合放射自显影技术。在受体被克隆以前，人们大多选用同位素标记的选择性阿片受体的配体进行受体结合分析，采用放射自显影技术观察到各阿片受体在脑内不同核团的分布密度；②免疫组织化学染色(immunohistochemical staining)和原位组织化学染色(*in situ* histochemical staining)。当阿片受体被克隆后，人们又采用受体蛋白抗体或分子探针进行组织学的染色分析，揭示了不同脑区内各个阿片受体蛋白及其 mRNA 的表达；③PET 技术。人们采用选择性标记的配体用于动态地观察脑内阿片受体结合和解离状态，及其与脑功能的关系。采用这些技术已研究了不同阿片受体的脑内分布，并发现以下规律：①受体蛋白及其 mRNA 的表达高密度区域与受体与配体结合致密区基本一致；②PET 观察到脑内阿片受体结合活性较强区与放射自显影显示的受体结合高密度区较一致；③受体密度分布核团或脑区与脑功能区密切关联。

脑内 MOR 分布广泛。受体密度最高的脑区为新皮质、尾-壳核、伏隔核、丘脑、海马、杏仁核、上丘与下丘、孤束核、三叉神经核、脊髓背角；其次为中央灰质、中缝核；而下丘脑、视前区及苍白球的受体密度相对较低。MOR 分布脑区与痛感觉、内分泌、水平衡、摄食活动及情绪等调节通路有关。

脑内 DOR 分布相对集中，DOR 分布密度最高的脑区主要有：嗅皮质、尾-壳核、伏隔核、杏仁核。而下丘脑、丘脑及脑干的密度很低。DOR 的分布脑区与运动整合、体温调节、嗅觉识别功能的调节有关。

脑内 KOR 分布广泛，以尾-壳核、伏隔核、杏仁核、下丘脑、神经垂体、正中隆起、孤束核内密度最高；中央灰质、中缝核、三叉神经核及脊髓背角为中等密度。该分布脑区与运动、水平衡、摄食活动、痛感觉及内分泌的功能调节有关。

在脑内 NOR 的分布广泛，从间脑、中脑、脑桥、延髓和脊髓均有 NOR 的分布。NOR 分布密度较高区域为新皮质Ⅱ～Ⅴ层，内嗅区、梨状皮质，海马、基底前脑区核、下丘脑腹内侧核和弓状核、孤束核等。尾-壳核和腹膈核内无 NOR。

脑内阿片受体的分布区域存在动物种族差异。另外，阿片受体在外周组织中也有分布。例如，肠道及输精管平滑肌等。由于这一分布特点，豚鼠回肠和小鼠输精管通常被用来作为研究阿片受体激动剂与拮抗剂筛选的生物检定模型。

第四节　生 理 功 能

内阿片肽及其受体在脑内分布广泛，这决定了其功能的多样性。内阿片肽的功能几乎涉及体内各大系统，包括镇痛、心血管功能调节、调节水平衡、呼吸抑制、胃肠道和摄食、调节下丘脑和垂体促激素释放、体温调节、运动、情绪、精神活动和学习记忆功能的调节等。表 13－7 归纳了内阿片肽主要功能与其受体和脑区关系。

表 13－7　阿片受体的分布与功能联系

功　能	参与受体	分 布 部 位
食欲与摄食	MOR、DOR 和 KOR NOR(抑制)	腹侧背盖区
心血管调节	MOR、DOR 和 KOR NOR	孤束核
水平衡	KOR：利尿	下丘脑、垂体(可能也包括肾)
	MOR：抗利尿	下丘脑(可能也包括垂体)
促进释放		
GH	MOR 和 KOR	下丘脑内侧视前区及弓状核
ACTH	MOR 和 KOR，NOR	下丘脑内侧视前区及弓状核
PRL	MOR 和 KOR	下丘脑内侧视前区及弓状核
抑制释放		
LH	MOR 和 KOR	下丘脑内侧视前区及弓状核
AVP	KOR	垂体后叶
OXY	MOR 和 KOR	垂体后叶
痛抑制	MOR 和 KOR	脊髓背根神经节、脊髓三叉神经核，丘脑，PAG、中缝核群，网状巨细胞核
	NOR(icv：致痛；it：镇痛)	脊髓及 PAG
	DOR(it：镇痛)	脊髓背根神经节、脊髓三叉神经核，网状巨细胞核
呼吸	MOR 和 DOR：抑制 NOR：中枢抑制， 外周扩张支气管，抑制哮喘	脑干
运动	DOR：增强运动 KOR：增强运动 NOR：增强运动	纹状体，黑质 纹状体，黑质 黑质，蓝斑
体温调节	MOR：降温 DOR：升温	下丘脑
学习记忆	MOR 破坏学习记忆	海马，皮质
情绪	NOR，MOR，KOR	杏仁核，下丘脑，纹状体，中缝核

人们采用受体激动剂研究了阿片受体分布脑区与脑功能之间的联系。脑内同一部位不同的阿片受体兴奋后，对同一功能的调节效应不一，有协同和相反的效应。下面仅举几例帮助理解：①内阿片肽参与镇痛的调节。中枢的内阿片肽释放后通过兴奋 MOR、DOR 和 KOR 调节痛觉。研究发现，阿片受体高密度的脑区恰好是参与疼痛调节中枢结构，如参与上行及下行痛觉调节通路的脑区或神经组织高表达阿片受体。在上行痛觉传导通路中，脊髓背根神经节、脊髓背角和三叉神经核中高表达 MOR、DOR 和 KOR，丘脑内表达 MOR 和 KOR。从细胞水平看，在中等及大神经元中表达 MOR，在中小神经元中表达 KOR，大神经元上表达 DOR。这 3 种受体可能感受和传递不同类型的痛刺激信息。在下行痛觉抑制通路中，中脑导水管周围灰质(PAG)、中缝核和中缝大核表达 MOR 和 KOR，网状巨细胞核内表达 MOR、DOR 和 KOR3 种受体。这种分布特征与 MOR 及 KOR 兴奋能产生较强镇痛效应有关。脑内和脊髓内 NOR 兴奋对痛觉的调节效应相反。将 N/OFQ 注射到小鼠侧脑室使动物的痛阈降低，即产生致痛效应，而脊髓内则产生镇痛效应。②内阿片肽参与黑质-纹状体环路的运动调节。DYN 和 ENK 在纹状体神经元中表达，分别通过兴奋 KOR 和 DOR 受体参与基底神经节环路中直接通路和间接通路对运动功能的调节。DOR 激动时抑制间接通路中 GABA 传递，从而增强运动功能；KOR 激动时抑制底丘脑谷氨酸能投射对内侧苍白球 GABA 能神经元的兴奋性调节，提高丘脑对运动皮质的兴奋性，从而增强运动功能。③内阿片肽调节下丘脑-垂体轴(HPA)介导的内分泌激素释放。内阿片肽通过兴奋下丘脑和垂体 MOR 和 KOR 调节激素的释放。当下丘脑内侧视前区和弓状核内 MOR 和 KOR 兴奋时，促进催乳素(PRL)、生长激素(GH)、阿黑皮原(POMC)及促皮质释放激素(ACTH)的释放，抑制黄体生成素(LH)。当垂体后叶 MOR 和 KOR 兴奋时，抑制催产素(OXY)和精氨酸加压素(AVP)的释放。内阿片肽的这些作用决定了其对应激反应、生长发育和生殖内分泌等功能的调节效应。

内阿片肽具有很强大的神经精神调节效应，参与多种神经疾病的发生和发展。在抑郁实验动物模型中，脑内 DYN 合成和释放增加，采用 KOR 拮抗剂减轻抑郁行为的形成，这提示了 KOR 兴奋参与抑郁的形成。研究也证明 MOR 和 DOR 参与脑创伤后的抑郁形成。N/OFQ 参与应激情绪的反应。N/OFQ 及 NOR 在参与精神和情绪反应的脑区中高表达，包括大脑皮质、中缝核、下丘脑、丘脑、杏仁核等。不同强度的应激刺激引起不同的应激情绪反应。在一般强度刺激下，N/OFQ 兴奋 NOR，通过 HPA 系统和不同脑区参与应激反应的过程。通过 HPA 系统刺激 ACTH 和皮质激素释放。通过不同脑区(纹状体、中缝核、篮板和皮质)抑制单胺类递质的释放，促进 CRF 和 POMC 释放，从而加速心率、提高血压和产生焦虑等应激症状。这些应激情绪反应可被 NOR 拮抗剂所抑制。若给予长时间较强刺激，释放的 N/OFQ 作用于杏仁核，抑制 CRF 和氨基酸递质的释放，抑制应激焦虑的形成。N/OFQ 对应激反应的双重调节作用反应了机体的自身保护机制。

内阿片肽参与多种其他神经系统疾病的发生。在动物实验中，脑内 ENK 缺失加剧海人藻酸诱发的癫痫发生；DYN 激活 KOR 预防癫痫发生及保护神经元免遭应激损伤。在缺血性神经元损伤模型中，DOR 激动剂 DADLE 促进 Bcl-2 的合成，激活 PI_3K/AKT/NF-κB 信号通路，产生对神经元的保护作用。在帕金森疾病模型中，DOR 激动剂有抗 PD 样症状的作用，还能加强 L-多巴的疗效，其作用机制除与抑制间接通路的功能提高运动能力外，还与抗氧化和抗炎性反应有关。在脊髓损伤模型中，NOR 激动剂抑制神经再生，而 NOR 拮抗剂促进轴突再生和修复。

思考题

1. 内阿片肽的分类。
2. 阿片受体的分类及其内源性配体的选择性。
3. 阿片受体选择性激动剂和拮抗剂。
4. 内阿片肽的脑内主要功能。

（孙凤艳）

参考文献

1. 韩济生. 针刺镇痛及其有关的神经通路和神经介质[J]. 生理科学进展，1984，15(4)：294－300.
2. 邹冈，张昌绍. 脑室内或脑组织内微量注射吗啡的镇痛效应[J]. 生理学报，1962，25：119.
3. BODNAR R J. Endogenous opiates and behavior：2018[J]. Peptides，2020，132：170348.
4. LESLIE F M. Methods used for the study of opioid receptors[J]. Pharmacological Reviews，1987，39(3)：197－249.
5. NUMA S. Opioid peptide precursors and their genes[M]// UDENFRIEND S，MEIENHOFER J. Opioid Peptides：biology，chemistry，and genetics. London：Academic Press，1987：1－24.
6. OKUDA-ASHITAKA E，ITO S. Nocistatin：a novel neuropeptide encoded by the gene for the nociceptin/orphanin FQ precursor[J]. Peptides，2000，21(7)：1101－1109.
7. PASTERNAK G W. Opioid receptors[M] //MELTZER H Y. Psychopharmacology：The third generation of progress. New York：Raven Press，1987：281－288.
8. ZADINA J E，HACKLER L，GE L J，et al. A potent and selective endogenous agonist for the ??-opiate receptor[J]. Nature，1997，386(6624)：499－502.

第三篇 神经生理功能

第十四章　感觉

第一节　概　　述

感觉(sensation)是客观物质世界在脑的主观意识反应，是机体赖以生存的重要生理功能之一，通过不同的感觉信号和感觉传导通路整合各级水平的相互作用，使机体对内外环境的变化做出准确的反应，以保持机体的内稳态、避免各种危险、寻找食物、求得生存的基本活动。人类的感觉功能除了保障生存的最低层次需求，通过大脑的思维、判断和语言功能，能对各种艺术进行欣赏。外界的各种刺激，首先作用于机体相应的感受器(sensory receptor)或感受器官(sensory organ)，然后转化成神经冲动，通过特定的神经传导通路将感觉信息传送至大脑皮质特定功能区进行信息整合或分析处理，产生相应的感觉(sensation)(图 14 - 1)。

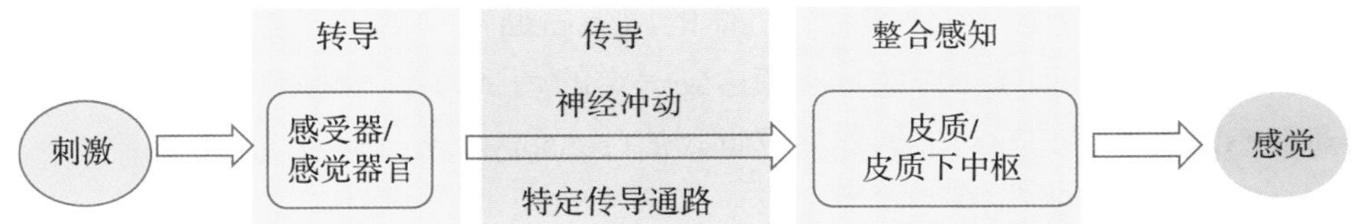

图 14 - 1　感觉系统基本工作原理

人体主要的感觉包括躯体感觉(包括浅感觉与深感觉)、内脏感觉与特殊感觉(视觉、听觉、嗅觉、味觉、平衡觉)。浅感觉主要包括痛觉、触觉和温度觉，深感觉则主要来自肌肉、肌腱和关节。感觉传导通路包括本体感觉传导通路、浅感觉传导通路、内脏感觉传导通路、视觉传导通路、听觉传导通路和平衡觉传导通路等。通过特异神经传导通路将各类感觉信息传递至大脑皮质功能区进行整合并形成感觉意识或知觉(perception)。然而感觉冲动传入到中枢并不全都会引起主观感觉，有些仅引起机体某些功能的改变，参与功能调节，如颈动脉窦压力感受器的传入冲动引起的血压反射。因此，感觉是人类为适应内外环境变化和保持内外环境相对稳定所必需的生理功能。

一、感受器和感受器官

从本质上讲，感受器是分布在生物体内一些专门感受体内、外环境改变的一种换能结构或装置，可将机械、电、化学、温度等不同形式的刺激转换成神经冲动的细胞或组织。感受器的分布广、结构具有多样性。感受器有多种分类方法。

从结构上进行分类，主要分为 3 类：①外周的神经末梢，如痛觉感受器；②裸露的神经末梢周围包绕一些结缔组织形成的被膜样结构，如环层小体、触觉小体和肌梭等；③功能高度分化的感受细胞连同其附属结构构成的特殊感觉器官，如眼、耳等。分布在人体不同感觉器官上的感受器具有特定的信息感受功能，如舌表面的味蕾感受味觉，鼻腔的嗅粘膜感受嗅觉，视网膜的视锥和视杆细胞感受视觉，耳蜗中的毛细胞感受听觉。

根据接受刺激的性质，感受器又可分为：化学感受器（chemoreceptor）、机械感受器（mechanoreceptor）、温度感受器（thermoreceptor）、光感受器（photoreceptor）和伤害性感受器（nociceptor）。其中伤害性感受器为混合型，可以是机械、温度或化学感受器，也可以是对几个刺激起反应的多觉（polymodal）感受器。

二、感受器的一般生理特征

（一）感受器的适宜刺激

一种感受器只对某种特定的刺激最敏感，这种特定形式的刺激称为某感受器的适宜刺激（adequate stimulation）。例如，特定频率的机械振动是耳蜗毛细胞的适宜刺激，一定波长的电磁波是视网膜感光细胞的适宜刺激。但是，感受器并非仅对适宜刺激反应。已知，所有的感受器对电刺激均可以发生兴奋反应，大多数的感受器对突发的化学性和压力性变化也有反应，例如，压迫眼球可以引起视网膜感光细胞产生发光反应。不过，非适宜刺激引起反应的刺激强度远远大于适宜刺激，因此，机体的感受器通常会优先接受适宜刺激引起反应。适宜刺激作用感受器能引起相应感觉必须达到一定的刺激强度、刺激作用时间和作用面积，感受器对最小刺激能引起反应的值称为感觉阈值（sensory threshold）。

（二）感受器的换能作用

感受器具有将外界刺激（如声、光、热、机械）的能量信息转化为传入神经的动作电位，从而进行感觉信息传递的功能。感受器的这种作用被称为换能作用（transducer function）。因此，感受器是一种生物换能器。在这种换能过程中，感受器细胞或其传入神经产生过渡的局部膜电位变化。这种膜电位变化发生在特化的感受器细胞称为感受器电位（receptor potential），而发生在传入神经末稍性感受器则称为发生器电位（generator potential）。感受器电位和发生器电位是过渡性等级电位，具有总和和电紧张扩布的局部兴奋特性，触发动作电位的产生。感受器电位通常是由跨膜离子电流引起的膜去极化而产生的，但是感光细胞则为膜的超极化反应（参见本章第五节）。感受器电位产生的机制不同，但介导这一过程的信号分子主要是 G 蛋白偶联受体、瞬时受体电位（transient receptor potential，TRP）通道和机械门控通道等。已知，视觉、嗅觉和味觉是由 G 蛋白偶联受体所介导，温度觉、渗透压和某些化学刺激（辣椒素、酸、薄荷醇等）由不同的 TRP 通道介导，听觉和触觉由机械门控通道介导，痛觉可能由多种信号分子介导。

感觉换能和动作电位发生的部位通常是分开的。当刺激引起感觉神经末梢产生局部膜电位去极化，后者以电紧张的形式传播，当到达感觉神经的第一个郎飞结，只要去极化电位足以达到阈电位，动作电位即可爆发并沿此感觉神经向远处传导。当刺激引起感受器细胞（如感光细胞或毛细胞）发生感受器电位，后者同样以电紧张的形式传播至突触，通过释放神经递质引起初级传入神经末梢发生膜电位变化，这种电位变化也是过渡性的，被称为发生器电位。在毛细胞，换能部位与动作电位触发部位之间只经过一次突触传递，而感光细胞需要两次突触传递。

（三）感受器的适应现象

当某一个强度衡定的刺激持续作用于某一感受器时，相应的感觉神经纤维上动作电位的频率会随刺激持续时间的延长而逐渐降低，正如“久入芝兰之室而不闻其香”。这一现象称为感受器的适应（adaptation）。适应并非疲劳，这是因为感受器对某一强度刺激产生适应后，若进一步加大同样性质的刺激强度，其相应的传入冲动又可以增加。

根据感受器发生适应的快慢，可分为快适应感受器（rapidly adapting receptor）和慢适应感受器（slowly adapting receptor）。皮肤的环层小体、麦斯纳小体等属于快适应感受器。当给皮肤环层小体施加恒压刺激时，在刺激后的短时间内有传入冲动的发放，此后尽管刺激仍然持续，但是传入冲动却降到零。这类感受器对于刺激变化十分灵敏，适宜传递快速变化的信息，有利于机体接受新的刺激。肌梭、关节囊感受器、颈动脉窦压力感受器和颈动脉体化学感受器等属于慢适应感受器。这类感受器在刺激持续作用时，刺激开始后不久出现脉冲频率轻微降低，以后可以在较长时间内维持这一水平。这种慢适应特征有利于机体对某些功能状态进行长时间的检测，有利于功能调节的需求。

感受器适应可发生在感受信息转换过程的不同阶段，包括换能过程、离子通道功能状态、感受器细胞与感觉神经纤维之间的突触传递各个环节。不同的感受，其发生适应的机制也不同。

三、感受信息在感觉通路中的编码

感受器将外界刺激转变为传入神经动作电位的同时，也把刺激所包含的环境变化信息（如刺激的性质、强度和方向等）转移到动作电位的频率和序列中，起到了信息转移的作用，这就是感受器的编码（coding）。感觉中枢根据这些编码信号对刺激的性质和强度产生主观感觉。

不同感受器进行能量转换所产生的动作电位的脉冲波形及其产生机理基本相同。例如，由视神经、听神经或皮肤感觉神经纤维上记录到的动作电位没有本质差别。不同的感受器具有不同的适宜刺激，因此某些特殊感觉的感受器兴奋本身就决定了对某些刺激的选择性反应或感觉识别。刺激的强度与感受器反应的大小有关，后者与感觉神经上动作电位的频率高低有关。适宜刺激感受器引起感受野局部细胞膜电位的变化，变化的膜电位被进一步整合和进行信息编码处理，当整合后的膜电位达到阈电位水平时，即可诱导产生动作电位，但是动作电位的波形和幅度始终相似。一般来讲，某种特定感觉的产生并不是通过动作电位的波形或序列改变来实现的，而是通过特定的感觉神经传导通路将感受器换能产生的动作电位传导到特定感觉皮质，再进行编码分析，才真正得以实现。人类在进化过程中，感觉器官及感觉系统高度分化，尤其是某些感受器细胞对某些适宜刺激变得十分敏感，由此产生的传入信号只能遵循特定的神经通路传导到特定的大脑皮质功能区，引起相应的特定感觉意识。

感觉信息传向中枢的通路是由一组神经元及其轴突投射以神经突触连接的方式组成的。前面了解到，感觉信息的编码最初在感受器中进行，随后在传递通路中的每一次神经元之间的突触传递，都会进行一次新的编码。每次新的编码过程都有可能接受其他信息，并进行综合分析和整合。如来自上行神经元的侧向抑制将有可能减弱或取消传入信息；同时，来自中脑网状结构及大脑皮质高级中枢的下行通路也可以发挥同样的抑制性调节效应。

第二节　痛　　觉

疼痛（pain）是一种与实际或潜在的组织损伤相关的不愉快的感觉和情绪情感体验。造成组织损伤的原因可以是有形、可见的冷、热、机械、化学刺激等，也可以是声音、语言等无形、不可见但可以感受到的刺激。疼痛是一种主观的情绪情感经历和体验，目前尚无公认的客观定量标准。

痛觉包括伤害性刺激作用于机体诱发的痛感觉和机体相应的痛反应。一方面，疼痛可引起逃避性保护行为，维持个体生存和健康。先天性无痛症患者因痛觉缺失不能自我保护，经常受伤，甚至危及生命。另一方面，长期剧烈的疼痛则对机体造成严重折磨。

生理状态下，不同形式的伤害性刺激作用于不同组织、器官中的伤害性感受器，经由初级感觉神经元换能，转变成电化学信号，传递到脊髓进行初步整合后，经脑干和丘脑传递和调制，最终在大脑皮质形成痛觉（图 14－2）。痛觉的形成包括转导（transduction）、传递（transmission）、调制（modulation）和感知（perception）4 个过程。

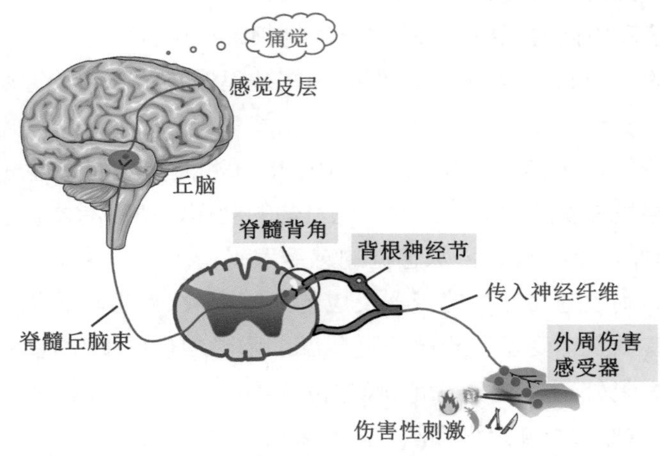

图 14－2　痛觉传导通路示意图

一、痛觉信息传递

（一）伤害性感受器和传入神经纤维

伤害性感受器(nociceptor)是产生痛觉信号的外周换能装置，是初级感觉神经元的外周部分，形态上是游离的神经末梢，广泛分布于皮肤、肌肉、关节、内脏、骨膜等组织器官中。伤害性感受器可对多种刺激(物理的或化学的)产生应答并转化为神经冲动，经神经纤维传导至中枢，从而产生伤害性感受(nociception)或疼痛。

伤害性刺激可使受损的组织或细胞释放一些致痛的化学物质，通过直接或间接的作用，激活受损组织中伤害性感受器上相应的受体或通道产生神经冲动。这些致痛物质包括神经递质(兴奋性氨基酸、去甲肾上腺素等)、神经肽(P 物质、降钙素基因相关肽、甘丙肽、神经肽 Y 等)、脂质(前列腺素、内源性大麻素)、蛋白酶、神经营养因子、细胞因子和趋化因子、氢离子、钾离子等离子及其它物质。致痛物质可由非神经细胞(成纤维细胞、肥大细胞、中性粒细胞等)释放，也可由神经末梢直接释放。

伤害性感受器激活后产生的信号经不同的初级传入神经纤维传递到中枢。根据解剖与功能特征，初级传入神经纤维可分为 4 类(表 14－1)，其中痛觉由 Aδ 和 C 纤维介导。

表 14－1　感觉传入神经纤维分类和功能

分类	神经支配	直径(μm)	传导速度(m/s)	有无髓鞘	功能
Ⅰ(Aα)	肌梭、腱器官	13～20	80～120	有	本体感受
Ⅱ(Aβ)	皮肤	6～12	35～75	有	触觉
Ⅲ(Aδ)	皮肤、肌肉、关节、内脏	1～5	5～30	有	温度、痛觉感受
Ⅳ(C)	皮肤、肌肉、关节、内脏	0.2～1.5	0.5～2	无	温度、痛觉、痒觉感受

背根神经节(dorsal root ganglion, DRG)细胞是躯干四肢传入的第一级神经元。DRG 神经元是假单级神经元，胞体发出单个轴突分为两支：外周突构成脊神经的感觉纤维，接受感觉信息；中枢突经后根进入脊髓，完成初级感觉信息传递。头面部的浅感觉则通过三叉神经节(trigeminal ganglion, TG)传递。

（二）痛觉传导的初级中枢和上行通路

脊髓是伤害性信息传递和处理的初级中枢。伤害性刺激由外周神经纤维传入脊髓后角(背角)，经初步整合后，一方面作用于前角(腹角)运动细胞引起脊髓反射，如防御性屈肌反射；另一方面通过脊髓上行通路上传。

脊髓灰质分为Ⅰ～Ⅹ层，其中Ⅰ～Ⅵ层被认为是脊髓背角。伤害性信息传入主要终止于脊髓背角的Ⅰ层和Ⅱ外层(Ⅱo)，其中Ⅱ层的胶状质(substantia gelatinosa, SG)结构内有大量小而密集的中间神经元，是闸门控制的重要部位。脊髓神经元根据功能分为投射神经元(projecting neuron)和中间神经元(interneuron)，投射神经元负责将伤害性信息传递到高级中枢，中间神经元主要是将伤害性信息中继到其他神经元(包括投射神经元、中间神经元和运动神经元)。而中间神经元根据功能又分为兴奋性中间神经元和抑制性中间神经元。其中，兴奋性中间神经元主要是谷氨酸能神经元，而抑制性中间神经元主要是 γ-氨基丁酸

(GABA)或甘氨酸能神经元。

外周伤害性刺激可以诱发 DRG 中枢突终末释放谷氨酸，进而激活脊髓背角突触后神经元上的 AMPA 受体，引起神经元去极化，介导生理性疼痛的发生。脊髓背角具有复杂的神经突触环路，脊髓神经元除接受外周信息传入，同时接受抑制性或兴奋性中间神经元的突触传入，并与投射神经元和脑干下行纤维形成局部神经网络。

按照对不同刺激的反应，脊髓神经元又可分为三类：①低阈值机械感受神经元(low threshold mechanical neuron，LTM)，仅被非伤害性刺激激活，主要分布在Ⅲ～Ⅳ层，接受 Aβ 纤维传入；②广动力范围神经元(wide dynamic range neuron，WDR)，可被伤害性和非伤害性刺激激活，且反应与刺激强度正相关，主要分布在Ⅳ～Ⅵ层，尤其是Ⅴ层，接受 Aβ 和 Aδ 纤维传入；③特异伤害性感觉神经元(nociceptive specific neuron，NS)，仅被伤害性刺激激活，主要分布在Ⅰ层和Ⅱ外层，少量在Ⅴ层，接受 Aδ 和 C 纤维传入。

痛觉信号经 DRG 传入脊髓后角，初步整合后经脊髓上行传导束(如脊髓丘脑束、脊髓网状束和脊髓颈束)入脑。脊髓丘脑束(spinothalamic tract，STT)是痛觉信息传递的主要通路。来自躯干四肢的伤害性信息到达脊髓后角后，交换神经元并发出第二级纤维，经白质前连合交叉至对侧在外侧索上行，止于背侧丘脑的腹后外侧核(ventral posterolateral thalamic nucleus，VPL)。腹后外侧核发出第三级纤维，经内囊投射到大脑皮质的相应部位。头面部的痛觉、温度觉和触觉则由三叉丘系传导(表 14－2)。

表 14－2　主要的躯体感觉传导通路

躯体感觉传导通路	感受器	第一级神经元	第二级神经元	第三级神经元	交叉	大脑皮质投射
躯干四肢本体和精细触觉传导通路	肌腱、骨膜、关节及皮肤	脊神经节	薄束核/楔束核	背侧丘脑腹后外侧核	内侧丘系交叉	中央后回上部中央旁小叶后部
躯干四肢痛温觉传导通路	皮肤	脊神经节	脊髓后角	背侧丘脑腹后外侧核	脊髓白质前联合交叉	中央后回中上部和中央旁小叶后部
头面部痛、温、触觉传导通路	头面部的皮肤、及口、鼻粘膜	三叉神经节	三叉神经脊束核(痛、温觉)/脑桥核(触觉)	背侧丘脑腹后内侧核	三叉神经脊束/脑桥核	中央后回下部

(三) 痛觉传导高级中枢

丘脑(thalamus)是人类最重要的感觉传导接替站。除嗅觉外的其他感觉传导通路均在丘脑内更换神经元，然后投射到大脑皮质。不同的感觉传导通路投射到丘脑的不同核团，信息整合后上行传导到大脑皮质的不同区域。脊髓丘脑束投射到丘脑腹后外侧核，而三叉丘系投射到丘脑腹后内侧核(ventral posterolateral thalamic nucleus，VPM)。大脑皮质(cerebral cortex)是多种感觉信号进行最后加工、整合并最终上升到意识层面的重要部位，是人类感觉加工整合的最高级中枢。一般认为初级感觉皮质(primary somatosensory cortex，SⅠ)和次级感觉皮质(secondary somatosensory cortex，SⅡ)分别接受丘脑腹后外侧核和腹后侧群的纤维投射，编码疼痛的位置与强度信息；而前扣带皮质(anterior cingulate cortex，

ACC)、岛叶皮质(insular cortex)接受丘脑内侧核的纤维投射，编码疼痛的情绪成分。同时，部分皮质脑区如 ACC 和前额叶皮质等还通过下行投射参与对痛觉信息的下行调控。

二、痛觉的中枢调制

除传递痛觉外，中枢神经系统还通过内源性痛觉调制系统(endogenous pain modulation system)对疼痛进行调节。内源性痛觉调制系统包括下行抑制系统(descending inhibitory system)和下行易化系统(descending facilitatory system)，这两个系统在功能上各自独立，结构上却相互重合(图 14-3)。中枢神经系统通过这两个系统来双相调节(减弱或增强)脊髓后角的初级信息传入，进而调节机体对外周伤害性刺激的反应。下行抑制系统可以保护机体免受更多伤害，消除疼痛的不利影响。下行易化系统能通过降低痛阈提高机体对伤害性刺激的反应能力，从而有助于生存和保护。

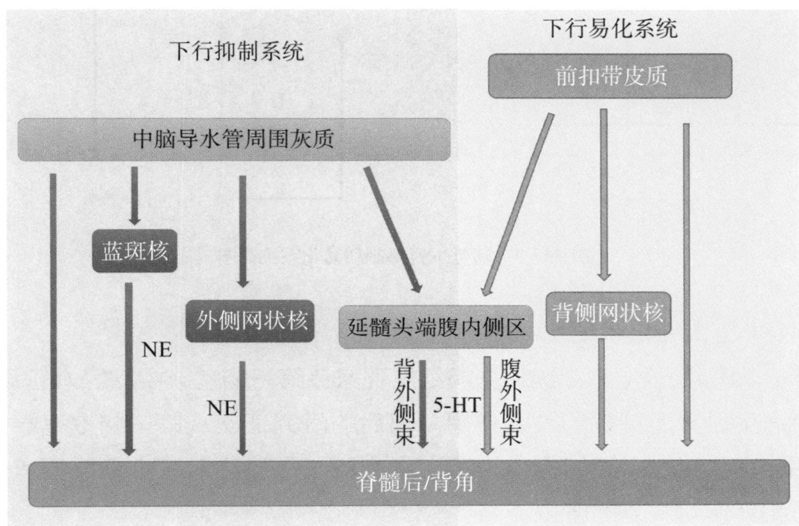

图 14-3　痛觉下行抑制和易化系统简图

(一) 脊髓水平的调制

脊髓不仅是痛觉上行传导通路的初级整合中枢，也是重要的痛觉调制中枢，除为下行抑制系统提供执行场所外，其本身也通过中间神经元调制伤害性信息的传递。脊髓一方面通过突触前调节初级传入末梢的递质释放从而调控初级传入，另一方面通过突触后调制来调控上行投射神经元兴奋性。许多内源性镇痛物质如阿片肽、GABA 等都可以通过脊髓内的突触前和突触后机制发挥痛觉调制作用。

外周信息进入脊髓后，中枢通过一个闸门控制系统来接受并调制有关伤害性信息。疼痛闸门控制学说(gate control theory)于 1965 年由疼痛研究先驱梅尔扎克和沃尔提出，之后多次修订(图 14-4)。闸门控制系统由初级传入 A 纤维和 C 纤维、背角传递投射神经元(T 细胞)和胶状质抑制性中间神经元(SG 细胞)组成。脊髓 T 细胞不仅接受高阈值的伤害性 C

或 Aδ 纤维传入，还接受低阈值的机械感受 Aβ 纤维传入。由于 SG 细胞的前馈激活(feedforward activation)，正常情况下 T 细胞并不能被 Aβ 传入激活，但当伤害性信息达到一定的强度，C/Aδ 纤维被激活，闸门开启，SG 细胞被抑制，T 细胞被激活，从而产生疼痛。当轻揉皮肤等兴奋 Aβ 纤维时，SG 细胞兴奋，关闭闸门，抑制 T 细胞活动，缓解疼痛。“闸门”也受脑干下行通路的调控。近年来的研究进一步证实和完善了闸门控制学说，并细化了两类神经元的细胞类型。

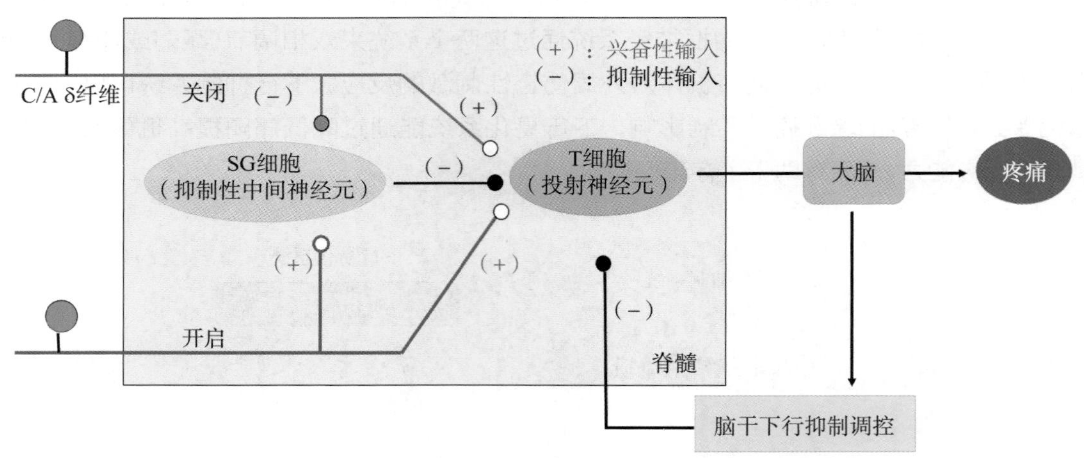

图 14－4　痛觉下行抑制和易化系统简图

(二) 下行抑制和易化系统

20 世纪 60 年代，我国学者邹冈和张昌绍发现家兔第三脑室或中脑导水管周围灰质内注入微量吗啡可产生显著而持久的镇痛作用。随后的研究证实从第三脑室尾端开始，沿中脑导水管到第四脑室头端的周围结构内均存在电刺激或微量注射吗啡镇痛的有效部位，一些核团之间还可相互作用调节疼痛。

下行抑制系统一般以 PAG 为核心，以延髓头端腹内侧区(rostral ventromedial medulla, RVM)为中继站，通过脊髓背外侧束(dorsolateral funiculus, DLF)对脊髓后角的痛觉初级传入活动进行调节。边缘系统和一些大脑核团对下行抑制系统也有调控作用。PAG 是内源性痛觉调制系统的核心结构。PAG 主要投射到中缝大核(nucleus raphe magnus, NRM)、外侧网状核(lateral reticular nucleus, LRN)、蓝斑核(locus coeruleus, LC)等核团，这些区域的神经元再发出投射纤维到脊髓后角，少量也可直接到达脊髓后角，从而以直接或间接的方式抑制脊髓伤害性感受神经元活动。RVM 是下行抑制和易化系统中的关键性核团，其中 50%左右的神经元为 5-羟色胺(5-HT)能神经元，其产生的 5-HT 可下行投射到脊髓后角。5-HT 和 NE 是下行抑制系统的两种主要神经递质，前者介导 RVM 的下行抑制，而后者则介导 LC 和 LRN 的下行抑制作用。

除抑制作用外，中枢也可以通过下行易化系统调控伤害性信息的传入。ACC 和 RVM 是下行易化系统的主要核团。下行易化信号主要经脊髓腹外侧束(ventrolateral funiculus,

VLF)下行,对脊髓上行传入的痛信息产生易化性调节,行为上表现为痛觉过敏。ACC的下行易化作用主要通过RVM的5-HT系统介导,也可以通过背侧网状核(dorsal reticular nucleus, DRN)介导,少部分也直接作用于脊髓。

(三) 内源性镇痛物质

机体受到伤害时会合成或释放一些内源性镇痛物质,在外周、脊髓和大脑多个层面抑制疼痛。这些内源性镇痛物质包括内源性大麻素(endocannabinoid)、加压素(vasopressin)、神经降压素(neurotensin)、甘丙肽(galanin)、生长抑素(somatostatin)、胆囊收缩素(cholecystokinin)、神经肽Y(neuropeptide Y, NPY)等神经活性物质。此外,一些抗炎细胞因子如IL-10, IL-4和转化生长因子-β(transforming growth factor-β, TGF-β),以及特异性促炎性反应消退介质,如脂氧素(lipoxin)、消退素(resolvin)、保护素(protectin)等也具有抗炎镇痛作用。

第三节 慢性疼痛

病理情况下,如组织炎性反应或神经损伤等,可引起外周损伤部位和中枢的细胞分子改变,出现为外周敏化(peripheral sensitization)和中枢敏化(central sensitization)反应,造成慢性持续性疼痛,表现为自发痛(spontaneous pain)、痛觉过敏(hyperalgesia)或痛觉超敏(allodynia)。自发痛是指在没有刺激情况下出现的疼痛,痛觉过敏是对伤害性刺激产生过强的伤害性反应,痛觉超敏是对非伤害性刺激产生伤害性反应。慢性疼痛指持续或反复发作超过3个月的疼痛。2018年,慢性疼痛首次作为独立的疾病列入国际疾病分类-11目录,分为慢性原发性疼痛和慢性继发性疼痛两大类。各种不同类型的慢性痛,包括炎症痛、神经痛、癌症痛等,既有共同特征却又不完全相同,机制复杂,治疗棘手。

一、慢性疼痛发病机制

慢性疼痛发病机制非常复杂,主要涉及外周敏化、中枢敏化和下行抑制系统的功能异常等。

(一) 外周敏化

外周敏化指伤害性感受神经元对传入信号的敏感性增加。激活的伤害感受器或非神经细胞释放的多种生物活性物质,可以作用于相应的受体或通道,进而兴奋或敏化伤害性感受器,导致感觉神经元的放电阈值下降(导致痛觉过敏或超敏),并产生异位放电(导致自发痛),放大其传入的神经信号。

外周神经末梢也表达某些类型的离子通道,冷、热、化学、机械刺激可以直接激活并开放通道,从而阳离子内流,激活伤害性感受器导致疼痛。在损伤或炎性反应刺激下,通道的表达或活动会发生改变,进而敏化伤害性感受器导致慢性疼痛。组织损伤导致的神经纤维表型改变、感觉神经受损后的去神经支配和侧支出芽以及交感神经系统的异常也与疼痛有关。

（二）中枢敏化

中枢敏化是中枢神经系统（CNS，包括脊髓或脊髓上高位中枢）的一种过度兴奋状态，指中枢伤害性感觉神经元对正常或阈下的初级传入信息的反应性增加。除神经元外，胶质细胞和免疫细胞激活产生神经炎性反应，进而促进中枢敏化的增强和传递。CNS 的伤害性信息传递受到多种细胞和细胞内成分调节，如离子通道、炎性细胞因子、神经生长因子等（图 14－5）。

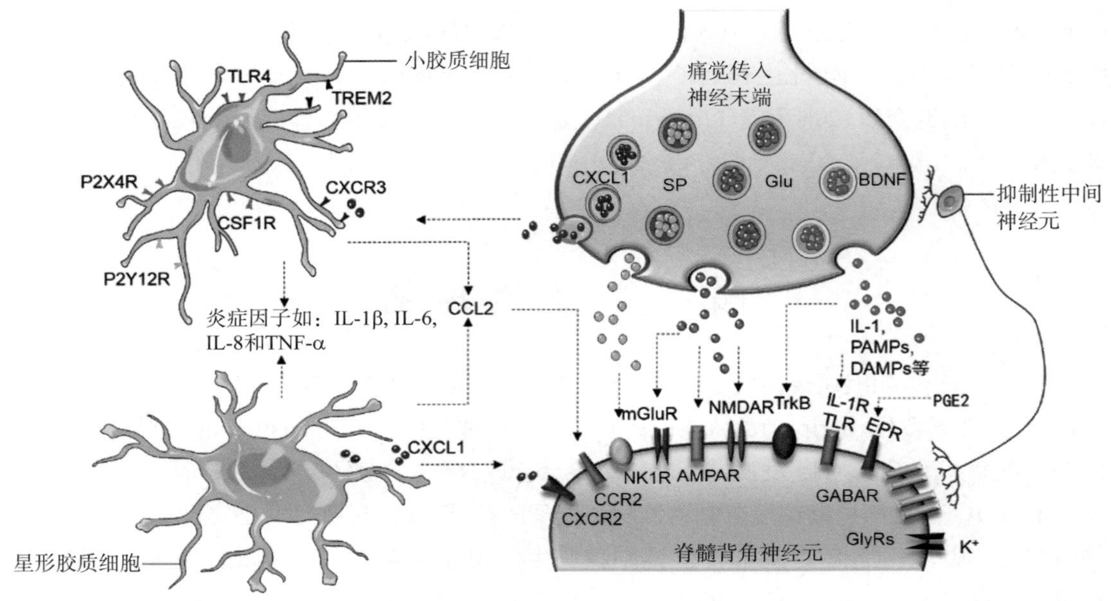

图 14－5　脊髓中枢敏化的细胞和细胞内分子调节

注：TLR，Toll 样受体；TREM2，髓样细胞触发性受体-2；P2X4R，ATP P2X4 受体；P2Y12R，ATP P2Y12 受体；CSF1R，集落刺激因子 1 受体；CXCR3，趋化因子受体 3；CXCL1，趋化因子（C-X-C 基序）配体 1；CCL2，趋化因子配体 2；Glu，谷氨酸；SP，P 物质；BDNF，脑源性神经生长因子；mGluR，代谢型谷氨酸受体；NMDAR，N-甲基-D-天冬氨酸受体；AMPAR，AMPAR；CCR2，趋化因子 C-C-基元受体 2；CXCR2，CXC 受体 2；GABAR，γ-氨基丁酸受体；GlyR，甘氨酸受体；trkB，受体酪氨酸激酶 B；IL，白介素；IL-1R，白介素-1 受体；TNFα，肿瘤坏死因子 α；DAMPs，损伤相关分子模式；PAMPs，病原体相关分子模式。

1. 谷氨酸能神经传递的作用　当伤害性刺激持续激活外周伤害性感受器，持续不断的动作电位传入引起神经末梢释放的神经递质大量增加，使突触后神经元持续去极化，NMDA 受体被 Mg^{2+} 阻滞的作用取消从而激活，引起 Ca^{2+} 内流，进而增强伤害性感受器和脊髓后角痛觉传递神经元之间的突触联系，加剧对伤害性刺激的反应。

2. 去抑制作用　脊髓和脊髓上水平的去抑制是中枢敏化的重要机制之一。生理情况下，机体受到伤害性刺激后，初级传入神经纤维的中枢末端 GABA 和甘氨酸的释放增加，使脊髓后角的抑制性 GABA 能和甘氨酸能中间神经元活动增强，并通过突触联系降低初级感觉神经元的活动，同时调节上行传导的第二级感觉神经元的活动。在病理状态下，GABA 的产生和释放减少，使中间神经元活动减弱，导致其对伤害性信息的抑制减弱。

3. 神经胶质细胞的作用　神经胶质细胞尤其是星形胶质细胞和小胶质细胞在神经炎性

反应和疼痛信号转导中发挥重要作用。脊髓背角的星形胶质细胞和小胶质细胞，在感染、炎性反应、缺血、细胞凋亡以及机械压迫或损伤的情况下激活，释放大量生物活性物质，包括炎性细胞因子、趋化因子、神经生长/营养因子、神经递质，如谷氨酸、P 物质(substance P，SP)、IL-1β、IL-6、TNF-α、趋化因子配体 2 等。这些物质一方面作用于邻近的神经元，通过“胶质细胞-神经元相互作用”，增强突触前初级传入神经末梢伤害性神经递质的释放以及突触后痛觉传递神经元敏感性和反应性；另一方面，活化的胶质细胞释放更多的生物活性物质，作用于胶质细胞表面相应的受体，形成自身的正反馈作用或“小胶质细胞-星形胶质细胞”相互作用。此外，脊髓上高位中枢的胶质细胞也被报道在慢性疼痛发生发展过程中发挥作用。

二、疼痛治疗

疼痛需要尽早干预，积极治疗。疼痛治疗一般首选药物镇痛治疗，微创治疗、神经调控(neuromodulation)治疗、物理/康复治疗和认知行为疗法等也在临床广泛应用。疼痛治疗不仅要缓解疼痛，同时也要治疗抑郁、焦虑、睡眠障碍等共病。疼痛治疗的药物选择应个体化，单一药物治疗不能获得满意的疼痛缓解时，应考虑联合用药。

临床上的多种镇痛措施，如阿片类镇痛药、脑内电刺激、脊髓电刺激和中医针刺等，都通过激活内源性镇痛系统发挥镇痛效应，抗抑郁药和抗癫痫药等药物的部分镇痛机理也与疼痛的下行调控有关。

常用的镇痛药物包括非甾体类抗炎药、阿片类镇痛药、抗惊厥药、抗抑郁药物等，给药方式包括口服、肌肉注射、静脉注射、椎管内给药或局部给药等。

神经调控技术是通过电脉冲适当地刺激产生疼痛的目标神经，反馈性调整神经的传导物质或电流，或产生麻木样感觉来覆盖疼痛区域，从而达到缓解疼痛的目的。神经调控技术主要包括脉冲射频治疗和神经电刺激技术。目前临床上使用的神经电刺激方法包括脊髓电刺激(spinal cord stimulation，SCS)、外周神经刺激(peripheral nerve stimulation，PNS)和经皮神经电刺激(transcutaneous electrical nerve stimulation，TENS)等。

微创治疗是指在影像引导下以最小的创伤将器具或药物置入病变组织，进行物理、机械或化学治疗的技术。微创治疗主要包括神经阻滞、射频治疗(包括射频热凝术和脉冲射频)、神经毁损(包括射频热凝术和脉冲射频)和鞘内药物输注等技术。需要注意的是，微创治疗也是一种新的创伤，需权衡其利弊而为，尤其是神经毁损为不可逆治疗，应严格掌握适应证。

此外，针灸、埋线、推拿、拔罐、放血等中医疗法，电、红外线、激光等物理疗法，运动疗法和认知行为疗法等也在疼痛临床有普遍应用。

三、针刺镇痛

针刺镇痛是用特制的毫针刺入机体一定的部位(穴位)来解除疼痛的一种方法，是我国古代劳动人民在和疾病作斗争的过程中所创造的。20 世纪 60 年代，我国学者开始研究针刺镇痛原理，逐步阐释了针刺镇痛的神经生理、神经化学和分子生物学机制。与此同时，针刺镇痛原理研究也激起了国内外医学界的兴趣，促进了针灸疗法在全世界的推广应用。

针刺镇痛具有以下规律：①针刺具有显著的即刻镇痛作用，人体实验表明，针刺从 5 分钟左右开始起效，镇痛效果在 20～40 分钟达到高峰后逐渐降低；②多次反复给予针刺具有累加镇痛效应；③针刺镇痛具有明显的个体差异；④长时间反复多次针刺后，针刺镇痛效应降低，表现出耐受现象；⑤针刺镇痛不同于应激镇痛。

针刺可以兴奋穴位深部感受器及神经末梢，主要通过 Aβ 或 Aδ 纤维将信号传到脊髓，进而交叉到对侧脊髓腹外侧索上行。针刺信号在上行的过程中，会通过脊髓内节段性联系影响邻近节段所支配的皮肤、内脏活动及痛觉传入，更主要的是针刺信号上行到达脑干、间脑和前脑等部位，通过激活高位中枢发放下行抑制冲动来实现镇痛效应。这种抑制冲动主要沿脊髓背外侧索到达脊髓后角。

我国学者张香桐早在 1965 年就提出，针刺镇痛是针刺信号与疼痛信号这两种不同感觉传入在 CNS 的各级水平相互作用并进行整合的结果。此后的研究也证实，CNS 各级水平如脊髓、脑干、丘脑、尾核和皮质都参与针刺镇痛信号整合过程。针刺镇痛是经针刺后机体内发生的从外周到中枢各级水平，涉及神经、体液许多因素，并包括镇痛与抗痛对立统一的复杂的动态过程。针刺一方面可以促进机体释放阿片肽、内源性大麻素等内源性镇痛物质，另一方面又可以抑制外周敏化和中枢敏化，调控多种细胞和细胞内分子。在针刺原理的研究过程中，韩济生院士发现不同频率的电脉冲，可刺激脑和脊髓释放出不同种类的神经肽，并根据这个原理发明了“韩氏穴位神经刺激仪”，在临床上得到广泛应用。

第四节　听觉与前庭觉

一、概述

听觉(hearing)是动物和人类通过感官系统对自然界各种声音的感觉。听觉是人类认识世界的重要功能基础。在很多情况下，我们还没有来得及看到周围事物发生任何变化时，往往通过声音的感觉就已经能精确地感受到远处发生的某些突发性事件。人们根据声音及时做出判断和行为反应。语言交流使人们在学习新知识和交流情感方面变得更加有效，音乐声的欣赏能使我们的生活变得更加丰富多彩。因此，听觉功能对维持人类健康和正常生活具有重要作用。

听觉系统是由听觉感觉器官、听神经和听觉中枢所组成。听觉感官系统中，耳是外周感受器官，由外耳、中耳和内耳组成。其中，外耳和中耳主要构成传音系统，内耳是感音换能系统。声源的振动引起空气波动产生声波，外耳能收集声波，并感受声源方位，并经传音系统将声波传递到内耳，内耳感音换能系统将声波的机械能转换成为听神经纤维上能传导的生物能，即转换成具有发放神经冲动的动作电位，神经冲动沿着听觉传导通路传递到大脑的听觉皮质，从而引起听觉。

前庭觉(vestibular sense)是指机体依赖前庭系统对平衡与空间位置的感觉。前庭觉对于人类维持平衡与身体姿态起重要作用。人们凭借前庭觉能分辨自己是直立还是平卧，是在做加速还是减速、直线还是曲线运动。此外，前庭觉也是影响婴幼儿成长和学习的一种重要能力。

前庭系统由前庭感受器、前庭神经和各级前庭中枢组成。前庭感受器包括球囊、椭圆囊和 3 个半规管。前庭感受器将头部运动产生的机械信号转换为电信号，沿神经纤维传入前庭各级中枢，以感知头位变化，并引起相应的反应。前庭神经在到达前庭神经核后，与眼球的运动肌肉及身体各部位肌肉存在广泛的神经联系，从而在体位变化时引发相应的反射活动以维持身体平衡。这些反射包括保证头部移动时视觉清晰的前庭-眼反射、保持头部稳定的前庭-颈丘反射和产生代偿性躯体运动的前庭-脊髓反射等。

二、耳的解剖结构、细胞组成和功能

耳包括外耳(outer ear)、中耳(middle ear)和内耳(inner ear)(图 14－6)。它们的结构组成和分布部位不同，在听觉形成中承担着不同的功能角色。

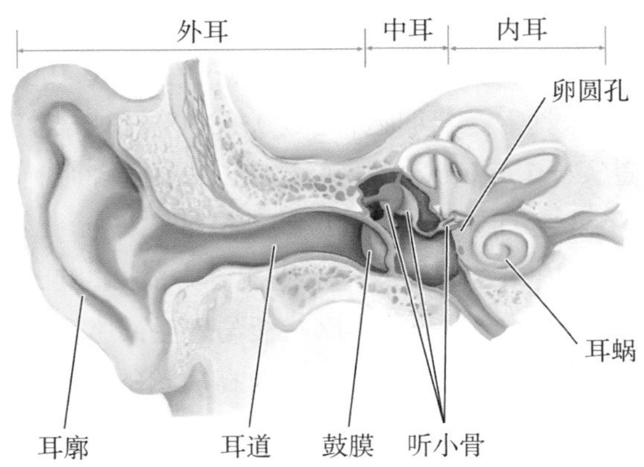

图 14－6 外耳、内耳和中耳的结构组成示意图

(一) 外耳

外耳由耳廓(pinna)和外耳道(auditory cannel)组成。耳廓的耳甲腔结构能够对不同频率和不同声源位置的同频率声音产生不同的放大增益，从而提供了声源空间定位所需的信息。

(二) 中耳

中耳位于外耳道和内耳之间，外侧借鼓膜(tympanic membrane)和外耳道相隔，内侧与内耳相邻。鼓室是中耳最主要的结构，为不规则的含气腔，外侧为鼓膜。鼓膜是具有一定紧张度的半透明膜性组织，能够接受空气中声波的微小振动，并将声音信号传给由锤骨、砧骨和镫骨组成的听小骨链(ossicular chain)，最终经坐落在卵圆窗(oval window)上的镫骨底板将振动传入内耳的淋巴液。

（三）内耳

卵圆窗以内的部分结构是内耳。内耳又被称为迷路(labyrinth)，含有负责感受声音的耳蜗(cochlea)和负责感受空间位置的前庭器官(vestibular apparatus)。内耳从组织学上分为骨迷路和膜迷路，两者形状相似，骨迷路内有膜迷路，内耳有听觉和前庭觉感受器。骨迷路与膜迷路之间充满外淋巴，外淋巴液与脑脊液相通；膜迷路内含有内淋巴，内、外淋巴液互不相通。

三、耳蜗结构及毛细胞感音换能机制

（一）耳蜗的结构

骨蜗管是一个骨性管道，形状似蜗牛，由螺旋形管道围绕蜗轴盘旋数圈而成。耳蜗螺旋管从横断面看由上而下分为前庭阶、中阶、鼓阶三个腔。前庭阶和鼓阶充满高钠低钾的外淋巴(perilymph)，其成分与细胞外液相似。而中阶(膜蜗管腔)充满高钾低钠的内淋巴(endolymph)，其成分与细胞内液相似。这种离子浓度差的形成依赖于中阶壁上血管纹(stria vascularis)处内皮细胞的主动转运过程，也是形成耳蜗电位(endocochlear potential, EP)的基础。在中阶内的基底膜上含有感受声音的Corti螺旋器(spiral organ of Corti，简称Corti氏器)。Corti氏器由听觉毛细胞(auditory hair cell)和支持细胞以及盖膜组成。在Corti氏器的螺旋隧道及Nuel间隙中，充满着和外淋巴性质相似的液体，称Corti淋巴。人类耳蜗约有15 000个毛细胞，其中内毛细胞有3 000～3 500个，外毛细胞有9 000～12 000个。内毛细胞位于螺旋器隧道(Corti's tunnel)内侧，其底部被内指细胞包绕和支托。外毛细胞位于螺旋器隧道外侧，每一个外毛细胞底部有相应的外指细胞(Deiter细胞)支托。外指细胞顶部有指状突向外上方斜行延伸，末端伸展形成小皮板，与外柱细胞的表皮板一起在外毛细胞表皮板的平面形成网状板(reticular lamina)，网状板与外毛细胞顶端侧面形成对水和离子均不通透的紧密连接。外毛细胞和外指细胞的外侧为高柱状的Hensen细胞。近年来的研究对支持细胞功能的认识更为全面，支持细胞不仅对毛细胞起到结构支持的作用，而且在耳蜗离子状态的稳定以及突触发育等方面均起到重要作用，支持细胞还被证实可能具有巨噬细胞活性。

（二）听觉毛细胞感音换能的作用及机制

听觉毛细胞是声音的感受细胞。听觉毛细胞的顶面及其上的纤毛浸浴在高K^+和低Na^+的内淋巴中，内淋巴有一个血管纹可产生高达+80 mV的直流正电位，而毛细胞内电位大约为−60 mV。因此，在毛细胞顶端形成了内淋巴与细胞内之间大约140 mV的电位差。在声音引起的纤毛顶端的机械-电转换通道开放时，这个电位差能驱动内淋巴中的K^+流过毛细胞顶端质膜，从而产生由声音调制的感受器电位。听觉毛细胞分为内毛细胞和外毛细胞，其中内毛细胞是转化声音信号为电信号的主要感受细胞。

1. 内毛细胞的感音换能作用　内毛细胞为短柱状细胞，富含管泡内质网、线粒体和高尔基体，提示它具有高度活跃的代谢活动。在内毛细胞顶端的纤毛含机械门控性K^+通道，当纤毛感受到由声音振动引起的机械刺激时，能通过开放 K^+ 通道将其转化为电信号。目前认为，声刺激引起的内毛细胞纤毛向外侧摆动使纤毛尖连接处的 K^+ 通道开放，大量 K^+ 进入内毛细胞，使膜电位去极化，激活内毛细胞底部突触区的电压依赖性 Ca^{2+} 通道，Ca^{2+} 离子内流使膜电位进一步去极化，触发兴奋性递质谷氨酸的释放，谷氨酸与听神经突触后膜上的谷氨酸能受体结合（图 14－7），激活受体而使突触后膜上的 Na^+ 通道开放，Na^+ 内流而产生兴奋性突触后电位（EPSP）。当该电位达到阈值时，听神经纤维便发放神经冲动，即引发一次可沿着神经细胞膜快速扩布的动作电位。当内毛细胞纤毛向内侧（蜗轴侧）摆动时，纤毛尖连接处的 K^+ 通道关闭，细胞膜电位超极化，递质释放减少。

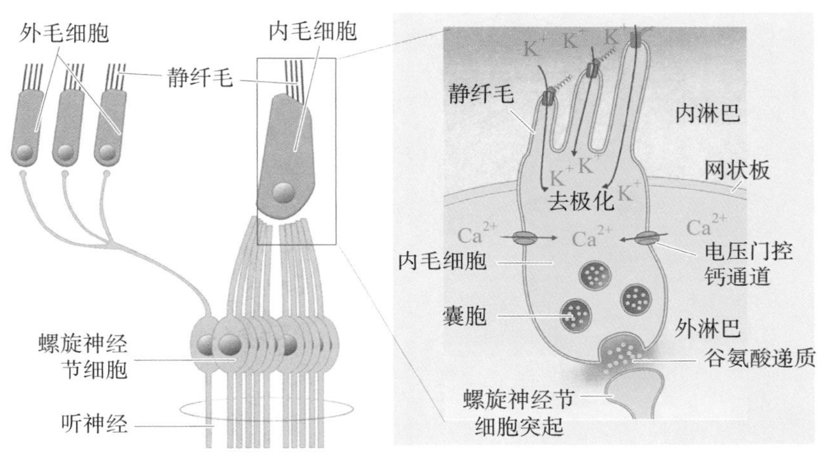

图 14－7　毛细胞声感音换能作用机制及其信息传递作用示意图

注：左图显示内毛细胞及外毛细胞与螺旋神经节细胞相连示意图。右图显示内毛细胞当连接静纤毛的尖端伸展时，静纤毛的尖端的 K^+ 通道开放，使细胞外 K^+ 内流，导致毛细胞膜的去极化，从而打开电压门控 Ca^{2+} 通道，细胞外 Ca^{2+} 流入，胞内 Ca^{2+} 浓度升高，促使囊泡释放递质谷氨酸，作用于螺旋神经节细胞的突起，产生 EPSP，最终形成神经动作电位经听神经传导到脑内。

2. 外毛细胞的耳蜗放大器作用　外毛细胞呈圆柱状，胞内也富含线粒体。1985 年，Brownel 报道了哺乳类动物外毛细胞在受到电刺激时，胞体的长度能够发生与电刺激频率相同的快速伸缩变化，这一现象称为“电能动性”或“电致运动”（electromotility），这是耳蜗放大器的功能基础。近年，作为外毛细胞能动性物质基础的运动蛋白-快动蛋白（prestin）已在分子水平得到确认。当声音通过鼓膜和听骨链的振动引发了基底膜行波，使蜗隔的上下振动从蜗底向蜗顶方向传至对声音频率反应最大的部位，并使该处的毛细胞纤毛发生摆动而产生感受器电位，诱导外毛细胞侧壁膜上的快动蛋白发生构像改变，从而使外毛细胞发生沿胞体纵轴的伸缩运动。随刺激声的频率或周期变化，外毛细胞的伸缩运动转变为相应的机械力作用于基底膜。基底膜对机械力振动具有相应的反应，能传播和放大振动波。基底膜的这种作用相当于把声音放大。

四、外周前庭器官的结构及其功能

（一）外周前庭器官的结构

前庭器官的骨迷路分为前庭和骨半规管。前庭位于内骨迷路中部，为略呈椭圆形的腔隙，容纳椭圆囊和球囊。前庭后壁通连 3 个骨半规管，前壁通向耳蜗。骨半规管为 3 个呈"C"形的互成直角排列的弯曲小管，分别是前、后和外骨半规管。每个骨半规管有两个骨脚，其中一个具有膨大的骨壶腹，被称为壶腹骨脚。前庭器官的膜迷路中充满内淋巴液，包括椭圆囊、球囊和 3 个膜半规管（图 14－8）。

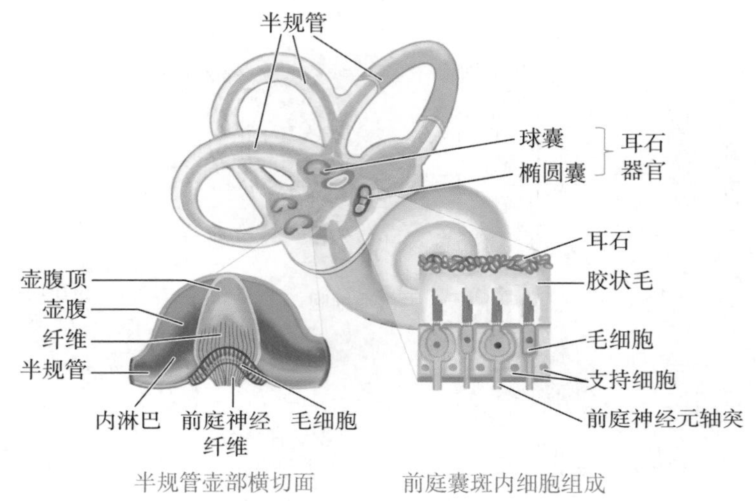

图 14－8　前庭感受器的结构组成示意图。

椭圆囊后壁连于膜半规管，囊底有椭圆囊斑。球囊小于椭圆囊，前壁有球囊斑。椭圆囊斑和球囊斑互相垂直，合称为位觉斑。位觉斑上皮为高柱状，由支持细胞和毛细胞组成，表面平坦，覆有一层位砂膜。位砂膜表面有碳酸钙和蛋白质组成的晶体颗粒——"耳石"。耳石密度大于内淋巴，可实现对重力和线性加速的精确感知能力。由于压力等于质量与加速度的乘积，因此通过一个大的质量，给一定的加速度能够产生足够的剪切力，使耳石器很灵敏。在竖直站立的人体中，椭圆囊处于水平位置，可感知水平面的加速度，例如头向外侧倾斜；球囊处于垂直位置（矢状面），可感知矢状面的直线加速度，例如头向前倾。每个位觉斑内都有一条弧型带状区（微纹，striola），其两侧毛细胞的纤毛极化方向不同。因此，头部倾斜导致囊斑一部分区域毛细胞传入放电增加，而另一部分毛细胞的传入放电减少。

骨壶腹内相应的膜部膨大称膜壶腹，壁上有隆起的壶腹嵴。壶腹部的黏膜上皮为单层扁平上皮，由支持细胞和毛细胞组成。支持细胞呈高柱状，位于基膜上。毛细胞位于壶腹嵴顶部的支持细胞之间，其顶部有一根较长的动纤毛和许多静纤毛。支持细胞分泌的胶状物覆盖于壶腹嵴上，形成圆锥状的壶腹帽（终帽），毛细胞纤毛伸入其中。

前庭毛细胞的底部与前庭神经末梢形成突触连接。前庭毛细胞根据传入神经纤维突触末端的形状可以进一步分为Ⅰ型和Ⅱ型。Ⅰ型毛细胞被"杯状"突触末端（calyx terminals）

所包绕，而Ⅱ型毛细胞则被“花蕾状”末端（bouton terminals）所包绕。但是两种前庭毛细胞在功能上的差别还不清楚。

（二）前庭的平衡调节作用

半规管的主要功能是感受正负角加速度的刺激。当头部承受角加速度作用时，膜半规管的内淋巴因惯性发生反旋转方向的流动，因而推动嵴帽顺着内淋巴流动的方向倾倒，直接牵引埋于嵴帽内的纤毛弯曲，刺激感觉毛细胞，后者再把这种物理刺激转变为电信号，经过突触传递给前庭中枢，维持身体平衡。球囊和椭圆囊的主要功能是感受直线加速度和重力，维持人体静态平衡。当头部进行直线加速度运动时，耳石因惯性而朝反作用的方向移位，使毛细胞的纤毛弯曲而引起刺激。毛细胞将机械信号转换为电信号，此后传入纤维将这些信号传递至前庭神经核，前庭神经核再发出纤维投射到控制眼球运动、姿势和平衡的相应神经结构，从而调节自身运动。椭圆囊斑主要感受头在水平面的静平衡和直线加速度，影响四肢伸肌和屈肌的张力。球囊斑主要感受头在矢状面上的静平衡和直线加速度，影响四肢内收肌和外展肌的张力。

五、听觉传导通路

听觉系统是一个机械声学-神经生物学系统，由外周听觉感受器和各级听觉中枢组成。听觉过程包括声→电→化学→电→神经冲动→中枢信号处理等环节。外耳和中耳主要完成声波的收集和传递，是一个物理过程，耳蜗也参与了声波的物理传递过程，但耳蜗与第Ⅷ脑神经及中枢听觉传导通路、听皮质主要完成听觉信息处理的生理过程（图 14－9）。

螺旋神经节
听神经
耳蜗核
上橄榄核复合体
外侧丘系
下丘
内侧膝状体
听皮层

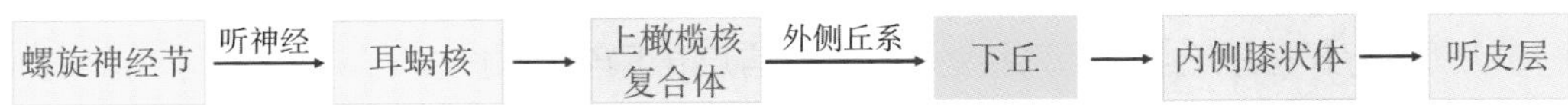

图 14－9　听觉传导通路的示意图

（一）声音从外界向内耳的传导

声音可通过两种途径传入内耳，一种是通过空气传导，另一种是颅骨传导。在正常情况下，以空气传导（air conduction）为主。声波的振动被耳廓收集，通过外耳道达鼓膜，引起鼓膜和听骨链机械振动，后者之镫骨足板的振动通过前庭窗而传入内耳外淋巴。此途径称空气传导，简称气导。此外，鼓室内的空气也可先经卵圆窗膜振动而产生内耳淋巴压力变化，引起基底膜发生振动。这条途径在正常人是次要的，仅在正常气导的经卵圆窗途径发生障碍或中断，如鼓膜大穿孔、听骨链中断或固定时才发生作用。

骨传导（bone conduction）是指声波通过颅骨传导到内耳引起内耳淋巴液发生振动而致基底膜振动的声传导方式。骨导的方式有三种，包括移动式骨导、压缩性骨导和骨鼓径路骨导。前两种骨导的声波是经颅骨直接传导到内耳的，为骨导的主要途径；后一种骨导的声波先经颅骨、再经鼓室才进入内耳，是骨导的次要途径。

（二）声音信号在耳蜗中的传导与转换

外界的声波振动引起外淋巴液和基底膜振动，导致在基底膜上产生一个由耳蜗底端向顶端传播的位移波。振动于基底膜上从底端向顶端传播时，振幅逐渐增加，当到达其共振频率与声波频率一致的部位，振幅最大，离开该部位后，振幅很快减小，在稍远处位移完全停止。基底膜的最大振幅部位与声波频率有关，高频声引起的最大振幅在蜗底靠近前庭窗处，低频声的最大振幅部位靠近蜗顶，中频声则在基底膜的中间部分发生共振。

当由声音刺激而产生基底膜振动时，盖膜和基底膜分别以骨螺旋板前庭唇和鼓唇为轴上下位移，产生剪切运动。该运动可引起外毛细胞静纤毛弯曲。内毛细胞的静纤毛可随着盖膜和网状层之间的淋巴液的流动而弯曲。静纤毛的弯曲通过牵引其间的横向连接而使静纤毛 K^+ 通道开放，K^+ 顺着电压梯度进入毛细胞，引起毛细胞去极化，并释放化学递质谷氨酸而兴奋听神经纤维，完成机械-电的换能过程，达到感音的目的。

耳蜗有两套神经系统分布，即传入和传出神经系统。传入神经系统 90%～95%为Ⅰ型神经元，其余为Ⅱ型神经元。Ⅰ型神经元为有髓鞘包绕的双极细胞，其树突与内毛细胞底部形成突触联系，其轴突即为听神经，经内听道进入脑干，投射到耳蜗核。每个Ⅰ型神经元只与一个内毛细胞形成突触联系，而每个内毛细胞有多达 10 个Ⅰ型神经元的树突与之联系。Ⅱ型神经元为无髓鞘包绕的假单极细胞，其大部分(90%)与外毛细胞相联系，每一条纤维可与多达 10 个外毛细胞联系。小部分(10%)Ⅱ型神经元纤维与内毛细胞联系。Ⅱ型神经元向中枢的投射路径尚不清楚。近年的研究表明，Ⅰ型神经元的兴奋阈值较Ⅱ型神经元高，且能够被损伤后毛细胞或支持细胞所释放的 ATP 所激活。由此推测，Ⅰ型神经元可能在耳蜗损伤或强噪声所致的耳痛中发挥作用。

(三) 声音信号从内耳向听觉中枢的传导

听觉发生从耳蜗毛细胞感受到声音的振动波经听神经纤维传导到听觉皮质，途径多个脑区和核团，在那里进行换元后再投射，最终将信息传导到听觉皮质。听觉传导通路的主要结构包括耳蜗核(cochlear nucleus)、上橄榄核复合体(superior olive)、外侧丘系(lateral lemniscus)、内侧膝状体(medial geniculate nucleus, MGN)、下丘(inferior colliculus)和听皮质(auditory cortex)(图 14 - 9)。

耳蜗核位于脑干的延髓，为哺乳类动物的第一级听觉中枢，同侧听神经传入纤维大部分终止于腹侧耳蜗神经核，小部分止于背侧耳蜗神经核。耳蜗核主要发出三条神经束：腹侧听纹，即斜方体；中侧听纹，即 Helde 纹；背侧听纹，即 Monakow 纹。腹侧和中侧听纹主要投射至同侧和对侧上橄榄核复合体，背侧听纹主要投射至外侧丘系和下丘。

上橄榄核复合体位于脑干的延髓，是听觉神经系统上行通路的第一级接受双耳信息汇聚投射的中枢。它们接受同侧和对侧耳蜗核的大部分传入纤维，发出上行纤维经外侧丘系上行至外侧丘系核或下丘。上橄榄核复合体的主要功能是对双耳声学信息进行整合、对声源进行空间定位。上橄榄核复合体周围分散的神经元发出耳蜗传出神经，对耳蜗的生理活动进行调控。

外侧丘系位于脑干的外侧，为神经纤维组成的上行通路，起自耳蜗核及上橄榄核，止于下丘。在神经纤维间有一些分散的神经元，统称外侧丘系核，接受从耳蜗核及上橄榄核复合体来的神经纤维，同时也发出少量纤维交叉到对侧，上行止于下丘。该神经核也参与听觉惊吓反射。

下丘是中脑四叠体的一部分，接受来自前面三级低位中枢神经元的传入纤维，发出的上行纤维大部分止于同侧的内侧膝状体，小部分止于丘脑的后核。下丘是双耳听觉信息整合的重要部位，将双耳时间差、双耳强度差、声音频率等信息进行整合，在处理听觉空间信息中起着至关重要的作用。

内侧膝状体位于丘脑，是皮质下最高级的听觉中枢。内侧膝状体有腹核、背核、内侧核。腹核有明显的音频排列，接受从下丘来的纤维，并发出上行纤维组成听放射，经内囊终止于初级听皮质。背核主要接受低位中枢的弥散投射，它发出的上行纤维止于其他皮质区域，可能参与对听觉注意力的调节。内侧核接受许多非听觉核团的投射纤维，其上行纤维投射更为弥散，包括听皮质和其他皮质。内侧膝状体与振动、前庭等感觉系统也有联系。

初级听皮质位于颞叶 Brodmann's 41 区，是听觉信息到达大脑皮质的第一站，接受从内侧膝状体来的听放射纤维，并与皮质的高级整合中枢联系。皮质的听觉高级整合中枢也位于颞叶，是听觉信息最高级的整合中枢。

在灵长类听觉实验研究中发现，颞叶初级听觉皮质不同区域感受和整合不同频率的声音，显示了听皮质的精细分工。然而，近年的研究发现，神经系统的功能构筑和分工并非一成不变的，而是具有很大的可塑性。在听觉系统，听皮质的功能重组表现为耳蜗局部受损后的短时间内，负责该区域听觉的听皮质神经元重新获得对声刺激的反应，但其特征频率变为损伤区边缘神经元的频率，即皮质的频率关系发生重组。听皮质功能的异常重组可能是耳鸣产生的中枢机制。

六、前庭觉传导通路

前庭神经的第 1 级神经元是位于内耳道底的前庭神经节内的双极神经元，其中枢突组成前庭神经纤维。前庭神经节上侧神经元的周围突分布于上、外半规管壶腹嵴及椭圆囊斑，下侧神经元的周围突分布于后半规管壶腹嵴及球囊斑。

前庭神经在蜗神经上方进入脑桥及延髓，大部分神经纤维终止于前庭神经核复合体，小部分纤维越过前庭神经核复合体经绳状体进入小脑。前庭神经核复合体位于脑桥和延髓，由四个较大的核（上、下、内、外核）和其他小核组成。上核接受来自壶腹嵴的传入神经纤维，外核与内核主要接受来自椭圆囊斑及壶腹嵴的传入神经纤维，下核接受所有前庭终器的传入神经纤维。

由前庭神经核发出的第 2 级神经元有下列传导通路。

（一）前庭脊髓反射

前庭神经诸核发出的前庭脊髓纤维经内侧纵束到达同侧和对侧脊髓，与脊髓前角细胞相连。因此，来自内耳前庭的冲动可引起颈部、躯干和四肢肌肉的反射性反应。

（二）前庭动眼反射

由前庭神经核（主要是上核和内核）发出的上行纤维经内侧纵束到达同侧和对侧的动眼神经、滑车神经和展神经诸核。因而头位改变可引起两侧眼球的反射，这种反射与维持眼肌张力的平衡密切相关。

（三）前庭自主神经反射

由前庭神经内核发出的纤维通过脑干的网状结构与自主神经细胞群相连，引起自主神经系统反应，如面色苍白、出汗、恶心、呕吐等。

（四）其他传导通路

前庭神经下核大部分传入纤维经绳状体上行到达小脑，前庭神经内核有少数纤维到达小脑。前庭神经到大脑皮质的通路尚未确定，大脑皮质的前庭中枢在颞叶，可能在听皮质附近；顶叶亦可能存在前庭中枢。

七、前庭病理

前庭系统可因多种原因损伤。双侧前庭迷路损伤的患者往往出现对周围环境的物体产生不停晃动的感觉，对移动目标注视极其困难，甚至发生站立和行走的困难。当大脑逐步习惯于利用更多的视觉和本体感觉线索的替代作用时，帮助实现平滑肌和精确运动，达到补偿和完善机体平衡调节作用。

第五节　视　　觉

视觉（vision）是人类重要的感觉，是人们获得外部信息最主要的途径，至少人类 70％的外部信息是来自视觉。视觉形成是十分复杂的，外界的信号刺激通过感受器、视觉传导通路的信息传递和视觉皮质的信息处理，最终对外界刺激物体的形状、颜色、大小、距离、光亮度等形成视感觉。眼是视觉的外周感受器官。

眼是一个具有若干附属结构的特殊感觉器官。这些结构包括眼内的折光系统和感光系统。人眼感应刺激最适范围是电磁波波长在 380～760 nm 之间。在此范围内的物体光线透过眼的折光系统，投射到视网膜上，再由视网膜上的感光细胞（视杆细胞和视锥细胞）将光刺激所包含的视觉信息，在视网膜内进行信息加工和处理形成编码信息，并转变成电信号，再由视神经的传导到视觉中枢进行信息分析，最后形成视觉。

一、眼的折光作用及其调节

（一）眼的折光系统

按照光学原理，当光线遇到两个折射率不同的透明介质的界面时，将发生折射，其折射特性由界面的曲率半径和两种介质折射率所决定。人眼的折光系统是一个复杂的光学系统。从图 14－10 可以看到，光线从眼表面角膜到视网膜形成物象前，先后通过角膜、房水、晶状体和玻璃体四种折射率不等的折光体（介质），并通过四个屈光体度存在不同的折射界面，包括角膜的前表面与后表面以及晶状体的前后表面。总体而言，眼内折光体的折射率及折射界面的曲率均相差不大，而眼表面的角膜折射率明显高于空气的折射率。因此，人眼光线的折射主要发生在角膜前表面。

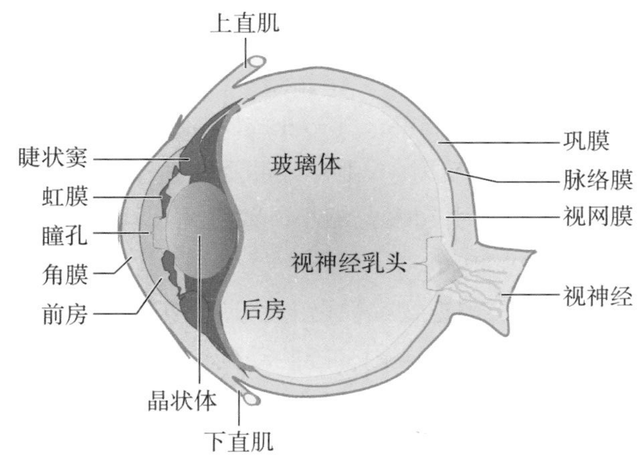

图 14-10　眼球的解剖结构组成示意图

（二）眼的调节

正常成年人眼在安静不进行调节时，眼内折光系统的主焦点恰好是视网膜所在的部位。物体在视网膜成像点小于 4.5 μm，此刻并不产生清晰的视觉。视网膜上成像大小与物体大小以及物体与眼的距离有关。对正常眼来说，当注视 6 m 以外的物体时，物体发出能进入眼内的光线被称为平行光，人眼折光系统不需要作任何调节即可在视网膜上形成清晰的图像。通常将人眼不作任何调节时所能看清的最远物体所在处称为远点（far point）。当眼注视 6 m 以内的物体时，物体发出的所有能进入眼内的光线呈不同程度的辐射状，光线通过眼的折光系统，若不发生任何调节的光线成像到视网膜，此时的图像是模糊的。事实上，正常人眼看近物或物体由远移向近处移动时，眼的折光系统具有近反射（near reflex）的调节功能，使我们所看到的物体图像变得清晰。

1. 眼的近反射　眼的近反射包括了由中枢神经系统（CSN）参与的神经反射活动及神经调节眼内肌肉活动过程。眼的近反射主要包括晶状体变凸、瞳孔缩小和视轴汇聚。其意义是保证视近物时在视网膜上的成像更清晰。

（1）晶状体变凸：视近物时的晶状体变凸是由 CNS 反射性调控眼球局部肌肉舒缩活动而实现的。当眼视远物时，睫状肌呈松弛状态，悬韧带呈一定的收缩状态，晶状体受到悬韧带的牵拉，晶状体呈现扁平状态。而当眼视近物时，模糊的视觉信息到达视皮质时，引起视皮质发放下行神经冲动，冲动沿皮质中脑束到达中脑正中核，继而动眼神经缩瞳核，再经动眼神经中副交感节前纤维到达睫状神经节，最后经睫状神经节发出纤维支配睫状体，引起睫状体肌肉收缩，导致悬韧带松弛，由晶状体自身的弹性而向前和向后变凸。变凸的晶状体表面曲率增加，遮光能力增强，从而使物象前移后成像于视网膜。被视物离眼越近，需要晶状体变凸的程度也越大，物象才能成像在视网膜上。晶状体的这种视近物的最大调节能力可用近点（near point）来表示。随年龄增加近点距离变大，如 10 岁儿童的近点约为 9 cm，20 岁左右的约为 11 cm，60 岁时可增至 83 cm 以上。近点离眼越近，说明晶状体的弹性越好，眼的调节能力越强。反之，近点远离或变大，说明晶状体的弹性减小，眼的调节能力降低。

（2）瞳孔缩小：正常人的瞳孔直径为 1.5～8.0 mm。虹膜含有两种平滑肌纤维，分别由交感神经支配的瞳孔开大肌和副交感神经支配的瞳孔括约肌。当视近物时，反射性地引起瞳孔缩小被称为瞳孔近反射（pupillary proximal reflex）或瞳孔调节反射（pupillary accommodation reflex）。在眼的近反射中，由神经冲动到达动眼神经缩瞳核，后者发出的副交感纤维也到达虹膜瞳孔括约肌，引起瞳孔缩小。瞳孔缩小可以减少折光系统的球面像差和色像差，使得视网膜的成像更清晰。

（3）视轴会聚：当双眼注视某一近物或视物由远向近移动时，两眼视轴向鼻侧会聚，这一现象被称为视轴汇聚。在眼的近反射中，由神经冲动到达动眼神经核，再发出神经投射支配眼内直肌的活动，使两眼内直肌收缩，引起视轴会聚。视轴会聚使物象始终落在两眼视网膜的对称点，避免出现复视。

2. 瞳孔对光反射 瞳孔对光反射（pupillary light reflex）是指瞳孔在强光照射时缩小，在光线变弱时瞳孔散大的现象。瞳孔对光反射与视物的距离变化无关，与光线的强弱有关，能随光亮度的变化调节进入眼内的光量，因此，这是眼睛一种重要的适应性调节功能。瞳孔对光反射是双侧的，光照一侧眼时，双眼的瞳孔均缩小，即互感性对光反射（consensual light reflex）。当强光照射时，视网膜产生的电冲动沿视神经传导到中脑的顶盖前区进行神经元换元，再投射到动眼神经缩瞳核，经动眼神经中副交感节前纤维到达睫状神经节，最后睫状神经节发出投射到达睫状体，这条神经投射通路位于近反射通路的背侧。中脑是瞳孔对光反射的调节中枢，因此，临床上通常用对光反射的存在与否来判断患者的麻醉深度或病情危重程度。

（三）眼的折光异常

正常人眼在安静未调节的情况下可使平行光线聚焦于视网膜进行成像，即能清楚看到远处的物体。经过调节的眼，当物距大于等于眼的近点，也能看清 6 m 内的物体，这种眼被称为正视眼（emmetropia）。当眼的遮光能力或眼球的结构发生异常时，导致屈光不正（refractive error 或 ametropia），使平行光不能聚焦于眼的视网膜上，这种现象被称为非正视眼（ametropia）。非正视眼包括近视眼（myopia）、远视眼（hyperopia）和散光眼（astigmatism）。

近视眼通常由眼球的前后径过长（轴性近视）或折光系统的折光能力过强（曲光性近视），导致远处物体的平行光线被聚焦在视网膜的前方，物体不能清晰地成像于视网膜。近视眼可以用凹透镜加以矫正。

远视眼是由于眼球的前后径过短（轴性远视）或折光系统的折光能力过弱（曲光性远视），导致远处物体的平行光线被聚焦在视网膜的后方，物体在视网膜上形成模糊图像。远视眼可以用凸透镜加以矫正。

散光眼主要是角膜表面不同径线上的曲率不等所引起的。入射光线中，部分径线曲率较小的角膜表面折射后聚焦于视网膜之后，而另一部分径线曲率较大的角膜表面折射后聚焦于视网膜之前，还有部分径线曲率较正常的角膜表面折射并聚焦于视网膜上。这样导致平行光线不能同时聚焦在视网膜上，导致视觉模糊不清或者变形。规则的散光眼可以用柱面镜加以矫正，但是不规则散光眼则很难矫正(图 14 - 11)。

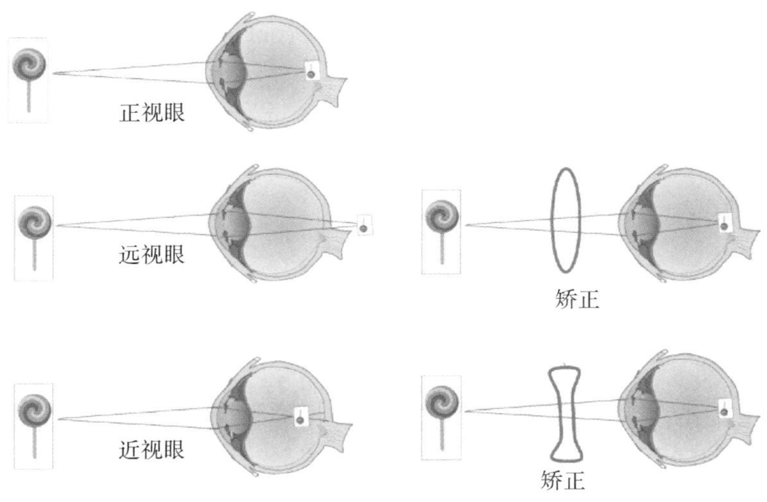

图 14 - 11　眼屈光不正视觉矫正示意图

(四) 房水和眼内压

房水(aqueous humor)是充盈前房和后房的透明液体。房水来源于血浆，由睫状体脉络膜丛生成，生成的房水从后房经瞳孔流入前房，然后流过前房角的小梁网经许氏(Schlemm)管回流入静脉。房水通过不断生成和回流形成房水的循环。

房水为角膜、晶状体和玻璃体提供营养，并维持眼内压(ocular tension)。稳定的眼内压对维持眼球角膜的正常形状和折光能力起重要作用。房水循环是保持衡定的正常眼压的保障，若发生房水回流障碍时，眼内压升高，临床上常见的青光眼(glaucoma)就是眼内压病理性升高所致。青光眼表现为头痛、恶心呕吐，角膜混浊，严重可以导致视网膜病变，甚至视力缺失。

二、眼的感光功能

前面我们了解了物体的光刺激通过眼球的折光系统成像于视网膜上，视网膜上的图像真正能形成主观意识上的图像(视感觉)之前，视网膜还需要对信息进行处理和加工，将物理光信息转换成具有神经细胞电传导能力的生物信息，再通过视神经传送到视觉中枢，最终产生视觉。视网膜(retina)具有感光功能、还具有将感光信息转换成能进行神经传递信息的功能，并能以神经传递的方式将感光信息传送到脑内。下面我们了解视网膜的结构以及视网膜光感信息的感受和处理。

(一) 视网膜的感光细胞的构筑

视网膜位于眼球壁最内层，厚度为 0.1～0.5 mm。视网膜的细胞分层以眼球中央的相对位置进行命名，最里面的一层为神经节细胞层(ganglion cell layer)，由里向外依次为内网层、内核层(inner nuclear layer)、外网层、外核层(outer nuclear layer),光感受器细胞外段层和色素上皮质(图 14－12)。神经节细胞层含神经节细胞的胞体及其部分突起。内核层含双极细胞(bipolar cell)、无长突细胞(amacrine cell)和水平细胞(horizontal cell)。外核层含光感受器(photoreceptor)的视杆细胞(rod cell)和视锥细胞(cone cell)的胞体。光感受器细胞的外段镶嵌在特化的色素上皮质内,对进入视网膜的各种光线进行吸收。从视网膜细胞层的构筑分布来看,光透过玻璃体,必须穿过神经节细胞和双极细胞,这才能到达光感受器的细胞。视网膜的这种特殊组织结构保证了光在眼内的反射降至最低,加上视网膜细胞的高透明度,保证了图像的清晰度。

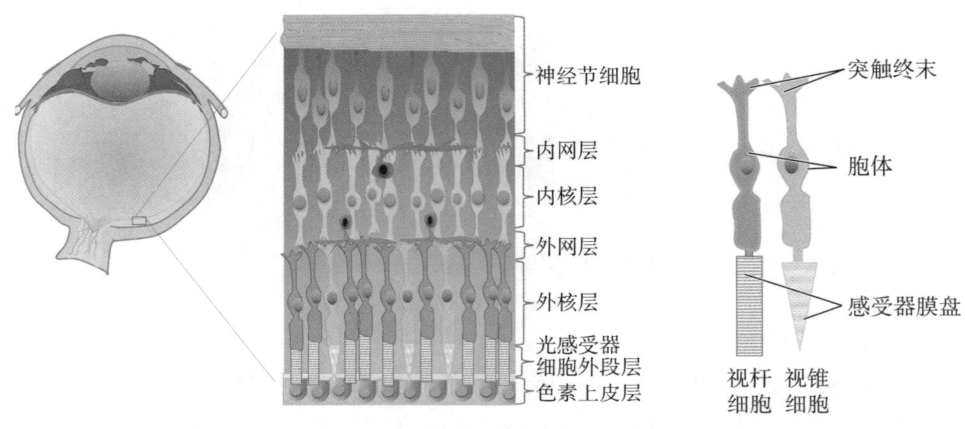

图 14－12　眼视网膜细胞构筑示意图

视网膜的视觉信息流最为直接的通路是,由光感受器通过双节细胞至神经节细胞的传递。神经节细胞对光反应是发放动作电位,动作电位的冲动通过视神经传送到大脑的不同核团,产生视觉。由此可见,光感受器是视觉形成的起始部位。每个光感受器分为外段、内段和突触段。外段含有大量的膜盘(membrane disk),膜盘的膜中镶嵌着光敏蛋白视色素(photopigment),视色素对光进行吸收,然后触发光感受器的膜电位发生变化。根据光感受器的形态及其光敏的选择性不同,光感受器分为视杆光感受器(rod photoreceptor)和视锥光感受器(cone photoreceptor),它们分别由视杆细胞和视锥细胞组成。视杆细胞的外段较长呈圆柱状,末端成平头,内含大量的膜盘和高密度的视色素,所有的视杆细胞仅含一种视色素,即视紫红质。视杆细胞参与夜间照明或暗视野情况下的视觉形成。视锥细胞外段较短,末端呈圆锥形,含膜盘的数量较少些。视锥细胞含有 3 种光谱特性的视色素,形成了对不同波长光敏感的特征。视锥细胞参与日间照明或明视情况下的视觉形成,也参与色觉的形成。

视网膜的中央凹与周边区的结构是不同的。中央凹是视网膜的特化区,位于黄斑中心的视网膜变薄。凹陷中心区的感光细胞仅含视锥细胞,而周边区含有大量的视杆细胞和少量的视锥细胞。因此,视杆细胞主要分布于视网膜的周边区,其密度最高在中央凹外 10°～20°范围内,越往视网膜周边区外移密度越低。人类视网膜上的视杆细胞数量比视锥细胞至少多 20 倍。从横切面上看,凹陷区的表面是神经节细胞由中央凹向外侧移位,形成凹陷中心，该区的视网膜最薄，光通过折光系统后，可以不通过视网膜的细胞层，直达光感细胞，使得视锐度在中央凹达到最大(图 14－13)。

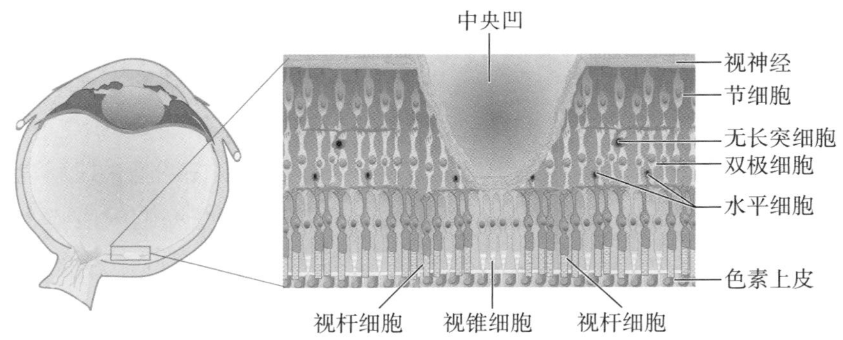

图 14－13　视网膜中央凹细胞分布特征示意图

注：中央凹处的感受器细胞主要是视锥细胞，周边则以视杆细胞为主，有少量的视锥细胞。中央凹区神经节细胞和双极细胞向周边侧移，以利光直接照在中央凹的光感受器上。

在视网膜中，除了细胞的纵向联系外，还存在横向联系的细胞。位于外网层的水平细胞在感光细胞之间起到联络和调节作用，位于内网层的无长突细胞则对神经节细胞之间起联络作用。此外，感光细胞的终足部之间、水平细胞之间和无长突细胞之间，甚至各神经元之间还存在缝隙连接。通过这些缝隙连接，细胞之间在电传导上进行耦合，从而参与光感受活动的调节。

（二）视网膜感光细胞的光转导机制

视网膜的感光细胞感受到眼内的光刺激后会将光能转化成膜电位。前面提及，人视网膜内的视杆细胞是视锥细胞的 20 倍之多。在大多数情况下，视杆细胞的光转导机制适用于视锥细胞。因此，人们多用视杆细胞开展相关的研究。

1. 视杆细胞的光转导机制　视杆细胞的感光视色素是视紫红质(rhodopsin)。视紫红质是一种结合蛋白，由视蛋白(opsin)和视黄醛(retinene)组成。视蛋白由 348 个氨基酸残基组成的 7 次跨膜的 α-螺旋蛋白，穿越在视杆细胞膜盘的膜结构上。11-顺视黄醛分子连接在视蛋白的第 7 个 α-螺旋区的赖氨酸残基上形成结合型视蛋白。结合状态的视蛋白是无活性状态，此时的膜电位呈去极化状态，约为－30 mV。当光照时，视黄醛吸收光谱并引起构像改变，激活视蛋白，使膜电位更趋负，产生－70 mV 的超极化反应。这一现象被称为漂白。

我们已经了解到，大多数神经元的静息膜电位约为－65 mV。视杆细胞在暗处的静息电位约为－30 mV～－40 mV，明显低于大多数的神经元。在暗环境中，视杆细胞存在两种电流：一是内向 Na^+ 电流，Na^+ 经过视杆细胞外段膜中的 cGMP 门控通道内流而产生的，Na^+ 的内流造成膜去极化反应；二是外向 K^+ 电流，K^+ 通过视杆细胞内段膜中的非门控通道外流，产生的 K^+ 外流造成膜的超极化反应。视杆细胞内段含有高密度的钠泵，从而保障了细胞膜内外 Na^+ 和 K^+ 的正常浓度。

cGMP 门控通道受到胞质内 cGMP 浓度的调控。在暗环境中，视杆细胞胞质内 cGMP

浓度较高，从而维持 cGMP 门控通道呈开放状态，因而产生稳定的内向 Na^+ 电流，该电流被称为暗电流(dark current)。这种暗电流的存在是导致视杆细胞静息膜电位较低的原因。当视网膜受到光照时，视杆细胞外段膜盘上的视紫红质蛋白产生光化学反应。光照使 11-顺视黄醛转变为全反式视黄醛，导致视蛋白与视黄醛解离并被激活。激活的视蛋白又活化视杆细胞外段膜盘膜上的 G_t 蛋白，活化的 G_t 蛋白能激活胞质内的磷酸二酯酶(PDE)，加速 cGMP 代谢为无活性的 5′-GMP。如前所述，高浓度的 cGMP 是促使 cGMP 门控通道开放的重要分子。当光照时，引起胞质内 cGMP 含量急速下降，导致视杆细胞外段膜盘膜上 cGMP 门控通道关闭，Na^+ 内流减少，暗电流减小或消失。而此时，视杆细胞内段膜上的非 cGMP 门控通道仍开放，允许 K^+ 外流，使膜电位向着 K^+ 平衡电位(约−70 mV)方向变化，从而出现膜的超极化现象(图 14 - 14)。研究发现，一个视紫红质分子被激活，能激活至少 500 个 G_t 蛋白，一个活化的 PDE 每秒可使 2 000 个 cGMP 分解。这种生物放大效应可使 1 个光量子足以引起大量的 cGMP 门控通道关闭，从而产生超极化膜电位。

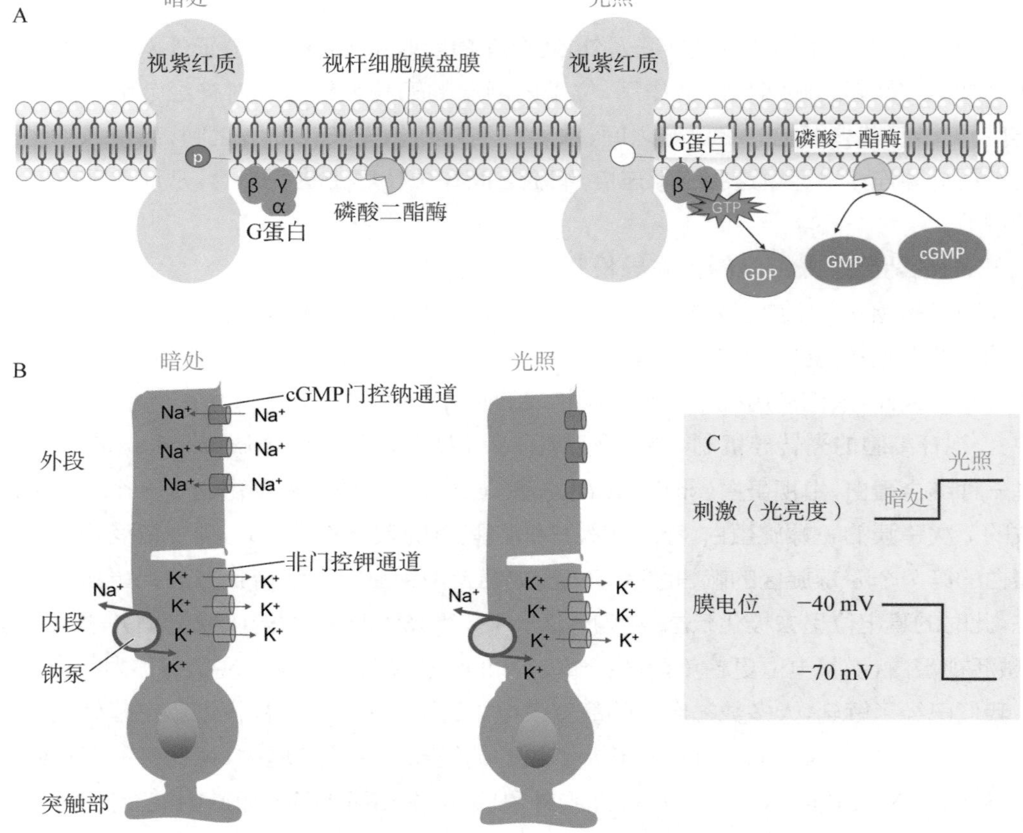

图 14 - 14　光感受器中光激活的引起膜电位超极化的生化机制

注：视杆细胞膜盘膜上存在光感受器的视紫红质蛋白，在暗处呈磷酸化状态，G 蛋白处于无活性。给光刺激时视紫红质蛋白去磷酸化，G 蛋白激活，活化磷酸二酯酶，促使从 GMP 分解成 GMP(A)，导致膜内 cGMP 含量下降，从而关闭 cGMP 门控钠离子通道关闭(B)，此时，非门控钾通道继续开放，导致给光是细胞膜超极化膜电位(C)。

视杆细胞外段膜上的 cGMP 门控通道同时允许 Ca^{2+} 的内流，进入细胞内的 Ca^{2+} 具有抑制鸟苷酸环化酶的作用，使 cGMP 合成量减少。光照时胞质内 cGMP 含量减少，cGMP 门控通道关闭，使 Na^{+} 内流减少的同时 Ca^{2+} 内流也减少。胞内 Ca^{2+} 浓度降低时，鸟苷酸环化酶被 Ca^{2+} 的抑制作用也减弱，使鸟苷酸环化酶活性增加，恢复 cGMP 的合成。因此，这是有利 cGMP 门控通道开放的调节。

视杆细胞膜电位的变化不能引发动作电位，视杆细胞外段膜的超极化电位以电紧张性扩布的形式到达突触部，影响突触释放神经递质谷氨酸的作用。

2. 视锥细胞的光转导机制　视锥细胞与视杆细胞一样，其外段含有视色素，所不同的是，视锥细胞含有 3 种不同的视色素，光照能刺激不同光敏的视色素起光化学反应，激发这些细胞在光刺激下产生超极化电位反应。因此，视锥细胞的视色素是产生颜色视觉（color vision，简称色觉）的物质基础。色觉是指不同波长的可见光刺激入眼后在脑内产生一种主观感觉，包含复杂的物理和心理的反应。正常人眼可分辨波长 380～760 nm 范围内约 150 种颜色，可以辨别在 3～5 nm 波长变化的色差。人眼能辨别百余种颜色，但是并不存在相应数量的视色素锥体细胞。早在 19 世纪初，科学家提出视觉的三色学说（trichromatic theory），从理论上讲，假如将红、绿、蓝三种颜色的色光按各种不同比例进行适当混合，就会产生各种不同的颜色。科学家设想视网膜的 3 种视锥细胞，分别也含有对红、绿、蓝光波长敏感的视色素。当某一波长的光线射入视网膜时，按一定比例兴奋这 3 种不同的视锥细胞，由此产生的不同信息传递到中枢，便可产生某种颜色的色觉。

20 世纪 70 年代，三色学说的理论被多家实验室所证实。现在了解到，视网膜上的视锥细胞分为 3 种，每种视锥细胞含有对某些特定波长光敏的视色素，各自分别对蓝、绿、红光敏感。根据它们对颜色光谱的敏感性，又可分为“蓝”锥、“绿”锥和“红”锥 3 种锥体细胞。每种锥体细胞都存在最大程度激活光的波长，“蓝”锥为 430 nm 波长的光，“绿”锥为 530 nm，“红”锥为 560 nm。此外，能感应一定范围内的波长光的刺激，使这些不同锥体细胞的光敏范围出现部分重叠，这为感受不同波长光刺激提供了结构和物质保障。利用基因克隆技术，已经鉴定了红、绿、蓝视色素的基因，这从物质层面进一步证实了三色学说，为深入开展视色素蛋白与临床某些色觉异常疾病的病因和诊治的研究提供了帮助。

（三）视网膜的信息处理

视网膜内信息流最直接的途径是由视锥细胞或视杆细胞的光感受反应通过双极细胞传递到神经节细胞。在每个突触连接层面的反应，还受到水平细胞和无长突细胞侧向连接的调节。我们首先了解由光感受器向双极细胞传递过程中的信息转化。然后介绍神经节细胞的信息输出方式。

1. 外网层的信息传递　在外网层的光感受器与两种视网膜神经元形成突触联系，这两种神经元分别是双极细胞和水平细胞。双极细胞突起的一端与光感受器相连，突起的另一端与神经节细胞相连，分别形成突触联系。因此，双极细胞是构成光感受器至神经节细胞的直接通路。水平细胞是负责外网层信息的侧向传递，调节双极细胞邻近的活动。视杆细胞的光感受器在暗光刺激下，释放递质谷氨酸。

2. 双极细胞的信息传递 双极细胞对释放谷氨酸产生反应，但是反应的膜电位变化不同。因此，根据双极细胞对谷氨酸的不同反应分为两类，即撤光双极细胞（OFF bipolar cell）和给光双极细胞（ON bipolar cell）。撤光双极细胞对谷氨酸的反应是引发 EPSP，这是谷氨酸通过兴奋递质门控的阳离子通道，使 Na^+ 内流引起的膜去极化反应所致。给光双极细胞对谷氨酸的反应是引发超极化膜电位的变化。这是通过 G 蛋白偶联受体的兴奋所引起的。

每个双极细胞接受来自一组的光感受器的直接突触输入。每组光感受器的数目在中央凹和视网膜的边缘区是不等的，通常在中央凹的数目较少由一个到数个组成，而在视网膜的边缘区可达数千个。双极细胞除了与这些光感受直接接触外，还可以通过水平细胞与多个光感受器细胞进行联系。双极细胞的感受野（receptive field）是视网膜对光刺激引起膜电位变化的区域。双极细胞的感受野分为感受野中心区和周边区。感受野中心区双极细胞直接与光感受器输入相连形成圆形区域，感受野周边通过水平细胞形成感受器输入的柱状环形区域。双极细胞感受野的直径在中心区和周边区不同。在视网膜的中心区小于 1°，在视网膜周边则大于 1°。同一个双极细胞对光刺激反应的膜电位在视野中心和周围是相反的。例如，对中心的光照使双极细胞去极化，而对其周边同样的光照则引起双极细胞超极化反应。反之亦然。这种特性形成了特有的中心-周边感受野反应（center-surround receptive field）（图 14－15）。

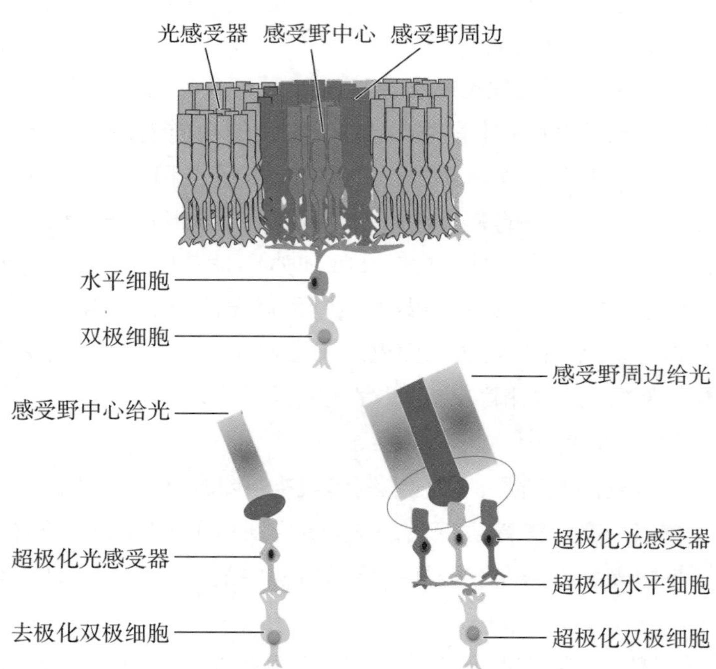

图 14－15 光感受器到双极细胞的直接和间接通路示意图

中心-周边感受野双极细胞对光感受器输入的反应是通过内网层的突触传向神经节细胞。内网层的无长突细胞侧向连接参与神经节细胞感受野的形成。

（四）视网膜的输出

视网膜信息输出的细胞是神经节细胞。神经节细胞接受双极细胞的输入信息整合后，产生具有神经冲动传导功能的动作电位。

多数神经节细胞具有双极细胞相似功能的中心-周边感受野的结构，即中心和周边感受野对光刺激的反应是相反的。在中心区具有给光反应或撤光反应。给光中心区和撤光中心区的神经节细胞接受同一类双极细胞的输入。当感受野中心接受一个小光电刺激时，一个给光中心的神经节细胞会产生去极化反应，并产生一串动作电位。同样，一个撤光中心细胞对一个出现在感受野中心的暗点有反应。但是，这两种神经节细胞对中心刺激反应均会被周边同时刺激反应所抵消(图 14－16D)。因此，当把暗点刺激范围扩大到周边时，动作电位的发放频率明显降低。若暗光同时刺激中心和周边区时，细胞的放电活动并不增加(图 14－16A～C)。当整个感受野同时接受到相同光刺激时，细胞放电变化不大，但是当亮光或暗光的刺激边界位于中心区时，根据神经节细胞感受野的组织形式和视觉特化细胞的反应将达到最大，而当亮光或暗光的刺激边界位于边缘区的交界处时，反应达最小(图 14－16E～G)，中心-周边感受野的结构和功能为视觉判断局部空间变化提供了重要的结构和功能基础。

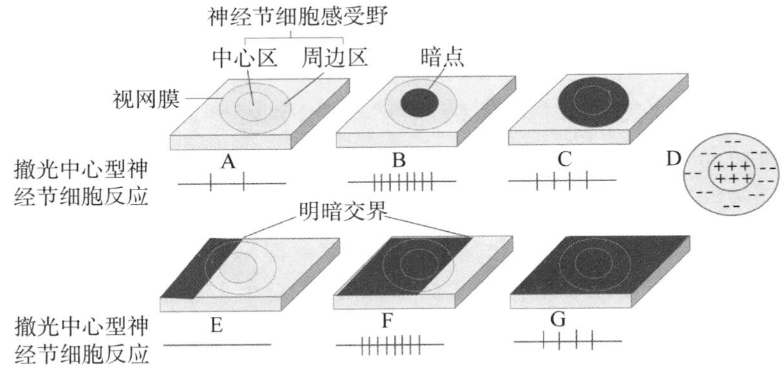

图 14－16　撤光中心型神经节细胞对暗光刺激感受野的中心和周边区的放电反应特征。

视网膜神经节细胞的中心-周边感受野的给光中心区和撤光中心区细胞的形态，突触连接以及对光反应的电生理特性不同，由此将神经节细胞分为三类：小细胞(parvo，P)型、大细胞(magno，M)型和非 M-非-P 型。其中 P 型神经节细胞占 90%，其他节细胞各占 5%。与 P 型节细胞相比，M 型节细胞的感受野较大，动作电位传导速度较快，对低对比度光刺激更加敏感，对光刺激的电活动呈瞬时簇状式放电，M 型节细胞对低对比度光刺激的敏感性反映了在暗视形成中的重要作用，其次 M 型节细胞对刺激引发的快速瞬时反应是机体能适应运动保持平衡的需求。而 P 型节细胞与 M 型节细胞不同，P 型节细胞对光刺激反应的感受野相对较小，对光刺激的反应相对持久，P 型节细胞的这些特性有利于感受和辨别细小的结构变化。P 型节细胞和 M 型节细胞的不同生物学特性或互补作用是视觉平行信息处理的基本环节。P 型和非 M-非-P 型神经节细胞具有颜色拮抗特性，P 型神经节细胞具有红-绿拮抗，非 M-非-P 型神经节细胞具有黄-蓝拮抗。因此，这两种神经节细胞参与色觉形成，而 M 型神经节细胞不参与色觉形成过程。

（五）视网膜的神经递质

视网膜神经元的递质可能达十余种，目前认为兴奋性氨基酸递质谷氨酸和抑制性氨基酸递质 GABA 是最重要的递质。光感受器和双极细胞主要为谷氨酸神经递质，而水平细胞和多数无长突细胞以 GABA 神经递质为主进行侧向调节。

光感受器的视锥细胞和视杆细胞的神经递质是谷氨酸。如前所述，谷氨酸作用于下游的撤光和给光双极细胞会出现两种截然不同的膜电位反应，这是由于双极细胞上表达的谷氨酸受体种类不同所致。撤光双极细胞上表达递质门控离子通道谷氨酸受体（AMPA 和 KA 受体），受体兴奋时引起 Na^+ 内流，产生去极化反应；而给光双极细胞上表达的代谢性谷氨酸受体，兴奋时引起大量 K^+ 外流，产生膜电位的超极化反应。部分水平细胞上也表达 AMPA 受体，可以产生去极化膜电位反应。

GABA 是视网膜中主要的抑制性神经递质，视网膜的大多数水平细胞是 GABA 能突触传递，释放的 GABA 调节光感受器细胞和双极细胞。例如，水平细胞通过释放 GABA 对视锥细胞进行负反馈调节。

三、视觉的中枢传入通路

神经节细胞的轴突在视神经盘处会聚成束，传出眼球壁，构成视神经。视神经进入大脑前，以特殊的方式形成交叉。即左右眼颞侧视网膜分别经同侧视束抵达同侧外侧膝状体（lateral geniculate nucleus，LGN），经膝状体距状束（视放射）最后投射到同侧初级视皮质，而来自两眼鼻侧视网膜视神经通过视交叉分别抵达对侧膝状体继续上行，经膝状体距状束，最后投射到对侧初级视皮质。因此，外侧膝状体接受来自同侧或对侧视束的输入，均经膝状体距状束投射到同侧的视皮质。在传导通路中，沿途的任何脑区或传导束遭到损伤，均将引起相应的视觉缺失。图 14－17 显示了视觉通路的各级水平受损时，患者视野缺失的对应关系。根据这些特征表现，临床常用于鉴别患者视野缺失与视觉通路受损伤的情况与受损的部位。

四、中枢对视觉信息的分析

眼内视网膜的视觉信息编码通过视神经传导，首先投射到外侧膝状体，最终投射到视皮质形成视感觉。

（一）外侧膝状体

外侧膝状体（LGN）位于丘脑的背侧，左右各 1 个。LGN 是两条视束投射的靶核团，也是向视觉皮质投射的中继核团，同时 LGN 也是接受视觉高级中枢调节的枢纽站。从组织学细胞分布来看，每个 LGN 由 6 层细胞组成，靠近腹侧的命名为第 1 层。LGN 神经元各层神经细胞对接受视网膜信息输入具有相对选择性。靠近腹侧的第 1 和第 2 层是大细胞层（magnocellular layer），接受 M 型神经节细胞传入；靠近背侧的 4 层 LGN 细胞是小细胞层（parvocellular layer），主要接受 P 型神经节细胞的输入；夹在这些细胞层之间的细胞是颗粒

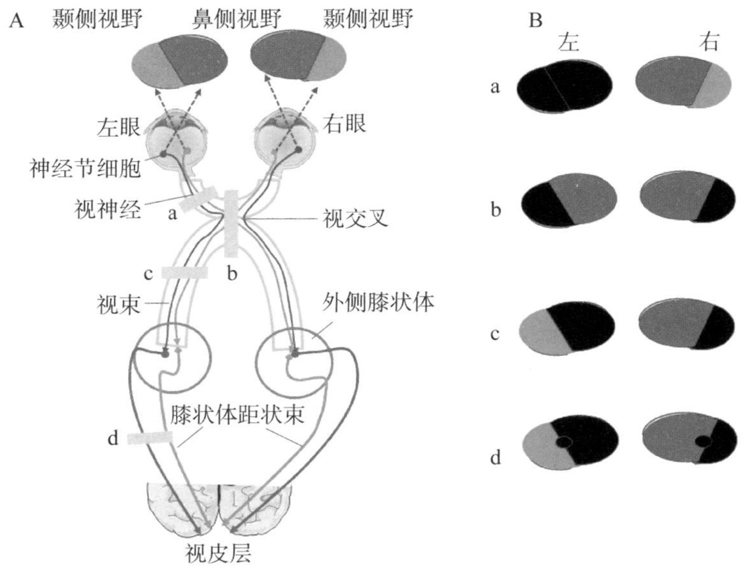

图 14－17　视觉传入从眼到视皮质的投射规律示意图

注：A. 表示视觉的传入投射到视皮质的通路。图中的蓝色和红色分别代表颞侧和鼻侧视野的传导通路，图中的 a，b，c，d 处表示神经传导通路中被损伤的区。B. 显示 A 中被损伤区引起相应的视觉缺失情况，黑色表示视觉缺损。

细胞层，含有非常小的细胞，接受非-M-非-P 型神经节细胞的输入。LGN 的每层细胞仅接受来自一侧眼的纤维输入，其中第 2、3、5 层接受同侧投射，第 1、4、6 层接受对侧的投射。LGN 细胞的反应与其接受的神经节细胞的反应大体一致，包括对刺激光的敏感性、动作电位的发放和感受野的特征。这样保证了 LGN 小细胞也具有颜色拮抗特性，在颗粒细胞层中，仅第 3 和第 4 层显示具有黄-蓝颜色拮抗特性（图 14－18）。

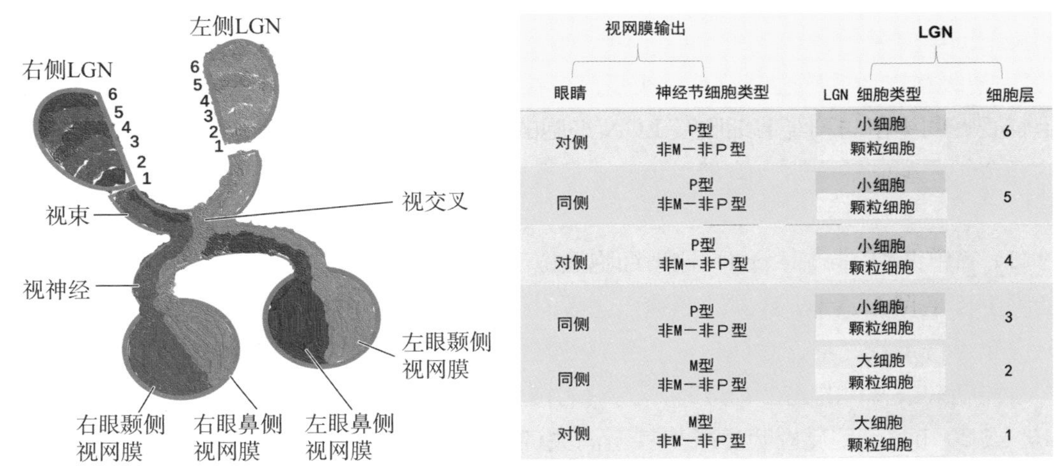

视网膜输出		LGN	
眼睛	神经节细胞类型	LGN 细胞类型	细胞层
对侧	P型 非M一非P型	小细胞 颗粒细胞	6
同侧	P型 非M一非P型	小细胞 颗粒细胞	5
对侧	P型 非M一非P型	小细胞 颗粒细胞	4
同侧	P型 非M一非P型	小细胞 颗粒细胞	3
同侧	M型 非M一非P型	大细胞 颗粒细胞	2
对侧	M型 非M一非P型	大细胞 颗粒细胞	1

图 14－18　外侧膝状体（LGN）各细胞层对应接受视网膜神经节细胞输入的示意图

注：左图显示了左右眼的视网膜鼻侧和颞侧传导到 LGN 不同细胞层的区域对应关系，每一种颜色表示相对应的关系。右表显示了视网膜不同类型节细胞投射支配各层 LGN 各类细胞的关系。

LGN 具有两类神经元，一类是投射到视皮质的神经元，称为膝状体投射神经元；另一类是中间神经元，这类神经元的突起不离开 LGN，仅对局部神经元起调节功能。LGN 神经元的输入 20％来自视网膜神经节细胞的投射，剩余的大部分来自初级视皮质的下行兴奋性投射以及少量脑干网状结构的投射。LGN 神经元的输入构成为高级视觉中枢对膝状体投射神经元信息传递的调节，以便这些神经元能够选择性地将视网膜的信息传递到视皮质。

（二）初级视皮质（纹状皮质）

1. 初级视皮质的分层及其输入联系　初级视皮质是 LGN 视束投射的靶区。初级视皮质位于大脑枕叶顶部内侧的皮质，接受来自 LGN 的直接输入。因此，初级视皮质也被称为第一视区（V1），相当于 Brodmann 17 区。由于，该皮质区是由髓鞘传入的轴突形成的，并显示出与表面平行的稠密条纹，因而得名纹状皮质（striate cortex）。纹状皮质从外向内分为 6 层，用罗马字Ⅰ、Ⅱ、Ⅲ、Ⅳ、Ⅴ和Ⅵ表示，其中第Ⅳ层可以分为Ⅳ-A、Ⅳ-B、和Ⅳ-C 层，Ⅳ-C 层再可以细分为Ⅳ-Cα 和Ⅳ-Cβ 亚层。Ⅰ层为分子层，几乎不含细胞。Ⅲ、Ⅳ-B、Ⅴ和Ⅵ层含大量锥体细胞，它们的轴突构成下行投射纤维，其中第Ⅵ层投射到 LGN，Ⅴ层投射到脑桥和上丘，第Ⅲ和Ⅳ-B 层神经元纤维投射到其他脑区。Ⅳ-C 层含有大量小的星状细胞，发出纤维投射到纹状皮质的第Ⅲ和Ⅳ-B 层，发挥局部神经元联络作用。

前面提及，视网膜投射到 LGN 是以特定的点对点的方式进行的。从 LGN 投射到初级视皮质也是以点对点的方式进行的，因此，神经节细胞兴奋性的空间模式相应地被投射到初级视皮质。例如，运动敏感的大细胞 M-LGN 神经元的轴突投射到初级视皮质的Ⅳ-Cα 亚层，波长敏感的小细胞 P-LGN 神经元投射到初级视皮质的Ⅳ-Cβ 亚层，LGN 的颗粒细胞层的细胞投射到初级视皮质的第Ⅱ和Ⅲ层。在视觉系统中，这些信息传导通路保持相对独立，分别处理不同的视觉信息。

Ⅳ-C 层神经元将轴突垂直投射到初级视皮质内的第Ⅲ和Ⅳ-B 层，其中接受来自 M-LGN 输入的Ⅳ-Cα 亚层细胞主要投射到Ⅳ-B 层，而接受来自 P-LGN 输入的Ⅳ-Cβ 层细胞则主要投射到第Ⅲ层。

2. 初级视皮质的感受野及其对光反应　接受绝大部分 LGN 输入的初级视皮质第Ⅳ层细胞感受野的构型与神经节细胞及 LGN 细胞的同心圆状感受野不同，这些细胞的最佳刺激条件是有特定朝向的光带或暗带决定的。根据感受野细胞的反应特征分为简单细胞和复杂细胞。

（1）简单细胞（simple cell）：这类细胞是位于初级视皮质的第Ⅳ和Ⅵ层的锥体细胞，第Ⅳ层细胞主要是Ⅳ-Cα 和Ⅳ-B 层的细胞。此区的感受野也分为相互拮抗的给光区和撤光区，但是该区呈平行带状。平行光（暗）带刺激感受区能引起最强反应的朝向被称为最佳朝向。一条与最佳朝向或 90° 的光带刺激时，几乎不引起任何反应，如光带的朝向顺时针或逆时针变化 10° 或 20° 时，可使反应明显减少甚至消失（图 14－19A）。此外，简单细胞的反应还受到光带或暗带的运动方向以及速度的影响，不同的细胞反应性存在差异。

（2）复杂细胞（complex cell）：这类细胞多数位于初级视皮质的第Ⅱ、Ⅲ和Ⅴ层。若干个感受野在视网膜上排成一行的简单细胞汇聚成一个复杂细胞，就可以形成复杂的感受野。

复杂细胞具有上述简单细胞所具有特性，即对光(暗)带的最佳朝向的反应性，对运动刺激的方向和速度的反应性。除此之外，复杂细胞的感受野更大，而且没有明确的给光区和撤光区，因而对于任何落在感受野内的线段刺激都会引起相似的反应(图 14－19B)。复杂细胞接受双眼输入信号，具有双眼视野。

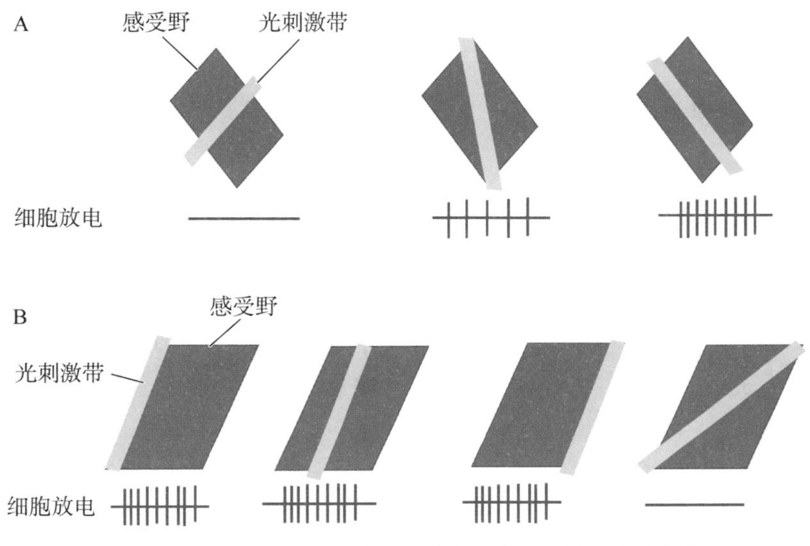

图 14－19 视皮质简单细胞(A)和复杂细胞(B)对光反应示意图

3. **双眼细胞与眼优势** 初级视皮质的第Ⅳ-B 和Ⅱ、Ⅲ层的细胞能被双眼所驱动，这种显示出双眼反应的细胞被称为双眼细胞(binocular cell)。双眼细胞对两眼感受野通常由严格的对应位置，它们的最佳朝向是相同的，两眼信号互相叠加。由于传入到这些细胞的刺激信息量或程度不同，使得这些细胞能测量视网膜的视差以及物体三维空间的深度，从而形成视觉的立体成像。因此，双眼细胞的感知是融合影像和立体成像必需的。实验证明，一个刺激在两眼所引起的反应通常存在量上的差异，往往其中一只眼的反应占优势，占优势的眼产生的放电频率比另一只眼更高，形成所谓的眼优势(ocular dominance)现象。皮质各层次邻近细胞显示相同的眼优势。相同眼优势细胞形成眼优势柱(ocular dominance column)。眼优势柱主要在初级视皮质第Ⅳ-C 层以垂直排列呈斑马条纹状分布，每个柱宽约 500 μm。

此外，在纵穿第Ⅱ、Ⅲ、Ⅳ和Ⅴ层的细胞富含细胞色素氧化酶的神经元细胞柱，亦称斑块(blob)。这些斑块的中心恰好位于第Ⅳ层一个对应的眼优势柱上。斑块区及板块间区的细胞通过Ⅳ-Cβ 亚层细胞接受 LGN 小细胞的输入，或接受 LGN 颗粒层的直接输入。

4. **方位柱** 纹状皮质中许多神经元具有方位选择性。不同的视觉信息处理通道各自产生独立的方位选择性，纹状皮质各层神经元的方位选择性相互作用。如果把微电极沿法线方向或垂直于表面插入皮质，并记录神经元的活动，发现从一个细胞层深入到下一个细胞层，所能记录到的神经元活动的方位选择性始终是一致的。这包含了纹状皮质第Ⅴ和Ⅵ层的简单感受野和复杂感受野的细胞。将这种法线方向的细胞柱称为方位柱(orientation

column)或朝向柱。

5. 初级视皮质的平行信息处理通路及其视觉信息感知 初级视皮质由3条相对独立的视觉信息处理的通路，即大细胞介导的M通路，小细胞介导的P通路以及颗粒细胞介导的非M非P通道(图14-20)。

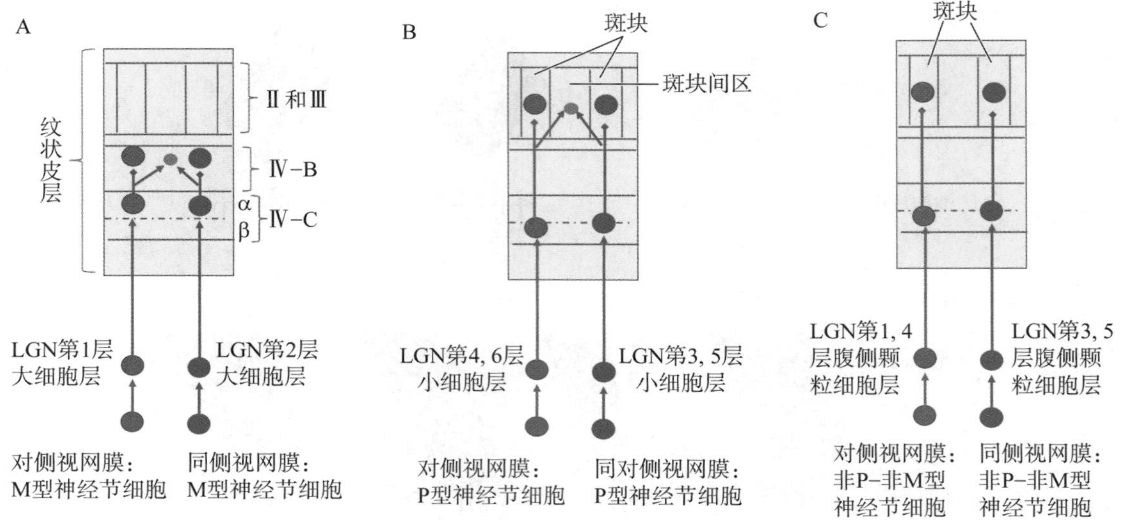

图14-20 视网膜至纹状皮质的3条并行传导通路

注：A. 大细胞通路；B. 小细胞通路；C. 颗粒细胞通路。

(1) 大细胞介导的M通路：始于视网膜的M型神经节细胞，这些细胞投射到LGN的大细胞层，LGN的大细胞层的神经元投射到初级视皮质的第Ⅳ-Cα亚层的棘状星形细胞，棘状星形细胞是兴奋性中间神经元，其末稍与初级视皮质的Ⅳ-B层的锥体细胞发生突触联系，并发出轴突的侧枝到初级视皮质的第Ⅴ和第Ⅵ层锥体细胞。其中，第Ⅴ层的细胞发出投射到皮质下区，包括丘脑后结节、上丘和脑桥；第Ⅵ层细胞的轴突投射到纹状外皮质。M通路神经元的标志性特征是对运动刺激的朝向和方位具有选择性，这确定了M通路对物体运动信息的分析基础。另外，M通道的某些细胞是双眼的，有助于立体视觉的形成。

(2) 小细胞介导的P通路：始于视网膜的P型神经节细胞，这些细胞的轴突投射至LGN的小细胞层，LGN小细胞层的神经元轴突投射到初级视皮质的第Ⅳ-Cβ亚层棘状星形细胞形成突触联系，这些细胞是中间神经元，它们与第Ⅱ和Ⅲ层的椎体细胞间形成突触联系。由于第Ⅱ和Ⅲ层内富含细胞色素氧化酶形成了斑块区及斑块间区，投射到斑块间区的通路称为P-IB通道(parvocellular-interblot channel)，投射到斑块区的通路被称为Blot通道。在斑块间区的细胞大多数是复杂细胞，如前所述，复杂细胞无明显的感光区和撤光区，对给光和撤光均有反应。复杂细胞大多是双眼的，对光的波长不敏感，但是对刺激的方向具有感度选择性。对刺激方向分析是对物体形状进行辨别所必需的，因此P-IB通道负责对物体进行形状的分析。在斑块区内的细胞为单眼的和无方位选择性，对波长敏感，具有红-绿或黄-蓝拮抗的感受野。因此，Blot 通道负责对物体进行颜色分析。

(3) 颗粒细胞介导的非 M 非 P 通道：始于视网膜的非 M 非 P 型神经节细胞。这些细胞的轴突投射到 LGN 的颗粒层，LGN 颗粒层细胞的轴突直接投射到初级视皮质第Ⅲ层的斑块区。因此，该通路也参与 Blot 通道的构成及功能。

从上述介绍我们了解到，光刺激信息从视网膜到初级视皮质的视觉中枢通路以及视觉功能的形成过程。视觉通路由数个相对独立的信息平行处理的通道组成，每个通道的结构和特化提供了人类对世界不同视觉信息处理的能力。简言之，M 通道具有负责对物体的运动进行分析的能力，P-IB 通道具有负责对物体的形状进行分析的能力，Blot 与 P-IB 通道均具有负责分析物体颜色的能力。

(三) 纹状外视皮质

如前所述，初级视皮质又称纹状皮质或视觉区 1(Ⅴ1)。Ⅴ1 区以外的视皮质命名为纹状外皮质。脑内有数十个纹状外视皮质区，约占皮质总面积的一半以上。但是，我们对绝大部分纹状外皮质区对视觉信息处理的作用及机制了解甚少，仅对Ⅴ2 区了解相对清楚些。Ⅴ2 区细胞有简单细胞和复杂细胞两类，Ⅴ2 区细胞均为双眼细胞，感受野相对较大。采用细胞色素氧化酶进行组织学染色发现，Ⅴ2 区存在规则的亮暗交替的条带，这些亮带和暗带具有处理不同视觉信息的功能。亮带层细胞具有方位选择性，无颜色敏感性。暗带又分为宽带和窄带，宽带层细胞多有方向选择性，窄带层细胞具有颜色选择性及双眼视差，且参与立体视觉信息处理。因此，暗带层细胞同时具有方位选择性和颜色敏感性。

在恒河猴的实验中发现，纹状外皮质参与视感觉的信息分析和形成有两条通路，一条是背侧通路，自纹状皮质由背侧伸向皮质顶叶，参与分析运动视觉；另一条是腹侧通路，由腹侧投射到皮质颞叶，参与分析物体形状和颜色。

1. 背侧通路　背侧通路起源于Ⅴ1 区，依次投射到Ⅴ2 区→Ⅴ3 区→Ⅴ5 区即中央颞叶(middle temporal lobe, MT)皮质→内上颞区(medial superior temporal, MST)→顶叶等背侧脑区。前面提到的三条平行通路中，M 通道由视网膜 M 型神经节大细胞投射→LGN 大细胞层→Ⅴ1 区的Ⅳ-Cα 亚层→Ⅴ1 区的Ⅳ-B 层→Ⅴ2 宽带层→Ⅴ5/MT 皮质，进一步参与纹状外皮质的背侧通路视觉信息传导，负责处理“运动”相关信息。

背侧通路的Ⅴ1 区、MT 区和 MST 区的细胞分别对不同类型的运动具有敏感性。它们的互相作用，协同发挥空间引导、指挥动眼和运动感知的功能。

2. 腹侧通路　腹侧通路起源于Ⅴ1 区，依次投射到Ⅴ2 区→Ⅴ3 区→Ⅴ4 区→下颞叶(inferior temporal lobe, IT)皮质→其他腹侧脑区。参与平行通路的 P-IB 和 Blot 通道共同参与的纹状外皮质腹侧通路。P-IB 通道由视网膜 P 型神经节小细胞投射→LGN 小细胞层→Ⅴ1 区的Ⅳ-Cβ 亚层→Ⅴ1 区的第Ⅱ和Ⅲ层的斑块区→Ⅴ2 区的亮带层→Ⅴ4 皮质区，进一步参与纹状外皮质的腹侧通路视觉信息传导，负责处理“形状”相关信息；Blot 通道由视网膜 P 型神经节小细胞投射→LGN 小细胞层→Ⅴ1 区的ⅣCβ 层→Ⅴ1 区的第Ⅱ和Ⅲ层斑块区→Ⅴ2 区的窄带层→Ⅴ4 皮质区，进一步参与纹状外皮质腹侧通路视觉信息传导，负责处理“颜色”相关信息。

侧通路的Ⅴ4区细胞较Ⅴ1区的细胞感受野更大，多数细胞有方向选择性和颜色敏感性，参与颜色和形状的感知。Ⅴ4区的投射大部分到IT区，该区对视觉的感知和记忆发挥重要作用。IT区对面孔有特殊选择性，IT区损伤可能出现面容失认症(prosopagnosia)。

关于中枢如何对传入的运动、形状和颜色的信息转化成为视觉图像是一个非常有趣的科学问题。目前有两种理论。一种认为视觉皮质神经元之间存在同步化活动，包括不同功能柱内功能相似的神经元，不同的信息处理通路中的神经元以及两侧大脑半球相对应的视皮质的神经元，这些不同的神经元可以被同一个视觉目标所激活，产生同步放电活动。在解剖学上可以看到，初级视皮质第Ⅲ层神经元之间存在水平连接的细胞，两侧大脑半球的视皮质通过胼胝体交互连接，更高级视皮质有向Ⅴ1和Ⅴ2区的反馈性投射纤维，这些解剖条件为同步化调节和同步兴奋提供了结构基础。

思考题

1. 请简述为什么剥辣椒时，你会感到火辣辣的疼痛?
2. 谈谈你对外周敏化和中枢敏化的理解。
3. 简述神经胶质细胞在疼痛中的作用。
4. 脑干下行抑制系统和下行易化系统在痛觉调制中的作用。
5. 简述疼痛闸门控制学说。
6. 试述光在到达光感受器之前穿过眼内哪些结构。
7. 试述近视眼和远视眼的屈光矫正原理。
8. 当你适应暗室后，视网膜可能发生哪些变化？在黑暗的环境中为什么辨不清颜色。
9. 当光点刺激感受器和刺激给光双极细胞和撤光双极细胞的中心感受野时，这些细胞的膜电位变化有何不同。
10. 试述视觉从眼传入到视皮质的投射通路及其规律。
11. 试述从外侧膝状体投射到初级视皮质的3条通路及其视觉信息分析的选择性功能。
12. 当患者因事故导致右侧视野缺失，请思考视觉通路中哪些部位损伤的可能性更大?
13. 痛觉、视觉和听觉的感受器分别是什么细胞及其它们的分布部位？分别如何进行感受器生物能转换?
14. 试述视觉和听觉的感受器兴奋后如何将信息传导到大脑皮质?
15. 设想前庭迷路损伤会出现什么症状？为什么?

（米文丽　陈　岩　孙凤艳）

参考文献

1. 陈军，韩济生，樊碧发，等. 面向临床医师解析慢性痛的发生机制[J]. 中国疼痛医学杂志，2014，20(2)：70－80.
2. 宋学军，樊碧发，万有，等. 国际疼痛学会新版疼痛定义修订简析[J]. 中国疼痛医学杂志，2020，26(9)：

641－644.

3. 苏珊·赫德曼,王尔贵. 前庭康复[M]. 4 版. 吴子明,译. 郑州:河南科学技术出版,2018.
4. 田勇泉:耳鼻咽喉头颈外科学[M]. 8 版. 北京:人民卫生出版社,2013.
5. 于龙川. 神经生物学[M]. 北京:北京大学出版社,2012.
6. BASBAUM A I, BAUTISTA D M, SCHERRER G, et al. Cellular and molecular mechanisms of pain [J]. Cell, 2009, 139(2): 267－284.
7. BEAR M F, CONNORS B W, PARADISO M A. Neuroscience: exploring the brain[M]. 4th ed. Philadelphia: Lippincott Williams & Wilkins, 2015.
8. BRAZ J, SOLORZANO C, WANG X D, et al. Transmitting pain and itch messages: a contemporary view of the spinal cord circuits that generate gate control[J]. Neuron, 2014, 82(3): 522－536.
9. JULIUS D, BASBAUM A I. Molecular mechanisms of nociception[J]. Nature, 2001, 413(6852): 203－210.
10. MELZACK R, WALL P D. Pain mechanisms: a new theory[J]. Science, 1965, 150(3699): 971－979.
11. RILEY J, BOULIS N M. Molecular mechanisms of pain: a basis for chronic pain and therapeutic approaches based on the cell and the gene[J]. Clinical Neurosurgery, 2006, 53: 77－97.
12. VOSSHALL L B, CARANDINI M. Sensory systems[J]. Curr Opin Neurobiol, 2009, 19(4): 343－344.
13. ZHAO Z Q. Neural mechanism underlying acupuncture analgesia[J]. Prog Neurobiol, 2008, 85(4): 355－375.

第十五章　神经系统对躯体运动的调控

第一节　概　　述

运动是因骨骼肌舒缩而引起机体姿势和位置变化的过程。运动的本质是反射过程，它在神经系统的调控下进行，是机体应对内外环境变化、维系生命的最基本的功能活动之一。

一、运动的分类

尽管运动本质上都是反射过程，但按照复杂程度和受意识控制程度的不同，仍可大致将其分为三类。

（一）反射运动

生理学上反射运动一般用来指非条件反射运动，是最简单、最基本的运动形式。它们一般由特定的感觉刺激引起，并有固定的、不受意识控制的运动轨迹，故又称刻板运动(stereotyped movement)，如叩击膑腱引起的膝(跳)反射(knee-jerk reflex)(或称膑反射，patellar reflex)和异物刺激角膜引起的瞬目反射等。它们的反射回路内神经元数目较少，反射时间较短，反射运动的幅度与刺激强度有关。

（二）随意运动

随意运动(voluntary movement)是在意识控制下的运动，需大脑皮质参与，一般目的性(方向、轨迹、速度和时程)比较明确并可随意改变。随意运动中的“随意”是相对的。运动过程是否符合意识的初衷，需要神经系统和运动系统实时地动态协调。一些复杂的体操、舞蹈动作往往需要反复练习才能达到比较“随意”的满意度。随意运动的熟练程度达到一定水平后，至少一部分动作成分可转化为条件反射运动，如乒乓球、网球运动员看到来球时的一系列“反射”性接球动作。这可能与反射回路的建立和逐渐固化有关。

（三）节律性运动

节律性运动(rhythmic movement)是介于随意运动和反射运动之间，并兼具这两类运动特点的一种运动形式，如咀嚼和行走。这类运动可随意地开始和停止，一旦开始便自动地重复进行，而不再需要意识的深度参与，但其进程接受感觉信息调制。

二、运动调控中枢的基本组成和功能

一般认为，高等动物的随意运动发起于大脑皮质联络区。皮层联络区在经验记忆基础上，结合基底神经节和皮层小脑对机体内外环境变化所产生的实时感觉信息，产生运动意念。运动意念以运动指令形式传递给大脑皮质运动区（如图 15－1 中箭头①所示），后者再将运动指令分别经皮质脊髓束和皮质脑干束，传递给脊髓前角和脑干内的下运动神经元（如图 15－1 中箭头②所示）。在运动执行过程中，脊髓小脑利用它与脊髓和脑干以及与大脑皮质之间的纤维联系，将来自肌肉、关节等处的感觉信息与皮层运动区发出的运动指令进行比较，找出之间的差异，以修正皮层运动区的活动；在脊髓和脑干，感觉信息可引起反射，调整运动前和运动中的身体姿势，以配合运动的发起和执行（图 15－1）。因此，运动调控中枢可大致分三级水平：大脑皮质联络区、基底神经节和皮层小脑（在图 15－1 中以粉色框标示）作为高级运动中枢负责运动的总体策划；运动皮层和脊髓小脑（在图 15－1 中以橙色框标示）作为中级运动中枢负责运动的组织实施和协调；脑干和脊髓（在图 15－1 中以蓝色框标示）作为低级运动中枢负责运动的执行。另外，高级运动中枢的运动调控指令不仅以“串行”方式通过中级运动中枢向低级运动中枢传递（如图 15－1 箭头①、②所示），还可越过中级运动中枢直接调控低级运动中枢。如基底神经节可直接（如图 15－1 箭头③所示）或通过脑干一些中间神经元间接控制脊髓的中间神经元和运动神经元（如图 15－1 箭头④、⑤所示）。在此情况下，高级运动中枢和中级运动中枢在对低级运动中枢运动神经元的控制上是“并行”的。各级运动调控中枢这种“串行”和“并行”并存的调控方式，使中枢对运动的控制更为灵活，并在神经系统受损后运动调控功能的代偿中具有重要意义。

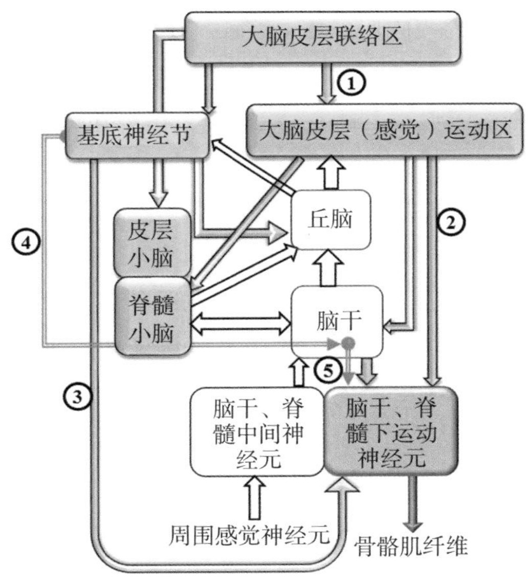

图 15－1 运动的产生和调控示意图

注：图中大脑皮质（感觉）运动区指中央前回和运动前区；皮层小脑指小脑半球外侧部；脊髓小脑指小脑半球中间部。

此外，运动的正常进行需有姿势作为基础，两者的功能互相联系和影响。因此，神经系统对躯体运动的调控无疑包含对姿势的调节。

本章将从低级到高级，以脊髓、脑干、小脑、基底神经节和大脑皮质的顺序，对它们在运动调控中的作用分别介绍。

第二节　脊髓对姿势和躯体运动的调控

一、脊髓运动神经元对骨骼肌功能的调控

（一）脊髓运动神经元

脊髓灰质前角存在 α、γ 和 β 三类胆碱能运动神经元，支配骨骼肌。

α 运动神经元支配梭外肌纤维，是引起肌肉运动的主要神经元。它们接受躯干和四肢的皮肤、肌肉、关节的感觉传入以及从大脑皮质到脑干的高级运动中枢的下传信息。α 运动神经元将其接受的各种传入信息经整合后产生神经冲动，引起梭外肌收缩。α 运动神经元的轴突在脊髓中央灰质前角发出侧支，与以甘氨酸为递质的抑制性中间神经元（即 Renshaw 细胞）形成再现抑制（recurrent inhibition）通路，以及时终止 α 运动神经元的活动。因此，α 运动神经元又被称为是躯体运动反射的最后公路。α 运动神经元的大小差别很大，按照胞体直径大小、兴奋阈值高低、轴突粗细、髓鞘厚度、传导速度、轴突分支数目可大致分为大、中、小三类，并分别与不同亚型的梭外肌纤维构成大、中、小三类运动单位（表 15 - 1）。

γ 运动神经元支配骨骼肌的梭内肌纤维，其胞体较 α 运动神经元小，散在分布于 α 运动神经元之间，其轴突在中枢内没有侧支，因而不能形成再现抑制通路。

β 运动神经元轴突在中枢内也没有侧支，对梭内肌和梭外肌纤维都有支配。

（二）运动单位

一个脊髓 α 运动神经元与其所支配的全部肌纤维构成一个功能单位，称为运动单位（motor unit）。一个 α 运动神经元可支配多根肌纤维，但一根肌纤维只接受一个 α 运动神经元轴突末梢的支配。在同一块肌肉，不同运动单位的肌纤维交叉分布。这既可使一个运动单位的肌纤维所占有的空间范围增大（运动单位肌纤维所占空间的总横截面积可达该运动单位肌纤维自身实际横截面积总和的 10～30 倍），又可使整块肌肉即使只有少数运动单位活动也能产生较均匀的张力。运动单位的大小差别很大。这种差异不仅存在于不同大小的肌肉间，也存在于同一块肌肉内。不同大小肌肉间运动单位大小差异的例子如：眼外肌的运动单位只包括 6～12 根肌纤维；而三角肌运动单位包括多达 2 000 根左右肌纤维。眼外肌的小运动单位显然有利于调控该肌肉的精细运动；三角肌的大运动单位则显然有利于该肌肉产生巨大的肌张力。同一肌肉内运动单位差异的例子如在手部第一背侧骨间肌内，不同运动单位的肌纤维数目可少至 21 根，多至 1 770 根。

梭外肌纤维也可依据其解剖、物理和代谢特征分为三型：慢挛缩疲劳抵抗（slow-twitch

fatigue-resistant, SFR)型、快挛缩疲劳抵抗(fast-twitch fatigue-resistant, FFR)型和快挛缩易疲劳(fast-twitch fatigable, FF)型。SFR 型即通常所说的慢肌;FFR 和 FF 型即通常所说的快肌。这些分型与 α 运动神经元及运动单位的大、中、小分类大致匹配(表 15-1)。运动单位的大、中、小分类构成了骨骼肌收缩所遵循的大小原则(size principle)的基础:即同一块肌肉,随着对肌张力的需求增加,运动单位以由小到大的顺序被依次招募;随着对肌张力的需求减少,运动单位以由大到小的顺序依次停止活动。

表 15-1 梭外肌的亚型和特性

特性	亚型	SFR	FFR	FF
解剖特性	所属运动单位大小	小	中	大
	运动单位 α 运动神经元亚型	αSFR	αFFR	αFF
	运动单位 α 运动神经元胞体和轴突直径	小	中	大
	颜色	红	浅红	白
	周围毛细血管	很多	很多	很少
	肌红蛋白水平	高	高	低
	线粒体	很多	很多	很少
物理特性	耐久时间	数小时	数分钟	低于 1 分钟
	产力	低	高	很高
	招募顺序(级)	第一	第二	第三
	疲劳敏感性	慢	中	快
	收缩速度	慢	快	快
	功能活动	姿势	一般运动	剧烈运动
代谢特性	肌凝蛋白 ATP 酶活动	慢	快	快
	ATP 合成	有氧	混合	无氧酵解
	糖原贮备	低	中	高
	有氧氧化能力	高	中	低
	糖酵解能力	低	中	高
	能量贮备方式	甘油三酯	磷酸肌醇、糖原	磷酸肌醇、糖原

注:SFR, slow-twitch fatigue-resistant; FFR, fast-twitch fatigue-resistant; FF, fast-twitch fatigable。

(三) 运动产生过程中主要结构——神经-肌肉接头的结构和信息传递机制

神经-效应器接头(neuro-effector junction)是外周神经末梢与其效应细胞之间构成的特殊突触,包括神经与肌肉细胞形成的神经-肌肉接头(neuromuscular junction)、与腺体形成的神经-腺体接头(neuro-glandular junction)等。神经-肌肉接头一般指躯体 α 运动神经末梢与骨骼肌形成的神经-肌肉接头,属于定向化学突触的特殊类型。广义的神经-肌肉接头还包括自主神经与心肌、内脏血管平滑肌或血管平滑肌形成的特殊突触,属于非定向化学突触。本节仅描述躯体运动神经末梢与骨骼肌形成的神经-肌肉接头,在下文中简称神经-肌肉接头。

1. 神经-肌肉接头的结构 躯体运动神经为有髓鞘的纤维(有髓纤维),其轴突或轴突分支在接近其所支配的肌纤维时失去髓鞘,并进一步分支成为多个指状神经末梢。每个神经末梢在末端有一个扣状或数个呈串珠状、外面覆盖有单层施万细胞(Schwann cell)的膨大(viscosity),构成神经-肌肉接头的突触前结构,其内的活跃区密布线粒体和装载乙酰胆碱的突触囊泡。与囊泡相对的肌纤维膜向内凹陷并形成皱褶，称为运动终板(end plate)，是神经-肌肉接头这种特殊突触的突触后膜。在约 100 nm 的突触间隙，一层由胶原和糖蛋白等基质成分构成，对离子和各种有机小分子自由通透的基板(basal lamina)相隔其间，并延续到突触外，覆盖神经末梢和肌纤维。基板中的胶原原纤维上锚定的乙酰胆碱酯酶(acetylcholinesterase, AChE)可将突触前膜释放的乙酰胆碱迅速分解成胆碱和乙酸。运动终板上皱褶的顶端分布着高密度的 N_2 胆碱受体，底端则分布高密度的电压依赖性钠通道(图 15 - 2)。

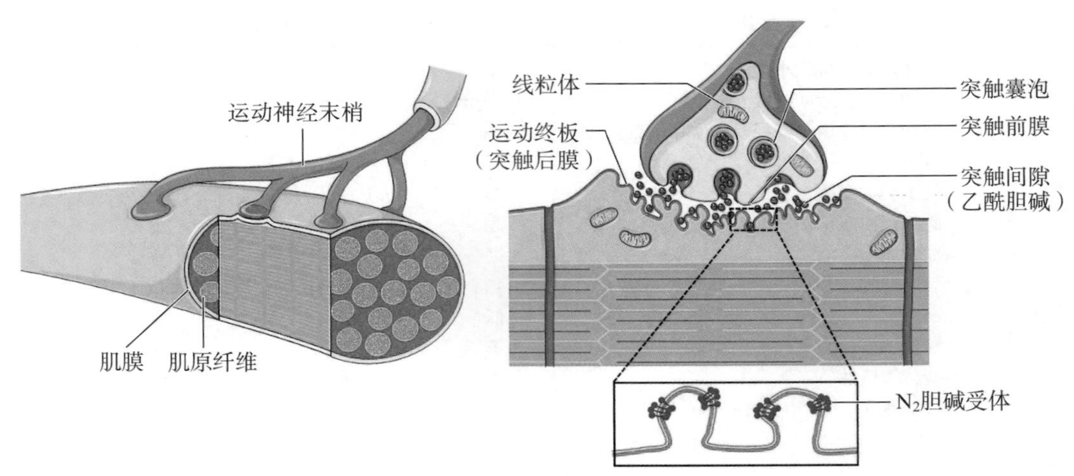

图 15 - 2　骨骼肌神经-肌肉接头结构

2. 神经-肌肉接头的功能及其机制　当运动神经兴奋时，动作电位传导到轴突末梢，末梢膜上的电压依赖性 Ca^{2+} 通道开放，大量 Ca^{2+} 进入突触末梢。突触囊泡上的突触结合蛋白(synaptotagmin)作为 Ca^{2+} 传感器，与 Ca^{2+} 结合后发生变构，其对囊泡与突触前膜融合的阻遏作用被解除，囊泡相关蛋白便与突触前膜上的突触融合蛋白(如 syntaxin 和 SNAP25)紧密结合，在突触前膜形成融合孔，ACh 便从融合孔以胞裂外排的形式释放出来。ACh 经过突触间隙到达运动终板，与终板膜上 N_2 胆碱受体结合，引起通道开放，产生局部电位，称为终板电位(end-plate potential, EPP)。N_2 胆碱受体的通道是非选择性阳离子通道，对 Na^+、K^+ 和 Ca^{2+} 都通透。由于骨骼肌的静息电位约－90 mV，接近 K^+ 的平衡电位，即促使 K^+ 外流的浓度梯度和阻止其外流的电位梯度基本平衡，所以在终板电位的产生过程中，K^+ 的作用很小，而且是趋于降低而不是增加终板电位幅度。虽然 Ca^{2+} 细胞内外的浓度梯度很大(胞外 Ca^{2+} 浓度约 2mmol/L，静息时胞内 Ca^{2+} 浓度≤0.1 μmol/L)，但相较于胞外 Na^+ 浓度和胞内 K^+ 浓度(均＞100 mmol/L)，胞外 Ca^{2+} 浓度很低，因而在终板电位的产生过程中作用也很小。只有 Na^+，其浓度梯度和骨骼肌纤维的静息电位都促使其内流，电化学驱动力很大，因而 Na^+ 是终板电位形成的主要离子。由于运动终板上分布的 N_2 胆碱受体密度很大，局部的跨膜电导很高。运动神经元轴突发生动作电位时，其所引起的终板电位的幅度可高达 70 mV。因此，在阈电位约－50 mV 的骨骼肌中，运动神经元的每次兴奋一般都会在其所支配的肌纤维引起动作电位。运动终板处一旦发生动作电位，便会横向沿肌纤维周长、纵向沿肌纤维长轴向两端传播，并通过兴奋-收缩耦联引起肌纤维收缩。运动终板的 N_2 胆碱受体若受自身免疫攻击，导致终板膜面积减少和受体密度降低，则会产生神经-肌肉接头功能障碍，产生肌肉运动不能或感觉肌无力的症状，如重症肌无力(myasthenia gravis, MG)。

运动神经末梢在静息或使用河豚毒素阻断动作电位发生的情况下，仍可随机出现一些囊泡释放 ACh，并在终板膜产生微小的突触后电位，称为微终板电位(miniature end plate potential, MEPP)。最小的微终板电位是由一个囊泡释放的 ACh 引起的，幅度约 0.4 mV，实验验证最小的微终板电位相当于 5 000 个 ACh 分子同时释放所引起的反应幅度。较大的微终板电位的幅度是最小者的整倍数。这些先驱性研究结果是神经递质以囊泡为单位进行"量子释放"的最初证据之一。

3. 骨骼肌收缩机制 横纹肌包括骨骼肌和心肌，它们在结构上的共同特点是含有大量的肌原纤维和高度发达的肌管系统。

(1) 骨骼肌的微细结构：骨骼肌细胞呈长条形纤维状，内含数千条肌原纤维(myofibril)，沿细胞长轴走行。每条肌原纤维在光镜下呈现规则的明暗交替的横纹，分别称为明带(light band)和暗带(dark band)。一个骨骼肌细胞内所有肌原纤维的明带和暗带都横向对齐，因而使整个肌细胞呈现明暗交替的横纹。如图 15-3 所示，暗带的中央有一段相对较亮的区域，称为 H 带，其中央有一条横向的、由细胞骨架蛋白形成的 M 线(M-line)。明带中央也有一条横线，称为 Z 线。相邻两条 Z 线之间的区域称为一个肌节，是肌肉收缩和舒张的基本单位。

暗带中主要含有直径较大的粗肌丝，长度约 2 μm，其中部固定在 M 线上；明带主要含有细肌丝，直径约 5 nm，长度为 1 μm。每条细肌丝的一端锚定在 Z 线的骨架蛋白上，另一端游离并平行插入暗带的粗肌丝之间。因此，暗带中 H 带只有粗肌丝，H 带以外的区域既有粗肌丝也有细肌丝。在暗带的横断面上，可看到粗、细肌丝形成规则的空间分布：每条粗肌丝周围有 6 条细肌丝，每条细肌丝周围有 3 条粗肌丝。

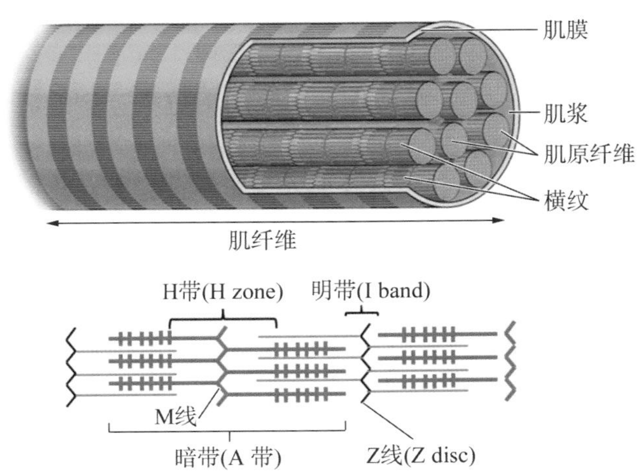

图 15-3 骨骼肌的微细结构示意图

(2) 肌管系统：横纹肌的另一个结构特征是有发达的肌管系统(sarcotubular system)。如图 15-4 所示，横纹肌肌管系统实际上包括相互独立的两套。一套的走行方向与肌原纤维垂直，称为横小管(transverse tubule)，简称 T 小管(T-tubule)，由肌膜向内凹陷并反复分支形成，包绕每条肌原纤维，与细胞外液相通；另一套肌管系统的走行方向与肌原纤维平行，称为纵管(longitudinal tubule)，即肌质网(sarcoplasmic reticulum, SR)，包绕在肌原纤维周围。肌质网膜上有钙泵，可逆浓度梯度将胞质中的 Ca^{2+} 转运到肌质网内。骨骼肌肌质网的末端

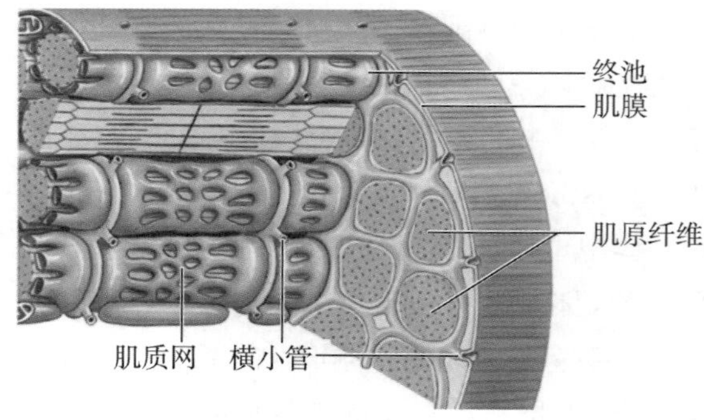

图 15-4　骨骼肌的肌管系统模式图

膨大或呈扁平状，亦称为终池（terminal cisterna），紧邻 T 小管膜。T 小管在骨骼肌与其两侧的终池形成三联体（triad），在心肌则往往一侧与终池形成二联体（dyad）。这种独特的三联体或二联体结构在肌细胞兴奋-收缩耦联中起重要作用。

肌质网内的 Ca^{2+} 浓度比胞质高数千倍。肌质网终池膜上有钙释放通道（Ca^{2+} releasing channel）或称 ryanodine 受体；与肌质网相邻的 T 小管膜或肌膜上有 L 型钙通道（L-type Ca^{2+} channel）。

（3）骨骼肌的收缩和舒张机制：关于肌细胞收缩发生机制，目前公认用肌丝滑行理论来解释，其主要内容是肌丝长度在肌肉收缩和舒张过程中不变，肌肉的缩短和伸长是粗细肌丝在肌节内的相互滑动所致。支持这一理论的一个有力证据是在光镜下观察骨骼肌收缩时，只有明带出现缩短，暗带长度不变，H 带相应变窄。

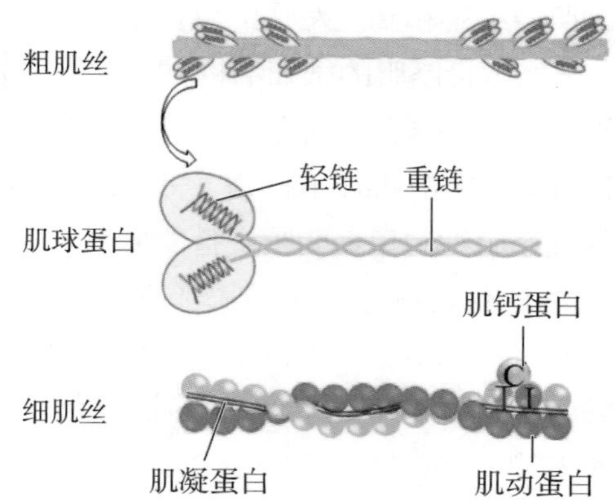

图 15-5　肌丝的分子组成示意图

注：图中两股肌动蛋白单链分别用浅蓝色和绿色表示，不表示其单体不同。

1）肌丝的分子组成：如图 15-5 所示，粗肌丝主要由肌球蛋白（myosin）分子构成。单个肌球蛋白分子由 6 个亚单位构成。两条重链相互螺旋缠绕构成杆部，每条重链膨大的末端分别与一对轻链结合，构成一对呈豆瓣状的头部。肌球蛋白的杆部平行排列构成粗肌丝的主干，其球形的头部从主干中向外伸出，形成横桥（cross-bridge）。每条粗肌丝上伸出的横桥有 300～400 个，每个横桥分别有 ATP 结合位点和肌动蛋白结合位点，前者具有 ATP 酶活性，后者能与细肌丝中肌动蛋白上的横桥结合位点结合。

细肌丝由 3 种蛋白质，即肌动蛋白（actin）、原肌球蛋白（tropomyosin）和肌钙蛋白（troponin）构成。肌动蛋白单体是球形分子，两股聚合成链的肌动蛋白在肌丝中相互螺旋缠绕，构成细肌丝的主干。原肌球蛋白单体是长条状分子，它们首尾相连，沿肌动蛋白双螺旋的沟壁走行，在肌肉舒张时掩盖肌动蛋白上的横桥结合位点，阻止肌动蛋白与横桥结合，在肌肉收缩过程中起调节作用。肌钙蛋白由 3 个亚单位组成，分别是 T、I 和 C 亚单位。T 亚单位是肌钙蛋白与原肌球蛋白结合的亚单位，将肌钙蛋白分子和原肌球蛋白连在一起；I 亚单位与肌动蛋白结合，使原肌球蛋白保持在肌动蛋白的双螺旋沟壁上，保持“位阻效应”，使肌动蛋白不能与粗肌丝上的横桥结合。C 亚单位是与 Ca^{2+} 结合的亚单位，每分子肌钙蛋白可结合 4 个 Ca^{2+}。

2）肌肉收缩的过程：肌肉收缩的基本过程是肌动蛋白与肌球蛋白相互作用，分解 ATP 释放化学能转变为机械能的过程。因此，肌动蛋白和肌球蛋白也被称为收缩蛋白；而原肌球蛋白和肌钙蛋白被称为调节蛋白。肌肉收缩的主要过程如图 15－6 所示：①在肌肉处于舒张状态时，横桥头部具有 ATP 酶活性。横桥结合 ATP 并将其分解成 ADP 和无机磷酸根。此时的横桥方位与肌丝垂直，处于高能状态，对细肌丝中的肌动蛋白有高度亲和力，但并不能与肌动蛋白结合，因为肌钙蛋白与原肌球蛋白形成的复合物遮盖了肌动蛋白上的横桥结合位点；②当胞质内 Ca^{2+} 浓度升高时，肌钙蛋白与 Ca^{2+} 结合并发生构象变化，导致肌钙蛋白与肌动蛋白的结合减弱，原肌球蛋白向肌动蛋白双螺旋沟槽的深部移动，位阻效应解除，暴露出肌动蛋白上的横桥结合位点，粗肌丝上的横桥与肌动蛋白结合；③肌动蛋白与横桥头部的结合造成横桥构象改变，使横桥头部向 M 线方向摆动 45°，拖动细肌丝向 M 线方向滑动，引起肌节缩短。在横桥头部发生变构和摆动的同时，ADP 与之分离；④在 ADP 解离的位点，横桥头部重新结合一个 ATP 分子，横桥头部对肌动蛋白的亲和力降低，使横桥与肌动蛋白解离。解离后的横桥头部迅速将与之结合的 ATP 分解为 ADP 和无机磷酸根，恢复到与细肌丝垂直的高能状态和位置。如果此时胞质内 Ca^{2+} 浓度较高，横桥头部便又可与下一个新的肌动蛋白活化位点结合，重复上述收缩过程。如果胞质内 Ca^{2+} 浓度降低到静息水平，则肌钙蛋白与 Ca^{2+} 解离，肌钙蛋白与原肌球蛋白的复合物恢复原来的构象，阻挡横桥与肌动蛋白结合，肌细胞进入舒张状态。

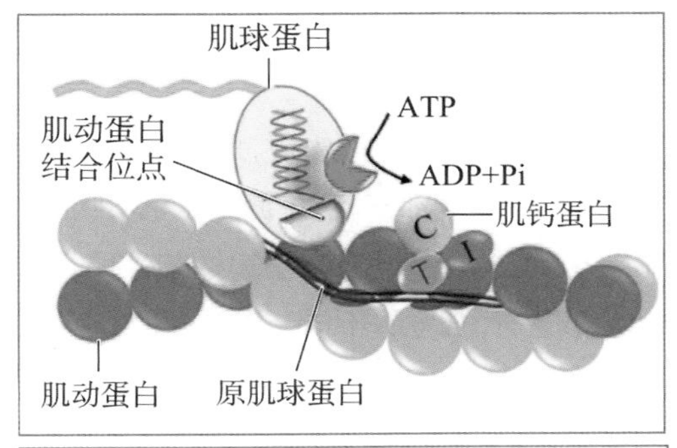

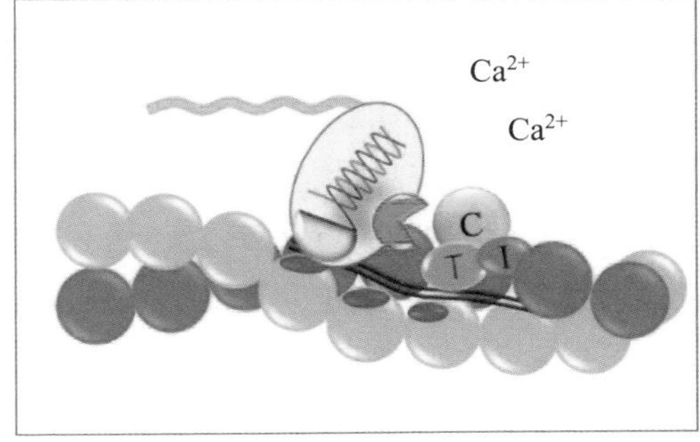

图 15－6　肌肉收缩的原理示意图

骨骼肌收缩过程中，横桥与肌动蛋白结合、摆动、复位和再结合的过程称为横桥周期（cross-bridge cycling）。一次收缩过程中能够完成多少个横桥周期取决于胞质钙的变化情况。

（4）横纹肌的兴奋-收缩耦联：兴奋-收缩耦联（excitation-contraction coupling）是指从肌细胞膜出现动作电位到产生机械收缩的中介过程。从前述肌肉收缩过程可以看出，动作电位产生后，胞质内 Ca^{2+} 浓度升高和降低是导致肌细胞收缩和舒张的关键；而胞质内 Ca^{2+} 浓度的变化涉及多种 Ca^{2+} 转运蛋白的活动变化。因此，兴奋-收缩耦联过程包括：①动作电位沿细胞膜传播并进入 T 小管内激活肌膜和 T 小管膜上的 L 型钙通道；②激活的 L 型钙通道通过变构作用，或由通过其内流的 Ca^{2+} 激活肌质网膜上的 ryanodine 受体通道，使肌质网内的 Ca^{2+} 大量释放入胞质，胞质内 Ca^{2+} 浓度迅速升高，由静息时 0.1 μmol/L 升至 1～10 μmol/L；③胞质内 Ca^{2+} 浓度升高使肌钙蛋白与 Ca^{2+} 结合，并引发细胞收缩；④胞质内 Ca^{2+} 浓度升高还可激活肌质网膜上的钙泵，将胞质中的 Ca^{2+} 回收入肌质网，使胞质中 Ca^{2+} 浓度回降，肌肉恢复到舒张状态。

肌细胞收缩过程中胞质内的 Ca^{2+} 绝大部分来自肌浆网。骨骼肌单收缩时，胞质内增加的 Ca^{2+} 几乎全部来自肌质网。心肌细胞肌质网不如骨骼肌发达，由肌质网释放的 Ca^{2+} 占80％～90％，经L型钙通道内流的 Ca^{2+} 占10％～20％。骨骼肌和心肌最终导致肌质网释放 Ca^{2+} 的机制也有所不同。在心肌，当细胞膜去极化使L型钙通道激活时，内流的 Ca^{2+} 激活肌质网上的ryanodine受体，引起肌质网内 Ca^{2+} 的释放。经L型钙通道内流的 Ca^{2+} 触发肌质网释放 Ca^{2+} 的过程被称为钙触发钙释放(calcium-induced calcium release)效应。心肌细胞的兴奋收缩偶联过程高度依赖经L型钙通道内流的细胞外 Ca^{2+} 。在无 Ca^{2+} 溶液中，即使有动作电位发生也不能引起心肌细胞肌质网内 Ca^{2+} 释放，也不出现肌肉收缩，即会出现“兴奋-收缩脱耦联”现象。骨骼肌则与心肌不同。当动作电位使肌膜和横管膜去极化激活L型钙通道时，没有细胞外 Ca^{2+} 的内流，通道构象变化可直接触发肌质网膜上ryanodine受体的开放和肌质网 Ca^{2+} 的释放，不会出现兴奋-收缩脱耦联现象。在骨骼肌舒张的过程中，胞质中升高的 Ca^{2+} 几乎都被肌质网膜上的钙泵逆浓度泵回肌质网；而在心肌，则大部分 Ca^{2+} 被肌质网上的钙泵回收，另外10％～20％经肌膜上的 Na^{+}-Ca^{2+} 交换体和钙泵排出胞外。

二、脊髓对姿势和运动的调控

姿势(posture)是指身体各部分之间以及身体各部分在空间的相对位置。机体维持相对稳定姿势，其主要功能意义在于通过校准机体的重力线和支撑力线的反向重叠以对抗重力，从而维持身体的平衡和稳定。当机体重心发生微小改变时，屈肌和伸肌(抗重力肌)仅仅通过反射性的张力变化就可维持姿势相对稳定，而不需要发生明显可见的收缩和舒张，这种反射称为静态姿势反射(static postural reflex)，如以固定姿势背部负重时，若负重发生被动的轻微增加或减少，机体仅需改变背部和腹部肌肉的张力就可维持平衡。而若机体因主动或被动的运动而发生快速而明显的重心改变时，机体则需要明显可见的肌肉舒缩来重新达到平衡姿态，这称为动态姿势反射(dynamic postural reflex)。静态和动态姿势反射既受来自经验的前馈控制，如跑步比赛起跑时做的姿势；又受反射过程中因平衡改变而发生的自动、类型固定且与躯体失平衡程度相称的反馈调控，如奔跑过程中各种跑步动作所引起反馈调节。静态姿势反射因为不发生肉眼可见的明显肌肉收缩，因而是否属于姿势反射的范畴尚存在争议，这和后文中关于屈肌反射是否属于姿势反射的争议情况类似。

(一) 脊髓对姿势反射的调节

1. 屈肌反射与对侧伸肌反射 当一侧肢体的皮肤受到伤害性刺激时，可反射性引起同侧肢体屈肌收缩而伸肌舒张，使肢体屈曲，这一反射称为屈肌反射(flexor reflex)或屈肌回缩反射(flexor-withdrawal reflex)。在该反射中，肢体屈曲程度与刺激强度有关。若刺激较弱，仅引起邻近的关节屈肌收缩；若刺激较强，较远或较大的关节屈肌也一同收缩。如足底受较弱的伤害刺激时，只引起踝关节屈曲；随着刺激强度的增强，膝关节和髋关节也可发生屈曲。较强的伤害刺激除引起同侧肢体屈曲外，还可引起对侧肢体的伸展，称为对侧伸肌反射

(crossed extensor reflex)。从神经解剖和发育的角度来说，屈肌反射和对侧伸肌反射的反射回路是密切联系的；从反射的执行角度，两者总是同步发生的，但刺激较弱时对侧伸肌反射不明显，此时单独的屈肌反射(符合姿势反射的定义)一般不被认为属于姿势反射，其主要意义是躲避进一步伤害。对侧伸肌反射则在保持身体平衡中具有重要意义。在脊髓与高级中枢离断的脊动物，屈肌反射和对侧伸肌反射仍然存在，因此属于在脊髓水平即可完成的反射。

2. 牵张反射　牵张反射(stretch reflex)是指有完整神经支配的骨骼肌在受外力牵拉伸长时发生收缩的反射，其意义在于快速恢复肌肉的初始状态。

(1) 牵张反射感受器：牵张反射感受器是肌梭(muscle spindle)，由一束(6～12 根)特化的称为梭内肌纤维(intrafusal fiber)的骨骼肌纤维及其外被的结缔组织包膜构成，长 4～10 mm，呈梭状，平行(并联)分布于梭外肌纤维(extrafusal fiber)之间。梭内肌纤维由位于两端的收缩成分和位于中间的感受装置(非收缩成分)所构成，两者呈串联关系。梭内肌纤维分为动力型核袋纤维(dynamic nuclear bag fiber)、静力型核袋纤维(dynamic nuclear bag fiber)和均属静力型的核链纤维(nuclear chain fiber)三类。动力型核袋纤维细胞核多集中在中央部，静力型核袋纤维则和核链纤维类似，细胞核较分散。肌梭的传入神经纤维有 I_a 和 Ⅱ类纤维两类。I_a 类纤维的末梢呈螺旋形缠绕于两类核袋纤维和核链纤维的感受装置部位，感受肌梭长度变化和变化的速率；Ⅱ类纤维的末梢呈花枝状(flower spray endings)，分布于核链纤维和静力型核袋纤维的感受装置部位，仅感受肌梭长度变化。两类纤维都在脊髓内直接与 α 运动神经元形成兴奋性突触，并与 β 和 γ 运动神经元通过中间神经元形成间接、延迟性兴奋联系。β 和 γ 运动神经元各有动力型和静力型两类。动力型在肌梭内的末梢呈板状，称板状末梢(plate ending)；静力型在肌梭内的末梢呈蔓状，称蔓状末梢(trail ending)。板状末梢支配动力型核袋纤维的两端收缩成分；静力型 β 运动神经元的蔓状末梢支配核链纤维的两端收缩成分；静力型 γ 运动神经元的蔓状末梢支配静力型核袋纤维和核链纤维的两端收缩成分(表 15－2、图 15－7)。静力型 β 和 γ 运动神经元的兴奋增加 I_a 和Ⅱ类纤维传入的发放频率；而动力型 β 和 γ 运动神经元的兴奋则仅通过动力型核袋纤维张力的升高增加 I_a 类纤维传入的发放频率。

表 15－2　肌梭的纤维类型和神经支配

梭内肌肌纤维类型	传入神经纤维类型	传出神经纤维类型
动力型核袋纤维	I_a	动力型 β、γ
静力型核袋纤维	I_a，Ⅱ	静力型 β、γ
核链纤维	I_a，Ⅱ	静力型 β、γ

当肌肉受外力牵拉而使肌梭感受装置被拉长时，螺旋形和花枝状末梢发生变形，I_a 类和Ⅱ类纤维传入冲动增加，引起支配同一肌肉的 α 运动神经元兴奋，梭外肌收缩，完成一次牵张反射。当肌肉因 α 运动神经元兴奋而主动收缩时，由于肌梭与梭外肌纤维呈并联关系，肌梭与梭外肌同步缩短，肌梭感受装置所受到的牵拉刺激减少，I_a 和Ⅱ类传入纤维放电减少

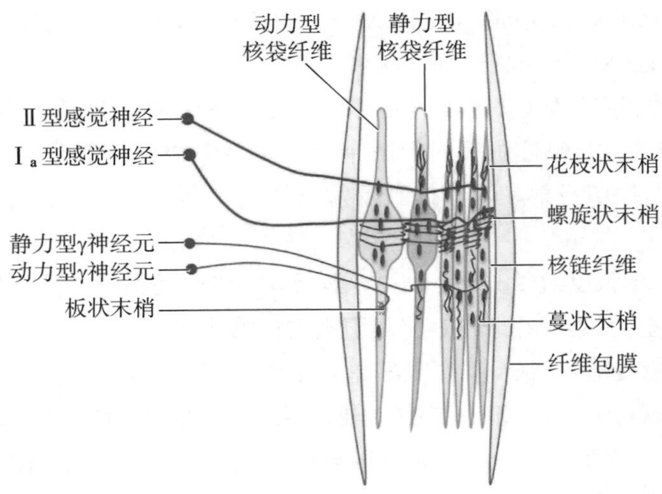

图 15－7　肌梭的结构和神经支配示意图

或消失。离体骨骼肌的实验研究发现，单独电刺激 α 运动神经纤维，I_a 传入纤维放电消失，但如果同时电刺激 γ 运动神经纤维和 α 运动神经纤维，I_a 传入纤维放电频率则几乎维持不变。在这种情况下，α 运动神经元和 γ 运动神经元是被共同激活的。这种称为 α-γ 共同激活的现象的机制包含两个方面：一是肌梭感觉传入纤维如 I_a 传入纤维不仅与支配该肌肉的 α 运动神经元形成兴奋性单突触联系，还与支配同一肌肉肌梭的 γ 运动神经元形成直接或通过兴奋性中间神经元形成间接、延迟性的兴奋性闭环式联系；二是 α 运动神经元和 γ 运动神经元共同接受来自高级中枢、以兴奋为主的下行纤维传入。α-γ 共同激活时，梭内肌与梭外肌同步收缩，这可使梭内肌维持比较稳定的张力，不会因松弛而失去感觉敏感性。因此，γ 运动神经元的功能是维持肌梭的敏感性。骨骼肌运动和肌梭敏感性调控的神经环路总结如图 15－8 所示。

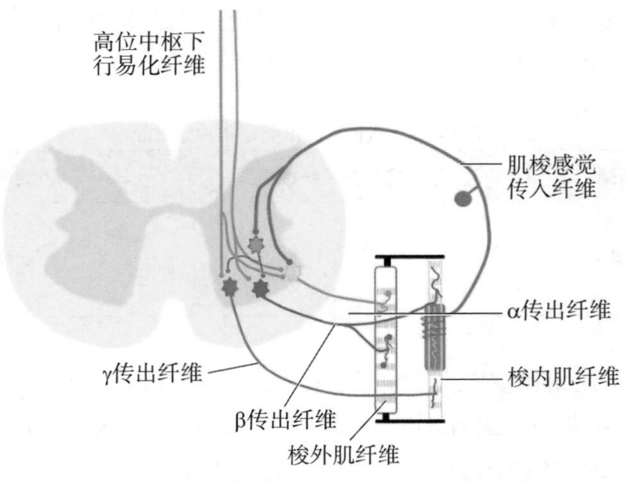

图 15－8　骨骼肌运动和肌梭敏感性调控的模式图

维持肌梭的敏感性对于运动的调控非常重要。在低等动物如两栖类，其肌梭都是由β运动神经元的肌梭内分支支配的，因而梭内肌和梭外肌的收缩是强制性关联的。这种关联使得肌梭敏感性的调控在很大程度上依赖于肌肉本身的收缩行为。高等动物进化出单独支配肌梭、并接受独立的神经调控的γ运动神经元，这就使肌梭敏感性的调控具有更多的灵活性和任务特异性。在自然运动情况下，按照任务类型，高等动物的高级中枢下行通路把动力型和静力型γ运动神经元的放电都“设定”在稳定的频率，并随着运动的速度加快、难度加大和可预见性的降低而升高。例如，猫被意外提起来触摸时，其动力型γ运动神经元放电频率明显升高。当猫走过很窄的平衡木时，其动力型和静力型γ运动神经元放电频率均明显升高。而人类γ运动神经元的独立调控情况尚不清楚。

哺乳动物也存在β运动神经元，曾被认为是进化的遗迹，功能有限。近来，证据表明哺乳动物肢体由近端到远端，其骨骼肌肌梭受β运动神经元分支支配的比例逐渐增高。在猫前肢远端肌肉如小趾伸肌，约70%肌梭受β运动神经元支配；而在近端肌肉如三角肌，这一比例仅约45%。据此，有人推测β运动神经元可能与精细操作有关；在进化上较新的α和γ运动神经元则与姿势和整体位移(locomotion)的调控有关。

另外，肌梭感觉传入纤维还通过侧支和中间神经元接替上传到小脑和大脑皮质感觉区，一方面参与产生本体感觉，另一方面与包括运动皮层在内的高级中枢及其下行通路一起，参与因肌肉收缩而产生的各种长反射(long-loop reflexes)的中枢内整合。由大脑皮质参与的长反射被认为与肢体远端肌肉的调控相关。而更多的自动(automatic)运动功能，如平衡维持和躯体位移功能则由皮层下结构和脊髓参与的反射来执行。本体感觉传入在随意运动调控中的机制尚不清楚。

(2) 牵张反射的类型：肌肉内含有并联和串联的弹性成分，它们赋予肌肉一定的弹性和硬度。这种弹性和硬度以及由α运动神经元持续和交替兴奋所引起的收缩一起，使肌肉具有抵抗变形的能力，即肌张力(muscle tone)或肌紧张(muscle tonus)。当肌肉受被动牵拉时，可通过牵张反射增加肌张力。牵张反射包括位相性牵张反射和紧张性牵张反射。

1)位相性牵张反射：位相性牵张反射(phasic stretch reflex)是指快速牵拉肌腱时发生的牵张反射，典型的是各种腱反射(tendon reflex)，如叩击膑腱引起股四头肌收缩的膝跳反射、叩击跟腱引起腓肠肌收缩的跟腱反射等。位相性牵张反射的效应器主要是快肌纤维。就腱反射引起肌肉收缩这一反射过程来说，它的反射通路在脊髓内只发生了一级突触传递，即I_a感觉神经元的中枢端末梢和α运动神经元之间的传递，所以是单突触反射。但I_a感觉神经元的中枢端侧支还兴奋了一个I_a型抑制性中间神经元，后者的兴奋通过抑制性神经递质使支配拮抗肌的α运动神经元放电减少，拮抗肌肌张力降低，从而协调腱反射过程中的肌肉收缩。因此从这个意义上，笼统地说腱反射是单突触反射并不确切。

2)紧张性牵张反射：紧张性牵张反射(myotonic stretch reflex)是指肌肉受到缓慢持续牵拉引起持续、轻度的收缩反射，一般不表现为明显的姿势变化或动作。例如，在人取直立体位时，支持体重的关节受重力影响而趋向于弯曲，使伸肌的肌梭受到持续牵拉，引起被牵拉的肌肉，如背部的骶棘肌、颈部以及下肢的伸肌群肌紧张加强，以对抗关节的屈曲，保持抬头、挺胸、伸腰、直腿的直立姿势。因此，紧张性牵张反射是维持身体姿势最基本的反射活动，也是随意运动的基础。紧张性牵张反射的效应器主要是慢肌纤维。紧张性牵张反射常表现为同一肌肉的不同运动单位交替进行收缩，故能持久进行而不易疲劳。紧张性牵张反射属多突触反射。

伸肌和屈肌都有牵张反射。由于伸肌是人类的抗重力肌，其牵张反射更常见。牵张反射受高位中枢的调节，且能建立条件反射。临床上常通过检查腱反射和肌紧张来了解神经系统的功能状态。腱反射和肌紧张减弱或消失提示反射弧损害或中断；而腱反射和肌紧张亢进则提示某些高位中枢有病变。

3. 腱器官及反牵张反射 除肌梭外，骨骼肌中还有一种能感受肌肉张力的感受器，称为腱器官(tendon organ)，又称高尔基腱器官(Golgi tendon organ)。腱器官长约 1 mm，直径约 0.1 mm，由结缔组织膜裹束着数根编织状的胶原束组成，分布于肌腱胶原纤维之间。在腱器官肌腹端，胶原束与肌纤维束的一端相连接，并同后者一起被结缔组织膜裹束；在腱器官肌腱端，胶原束延续到腱器官外，并同肌腱内其他胶原纤维相连接。因此，腱器官与梭外肌纤维呈串联关系。腱器官的传入神经为 $Ⅰ_b$ 类纤维，其外周端分成多根很细的分支，交织于腱器官内的胶原束支之间。当肌肉被牵拉而张力增大时，腱器官内胶原束被牵拉，挤压 $Ⅰ_b$ 类传入纤维末梢引起其兴奋，且 $Ⅰ_b$ 类传入纤维放电频率与肌腱张力大小成线性相关，因此腱器官的功能是感受肌肉张力。$Ⅰ_b$ 类传入纤维末梢进入脊髓后与 $Ⅰ_b$ 型抑制性中间神经元形成突触关系，并通过后者对支配同一肌肉的 α 运动神经元起抑制作用。当肌肉受外力牵拉而被拉长时，首先兴奋肌梭感受器引发牵张反射，使被牵拉的肌肉收缩以对抗牵拉。当牵拉力量加大时，腱器官兴奋，反射性地抑制肌肉收缩。这与牵张反射的效应相反，故称为反牵张反射(inverse stretch reflex)，又称高尔基腱反射(Golgi tendon reflex)。一般认为，反牵张反射可使肌肉放松，防止过强的被动牵拉和/或主动收缩产生太大张力而拉伤肌肉，是一种具有保护意义的反射活动。近来的研究表明，腱器官在日常运动如手指活动时即可被激活，且其对 α 运动神经元并非总是起到抑制作用。这是因为脊髓内 $Ⅰ_b$ 型抑制性中间神经元不仅接受 $Ⅰ_b$ 类传入纤维传入，还接受肌梭、关节、皮肤的感觉传入以及高级中枢的兴奋性和抑制性下行调控。另外，接受 $Ⅰ_b$ 类纤维传入的还有兴奋性中间神经元。研究还发现，步行时，这些兴奋性中间神经元可被中枢内的所谓“步行控制机制”(stepping control mechanism)易化，从而使 $Ⅰ_b$ 类纤维传入对 α 运动神经元起兴奋作用。因此，腱器官还可能与肌梭一起，在随意运动时协调肌肉收缩力量的大小。

4. 节间反射 由于脊髓相邻节段的神经元之间存在突触联系，故在与高位中枢失去联系后，脊髓依靠上下节段的协同活动也能完成一定的反射活动，这种反射称为节间反射(intersegmental reflex)。脊动物在反射恢复阶段的后期可出现较复杂的节间反射。搔抓反射(scratching reflex)是一种典型的节间反射，在完整动物和恢复期的脊动物都可出现，通常由皮肤瘙痒或其他刺激引起，如蚊蝇在动物颈背部皮肤叮咬可引起动物后爪的搔痒动作。

(二) 脊休克

脊髓是脊椎动物的初级反射中枢，其反射活动受高位中枢的控制。为了研究脊髓本身的功能，常将脊髓与高位中枢离断。脊髓与高位中枢离断的动物称为脊髓动物（spinal animal），简称脊动物。某些两栖动物的皮肤有基本气体交换功能，可经枕骨大孔在延髓和脊髓交界处离断。更高级的动物尤其是哺乳动物，为了维持脊髓的基本血氧供应，脊髓离断的部位一般选择在第五颈髓水平以下，以保留膈神经对膈肌呼吸运动的支配。脊髓与高位中枢离断后，离断平面以下脊髓所支配的区域暂时丧失了反射功能，这种现象称为脊髓休克（spinal shock），简称脊休克。

脊休克主要表现为横断面以下脊髓所支配的躯体与内脏反射均减退甚至消失，如骨骼肌紧张降低或消失、外周血管扩张、血压下降、发汗反射消失以及粪、尿潴留等。脊休克发生后，一些以脊髓为基本中枢的反射可逐渐在不同程度上恢复。其恢复的速度与动物进化程度及该反射对高位中枢的依赖程度有关。例如，蛙在脊髓离断后数分钟内反射即可恢复；狗可于数天后恢复；而人类因外伤等原因引起脊休克时，则需数周以至数月反射才能恢复。各种反射的恢复也有先后。比较简单和较原始的反射（如屈肌反射和腱反射）恢复较早；相对较复杂的反射（如对侧伸肌反射、搔抓反射）恢复则较慢。血压也回升到一定水平，排便、排尿反射也在一定程度上有所恢复，而离断面水平以下的躯体感觉和随意运动能力永久丧失。

脊休克恢复后，如果在第一次离断水平下方行第二次脊髓离断术，脊休克现象不再出现，说明脊休克的发生是因为离断面以下的脊髓突然失去高位中枢的调控，而非切断脊髓的损伤刺激本身所致。另一方面，脊休克恢复后躯体和内脏活动功能的部分恢复，表明脊髓具有完成某些简单反射的能力，但这些反射平时受高位中枢的易化或抑制。例如，脊休克恢复后，通常是伸肌反射减弱而屈肌反射增强，说明高位中枢平时具有易化伸肌反射和抑制屈肌反射的作用。

（三）脊髓对位移运动及其节律性的调节

节律性运动是身体产生位移的最主要形式。在低等脊椎动物如七鳃鳗，其身体的游动是由身体两侧肌肉交替收缩和舒张引起的。在高等哺乳动物如猫、狗，其身体的位移是由支配两侧屈肌和伸肌的脊髓 α 运动神经元的交替放电，引起屈肌和伸肌的交替收缩和舒张而产生节律性的步行（stepping or walking）。脊髓 α 运动神经元这种交替放电的节律和模式是在脊髓本身产生的，既不依赖外周皮肤或本体感受器传入，也非来自高级中枢的节律性驱动，而是由于支配一侧屈肌和伸肌的脊髓 α 运动神经元通过抑制性中间神经元发生交替抑制，形成所谓“半中枢”（half-center），两侧的半中枢再构成一个完整的中枢，其节律的发生是由于抑制性中间神经元的交替疲劳引起的。来自高级中枢尤其中脑位移运动区（mesencephalic locomotion region）的下行冲动对脊髓步行模式的启动和终止起着关键作用。中脑位移运动区并不能直接启动脊髓步行模式发生器，而是要经过延髓网状结构内的谷氨酸神经元通过网状脊髓束的下行投射执行。皮肤感受器的传入则对运动中的意外状况的适应起重要作用。

第三节　脑干对肌紧张、姿势和运动的调控

脑干在运动调控系统中起"上下沟通"的作用，其中有分别抑制和加强肌紧张的区域。由于肌紧张是维持姿势的基础，因而脑干在姿势调控中起重要作用。脑干仅通过对肌紧张的调节就可完成如状态反射等某些复杂的姿势反射。

一、脑干对肌紧张的调控

（一）脑干网状结构抑制区和易化区

电刺激脑干网状结构的不同区域，可分别观察到肌紧张增强或减弱，说明网状结构中存在抑制或加强肌紧张的区域，分别称为抑制区和易化区。抑制区较小，位于延髓网状结构的腹内侧部分；易化区较大，活动相对较强，在肌紧张的平衡调节中略占优势，分布于脑干中央区域，包括延髓网状结构的背外侧部分、脑桥的被盖、中脑的中央灰质及被盖，也包括脑干以外的下丘脑和丘脑中线核群等部位（图 15 - 9）。脑干以外的其他结构中也存在调节肌紧张的区域或核团，但它们对肌紧张的调节是通过它们与脑干网状结构抑制区和易化区的结构和功能联系来完成的。如刺激大脑皮质运动区、纹状体、小脑前叶蚓部等部位，可引起肌紧张降低；而刺激前庭核、小脑前叶两侧部和后叶中间部等部位，可使肌紧张增强。

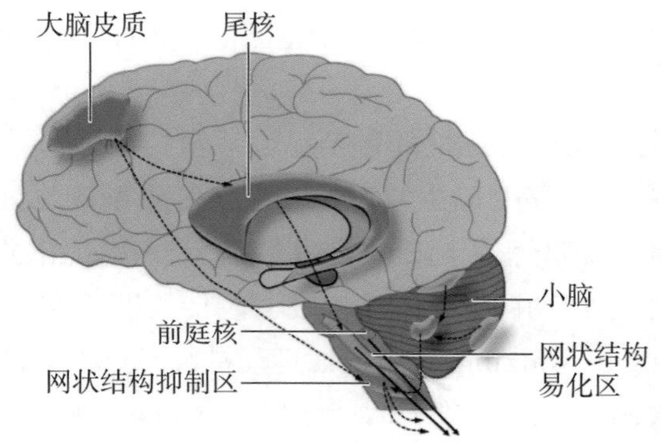

图 15 - 9　猫脑内与肌紧张调节有关的脑区及其下行的路径

注：图中深橙色区域为抑制区；粉色区域为易化区；虚线箭头表示下行抑制作用路径；实线箭头表示下行易化作用路径。

（二）去大脑僵直

易化区和抑制区对肌紧张的影响可用去大脑僵直现象加以说明。去大脑僵直现象是由英国神经生理学家、1932 年诺贝尔生理学或医学奖获得者查尔斯·谢林顿爵士（Sir Charles Sherrington，1857—1952）于 1898 年首先研究报导的。

1. 去大脑僵直与去皮层僵直现象　在麻醉动物，于中脑上、下丘之间切断脑干，肌紧张

出现明显亢进，表现为四肢伸直，坚硬如柱，头尾昂起，脊柱挺硬，呈角弓反张状态，这一现象称为去大脑僵直（decerebrate rigidity）（图 15－10）。在人类，如果皮层与皮层下结构的联系被外伤或疾病阻断，可出现明显的下肢伸肌僵直及上肢的半屈状态，这被称为去皮层僵直（decorticate rigidity）。

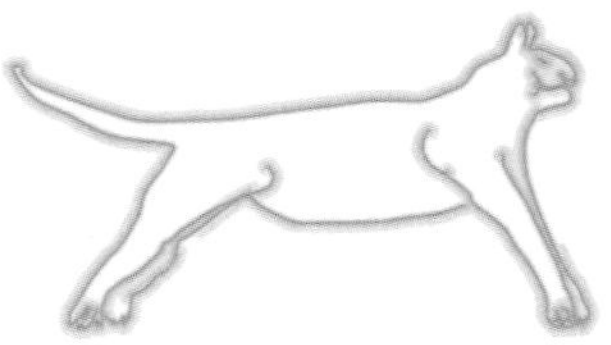

图 15－10　猫去大脑僵直示意图

2. 去大脑僵直与去皮层僵直的发生机制　去大脑僵直和去皮层僵直都是抗重力肌（伸肌）紧张增强的表现。已知，人的正常体位是直立的，当去皮层僵直时，患者的上肢呈半屈状态，这是抗重力肌紧张增强所致。去大脑僵直和去皮层僵直的发生机制都是脑干网状结构抑制区的活动减弱，易化区的活动相对增强，导致牵张反射增强。前者是因为中脑水平切断脑干后，大脑皮质、纹状体等部位与脑干网状结构之间的功能联系中断；后者是因为皮层与皮层下及脑干网状结构之间的功能联系被中断。去大脑或去皮层僵直发生后，如果在某些肌肉局部注射麻醉剂或切断相应的脊髓后根后，可以消除肌梭的传入冲动，相应伸肌的紧张性增强便消失，这也说明两种僵直都是在牵张反射基础上发生的。

在人类某些脑部疾病中也可出现类似去大脑或去皮层僵直的现象，这提示病变已严重侵犯脑干或皮层下结构，是预后不良的信号。中脑疾患时也可出现去大脑僵直现象，表现为头后仰，上、下肢均僵硬伸直，上臂内旋，手指屈曲（图 15－11）。蝶鞍上肿瘤则可出现典型的去皮层僵直。

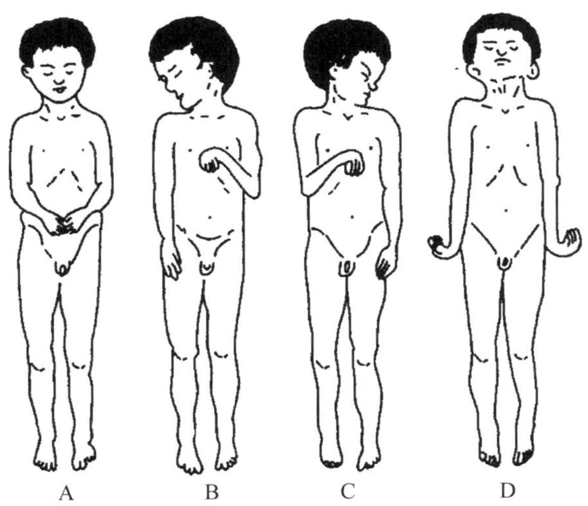

图 15－11　人类去皮层僵直及去大脑僵直

注：A、B、C 为去皮层僵直；A. 仰卧，头部姿势正常时，上肢半屈；B 和 C. 转动头部时的上肢姿势；D. 为去大脑僵直，上下肢均僵直。

3. 去大脑僵直的类型　去大脑僵直分为 γ 僵直和 α 僵直两类。

（1）γ 僵直：因高位中枢的下行冲动提高了脊髓 γ 运动神经元的活动而出现的僵直称为

γ僵直(γ-rigidity)。这是因为γ运动神经元活动使肌梭的敏感性提高,传入冲动增多,使α运动神经元兴奋,导致肌紧张增强。γ僵直主要通过网状脊髓束实现。当刺激完整动物的网状结构易化区时,肌梭传入冲动增加,提示其因γ运动神经元的传出活动增加而敏感性增强(见图15-8)。在猫去大脑僵直模型中,若切断其腰骶部背根神经以阻断肌梭传入冲动,则后肢僵直消失,进一步提示经典的去大脑僵直是γ运动神经元的放电增加增强牵张反射导致的,属于γ僵直。

(2) α僵直:高位中枢的下行作用也可直接或通过脊髓中间神经元间接使α运动神经元活动增强,引起肌紧张加强而出现的僵直,这种僵直称为α僵直(α-rigidity)。上述发生γ僵直的动物,若在切断背根消除相应节段僵直的基础上进一步切除小脑前叶蚓部,可使僵直再次出现。因为此时后根已切断,γ运动神经元的放电增加通过增强牵张反射而间接导致的肌肉僵直(γ僵直)已不可能发生,所以这种僵直更可能是α运动神经元直接受高位中枢直接下行兴奋引起的,属于α僵直。若进一步切断第八对脑神经以消除前庭器官向前庭核的兴奋性传入,则上述α僵直消失。由此提示,α僵直主要是因为前庭核的活动,通过前庭脊髓束对α运动神经元的易化作用实现(见图15-8)。

二、脑干对姿势的调控

(一) 状态反射

头部在空间的位置发生改变以及头部与躯干的相对位置发生改变,都可反射性地改变躯体肌肉的紧张性,这一反射称为状态反射(attitudinal reflex)或静位紧张反射(statotonic reflexes)。状态反射包括迷路紧张反射(tonic labyrinthine reflex)和颈紧张反射(tonic neck reflex)。迷路紧张反射是前庭核通过前庭脊髓束对躯体伸肌紧张的反射性调节。不同体位时内耳囊斑上毛细胞受刺激的模式不同,它们通过前庭神经对前庭核的兴奋程度也不同有关。当动物取仰卧位时伸肌紧张性最高,而取俯卧位时伸肌紧张性则最低。颈紧张反射是颈部扭曲时颈部脊椎关节韧带和肌肉本体感受器的传入冲动对四肢肌肉紧张性的反射性调节。其基本反射中枢位于颈部脊髓。当头向一侧扭转时,下颏所指一侧的伸肌紧张加强,而对侧肢体屈曲,形似拉弓或击剑时的姿势,因而又称击剑反射(fencing reflex);若头后仰时,前肢伸肌紧张加强,而后肢伸肌紧张降低;若头前俯时,则前肢伸肌紧张降低,而后肢伸肌紧张加强。颈紧张反射在胎儿时开始出现,出生后约半年左右内消失,是一种原始反射,其消退时间可用以判断婴儿神经系统发育状况或疾病。成年人类在去皮层僵直的基础上,也可出现颈紧张反射,即当颈部扭曲时,下颏所指一侧的上肢伸直,而对侧上肢则处于更屈曲状态。

(二) 翻正反射

正常四足动物可保持站立姿势,如被推倒或被腹部朝上从空中抛下,能迅速翻正过来,这种反射称为翻正反射(righting reflex)。在动物在最初腹部朝上的坠落过程中,首先是头颈扭转,使头部的位置翻正,然后前肢、躯干和后肢也依次扭转过来,最后四肢朝下着地。这其中包括一系列的反射活动,首先是头部位置的不正常,刺激视觉与平衡觉感受器,从而引起头部的位置翻正；头部翻正后，头与躯干的相对位置不正常，刺激颈部本体感受器，从而使躯干的位置也翻正。翻正反射有明显的肌肉舒缩和动作，并不是单纯的肌紧张反射。

第四节　小脑对肌紧张和躯体运动的调控

一、小脑的结构和功能分区

（一）小脑的结构分区

如图 15－12A 所示，在水平方向，小脑被原裂和后外侧裂分为前叶、后叶和绒球小结叶三个部分；在垂直方向，两条纵沟将小脑分为中间的蚓部和两侧的半球部，每侧半球又分为中间部和外侧部。

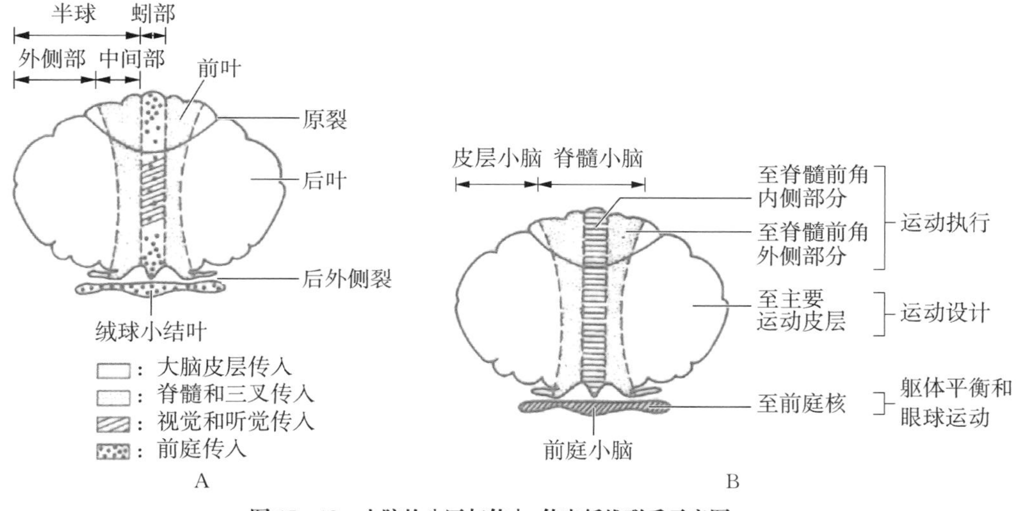

图 15－12　小脑的分区与传入、传出纤维联系示意图

（二）小脑的功能分区

如图 15－12B 所示，按照功能，小脑可被划分为前庭小脑（vestibulocerebellum）、脊髓小脑（spinocerebellum）和皮层小脑（corticocerebellum）。前庭小脑主要由绒球小结叶构成，与之邻近的小部分蚓垂也可归入此区，是小脑中最原始的部分，它们主要和脑干前庭神经核联系，运动中调控躯体平衡和眼球控制。脊髓小脑由小脑前叶和后叶的蚓部和半球中间部组成。在运动中，蚓部负责接受视觉和听觉信息传入，其传出纤维投射至脊髓前角内侧，控制躯干和肢体近端肌肉运动，与姿势的维持和粗大的运动有关；半球中间部负责接受来自脊髓和三叉神经的感觉传入，其传出纤维投射至脊髓前角外侧，控制肢体远端肌肉运动，与精细的、技巧性的运动有关。皮层小脑是指半球外侧部，与大脑皮质有相互联系，与运动设计有关。

二、小脑皮层神经元的环路

（一）小脑皮层神经元的分层

小脑皮层的神经元可分为3层，最内层是颗粒层(granular layer)，含多达1000亿个兴奋性颗粒细胞和少量抑制性Golgi细胞以及其他类型的细胞。苔状纤维是小脑两种主要传入纤维之一，其传入末梢的末端膨大与颗粒细胞和高尔基细胞(Colgi cell)的树突形成兴奋性突触，构成“小脑小球”(cerebellar glomerulus)的特殊结构。中间层为浦肯野细胞层(Purkinje cell layer)，由单层直径50～80 μm的浦肯野细胞胞体组成。浦肯野细胞的众多树突分支呈扇形或扫帚形，它们延伸到小脑皮层最外层的分子层(molecular layer)，在此接受小脑攀缘纤维(climbing fiber)的兴奋性氨基酸能神经突触传入，同时接受其他兴奋性和抑制性的局部传入。浦肯野细胞将这些传入信息整合，通过其传出纤维向小脑深部核团或脑干前庭神经核投射，并释放抑制性递质GABA。最外层是分子层，含星型细胞和篮状细胞抑制性中间神经元的胞体、浦肯野细胞的树突以及高尔基细胞的轴突和/或树突。颗粒细胞的轴突在此层由小叶中间向两侧轴向平行走行。这种平行走行的神经纤维称为平行纤维(parallel fiber)。图15-13总结和示意了关于小脑皮层的细胞构筑及神经细胞间的网络联系。

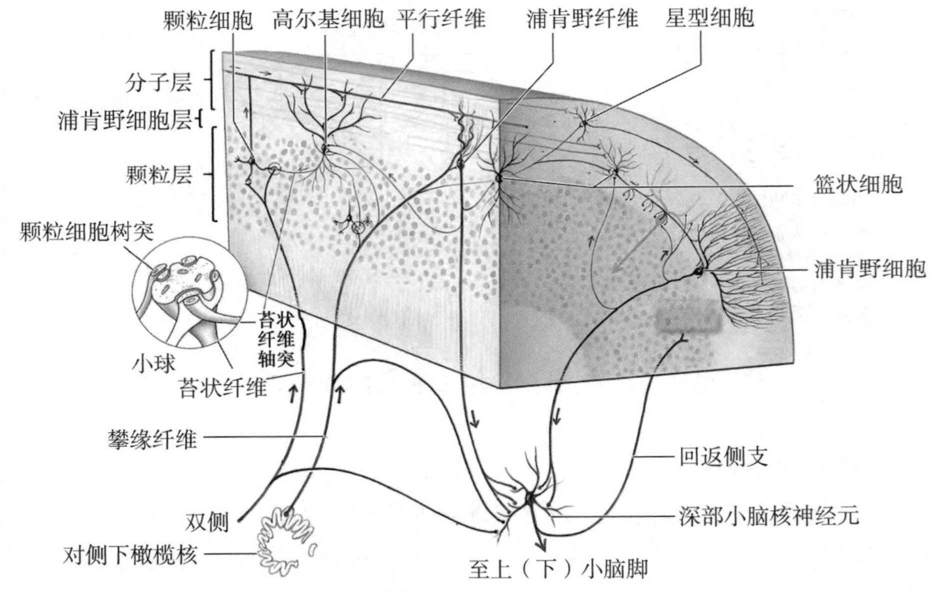

图15-13 小脑皮层的细胞构筑及神经细胞的神经网络联系示意图

（二）小脑皮层的信息传入

苔状纤维起源于脊髓和脑干的神经元胞体，它们的轴突末梢投射到小脑皮层颗粒层，并与颗粒细胞形成兴奋性突触，颗粒细胞再经其分布在分子层的平行纤维与浦肯野细胞的树突形成兴奋性突触，浦肯野细胞对信息进行整合，并传递信息给小脑深部核团神经元。攀缘纤维的胞体位于下橄榄核，接受皮层和外周的信息传入，其轴突如藤蔓一样攀绕浦肯野细胞的胞体和树突近端，形成大量兴奋性突触联系。每条攀缘纤维可攀绕 1～10 个浦肯野细胞，但每个浦肯野细胞只接受一条攀缘纤维的突触传入。

（三）小脑皮质与深部核团的运动信息整合

在分别以直接方式或通过颗粒细胞以间接方式和浦肯野细胞形成兴奋性突触前，攀缘纤维和苔状纤维均发出侧支与小脑深部核团的神经元形成兴奋性突触，传递来自外周和大脑皮质的信息。而浦肯野细胞在整合来自苔状纤维和攀缘纤维的直接或间接信息后，其传出信息也向小脑深部核团的神经元传递，并通过释放 GABA 对它们产生抑制。因此，浦肯野细胞对小脑深部核团的神经元的抑制作用，被认为是对他们所接受的苔状纤维和攀缘纤维的兴奋性信息起“雕琢”样调制作用。

三、小脑的功能

（一）前庭小脑

前庭小脑直接或间接通过前庭核接受前庭器官的感觉传入，其传出纤维又经前庭核换元，通过前庭脊髓束抵达脊髓前角内侧部分的运动神经元，控制躯干和四肢近端肌肉的活动。因此，前庭小脑参与身体姿势平衡功能的调节。狗在切除绒球小结叶后不再出现运(晕)动病。

此外，前庭小脑还通过脑桥核接受外侧膝状体、上丘和视皮层等处的视觉传入信息，整合视觉传入参与平衡调节，并通过调节眼外肌的活动，协调头部运动时眼的凝视运动。猫在切除绒球小结叶后可出现位置性眼震颤(positional nystagmus)，即当其头部固定于某一特定位置(即凝视某一场景)时出现的眼震颤。

（二）脊髓小脑

脊髓小脑主要接受脊髓小脑束和三叉小脑束传入纤维的投射，也接受视觉和听觉纤维投射。蚓部的传出纤维经小脑顶核投射至延髓前庭核、脑干网状结构和丘脑外侧腹核，并经丘脑外侧腹核上行至运动皮层的躯体近端代表区。其功能是通过皮质脊髓束、网状脊髓束和前庭脊髓束协调脊髓前角内侧部分的神经元对躯干和四肢近端的肌肉调控。半球中间部传出纤维向闰核投射，后者投射至红核大细胞部或经丘脑外侧腹核投射至运动皮层的躯体远端代表区。其功能是通过红核脊髓束、皮层脊髓束协调脊髓前角外侧部分的神经元对躯干和四肢远端的肌肉调控。脊髓小脑的主要功能是调节进行过程中的运动，协助大脑皮质对随意运动进行适时的控制。当运动皮层向脊髓发出运动指令时，通过皮层脊髓束的侧支向脊髓小脑传递有关运动指令的“副本”；另外，运动过程中本体感觉传入以及视、听觉传入等也到达脊髓小脑。脊髓小脑通过比较来自大脑皮质的运动指令和外周的反馈信息，发现运动指令和运动执行情况之间的偏差，并通过上行纤维向大脑皮质发出矫正信号，修正运动皮层的活动，使之符合当时运动的实际情况；同时，脊髓小脑又通过脑干-脊髓下行通路调节肌肉的活动，纠正运动偏差，使运动能按预定的目标和轨道准确进行。脊髓小脑发生受损的患者不能完成精巧动作，动作不协调，称为小脑性共济失调(cerebellar ataxia)，包括快速轮替障碍(dysdiadochokinesia)、在精细运动终末出现的意向性震颤(intention tremor)等。此外，脊髓小脑还分别通过脑干网状结构抑制区和易化区对肌紧张具有抑制和易化双重作用。抑制肌紧张的区域是小脑前叶蚓部，加强肌紧张的区域是小脑前叶两侧部和半球中间部。在进化过程中，小脑抑制肌紧张的作用逐渐减退，而易化作用逐渐增强。所以脊髓小脑受损后可出现肌张力减退、四肢乏力等现象。

（三）皮层小脑

皮层小脑不接受外周感觉的传入，主要经脑桥核接受来自大脑皮质多个区域（感觉区、运动区、联络区）的输入性投射，其传出纤维先后经齿状核、红核小细胞部、丘脑外侧腹核换元后，再回到大脑皮质运动区（图 15－14）。还有一类纤维投射到红核小细胞部，经换元后发出纤维投射到下橄榄核主核和脑干网状结构。投射到下橄榄核主核的纤维，换元后经橄榄小脑束返回皮层小脑，形成小脑皮层的自身回路（图 15－14）。投射到脑干网状结构的纤维，换元后经网状脊髓束下达脊髓。皮层小脑与大脑皮质运动区、感觉区、联络区之间的联合活动与运动的策划和运动程序的编制有关。如前所述，一个随意运动的产生包括运动的策划和执行两个不同阶段，并需要脑在策划和执行之间进行反复的比较来协调动作。狗和猴在实验中切除小脑半球外侧部后并不产生明显的运动缺陷。在人类，小脑半球外侧部受损后也无明显临床表现。因此，皮层小脑调节运动的机制还有待进一步研究。

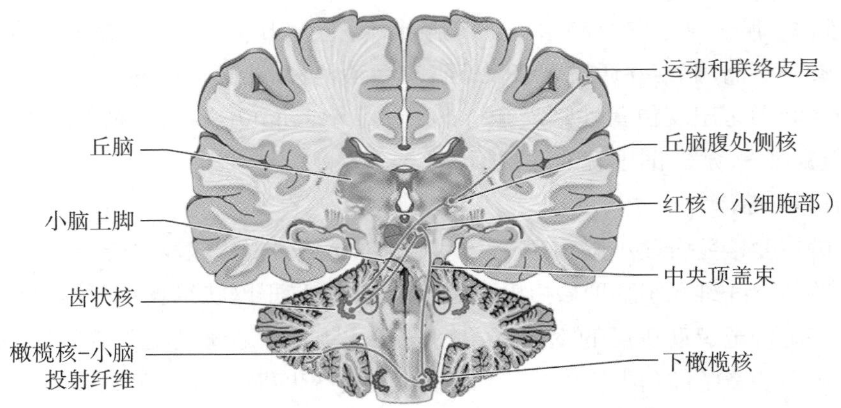

图 15－14　皮层小脑-大脑皮质主要纤维联系示意图

第五节　基底神经节对躯体运动的调控

基底神经节（basal ganglia）是大脑皮质下的一组神经核团，包括尾状核（caudate nucleus）、壳核（putamen）和苍白球（globus pallidum）。在进化中，苍白球的发生较古老称为旧纹状体，由内侧部和外侧部组成；尾核和壳核的发生较晚或较新，称为新纹状体。此外，中脑黑质（substantia nigra）和丘脑底核（subthalamic nucleus）虽然在结构上不属于端脑的皮层下结构，但在功能上与基底神经节密切相关，因而也被纳入基底神经节的范畴。在人和哺乳动物，基底神经节与皮层构成重要的运动调控神经回路，参与躯体运动的策划和运动程序的编制。基底神经节的功能异常则会发生躯体运动障碍。

一、基底神经节的纤维联系

（一）基底神经节与大脑皮质之间的神经回路

新纹状体接受来自大脑皮质广泛区域的兴奋性纤维投射，其传出纤维从苍白球内侧部发出，经丘脑前腹核和外侧腹核接替后回到大脑皮质的运动前区和前额叶。在此神经回路中，从新纹状体到苍白球内侧部的投射有两条通路，即直接通路（direct pathway）和间接通路（indirect pathway）。前者是指新纹状体直接向苍白球内侧部的投射路径；后者则为新纹状体先后经过苍白球外侧部和丘脑底核中继后间接到达苍白球内侧部的投射路径（图 15－15）。大脑皮质向新纹状体的投射是兴奋性的，以谷氨酸为递质；而从新纹状体向苍白球内侧部以及从苍白球内侧部再向丘脑前腹核和外侧腹核的投射都是抑制性的，以 GABA 为递质。丘脑向皮层的投射是兴奋性的。当大脑皮质发放的神经冲动激活新纹状体-苍白球内侧部的直接通路时，苍白球内侧部的活动被抑制，后者对丘脑前腹核和外侧腹核的抑制性作用减弱，丘脑的活动增加，这种因抑制性突触传入活动减少导致神经元放电增加的现象称为去抑制（disinhibition）。由新纹状体-苍白球外侧部-丘脑底核的通路中同样存在去抑制现象，而由丘脑底核到达苍白球内侧部的投射纤维则是兴奋性的。当间接通路兴奋时，苍白球外侧部的活动被抑制，使之对丘脑底核的抑制作用减弱，加强苍白球内侧部对丘脑-皮层投射系统的抑制，从而对大脑皮质发动运动产生抑制作用。因此，直接通路的活动最终能易化大脑皮质发动运动，而间接通路的作用则相反。正常情况下，两条通路兴奋时对运动皮层的作用是相互拮抗，但以直接通路的活动为主，因此能保持运动皮层适当的兴奋性。一旦这两条通路中的某一环节异常，就可能引起相应的运动障碍。

（二）黑质-纹状体投射系统

新纹状体内细胞密集，主要有投射神经元和中间神经元两类细胞。中型多棘神经元（medium spiny neuron，MSN）是新纹状体内主要的信息整合神经元，发出 GABA 能抑制性投射。它们除接受大脑皮质发出的谷氨酸能纤维投射外，还接受来自中脑黑质致密部 DA 能纤维投射，形成黑质-纹状体 DA 能神经投射。此外，也接受新纹状体内 GABA 能和胆碱能局部回路神经元的突触调控。中型多棘 GABA 能神经元有两种类型，分别表达 D_1 和 D_2 型受体，其纤维分别投射到苍白球内侧部和苍白球外侧部。D_1 受体的作用是兴奋性的，D_2 受体的作用是抑制性的。黑质 DA 能神经元的投射纤维在纹状体释放 DA，通过与 D_1 和 D_2 受体结合，分别加强直接通路的活动和抑制间接通路的活动，从而对运动皮层都起到易化作用。另外，胆碱能局部回路神经元可持续地紧张性地加强间接通路的活动，产生减弱运动作用。在正常情况下，D_2 受体兴奋具有压抑胆碱能神经兴奋间接通路的活动，从而促进运动功能。帕金森病（PD）患者，由于黑质内 DA 能神经元丢失，导致对 D_1 和 D_2 受体的兴奋性同时减弱，从而产生运动减弱。

基底神经节疾病的具体内容详见第二十三章“基底神经节疾病的分子机制”。

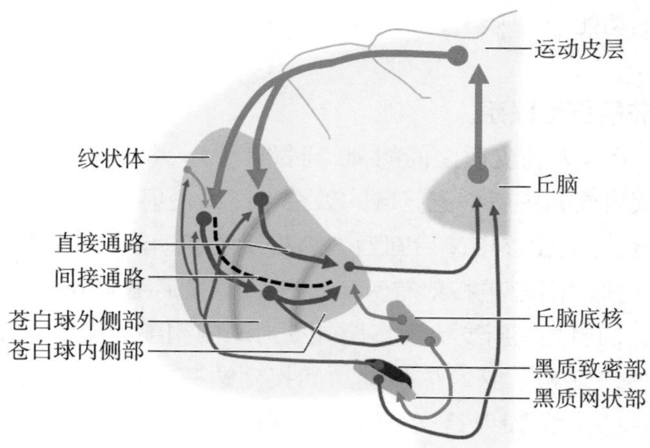

图 15－15　基底神经节调节大脑运动皮层的神经环路模式图

注：图中红色箭头代表谷氨酸能神经元，在通路中起兴奋作用；蓝色箭头代表 GABA 能神经元，在通路中起抑制作用；深咖啡色箭头代表 DA 能神经元，在通路中通过兴奋纹状体 GABA 能神经元的 D_1 受体易化直接通路，通过兴奋纹状体 GABA 能神经元的 D_2 受体抑制间接通路；绿色箭头代表纹状体局部胆碱能神经元，在通路中通过兴奋纹状体 GABA 能神经元的 M_1 型受体对间接通路起易化作用，但这一作用被 DA 通过兴奋胆碱能神经元上的 D_2 受体所压制。

第六节　大脑皮质对躯体运动的调控

大脑皮质是运动调控的最高级中枢。它接受感觉信息的传入，并根据机体对环境变化的反应和意愿，策划和发动随意运动。

一、大脑皮质运动区

（一）主要运动区

灵长类动物的大脑皮质运动区包括位于中央前回（Brodmann 分区的 4 区）的初级运动皮层（primary motor cortex）和位于 Brodmann 分区的 6 区的运动前区（premotor area）或称次级运动皮层（secondary motor cortex），后者又分为外侧部的前运动皮层（premotor cortex）和内侧部的辅助运动区（supplemental motor area），是控制躯体运动最重要的区域。

运动区的功能解剖特征：①交叉性支配，即一侧皮层支配对侧躯体的肌肉。但在头面部，除下部面肌和舌肌主要受对侧支配外，其余部分均为双侧性支配。因此一侧内囊损伤将产生对侧下部面肌及舌肌麻痹，但头面部多数肌肉活动仍基本正常；②代表区的大小与躯体运动的精细和复杂程度有关。运动越精细越复杂，肌肉相应的代表区就越大，如拇指的代表区面积可为躯干代表区的若干倍；③总体安排是倒置的，即下肢的代表区在皮层顶部，膝关节以下肌肉的代表区在半球内侧面；上肢肌肉的代表区在中间部；而头面部肌肉的代表区在底部，但头面部代表区的内部安排是正立的。

（二）其他运动区

第一感觉区以及后顶叶皮层也与运动有关。应用电刺激大脑皮质引起肌肉收缩的研究表明，皮层脊髓束和皮层脑干束中约31％的纤维来自中央前回，约29％的纤维来自运动前区和运动辅助区；约40％的纤维来自后顶叶皮层(5、7区)和第一感觉区。

在大脑皮质运动区也可见到类似感觉区的纵向柱状排列，从而组成运动皮层的基本功能单位，即运动柱(motor column)。一个运动柱可控制同一关节几块肌肉的活动，而一块肌肉可接受几个运动柱的控制。

二、运动传出通路

（一）皮层脊髓束和皮层延髓束

皮层脊髓束(corticospinal tract)由皮层发出，经内囊、脑干下行，到达脊髓前角运动神经元。皮层脊髓束中约80％的纤维在延髓锥体跨过中线，在对侧脊髓外侧索下行而形成纵贯脊髓全长的皮层脊髓侧束，其纤维终止于同侧前角外侧部的运动神经元。皮层脊髓侧束在种系发生上较新，其功能是控制四肢远端肌肉的活动，与精细的、技巧性的运动有关。皮层脊髓束中其余约20％的纤维在延髓不跨越中线而在脊髓同侧前索下行形成一般只下降到脊髓胸段的皮层脊髓前束，其纤维经中间神经元接替后，终止于双侧脊髓前角内侧部的运动神经元。皮层脊髓前束在种系发生上较古老，其功能是控制躯干和四肢近端肌肉——尤其是屈肌的活动，与姿势的维持和粗略的运动有关。皮层延髓束(corticobulbar tract)由皮层发出，经内囊到达脑干内各脑神经运动核的神经元。皮层脊髓束和皮层延髓束还发出侧支，并与一些直接起源于运动皮层的纤维一起投射到中脑顶盖、脑干网状结构、前庭核和红核，经接替后形成顶盖脊髓束、网状脊髓束、前庭脊髓束和红核脊髓束。前三者的功能与皮层脊髓前束相似，参与对近端肌肉粗略运动和姿势的调控；而红核脊髓束的功能可能与皮层脊髓侧束相似，参与对四肢远端肌肉精细运动的调控。

（二）运动传出通路损伤时的表现

皮层脊髓束和皮层延髓束是在进化过程中逐渐发展起来的。非哺乳脊椎动物基本上没有皮层脊髓束和皮层延髓束传导系统，但它们的运动非常灵巧。猫和狗在该系统完全被破坏后仍能站立、行走、奔跑和进食。只有人和灵长类动物在该系统损伤后才会出现明显的运动障碍。

解剖学和神经科学临床常将调控骨骼肌运动的中枢神经元区分为下运动神经元(lower motor neuron)和上运动神经元(upper motor neuron)。下运动神经元指脊髓灰质前角和脑干的运动神经元，直接支配骨骼肌；上运动神经元范围则不太固定，有时将它们限定为发出皮质脊髓束和皮质脑干束、控制随意运动的神经元，有时泛指所有皮层和脑干中参与对下运动神经元调控的高级中枢神经元。

1. 下运动神经元损伤的表现　下运动神经元损伤后随意运动障碍或丧失，牵张反射(包括腱反射和肌紧张)减弱或消失,出现以肌张力减弱或丧失为特征的弛缓性瘫痪(flaccid paralysis),又称软瘫,长时间可出现肌肉萎缩,典型的如脊髓灰质炎所导致的脊髓运动神经元损伤。

2. 上运动神经元损伤的表现 只是皮质脊髓束或皮质脑干束损伤,会引起运动能力减弱,常伴有肌张力下降,但没有腱反射和肌紧张亢进的表现。如在灵长类动物实验中,如果在两侧延髓锥体中间纵切以高度选择性地破坏皮层脊髓侧束,动物立即并持久地丧失用两手指夹起细小物品的能力,但仍能站立和行走,保留腕以上部位的运动能力,并仍能完成较粗糙的手部操作。而如果损伤皮层脊髓前束,则近端肌肉失去神经控制,躯体平衡的维持、行走和攀登均发生困难。因单纯的皮层-脊髓运动传出通路损伤而引起的这种表现,也称为不全麻痹(paresis)。而另一些区域的运动神经元损伤,除了随意运动障碍外,还常出现以腱反射和肌紧张亢进为特征的痉挛性瘫痪(spastic paralysis),又称硬瘫,如某些内囊出血患者所引起的瘫痪,但这类麻痹肌肉萎缩一般不明显。因此,并非所有上运动神经元损伤都会引起硬瘫,这与过去临床上对上运动神经元损伤的认识是不一致的。目前认为,中枢运动控制系统中可能存在功能上的分化。一部分上运动神经元主要在姿势调节中发挥作用,称为姿势调节系统,对牵张反射有重要调节作用。硬瘫的出现可能主要是由于姿势调节系统受损而引起。另一部分上运动神经元主要在皮层运动指令下传和运动协调中发挥作用,损伤后不出现硬瘫。如小脑和基底神经节中的一些神经元负责运动协调;而由大脑皮质运动区发出的运动传出通路主要将皮层运动指令下传给下运动神经元。

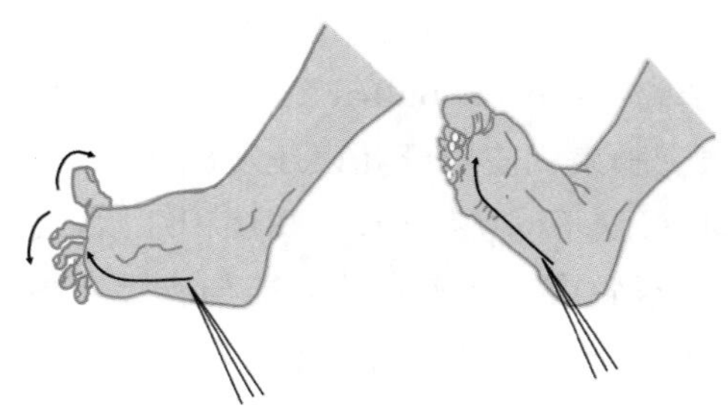

图 15 - 16 巴宾斯基征阳性和阴性体征示意图

注:左,阳性体征(上运动神经元受损患者的反应);右,阴性体征(正常成年人的反应)。

巴宾斯基征(Babinski sign)是神经科常用检查指征之一,因最早由法国神经学家巴宾斯基(Joseph Babinski, 1857—1932)发现而得名。它是用一钝物划足跖外侧后出现的拇趾背屈和其他四趾呈扇形外展的体征(图 15 - 12 左),是一种原始跖伸肌反射,正常时因脊髓受高位中枢的控制而并不表现出来。它的出现常提示某些上运动神经元受损。成年人巴宾斯基征检查的正常表现是所有足趾均发生跖屈,是一种屈肌反射,称为巴宾斯基征阴性(图 15 - 16 右)。婴儿及成年人在深睡或麻醉状态下都可出现巴宾斯基阳性体征,这是因为皮层脊髓束发育尚不完全或高位中枢被抑制。因此,尽管并非所有上运动神经元损伤都引起硬瘫,但上运动神经元损伤一般伴有巴宾斯基征阳性。

运动传出通路在传统上分为锥体系(pyramidal system)和锥体外系(extrapyramidal system)两个系统。锥体系是指皮层脊髓束和皮层延髓束,因其大部分纤维在下行至延髓腹侧时形成锥体而得名,即传统上认为的上运动神经元。锥体外系则是指控制脊髓运动神经元的其他下行通路。临床上通常将上运动神经元损伤引起的硬瘫等症状称为锥体束综合征。然而,这种命名方式显然不够严谨。首先,皮层脊髓前束和皮层延髓束并不通过锥体,即使是皮层脊髓侧束的纤维也不全来自中央前回;另外,锥体外系的纤维来源和功能差异都很大，笼统地将其归为一类并不恰当。其次，锥体系和锥体外系两个系统在大脑皮质起源的部位多有重叠，两者之间存在广泛的纤维联系。当从皮层到脑干之间的通路受损引起运动障碍时，往往分不清究竟是由哪个系统功能缺损所致。更重要的是，来自椎体系的皮层脊髓束，其选择性损伤出现不全麻痹，而不是作为椎体综合征特征性表现的硬瘫。

前文提到皮层与皮层下失去联系时可出现去皮层僵直，说明大脑皮质也具有抑制伸肌紧张的作用。在去皮层动物还可观察到两类姿势反应，即跳跃反应（hopping reaction）和放置反应（placing reaction）。前者是指动物（如猫）在站立时受到外力推动而产生的跳跃反应，其生理意义是保持四肢的正常位置以维持躯体平衡；后者是指动物身体任何部位触及一支持平面时，会立即将两前爪放置在该平面的反应。

综上所述，各级神经中枢都参与对运动的调控。脊髓和脑干中的运动神经元是神经系统调控肌肉活动的最后通路。在各种基础运动反射中，运动神经元通过改变传出活动强度调控骨骼肌舒缩活动和张力。脑干网状结构的易化系统和抑制系统通过下行 γ 神经元增强或抑制基础运动反射。前庭小脑主要参与身体姿势平衡功能的调节；脊髓小脑主要协调脊髓前角内侧部分的神经元对躯干和四肢近端的肌肉调控；皮层小脑可能协助大脑皮质的运动策划。基底神经节通过其与大脑皮质之间的神经回路对运动的启动、执行和肌肉张力进行调控。大脑皮质通过皮层脊髓束和皮层延髓束直接调控下运动神经元，它们的侧支还通过与其他脑干核团的联系，对运动进行间接调控。

思考题

1. 离开颅腔或脊髓时即含有副交感神经纤维的周围神经有哪些？其副交感节后神经末梢主要释放何种递质？
2. 实验性切除脊髓某些节段的背根神经节，对其所支配肌肉的腱反射有何影响？相关肌肉的张力会否完全消失？为什么？
3. 腱反射的反射弧由哪些结构组成？
4. 肌梭的 γ 运动神经元支配有何作用？来自高级中枢的下行支配对其发挥这种作用有何影响？
5. 有何证据证明肌梭和腱器官的适宜刺激？
6. 为什么高位截瘫患者容易出现体位性眩晕？
7. 腱反射和肌紧张反射的变化有何临床意义？
8. 对侧伸肌反射能独立于屈肌反射单独存在吗，为什么？
9. 上运动神经元损伤是否一定会引起痉挛性瘫痪？
10. 如何用实验证明脊髓休克的机制？

（王继江）

参考文献

1. 埃里克・R・坎德尔(Eric R Kandel),詹姆斯・H・施瓦茨(James H Schwartz),等. 神经科学原理(英文版)[M]. 5 版. 北京:机械工业出版社,2013.
2. 朱大年. 生理学(英文改编版)[M]. 2 版. 北京:科学出版社,2019.
3. BEAR M F, CONNORS B W, PARADISO M. Neuroscience: exploring the brain[M]. 4th ed. Philadelphia: Wolters Kluwer, 2015: 453-548.
4. BENARROCH E E. The central autonomic network: functional organization, dysfunction, and perspective[J]. Mayo Clin Proc, 1993, 68(10): 988-1001.
5. STIFANI N. Motor neurons and the generation of spinal motor neuron diversity[J]. Front Cell Neurosci, 2014, 8: 293.

第十六章　神经系统对内脏活动的调节作用

第一节　自主神经系统结构与功能

自主神经系统(autonomic nervous system)曾被称为植物神经系统(vegetative nervous system),在含义上等同于内脏神经系统(visceral nervous system),但也可仅指内脏神经系统的传出分支,其主要功能是调节心肌、平滑肌和腺体活动。自主神经系统包括交感神经系统(sympathetic nervous system)和副交感神经系统(parasympathetic nervous system),它们均受中枢神经系统的控制。

一、自主神经系统的结构特征

自主神经系统由节前神经元和节后神经元组成。节前神经元胞体位于脊髓和低位脑干内,发出的神经纤维称为节前纤维(preganglionic fiber),属 B 类有髓鞘纤维。节前纤维在自主神经节内换元,再由节后神经元发出属无髓鞘的 C 类节后纤维(postganglionic fiber)支配效应器官。交感神经节位于椎旁节和椎前节内,离效应器官较远,因此节前纤维短而节后纤维长;副交感神经节通常位于效应器官旁或器官内,因此节前纤维长而节后纤维短(图 16-1)。

交感神经起自脊髓胸、腰段($T_1 \sim L_3$)脊髓灰质侧角的神经元,副交感神经起自脑干第Ⅲ、Ⅶ、Ⅸ、Ⅹ对脑神经核和脊髓骶段($S_2 \sim S_4$)脊髓灰质侧角的神经元。相对于副交感神经,交感神经兴奋时产生的效应较广泛。其主要原因是:①交感神经分布广泛,几乎支配所有内脏器官;而副交感神经分布相对较局限。有些器官如皮肤和骨骼肌内的血管、一般的汗腺、竖毛肌、肾上腺髓质和肾脏只有交感神经而没有或极少有副交感神经支配;②交感神经在节前与节后神经元换元时的辐散程度较高,一个节前神经元往往与多个节后神经元发生突触联系;而副交感神经在节前与节后神经元换元时的辐散程度较低。

哺乳动物交感神经节后纤维除直接支配效应器官细胞外,还有少量纤维与器官壁内的内在神经系统神经元形成突触联系,并通过后者调节器官功能活动。

二、自主神经系统的功能

自主神经系统主要的功能是调节心肌、平滑肌和腺体(消化腺、汗腺及部分内分泌腺等)的活动。它们在神经节水平的递质都是 ACh,节后的主要递质分别是 ACh 和 NE。此外,自

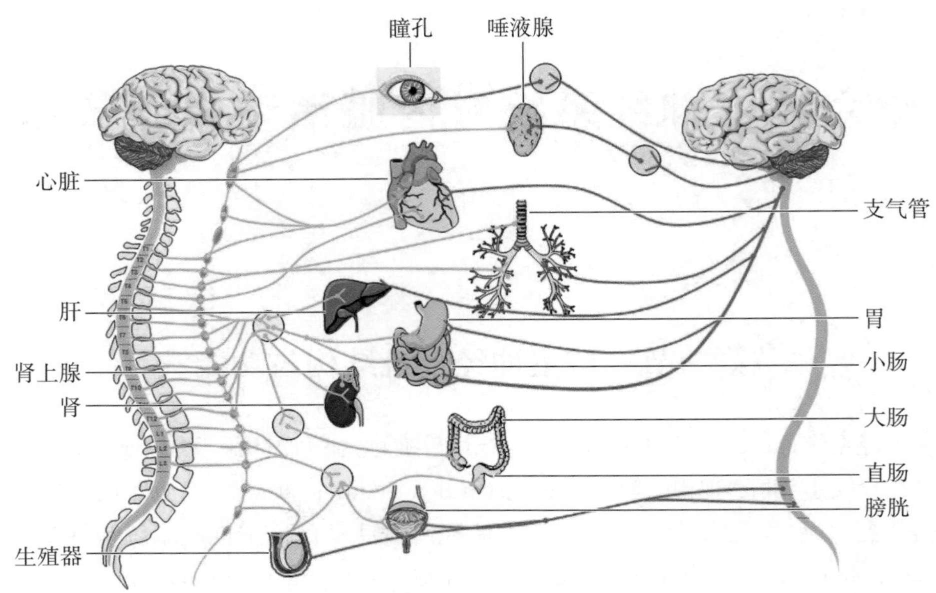

图 16－1　自主神经系统的构成和分布示意图

注：图中交感神经标示为橙黄色线条，副交感神经标示为绿色线条。

主神经系统还存在少量肽类、嘌呤类以及其他种类的递质如血管活性肠肽、脑啡肽、P 物质、生长抑素、5-羟色胺和一氧化氮等。例如，肠道肌间神经丛中抑制性神经元释放血管活性肠肽，而兴奋性神经元释放 P 物质。支配幽门 G 细胞的迷走神经节后纤维释放促胃液素释放肽。有关自主神经系统胆碱能和肾上腺素能受体的分布及其生理功能如表 16－1 所示。

表 16－1　自主神经系统胆碱能和肾上腺素能受体的分布及其生理功能

效应器	胆碱能系统		肾上腺素能系统	
	受体	效应	受体	效应
自主神经节	N_1	节前-节后兴奋传递		
眼				
虹膜环行肌	M	收缩（缩瞳）		
虹膜辐射状肌			α_1	收缩（扩瞳）
睫状体肌	M	收缩（视近物）	β_2	舒张（视远物）
心				
窦房结	M	心率减慢	β_1	心率加快
房室传导系统	M	传导减慢	β_1	传导加快
心肌	M	收缩力减弱	β_1	收缩力增强
血管				
冠状血管	M	舒张	α_1	收缩
			β_2	舒张（为主）
皮肤粘膜血管	M	舒张	α_1	收缩

续表

效应器	胆碱能系统		肾上腺素能系统	
	受体	效应	受体	效应
骨骼肌血管	M	舒张 （注：由交感节后胆碱能纤维引起）	α_1	收缩
			β_2	舒张（为主）
脑血管	M	舒张	α_1	收缩
腹腔内脏血管			α_1	收缩（为主）
			β_2	舒张
唾液腺血管	M	舒张	α_1	收缩
支气管				
平滑肌	M	收缩	β_2	舒张
腺体	M	促进分泌	α_1	抑制分泌
			β_2	促进分泌
胃肠				
胃平滑肌	M	收缩	β_2	舒张
小肠平滑肌	M	收缩	α_2	舒张 （可能是胆碱能纤维的突触前受体调制乙酰胆碱的释放所致）
			β_2	舒张
括约肌	M	舒张	α_1	收缩
腺体	M	促进分泌	α_2	抑制分泌
胆囊和胆道	M	收缩	β_2	舒张
膀胱				
逼尿肌	M	收缩	β_2	舒张
三角区和括约肌	M	舒张	α_1	收缩
输尿管平滑肌	M	收缩(?)	α_1	收缩
子宫平滑肌	M	可变 （因月经周期、循环血中雌、孕激素水平、妊娠以及其他因素而发生变动）	α_1	收缩（有孕）
			β_2	舒张（无孕）
皮肤				
汗腺	M	促进温热性发汗 （注：由交感节后胆碱能纤维引起）	α_1	促进精神性发汗
竖毛肌			α_1	收缩
唾液腺	M	分泌大量稀薄唾液	α_1	分泌少量粘稠唾液
代谢				
糖酵解			β_2	加强
脂肪分解			β_3	加强

三、自主神经系统功能活动的基本特征

（一）紧张性活动

在安静状态下，自主神经持续发放一定频率的冲动，对其效应器官的活动状态产生持续

的调节作用。自主神经这种持续放电的特性称为紧张性，可通过在其节前或节后神经元或纤维水平进行记录来直接验证，也可通过观察切断神经纤维对效应器官的影响来间接验证。例如，切断心迷走神经具有增加心率、加快房室传导和增加心肌收缩力的作用，而切断心交感神经的作用恰好相反，证明心迷走神经和心交感神经通过其紧张性活动分别对心脏具有负性和正性变时、变力和变传导作用。实验证明，交感神经和副交感神经的在节前和节后神经元水平均无自律性。因此，自主神经系统的紧张性来源于其节前神经元接受的持续性兴奋性刺激，包括反射性兴奋性突触传入、高位中枢兴奋性突触传入或局部环境中的体液因素刺激等。例如，位于头端延髓腹外侧区（RVLM）的部分前交感神经元（presympathetic neuron）具有自律性，它们向脊髓交感节前神经元发出兴奋性投射，持续地对后者起兴奋作用。来自颈动脉窦和主动脉弓压力感受器的传入冲动，对维持心交感神经和心迷走神经的紧张性起重要作用；而中枢组织内 CO_2 浓度也对维持交感缩血管中枢的紧张性有重要作用。

（二）对同一效应器的双重支配和协同作用

许多组织器官都受交感神经和副交感神经的双重支配，两者在对效应器官的调节中起协同作用。交感神经和副交感神经各自通过不同的递质和信号转导通路对效应器官或细胞起作用，所引起的效应大致相反。因此当它们同时兴奋时，其效应从整体上看可相互抵消，但从作用的信号转导机制的角度看并不属于相互抑制或拮抗。交感神经和副交感神经对效应器官或细胞的作用更多地体现在相互协同上。例如，在动脉压力感受性反射中，血压升高时，通过反射使交感神经抑制，副交感神经兴奋；血压降低时则相反。交感和交感神经在此过程中协同稳定血压。紧张脑力或体力活动时，胃肠道交感神经兴奋，副交感神经抑制，血流量降低，血液更多被分配到心、脑、骨骼肌等器官；安静或睡眠时，胃肠道交感神经抑制，副交感神经兴奋，血流量增加，消化和吸收活动增强，两者协同调节机体消化吸收功能。交感和副交感神经的协同作用还体现在它们促进唾液腺分泌的作用中。如果说交感神经和副交感神经存在相互抑制的话，这种抑制可能主要体现在其中枢调节通路上的交互抑制，而非在效应细胞层面。

（三）调节效应受效应器所处功能状态的影响

自主神经系统的活动与效应器本身的功能状态有关。例如，刺激交感神经可抑制未孕动物的子宫平滑肌，却兴奋有孕动物的子宫平滑肌。这是因为未孕子宫和有孕子宫表达的受体不同（表 14－1）。胃幽门处于收缩状态时，刺激迷走神经能使之舒张，而幽门处于舒张状态时，刺激迷走神经则使之收缩。

（四）作用范围和生理意义不同

交感神经系统的活动一般比较广泛，其功能可概括为“动员”。在机体内外环境急剧变化时，可以动员许多器官的潜力进行适应。例如，在肌肉剧烈运动、窒息、失血或寒冷环境等情况下，交感神经系统活动增强，引起心率加速、皮肤与腹腔内脏血管收缩、肝脾等体内贮备血库释放血液、红细胞计数增加、支气管扩张、肝糖原分解加速、血糖升高、肾上腺素分泌增加等。

副交感神经系统的活动相对比较局限，其功能可概括为“抑制消耗、增加贮备和促进恢复”，如抑制心脏活动、促进消化、加强排泄和生殖功能等。

第二节　中枢对内脏活动及某些整合性功能活动的调节

在CNS的各级水平都存在通过自主神经调节内脏活动的区域，调节主要通过反射完成。较简单的内脏反射通过脊髓即可实现，而复杂的内脏反射则需要延髓及以上的中枢参与。

一、脊髓对内脏活动的调节

发汗反射、排尿反射、排便反射、阴茎勃起反射和血管张力反射等反射的初级中枢在脊髓。脊动物的脊休克恢复后，这些反射逐渐恢复，但并不能很好地适应或满足正常生理功能需要。例如，脊髓离断患者在脊休克恢复后血压可恢复到一定水平，但由平卧位转为直立位时常感头晕；他们虽有一定的反射性排尿能力，但不能完全排空，还会出现充盈性尿失禁。

二、脑干对内脏活动的调节

延髓第Ⅶ、Ⅸ对脑神经核发出的副交感神经传出纤维主要支配头面部的腺体，第Ⅹ对脑神经(迷走)核发出的副交感神经传出纤维主要支配胸、腹腔内脏。延髓是许多重要心血管、呼吸道和肺反射的中枢。另外，呼吸运动作为对生命至关重要的功能活动，其神经调控虽不属自主神经范畴，但其基本节律和反射调节中枢均位于延髓，因此延髓有“生命中枢”之称。脑干网状结构中存在许多与内脏功能活动有关的神经元，其下行纤维支配并调节脊髓水平的自主神经功能。中脑第Ⅲ对脑神经核是瞳孔对光反射的中枢。

三、下丘脑对内脏活动及某些整合性功能活动的调节作用

下丘脑是较高级的内脏活动调节中枢，大致可分为前区、内侧区、外侧区和后区四部分。前区的最前端为视前核，严格说来它属于前脑的范畴；其后紧邻的为视上核、视交叉上核、室旁核，再后是下丘脑前核。内侧区又称结节区，包括腹内侧核、背内侧核、结节核与灰结节，还有弓状核与结节乳头核。外侧区有分散的下丘脑外侧核，其间穿插有内侧前脑束。后区主要是下丘脑后核与乳头体核。下丘脑与边缘前脑、丘脑及脑干网状结构有紧密的结构、功能联系，还通过垂体门脉系统和下丘脑-垂体束分别调节腺垂体和神经垂体的活动。

下丘脑一方面通过其与脑干网状结构的联系，对脑干和脊髓内的自主神经节前神经元进行调控；另一方面通过其与垂体的联系对许多靶腺进行调控。通过这两个方面的协同，对内脏活动进行调节。同时，下丘脑还和大脑皮质一起参与其他更复杂的整合性功能活动如体温调节、水平衡、生物节律、本能行为和情绪调节。

生物节律(biorhythm)是指机体内许多功能活动都按一定的时间顺序发生周期性变化的现象。按频率的高低，人和动物的生物节律可分为高频(周期短于一天，如心动周期、呼吸周期等)、中频(日周期)和低频(周期长于一天，如月经周期)三种节律。其中，昼夜节律

(circadian rhythm)是最重要的生物节律,血细胞数、体温、血压、多种内分泌激素的分泌等都有昼夜节律。下丘脑视交叉上核(suprachiasmatic nucleus, SCN)可能是日周期的控制中心。视交叉上核通过视网膜-视交叉上核传导束与视觉感受装置发生联系,因此外环境的昼夜光照变化可影响视交叉上核的活动,进而通过神经和体液(如松果体分泌的褪黑素)途径使体内某些具有昼夜节律的活动与外环境的昼夜变化同步化。

四、大脑皮质对内脏活动及某些整合性功能活动中的调节作用

大脑皮质包括边缘叶(limbic lobe)和新皮层。边缘叶是指大脑半球内侧面皮层与脑干连接部和胼胝体旁的环周结构。边缘叶和大脑皮质的岛叶、颞极、眶回,以及皮层下的杏仁核、隔区、下丘脑、丘脑前核等结构,统称为边缘系统(limbic system)。新皮层是指在系统发生上出现较晚、分化程度最高的大脑半球外侧面结构。在哺乳动物大脑中,大脑新皮层是指除了古皮层和旧皮层之外的皮质区域,约占皮层的96%。实验中用电刺激兴奋边缘系统和/或新皮层的不同区域,均可引起复杂而多变的内脏活动改变,提示它们在某些整合性功能活动中,可能通过自主神经-内分泌活动的改变参与某些整合性功能活动中的内脏功能调节。

第三节　调节自主神经系统功能的药物

一、拟胆碱药

拟胆碱药是一类具有与乙酰胆碱相似作用的药物,按其作用机制可分为胆碱受体激动药和乙酰胆碱酯酶抑制药。

(一) M胆碱受体激动药

M胆碱受体激动药能直接作用于副交感神经节后纤维支配的效应器官的M胆碱受体,产生与乙酰胆碱类似的作用。该类药物有胆碱酯类和天然的拟胆碱生物碱。前者多数药物对M、N胆碱受体均有兴奋作用,但以M胆碱受体为主;后者主要兴奋M胆碱受体。

1. 胆碱酯类　包括乙酰胆碱、氯贝胆碱、醋甲胆碱、卡巴胆碱,该类药物脂溶性较差,不易透过血脑屏障。乙酰胆碱化学性质不稳定,易被乙酰胆碱酯酶水解,且作用广泛,选择性差,无临床使用价值。氯贝胆碱(bethanechol chloride)化学性质稳定,不易被胆碱酯酶水解,可兴奋胃肠道和泌尿道平滑肌,对心血管作用弱,临床用于术后腹气胀、胃张力缺乏症及胃潴留等治疗、口服和注射均有效。由于其对M胆碱受体具有相对选择性,故其疗效较卡巴胆碱好。醋甲胆碱主要用于口腔黏膜干燥症。支气管哮喘、冠状动脉缺血和溃疡病患者禁用。

2. 生物碱类　包括毛果芸香碱(pilocarpine)、槟榔碱和毒蕈碱,脂溶性强,可通过各种途径吸收。毛果芸香碱又名匹鲁卡品,滴眼后具有缩瞳、降低眼内压和调节痉挛作用,较大剂量可使腺体分泌增加。临床用于治疗闭角型青光眼;与扩瞳药交替使用,可治疗虹膜炎,防止虹膜与晶状体粘连;还可用于抗胆碱药阿托品中毒的解救。视网膜裂孔的患者禁用。

（二）N胆碱受体激动药

N胆碱受体激动药可作用于交感神经节、副交感神经节和肾上腺髓质的 N_N 受体以及骨骼肌的 N_M 受体。烟碱（nicotine），又称尼古丁，是由烟草中提取的一种液态生物碱，可兴奋N胆碱受体，作用呈双相性。由于烟碱作用广泛，故无临床实用价值，仅具有毒理学意义。

（三）乙酰胆碱酯酶抑制药

胆碱酯酶分为乙酰胆碱酯酶（acetylcholinesterase，AChE，又称真性胆碱酯酶）和丁酰胆碱酯酶（butyrylcholinesterase，BChE，又称假性胆碱酯酶）。AChE 特异性高、活性高。BChE 主要存在于血浆中，对终止体内 ACh 的作用并不重要。因此，本文所提及的胆碱酯酶主要指 AChE。AChE 抑制药能与 AChE 结合，但结合较牢固，水解较慢，使 AChE 活性受抑，导致胆碱能神经末梢释放的 ACh 堆积，产生拟胆碱作用。

1. 易逆性 AChE 抑制药 对 AChE 可逆性抑制，酶活性暂时消失，但可恢复。该类药物对眼、胃肠道平滑肌、骨骼肌、腺体、心血管、中枢等有不同程度的作用。主要用于治疗重症肌无力、腹胀气和尿潴留、青光眼、阿尔茨海默病，解救竞争性神经肌肉阻滞药或M胆碱受体阻断药过量中毒。常用药物有新斯的明（neostigmine）、吡斯的明（pyridostigmine）、依酚氯铵（edrophonium chloride）、安贝氯铵（ambenonium chloride）、毒扁豆碱（physostigmine）和加兰他敏（galanthamine）等。

2. 难逆性 AChE 抑制药 与 AChE 牢固结合，形成难以水解的磷酰化 AChE，失去酶活性，造成体内 ACh 大量积聚而引起一系列中毒症状。主要表现为毒蕈碱样和烟碱样症状，即急性胆碱能危象，并伴有 CNS 症状。本类药物为人工合成有机磷酸酯类，作为农业和环境卫生杀虫药，有些可作为战争毒气，对人畜均有毒性。

有机磷酸酯类可经皮肤、呼吸道、胃肠道吸收。急性中毒时应尽快清除体表和胃内的毒物。阿托品是治疗急性有机磷酸酯类中毒的特异性、高效能解毒药物。应尽量早期、大剂量给药，直至M胆碱受体兴奋症状消失或出现阿托品轻度中毒症状（阿托品化）。对中度或重度中毒患者，必须联合使用阿托品与胆碱脂酶复活药。常用的胆碱脂酶复活药有碘解磷定、氯解磷定和双复磷。

二、胆碱受体阻断药

胆碱受体阻断药能阻断乙酰胆碱或胆碱受体激动药与胆碱受体结合，表现为胆碱能神经被阻断或抑制的效应。由于选择性阻断副交感神经的神经突触传递，从而使交感神经的张力相对增强。根据它们对胆碱受体的选择性不同，胆碱受体阻断药可分为三类：M、N_N 和 N_M 胆碱受体阻断药。

（一）M胆碱受体阻断药

M胆碱受体阻断药又称节后抗胆碱药，能阻断神经节后胆碱能神经纤维所支配的效应器细胞膜上的M胆碱受体，具有抗M样作用。常用药物有阿托品（atropine）、东莨菪碱（scopolamine）、山莨菪碱（anisodamine）和人工合成代用品。

阿托品对M胆碱受体有较高选择性，但对各种M型受体亚型的选择性较低，大剂量时

也阻断 α_1 受体和神经节 N 型受体。阿托品的作用非常广泛，主要作用于心血管、平滑肌、眼和腺体等器官，随剂量增加可依次出现腺体分泌减少、瞳孔扩大和调节麻痹、心率加快、胃肠道和膀胱平滑肌抑制，大剂量可兴奋中枢，表现为焦躁不安、精神亢奋甚至谵妄。临床上用于治疗各种内脏绞痛、全身麻醉前给药、虹膜睫状体炎、缓慢型心律失常、感染性休克和有机磷酸酯类中毒的解救等。常见不良反应有口干、视力模糊、心率加快、瞳孔扩大及皮肤潮红等。禁用于青光眼、幽门梗阻及前列腺肥大者。

东莨菪碱的治疗剂量可引起 CNS 抑制，表现为困倦、遗忘、疲乏、少梦、快眼动睡眠时相缩短等。此外，尚有欣快作用，因此易造成药物滥用。东莨菪碱抑制腺体分泌作用较阿托品强，扩瞳及调节麻痹作用较阿托品稍弱，对心血管系统作用较弱。主要用于麻醉前给药、防治晕动病等。禁忌证同阿托品。

山莨菪碱为左旋品，简称 654；人工合成的为消旋品，简称 654－2。具有与阿托品类似的药理作用，但其抑制唾液分泌和扩瞳作用仅为阿托品的 1/20～1/10。因不易通过血脑屏障，故其中枢兴奋作用很弱。主要用于治疗感染性休克和内脏平滑肌绞痛。禁忌证同阿托品。

由于阿托品副作用较多，已被一些合成的药物取代。目前临床主要用于扩瞳的药物有托吡卡胺（tropicamide）、环喷托酯（cyclopentolate）、尤卡托品（eucatropine）和后马托品（homatropine）等。这些药物扩瞳维持时间明显缩短，适合于一般的眼科检查。合成解痉药有异丙托溴铵（ipratropium bromide）、溴甲东莨菪碱（scopolamine methyl bromide）、溴丙胺太林（propantheline bromide，普鲁本辛）、格隆溴铵（glycopyrronium bromide）、盐酸双环维林（dicyclomine hydrochloride）、盐酸黄酮哌酯（flavoxate hydrochloride）和贝那替秦（benactyzine，胃复康）等，均可用于缓解内脏平滑肌痉挛。

（二）N 胆碱受体阻断药

N 胆碱受体阻断药分为阻断神经节的 N_N 胆碱受体阻断药和阻断运动终板的 N_M 胆碱受体阻断药，临床用于辅助麻醉或松弛骨骼肌。

1. N_N 胆碱受体阻断药 又称神经节阻断药，对交感和副交感神经节都有阻断作用，其具体效应视两类神经对该器官的支配以何者占优势而定。例如，交感神经对血管的支配占优势，用药后则使血管扩张，特别是扩张小动脉，使外周阻力下降，同时静脉扩张，回心血量和心输出量减少，使血压显著下降。在胃肠道、眼、膀胱等平滑肌和腺体以副交感神经占优势，用药后常出现便秘、扩瞳、口干和尿潴留等。

神经节阻断药曾用于治疗高血压，但由于其副作用多，目前已很少使用。目前临床作为麻醉辅助药，控制血压，减少手术区出血。除美卡拉明和樟磺咪吩外，其它药物已基本不用。

2. N_M 胆碱受体阻断药 阻断神经肌肉接头的 N_M 胆碱受体，抑制神经冲动传递，使骨骼肌松弛，又称骨骼肌松弛药，简称肌松药。根据其作用特点，可分为除极化型和非除极化型两类。

（1）除极化型肌松药：又称非竞争性肌松药。琥珀胆碱（succinylcholine）又称司可林（scoline）。静脉注射作用快而短暂，对喉肌的麻痹力强，故适用于气管内插管、气管镜、食道镜等短时的操作。静脉滴注适用于较长时手术；可引起强烈的窒息感，故对清醒患者禁用；

过量致呼吸肌麻痹，用时必须备有人工呼吸机；可使眼外肌短暂收缩，升高眼内压，青光眼和白内障晶体摘除术患者禁用。琥珀胆碱能使肌肉持久性除极化而释出钾离子，使血钾升高，故烧伤、广泛性软组织损伤、偏瘫和脑血管意外患者禁用。过量不能用新斯的明解救。

（2）非除极化型肌松药：又称竞争型肌松药。筒箭毒碱（d-tubocurarine）是从南美洲植物浸膏箭毒中提出的生物碱，静脉注射后3～4分钟即产生肌松作用，如剂量过大，累及膈肌，病人可因呼吸肌麻痹而死亡，过量可用新斯的明解救。因筒箭毒碱不良反应多，临床已少用。泮库铵（pancuronium）、维库铵（vecuronium）和阿曲库铵（atracurium）不良反应较少，适于在气管插管、破伤风及惊厥时发挥肌松作用。以上药物禁用于重症肌无力、支气管哮喘和严重休克患者。

三、肾上腺素受体激动药

肾上腺素受体激动药是一类化学结构及药理作用与肾上腺素、NE相似的药物，与肾上腺素受体结合并激动受体，产生肾上腺素样作用，又称拟肾上腺素药。

（一）α受体激动药

药用的NE是人工合成品，性质不稳定，但在酸性溶液中较稳定。口服无效，皮下或肌内注射因剧烈收缩局部血管，吸收很少，故主要由静脉滴注给药。NE较强激动血管的α_1受体，主要使小动脉和小静脉收缩，皮肤粘膜血管收缩最明显，其次是肾脏血管。此外，脑、肝、肠系膜甚至骨骼肌的血管也呈收缩反应。较弱激动心脏的β_1受体，使心肌收缩性加强，心率加快，传导加速，心输出量增加。在整体情况下，由于血压升高，心率反射性减慢。另外，NE可增加孕妇子宫收缩的频率；大剂量使用时血糖升高。

NE临床应用仅限于早期神经源性休克以及嗜铬细胞瘤切除后或药物中毒时的低血压。稀释后口服，可使食管和胃粘膜血管收缩产生局部止血作用。静脉滴注时间过长、浓度过高或药液漏出血管，可引起局部缺血坏死；可使肾脏血管剧烈收缩，产生少尿、无尿和急性肾功能衰竭，甚至导致不可逆性休克。本药禁用于高血压、动脉硬化症、器质性心脏病、少尿、无尿、严重微循环障碍的患者及孕妇。

间羟胺（metaraminol）又称阿拉明（aramine），主要作用于α受体，对β_1受体作用较弱。间羟胺可被肾上腺素能神经末梢摄取进入囊泡，通过置换作用促使囊泡中的NE释放，间接地发挥作用。本品不易被单胺氧化酶破坏，故作用较持久。短时间内连续应用，可因囊泡内NE减少，使效应逐渐减弱，产生快速耐受性。间羟胺升压作用可靠，维持时间较长，比NE较少引起心悸和少尿等不良反应，还可肌内注射，故临床上作为NE的代用品，用于各种休克早期以及手术后或脊髓麻醉后的休克。

去氧肾上腺素（phenylephrine）和甲氧明（methoxamine）都是人工合成品，作用机制与间羟胺相似，可直接和间接地激动α_1受体，又称α_1受体激动药。在升高血压的同时，肾血流的减少比NE更为明显，且作用维持时间较久，除静脉滴注外也可肌内注射，用于抗休克及防治脊髓麻醉或全身麻醉的低血压。甲氧明与去氧肾上腺素均能通过收缩血管、升高血压，使迷走神经反射性兴奋而减慢心率，临床可用于阵发性室上性心动过速。去氧肾上腺素还能兴奋瞳孔扩大肌，使瞳孔扩大，作用较阿托品弱，持续时间较短，一般不引起眼内压升高和调节麻痹，在眼底检查时作为快速短效的扩瞳药。

右美托咪啶(dexmedetomidine)是新型高选择性 α_2 受体激动剂，具有镇静和镇痛作用。临床作为麻醉辅助药物，可减少麻醉药和镇痛药的剂量。

(二) α、β 受体激动药

肾上腺素激动 α 和 β 两类受体，产生较强的 α 型和 β 型作用。口服后吸收很少，肌内注射较皮下注射吸收快。肾上腺素的药理作用包括：①加强心肌收缩力、加速心率和加快传导，提高心肌的兴奋性，心脏搏出量和心输出量都增加，但可提高心肌代谢率和兴奋性，易引起心律失常。②皮肤、粘膜血管呈显著的收缩反应，肾脏血管次之，骨骼肌血管呈舒张反应，可增加冠状动脉血流量，对脑血管及肺血管作用较弱。③小剂量和治疗量使心肌收缩力增强，心输出量增加，故收缩压升高。由于骨骼肌血管舒张，抵消或超过了皮肤粘膜血管收缩作用的影响，故舒张压不变或下降，有利于血液对各组织器官的灌注。较大剂量时，收缩压和舒张压均升高。④舒张支气管平滑肌；⑤提高机体代谢，升高血糖和乳酸。

临床用于治疗心脏骤停、过敏性休克、支气管哮喘急性发作及其他速发型变态反应；局部用于鼻粘膜和齿龈止血；与局麻药合用，延缓局麻药的吸收，延长麻醉时间。不良反应为心悸、烦躁、头痛和血压升高等，血压剧上升有发生脑溢血的危险，故老年人慎用；也能引起心律失常，甚至心室纤颤。禁用于高血压、器质性心脏病、糖尿病和甲状腺功能亢进症等。

麻黄碱(ephedrine)与肾上腺素的相似，能激动 α、β 两种受体。麻黄碱性质稳定，口服有效，拟肾上腺素作用弱而持久，中枢兴奋作用较显著，易产生快速耐受性。麻黄碱药理作用包括：①兴奋心脏，使心收缩加强、心输出量增加。在整体情况下由于血压升高，反射性减慢心率，故心率变化不大。麻黄碱的升高血压作用出现缓慢，但维持时间较长。②平滑肌松弛作用较肾上腺素弱，起效慢但持久。③较大剂量可兴奋大脑和皮层下中枢，引起精神兴奋、不安和失眠等。④麻黄碱短期内反复给药，作用可逐渐减弱，产生快速耐受性。停药数小时后，可以恢复。

麻黄碱用于预防支气管哮喘发作和轻症的治疗，对于重症急性发作效果较差；用于鼻粘膜充血引起的鼻塞；防治硬膜外和蛛网膜下麻醉所引起的低血压；缓解荨麻疹和血管性神经水肿的皮肤粘膜症状。常见不良反应有中枢兴奋所致的不安、失眠等。禁忌证同肾上腺素。

(三) β 受体激动药

1. β_1、β_2 受体激动药 异丙肾上腺素(isoprenaline)是人工合成品，对 β 受体有很强的激动作用，对 β 受体亚型选择性很低。口服易在肠粘膜与硫酸结合而失效，气雾剂吸入给药吸收较快。舌下含药因能舒张局部血管，少量可从粘膜下的舌下静脉丛迅速吸收，其作用维持时间较肾上腺素略长。

异丙肾上腺素激动 β_1 受体，能产生正性变时、变力、变传导作用，可使心输出量增加，收缩期和舒张期缩短。激动 β_2 受体，主要舒张骨骼肌血管，对肾血管和肠系膜血管的舒张作用较弱。对处于紧张状态的支气管、胃肠道平滑肌都具有舒张作用。临床上，舌下或喷雾给药，治疗支气管哮喘急性发作；舌下含服或静脉滴注用于房室传导阻滞；与去甲肾上腺素或间羟胺合用作心室内注射，适用于重度房室传导阻滞或窦房结功能衰竭而并发的心脏骤停。常见不良反应有心悸、头痛、皮肤潮红等，过量可致心律失常甚至室颤。禁用于心绞痛、心肌梗死、甲状腺功能亢进及嗜铬细胞瘤患者。

2. **β_1 受体激动药**　多巴酚丁胺（dobutamine）对 β_1 受体激动作用强于 β_2 受体，故属于 β_1 受体激动药。与异丙肾上腺素比较，本品的正性变力作用比正性变时作用显著。短期静脉滴注短期治疗心脏手术后或心肌梗塞并发心力衰竭，可增加心输出量。连续应用可产生快速耐受性。梗阻型肥厚性心肌病者禁用。

四、肾上腺素受体阻断药

肾上腺素受体阻断药能阻断肾上腺素受体，拮抗去甲肾上腺素能神经递质或肾上腺素受体激动药的作用。

（一）α 受体阻断药

α 受体阻断药能选择性地与 α 肾上腺素受体结合，阻碍肾上腺素能神经递质及肾上腺素受体激动药与 α 受体结合，从而产生抗肾上腺素作用，能将肾上腺素的升压作用翻转为降压作用，这个现象称为“肾上腺素作用的翻转”。其原因为药物选择性地阻断了与血管收缩有关的 α 受体，与血管舒张有关的 β 受体未被阻断，所以肾上腺素的血管收缩作用被取消，而血管舒张作用得以充分地表现出来。

酚妥拉明（phentolamine）为短效非选择性 α 受体阻断药，能使血管扩张，肺动脉压和外周血管阻力降低，血压下降。临床用于治疗外周血管痉挛性疾病、静脉滴注 NE 外漏、休克、急性心肌梗死和顽固性充血性心力衰竭、嗜铬细胞瘤。不良反应常见体位性低血压，注射给药可产生心动过速、心律失常和诱发或加剧心绞痛。冠心病、胃炎和胃十二指肠溃疡患者慎用。

哌唑嗪（prazosin）和坦洛新（tamsulosin）为选择性 α_1 受体阻断药，可用于治疗前列腺肥大，改善排尿困难。育亨宾（yohimbine）是选择性 α_2 受体阻断药，促进去甲肾上腺素能神经末梢释放 NE，增加交感神经张力，导致血压升高、心率加快。育亨宾用于治疗男性性功能障碍及糖尿病患者的神经病变。

（二）β 受体阻断药

β 受体阻断药与 β 肾上腺素受体结合，拮抗神经递质和儿茶酚胺对 β 受体的激动作用，可分为非选择性 β 受体阻断药和选择性的 β_1 受体阻断药。非选择性的 β 受体阻断药有普萘洛尔（propranolol）、纳多洛尔（nadolol）、噻吗洛尔（timolol）和吲哚洛尔（pindolol）。选择性的 β_1 受体阻断药包括美托洛尔（metoprolol）和阿替洛尔（atenolol）。

β 受体阻断药具有心血管保护效应，通过阻断心脏 β_1 受体，使心率减慢，心排出量和心收缩力降低，还具有抗高血压、抗心肌缺血、减少交感神经兴奋所致肾素的释放、改善心脏功能和抗心律失常等作用。临床用于治疗心律失常、高血压、冠心病、慢性心功能不全。另外，噻吗洛尔可减少房水形成，降低眼内压，用于治疗原发性开角型青光眼；普萘洛尔对甲状腺功能亢进、偏头痛和酒精中毒等有一定疗效。β 受体阻断药常见不良反应有恶心、呕吐、轻度腹泻等消化道症状，偶见过敏性皮疹和血小板减少等。非选择性的β受体阻断药阻断支气管平滑肌的$β_2$受体，可能诱发或加重哮喘的急性发作，哮喘患者禁用。长期应用β受体阻断药时如突然停药，可出现反跳现象。

（三）α、β肾上腺素受体阻断药

本类药物对α、β受体的阻断作用选择性不强，临床主要用于高血压的治疗。药物有拉贝洛尔（labetalol）、布新洛尔（bucindolol）、阿罗洛尔（arotinolol）、氨磺洛尔（amosulalol）和卡维地洛（carvedilol）。

思考题

1. 自主神经的结构和功能特征。
2. 在内脏的自主神经生理性调控中，交感神经和副交感神经的协调作用。
3. 中枢对自主神经功能的调节。
4. 影响自主神经药物的分类、作用及其药理机制。

（王继江　曲卫敏）

参考文献

1. 颜光美. 药理学[M]. 3版. 北京：高等教育出版社，2019：56－89.
2. 朱大年. 生理学（英文改编版）[M]. 2版. 北京：科学出版社，2019.
3. BEAR M F，CONNORS B W，PARADISO M. Neuroscience：exploring the brain[M]. 4th ed. Philadelphia：Wolters Kluwer，2015：453－548.
4. BENARROCH E E. The central autonomic network：functional organization，dysfunction，and perspective[J]. Mayo Clin Proc，1993，68(10)：988－1001.
5. DO VALE G T，CERON C S，GONZAGA N A，et al. Three generations of β-blockers：history，class differences and clinical applicability[J]. Curr Hypertens Rev，2019，15(1)：22－31.
6. FRYER A D，CHRISTOPOULOS A，NATHANSON N M. Muscarinic receptor[J]. Handb Exp Pharmacol. 2012，208：263－400
7. KATZ N K，BAROHN R J. The history of acetylcholinesterase inhibitors in the treatment of myasthenia gravis[J]. Neuropharmacology，2021，182((2))：108303.

第十七章　神经内分泌

第一节　概　　述

神经系统和内分泌系统存在发生学、形态学和生理功能的差异，因此，长期作为机体的两大独立功能系统进行研究。随着研究的深入，学者们认识到神经系统和内分泌系统之间存在着密切的联系和相互作用。例如，神经系统的功能改变引起内分泌系统功能的变化，同时，内分泌系统的功能变化也能引起神经系统功能的改变。大家比较熟悉的应激反应不仅引起神经系统的情绪反应，同时还会引起体内肾上腺皮质激素、生长激素等内分泌反应。另外，甲状腺功能低下可以引起脑发育不全、智力下降等神经系统症状，性激素也可以影响到神经系统的功能，甚至神经细胞的存活等现象。这样的例子很多，充分反映了神经系统和内分泌系统之间存在功能上的相互调节和依赖关系。鉴于此，生物学家致力于研究两者的相互作用及其机制。

在神经内分泌学(neuroendocrinology)发展过程中，20 世纪 50 年代，英国科学家(Harris)提出神经-体液学说是一个重要的里程碑。神经-体液学说的观点认为，下丘脑内存在一些内分泌细胞，这些细胞的末稍投射到正中隆起并释放促垂体激素(因子)，经过垂体门脉初级毛细血管丛，沿垂体门脉血流抵达腺垂体，从而调节腺垂体细胞的分泌活动。该学说的诞生将神经与内分泌两大系统有机地联系在一起，为神经内分泌学的深入研究奠定了理论基础。

神经系统的基本结构和功能单位是神经元，内分泌系统的基本结构和功能单位是内分泌细胞。神经内分泌细胞是指位于脑内下丘脑的某些神经细胞，它们具有神经元的功能还具有内分泌细胞功能，即这类细胞能发放和传导神经兴奋性，又能感受内分泌激素的变化以及分泌促垂体释放激素。通过神经内分泌细胞及神经体液环路的调节机制，发挥正常的神经内分泌功能。神经内分泌的功能广泛，参与机体许多重要功能。本章重点介绍神经-内分泌的相互作用及主要调节机制。

第二节　下丘脑和内分泌系统的相互作用

人脑内下丘脑结构很小，其重量不足全脑的 1%。然而，下丘脑在水和电解质平衡、体温、摄食、生长发育和内分泌功能中发挥重要作用。下丘脑对内分泌功能的调节主要是通过垂体门脉系统进行的。因此，下丘脑-垂体是神经内分泌系统的核心环节。

一、下丘脑神经元与内分泌细胞的联系

下丘脑位于大脑腹面、丘脑下方。由于下丘脑内含界限清楚的核团不多，通常将一些细胞稀疏且边界不清的核团称为“区”。下丘脑通常分为三个区域/部位：视上部位于视交叉上方，由视上核和室旁核组成；结节部位于漏斗的后方；乳头部位于乳头体。下丘脑与垂体有密切的联系。垂体位于脑底部，由神经垂体和腺垂体组成。垂体是脑内最重要的内分泌腺。下丘脑与垂体的联系方式包括下丘脑与神经垂体和下丘脑与腺垂体两种途径（图 17－1）。①下丘脑与神经垂体的联系途径是下丘脑的视上核和室旁核发出下丘脑-垂体束纤维到达神经垂体，它们分泌的加压素（抗利尿激素）和催产素沿着此束流到神经垂体内贮存，并可在神经调节下释放入血，从而产生作用；②下丘脑与腺垂体的联系途径是下丘脑视上核和室旁核的肽能神经元发出投射到腺垂体，与垂体门脉系统的毛细血管网接触，将所释放的肽类激素通过门脉系统到达腺垂体的各种靶细胞，从而调节腺垂体的分泌活动。下丘脑神经元释放的肽类激素对腺垂体的作用是神经元调节内分泌细胞的主要调节方式。也有文献将下丘脑-腺垂体和下丘脑-神经垂体系统分别命名为小细胞神经内分泌系统和大细胞神经内分泌系统。

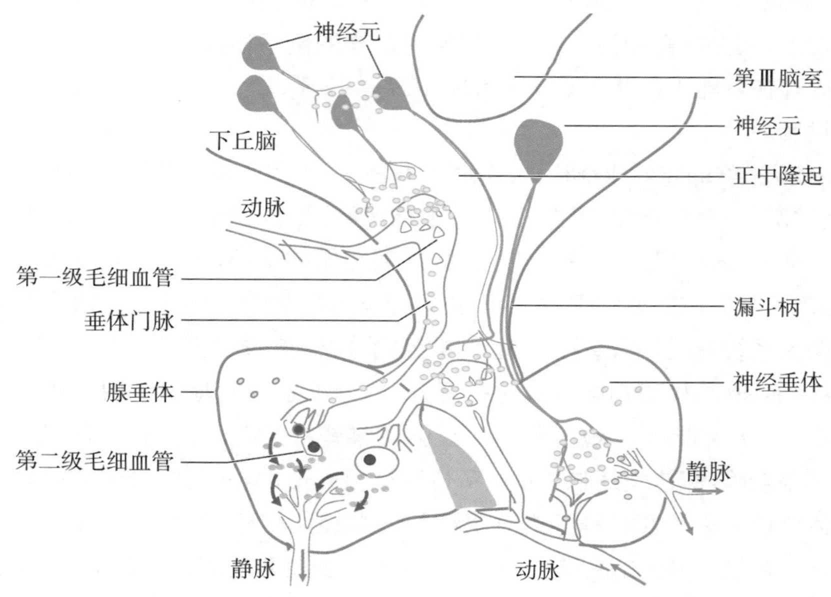

图 17－1　下丘脑-垂体神经内分泌调节通路示意图

注：蓝色箭头示激素流动方向，红色箭头示血流方向。

二、下丘脑神经元释放的肽类激素对腺垂体的作用

下丘脑中除了一般神经元外，还具有许多神经内分泌细胞。如前所述，这类细胞不仅具有与神经元的形态和功能，即含有树突、胞体、轴突、轴突末梢，产生和传导神经冲动的作用。

同时，这类神经细胞还可以合成和释放肽类激素，促进腺垂体合成和释放激素。下丘脑分泌的调节垂体激素分泌的肽统称下丘脑调节肽（hypothalamic regulatory peptides，HRP）。下丘脑调节肽主要有 9 种（表 17－1），它们的主要功能是调节腺垂体的内分泌激素的释放以及垂体的内分泌细胞的增殖和分化活动。现将主要的下丘脑调节肽的功能简述如下。

表 17－1　下丘脑调节肽及其对垂体激素释放的调节作用

下丘脑调节肽的名称	HRP 对腺垂体激素的作用
促甲状腺激素释放激素（TRH）	（＋）促甲状腺激素（TSH） （＋）催乳素（PRL）
促性腺激素释放激素（GnRH）	（＋）黄体生成素（LH） （＋）卵泡刺激素（FSH）
促肾上腺皮质激素释放激素（CRH）	（＋）促肾上腺皮质激素（ACTH）
生长激素释放激素（GHRH）	（＋）生长激素（GH）
生长激素释放抑制激素（GHRIH）	（－）生长激素（GH）
催乳素释放激素（PRH）	（＋）催乳素（PRL）
催乳素释放抑制激素（PRIH）	（－）催乳素（PRL）
促黑素细胞激素释放激素（MRH）	（＋）促黑素细胞激素（MSH）
促黑素细胞激素释放抑制激素（MRIH）	（－）促黑素细胞激素（MSH）

注：（＋）促进作用；（－）抑制作用。

（一）促甲状腺激素释放激素

促甲状腺激素释放激素（thyrotropin-releasing hormone，TRH）是由（焦）谷-组-脯-NH_2 组成的 3 肽。合成 TRH 的神经元主要分布在下丘脑中间基底部，合成的 TRH 经轴浆转运至末梢贮存。在适当的刺激下，TRH 被释放进入垂体门脉系统，并通过门脉系统运送到腺垂体，刺激腺垂体释放促甲状腺激素（thyroid stimulating hormone，TSH）。体液中的 TSH 作用于甲状腺，促进甲状腺合成和释放甲状腺素（T4 和 T3）。实验表明，如果给人或动物静脉注射 TRH，血浆中的 TSH 浓度很快升高，随后，血中 T4 和 T3 浓度也很快升高。TRH 也能促进催乳素的释放。TRH 与其受体结合后，激活 $G_{q/11}$ 蛋白信号通路，通过活化 IP_3-DAG 信号转导系统，从而发挥作用。在下丘脑以外的中枢神经部位，如大脑和脊髓，也发现有 TRH 存在，其作用可能与神经信息传递有关。

（二）促性腺激素释放激素

促性腺激素释放激素（gonadotropin-releasing hormone，GnRH）是由（焦）谷-组-色-丝-酪-甘-亮-精-脯-甘-NH_2 组成的 10 肽。合成 GnRH 的神经元主要密布于弓状核、内侧视前区和室旁核。在间脑、边缘叶、松果体、睾丸、卵巢、胎盘中也有 GnRH 的分布。下丘脑神经末梢释放的 GnRH 经垂体门脉系统转运到腺垂体，引起腺垂体释放促性腺激素，包括黄体生成素（luteinizing hormone，LH）和卵胞刺激素（follicle stimulating hormone，FSH）。释放到血液中的 LH 和 FSH 作用于性器官，调节性腺的活动。GnRH 对性腺的直接作用则是抑制性的，作用于卵巢，可抑制卵泡发育和排卵，使雌激素与孕激素生成减少；作用于睾丸，可抑制精子的生成，使睾酮的分泌减少。

腺垂体的促性腺激素细胞的膜上有 GnRH 受体，GnRH 与其受体结合后，激活 $G_{q/11}$ 蛋白信号通路，通过活化磷脂酰肌醇信息传递系统，提高胞内 Ca^{2+} 浓度，从而发挥作用。

（三）促肾上腺皮质激素释放激素

促肾上腺皮质激素释放激素（corticotropin releasing hormone，CRH）由 41 个氨基酸组成的多肽。分泌 CRH 的神经元主要位于下丘脑室旁核，其轴突主要投射到正中隆起。杏仁核、海马、中脑、松果体及外周的某系器官（胃肠、胰腺、肾上腺和胎盘）也有 CRH 细胞。下丘脑释放的 CRH 与腺垂体上的 CRH 受体结合，激活 G_s 蛋白信号转导通路，通过增加 cAMP 与胞内 Ca^{2+} 的方式，促进腺垂体合成和释放促肾上腺皮质激素（adrenocorticotropic hormone，ACTH），进入体液的 ACTH 促进肾上腺皮质释放皮质激素，产生相应的功能。下丘脑 CRH 以脉冲式释放，并呈现昼夜周期节律，这种释放的节律与 ACTH 及皮质醇的分泌是同步的。

（四）生长激素释放激素

生长激素释放激素（growth hormone releasing hormone，GHRH）是由 44 个氨基酸组成的多肽。产生 GHRH 的神经元主要分布在下丘脑弓状核及腹内侧核，其轴突投射终止于垂体门脉毛细血管旁，释放的 GHRH 经门脉系统至腺垂体，促进腺垂体合成和释放生长激素（growth hormone，GH）。腺垂体生长激素细胞膜上有 GHRH 受体，GHRH 与其受体结合后，激活 Gs 蛋白信号转导通路，增加内 cAMP 与 Ca^{2+}，从而促进 GH 释放。

（五）生长激素释放抑制激素

生长激素释放抑制激素（growth hormone release-inhibiting hormone，GHRIH 或 somatostatin，简称生长抑素）由 14 个氨基酸组成的多肽，其第 3 位和第 14 位半胱氨酸之间有 1 个二硫键，形成环状分子结构。合成和分泌 GHRIH 的神经元主要位于下丘脑室周核、弓状核。此外，GHRIH 也分布在大脑皮质、纹状体、杏仁核、海马、脊髓以及某些外周器官（胃肠道、胰岛、肾、甲状腺、甲状旁腺）等部位。GHRIH 主要抑制腺垂体的 GH 基础分泌，同时，也抑制由运动、进餐、应激、低血糖因素引起的腺垂体 GH 分泌反应。另外，GHRIH 还抑制腺垂体 TRH、CRH、LH、FSH 和 ACTH 的分泌。在神经系统中，GHRIH 还具有神经肽样作用。在外周组织中，GHRIH 具有抑制胃肠运动及消化道激素分泌作用，抑制胰岛素、胰高血糖素、甲状旁腺激素和降钙素等的分泌作用。

生长抑素与腺垂体细胞的膜受体结合后，通过 G_i 蛋白信号通路，减少细胞内 cAMP 和 Ca^{2+} 而发挥作用。

（六）催乳素释放激素和催乳素释放抑制激素

催乳素释放激素（prolactin release hormone，PRH）和催乳素释放抑制激素（prolactin release-inhibiting hormone，PRIH）主要存在于下丘脑的正中隆起、视前区、弓状核、视上核、旁室核等部位，在脑内行使内分泌和神经肽的作用。PRH 和 PRIH 释放后，通过下丘脑-腺垂体门脉系统分别促进或抑制腺垂体分泌催乳素。

（七）促黑素细胞激素释放激素和促黑素细胞激素释放抑制激素

促黑素细胞激素释放激素（melanophore-stimulating hormone releasing hormone,

MRH）和促黑素细胞激素释放抑制激素（melanophore-stimulating hormone release-inhibiting hormone MRIH）分别能促进和抑制腺垂体促黑色素细胞激素的释放。

下丘脑调节肽除了参与下丘脑“促垂体区”功能的调节，还可以调节 CNS 的其他脑区及多种外周脏器的功能调节。此外，脑内的下丘脑调节肽还受到脑内其他多种神经递质及其神经元传递功能的调节。

三、中枢神经递质系统对下丘脑调节肽释放的调控

下丘脑是调节人体重要生理功能的脑区，也是神经系统与内分泌系统进行联系的枢纽站。前面介绍了下丘脑感受各个内分泌器官的功能，并通过释放促激素或抑制激素调节腺垂体激素的释放，从而间接地调节外周的各个内分泌器官的功能。事实上，下丘脑释放激素的合成和释放还受到脑内多种神经元投射的调节。这些神经元投射纤维释放的神经递质有神经肽类物质（如脑啡肽、β-内啡肽、神经降压素、P 物质、血管活性肠肽及胆囊收缩素等）和经典递质（如多巴胺、去甲肾上腺素与 5-羟色胺）。在机体受到外界和内部的刺激后，这些神经元释放递质或神经肽，作用于下丘脑的神经内分泌细胞，调节丘脑调节肽的合成和释放，从而通过腺垂体激素的释放来调节机体各靶器官的功能，从而维持机体内环境的稳定，并使机体适应外环境的变迁。不同的神经递质或神经肽对丘脑调节肽释放促激素的作用不同。

采用免疫组织化学研究发现，在下丘脑正中隆起附近富含单胺类神经元及其神经纤维，这些神经纤维能与释放下丘脑调节肽的肽能神经元发生直接的突触联系，也可以通过多突触联系。单胺能神经元的末梢释放单胺类神经递质，调节下丘脑调节肽能神经元的活动。下丘脑单胺类神经元的活动不断接受来自脑内其他区域神经投射传递的调节。如表 17－2 所示，不同的神经递质对同一下丘脑调节肽的释放效应不一，同一神经递质对不同的下丘脑调节肽的释放调节效应也是不同的。除了经典递质外，神经肽也参与下丘脑调节肽的释放调节作用。例如，阿片肽对下丘脑调节肽的释放有明显的影响。研究发现，应用脑啡肽或 β-内啡肽可抑制 CRH 的释放，从而使 ACTH 分泌量减少；反之，采用阿片受体阻断剂纳洛酮，则促进 CRH 的释放。这提示了内源性阿片肽对下丘脑内 CRH 释放具有抑制性调节作用。同时，脑啡肽或 β-内啡肽也可刺激下丘脑释放 TRH 和 GHRH，使腺垂体分泌 TSH 与 GH 的量增加，若持续使用，对下丘脑的 GnRH 释放则具有明显的抑制作用，这可能是因为 GH 持续升高引起的反馈效应。

表 17－2　单胺类递质对几种下丘脑调节肽和相关激素分泌的影响

	TRH(TSH)	GnRH(LH、FSH)	GHRH(GH)	CRH(ACTH)	PRH(PRL)
NE	↑	↑	↑	↓	↓
DA	↓	↓(—)	↑	↓	↓
5-HT	↓	↓	↑	↑	↑

注：↑，增加分泌；↓，减少分泌；(—)不变。括号内为下丘脑调节肽和激素。

由此可见，神经系统通过神经递质或神经肽调节下丘脑调节肽的释放，从而影响内分泌

功能。由于脑内的神经递质和神经肽的种类繁多，神经元分布广泛且功能繁多，并对机体环境变化的反应极为敏感，又由于神经递质/神经肽对不同下丘脑调节肽释放调节效应的多样化和选择性，这导致神经内分泌调节作用及其机制的复杂性。这种多样性和选择性确定了调节效应的精确性，使机体在一定程度上能很好地适应来自内在或环境的刺激与变化。

第三节　垂体的内分泌功能

垂体位于大脑的底部、蝶骨体上方的垂体窝内。根据胚胎发育的起源、生物功能和形态特征，垂体可分为垂体前叶和垂体后叶。垂体的表面被结缔组织被膜包裹，实质部分为腺垂体和神经垂体。腺垂体(adenohypophysis)包括远侧部、中间部和结节部三部分，远侧部，腺垂体位于垂体前叶。神经垂体(neurohypophysis)包括神经部和漏斗两部分，漏斗部与下丘脑相连，包括正中隆起和漏斗柄，中间部和神经部，神经垂体位于垂体后叶。由此可见，下丘脑与垂体之间，在结构与功能上紧密联系，故常被看作一个“功能单位”进行分析。下丘脑-垂体也被认为是神经内分泌系统的核心部位。

如前所述，腺垂体与神经垂体的内分泌功能是不同的，下面分别叙述。

一、腺垂体释放的主要激素

腺垂体主要位于垂体前叶的远侧部，是体内十分重要的内分泌腺。腺垂体由腺细胞构成，包括嗜酸性和嗜碱性染色的细胞。嗜酸性染色细胞是分泌生长激素(GH)和催乳素(prolactin, PRL)的细胞；嗜碱性染色细胞主要是分泌促甲状腺素(TSH)、促肾上腺皮质激素(ACTH)、促性腺激素的细胞。腺垂体至少分泌以下几种激素：GH、PRL、促黑色素细胞激素(melanophore stimulating hormone, MSH)和 TSH、ACTH、FSH 和 LH。其中，GH、PRL 和 MSH 直接作用于靶细胞或靶组织发挥调节作用，而促激素 TSH、ACTH、FSH 和 LH 则以各自的内分器官作为靶腺，构成下丘脑-腺垂体-靶腺轴的调节通路，通过调节靶腺器官释放相应的激素，从而发挥生理功能。这些轴包括下丘脑-腺垂体-甲状腺轴、下丘脑-腺垂体-肾上腺皮质轴和下丘脑-腺垂体-性腺轴(图 17-2)。例如，在下丘脑-腺垂体-甲状腺轴通路中，下丘脑释放 TRH 作用于腺垂体释放 TSH，后者作用于内分泌靶器官甲状腺，促使释放甲状腺素 T3 和 T4，从而行使甲状腺素的生理功能。

二、神经垂体激素

神经垂体位于垂体后叶，不含腺细胞。神经垂体激素主要包括催产素(oxytocin, OT)和血管加压素(vasopressin)，又名抗利尿激素(antidiuretic hormone, ADH)。OT 和 VP 均为 9 肽，它们的合成、储存和分泌的方式相同。OT 和 VP 均在下丘脑的神经内分泌细胞内合成并储存于囊泡，经轴突转运到垂体后叶。当受到适宜的刺激时，OT 和 VP 由神经垂体释放，透过毛细血管进入血液循环中，进一步调节靶组织的生物功能。

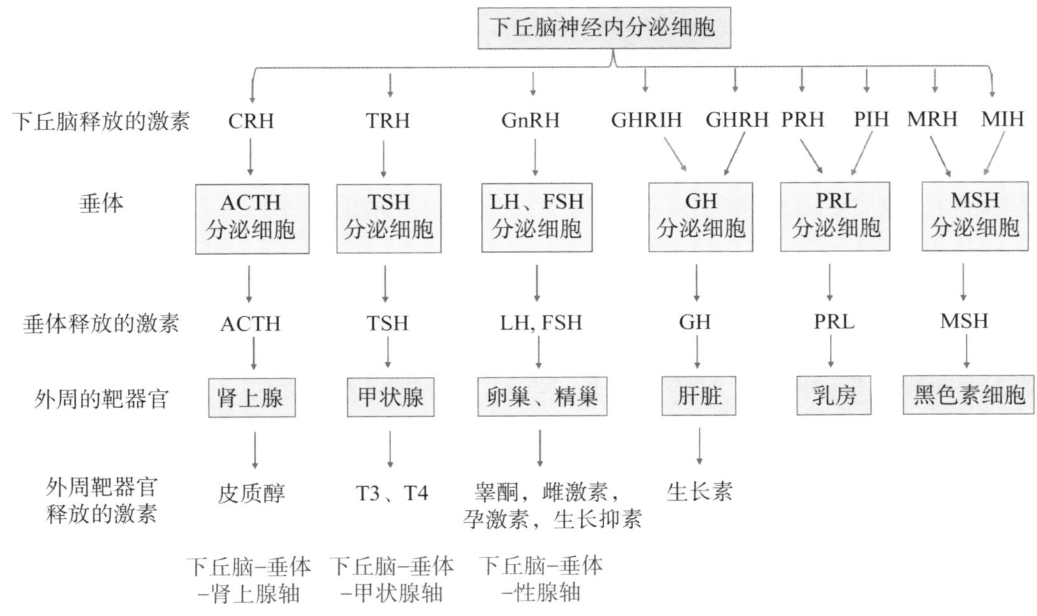

图 17-2　下丘脑-垂体-靶组织/靶腺体轴组成示意图

三、垂体激素对内分泌靶器官的调节

腺垂体释放的促激素或激素，通过对靶器官或靶组织的调节发挥功能。在外周参与内分泌调节的器官主要包括：甲状腺、甲状旁腺、肾上腺、胰岛、睾丸和卵巢。通过这些内分泌的靶器官释放激素，参与机体的体温、基础代谢率、水电解质平衡、血糖控制、性功能、摄食、应激反应、睡眠与昼夜节律等复杂的功能调节。关于垂体激素和激素对内分泌器官的调节效应及其机制请参考复旦大学系列教材《内分泌学》一书。

第四节　甾体激素对神经元的调节

如前所述，下丘脑的内分泌细胞和腺垂体是脑内参与内分泌调节的重要部位。这些区域含有分泌细胞。内分泌细胞分泌内分泌激素调节内分泌功能，同时也参与对神经系统功能的调节作用。我们在前面的章节中学习了神经肽，已经了解到，很多由下丘脑和垂体释放的促激素，在脑内具有神经递质样的生物活性，参与神经元兴奋性的调节。

内分泌细胞向血液提供激素，激素随血液循环抵达靶细胞调节内分泌功能。脑内的神经元上含有激素受体，激素可与神经细胞上特异的激素受体结合，从而改变神经元的活动。例如，大家熟悉的甾体激素(steroid hormone)和甲状腺素等激素，除它们本身具有内分泌功能调节作用外，还对神经系统具有重要的调节作用，包括调节神经发育、神经元生存、神经可塑性、认知和思维形成、情绪变化等功能。为了便于大家理解，下面以甾体激素为例进行介绍。

一、脑内甾体激素的来源

甾体激素是胆固醇经多步转化而成(图 17－3)，所以甾体激素也被称为固醇类激素。甾体激素由肾上腺皮质和性腺分泌。肾上腺皮质分泌的甾体激素主要有糖皮质激素(如皮质醇)和盐皮质激素(如醛固酮)；性腺分泌的甾体激素主要有睾丸分泌的雄激素(如睾酮)和卵巢分泌的雌激素(如雌二醇)及孕激素(如孕酮)。外周内分泌腺合成和分泌的甾体激素释放入血液循环，由于这类激素是小分子脂溶性物质，也可以透过血脑屏障进入脑内作用下丘脑的内分泌细胞，负反馈调节下丘脑-腺垂体-靶内分泌腺轴的功能。

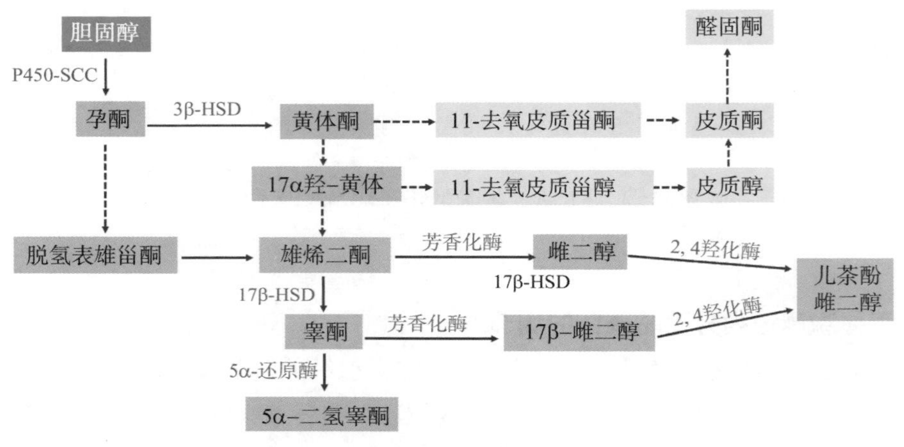

图 17－3　甾体激素的生物合成通路示意图

注：P450-SCC，胆固醇侧链切割酶；3β-HSD，3β 羟基甾体脱氢酶；17β-HSD，17β 羟基甾体脱氢酶。

脑内的甾体激素来源是一个重要的科学问题，长期被认为均来自外周内分泌腺分泌的激素。上世纪 80～90 年代，神经科学家发现，将卵巢切除的小鼠，体液中的雌性激素消失，然而这些小鼠脑内的雌性激素含量变化不明显。这一现象提示：脑内的雌性激素并不完全依赖于外周的输入，可能脑内细胞能自行合成。于是，科学家采用离体培养的神经胶质细胞结合检测甾体性激素的合成和代谢，研究发现这些神经细胞在没有内分泌细胞的情况下，它们也能合成甾体激素。采用电生理技术进行功能学研究发现，甾体激素能直接快速调节神经元的电活动。根据甾体激素的这些特性，科学家提出了神经甾体(neurosteroid)的概念。

二、脑内甾体激素的作用方式

脑内的甾体激素发挥作用是通过激动神经细胞上的甾体激素受体实现的。脑内的甾体激素受体分为细胞的胞内受体和细胞膜受体。激素通过胞内受体的反应过程被称为基因组效应。激素与胞浆内受体结合后，形成的激素-受体复合物，并转运进入细胞核内，又与染色质上转录调控的特异位点，参与染色质 DNA 转录调控的作用。激素通过胞内受体的过程往往作用产生缓慢，依赖于新的蛋白合成。激素通过细胞膜受体的反应过程被称为非基因组效应。激素通过与细胞膜上的特异受体结合，通过离子型受体或 G 蛋白偶联受体发挥生物学效应。激素通过兴奋膜受体发挥作用不需要合成新的蛋白，因此，这一作用方式被认为是激素对神经细胞的直接快速作用，直接影响神经细胞的兴奋性及其功能。

采用免疫组织化学和原位杂交技术研究发现，甾体激素受体在脑内的分布非常广泛，但分布有其特点：①雌激素受体、孕激素受体、雄激素受体和皮质激素受体在脑内呈高密度分布的区域都含有下丘脑的视前区，室旁核和正中隆起等。这些脑区参与下丘脑调节肽释放。②性激素受体在腺垂体分布密度较高。③性激素受体在杏仁核的分布密度很高。④皮质激素受体、雌激素受体和雄激素受体在海马和大脑皮质的分布密度很高。这些激素受体在脑内的选择性分布与激素对脑内功能的调节密切相关。

三、甾体激素对神经细胞功能调节

脑内的甾体激素除了参与对下丘脑内分泌细胞的释放调节作用外，还对神经元的突触传递和可塑性具有调节作用。不同的甾体激素对神经元的作用不同。

（一）雌激素对神经系统的作用

雌激素作用于与生殖相关的神经回路，调节生殖过程。首先，在性分化过程中，雌激素通过调节弓状核、视前区、腹内侧核等脑区突触膜蛋白的表达量和膜蛋白构成，调节性分化作用。其次，雌激素参与认知相关神经回路的活动，参与学习记忆的形成。临床上，更年期妇女补充雌激素可降低或延缓早老性痴呆病的发病，尤其是绝经期用雌激素替代治疗的延缓作用更明显。但是，由于雌激素的促肿瘤生长作用，限制了药物的长期使用。另外，雌激素具有促进成年脑内神经元新生和突触可塑性变化，同时，可以减少损伤神经元的死亡和退行性病变。雌激素能否作为急性脑损伤的神经保护药物正在被关注。

（二）孕激素对神经系统的作用

孕激素参与生殖相关神经回路活动，同时，也参与非生殖相关脑区神经细胞功能调节。脑内的孕激素与下丘脑的孕激素受体结合后，促进下丘脑 GnRH 释放，促进腺垂体分泌促性腺激素。孕激素还参与情绪和精神活动的调节。动物实验模型研究发现，孕激素具有抗焦虑和抗精神病的作用。临床研究资料显示，产后的焦虑症和抑郁症的发生与体内孕激素水平骤降有关，补充适量孕激素可改善这类精神疾病的症状。孕激素具有促进神经髓鞘的形成和再生作用。

（三）雄激素对神经系统的作用

雄激素是男性体内最为重要的生殖激素，主要来源于睾丸。雄性激素也称为睾酮（testoesterone）。雄激素与雌激素一样，也参与胚胎神经发育以及神经环路和突触可塑性的形成。近年来的研究发现，雄激素参与脑内神经前体细胞的生物功能，尤其是少突胶质细胞的增殖、分化和成熟，参与神经髓鞘的形成和再生。在人体衰老的过程中，雄激素可影响海马棘突触密度，调节大脑的认知功能。雄激素缺乏可增加阿尔茨海默症的发病概率。

(四) 皮质激素对神经系统的作用

皮质激素在人体中主要是皮质醇(cortisol),在啮齿类动物中是皮质酮(corticosterone)。皮质激素又可分名为盐皮质激素和糖皮质激素,它们分别通过与盐皮质激素受体(mineralocorticoid receptors, MR)和糖皮质激素受体(glucocorticoid receptors, GR)结合发挥功能。在下丘脑-腺垂体-肾上腺皮质轴通路调节中,糖皮质激素通过兴奋下丘脑内神经元上的 GR,对 CRH 分泌产生快速负反馈调节效应,参与机体的应激等生理反应。

在正常海马内,糖皮质激素与 GR 结合,通过快速机制直接兴奋海马 CA1 和 CA3 区锥体神经元的兴奋性,包括增加突触后兴奋性微小电流的频率,以及促进高频刺激引发的长时程增强电位(long term potentiation, LTP)的形成。糖皮质激素与 GR 结合,也可以通过经典的慢速机制延长胞内 Ca^{2+} 依赖的信号转导通路,来进一步提高神经元的兴奋性。糖皮质激素增加持续高频刺激诱导 LTP 形成,该作用与 NMDA 受体的兴奋有关。值得一提的是,长期慢性应激刺激对海马 NMDA 的过度兴奋会诱导局部神经元的退行性病变。长期应激引起 HPA 轴功能调节失调,还参与焦虑和抑郁情绪的发生。

皮质激素还参与癫痫的发作。科学家在多种癫痫动物模型研究中发现,急性和慢性应激对动物的癫痫发作调节效应不同。单次给与大剂量皮质酮或急性应激刺激,动物表现抗癫痫发作的行为。然而,在持续长期给予皮质酮或慢性应激刺激条件下,则加剧癫痫诱导发作的作用。机制分析了解到,急性应激激活 HPA 通路,使海马内甾体激素含量升高,包括甾体激素的中间产物 THDOC。后者通过对 $GABA_A$ 受体的变构调节,增强 $GABA_A$ 受体的抑制性效应,增强抑制性突触后电流(IPSCs)的产生,从而降低神经元的兴奋性,提高诱导癫痫发生的阈值,产生抗癫痫的作用。慢性应激诱导癫痫发作的机制可能与 HPA 调节通路功能失调有关。长期应激刺激会诱导海马 CA1 和 CA3 区神经突起退变,海马齿状回以及大脑前额叶皮层锥体细胞的突触传递障碍。同时,在慢性应激条件下,杏仁核变大,并持续增强对 HPA 通路功能的调节。这样长期慢性应激的综合效应,导致 HPA 通路功能失调,降低癫痫发作的阈值。

另外,糖皮质激素可与 GnRH 神经元上 GR 结合,抑制 GnRH 合成,减弱脑内 GnRH 的作用。糖皮质激素还参与下丘脑和 VP 的分泌调节等作用。

总之,神经系统与内分泌系统作为神经内分泌系统,在结构上互相联系,在功能上互相调节,从而参与机体的发育和功能调节。

思考题

1. 下丘脑的内分泌调节的作用及脑区。
2. 垂体的内分泌调节作用。
3. HPA 轴对内分泌的调节。
4. 简述神经内分泌现象。
5. 激素对脑内神经细胞的功能调节。

(孙凤艳)

参考文献

1. 吕社民,刘学. 内分泌学系统[M]. 北京:人民卫生出版社,2015.
2. 孙凤艳. 医学神经生物学[M]. 上海:上海科学技术出版社,2008.
3. BASU T, MAGUIRE J, SALPEKAR J A. Hypothalamic-pituitary-adrenal axis targets for the treatment of epilepsy[J]. Neurosci Lett, 2021, 746: 135618.
4. BRANDT N, VIERK R, FESTER L, et al. Sex-specific difference of hippocampal synaptic plasticity in response to sex neurosteroids[J]. Cereb Cortex, 2020, 30(4): 2627 - 2641.
5. GHOUMARI A M, ABI GHANEM C, ASBELAOUI N, et al. Roles of progesterone, testosterone and their nuclear receptors in central nervous system myelination and remyelination[J]. Int J Mol Sci, 2020, 21(9): 3163.
6. SPRITZER M D, ROY E A. Testosterone and adult neurogenesis[J]. Biomolecules, 2020, 10(2): 225.

第十八章 学习和记忆

第一节 概 述

学习(learning)是人类获得外界信息和知识的神经活动过程,记忆(memory)则是将获得的信息或经验进行编码、巩固、储存和提取的神经活动过程。学习和记忆相辅相成,学习是记忆的前提,而新的学习又常在已有记忆的基础上进行。学习和记忆是人类生存不可或缺的重要生理功能。学习和记忆的能力赋予了人类具有独特思维和创作功能,从而形成了人类个性和创造力的多样性。

2 500 多年前,孔子在《论语》开篇中提出“学而时习之,不亦说乎”,人们便意识到学习的重要性。古希腊诗人埃斯库罗斯(Aeschylus,约公元前 525 年—公元前 456 年)提出“记忆乃智慧之母”。16～17 世纪,法国哲学家勒内・笛卡儿(Réné Descartes, 1596—1650)认为,记忆是外界输入并留在大脑中的印记。英国哲学家弗朗西斯・培根(Francis Bacon, 1561—1626)更指出:“一切知识都只不过是记忆”。之后,心理学家们提出了许多关于学习和记忆的概念,将记忆过程划分为获得(acquisition)、存储(storage)和提取(retrieval)等。记忆的获得是指在经历或学习某项事物后,记忆的最初形成阶段。存储是指将记忆储存于神经系统的过程。记忆的提取是指回想已有记忆的过程。后来,科学家们又提出了记忆巩固(consolidation)的概念。记忆巩固是指将新获取的记忆进一步加深的过程,通常发生在获得和存储信息过程之间。近数十年的科学研究,使我们在分子、细胞及系统各级水平认识脑的工作原理。这些研究成果促进了我们对学习记忆形成机制的研究和认识。

第二节 记忆的分类

记忆是一种复杂的神经活动过程,可根据不同的分类标准对记忆形式进行分类。

一、陈述性记忆和非陈述性记忆(程序性记忆)

根据信息储存和回忆方式的不同,记忆可分为陈述性记忆(declarative memory)和非陈述性记忆(nondeclarative memory)(图 18 - 1)。

在日常生活中,我们会学习很多“事实性”知识,如“中国的首都是北京”“大熊猫是中国

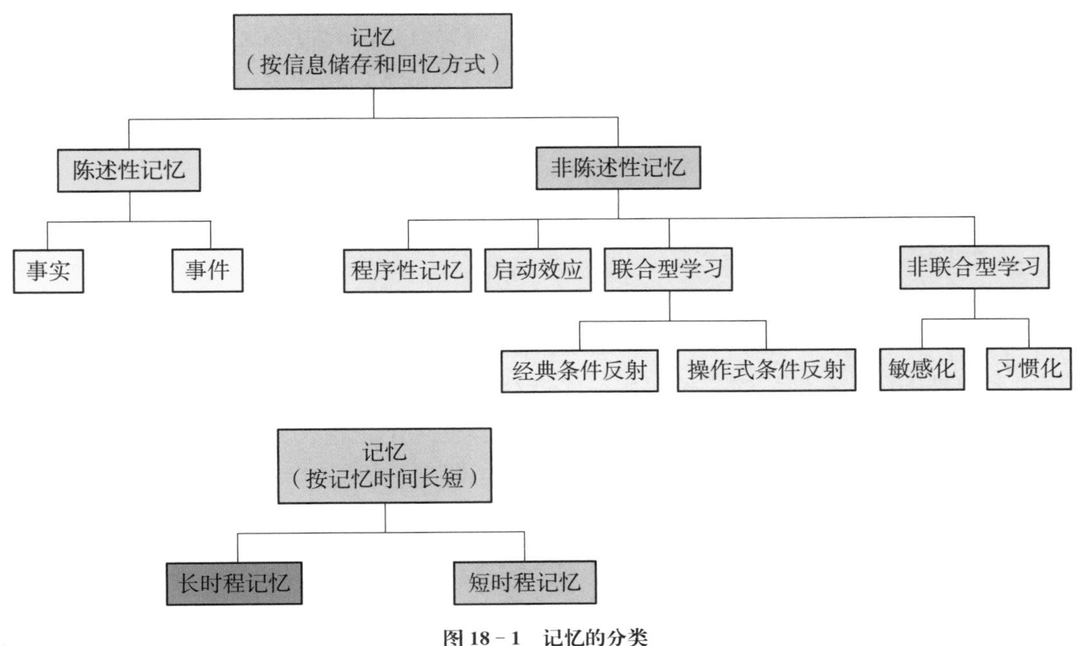

图 18-1 记忆的分类

的国宝”等。此外,我们还会经历并记住很多“事件”,如“昨天的神经生物学课程很有趣”“10岁生日那天很开心”等。这种对于“事实”和“事件”的记忆称为陈述性记忆,又称外显记忆(explicit memory)。陈述性记忆通常经过一次经历或学习就能建立,并能够用语言简明地表达出来。陈述性记忆相对比较容易形成,但也容易遗忘。我们平时提到的“记忆”通常都属于陈述性记忆。陈述性记忆主要储存在海马、内侧颞叶、间脑及它们之间形成的神经网络。

还有一类记忆称之为非陈述性记忆,又称内隐记忆(implicit memory),也称程序性记忆(procedural memory),是指对技巧、习惯及行为的记忆和掌握,如学会的骑车、弹琴、系鞋带等。非陈述性记忆需要多次重复操作和练习,一旦形成很难忘记,主要储存在纹状体、运动皮层、小脑以及其形成的神经网络中。此外,非陈述性记忆还有启动效应或初始化效应、联合型学习(associative learning)和非联合型学习(nonassociative learning)等形式。启动效应是指在某一场合无意识的看见或听见过某一刺激,当这一刺激再次出现时,能很快辨认出,这类记忆主要储存在新皮层。非联合型学习是一种简单的学习记忆形式,在刺激和反应间不形成某种明确的联系。当单一的刺激重复作用后,个体对该刺激的反应逐渐变强(敏感化)或变弱(习惯化)的过程。例如,在学习的时候,不再意识到窗外的鸟叫声,因为已习惯化这种环境。联合型学习,是指个体在不同事件之间建立了某种形式的联系,包括经典条件反射(classic conditioning)和操作式条件反射(operant conditioning)。19 世纪末,俄国生理学家巴甫洛夫(Ivan Pavlov, 1849—1936)通过对狗进行铃声刺激和给予食物使其分泌唾液,建立了铃声与分泌唾液之间的联系,这是经典条件反射的例子。

在回忆方式上,陈述性记忆通常要通过有意识的回忆才能获取,而非陈述性记忆不需要有意识的回忆，通过已有的经验就能完成一些任务。比如，我们可能不记得什么时候学会骑车（陈述性记忆），但骑车的技巧（非陈述性记忆）不需要有意识的回忆就能熟练运用。

在记忆过程中，两种形式经常同时参与或切换。通过学习和使用，某些陈述性记忆也可转化为非陈述性记忆，如驾车或弹琴，开始时需要有意识的学习和记忆，经过反复练习，最后这种技术性的操作变成无意识的习惯性动作。

二、长时程记忆和短时程记忆

记忆还可以根据信息储存时间的长短分为短时程记忆（short-term memory）和长时程记忆（long-term memory）（见图 18－1）。短时程记忆是短暂的（记忆持续数秒至数分钟）、容量有限且容易被破坏的一种记忆。长时程记忆持续时间长久（记忆维持数小时甚至终身）、容量大且不易被破坏。例如，头部创伤或电惊厥休克会使短期记忆丧失，但对很久以前储存在脑中的长时程记忆（如幼时的记忆）却没有影响。短时程记忆包括对新感知信息的获得，也包括从长时程记忆中唤出并加工的信息。短时记忆可分为 3 个基本组分，感觉记忆（sensory memory）、短期储存（short-term storage）和工作记忆（working memory）。感觉记忆是感觉的临时储存期，是记忆的起始部分，之后是短期存储。短期存储需要意识层面的活动，如果注意力分散，信号可能会迅速消散。短时程记忆也可以经过练习、重复和巩固转为长时程记忆。短期存储的信息一旦被加工处理，就会形成工作记忆。工作记忆是特指在短时间内被持有和正在被利用的信息，是知觉、长时程记忆和动作之间的接口，是理解、思维、决策和解决问题等脑高级功能和执行复杂任务的基础。

短时程记忆与长时程记忆有着不同的神经生物学机制，短时程记忆的形成只需相关的神经环路重复放电就能实现，而长时程记忆的形成需要神经细胞内分子表达和突触结构改变才能实现。长时程记忆与突触传递效能、突触结构的改变以及脑内新蛋白质的合成有关。

第三节　参与学习记忆形成的脑区

一、工作记忆和前额叶皮层

大脑通过感觉系统同时获取外界很多信息，但我们只对其中的一部分留意或记住。这表明，记忆具有选择性。日常生活中，为了应对及时的行为需求，我们的大脑对外界信息进行一种特殊的短暂记忆，称为“工作记忆”。比如，我们进行多步数学运算过程中对数字的记忆，或者在拨打电话前临时记住一组电话号码。工作记忆的容量有限，如果电话号码超过一定长度，我们便很难全部记住。工作记忆也可转化为长时程记忆，例如，我们可以随时说出常用的几个电话号码。研究发现，工作记忆是由大脑多个区域共同完成。

通常认为，前额叶皮层（prefrontal cortex）参与了自我意识、制订复杂计划及解决问题等。灵长类动物的前额叶皮层较发达，早在 20 世纪 30 年代，科学家就采用猴子进行“延迟反应任务”(delayed response task)的实验,研究前额叶皮层与学习记忆形成的关系。首先,让被测试的猴子看到桌面上的两个相同的凹槽,其中一个放有食物,一个没有食物,再用相同的遮盖物盖住。然后移除桌面一段时间(延迟时间),不让猴子看桌面。最后等桌面再现的时候,观察猴子是否记住放有食物的凹槽。健康的猴子会记住并顺利获得食物,而前额叶皮层受损的猴子则不能准确辨别有食物的凹槽。随着延迟时间的延长,前额叶皮层受损猴子选错概率提高。由此提示,前额叶皮层在此类相关的记忆中起重要作用。之后的临床研究也证实,前额叶皮层受损的患者工作记忆能力受损。

工作记忆时,前额叶皮层的不同神经元对刺激的反应不同,参与工作记忆的形成。例如,在“延迟反应任务”实验猴模型上,记录前额叶皮层神经元电活动对刺激的反应。研究发现,前额叶皮层有两类神经元:一类神经元在初次看到食物和再次看到食物时发生放电活动,在延迟时间内没有反应;另一类神经元则在延迟时间段放电,在看到凹槽和食物时并无反应。由此反应了一类神经元参与看到食物时的反应,另一类神经元参与“延迟反应”的过程。这两类神经元参与不同过程的反应,形成了工作记忆的储存,以便食物再现时,能做出正确选择。

运用正电子发射断层成像(position emission tomography, PET)技术,可动态观察人脑内神经元活动状态与工作记忆形成的关系。例如,在人脸的位置测试中,先给受试者按顺序看不同位置的 3 张不同的人脸,让他记住人脸及各自位置的关系。在测试阶段,在一个新的位置再出现 1 张脸,让受试者判断是否为之前看的 3 张脸之一,以检测受试者对人脸的识别和记忆能力。另外,也可以在原来位置或新的位置再现第 4 张脸,以检测受试者是否记住原先 3 张脸的位置信息。研究发现,对人脸识别和对位置识别的工作记忆是由前额叶中不同的神经元来完成的。

除了前额叶皮层,其他皮层也参与了工作记忆的形成,如顶内沟外侧区(lateral intraparietal cortex, LIP)参与了由视觉形成的工作记忆。因此,在学习记忆形成过程中,不同类型的工作记忆由不同脑区和不同神经元来分别完成。

二、陈述性记忆和新皮层

大脑感觉系统可用于临时性的工作记忆,但是如何将外界的信息长期储存于大脑中呢?大脑的长时程的陈述性记忆在早期人类的生活中就必不可少,比如,必须记住哪条河可以取水,哪里可以找到食物,以及哪里是他们的家等。为了了解陈述性记忆的神经生物学基础,首先需要研究陈述性记忆在大脑中的储存位置,即记忆痕迹(engram 或 memory trace)。

20 世纪 20 年代,美国心理学家卡尔 · 莱斯利(Karl Lashley, 1890—1958)研究了大鼠不同脑区损坏后的学习能力。通常,训练大鼠在迷宫中穿行和找食物,大鼠会记住快速找到食物的路径。莱斯利观察到,大鼠新皮层(neocortex)不同区域被损坏后,在迷宫中寻找食物的学习记忆能力会被破坏,且与新皮层损坏面积的大小呈正相关。这提示大鼠的大脑新皮层参与这种记忆的储存。之后的研究进一步证明,新皮层参与了记忆储存的过程,新皮层不同的区域在记忆储存中的作用是不均一的。莱斯利的研究发现引领和促进了其他科学家对学习和记忆的研究。

莱斯利的学生唐纳德·赫布(Donald Hebb, 1904—1985)研究了外界信息是如何以大脑活动形式呈现。在他1949年出版的《行为的组构》(*The Organization of Behavior*)一书中，提出外界的刺激会使大脑皮质的一群细胞活化，这群被同时活化的神经元称为细胞集群(cell assembly)。赫布设想这群神经元之间是互相连接的，当外界的物体或信息在大脑中呈现时，神经元细胞之间的连接产生回荡，从而产生短期的工作记忆。当这种回荡的时间足够长，神经元之间的连接会“生长”，变得更为有效，共同活化的神经元连接在一起，使记忆得到巩固。之后，当细胞集群中的部分细胞被外界的类似信息激活时，细胞间的连接会使整个细胞集群的神经元再次兴奋，从而对原先的整个物体或事件信息产生回忆或记忆(图18-2)。

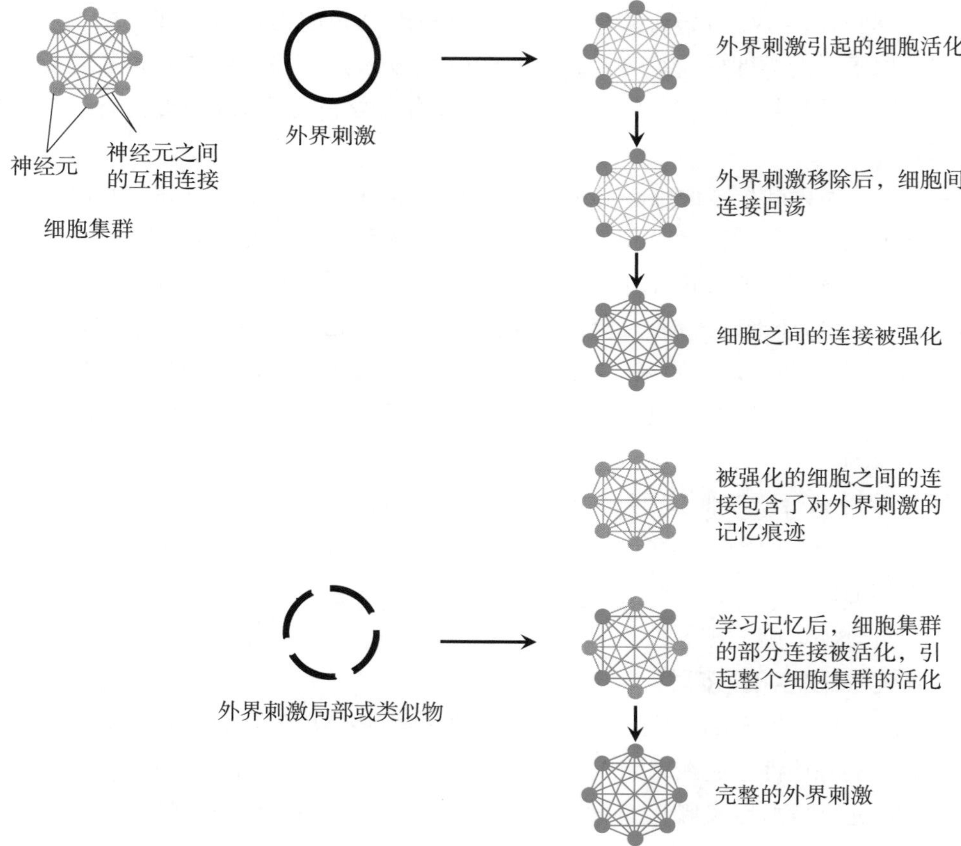

图18-2　赫布的细胞集群理论

赫布理论认为记忆痕迹广泛分布于细胞集群的神经元连接中，这些神经元可能同时参与感觉和知觉的神经活动。细胞集群中部分细胞被破坏，并不会消除记忆。赫布理论一定程度上解释了莱斯利的实验结果。而且，赫布理论也促进了神经网络计算模式领域研究的发展。

三、陈述性记忆和内侧颞叶

大脑内侧颞叶(medial temporal lobe)也参与了陈述性记忆的巩固和储存。解剖学上,内侧颞叶是一组相互联系的脑结构,包括海马(hippocampus)和附近的皮层,以及与大脑其他部分连接的神经通路。海马是侧脑室内折叠的结构。海马腹侧是围绕着嗅沟的皮层区,包括位于嗅沟内侧顶部的内嗅皮层(entorhinal cortex)、嗅沟侧面顶部的嗅周皮层(perirhinal cortex)、嗅沟外侧的旁海马皮层(parahippocampal cortex)(图 18-3)。内嗅皮层和嗅周皮层统称为嗅皮层(rhinal cortex)。大脑皮质的感觉系统将外界获得的信息加工并传输至旁海马皮层和嗅皮层,后者再将信息传至海马,又经穹窿(fornix)传至丘脑和下丘脑,完成内侧颞叶信息的传送。

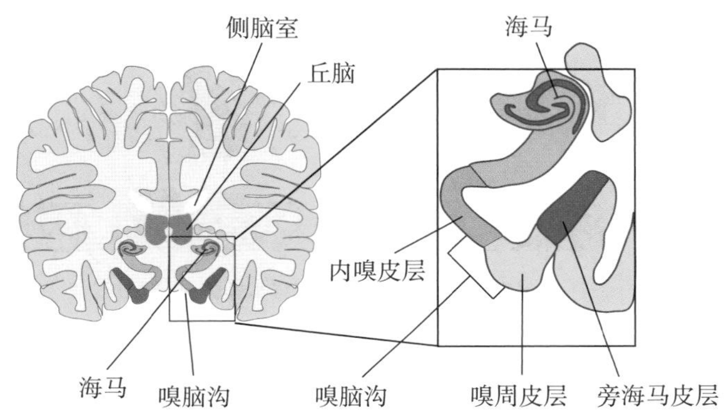

图 18-3 大脑内侧颞叶的结构

关于内侧颞叶参与陈述性记忆储存的研究包括早期的电刺激实验。怀尔德·潘菲尔德(Wilder Penfield, 1891—1976)在给重度癫痫患者进行手术治疗时,通过刺激大脑不同部位寻找与癫痫相关的脑区。研究发现,刺激体感皮层时,患者会有皮肤的麻刺感。刺激运动皮层时,会引起特定肌肉的痉挛。刺激颞叶时,会产生更为复杂的感觉,如出现幻觉或回忆起以往的经历等。一位女性患者接受颞叶皮层某一部位的刺激时,她似乎能听到很久前母亲在喊她小儿子的声音;若再刺激颞叶皮层的其它部位时,她似乎又能听到某天夜晚嘉年华马戏团演出的声音。这些实验间接说明了记忆储存与内侧颞叶的密切关系。

亨利·莫莱森(Henry Molaison, 1926—2008)患者是研究内侧颞叶参与陈述性记忆储存的另一个典型病例。莫莱森 10 岁时患有轻微的癫痫,但随着年龄渐长,癫痫病情日趋严重,以致于不能正常工作。1953 年,莫莱森 27 岁时,医生对他进行了内侧颞叶的双侧切除手术,切除了部分皮层、杏仁核及海马前 2/3 的脑区。手术后,癫痫症状显著减轻,知觉、智力和性格也未受明显影响,莫莱森在手术前形成的长时程记忆也未受影响,具有回忆往事的能力,但手术却给他造成了严重的顺行性遗忘症(anterograde amnesia),他能记得手术前发生的事或人,但对术后发生的事件或见过的人却不能形成长久的记忆,只能短时的记住一些事或数字,时间稍长便忘记,甚至都无法记住为他治病长达 50 年的医生们的容貌,每次为他诊治时,医生们必须再次作自我介绍。不过,他还能学习形成程序性记忆。例如,他能经过反复练习记住一串数字，也能学会看着镜中自己的手画画。但是，他丧失了形成新的陈述性记忆的能力。因此，对莫莱森的研究也进一步证明了陈述性记忆和程序性记忆涉及的神经解剖学部位和形成机制是不同的。

猕猴的大脑与人脑在很多方面都很相像，因此，猕猴经常被用于人类遗忘症的研究。如对猕猴进行延迟后非匹配样本任务的训练。先让猴子看到桌子几个凹槽，其中一个用遮盖物盖住，训练它们掀开遮盖物找到下面的食物。再挡住桌面，延迟一定时间（几秒到 10 分钟）。等猴子再看到桌面时，上面有两个不同的遮盖物，一个同原先遮盖物一样，另一个是不同的遮盖物。再训练猴子掀开不同的遮盖物（非匹配样本），并获得食物（图 18－4）。实验发现，正常猴子经过训练和学习后，能相对容易的找到食物。在 DNMS 实验中，猴子需要记住并判断以前是否见过遮盖物，它们用到的记忆称为识别记忆（recognition memory）。

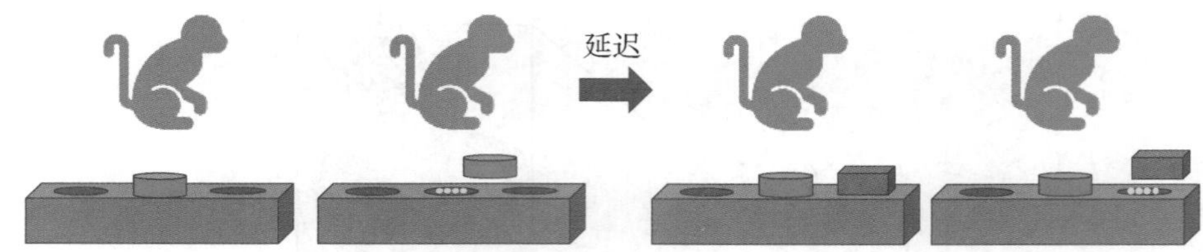

图 18－4　延迟后非匹配样本任务

20 世纪 80 年代初，美国国立精神卫生研究院的莫蒂默・米什金（Mortimer Mishkin，1926—　）和加州大学圣地亚哥分校的拉里・斯奎尔（Larry Squire，1941—　）等进行了一系列的实验，发现内侧颞叶损伤的猴子很难执行 DNMS 任务。当延迟时间很短时（几秒钟），猴子能几乎正常地完成任务，说明它们的知觉是完好的，能记住 DNMS 的过程。而当延迟时间延长，它们会忘记之前的遮盖物。这些结果从另一方面验证了关于莫莱森的研究结果，进一步证明了内侧颞叶在长时程记忆中的关键作用。

四、陈述性记忆和海马

陈述性记忆的形成中，海马是另一重要的脑区。海马参与连接感觉系统和记忆巩固的过程，参与物体方位的空间记忆的形成，海马还影响记忆时间的长短。

约翰霍普金斯大学的大卫・沃尔顿（David Olton，1943—1994）等设计的放射状迷宫（radial arm maze）实验，训练大鼠在迷宫中寻找和取得食物的能力，以测试大鼠的空间学习和记忆能力。实验装置包括中央平台和放射状的若干条通道。正常大鼠能够搜寻每一个通道，并在通道末端获得食物。经过训练，正常大鼠能够记住已经去过通道不会再次进去，每个通道只需经过 1 次，大鼠就能找到通道中的所有食物。当大鼠的海马脑区被破坏后，它们记不住已经去过的通道，因此，这些大鼠会反复多次进入已经去过的通道，需花费很长时间才能获取所有的食物。

英国爱丁堡大学的理查德・莫里斯（Richard Morris，1948—　）设计的 Morris 水迷宫（morris water maze）实验也是用于测试空间学习和记忆能力的模型。在一个盛满水的水槽中，在某个位置的水面下隐藏一个平台。将实验动物第一次放入水槽中，经过一番探索，动物会找到平台，并在上面躲避。之后，再次将动物放入水槽中时，正常动物会记住平台的位置信息，并很快找到平台。而且，改变平台的位置后，动物也能很快找到平台。但海马脑区受损的动物却不能很快找出平台，也不能记住平台的位置信息。1971 年，英国伦敦大学学院的约翰・奥基夫(John O'keefe，1939—　)发现海马中存在位置细胞(place cells)，不同的位置细胞会对身处特定的位置(1～2 个)起反应。2004 年，挪威科学家梅-布里特・莫索尔(May-Britt Moser，1963—　)和爱德华・莫索尔(Edvard Moser，1962—　)夫妇共同发现了在内嗅皮层存在一种网格细胞(grid cells)，不同的网格细胞对身处不同位置起反应。与位置细胞不同的是，同一网格细胞对多个不同的位置都会起反应，而且，这些位置之间呈六角形分布。有理论认为，内嗅皮层中的网格细胞将位置信息整合后，传送到海马的位置细胞中，使动物能够意识并记住身处的确切位置。

五、程序性记忆和纹状体

与陈述性记忆相比，非陈述性记忆的神经生物学基础更为复杂，因为不同类型的非陈述性记忆涉及到不同的脑区。例如，程序性记忆涉及到纹状体(striatum)。纹状体是运动系统中的重要组成部分，接受来自额叶及顶叶皮层的输入信息，并将信息传送至丘脑核及控制运动的皮层区域。关于动物和人的许多实验结果表明，纹状体在形成习惯的程序性记忆中起重要作用。

之前提到的患者莫莱森，虽然他不能形成新的陈述性记忆，但他的程序性记忆却没有受损，能够学习并形成新的习惯。内侧颞叶损伤的猴子模型，程序性记忆也几乎不受影响。这些结果提示，程序性记忆与陈述性记忆的形成和储存涉及不同的脑区。通过对纹状体损坏的动物进行行为学实验，发现纹状体是参与动物程序性记忆的脑区。比如，在 T 形迷宫实验中，将大鼠置于长臂末端，而在短臂的一端放置食物，通过声音或视觉(亮灯)提示某一端有食物，训练动物学习和掌握声光提示与食物奖赏之间的联系，形成习惯性的程序性记忆。正常大鼠会很快学会，但纹状体受损的大鼠却不能学会。而对纹状体损伤的大鼠进行放射状迷宫实验时，它们的陈述性记忆基本不受影响。同样，猴子的纹状体损伤模型实验表明，对执行 DNMS 任务并无影响，陈述性记忆正常。但它们却不能形成将某种刺激(听觉或视觉)与获取食物相联系的习惯，程序性记忆被破坏。啮齿类和灵长类动物行为学研究均证明纹状体是程序性记忆形成的重要脑区。

程序性记忆与纹状体之间的联系，在一些患有神经退行性疾病的患者中也得到证实。如亨廷顿病(HD)患者的大脑中，纹状体受损最为严重。虽然该病的主要临床症状是运动系统紊乱，但实验也发现，他们的程序性记忆也被破坏。患者的程序性记忆缺陷的程度与运动缺陷的程度没有直接的相关性，这提示程序性记忆的损坏是亨廷顿病的一种独立的症状。另外，在帕金森病(PD)患者脑内，黑质(substantia nigra)中神经元被破坏，导致其投射到纹状体的环路受损。对帕金森病患者进行测试发现，他们的陈述性记忆正常，但程序性记忆也明显受损。

六、参与学习记忆的其他脑区

除了上述参与陈述性记忆、程序性记忆和工作记忆的脑区外，其他脑区也参与了特定类型的记忆。例如，小脑（cerebellum）参与了经典条件反射中的骨骼肌肌肉组织的反应，杏仁核（amygdala）则参与了情感反应，如习得性恐惧等。

第四节　学习记忆形成的分子机制

学习和记忆的形成一般可分为两个阶段进行，即短时程记忆的获取和长时程记忆的巩固。通常认为，短时程记忆的获取伴随着神经元之间突触传递的变化，而长时程记忆的巩固还需要新的基因表达和蛋白合成。

短时程记忆的获取（学习）是通过感觉系统引起了大脑的物理性修饰，这不同于工作记忆。工作记忆会因注意力分散而消失，且记忆容量有限。工作记忆需要通过不断复述使大脑处于活跃状态，而不需要大脑持续性的物理性变化。短时程记忆不会因注意力分散而消失，记忆容量也较大。短时程记忆一般不需要复述，且在不需要有意识的情况下持续数分钟至数小时。比如，你会记得今天早晨吃了什么早饭。但短时程记忆通常会被遗忘，除非被记忆巩固为长时程记忆。因此，你一般不会记得一周前的星期二早上吃了什么，因为大脑中的这个短时程记忆已经消失。记忆巩固是指将部分短时程记忆转化为长时程记忆的过程。比如，两周前周五的晚餐，因为是你与和你至爱的人的第一次约会，你会记得所有的细节。由此可见，长时程记忆是有选择性的。

一、突触的可塑性

记忆的神经网络学说认为，记忆分布于不同神经元间的突触连接之中。比如，在一个简单的模型中，设想 3 个人名分别对应 3 个神经元突触之间的活性强度比例。大脑中的众多神经元之间的突触连接以及连接活性的不同是一个非常庞大的数字，因此，我们大脑可以记住很多事件。每一事件都有其对应的独一无二的突触连接活性强度比例。而且，对某件事的记忆不会因为单个神经元的死亡而消失。

哥伦比亚大学的埃里克·坎德尔（Eric Kandel，1929—　）通过海兔实验发现，感觉神经元与运动神经元之间突触传递强度的改变与习惯化及敏感化记忆之间的联系。反复刺激海兔的虹管，会使感觉神经末梢神经递质释放减少，与位于鳃的运动神经元之间突触传递减弱，最终使得缩鳃反射（gill-withdrawal reflex）习惯化（habituation）。而短暂电击海兔的头部，会刺激中间神经元释放 5-羟色胺（5-hydroxy tryptamine，5-HT），引起级联反应，使感觉神经元末梢 Ca^{2+} 内流增多，最终使缩鳃反射敏感化（sensitization）。

突触连接传递的强度可以改变的特性被称为突触可塑性（synaptic plasticity）。突触可塑性是通过长时程增强（long-term potentiation，LTP）和长时程抑制（long-term depression，

LTD)来实现。

(一) 海马的解剖学结构

关于 LTP 的研究主要是在海马区进行。海马的解剖学结构，是由两层互相折叠的薄片结构组成。一层称为齿状回(dentate gyrus)，另一层称为阿蒙氏角(Ammon's horn)，主要包括 CA_3(cornu Ammonis, Ammon's horn 的拉丁文)和 CA_1 等部分。来自内嗅皮层的信息通过穿质通路(perforant path，①)的轴突束传至齿状回的颗粒细胞神经元，后者再通过苔藓纤维(mossy fiber，②)将信号传给位于 CA_3 区的锥体神经元，而 CA_3 区的锥体神经元发出分支，一支通过谢弗侧支(Schaffer collateral，③)传给位于 CA_1 区的锥体神经元，完成海马区的神经回路，又称三突触回路(trisynaptic circuit)。CA_3 区的锥体神经元发出另一分支通过穹窿传出海马(图 18 - 5)。

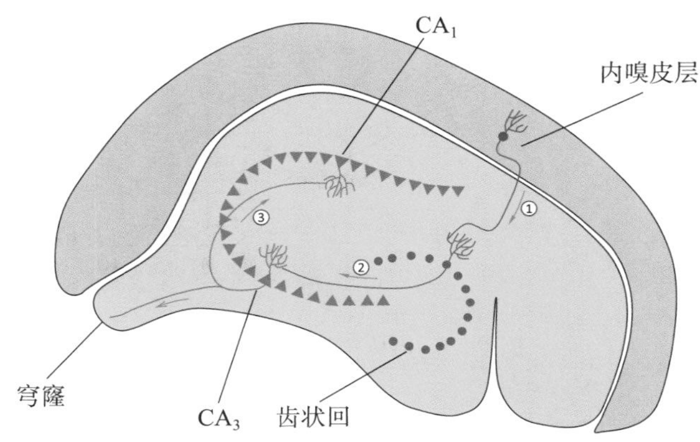

图 18 - 5　海马结构及三突触通路

注：①来自内嗅皮层的信息通过穿质通路的轴突束传至齿状回的颗粒细胞神经元；②颗粒细胞神经元再通过苔藓纤维将信号传给位于 CA_3 区的锥体神经元；③CA_3 区的锥体神经元发出分支，一支通过谢弗侧支传给位于 CA_1 区的锥体神经元，完成海马区的神经回路。CA_3 区的锥体神经元发出另一分支通过穹窿传出海马。

鉴于海马神经回路构筑的特点，离体海马脑片结合电生理技术常被用于研究神经元突触连接和传递功能。1973 年，英国的蒂莫西·布利斯(Timothy Bliss, 1940—　)和挪威的泰耶·勒莫(Terje Lomo, 1935—　)发现，通过短暂高频的电刺激穿质通路，能够在齿状回记录到长时程的突触后增强效应，即产生 LTP。之后，通过高频刺激谢弗侧支，也能在 CA_1 神经元中记录到 LTP。并通过对谢弗侧支-CA_1 的研究，获得了对 LTP 的深入了解。

(二) LTP 和 LTD 的记录及其特征

在典型的实验中，在谢弗侧支的一束突触前轴突中给予一个电刺激信号，然后在突触后 CA_1 神经元中记录兴奋性突触后电位(excitatory postsynaptic potentials, EPSP)，检测谢弗侧支突触的效应。如在某些特定突触前给予强直刺激(tetanus，如图 18 - 7 中的输入 1，蓝色表示)，即一阵短促的高频刺激(通常为 100/秒频率，50～100 个串刺激)，便会在 CA_1 神经元中记录到比基线时高而持续的 EPSP，即形成了 LTP。然而，若对另一些突触前给予同样的这类刺激并不形成 LTP（如图 18－6 中的输入 2，红色表示）。此外，LTP 的形成，通常需要同时给予多个突触前刺激才能诱导产生。这表明，LTP 的形成具有输入特异性和协同性（图 18－7）。

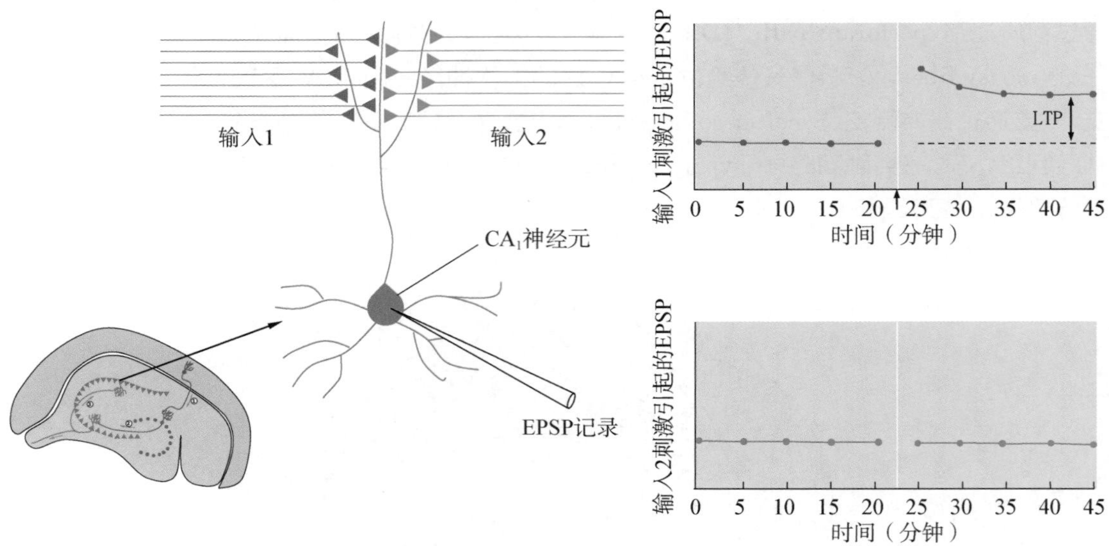

图 18－6　海马 CA_1 脑区的 LTP

赫布的理论解释了突触连接效应的增强，但突触连接可能会有双向的变化，即可以增强或减弱。1982 年，布朗大学的埃里・宾斯托克（Elie Bienenstock），列侬・库铂（Leon Copper，1930—　）和保罗・门罗（Paul Munro）提出了 BCM 理论。其中重要的一点是，当突触传递中出现突触后神经元细胞膜仅发生微弱的去极化，导致突触后膜的兴奋性变弱。这种现象被称为长时程抑制。同年，日本科学家伊藤正男（Masao Ito，1928—2018）在小脑中首先观察到 LTD 的现象。之后，布朗大学的科学家塞雷娜・杜德克（Serena Dudek）和马克・贝尔（Mark Bear）在海马脑片电生理实验中，给予谢弗侧支低频的强直刺激（1～5 Hz），在 CA_1 神经元成功记录到 LTD（图 18－7）。之后的研究还发现，LTD 广泛存在于大脑的各个区域。

（三）LTP 形成的分子机制

对海马的谢弗侧支-CA_1 锥体神经元神经环路的研究表明，海马中 LTP 的形成是通过谷氨酸能递质传递系统介导完成的。在前面的学习中已经了解到，谷氨酸能突触前兴奋后释放谷氨酸递质，后者通过与突触后膜谷氨酸受体结合产生突触后膜的兴奋性反应。谷氨酸受体种类很多（受体分类详见第五章第三节“谷氨酸受体”），参与 LTP 形成的谷氨酸受体主要是 AMPA 受体和 NMDA 受体。当谷氨酸与 NMDA 受体结合后，突触后膜去极化，移除阻塞离子通道的镁离子（Mg^{2+}），使胞外 Ca^{2+} 通过 NMDA 受体流入胞内。研究表明，突触后胞内 Ca^{2+} 浓度提高与 LTP 形成直接相关。当用药物将阻断 NMDA 受体后，LTP 的诱导被

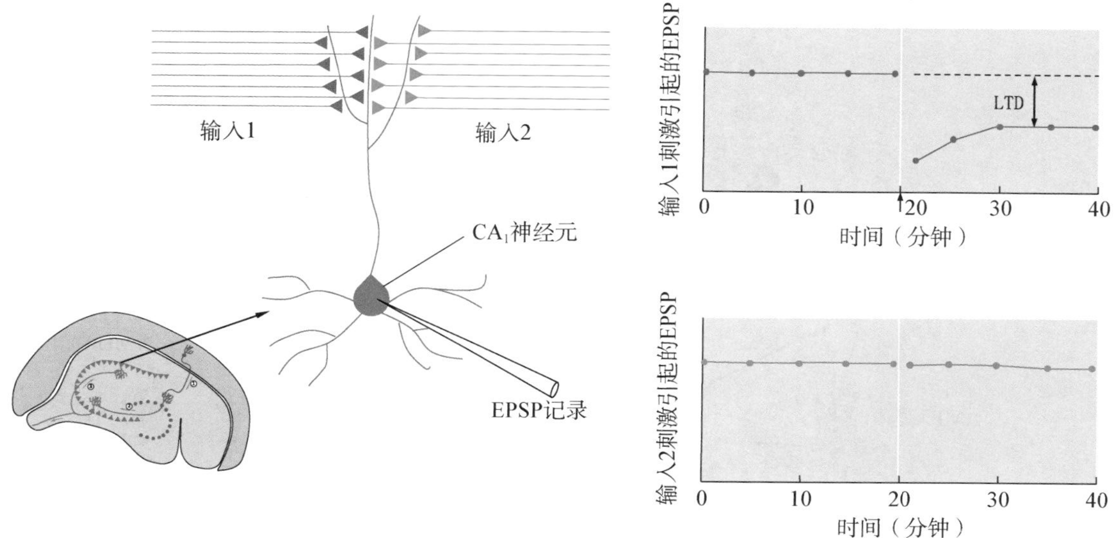

图 18-7 海马 CA_1 脑区的 LTD

抑制。用螯合剂降低 Ca^{2+} 浓度，也能阻止 LTP 的诱导产生。突触后 Ca^{2+} 浓度的升高会激活蛋白激酶 C(PKC)和钙调蛋白依赖性蛋白激酶Ⅱ(calcium-calmodulin-dependent protein kinase Ⅱ，CaMK Ⅱ)的活性，通过药物抑制任一激酶都会阻碍 LTP 的产生。活化的 PKC 磷酸化 AMPA 受体，从而提高 AMPA 受体对 Na^+ 通透性，同时促进新的 AMPA 受体插入突触后膜中。从而从不同角度增强 AMPA 受体的兴奋效应(图 18-8)。活细胞荧光示踪实验证明，LTP 发生会使突触的结构发生变化，如突触后的树突棘出芽，与轴突形成新的突触连接。因此，LTP 会促使单个的轴突与突触后神经元形成多个突触连接。

(四) LTD 形成的分子机制

在谢弗侧支-CA_1 神经元的突触中，有两种不同形式的 LTD。一种是依赖于 NMDA 受体，另一种是依赖于 G 蛋白偶联受体的代谢性谷氨酸受体(metabotropic glutamate receptors，mGluRs)。以 NMDA 受体依赖型为例，LTD 的形成与突触后膜 Ca^{2+} 进入量减少有关。当突触后膜被微弱的去极化时，Mg^{2+} 仍然结合于 NMDA 离子通道，阻止了大部分 Ca^{2+} 内流，使少量的胞外 Ca^{2+} 进入突触后神经元。已知，胞内高浓度 Ca^{2+} 激活蛋白激酶，而中度持续的 Ca^{2+} 浓度会激活蛋白磷酸化酶，促使磷酸化蛋白发生去磷酸化。这样，导致 AMPA 受体去磷酸化，促使 AMPA 受体从胞膜向胞质转移，即受体的内吞，减少突触后膜上 AMPA 受体的密度，加强 LTD 的形成。活细胞荧光成像示踪实验证明，LTD 会使突触连接弱化，树突棘萎缩、数量减少。

在没有外界刺激的情况下，AMPA 受体在突触后膜呈动态平衡，AMPA 受体不断地被插入或移除。约每 15 分钟有一半的 AMPA 受体会被替换。LTP 和 LTD 会打破这种平衡，使突触后膜中的 AMPA 受体变多或变少。因此，LTD 与 LTP 反映了突触后 AMPA 受体调节的双向性和对称性(见图 5-8)。

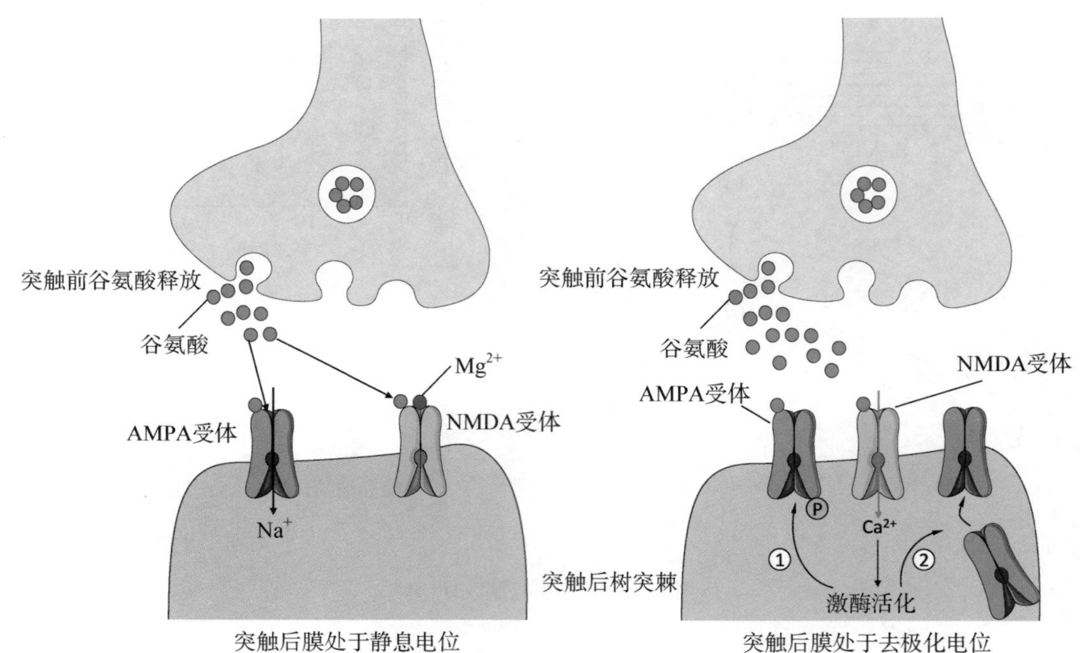

图 18－8　CA_1 神经元 LTP 产生的分子机制

注：当谷氨酸与 NMDA 受体结合后，突触后膜去极化，移除阻塞离子通道的 Mg^{2+}，有利胞外 Ca^{2+} 进入胞内。胞内 Ca^{2+} 激活下游的蛋白激酶，活化的蛋白激酶通过①磷酸化突触后膜的 AMPA 受体增强效应，或②促进胞浆中 AMPA 受体向细胞膜转移，并插入突触后膜，从而增加突触后膜受体密度。

二、突触可塑性参与记忆的形成

（一）LTP、LTD 对学习记忆形成的影响

神经突触可塑性 LTP 和 LTD 的形成不仅存在于海马中，也存在于新皮层等陈述性记忆的脑区。因此，LTP 和 LTD 在学习和记忆中的作用也被广泛研究。对大鼠进行抑制性回避（inhibitory avoidance）实验时，大鼠会将暗室和足部的刺激联系起来，从而避免暗室的刺激。通过向大鼠海马植入电极，记录并比较实验前和实验后的突触传递变化，观察到大鼠在学习和记忆过程中伴随着 LTP 的产生。Morris 水迷宫实验也表明，当将 NMDA 受体阻断剂注射到大鼠的海马区后，大鼠的学习和记忆能力受损，不能像正常大鼠那样记住水下平台的位置，这为 NMDA 受体依赖性过程在记忆中的作用提供了证据。

麻省理工学院的利根川进（Susumu Tonegawa，1939—　）运用基因敲除的方法研究学习记忆形成的分子基础。他们将 CaMKⅡ的一个亚单位（α）敲除后，小鼠的 LTP 和记忆能力均受损。此后，多个关于学习和记忆的基因被找到，这些基因在 LTP 和 LTD 及学习记忆中的作用也被揭示。

利根川进等特异性敲除 3 周龄小鼠海马 CA_1 神经元上 NMDA 受体，发现这些小鼠的 LTP、LTD 和水迷宫实验都表现出明显缺陷，这提示 CA_1 神经元的 NMDA 受体在这类学习

记忆形成中发挥重要作用。反之，在海马中高表达 NMDA 受体时，小鼠的学习能力得到明显提升。由此，药理学和分子生物学的研究均表明，海马 NMDA 受体在突触可塑性（如 LTP 和 LTD）和学习记忆中起关键作用。

（二）神经元新生和学习记忆

研究还发现，成年人大脑内的神经元新生（adult neurogenesis）在学习记忆中发挥重要作用。多种因素会影响神经元新生，如环境、压力、饮食及运动等。实验证明，调控神经元新生影响学习和记忆的能力。美国 Salk 研究院的罗纳德・埃万斯（Ronald Evans）和弗雷德・盖奇（Fred Gage）等研究发现，敲除小鼠体内维持神经干细胞增殖状态的关键基因 TLX，使它们在水迷宫等行为学测试中表现出学习和记忆能力受损。另外，临床研究发现，阿尔茨海默病（AD）患者认知功能发生障碍，这些患者脑内的新生神经元数量明显低于认知功能正常的同龄人。这些研究结果提示，神经元新生在学习和记忆过程中至关重要。实验提示，通过促进成年脑内神经元新生或补充神经干细胞等疗法，有望恢复患者的学习记忆功能，治疗包括阿尔茨海默病在内的脑疾病。

第五节　学习记忆巩固的分子机制

一、蛋白激酶的持续激活促进学习巩固

之前提到了 AMPA 受体的磷酸化会使受体的兴奋性增强，形成 LTP，这是学习记忆形成的关键。蛋白的磷酸化不是永久的，蛋白上的磷酸基团会被磷酸酶去磷酸化，其次，蛋白本身也有一定的半衰期。因此，单纯的学习并不能形成长期的、永久的记忆，需要记忆的巩固才能使记忆长期化。

（一）CaMKⅡ

虽然脑内特定蛋白的半衰期有限（大部分小于 2 周），且其磷酸根基团也会被去除。但持久的激酶活性，能使磷酸化的特定蛋白长期存在。近来研究发现，突触后神经元内的 Ca^{2+} 浓度下降到较低浓度后，在很长一段时间内 CaMKⅡ 激酶还一直处于激活状态，并保持酶的活性。研究发现，CaMKⅡ 是一个自磷酸化蛋白激酶，CaMKⅡ 的每个亚基能被其相邻的亚基磷酸化，磷酸化的 CaMKⅡ 能够保持其激酶活性，维持突触增强作用。比如，这种自磷酸化蛋白激酶机制可以持续磷酸化突触后 AMPA 受体。布兰迪斯大学的约翰・里斯曼（John Lisman，1944—2017）对此提出了分子开关假说（molecular switch hypothesis），他认为这种具有自磷酸化活性的激酶以此方式参与突触部位的信息储存。

（二）PKMζ

蛋白激酶 Mζ（protein kinase M zeta，PKMζ）在维持 LTP 和记忆中发挥作用。纽约州立大学南部医学中心的托德・萨克特（Todd Sacktor，1957—　）发现，向脑内注射小分子多肽 ZIP，特异地抑制 PKMζ 的酶活性，能够抹去 LTP 和几天前的记忆。因此，PKMζ 的持续

活性及磷酸化其底物在LTP的维持中起重要作用。正常情况下，PKMζ不被翻译成蛋白，当细胞内Ca^{2+}浓度升高时，会促发PKMζ的蛋白翻译和活化，活化的PKMζ激酶能够磷酸化一些调节AMPA受体数量的蛋白，以及一些调节mRNA翻译的蛋白。因此，在适度升高胞内Ca^{2+}浓度的情况下，PKMζ通过促进蛋白的翻译以补充激酶分子的降解。

二、新蛋白合成促进学习巩固

蛋白激酶的持续激活可以维持突触的变化，但通常仅仅维持数分钟到数小时。因此，长时程记忆的保持还需要合成新的蛋白质。蛋白合成在学习和记忆中的作用较早就被研究。在动物进行学习的同时，注射蛋白合成抑制剂，抑制蛋白表达，会导致这些动物能够学习，但记忆能力受损。学习结束后，立即向脑内注射蛋白翻译的抑制剂，也能阻碍动物形成长时程记忆。随着学习与注射之间间隔的延长，这种阻碍越来越弱。因此，在短期记忆向长期的巩固过程转化中，新蛋白的合成起着重要作用。

20世纪90年代，德国马格德堡的朱丽叶・弗雷(Julietta Frey)和英国爱丁堡大学的理查德・莫里斯合作研究发现，强直刺激引起LTP的形成及新蛋白的合成，能帮助同一神经元收到的弱刺激对记忆进行巩固。通过测试强刺激和弱刺激之间不同的间隔时间，他们发现大约持续2小时。这种现象被称为突触标记和抓取(synaptic tagging and capture)，即弱刺激标记神经元突触，并抓取新生成的蛋白质，使得记忆得到巩固。所以，如果一周前的早餐后(弱刺激)，2小时内有另一种强刺激(如令人难忘的重大事件)促进了新蛋白的合成，或许会将那次的早餐转化为永久性的长时程记忆。

新蛋白的合成始于mRNA的转录，转录因子对其进行调控。其中，一种称为cAMP反应元件结合蛋白(cyclic AMP response element binding protein, CREB)的转录因子可以特异地结合DNA的cAMP反应单元(cyclic AMP response element, CREs)序列，从而调控相邻基因的表达。CREB有两种，CREB-2结合CRE后会抑制基因的表达，而CREB-1被蛋白激酶A(PKA)磷酸化后，能激活转录，促进基因的表达(图18-9)。1994年，美国冷泉港实验室的蒂姆・塔利(Tim Tully, 1954—)和同事用果蝇研究，发现CREB调控基因的表达在记忆巩固中起重要作用。之后，在海兔和小鼠实验中也证实CREB在记忆巩固中的作用。之前，我们提到记忆具有选择性，CREB调控的基因表达为记忆的选择性提供了分子生物学基础。

一些神经系统疾病引起的记忆障碍，如阿尔茨海默病患者的记忆巩固缺陷，可能会被增强记忆巩固的药物所缓解。但是否能将这些药物用于正常人群以增强记忆，也面临着伦理上的争论。另外，这些药物的副作用限制了它们的临床应用。

记忆伴随着大脑结构的变化，在记忆巩固过程中，合成的新蛋白可能参与了新突触的构建。例如，在海兔缩鳃反应的敏感化实验中，长时程(而非短时程)敏感化会使感觉神经元的突触数目增加1倍。同样，将大鼠放入一个有很多玩具和同伴(其它大鼠)的复杂环境中时，其枕叶皮层单个神经元上的突触数目增加了25%。值得注意的是，学习后脑内结构的改变不限于突触数目的增加，如海兔缩鳃反应的长时程习惯化，与感觉神经元突触数目的减少

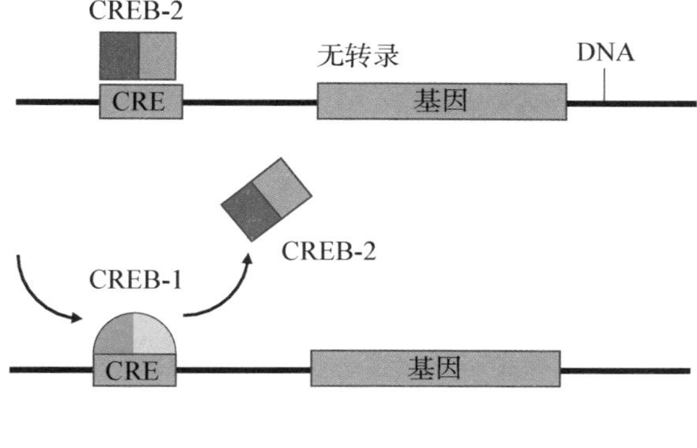

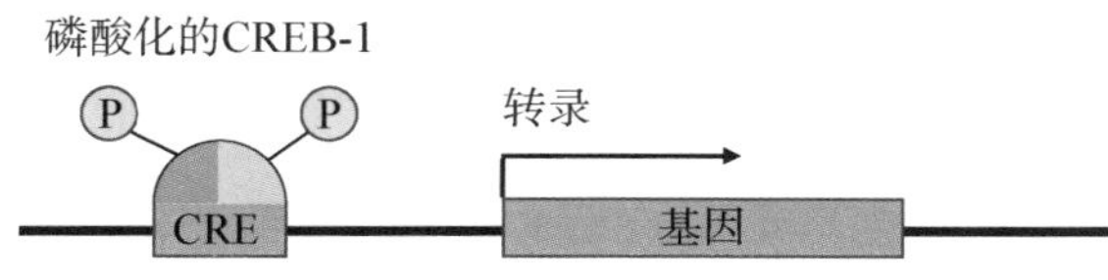

图 18－9　CREB 调节新蛋白的合成

(1/3)有关。但是，成年脑内的结构可塑性是有限的，脑环路的较大改变一般仅限于生命早期的关键时期。成年 CNS 中大多数轴突的生长和回缩不超过几十微米，但关键时期的结束并不意味着轴突末梢结构或突触效能改变的结束。

思考题

1. 记忆的种类和各自特点。
2. 陈述性记忆和非陈述性记忆相关的脑区。
3. 工作记忆的形成。
4. 海马相关的记忆。
5. LTP 和 LTD 形成的分子机制及在记忆形成中的作用。
6. NMDA 受体和 AMPA 受体在 LTP 和 LTD 形成过程中的作用及其机制。
7. 蛋白激酶在记忆巩固中的分子机制。

（朱采红）

参考文献

1. 韩济生. 神经科学[M]. 3 版. 北京：北京大学医学出版社，2009.
2. BEAR M F，CONNORS B W，PARADISO M A. Neuroscience：exploring the brain[M]. 4th ed. Philadelphia：Wolters Kluwer，2016.
3. LUO L Q. Principles of neurobiology [M]. New York：Garland Science，Taylor & Francis Group，2016.

4. MORENO-JIMÉNEZ E P, FLOR-GARCÍA M, TERREROS-RONCAL J, et al. Adult hippocampal neurogenesis is abundant in neurologically healthy subjects and drops sharply in patients with Alzheimer's disease[J]. Nat Med, 2019, 25(4): 554 - 560.
5. ZHANG C L, ZOU Y H, HE W M, et al. A role for adult TLX-positive neural stem cells in learning and behaviour[J]. Nature, 2008, 451(7181): 1004 - 1007.

第十九章　脑电活动

大脑中存在我们肉眼看不见的脑电活动。大量同步活动神经元的突触后电流总和形成电场，产生局部电位的变化，从而形成脑电波。越来越多的研究表明，脑电波不仅仅只是神经元在信息传递过程中简单的电信号，还与人类的情感、语言、视觉、认知及学习记忆等诸多脑功能相关。本章将简单介绍脑电波形成机制及波形特征、脑电活动的不同形式和脑电活动的记录技术及临床应用。

第一节　脑　电　波

一、脑电波的形成机制

大脑有数十亿个神经元，每个神经元与数千个其他神经元相连接，之间通过微小的电流进行交流，这些电流沿着神经元传导，贯穿巨大的大脑回路网络。当大量神经元被同步激活时，微小电流汇聚就产生了电脉冲——这种同步的电活动是形成脑电波(brain wave)的生理基础。

应用微电极记录皮层内神经元细胞的突触后电位变化发现，当大脑皮质表面呈现类似 α 波节律(图 19 - 1)的电位变化时，皮层内突触后电位也呈现节律相一致的改变。由此认为，皮层表面的电位变化主要由突触后电位变化，也即由细胞体和树突的电位变化形成。皮层锥体神经元的分布排列比较整齐，其顶树突互相平行并垂直于皮层表面，因此其电活动在同步时易于总和而形成较强的电场，从而改变皮层表面的电位。

表 19 - 1　五种基本脑电波的特性

波形	频率	脑功能状态及出现环境
δ 波	0.5～3 Hz	NREM 睡眠期脑波，极度疲劳时
θ 波	4～7 Hz	深度放松状态，REM 睡眠期脑波，抑郁症患者中比例增加
α 波	8～12 Hz	放松和被动状态，在安静闭眼时出现，睁眼后即刻消失
β 波	13～32 Hz	活跃和警觉状态，注意力集中和精神紧张、情绪激动时
γ 波	>32 Hz	注意力高度集中，学习和处理信息时

二、脑电波的波形

脑电活动具有节律性，在脑电图(electroencephalography，EEG)上呈现为频率不同的波形。被广泛认可的脑电波有五种，δ 波、θ 波、α 波、β 波、γ 波(图 19 - 1)，不同频率的波可分别反应大脑的兴奋程度及机体所处的状态。表 19 - 1 列出了人类脑电波的主要频率以及它们的特性。

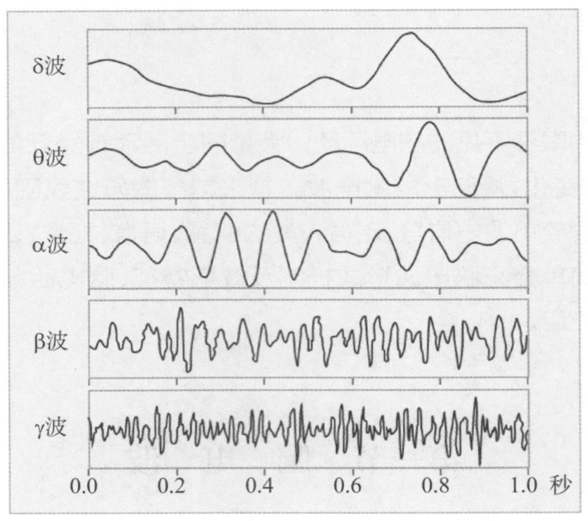

图 19 - 1　不同频率脑电波波形图

第二节　脑电活动的形式

皮层脑电活动有两种形式：自发脑电活动和诱发脑电活动。

一、自发脑电活动

自发脑电活动是指在无明显刺激情况下，皮层自发产生的节律电位变化。用引导电极在头皮表面记录下来，所描记的自发脑电活动曲线，称为脑电图。在颅骨打开时记录到的皮层表面电位变化，则称为脑皮层电图(electrocorticography，ECoG)。

皮层神经组织的同步放电活动依赖于丘脑的功能。在中度麻醉时(感觉传入刺激阻断)，皮层出现每秒 8～12 次的固有自发脑电活动，波幅时大时小，并可在皮层广泛区域内引出，与脑电波中的 α 节律极相似。如果切断皮层与丘脑间的纤维联系，上述皮层类似 α 波的电活动就大大减小。若以每秒 12 次频率电刺激丘脑非特异性投射系统神经核(如髓板内核群)，则皮层出现 8～12 次的节律性脑电变化，变化的波幅也时大时小，同时在皮层广泛分布。从节律、波幅以及空间分布上来看，刺激丘脑非特异投射系统所引起的脑电变化，与 α 波的自发脑电活动相一致。由此认为，皮层与丘脑非特异性投射系统间的交互作用，是引起自发脑电形成同步的机制；一定的同步节律的丘脑非特异投射系统的活动，促进了皮层电活动的同步化。

二、诱发脑电活动

自发脑电活动在受外界刺激（光、声、电等）或心理活动影响，产生的局部化的电位变化称为诱发电位（evoked potential，EP）。诱发电位出现的潜伏期和刺激之间存在较严格的锁时关系，并具有特定的波形（位相）。根据刺激的性质分为外源性成分和内源性成分，外源性成分是大脑对刺激产生的早期成分，受到的是物理性刺激，如听觉和视觉的刺激。内源性成分与知觉或心理加工过程，如注意、记忆和认知等相关。

EP 的外源性成分按感觉通路主要有听觉诱发电位（auditory evoked potential，AEP）、视觉诱发电位（visual evoked potential，VEP）、体感诱发电位（somatosensory evoked potential，SEP）。偶尔还有嗅觉诱发电位和味觉诱发电位。EP 的内源性成分也称之为事件相关电位（event-related potential，ERP）。

（一）听觉诱发电位

AEP 是听觉感受器在接受外界声刺激后由不同平面中枢神经产生并记录到的诱发电位。记录电极放置于头顶和乳突，可以客观检查从耳蜗到皮层的听觉通路，诊断听觉系统不同部位的功能障碍。AEP 是传统行为学测试听力方法的辅助手段。在受刺激后经过一定潜伏期，并在一瞬间出现，呈现特定的波形（图 19－2）。从头顶到乳突之间所记录到的 AEP 大致有 15 个成分，根据潜伏期的不同，依次分为听觉脑干诱发电位、中期听觉皮层诱发电位和晚期听觉皮层诱发电位。

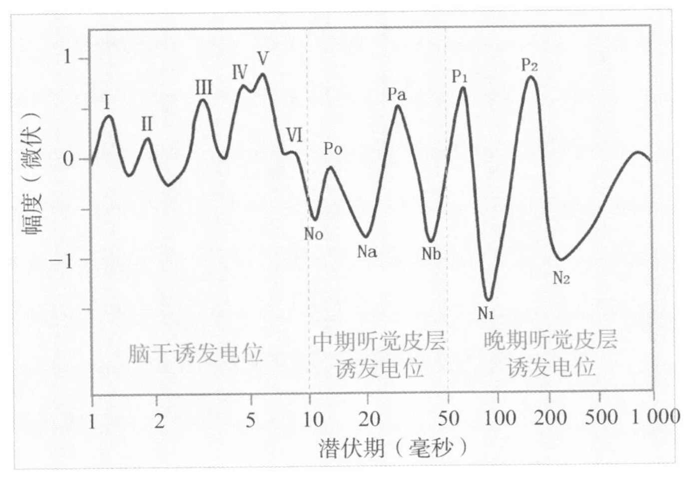

图 19－2 听觉诱发电位波形示意图

1. 脑干诱发电位 是声音刺激后在头皮上记录到由耳蜗至脑干听觉神经通路的电位活动变化，反映耳蜗到脑干的功能。一般包括 6～7 个小波，用罗马数字Ⅰ～Ⅶ表示，出现在声音刺激开始后的 10 毫秒之内。Ⅰ～Ⅶ波分别代表听神经、耳蜗神经核、脑桥上橄榄核、外侧丘系、中脑下丘、丘脑内侧膝状体和听辐射的电位活动。Ⅳ波通常附于Ⅴ波或不易测出，Ⅵ和Ⅶ波不规则，临床应用以前三波为主要指标。

2. 中期听觉皮层诱发电位　是声音刺激后在头皮上记录到潜伏期在 10～50 毫秒范围内的听觉神经通路电位变化。按顺序包括 No、Po、Na、Pa 和 Nb 等波(N 为负向波,P 为正向波),代表丘脑及听皮质的电活动,混杂由声音引起的反射性耳周围肌肉及中耳肌的电活动。

3. 晚期听觉皮层诱发电位　出现在声音刺激后 50～3000 毫秒,包括 P1、N1、P2 和 N2 波。在前额叶电位最大,是皮质继发性诱发电位,反应皮质高级中枢的整合活动。

(二) 视觉诱发电位

VEP 是视网膜给予视觉刺激时在大脑各区,主要是枕叶和颞叶后部记录到的由视觉通路传导并产生的诱发电位。其传入的视觉通路为视网膜→视神经→视交叉→视束→外侧膝状体→视放射和枕叶视区。一侧视网膜受刺激时,冲动向两侧枕叶皮层投射,产生两侧对称性的 VEP。按刺激方式分闪光刺激 VEP(flash VEP, FVEP)和模式翻转刺激 VEP(pattern reversal VEP, PRVEP)。VEP 是目前视神经病变最敏感的客观检查方法。

正常 VEP 是一个三相复合波,按受刺激后出现的时间(毫秒)分别命名为 N75、P100、N135(图 19-3)。N75 较难辨认,N135 的潜伏期和波幅变异大,因此,P100 是临床评价 VEP 的主要指标。

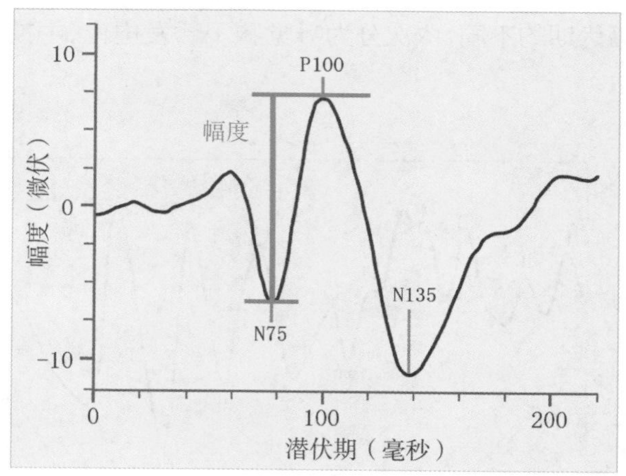

图 19-3　视觉诱发电位波形示意图

(三) 体感诱发电位

SEP 是躯体感觉系统的外周神经部分在接受适当的刺激后,在特定的感觉神经传导通路上记录到的电位变化。主要反映周围神经、脊髓后索、脑干、丘脑、丘脑放射及感觉皮质的功能状态。根据神经刺激部位,SEP 有上肢正中神经体感诱发电位和下肢胫神经体感诱发电位等。其中从头部电极记录到的诱发电位归为诱发的脑电活动,是判断缺血性脑病患者预后的重要预测指标。正常情况下上肢 SEP 各波潜伏期小于 25 毫秒,下肢 SEP 各波潜伏期小于 45 毫秒。图 19-4 显示上肢正中神经 SEP 的记录位点和相应的波形图,N9 起源于臂丛;N13 起源于颈髓后角;N20 起源于中央后回体感皮质区。

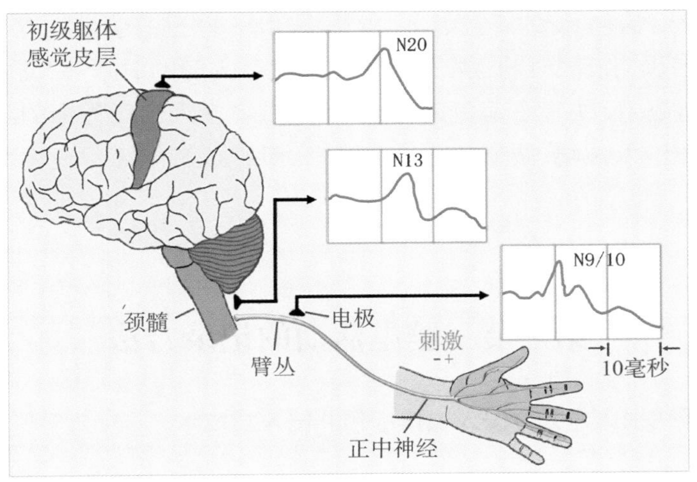

图 19－4　上肢体感诱发电位波形示意图

(四) 事件相关电位

ERP 是一种特殊的脑诱发电位，指人在进行认知加工时，通过平均叠加从头颅表面记录到的大脑电位，属于长潜伏期诱发电位。反映了认知过程中大脑的脑电活动变化，也被称为认知电位(cognitive potential)。ERP 与外源性刺激相关电位明显不同，是在注意的基础上，与识别、比较、判断、记忆、决断等心理活动有关，反映认知过程的不同方面，是研究人脑高级功能的客观方法和重要手段。

ERP 记录时要求被测试者的意识清醒，并在一定程度上参与测试过程。按测试目的不同编制不同的刺激序列，或改变刺激的量，使与初始刺激发生偏离，启动受试者注意与认知过程。经典的 ERP 包括 P1、N1、P2、N2 和 P3(300)(图 19－5)。

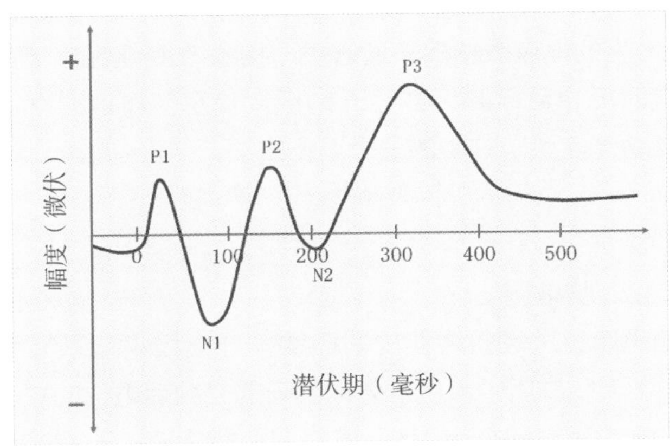

图 19－5　事件相关电位波形示意图

其中 P1、N1、P2 是 ERP 的外源性(生理性)成分，受刺激物理特性影响(如光、声音刺激)；N2 和 P3 是 ERP 的内源性(心理)成分，不受刺激物理特性的影响，与受试者精神状态和注意力有关。P3 代表期待的感觉信息得到确认和知觉任务的结束，是 ERP 中研究最为广泛的成分。其潜伏期反映对刺激物体评价或归类所需要的时间，即反应速度，随作业难度增加而延长，其波幅反映了心理负荷的量，即被试者投入到任务中的脑力资源的多少。通过研究 P3 的潜伏期、波幅、波形变化，反映认知障碍或智能障碍及程度，也应用于测谎研究。

第三节　脑电活动的记录方法

脑电活动信号的采集方式分侵入式技术和非侵入式技术。

一、侵入式技术

侵入式技术需要借助于外科手术完成。多用于实验性动物，或者需要进行脑外科手术的患者。

（一）深部电极记录

深部电极记录是将微电极插入脑部目标区域，采集一小群神经元的电活动，直接获取脑实质内信号。可分为单通道和多通道记录。可以检测高频电活动，具有较高的空间分辨率。

（二）脑皮层电流描记法/脑皮层电图

脑皮层电流描记法/脑皮层电图通过颅骨手术将电极置于大脑表面来记录脑电信号，相对于 EEG 技术，其具有更好的空间分辨率，能够准确检测 EEG 电极检测不到的高频脑活动。ECoG 一般只在临床使用，例如癫痫病灶的检测和监测术后癫痫的发病。

（三）光纤记录

光纤记录只在实验动物上使用。利用电压敏感分子荧光探针或钙离子荧光探针，通过检测因神经电活动而产生的电压敏感离子通道蛋白构象改变或钙离子浓度的变化所引起的荧光信号的波动，来实时反映目标脑区神经元的活动信息。可实时观测动物在进行复杂行为时的神经活动，是脑功能实验研究中的一个重要方法。

二、非侵入式技术

（一）脑电图描记法/脑电图

脑电图描记法/脑电图通过放置在头皮表面的多个电极来记录大脑皮质的自发性脑电活动。EEG 信号反映了大脑皮质中大量锥体神经元的突触后电位的总和（图 19－6）。

EEG 方式采集脑电信号空间分辨率低，但时间分辨率高，仅在毫秒范围内。EEG 是检测睡眠的唯一客观指标，临床上主要用于癫痫的诊断。

在 EEG 的基础上，将脑电信号运用电脑软件进行再处理，通过模数转换和傅里叶转换，将脑电信号分析处理成为脑电功率谱，再按照不同频带进行分类，按功率进行分级，最终使 EEG 信号转换成定量的二维脑波图像，可客观反映大脑各部位电位变化的空间分布状态，用

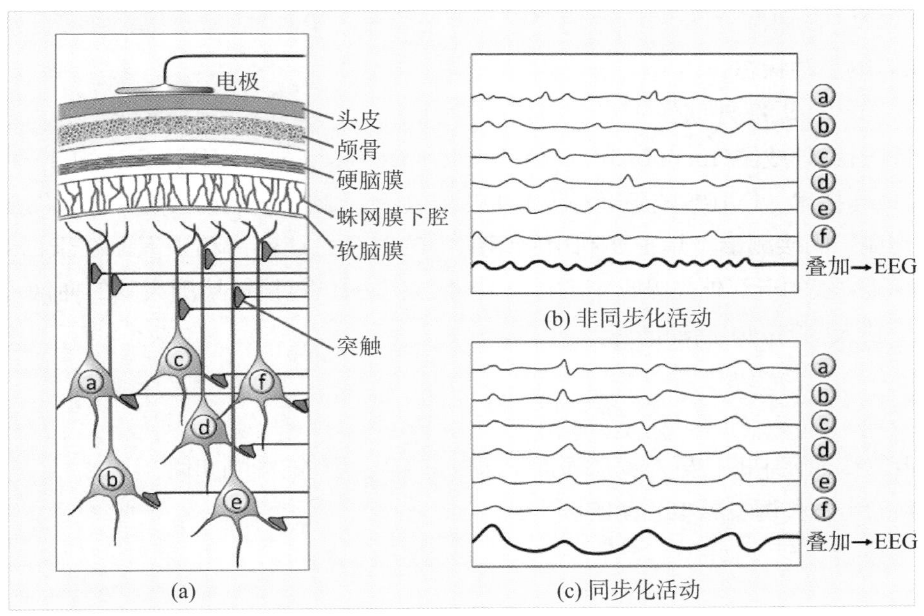

图 19－6　脑电图信号获取示意图

注：(a)显示脑电信号采集电极下的锥体细胞群，每个锥体神经元接收大量的突触输入；(b)锥体神经元群体活动不同步时，叠加电位呈低幅高频脑电波；(c)锥体神经元群体同步活动时，叠加电位呈高幅低频脑电波。

不同的数字或颜色表示，即为脑地形图(brain electrical activity mapping，BEAM)。主要应用于缺血性脑血管病的早期诊断及疗效预后评价、小儿脑发育与脑波变化、视觉功能及精神药物研究等。

(二) 脑磁图

脑细胞的电活动产生极微弱电磁场，利用高灵敏度磁场传感设备测量并记录随时间变化的关系曲线，即为脑磁图(magnetoencephalography，MEG)，图形与 EEG 相似，通过相应数学模型进行拟合朔源获得信号源定位。可与磁共振成像(magnetic resonance imaging，MRI)及计算机体层成像(computed tomography，CT)等解剖影像信息叠加整合，形成脑功能的解剖学定位，能准确地反映出脑功能的瞬时变化状态。MEG 与 EEG 相比具有更高的空间分辨率，可发现有临床意义但不能被 EEG 记录到的异常脑电活动，在定位大脑神经活动来源上优于 EEG。另外，因检测设备不与头皮接触，信号干扰少。但因需要屏蔽，高灵敏度磁探测装置及其他附件设备复杂、昂贵，因而临床应用受限。MEG 已被广泛用于思维、情感、认知等高级脑功能的实验研究，在临床上可用于神经外科手术前脑功能定位、癫痫手术病灶定位，以及帕金森病、精神病和成瘾等功能性疾病的协助诊断，也在脑血管病以及小儿神经疾病等临床科学中应用。

(三) 功能性磁共振成像

功能性磁共振成像(functional magnetic resonance imaging，fMRI)的原理是基于氧血红蛋白和去氧血红蛋白对磁场的影响完全不同。fMRI 实际不能直接测量脑电活动，而是测量与不同精神活动相关的大脑血流的变化。由于脑血流量与神经元兴奋性活动成正比，以此反应大脑的活动状态。

（四）功能性近红外成像

功能性近红外成像（functional near-infrared spectroscopy，fNIRS）是新兴的一种非侵入式脑功能成像技术。fNIRS 的原理与 fMRI 的相似，即大脑神经活动会导致局部的血液动力学变化，也属于间接测量。其主要利用脑组织中的氧合血红蛋白和去氧血红蛋白对 600～900 nm 不同波长的近红外光吸收率的差异特性，来实时且直接地检测大脑的血液动力学活动，间接反映大脑的脑电活动情况。

思考题

1. 动作电位在轴突中的传导对皮质表面记录到的脑电活动的影响如何？
2. 记录到的自发和诱发脑电活动的区别。

（邱梅红）

参考文献

1. 魏景汉，罗跃嘉. 事件相关电位原理与技术[M]. 北京：科学出版社，2010.
2. ABHANG P A，GAWALI B W，MEHROTRA S C. Proposed EEG/speech-based emotion recognition system[M]//Introduction to EEG and Speech-Based Emotion Recognition. Amsterdam：Elsevier，2016：127－163.
3. BAILLET S. Magnetoencephalography for brain electrophysiology and imaging[J]. Nat Neurosci，2017，20(3)：327－339.
4. BEAR M F，CONNORS B W，PARADISO M A. Brain rhythms and sleep[M]// Neuroscience：Exploring the Brain. 4th ed. Philadelphia：Wolters Kluwer，2015：645－683.
5. CHEN W L，WAGNER J，HEUGEL N，et al. Functional near-infrared spectroscopy and its clinical application in the field of neuroscience：advances and future directions[J]. Front Neurosci，2020，14：724.
6. CICHY R M，OLIVA A. A M/EEG-fMRI fusion primer：resolving human brain responses in space and time[J]. Neuron，2020，107(5)：772－781.
7. HAAS L F. Hans Berger (1873－1941)，Richard caton (1842－1926)，and electroencephalography[J]. J Neurol Neurosurg Psychiatry，2003，74(1)：9.
8. WALDERT S. Invasive vs. non-invasive neuronal signals for brain-machine interfaces：will one prevail? [J]. Front Neurosci，2016，10：295.

第四篇 脑疾病的神经生物学基础

第二十章　神经疾病的病理学总论

神经系统解剖和生理上的某些特殊性，使其在病理方面具有与其他实质性器官（如肝、肾）不同的特殊规律：①相同的病变发生在不同的部位，可出现不同综合征及后果，病变发生部位和神经功能障碍关系密切，称为“定位特征”。例如，一侧大脑额叶中央前回病变可导致对侧肢体偏瘫；发生于额叶前皮质区（联络区）的小梗死灶可不产生任何症状，但若发生在延髓则可导致严重后果，甚至致命。②神经系统对各种致病因子的病理反应较为刻板，表现为神经元的变性、坏死，髓鞘的脱失，小胶质细胞的激活和星形胶质细胞的增生及肥大；③某些解剖特征具有双重影响。如颅骨在正常情况下对脑有保护作用，但在疾病状态下却是颅内压升高、脑疝形成的重要条件；血-脑屏障和血管周围间隙（Virchow-Robin space，V-R 间隙）是神经系统抵御炎性反应发生的天然防线，但也限制了很多药物进入脑内发挥治疗作用；④尽管最新报道称脑膜内具有淋巴管，然而脑内无固有的淋巴组织，免疫活性 T、B 细胞均由周围血液输入。

神经系统功能与机体全身状态密切相关。一方面，神经系统病变可导致机体的功能障碍；另一方面，窒息、缺氧、失血、心脏骤停可引起缺血性脑病、脑水肿、脑疝的发生。例如，体循环内脱落的栓子可导致脑栓塞和脑梗死的发生。

除血液循环障碍、炎性反应、肿瘤等疾病外，神经系统可发生变性病、脱髓鞘病、精神性疾病等特殊疾病。此外，神经系统胚胎发育过程中的畸形发生率远高于其他器官系统，严重的畸形常导致流产或胎死宫内。

第一节　神经系统基本细胞病变

主要介绍神经元及常见胶质细胞，包括星形胶质细胞、少突胶质细胞、室管膜细胞、小胶质细胞的基本病变。

一、神经元

神经元的体积和胞体形状可有很大差异，但绝大多数神经元（除小脑颗粒细胞等少数神经元外）都有一个体积较大的核，核仁明显，丰富的常染色质使核在光镜下显得较为透亮。胞质内有丰富的粗面内质网。一些大型的神经元（如脊髓前角的运动神经元）的粗面内质网可用 Nissl 染色显示，在光镜下呈灰蓝色斑块状，称为尼氏体（Nissl Body，又称虎斑）。神经元的这些形态特征提示神经元具有旺盛的代谢，尤其是旺盛的合成代谢。

神经元的基本病变包括：①急性损伤导致的神经元坏死；②亚急性或慢性神经元损伤（变性）；③中央性尼氏体溶解和轴索反应；④病毒感染或代谢产物导致胞内包涵体形成；⑤细胞结构蛋白异常等。

（一）急性损伤性病变

红色神经元（red neuron）为急性缺血、缺氧和感染引起的神经元凝固性坏死。神经元呈核固缩、胞体缩小变形、胞质尼氏体消失。HE 染色胞质呈深伊红色，称为红色神经元（图 20－1），继而出现核溶解、核消失，有时仅见死亡细胞的轮廓或痕迹称为鬼影细胞（ghost cell）。

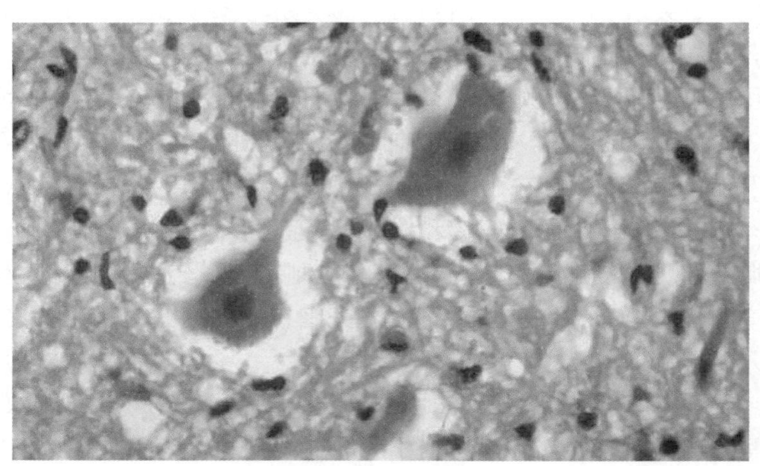

图 20－1　红色神经元

注：神经元胞体缩小，呈深伊红色，核固缩（HE 染色）。

（二）亚急性或慢性神经元损伤

单纯性神经元萎缩（simple neuronal atrophy）多见于缓慢进展，病程较长的变性疾病（如多系统萎缩、肌萎缩性侧索硬化）。神经元呈慢性进行性变性和死亡。神经元胞体及胞核固缩、消失，无炎性反应。在病变早期，此类神经元缺失很难被察觉。晚期，局部胶质细胞增生则提示该处神经元丢失。病变常选择性累及一个和多个功能相关的系统。

上游神经元变性坏死，可使其下游神经元缺乏经突触传入的信号而处于被"剥夺"的孤立状态，导致该下游神经元变性萎缩，此种现象称为跨突触变性（neuronal trans-synaptic degeneration）。如视网膜的视锥细胞和视杆细胞需在外侧膝状体中将神经冲动经突触传递给膝状体的神经元，如果视网膜病变使信号输入减少或缺如，将导致外侧膝状体相应的神经元变性萎缩。

（三）中央型尼氏体溶解与轴突反应

轴突损伤、病毒感染、缺氧、B 族维生素缺乏等原因可导致神经元胞体变圆，核靠边，核仁体积增大。细胞中央区尼氏体消失，仅在胞膜下有少量残留，胞质呈苍白均质状染色，这种改变称为中央型尼氏体溶解（central chromatolysis）（图 20－2）。此改变由粗面内质网脱颗粒所致，由于游离核糖体使神经元蛋白质合成代谢大大增强，因此在早期，病变可逆，具有代偿意义；如果病因长期存在，最终神经元会发生死亡。

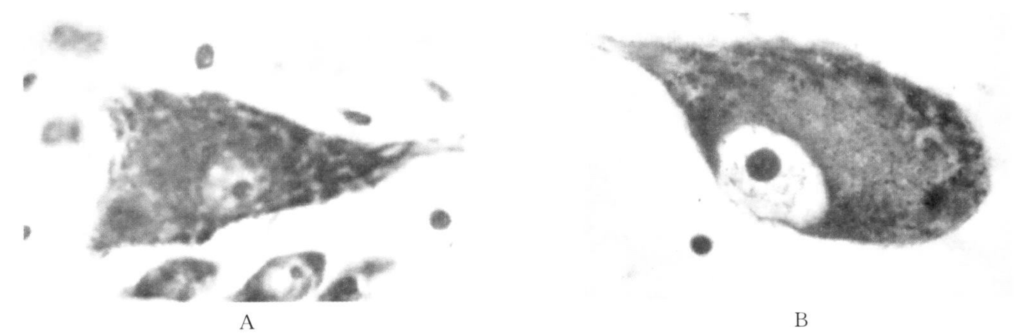

图 20－2　中央型尼氏体溶解（尼氏染色）

注：A. 正常神经元呈多边型，核居中，胞质见尼氏体呈灰蓝色斑块状；B. 中央型尼氏体溶解。神经元胞体肿胀，核边置，核仁明显，胞体中央尼氏体消失，呈透亮区域。核膜下仍可见尼氏体。

轴突损伤时，在神经元胞体出现中央尼氏体溶解的同时，轴突也出现一系列变化[以往通称为 Wallerian 变性（Wallerian degeneration，沃勒变性）]。包括：①远端和部分近端轴索断裂、崩解、被吞噬消化。近端轴突再生并向远端延伸。②髓鞘崩解脱失，游离出脂质和中性脂肪，呈苏丹Ⅲ阳性染色。③细胞增生反应。吞噬细胞增生吞噬崩解产物。髓鞘形成细胞，在外周神经系统的施万细胞（Schwann cell）或中枢神经系统的少突胶质细胞增生，包绕再生轴索，完成再髓鞘化过程，损伤轴突修复，神经元胞体的中央尼氏体溶解随之消失。

广泛轴突损伤常由剪切力（如车祸）所致，患者意识丧失，靠医疗干预维持生命，陷入植物状态。此类植物人有望恢复知觉。但如果轴突损伤处因胶质瘢痕阻隔了轴索的再生则意识无法恢复。

（四）包涵体形成

1. 脂褐素　在神经元胞质中出现，多见于老年人。有时可占据神经元胞体的绝大部分。和全身其他部位一样，脂褐素源于溶酶体的残体。

2. 病毒性包涵体　病毒包涵体可出现于神经元胞质内（如狂犬病的内氏小体，negri body），也可同时出现于核内和胞质内（巨细胞病毒）。内氏小体对于狂犬病具有诊断价值。

（五）细胞结构蛋白异常

细胞结构蛋白在神经元胞质内有时可引起包涵体样聚集，发生机制独特，尚需探索。细胞蛋白的异常累积可见于老年性痴呆的神经原纤维缠结（neurofibrillary tangles，NFT）和震颤性麻痹中的路易小体（详见变性病）。海绵状脑病由于异常朊病毒蛋白（prion protein，PrP）的累积，导致神经元胞体和突起的空泡化改变（详见朊病毒病）。

二、神经胶质细胞

神经系统的胶质细胞（glia cell）包括星形胶质细胞、少突胶质细胞和室管膜细胞等，其总数为神经元的 5 倍。

（一）星形胶质细胞

尽管星形胶质细胞（astrocyte）命名源于其细胞形态，但在常规 HE 染色切片中仅可显示星形胶质细胞的核，核呈圆形或椭圆形（直径约 10 μm），染色质细腻，呈淡苏木素着色。星形胶质细胞具有广泛的功能，在病理情况下参与炎性反应过程和损伤后修复。星形胶质细胞的基本病变有肿胀、反应性胶质化、包涵体形成等。

1. 肿胀 星形胶质细胞肿胀是神经系统受到损伤后最早出现的形态变化，尤多见于缺氧、中毒、低血糖以及海绵状脑病。此时，星形胶质细胞核明显肿大，淡染。如损伤因子持续存在，肿胀的星形胶质细胞核可逐渐皱缩，细胞死亡。

2. 反应性胶质化（reactive astrogliosis） 是神经系统受到损伤后的修复反应。星形胶质细胞肥大并增生，其胞体和突起形成胶质瘢痕（图 20－3）。胶质瘢痕与纤维瘢痕不同之处在于没有细胞外胶原纤维，因此机械强度较弱。

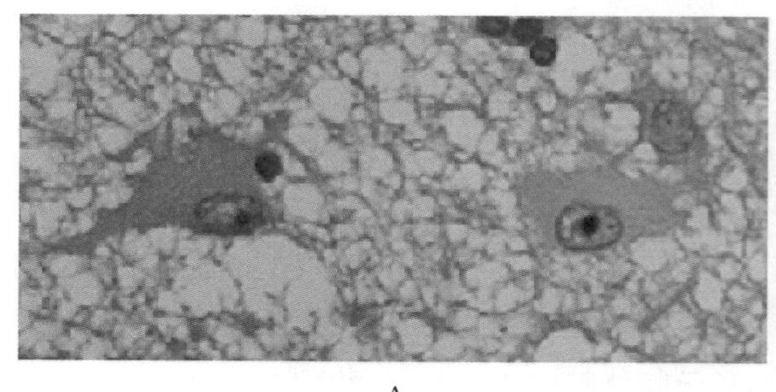

A

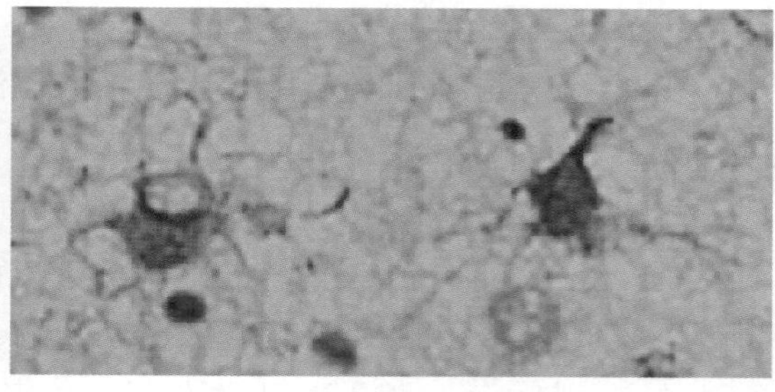

B

图 20－3 星形胶质细胞反应性胶质化

注：反应性星形胶质细胞胞体明显增大，胞浆丰富。A. HE 染色；B. 抗胶质纤维酸性蛋白染色（抗-GFAP）。

肥大的星形胶质细胞的胞核体积增大、偏位，甚至出现双核；核仁明显，胞质丰富，在 HE 染色时呈伊红色。此种细胞称为肥胖型星形胶质细胞（gemistocytic astrocyte）。电镜观察显示此种细胞胞质中有丰富的由胶质纤维酸性蛋白（glial fibrillary acidic protein，GFAP）为主要成分的中间丝（细胞骨架）、线粒体、内质网、高尔基体及空泡等。免疫组化染色呈 GFAP 强阳性。此种细胞多见于局部缺氧、水肿、梗死、脓肿及肿瘤周围。在变性疾病中，神经元缺失导致星形胶质细胞增生。

肝豆状核变性患者常有血氨明显升高。脑内星形胶质细胞在解氨毒过程中可改变其形态，形成核体积增大，核膜增厚、曲折，核淡染，核仁明显的 Alzheimer Ⅱ（AⅡ）型细胞。其 GFAP 免疫染色特性由阳性转为阴性，且呈一谱性改变。随着疾病的发展，AⅡ细胞核逐渐皱缩、破碎、消失。

3. 胞质内包涵体的形成 罗森塔尔纤维（Rosenthal fiber）是星形胶质细胞胞浆内出现的嗜酸性条索状（纵切面）或圆形、卵圆形结构（横断面）（图 20－4），由多种蛋白成分包括 GFAP、αB-cyrstallin 以及热休克蛋白 HSP27 和泛素等构成，常见于陈旧性胶质瘢痕、毛细胞型星形细胞瘤以及由于 GFAP 编码的基因发生突变而导致的亚历山大病（Alexander disease）。

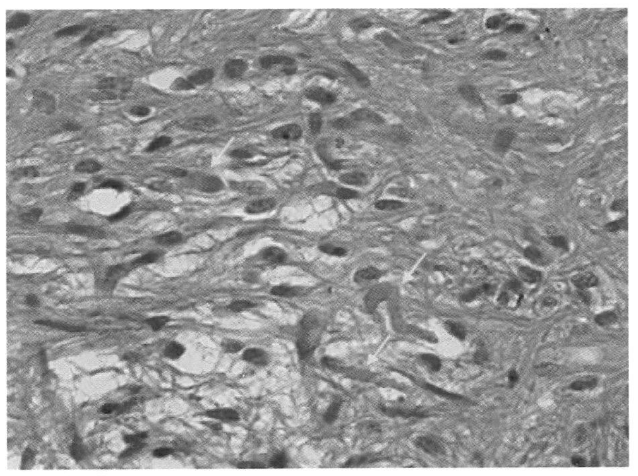

图 20－4　罗森塔尔纤维

注：肿瘤细胞内出现的粗大罗森塔尔纤维是毛细胞型星形细胞瘤诊断的重要依据（HE 染色）。

在老年人脑中，星形胶质细胞突起聚集，在 HE 染色中可形成圆形或同心圆样层状排列的嗜碱性小体，称为类淀粉小体（corpora amylacea）（图 20－5）。多见于星形胶质细胞突起的丰富区域，如室管膜下、软脑膜下和血管周围。

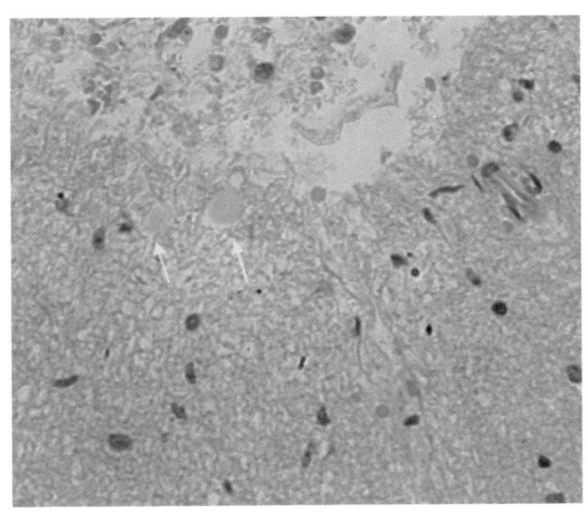

图 20－5　类淀粉小体

注：星形胶质细胞突起形成的圆形、同心圆样层状排列嗜碱性类淀粉小体（HE 染色）。

（二）少突胶质细胞

中枢神经系统的少突胶质细胞（oligodendrocyte）和周围神经系统的施万细胞的主要功

能是形成髓鞘。在 HE 染色片中少突胶质细胞形态和大小与小淋巴细胞相似。两种细胞都沿轴突走行，数个细胞一组呈线状纵向排列。在灰质 1～2 个少突胶质细胞常分布于单个神经元周围。如果一个神经元由 5 个或 5 个以上少突胶质细胞围绕称为卫星现象(satellitosis)，此现象与神经元损害的程度和时间无明确关系，可能和神经营养以及髓鞘维持有关。

少突胶质细胞病变表现为脱髓鞘(demyelination，已形成的髓鞘脱失)和白质营养不良(leukodystrophy，髓鞘形成不良)。此外，在变性疾病多系统萎缩(multiple system atrophy，MSA)中，其少突胶质细胞胞质中还可以出现嗜银性蛋白包涵体(glial cytoplamic inclusion)。在进行性多灶性白质脑病(progressive multifocal leukoencephalopathy，PML)中，乳多空病毒科的 JC 病毒(John Cunningham Virus，JCV)可特异性侵犯少突胶质细胞，使少突胶质细胞核略增大，呈现均匀一致的毛玻璃样改变(图 20 - 6)。

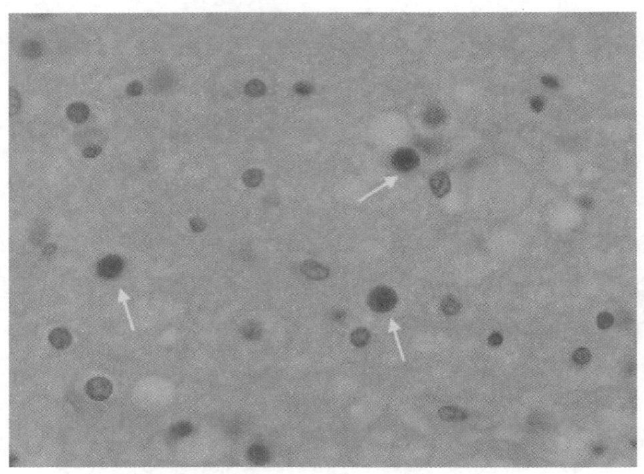

图 20 - 6　PML 中少突胶质细胞

注：少突胶质细胞核略增大，呈现均匀一致的毛玻璃样改变(HE 染色)。

(三) 室管膜细胞

室管膜细胞(ependymal cell)呈立方状覆盖于脑室系统内面。各种致病因素均可引起局部室管膜细胞的丢失，由室管膜下的星形胶质细胞增生，充填缺损，形成向脑室面突起的细小颗粒，称为颗粒性室管膜炎(ependymal granulation)。病毒感染尤其是巨细胞病毒感染可引起广泛室管膜损伤。残留的室管膜细胞内可出现病毒包涵体。

(四) 小胶质细胞

小胶质细胞(microglia)属单核-巨噬细胞系统。其对损伤的常见反应有：①噬神经细胞现象(neurophagia)。这是指疾病状态下，小胶质细胞或血源性巨噬细胞被激活，包围吞噬坏死的细胞、组织碎片后，细胞胞质中出现大量的小脂滴，HE 染色呈空泡状，称为泡沫细胞(foamy cell)或格子细胞(gitter cell)，苏丹Ⅲ染色呈阳性反应。②增生。局灶性增生形成小胶质细胞结节(图 20－7)。在慢性损害性疾病(如神经梅毒),小胶质细胞增生,胞体变窄,胞突减少并且核呈双极杆状。

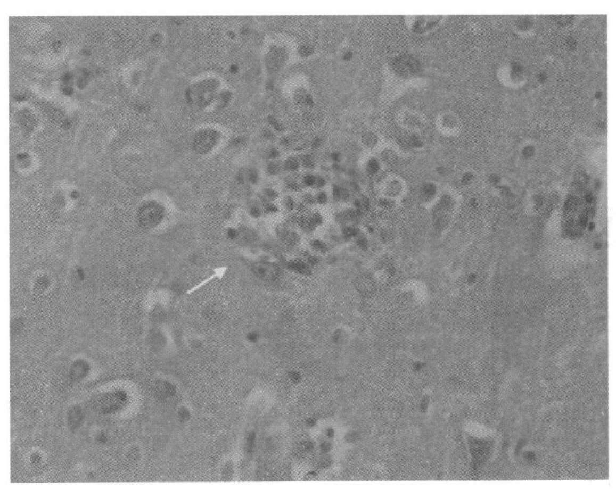

图 20－7　小胶质细胞结节

注:局部小胶质细胞增生,形成胶质结节(HE 染色)。

第二节　中枢神经系统常见的并发症

中枢神经系统疾病最常见并且重要的并发症为脑水肿、脑积水和颅内压升高,脑水肿和脑积水可引起或加重颅内压升高,三者可合并发生,互为因果,后果严重可导致死亡。

一、脑水肿

脑组织中由于液体过多贮积而形成脑水肿(brain edema),这是颅内压升高的一个重要原因。许多病理过程如缺氧、创伤、梗死、炎性反应、肿瘤、中毒等均可伴发脑水肿。常见脑水肿的类型为:

1. 血管源性脑水肿　最为常见,是血管通透性增加的结果,当毛细血管内皮细胞受损,血-脑脊液屏障发生障碍时,或新生毛细血管尚未建立血-脑脊液屏障时(如肿瘤及脑脓肿周围有大量的新生毛细血管),血液中的液体大量渗入细胞外间隙,引起脑水肿。白质水肿较灰质更为明显。此型水肿常见于脑肿瘤、出血、创伤或炎性反应时。水肿液富含蛋白质。

2. 细胞毒性脑水肿　多见于缺血或中毒引起的细胞损害。由于细胞膜的钠-钾依赖性 ATP 酶失活,细胞内水钠滞留,引起细胞(神经细胞、胶质细胞、内皮细胞)肿胀,细胞外间隙减小。此型水肿可同样累及灰质和白质。

上述两型水肿常同时存在,在缺血性脑病时更为显著。脑水肿的肉眼形态为脑体积和重量增加，脑回宽而扁平，脑沟狭窄，白质水肿明显，脑室缩小，严重的脑水肿常同时有脑疝形成。镜下，脑组织疏松，细胞和血管周围空隙变大，灰质变化较白质更加明显。电镜下，细胞外间隙增宽，星形胶质细胞足突肿胀（血管源性水肿），或无间隙增宽仅有细胞肿胀（细胞毒性水肿）。

二、脑积水

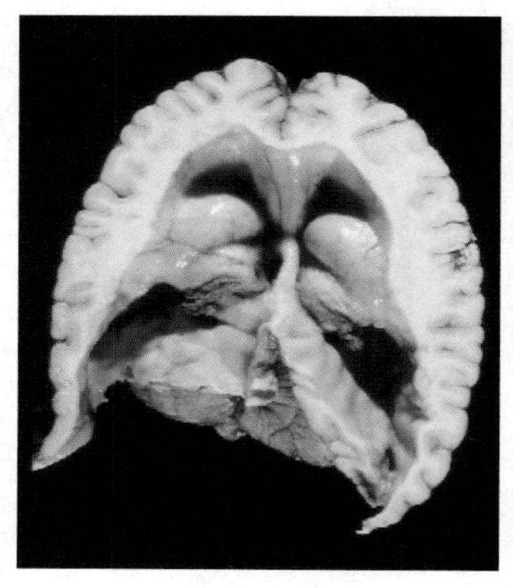

图 20－8　脑积水

注：大脑侧脑室明显扩张，脑组织受压萎缩，基底节突现于脑室内。

脑脊液含量增多，并往往伴脑室扩张称为脑积水(hydrocephalus)。脑积水可分为：

1. 阻塞性或非交通性脑积水　发生的主要原因是脑脊液循环的通路被阻断。引起原因有先天畸形、炎性反应、外伤、肿瘤、蛛网膜下腔出血等。表现为部分脑室的扩张。

2. 交通性脑积水　脑脊液在脑室内流动通畅，但因蛛网膜颗粒或绒毛吸收脑脊液障碍所致。此外，脉络丛乳头状瘤分泌过多脑脊液也可导致脑积水。常表现为全脑室的扩张。

轻度脑积水时，脑室轻度扩张，脑组织呈轻度萎缩。严重脑积水时，脑室高度扩张，脑组织受压萎缩、变薄，脑实质甚至可菲薄如纸，神经组织大部分萎缩而消失（图20－8）。

婴幼儿在颅骨闭合前如发生脑水肿，可出现进行性头颅变大，颅骨缝分开，前囟扩大；颅内压增高较轻，头痛、呕吐、视乳头水肿也出现较晚。但由于大脑皮质萎缩，患儿往往出现智力减退，肢体瘫痪。成人脑积水，因颅腔不能增大，颅内压增加的症状发生较早，也较严重。

三、颅内压升高及脑疝形成

（一）颅内压升高

侧卧位的脑脊液压超过 2 kPa（正常为 0.6～1.8 kPa）即为颅内压增高，这是由于颅内容物的容积增加，超过了颅腔所能代偿的极限所致。颅内压增高的主要原因是颅内占位性病变和脑积水。常见的占位性病变为脑出血和血肿形成（如创伤、高血压、脑出血等）、脑梗死、肿瘤、炎性反应（如脑膜脑炎、脑脓肿等）、脑膜出血等，其后果与病变的大小及其增大的速度有关，上述疾病状态下伴随的脑水肿可加重颅压的升高。颅内压升高可分为三个不同的时期。

1. 代偿期　通过反应性血管收缩使脑血流灌注减少，或者通过形成减少或者吸收增加降低脑脊液含量，颅内空间相对增加，以代偿占位性病变引起的脑容积增加。

2. 失代偿期　占位性病变和脑水肿持续存在或逐渐加重，超过颅腔代偿能力，可引起头痛、呕吐、眼底视乳头水肿、意识障碍、血压升高及反应性脉搏变慢和脑疝形成。

3. 血管运动麻痹期　颅内压严重升高使脑组织灌流压降低，致使脑缺氧造成脑组织损害和血管扩张，脑水肿加重，患者发生昏迷及并发症，严重者可导致死亡。

(二) 脑疝形成

颅内压的升高可引起脑移位、脑室变形、使部分脑组织嵌入颅脑内的分隔（大脑镰、小脑天幕）和颅骨孔道（如枕骨大孔等）导致脑疝(herniation)形成（图 20－9）。常见的脑疝有以下类型。

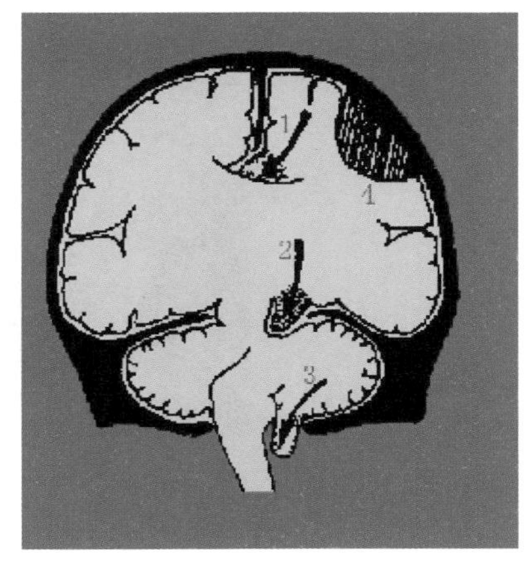

图 20－9　脑疝模式图

注：1. 扣带回疝；2. 海马沟回疝；3. 小脑扁桃体疝；4. 占位病变。

1. 扣带回疝　又称大脑镰下疝，是因一侧大脑半球特别是额、顶、颞叶的血肿或肿瘤等占位性病变，引起中线向对侧移位，同侧扣带回从大脑镰的游离边缘向对侧膨出，形成扣带回疝。疝出的扣带回背侧受大脑镰边缘压迫形成压迹，受压处的脑组织发生出血或坏死。此外大脑前动脉的胼胝体支也可受压引起相应脑组织梗死。大脑冠状面上可见对侧的侧脑室抬高，第三脑室变形，状如新月。

2. 小脑天幕疝　又称海马沟回疝。位于小脑天幕以上的额叶或颞叶内侧的肿瘤、出血或梗死等病变引起脑组织体积肿大，导致颞叶的海马沟回经小脑天幕孔向下膨出。海马沟回疝可导致以下后果：①同侧动眼神经在穿小脑天幕裂孔处受压，引起同侧瞳孔一过性缩小，继之散大固定，及同侧眼上视和内视障碍；②中脑及脑干受压后移，可导致意识丧失；导水管变狭窄，脑脊液循环受阻加剧颅内压的升高；血管牵拉过度，引起中脑和桥脑上部出血梗死，称为继发性脑干出血，常呈线样或火焰状，可导致昏迷死亡；③中脑侧移，使对侧中脑的大脑脚抵压于该侧小脑天幕锐利的游离缘上形成 Kernohan 切迹。严重时该处脑组织（含锥体束）出血坏死，导致同侧的肢体瘫痪，引起假定位症；④压迫大脑后动脉引起同侧枕叶距状裂脑组织出血性梗死（图 20－10）。

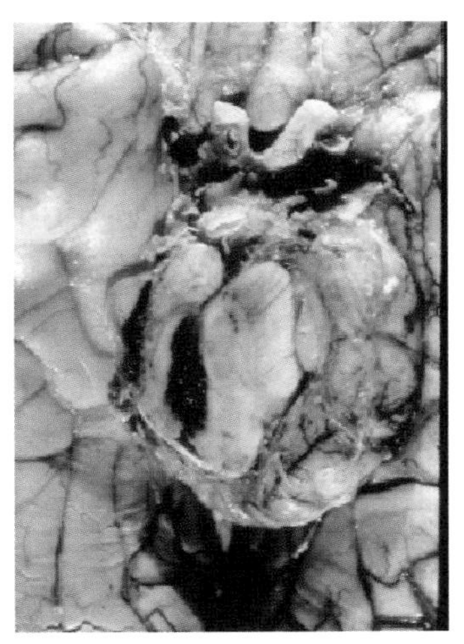

图 20－10　海马沟回疝

注：右侧海马沟回自上而下疝入小脑天幕裂孔，引起中脑向左侧移位，造成中脑导水管周围出血梗死（血管牵拉所致）和中脑左侧部分组织（包括部分锥体束）出血性性坏死（受左小脑天幕游离缘抵压所致）。

3. 小脑扁桃体疝　又称枕骨大孔疝。主要由于颅内高压或后颅凹占位性病变将小脑和延髓推向枕骨大孔并向下移位而形成小脑扁桃体疝。疝入枕骨大孔的小脑扁桃体和延髓成圆锥形，其腹侧出现枕骨大孔压迹（图 20－11），由于延髓受压，基本生命中枢及脑干网状结构受损，严重时可引起呼吸变慢甚至骤停，接着心脏停搏而猝死。

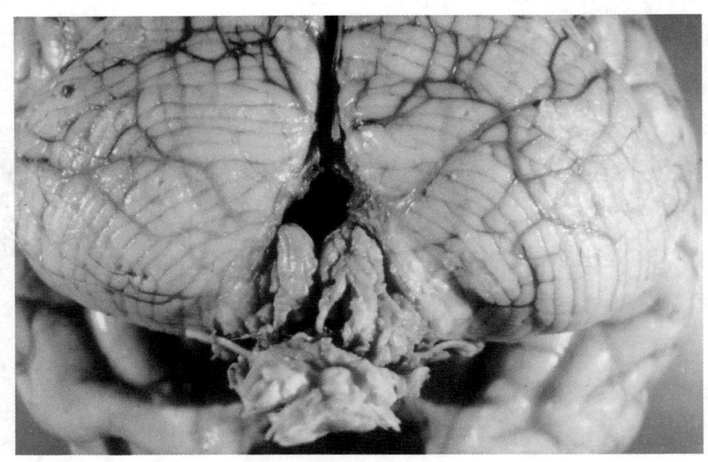

图 20－11　小脑扁桃体疝

注：双侧小脑扁桃体部分脑组织疝入枕骨大孔，组织明显坏死。

第三节　缺氧与脑血管病

脑血管疾病的发病率和死亡率均为第一位。在我国其发病率是心肌梗死的 5 倍。脑重量仅为体重的 2%，但其耗氧量则占全身耗氧量的 20%，其所需血供占心输出量的 15%。脑组织不能储存能量，也不能进行糖的无氧酵解，因此其对氧和血供的要求特别高。脑缺血可激活谷氨酸（兴奋性氨基酸递质）受体，导致大量 Ca^{2+} 进入神经元，致使神经元死亡。尽管机体存在一系列的代偿调节机制（如脑底动脉环的存在可使局部缺血区域得到一定程度的供需补偿；缺血缺氧时脑血管扩张，全身其他器官血管收缩以进行血液重新分配等），但这种调节机制仍有一定的限度，一旦超过极限，即可造成神经元损伤。

严格意义上来讲，缺氧（hypoxia）与缺血（ischemia）是不同的。前者是指由于血氧携带能力的下降或组织利用氧气能力的下降而导致的局部氧气供应不足；后者是指一过性的或持续性的局部血液循环的终止而导致的神经元氧气供应终止，见于脑低灌流（如低血压、休克等）或血管的阻塞（血栓形成、栓塞等）。

一、缺血性脑病

缺血性脑病（ischemic encephalopathy）是指由于低血压、心脏骤停、失血、低血糖、窒息等原因引起的广泛脑损伤。

1. 影响病变的因素　脑的不同部位和不同的细胞对缺氧的敏感性不尽相同。大脑较脑干各级中枢更为敏感。大脑灰质较白质敏感。各类细胞对缺氧敏感性由高至低依次为：神经元、星形胶质细胞、少突胶质细胞、内皮细胞。神经元中以皮质第 3、5、6 层细胞，海马锥体细胞和小脑蒲肯野细胞最为敏感，在缺血(氧)时首先受累。

脑损伤程度取决于缺血(氧)的程度和持续时间以及患者的存活时间。轻度缺氧往往无明显病变，重度缺氧仅存活数小时的患者尸检时也可无明显病变。只有中度缺氧，存活时间在 12 小时以上者才出现典型病变。

此外，损伤的部位还和局部血管分布、血管状态有关。在发生缺血(氧)时，动脉血管的远心端供血区域最易发生灌流不足。大脑分别由来自颈内动脉的大脑前动脉、大脑中动脉和来自椎动脉的大脑后动脉供血。其中大脑前动脉供应大脑半球的内侧面和大脑凸面的额叶、顶叶近矢状缝宽约 1～1.5 cm 的区域。大脑中动脉则供应基底核、纹状体、大脑凸面的大部分区域。而大脑后动脉则供应颞叶的底部和枕叶。这样在 3 支血管的供应区之间存在一个“C”形分布的血供边缘带，该带位于大脑凸面，与矢状缝相平行，且旁开矢状缝 1～1.5 cm (图 20－12)。发生缺血性脑病时，该区域最易受累。然而并非每例缺血性脑病病灶都呈“C”形，病灶的形状还受局部血管管径的影响，如果某支血管管径相对较小，或局部动脉粥样硬化，则其供血区较易受累。

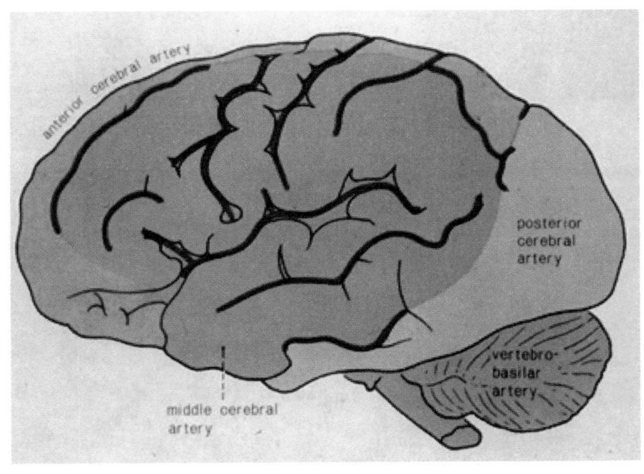

图 20－12　大脑血供分区图

注：大脑凸面橘红色区域为大脑前动脉供血区，黄色为大脑中动脉供血区，蓝色为大脑后动脉供血区。三个供血区的交界处呈“C”形，为大脑供血区边缘带。

2. 病理变化　脑缺血的组织学变化在缺血 12 小时以后才较明显：神经元出现中央性尼氏体溶解和坏死(红色神经元)；髓鞘和轴突崩解；星形胶质细胞肿胀。1～2 天出现脑水肿，中性粒细胞和巨噬细胞浸润，并开始出现泡沫细胞。第 4 天星形胶质细胞明显增生，出现修复反应。大约 30 天左右形成蜂窝状胶质瘢痕。

缺血性脑病的常见类型：①层状坏死。大脑皮质第 3、5、6 层神经元坏死、脱失和胶质化，引起皮质神经细胞层的中断。②海马硬化。海马锥体细胞损伤、脱失、胶质化。③边缘带梗死。图 20－13 显示了边缘带梗死大脑。梗死的范围与血压下降的程度和持续时间有关，如血压持续下降，则梗死区自远心端向次远心端扩大，即“C”形梗死区向两侧扩大，并自大脑顶部向颅底发展。大脑缺血性脑病边缘带梗死的极端情况是全大脑梗死(图 20 - 14),但脑干的各核团由于对缺血(氧)的敏感性较低仍可存活。患者靠呼吸器维持生命,意识丧失,成为植物人。如何对待这样的患者则成为目前医学伦理学和医疗实践的难题,因为植物人已失去了恢复知觉的物质基础。其大脑最终成为由脑膜包裹、秽暗无结构的坏死组织,称为呼吸器脑。

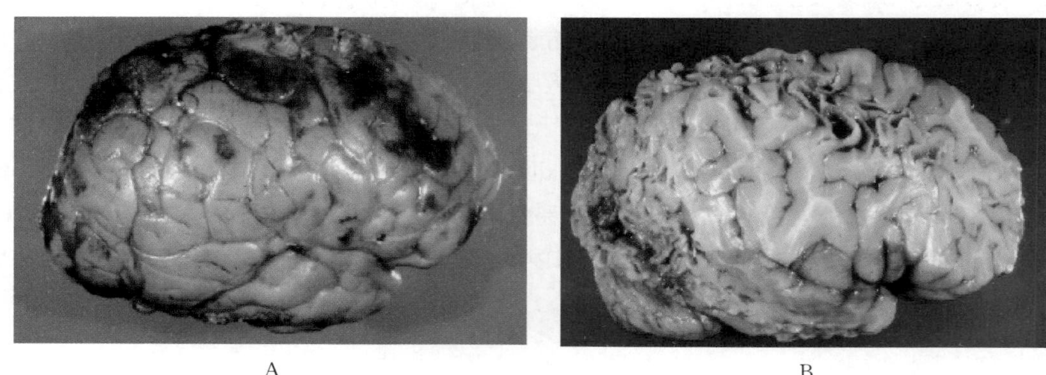

A B

图 20 - 13 大脑缺血性脑病

注:A. 大脑前、中、后动脉血供边缘带出血性梗死灶呈"C"形。B. 陈旧性"C"梗死灶切面呈蜂窝状。

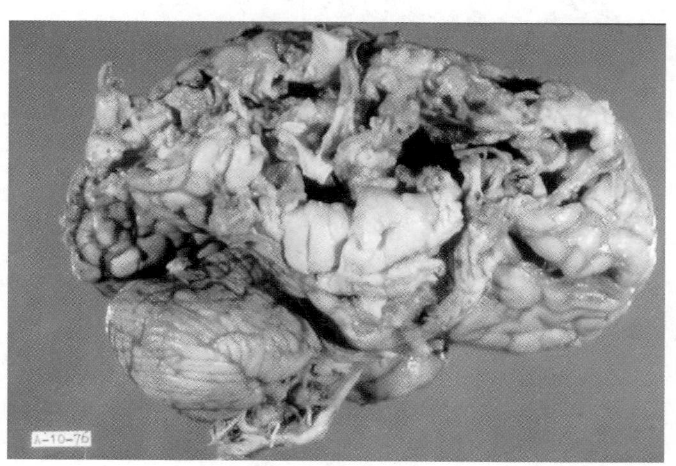

图 20 - 14 全大脑梗死-呼吸器脑

注:全大脑梗死,大脑灰暗,取脑致部分大脑破损,脑干及小脑无异常改变。

二、阻塞性脑血管病

脑梗死是由于血管阻塞引起局部血供中断所致。大动脉,如颈内动脉、椎动脉之间存在脑底动脉环,故其中一支阻塞时一般不引起梗死。中等动脉,如大脑前动脉、大脑中动脉等,其终末支之间仅有部分吻合,血管管腔阻塞可导致梗死,但梗死区小于该血管供应区。小动脉，如豆纹动脉、皮质穿支则少有吻合支，一旦发生阻塞，梗死的范围和血管供应区基本一致。

引起脑梗死的血管阻塞，可以是血栓性阻塞，也可以是栓塞性阻塞。

（一）血栓性阻塞

血栓性阻塞常发生在动脉粥样硬化的基础上，粥样硬化好发于颈内动脉与大脑前动脉、中动脉分支处，及后交通动脉、基底动脉等处。粥样斑块本身、斑块内出血、附壁血栓均可阻塞血管。这种阻塞发展较慢。血栓性阻塞所致脑梗死的症状常在数小时或数天内不断发展，表现为偏瘫、神志不清、失语。在发生血管阻塞以前患者可有一过性的局部神经系统症状或体征称为一过性脑缺血症（transient ischemic attacks，TIAs）。三分之一具有 TIAs 病史的患者在 5 年内可出现脑梗死。

（二）栓塞性阻塞

栓子可来源于全身各处，但以心源性栓子居多。病变常累及大脑中动脉供应区。其发生往往比较突然，以致临床表现急骤，预后也较差。

脑梗死有贫血性和出血性之分。由于局部动脉血供中断引起的梗死一般为贫血性。但如果其后梗死区血供又有部分恢复（如栓子碎裂并随再通灌流的血液远行）则再灌流的血液可经遭缺氧损害的血管壁大量外溢，使贫血性梗死转变成出血性梗死。大静脉（矢状窦或大脑深部静脉，如 Galen 静脉）血栓形成先引起组织严重淤血，继而发展为淤血性梗死，也属出血性梗死。

脑梗死的肉眼变化要在数小时后才能辨认。梗死区灰质暗淡，灰质、白质界线不清，2～3 天后局部水肿，夹杂有出血点。一周后坏死组织软化，最后液化形成蜂窝状囊腔。组织学变化与缺血性脑病基本一致。值得注意的是，由于脑膜和皮质之间有吻合支存在，所以梗死灶内皮质浅层的分子层结构常保存完好，这是脑梗死和脑挫伤的形态学鉴别要点。

腔隙性梗死（lacunae）是直径小于 1.5 cm 的囊性病灶，常呈多发性。可见于基底核、内囊、丘脑、脑桥基底部与大脑白质。引起腔隙状坏死的原因，可以是在高血压基础上引起的小出血，也可以是深部细动脉阻塞（栓塞或高血压性血管玻璃样变）引起的梗死。除非发生在特殊的功能区，腔隙性梗死可无临床表现。有时仅表现为受累血管周围间隙扩大，而无明显的组织坏死。

长期的高血压患者由于多次灰质、白质梗死可引发局部神经功能的障碍、步态异常及认知功能的下降，这一症状被称为血管性痴呆（vascular dementia）。当损伤主要累及大脑白质，产生广泛的髓鞘及轴索的损伤被称为 Binswanger 病（Binswanger disease）。

三、脑出血

脑出血（brain hemorrhage）包括脑内出血、蛛网膜下腔出血和混合性出血。颅脑外伤则常可引起硬脑膜外出血和硬脑膜下出血。

（一）脑内出血

高血压病是脑内出血（intracerebral hemorrhage）的最常见原因，其发生机制详见高血压病。高血压引起的脑血管疾病包括腔隙性梗死（lacunae）、裂缝性出血（slit hemorrhage）、高血压性脑病（hypertensive encephalopathy）以及广泛的高血压性颅内出血（massive hypertensive intracerebral hemorrhage）。

大块型脑出血常急骤起病，患者突感剧烈头痛，随即频繁呕吐、意识模糊，继而昏迷，神经系统体征依出血的部位和出血范围而定。基底核外侧型出血常引起对侧肢体偏瘫；内侧型出血易破入侧脑室和丘脑，脑脊液常为血性，预后极差。此外，脑桥出血以两侧瞳孔极度缩小呈针尖样改变为特征。小脑出血则表现为出血侧后枕部剧痛及频繁呕吐。脑内出血的直接死亡原因多为并发脑室内出血或严重的脑疝。

部分慢性高血压患者可产生微小动脉瘤，多累及直径小于 300 μm 的小动脉，主要见于基底节，是引起这一部位出血的主要原因。

裂缝性出血（slit hemorrhage）是由于高血压引发小的颅内穿支血管破裂而产生的出血。后期血液被吸收，遗留裂缝样软化灶，周围可见吞噬含铁血黄素的巨噬细胞以及胶质化的产生。

高血压脑病（hypertensive encephalopathy）为高血压的并发症。临床表现为中枢神经功能障碍，包括头痛、昏迷、呕吐以及意识的丧失甚至陷入昏迷。如不及时救治容易死亡。死后尸检证实脑组织广泛水肿，可伴脑疝。细小动脉纤维蛋白素样坏死并产生分布广泛的灰、白质小灶性出血。

脑出血也见于血液病、血管瘤破裂等。另外，约有 10％的 70 岁以上脑内出血患者，其出血由脑血管壁淀粉样变（cerebral amyloid angiopathy，CAA）所致。

伴皮质下梗死和白质脑病的常染色体显性遗传性脑动脉病（cerebral autosomal dominant arteriopathy with subcortical infarcts and leukoencephalopathy，CADASIL）较少见，是由于穿膜蛋白 Notch3 受体基因突变而引发的多灶性梗死及认知功能的下降。HE 切片中可见脑血管的外膜及中层明显增厚，平滑肌明显变性，PAS 染色及电镜可见颗粒状电子致密物沉积。由于全身脏器中的血管有病变，因此对疑似病例进行皮肤活检即可确诊。

（二）蛛网膜下腔出血

自发性蛛网膜下腔出血（subarachnoid hemorrhage）占脑血管意外的 10％～15％，临床表现为突发剧烈头痛、脑膜刺激征和血性脑脊液，其常见的原因在青年人多为先天性球形动脉瘤破裂，老年人常系动脉粥样瘤破裂所致。瘤体好发于基底动脉环的前半部，并常呈多发性，因此有些患者可多次出现蛛网膜下腔出血。先天性球形动脉瘤常见于动脉分支处，由于该处平滑肌或弹力纤维的缺如，在动脉压的作用下膨大形成动脉瘤。动脉瘤一旦破裂，则可引起整个蛛网膜下腔积血。大量出血可导致患者死亡。蛛网膜下腔出血常引起颅内血管的严重痉挛，进而导致脑梗死，患者可因此死亡。蛛网膜下腔出血机化则可造成脑积水。

（三）混合性出血

混合性出血常由动静脉畸形（arteriovenous malformations，AVMs）引起。AVMs 是指走行扭曲、管壁结构异常、介于动脉和静脉之间的一类血管，其管腔大小不一，可以成簇成堆出现。约 90％AVM 分布于大脑半球浅表层，因此其破裂常导致脑内和蛛网膜下腔的混合性出血。患者除出现脑出血和蛛网膜下腔出血的表现外，常可有癫痫史。脑干 AVM 破裂出血，常可致命。

第四节　中枢神经系统常见传染病

中枢神经系统的感染可由病毒、细菌、立克次体、螺旋体、真菌和寄生虫等引起。

病原体可通过下列途径入侵中枢神经系统：①血源性感染，如脓毒血症的感染性栓子等；②局部扩散，如颅骨开放性骨折、乳突炎、中耳炎和鼻窦炎等；③直接感染，如创伤或医源性（腰椎穿刺等）感染；④经神经感染，某些病毒如狂犬病毒可沿周围神经，单纯疱疹病毒可沿嗅神经、三叉神经入侵中枢神经而引起感染。

一、细菌性疾病

常见的颅内细菌性感染为脑膜炎和脑脓肿（brain abscess）。后者常为血源性感染（如肺脓肿、感染性细菌性心内膜炎、败血症等）和局部感染蔓延（如中耳炎、鼻窦炎）所致。在此重点介绍脑膜炎。

脑膜炎（meningitis）包括硬脑膜炎（pachymeningitis）和软脑膜炎（leptomeningitis）。硬脑膜炎多继发于颅骨感染。由于抗生素的广泛应用，该病发病率已大为降低。因此，目前所谓的脑膜炎是指软脑膜（leptomeninges）炎症，包括蛛网膜（arachnoid）和软脑脊膜（pia mater）以及脑脊液的感染。严重及病程较长者常可累及其下的脑实质导致脑膜脑炎。

脑膜炎有 3 种基本类型：化脓性脑膜炎（多由细菌引起），淋巴细胞性脑膜炎（一般为病毒所致）和慢性肉芽肿性脑膜炎（可由结核杆菌、梅毒螺旋体、布氏杆菌及真菌引起）。在此叙述急性化脓性脑膜炎。结核性脑膜炎将在结核病中介绍。

急性化脓性脑膜炎的致病菌，因患者年龄而异。新生儿及婴幼儿脑膜炎常见的致病菌是大肠杆菌、B 族链球菌和流感杆菌。脑膜炎双球菌性脑膜炎则最多见于儿童和青少年。肺炎球菌性脑膜炎见于幼儿（源于中耳炎）和老年人（肺炎的并发症）。金黄色葡萄球菌脑膜炎常是败血症的并发症。下面以流行性脑脊髓膜炎为例叙述急性化脓性脑膜炎。

流行性脑脊髓膜炎（epidemic cerebrospinal meningitis）是由脑膜炎双球菌引起的急性化脓性脑膜炎。多为散发性，在冬春季可引起流行，称为流行性脑膜炎。患者多为儿童及青少年。临床上可出现发热、头痛、呕吐、皮肤瘀点（斑）和脑膜刺激征，部分患者可出现中毒性休克。

1. 病因与发病机制　脑膜炎双球菌具有荚膜，能抵抗体内白细胞的吞噬作用，并能产生内毒素，可引起小血管或毛细血管的出血、坏死，致使皮肤、粘膜出现瘀点或瘀斑。致病菌定位于软脑膜，引起化脓性炎症。

该致病菌存在于患者和带菌者的鼻咽部，借飞沫经呼吸道传染。细菌进入上呼吸道后，大多数人只引起局部炎性反应，成为带菌者。部分机体抵抗力低下的患者，细菌可从上呼吸道粘膜侵入血流，并在血中繁殖，引起菌血症或败血症。约 2%～3% 抵抗力低下的患者，病菌到达脑（脊）膜引起脑膜炎。化脓菌在蛛网膜下腔的脑脊液循环中迅速繁殖、播散，因此脑膜炎症一般呈弥漫性分布。

2. 病理变化 肉眼观，脑脊膜血管高度扩张充血，病变严重的区域蛛网膜下腔充满灰黄色脓性渗出物，覆盖着脑沟脑回，以致结构模糊不清（图 20－15），边缘病变较轻的区域可见脓性渗出物沿血管分布。在渗出物较少的区域，软脑膜往往略带浑浊。脓性渗出物可累及大脑凸面矢状窦附近或脑底部视神经交叉及邻近各池（如交叉池、脚间池）。由于炎性渗出物的阻塞，脑脊液循环发生障碍，可引起不同程度的脑室扩张。

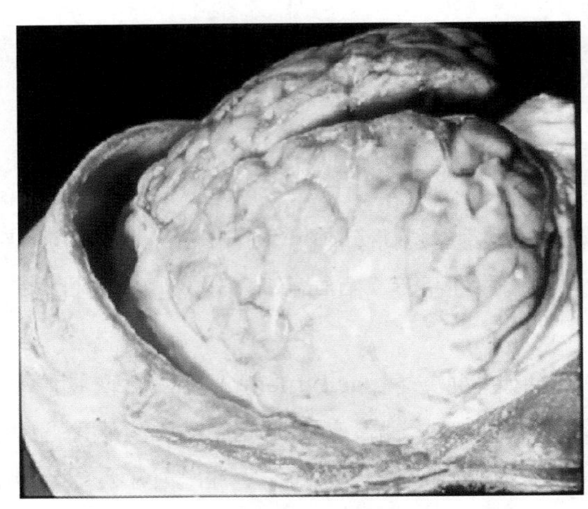

图 20－15 化脓性脑膜炎（大体）

注：脑组织表面大量脓液积聚，导致沟、回结构不清。

镜下，蛛网膜血管高度扩张充血，蛛网膜下腔增宽，其中有大量中性粒细胞及纤维蛋白渗出和少量单核细胞、淋巴细胞浸润（图 20－16）。用革兰染色，在细胞内外均可找到致病菌。脑实质一般并不受累，邻近的脑皮质可有轻度水肿，由于内毒素的弥散作用可使神经元发生不同程度的变性。脑膜及脑室附近脑组织小血管周围可见少量中性粒细胞浸润。病变严重者，动、静脉管壁可受累并进而发生脉管炎和血栓形成，从而导致脑实质的缺血和梗死。

3. 临床病理联系 急性化脓性脑膜炎在临床上除了发热等感染性全身性症状外，常有下列神经系统症状：①颅内压升高症状。头痛、喷射性呕吐、小儿前囟饱满等。这是由于脑膜血管充血，蛛网膜下腔渗出物堆积，蛛网膜颗粒因脓性渗出物阻塞而影响脑脊液吸收所致。如伴有脑水肿，则颅内压升高更加显著；②脑膜刺激征。临床表现为三大体征。炎症累及脊髓神经根周围的蛛网膜、软脑膜，致使神经根在通过椎间孔处受压，当颈部或背部肌肉运动时可引起疼痛。颈项强直是颈部肌肉对上述情况所发生的一种保护性痉挛状态。在婴幼儿，由于腰背肌肉发生保护性痉挛可引起角弓反张（episthiotonus）。Kernig 征（屈髋伸膝征）阳性，是由于腰骶节段神经后根受到炎症波及而受压所致，当屈髋伸膝试验时，坐骨神经

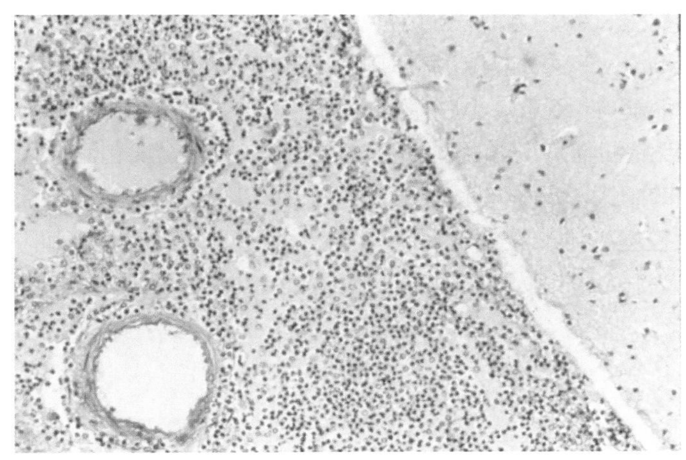

图 20-16　化脓性脑膜炎(镜下)

注:脑实质表面软脑膜血管扩张,充血,蛛网膜下腔内大量中性粒细胞浸润。

受到牵引,腰神经根因压痛而呈现阳性体征;Brudzinski 征是患者仰卧,下肢自然伸直,当枕部被托举时产生的双膝和髋关节屈曲。③脑神经麻痹。由于基底部脑膜炎累及自该处出颅的Ⅲ、Ⅳ、Ⅴ、Ⅵ和Ⅶ对脑神经,因而引起相应的神经麻痹征。

脑脊液的变化为压力升高,浑浊不清,含大量脓细胞,蛋白增多,糖减少,经涂片和培养检查可找到病原体。脑脊液检查是本病诊断的一个重要依据。

4. 结局和并发症　由于及时治疗和抗生素的应用,大多数患者可痊愈,病死率已由过去70%～90%降低到5%～10%以下。如治疗不当,病变可由急性转为慢性,并可发生以下后遗症:①脑积水,由于脑膜粘连、脑脊液循环障碍所致;②脑神经受损麻痹,如耳聋、视力障碍、斜视和面神经瘫痪等;③颅底脉管炎致管腔阻塞,引起相应部位脑缺血和梗死。

暴发性脑膜炎球菌败血症是暴发型脑脊膜炎的一种类型,多见于儿童。本病起病急骤,主要表现为周围循环衰竭、休克和皮肤大片紫癜。与此同时,两侧肾上腺严重出血,肾上腺皮质功能衰竭,称为沃-弗综合征,其发生机制主要是大量内毒素释放所引起的弥漫性血管内凝血,病情凶险,常在短期内因严重败血症死亡,患者脑膜病变轻微。

二、病毒性疾病

引起中枢神经系统病毒性疾病的病毒种类繁多,如疱疹病毒(DNA 病毒,包括单纯疱疹病毒、带状疱疹病毒、EB 病毒、巨细胞病毒)、肠源性病毒(小型 RNA 病毒,包括脊髓灰质炎病毒、Coxackie 病毒、ECHO 病毒)、虫媒病毒(RNA 病毒,包括乙型脑炎病毒、森林脑炎病毒)、狂犬病病毒以及人类免疫缺陷病毒(HIV)等。本节主要介绍乙型脑炎和狂犬病。经世界卫生组织确认,我国已消灭脊髓灰质炎,因此本书不再列入此病。

中枢神经系统病毒感染具有下列特点:①绝对细胞内寄生,不同的病毒可定位于不同的细胞,或定位于不同的核团。例如,疱疹病毒主要寄生于颞叶及顶叶眶部的神经元,而乙型脑炎主要累及大脑皮质、基底节和视丘的神经元。引起进行性多灶性白质软化(progressive multifocal leukomalacia, PML)的JC病毒则以少突胶质细胞为主要靶细胞。②病毒感染的细胞病变可有细胞溶解(神经元),小胶质细胞增生可形成小胶质细胞结节或可有多核巨细胞形成(HIV阳性巨噬细胞)。感染细胞的胞质或胞核中可出现包涵体,其中受染狂犬病病毒的神经元胞质中的内氏小体具有诊断意义(图20-17)。③浸润的炎症细胞以淋巴细胞(包括T、B细胞)、巨噬细胞和浆细胞为主,常环绕血管,集聚于V-R间隙形成血管套,亦称为淋巴细胞袖套现象(lymphatic vascular cuffing)(图20-18)。病变处于修复期则可以出现星形胶质细胞结节。

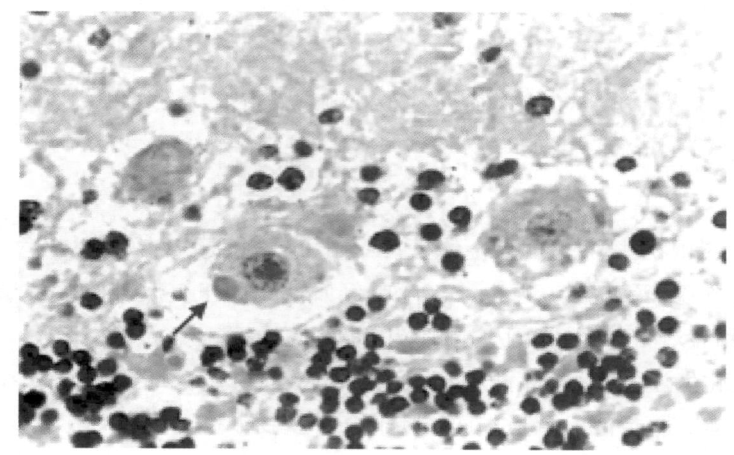

图20-17 内氏小体

注:狂犬病患者小脑浦肯野细胞胞质中可见大小不等伊红色内氏小体(HE染色)。

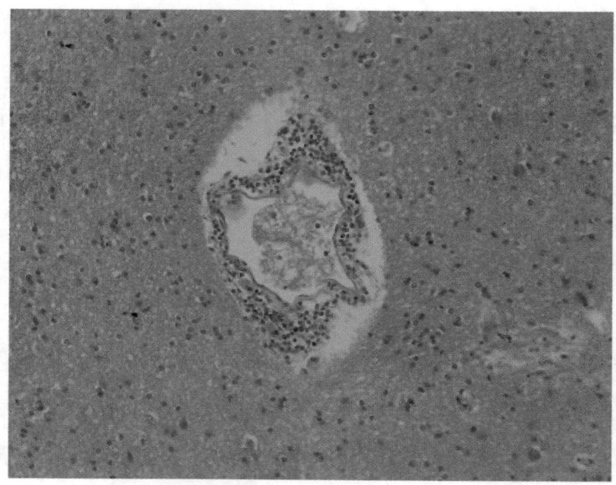

图20-18 淋巴细胞血管套

注:脑组织血管周围见以淋巴细胞及巨噬细胞为主的渗出,环绕血管呈袖套状外观。

(一) 流行性乙型脑炎

流行性乙型脑炎(epidemic encephalitis B)是乙型脑炎病毒感染所致的急性传染病,多在夏秋季流行。本病起病急、病情重、死亡率高,临床表现为高热、嗜睡、抽搐、昏迷等。儿童发病率明显高于成人,尤以10岁以下儿童为多,约占乙型脑炎的50%～70%。

1. 病因与发病机制　乙型脑炎病毒为RNA病毒。其传播媒介和长期贮存宿主为蚊(在我国主要为三节吻库蚊)。在自然界,其循环规律为:动物—蚊—动物,在牛、马、猪等家畜中隐性感染率甚高,一般仅出现病毒血症,成为人类疾病的传染源和贮存宿主。带病毒的蚊叮人吸血时,病毒可侵入人体,先在局部血管内皮细胞及全身单核巨噬细胞系统中繁殖,然后入血引起短暂性病毒血症。病毒能否进入中枢神经系统,取决于机体免疫反应和血-脑脊液屏障功能状态。凡免疫能力强,血-脑脊液屏障功能正常者,病毒不能进入脑组织致病,故成为隐性感染,多见于成人;免疫功能低下、血-脑脊液屏障功能不健全者,病毒可侵入中枢神经系统而致病,由于受染细胞表面有膜抗原存在,从而激发体液免疫和细胞免疫,导致损伤和病变的发生。

2. 病理变化　本病病变广泛累及整个中枢神经系统灰质,但以大脑皮质及基底核、视丘最为严重,小脑皮质、延髓及脑桥次之,脊髓病变最轻,常仅限于颈段脊髓。

肉眼观:脑膜充血,脑水肿明显,脑回宽,脑沟窄;切面上在皮质深层、基底核、视丘等部位可见粟粒或针尖大小的半透明软化灶,其边界清楚,弥散分布或聚集成群。

镜下,可出现以下病变:

(1) 血管变化和炎性反应:血管高度扩张充血,可发生明显的淤滞,血管周围间隙增宽,脑组织水肿,有时可见环状出血。灶性炎症细胞浸润多以变性坏死的神经元为中心,或围绕血管周围间隙形成血管套。浸润的炎性细胞以淋巴细胞、单核细胞和浆细胞为主,仅在早期有为数不多的中性粒细胞。

(2) 神经细胞变性、坏死:病毒在神经细胞内增殖,导致细胞损伤,表现为细胞肿胀、尼氏体消失、胞质内空泡形成、核偏位等。病变严重者神经细胞可发生核固缩、溶解、消失。可见嗜神经细胞现象。

(3) 软化灶形成:灶性神经组织的坏死、液化,形成镂空筛网状软化灶,对本病的诊断具有一定的特征性。病灶呈圆形或卵圆形,边界清楚(图20-19),分布广泛,除大脑(顶叶、额叶、海马回)皮质灰、白质交界处外,丘脑、中脑等处也颇常见。关于软化灶发生的机制至今尚未能肯定,除病毒或免疫反应对神经组织可能造成的损害外,病灶的局灶性分布提示局部循环障碍(淤滞或小血管中透明血栓形成)可能也是造成软化灶的一个因素。

(4) 胶质细胞增生:小胶质细胞增生明显,形成小胶质细胞结节,后者多位于小血管旁或坏死的神经细胞附近。少突胶质细胞的增生也很明显。星形胶质细胞增生和胶质瘢痕形成,在亚急性或慢性病例中较为多见。

3. 临床病理联系　嗜睡和昏迷常是最早出现和主要的症状,因神经元广泛受累所致。脑神经核受损导致脑神经麻痹症状。由于脑内血管扩张充血、血流淤滞、血管内皮细胞受损,使血管通透性增高而引起脑水肿和颅内压升高,患者常出现头痛、呕吐。严重的颅内压

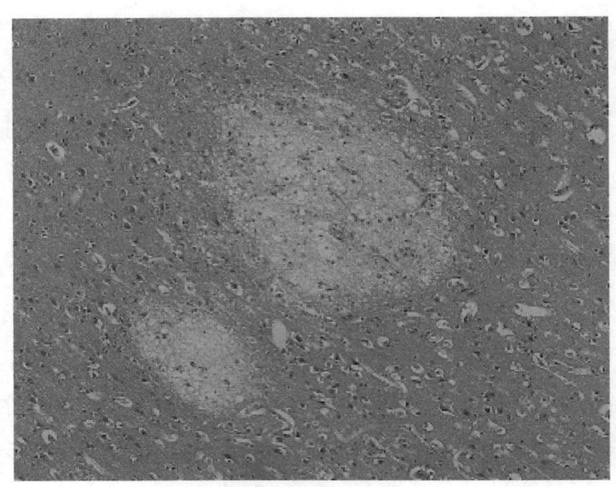

图 20 - 19　流行性乙型脑炎——筛状软化灶

注：脑组织内见圆形或卵圆形境界清楚之镂空筛状软化灶。病灶内为液化性坏死的神经组织碎屑及吞噬细胞。

增高可引起脑疝，其中小脑扁桃体疝可致延髓呼吸中枢受压呼吸骤停而致死。由于脑膜有不同程度的反应性炎症，临床上有脑膜刺激征和脑脊液中细胞数增多的现象。

本病患者经过治疗，多数可在急性期后痊愈，脑部病变逐渐消失。病变较重者，可出现痴呆、语言障碍、肢体瘫痪及脑神经麻痹引起的吞咽困难、中枢神经性面瘫、眼球运动障碍等，这些表现经数月之后多能恢复正常。少数病例不能完全恢复而留下后遗症。

（二）狂犬病

狂犬病(rabies)是由狂犬病病毒(rabies virus，RV)所致的传染病，人类发病多因被带毒动物咬伤所致。潜伏期可为数周至数年。临床表现为激惹、恐水(又称恐水症)、喉痉挛等，最后因昏迷、呼吸和循环衰竭而死亡。本病病情重，死亡率几乎高达100%。

1. 病因与发病机制　狂犬病病毒为单链 RNA 病毒，呈子弹状，属弹状病毒科。人感染狂犬病病毒主要是由狗咬伤或抓伤引起，偶而可由猫抓伤引起。另外，携带狂犬病病毒的野生动物狼、狐狸、臭鼬、浣熊、蝙蝠也可造成传播。人主要因被上述动物咬伤而感染，也有通过气雾吸入和角膜移植而致病的报告。狂犬病在我国还时有发生，2019 年中国狂犬病发病数量为 290 例死亡人数为 276 例。

狂犬病病毒是一种嗜神经病毒，其病毒的传播是通过快速的跨突触转运方式进行的。病毒从入侵部位，通过神经肌接头或神经末稍经逆性转运到达脊髓，再沿脊髓到达中枢，导致脑和脊髓的病毒感染反应。病毒的这种传播方式被称为“向心性扩散”。与之相反，病毒还能进行“离心性扩散”，即病毒从中枢向周围神经末稍及其支配器官的扩散，如扩散到唾液腺。病毒在唾液腺内大量繁殖，并随唾液排出体外。病毒感染后通过向心性扩散和离心性扩散的方式，将病毒扩散到全身，最终导致全身神经系统功能衰竭而死亡。

狂犬病病毒感染的动物如咬人的话，病毒会随唾液进入人体的伤口，再通过上述扩散方式，将病毒在人体内复制和传播，从而加剧感染。因为狂犬病病毒外膜上的糖蛋白能与胆碱受体结合，所以狂犬病病毒进入体内后，病毒与伤口周围的骨骼肌运动终板的胆碱受体结合，在此病毒少量繁殖，又经支配骨骼肌神经的轴浆逆行转运到背根神经节，在此病毒大量繁殖，然后扩散性传播到脊髓和中枢神经系统，首先主要累积脊髓、脑干和小脑等区，逐步扩散到各级中枢的部位，从而出现相应的临床神经系统功能异常的表现。同时，在中枢感染的狂犬病病毒又向各神经支配器官扩散，扩展到唾液腺以及其他组织，如泪腺、视网膜、角膜、鼻粘膜、舌味蕾、毛囊、皮脂腺、心肌、骨骼肌以及肺、肝和肾上腺等脏器。当迷走神经核、舌咽神经核、核舌下神经核被感染损伤时，患者会出现呼吸困难和吞咽困难等症状。当交感神经受刺激时，使得唾液分泌增加，汗腺分泌增多引起出汗。若交感和副交感神经节以及支配心脏的神经节受损时，患者会出现心血管活动功能紊乱或发生猝死。

人体感染狂犬病病毒后，可诱导产生中和抗体以及 $CD4^{+}$ 和 $CD8^{+}$ 的 T 细胞，这一反应与狂犬病病毒表面膜糖蛋白结构有关。感染产生中和抗体是一种保护性的机制，这为证明在疫苗接种后机体的抗病毒感染性免疫机制起着重要的作用。

2. 病理改变　肉眼观病脑无明显的改变。镜下主要呈现脑炎改变，软脑膜和血管周围出现淋巴细胞浸润和嗜神经细胞现象，然而炎性反应甚为轻微。镜下特征性的病变是出现内氏小体，该小体出现于神经元，尤其是大型神经元如海马锥体细胞和小脑浦肯野细胞以及脑干神经元的胞质中。内氏小体境界清楚，圆形或椭圆形，呈嗜伊红染色(见图 20－17)，PAS 染色阳性。免疫组化学染色显示病毒广泛累及脊髓、脑干、丘脑与基底节神经元。内氏小体在电镜下呈现颗粒状和丝状核壳样物质，其中含有子弹状的病毒颗粒。

3. 临床病理联系　本病潜伏期长短不一，半数病例为 1～3 个月，也可长达数年。复旦大学基础医学院近年报告一例潜伏期为 14 年，文献报告最长潜伏期为 22 年。潜伏期长短和年龄以及咬伤的部位有关。一般而言，儿童的潜伏期较成人短，咬伤部位距中枢神经系统越远，潜伏期越长。直接咬伤脑神经或直接咬伤周围神经，潜伏期则可短于一周。大多数被咬伤的人员有足够时间进行咬伤后保护性疫苗的接种，死亡多发生于咬伤后未进行疫苗接种者。

患者发病前可出现 3～5 天的前驱症状，包括头痛、全身不适、恶心、呕吐及被咬伤局部症状。约 70％～80％的患者接着出现狂躁型狂犬病(脑炎型)表现，如失眠、烦躁不安、出现侵袭行为如咬人等。此外还有自主神经系统紊乱的表现，如流涎、瞳孔扩大、竖毛。吞咽或饮水时可以引起喉头肌肉痉挛，甚至闻水声或其他轻微刺激可诱发喉痉挛，因此又称恐水病。病程晚期可出现心肺功能紊乱。约 20％患者为麻痹性狂犬病，出现一侧肢体麻痹或出现类似格林巴利综合征(Gulliain-Barre syndrome)的上行性麻痹表现，如对称性手套、袜套型感觉障碍，蚁走感及肢体麻痹等。两种类型的症状可不同程度同时出现于同一患者。

脑炎型患者发病后平均存活期为 5 天，麻痹型约为 2 周，患者症状加重，进入终末期，届时患者会出现昏睡、木僵、昏迷，终致死亡。

本病死亡率极高，几乎达百分之百。少数患者被咬伤后进行疫苗接种但未能防止临床发病以及发病后进行“鸡尾酒式”抗病毒治疗而存活的报告。该病的并发症有抗利尿激素过量分泌、隐性糖尿病、呕血及心肺功能衰竭。

第五节　变 性 疾 病

变性疾病是一组原因不明的中枢神经系统疾病，病变特点为选择性地累及某些功能系统的神经细胞而引起受累部位特定的临床表现。如累及大脑皮质神经细胞的病变，主要表现为痴呆；累及基底核则引起运动障碍；累及小脑可导致共济失调等。疾病进行性进展，病程几个月到几十年不等，患者往往由于中枢神经系统的原发性功能障碍或相关并发症而导致死亡。尽管这些疾病的临床成分和流行病学存在多种差异，但这些疾病的病理生理学均有共同点，包括神经元的细胞萎缩和死亡，累及部位神经胶质细胞的活化以及包涵体的形成。不同疾病所形成的包涵体蛋白分子成分不同，部位不同。对于一些神经退行性疾病，在疾病发展过程的早期，蛋白质聚集体或包涵体聚集在特定的脑区，在后期可以扩散到其他脑区，这通常发生在跨突触连接或神经元纤维投射的脑区。

包涵体形成的主要原因是细胞内的内源性蛋白质发生异常改变，从而抵抗泛素-蛋白酶体的降解，导致异常蛋白的集聚。病理研究发现受累细胞不仅仅是神经元，还包括星形胶质细胞、小胶质细胞、少突胶质细胞。

临床上最常见的神经退行性疾病有阿尔茨海默病（AD）、帕金森病（PD）、亨廷顿舞蹈病（HD）、肌萎缩性侧索硬化症（amyotrophic lateral sclerosis，ALS）等。

一、阿尔茨海默病

阿尔茨海默病（AD）是一种最常见的神经退行性疾病，又称老年性痴呆。其病因十分复杂，包括机体的内在因素和外在的环境因素。AD 起病多在 50 岁以后，多数患者为散发，但也有家族病例的报道。随着人类寿命的延长，AD 的发病率呈增高趋势，临床表现为进行性记忆障碍、认知障碍，包括记忆、智力、定向、判断能力等，以及情感障碍和行为失常，后期患者可陷入木僵状态。患者通常死于继发感染和全身衰竭，患者生存期一般在 5～10 年，有的可长达 10 年以上。

（一）病因与发病机制

AD 的病因十分复杂，包括遗传和非遗传因素。随着人口老龄化，AD 发病率逐年增高，不仅影响个人健康和生活质量，一旦发生会给社会和家庭带来严重的经济和精神负担。因此，开展 AD 防治基础研究引起多国政府和科学家的重视，对 AD 的病因学和诊治学开展了大量研究。目前，AD 的研究取得了长足的进步，提出引发 AD 的多个病因学说，包括遗传学说、Aβ 学说、Tau 蛋白学说、氧化损伤和免疫炎性反应学说等。这些学说的介绍详见第二十四章“阿尔茨海默病”。

（二）病理变化

肉眼观，AD 患者的大脑萎缩明显，脑回窄、脑沟宽，病变以额叶、顶叶及颞叶最显著（图 20－20）。海马、内嗅皮层以及杏仁核往往最先受累，并且在后期萎缩更为明显。脑切面可见代偿性脑室扩张(hydrocephalus ex vacuo)。

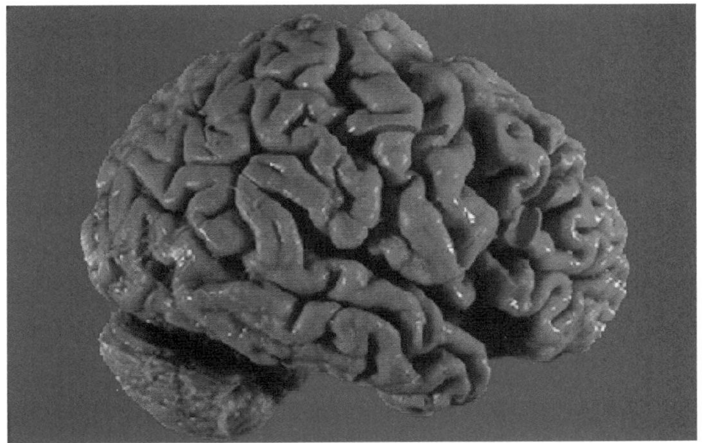

图 20-20　Alzheimer 病

注:脑萎缩明显,脑回窄、脑沟宽,以额叶、顶叶及颞叶最显著。

镜下,本病最主要的组织病变有:老年斑、神经原纤维缠结、颗粒空泡变性、平野小体等。

1. 老年斑(senile plaque)　为细胞外结构,直径为 20～150 μm,最多见于内嗅区皮质、海马 CA-1 区,其次为额叶和顶叶皮质,基底核及蓝斑中也可见到。斑块中心为一均匀的嗜银团块,刚果红染色呈阳性反应,其中含 Aβ 淀粉样蛋白(Aβ amyloid protein)及 Tau 蛋白。中心周围有空晕环绕,外围有不规则嗜银颗粒或丝状物质,电镜下证实主要由多个异常扩张变性的轴索突触终末构成(图 20-21)。

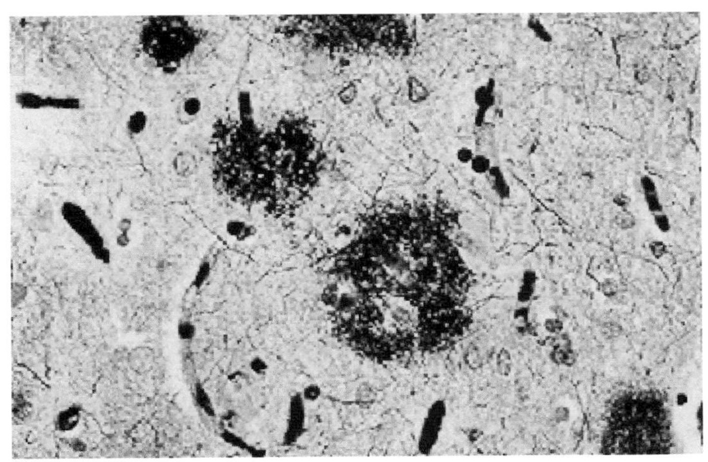

图 20-21　老年斑

注:斑块中心为均一嗜银团块,周围见一空晕环绕,外周为丝状物质及膨大变性的轴索(Bielschowsky 银染色)。

老年斑在常规 HE 染色切片上不易被发现，采用银染、淀粉蛋白染色以及 tau-Aβ 淀粉样蛋白抗体免疫标记可使其显现。

2. 神经原纤维缠结(neurofibrillary tangles, NFT) 神经原纤维增粗扭曲形成缠结，多见于较大的神经元，尤以海马、杏仁核、颞叶内侧，额叶皮质的锥体细胞最为多见。此外，Meynert 基底核及蓝斑中也可见到。NFT 在 HE 染色中往往较模糊，呈淡蓝色，可采用银染或者抗 tau 抗体免疫标记使 NFT 充分显现。

电镜下证实 NFT 为双螺旋缠绕的神经微丝构成。构成神经原纤维的轴索微管相关蛋白 tau 的异常磷酸化被认为是 NFT 形成的机制。NFT 形成后导致了由神经原纤维构成的神经元胞体及突起中物质的慢相运输功能丧失。因此，这一变化是神经元趋向死亡的标志(图 20－22)。

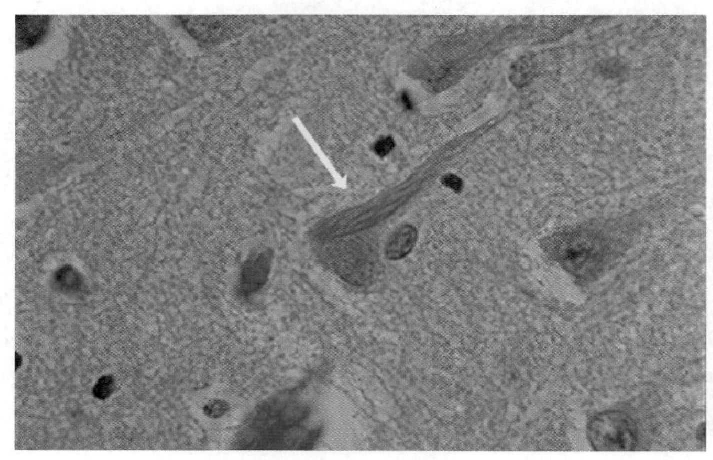

图 20－22 神经原纤维缠结

注：脑皮质锥体细胞神经原纤维缠结呈团块状(Bielschowsky 银染色)。

3. 颗粒空泡变性(granulovacuolar degeneration) 表现为神经细胞胞质中出现小空泡(直径＜5 mm)，内含嗜银颗粒，多见于海马的锥体细胞。

4. 平野小体(Hirano body) 为神经细胞树突近端棒状嗜酸性包涵体，生化分析证实大多为肌动蛋白，多见于海马锥体细胞。

上述变化均亦见于无特殊病变的老龄脑。在 AD 中，上述病变往往最早出现在内嗅皮层(entorhinal cortex)，然后累及海马结构及最后扩展到新皮层。阿尔茨海默病注册协会(the Consortium to Establish a Registry for Alzheimer's Disease, CERAD)规定了对老年斑及神经原纤维缠结在各脑区的分布需进行半定量分析。AD 诊断有严格的诊断标准，需要综合患者的年龄、认知功能量化评价及脑病理改变综合确定。

二、帕金森病

帕金森病(PD)又称震颤性麻痹(paralysis agitans)。PD 是由黑质多巴胺(dopamine,

DA)能神经元丢失导致基底神经节(basal ganglia)的神经环路功能失衡所致的运动功能障碍为主要症状的神经退行性疾病。基底神经节由尾状核、壳核、苍白球、黑质、底丘脑组成,主要参与随意运动的调节,也参与精神和认知功能的调节。基底神经节损害引发的临床疾病主要为帕金森病和亨廷顿舞蹈病。

PD是一种缓慢进行性神经退行性脑疾病,多发生在中老年。在上海60岁以上人群中患病率为1.24%。临床表现进行性运动徐缓、肌强直及震颤,患者运动减少、姿势及步态不稳、起步及止步困难、面具样面容等。病程通常在10年以上,患者多死于继发感染或跌倒损伤。

(一) 病因与发病机制

黑质多巴胺能神经元选择性的丢失,导致黑质投射到纹状体的DA能末稍释放神经递质减少,基底神经节的神经环路调节运动功能障碍,运动减弱。

引起脑内DA能神经元丢失的原因很多,包括遗传因素和后天因素。目前认为以下原因参与脑内DA能神经元的退行性病变:①体内携带遗传易感致病基因;②DA递质代谢过程中的氧化损伤;③α-突触核蛋白(α-synuclein)突变体或聚集的毒性;④接触有毒有害物质或生活环境等;⑤脑内的免疫炎性反应和线粒体功能障碍等。这些原因引起DA能神经元死亡的分子机制将在基底神经节病疾病章节中进行详细介绍,此处不再赘述。

(二) 病理变化

黑质脱色是本病特征性的肉眼变化(图20-23)。镜下可见该处的神经黑色素细胞丧失,残留的神经细胞中有路易小体形成。路易小体位于胞质内,呈圆形,中心嗜酸性着色,折光性强,边缘着色浅(图20-24)。电镜下,该小体由细丝构成,中心细丝包捆致密,周围则较松散。目前认为路易小体主要组分为异常集聚的α-突触核蛋白。

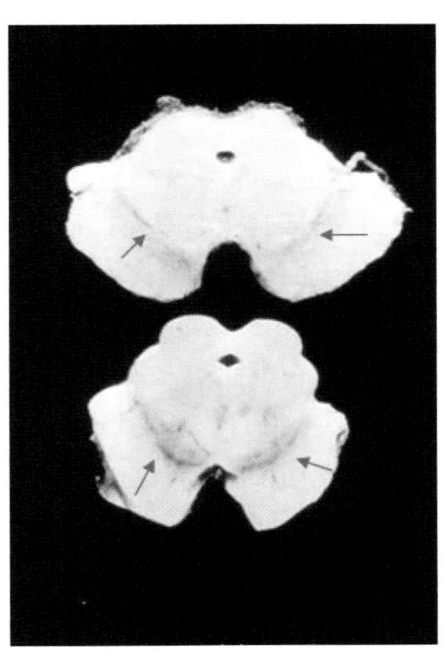

图20-23 帕金森病病理变化

注:中脑黑质脱失(上),正常中脑黑质完好(下)。

某些PD晚期患者出现痴呆症状。部分老年性痴呆患者大脑皮质神经元也可检出路易小体,但往往缺少空晕,多见于深部皮层(Ⅴ及Ⅵ层)。因此,近年来神经病理学家提出了路易型痴呆(dementia with Lewy bodies, DLB)的概念,根据路易小体出现的范围及密度划分脑干型、边缘型以及皮质型,而传统意义上的PD属于脑干型。

由于黑质细胞的变性,DA递质合成减少,以致纹状体内DA(抑制性)与ACh(兴奋性)对间接通路的功能调节失衡而致病。用左旋多巴(L-dopa,多巴胺的前体)来补充脑组织中DA的不足或用抗胆碱能药物以抑制ACh的作用,对本病有一定的疗效。

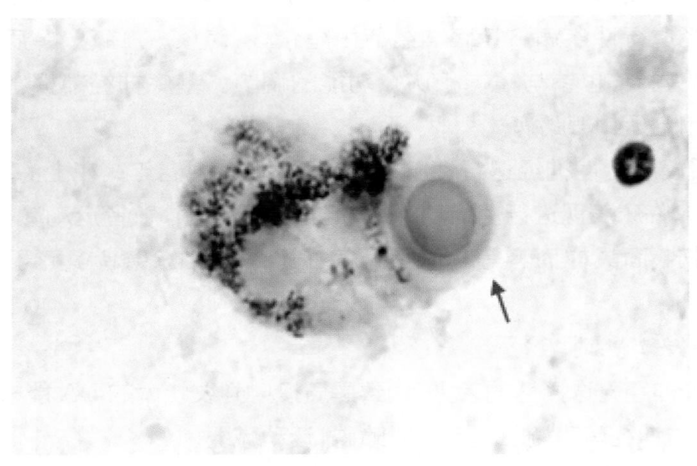

图 20 - 24　路易小体

注：黑质神经元胞质内见圆形均质的、弱嗜酸性包涵体，周围可见空晕（箭头）。

三、朊病毒病

朊病毒病（prion disease）是一种海绵状脑病（spongiform encephalopathies），是一组疾病，包括克-雅病（creutzfeldt-Jacob disease，CJD）、枯颅病（kuru），致命性家族性失眠症（fatal familial insomnia，FFI）和 Gerstmann-Straüssler 综合征（Gerstmann-Straüssler syndrome，GSS）以及动物的疯牛病等。这是一种可以通过摄入传染的神经退行性脑病。

（一）病因与发病机制

朊病毒病顾名思义其致病因子是朊病毒。正常的朊蛋白（PrP^{C}）存在于脑内，是神经元的跨膜蛋白能被完全降解，不具有致病性。然而，当朊蛋白构像由 α-螺旋型转变成 β-折叠构型，便形成了异常的朊蛋白（PrP^{SC}）。异常构像的 PrP^{SC} 不能被降解，分布在神经元及其细胞间隙形成有毒性的聚集体。同时，PrP^{SC} 还具有传播性，不仅可以进行跨突触的扩散，还能不断将宿主的 PrP^{C} 形成 PrP^{SC}。在神经系统中沉积的 PrP^{SC}，诱导神经细胞发生病理变化导致神经元死亡和脑组织空泡状病变。关于朊病毒的致病分子机制详见神经免疫章节的相关内容。

（二）病理变化

朊病毒病的典型肉眼病变为大脑萎缩。镜下见神经元胞质内以及神经毡（neuropil）出现大量的空泡，呈现海绵状外观，并可伴有不同程度的神经元丢失或死亡，含反应性胶质化，但无炎性反应。病变主要累及大脑皮质，深部灰质，呈灶性分布。PrP^{SC} 常沉积于神经突触，可用抗 PrP^{SC} 抗体和免疫组织化学技术显示（图 20 - 25）。PrP^{SC} 在细胞间质中的大量沉积形成枯颅斑（kuru plaque），呈现刚果红和 PAS 阳性染色。

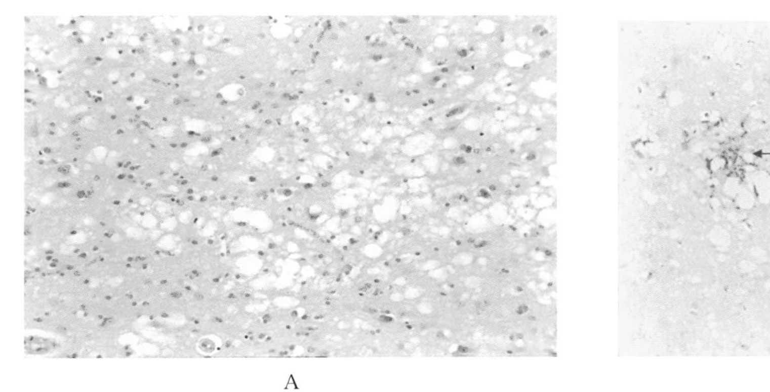

A

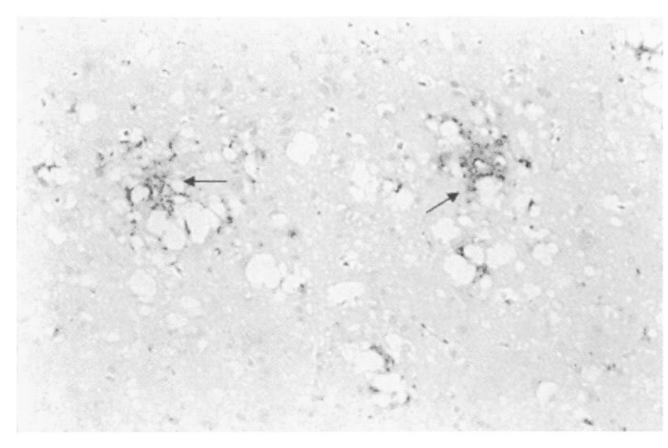

B

图 20－25 朊病毒病

注：A. 大脑皮质呈现海绵状疏松外观（HE 染色）；B. 免疫组化染色显示病变区含 PrP^{SC} 沉积。

第六节 脱髓鞘疾病

原发性脱髓鞘病是原因不明的以髓鞘脱失为主所引起一种退行性神经系统疾病。在疾病的早期，髓鞘脱失而神经元胞体及其轴索相对完整。由于，在 CNS 中，髓鞘再生能力非常有限，随着病情发展致轴索继发性损伤，这将导致严重的临床症状。患者的临床表现取决于脱髓鞘继发性轴索损伤的程度。感染、中毒、缺氧等原因引起的脱髓鞘称为继发性脱髓鞘。某些遗传性髓鞘合成障碍性疾病则称为白质营养不良（leukedystrophy）。脱髓鞘病一般是指原发性脱髓鞘病，分类方法很多，本节主要介绍两个常见免疫相关的原发性脱髓鞘疾病。

一、多发性硬化症

多发性硬化症（multiple sclerosis，MS）是常见的脱髓鞘疾病。患者以中年妇女为多见，病情以发作和缓解反复交替为特征，病程长达数年至十余年。每次发作累及部位可不相同，因此，神经系统症状出现也可不同。

MS 的流行病学特征为：①患者常为青年起病，中位年龄为 29～32 岁；②患者男女比例 1∶1.77；③黑人及黄种人发病风险低于白种人；④MS 高发区多位于温带地区，少见于近赤道地区。

（一）病因与发病机制

病因不明，可能和下列因素有关：①遗传因素。患者直系亲属中患病率是正常人群的 15 倍；单卵双生者中一方患病，另一方患病几率高于正常人群的 150 倍；欧美白人患者中 HLA-A3、B7、DW2 和 DR2 抗原阳性者较多；MS 与 IL-2，IL-7 受体单核苷酸多态性相关。②人文地理因素。本病在寒温带多见，热带则较少；欧洲人发病率高，而东方人和非洲人患病率较低。近年来随着国人饮食起居习惯西方化，发病率有增高趋势；人群在高发和低发地区之间迁移，如迁移年龄在 15 岁之下，该人群发病率同迁入地人群；如迁移年龄在 15 岁以上，其发病率则同迁出地人群。③感染因素。曾怀疑麻疹病毒、疱疹病毒和 HIV 与本病有关，但仍有争议。

动物实验表明，注射脑组织成分、多种髓鞘蛋白成分或狂犬病疫苗均可引起脱髓鞘病变，提示本病可能为多种因素诱发的变态反应疾病。研究表明，$CD4^+$ T_H1 细胞分泌的 IFNγ 以及 T_H17 的 T 细胞促进炎性反应细胞聚集，在 MS 发生发病中起重要的作用。脱髓鞘病灶内可检出大量 $CD4^+$ T(辅助)和少量 $CD8^+$ T(毒性)细胞，提示病理反应中有两种 T 细胞参与，确切的机制仍不清楚。关于脑内免疫炎性反应的病理机制可以进一步参考神经免疫章节。

（二）病理变化

经典型 MS 病变分布广泛，可累及大脑、脑干(图 20－26)、脊髓、视神经等处，其中以白质，特别以脑室角和室旁白质的病变最突出，但也可累及到灰质。病灶呈圆形或不规整形，大小不等，直径从 0.1 cm 到数厘米不等，数目多少不一，新鲜病灶呈淡红色或半透明状，陈旧病灶呈灰白色，质地较硬。

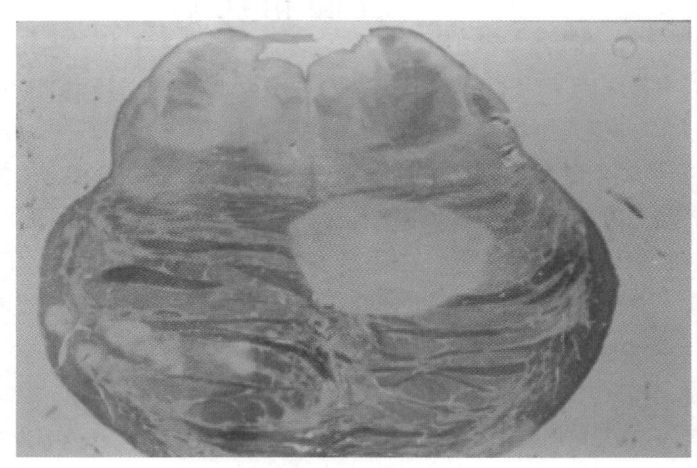

图 20－26　桥脑脱髓鞘病灶

注：桥脑见多个大小不等，境界清楚髓鞘脱失区，髓鞘染色。

镜下，白质脱髓鞘是本病的主要变化。病变随时间呈现动态演变，不同时期的病灶存在着不同的形态学特征。早期多从静脉周围开始，故又称为静脉周围脱髓鞘。少突胶质细胞明显减少，甚至脱失伴血管周围单核细胞和淋巴细胞浸润。进行性脱髓鞘病灶的边缘常有大量的单核细胞浸润，病灶中髓鞘变性崩解成颗粒状，并被吞噬细胞吞噬，形成泡沫细胞。最新的病理研究发现，多发性硬化患者灰质，包括大脑皮质、深部核团、小脑皮层等内广泛存在脱髓鞘病变，该类脱髓鞘病变采用髓鞘染色不能被显示，采用抗髓鞘蛋白的免疫组织化学标记可以清楚显示病变。小分子髓鞘蛋白成分髓鞘少突胶质细胞糖蛋白(myelin oligodendrocyte glycoprotein, MOG)和髓鞘相关糖蛋白(myelin-associated glycoprotein,

MAG)常在 1～2 天内被降解。大分子髓鞘蛋白髓鞘碱性蛋白(myelin basic protein, MBP)、髓磷蛋白脂质蛋白(proteolipid protein, PLP)等在巨噬细胞中通常会持续存在 6～10 天。苏丹Ⅲ和 PAS 阳性的脂质颗粒可在巨噬细胞中持续存在，可达数月之久。解剖发现的病灶常为慢性病灶，根据巨噬细胞存在与否，将病灶分为慢性活动性病灶(chronic active plaque)以及非活动性病灶(chronic inactive plaque)。同一患者脑内可同时存在不同时期的病变。MS 病灶中轴索大多保存，部分可因变性而发生肿胀、扭曲断裂，甚至消失(图 20－27)。在活动性病灶中央往往为疏松的少细胞区，而病灶周围可见明显的巨噬细胞浸润。在慢性非活动性病灶中，少突胶质细胞大量丢失，病灶明显疏松化。有的病灶伴随明显的星形胶质细胞反应性增生，有时可出现肥胖细胞，成为硬化斑。有的病灶中，脱髓鞘区域与周围神经组织之间边界不清，采用髓鞘染色可以显示病变周围有异常纤细的髓鞘组织，这表明病灶周围存在髓鞘再生的现象，如何促进髓鞘的再生成为 MS 治疗的研究热点之一。

目前认为灰质内的脱髓鞘病灶与患者的认知功能下降密切相关。

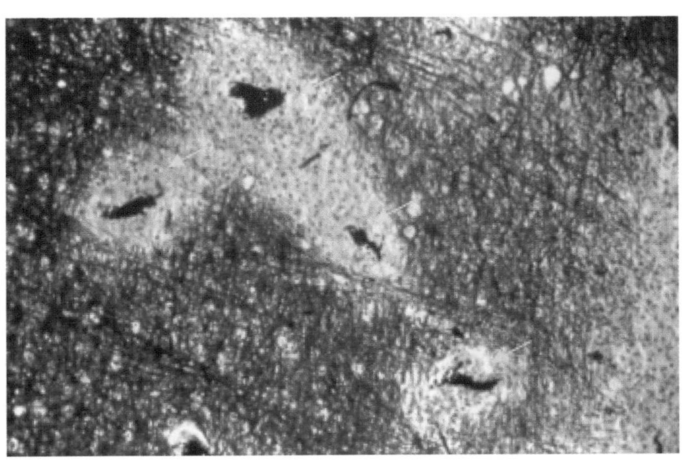

图 20－27　脱髓鞘病灶

注：白质中见多个灶性髓鞘脱失区。病灶围绕血管(静脉周围脱髓鞘)，髓鞘染色。

如果脱髓鞘区与有髓鞘区相互交替，形成同心圆结构，这被称为同心圆硬化，又名 Balo 病(Balo disease)，在我国东北和西南地区有散发病例的报道。近年观察发现，同心圆硬化和一般的脱髓鞘病灶可出现于同一病例。因此，Balo 病可能是经典型 MS 的某一阶段的表现。Schlider 病则表现为大脑皮质下白质广泛的融合性脱髓鞘病变，皮质下弓状纤维的髓鞘保存完好是其特征。部分病例病变主要累及脊髓和视神经，引起视力损害和脊髓症状，此即视神经脊髓炎(neuromyelitis optica, NMO)又名 Devic 病(devic disease)。

在 CNS 的脱髓鞘疾病中，白种人多见 MS，病变以大脑及脑干损害为主，在非白种人中，NMO 明显增多，提示疾病的发生与遗传因素及种族差异是有关的。在 60%～90%的 NMO 患者中检测到 AQP4 阳性表达，损伤靶点是富含 AQP4 的星形胶质细胞。

（三）临床病理联系

MS病变分布广泛且轻重不等，故临床表现多样，有大脑、脑干、小脑、脊髓和视神经损害等症状，如肢体无力、感觉异常、痉挛性瘫痪、共济失调、眼肌麻痹、膀胱功能障碍等。病情缓解和反复发作交替多年。MS是导致青壮年非创伤性残疾的主要疾病之一。NMO起病较快，病情进展迅速，可有缓解及复发。急性严重的长节段横贯性脊髓炎和出现双侧球后视神经炎是本病特征性临床表现，可导致截瘫和失明。

病变早期，多个脊髓节段及视神经出现明显的肿胀，髓鞘的丢失。在严重病例，病灶出现坏死甚至空洞化改变。淋巴细胞浸润明显，以B细胞为主，并且可见嗜酸性粒细胞、中性粒细胞浸润、补体的沉积以及血管纤维化。晚期，受累脊髓萎缩明显，可有空洞形成。

二、急性播散性脑脊髓炎

急性播散性脑脊髓炎（acute disseminated encephalomyelitis, ADEM）主要见于儿童及青少年。可见于病毒（如麻疹、风疹、水痘等）感染后或疫苗（如牛痘疫苗、狂犬病疫苗等）接种后，临床表现为发热、呕吐、嗜睡、昏迷。一般在病毒感染后2～4天或疫苗接种后10～13天发病。病程发展迅速，约20%病例可死亡，其他患者可完全康复。

病变特点为静脉周围脱髓鞘伴炎性水肿和以淋巴细胞、巨噬细胞为主的炎性细胞浸润。本病的脱髓鞘进展迅速，轴突一般不受累，病变呈多发性，累及脑和脊髓各处，特别是白质深层和脑桥腹侧。软脑膜中可有少量淋巴细胞、巨噬细胞浸润。

根据疾病累及的部位、主要临床表现及严重程度，可将ADEM分为类脑炎-脑病型、类MS-NMO型、暴发型（即急性坏死性出血性白质脑炎，acute haemorrhagic leukoencephalopathy, AHL）。

AHL是一种罕见的发展迅速且凶险的疾病，常是败血性休克、过敏反应（哮喘等）的一种严重并发症。可能是一种由于免疫复合物沉积和补体激活所致的超急型急性播散性脑脊髓炎。病变在大脑半球和脑干较多见，呈灶性分布。病变的特点为脑肿胀伴白质点状出血，与脑脂肪栓塞颇相似。镜下变化特点为小血管（小动脉、小静脉）局灶性坏死伴周围球形出血；血管周围脱髓鞘伴中性粒细胞、淋巴细胞、巨噬细胞浸润；脑水肿和软脑膜炎。与其他急性播散性脑脊髓炎的区别在于本病坏死较广泛，急性炎性细胞浸润以及血管坏死出现较明显。

本病并非直接由病毒所致，在患者的中枢神经组织中不能检出病毒，加之病变与实验性过敏性脑脊髓炎十分相似，故目前认为本病髓鞘损伤与髓鞘碱性蛋白所致的自身免疫反应有关。因此静脉滴注高剂量的皮质类固醇激素仍然是该类急性期的首选治疗。

第七节　神经系统肿瘤

中枢神经系统的（CNS）原发性肿瘤发生率约为5～10/10万。其中40%为胶质瘤，15%

为脑膜瘤，约 8%为听神经瘤（神经鞘瘤）。恶性星形胶质细胞瘤约占胶质瘤的 50%。儿童颅内恶性肿瘤仅次于白血病，为小儿常见恶性肿瘤的第二位。儿童常见的颅内肿瘤是胶质瘤和髓母细胞瘤。

CNS 的肿瘤分类的主要依据是世界卫生组织（WHO）神经肿瘤蓝皮书。WHO 依据肿瘤细胞 HE 光镜形态特征，免疫组织化学标记的表达阳性蛋白及电镜特征来界定肿瘤类型，并根据肿瘤细胞生长特征划定肿瘤组织学恶性级别。WHO 1 级的肿瘤具有低增殖潜能，手术切除可治愈。WHO 2 级的肿瘤虽然增殖不活跃，但常弥漫浸润性生长，手术切除后易复发。部分 2 级肿瘤具有恶性进展倾向。WHO 3 级肿瘤细胞往往出现明显的细胞核异型、活跃的核分裂像等典型的恶性特征，多数病例在手术切除基础上需要结合放疗及药物治疗。WHO 4 级的肿瘤则是指肿瘤细胞出现显著恶性特征，包括细胞异型性大、活跃的核分裂像及组织坏死的出现，即使经过手术切除，严格的放化疗也常出现复发及死亡。中枢神经系统很少发生颅外转移，常表现为周围脑组织的浸润性生长及沿脑脊液、脑膜的播散，这也是 4 级肿瘤往往发生的恶性特征。胶质母细胞瘤及多数胚胎性肿瘤即为典型例子。随着分子生物学技术的发展和在肿瘤诊断中的应用，WHO CNS 肿瘤第五版明确将分子遗传特征纳入神经系统肿瘤诊断的要求，并成为肿瘤恶性分级的重要依据之一。对神经系统肿瘤的诊断需要结合形态学及遗传学检查，进行综合分析，这包括：层次 1，组织分类（histology classification）；层次 2，WHO 分级（WHO grade）；层次 3，分子信息（molecular information）；层次 4，整合诊断（integrated diagnosis）。

颅内肿瘤引起的症状与肿瘤发生的脑区有关，但是患者也发生一些占位性病变的共同症状：①肿瘤压迫或破坏周围脑组织所引起的局部神经症状，如癫痫、瘫痪和视野缺损等；②颅内占位病变引起的颅内压增高的症状，表现为头痛、呕吐和视神经乳头水肿等，严重者可引发脑疝甚至死亡。

一、中枢神经系统肿瘤

（一）脑胶质瘤

2021 年，第五版 WHO 神经系统肿瘤蓝皮书首次对儿童及成人的胶质瘤进行了区分（详细分类可参考本章文献的相关内容）。限于篇幅，主要介绍成人型弥漫性胶质瘤的特点。

1. 成人型弥漫性胶质瘤（adult-type diffuse gliomas）　成人型弥漫性胶质瘤具有以下特点：①肿瘤可发生于 CNS 任何部位，尤其是大脑半球；②临床上多见于成人；③肿瘤恶性分级的依据是细胞的异形性、生物学行为以及瘤体内有无坏死和血管增生；④瘤体对临近组织和远处脑组织呈浸润性生长，主要沿血管周围间隙、软脑膜、室管膜和神经纤维束间浸润；⑤低级别者有向更恶性级别进展的倾向；⑥高级别者易发生脑脊液播散，特别是位于脑室旁、脑池旁的肿瘤发生机会更多。颅外转移极少见。应该指出，同一肿瘤的不同区域，瘤细胞可有不同的形态特征，且分化程度也不尽相同。因此，在进行肿瘤分型、分级时需要对肿瘤进行充分的取材及评估。另外，结合分子标记物的检测可以进一步分类。下面进行有关介绍。

（1）星形细胞瘤，IDH 突变型（astrocytoma，IDH-mutant）：成人弥漫性星形细胞瘤常显示多种遗传学改变。在低级别胶质瘤中异柠檬酸脱氢酶(isocitrate dehydrogenase, IDH)突变最显著且最常见,提示预后较佳。在成年人弥漫性胶质细胞瘤中,IDH 突变率在恶性级别 2 级中可达 80%以上,3 级为 60%以上。而在 4 级中仅为 20%左右,而这部分被认为由低级别进展而来。携带 IDH 突变的弥漫性胶质瘤患者预后优于同等恶性级别无携带突变 IDH 的患者。所有 IDH 突变型弥漫性星形细胞肿瘤被认为是单一类型(星形细胞瘤,IDH 突变型),并根据组织学特点将肿瘤的恶性级别分为 2、3 或 4 级。需要注意的是如果患者同时存在 CDKN2A/B 纯合缺失,则预后很差;WHO 认为将含 CDKN2A/B 纯合缺失的 IDH 突变型星形细胞瘤直接诊断为恶性 4 级。

这类肿瘤肉眼观,肿瘤为数厘米的结节至巨大块状,肿瘤境界不清。切面灰白色,低级别者往往呈胶冻状外观,并可形成大小不等的囊腔,由于肿瘤产生占位,脑原有结构可扭曲变形或者严重破坏,邻近脑组织出现明显肿胀(图 20 - 28)。镜下,肿瘤细胞形态多样,可为纤维型(较多见)、原浆型和肥胖型,WHO 2 级(图 20 - 29)。如肿瘤细胞出现间变,细胞密度增大,有一定的异型性,核深染,出现核分裂像则为间变性星形胶质细胞瘤,WHO 3 级。

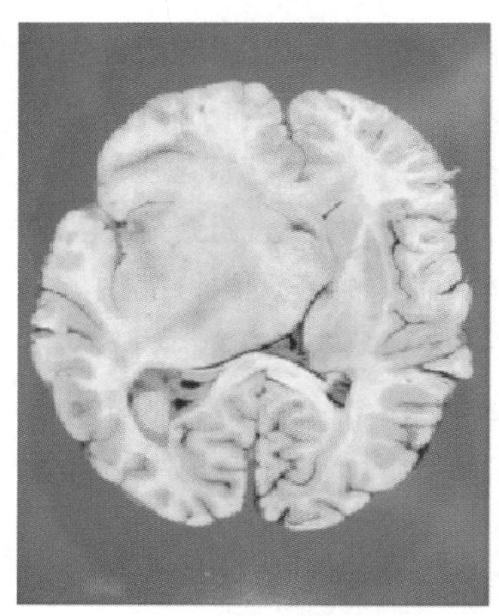

图 20 - 28 星形细胞瘤(WHO 2 级)

注:左大脑半球肿胀,肿瘤呈浸润性生长,境界不清。

高度恶性的星形细胞瘤(WHO 4 级)多见于成人。肿瘤好发于额叶、颞叶白质,浸润范围广,常可穿过胼胝体到对侧,呈蝴蝶状生长。瘤体可见明显出血坏死而呈红褐色。镜下,细胞密集,异型性明显,可见怪异的单核或多核瘤巨细胞。出血坏死明显。毛细血管呈明显巢团状增生,内皮细胞增生、肿大,可导致管腔闭塞和血栓形成(图 20 - 30)。

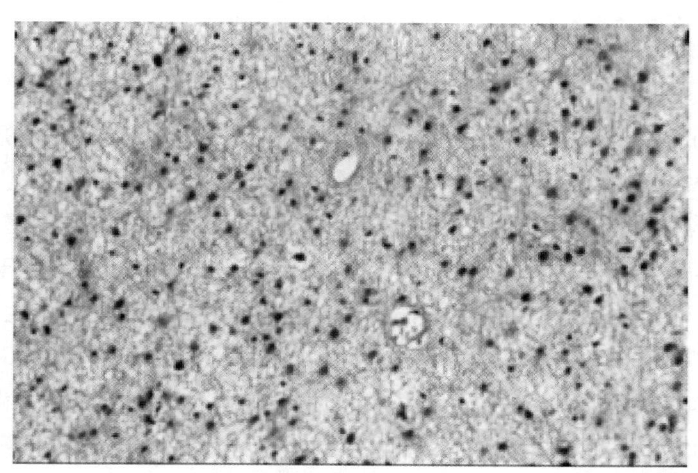

图 20 - 29 星形细胞瘤(WHO 2 级)

注:肿瘤细胞突起丰富,细胞间可见微囊形成,细胞核具有轻度异型性。

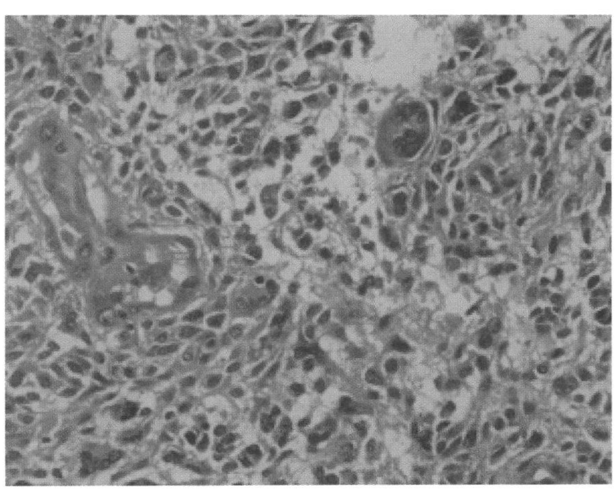

图 20－30　多形性胶质母细胞瘤(WHO 4 级)

注:肿瘤细胞异型性明显,可见瘤巨细胞。毛细血管呈球样增生。

胶质纤维酸性蛋白(glial fibrillary acidic protein, GFAP)是一种Ⅲ型中间丝蛋白,主要存在于 CNS 的星形胶质细胞,参与细胞骨架的构成并维持其张力强度。主要用于 CNS 的胶质源性肿瘤的诊断和鉴别诊断,包括星形细胞瘤、胶质母细胞瘤、少突细胞瘤、室管膜瘤肿瘤。采用免疫组织化学染色检测,GFAP 阳性表达于胶质细胞和胶质瘤细胞的胞浆和突起部位,但也可表达于神经系统以外少数病变组织中。

低于 14 岁以下的儿童型弥漫性星形胶质细胞瘤中,几乎检测不到 IDH 突变。IDH 突变检测最优方法为直接测序法,临床也可采用突变型抗体进行免疫标记检测,但切记突变型抗体仅检测 IDH1R132H 一种突变(尽管占 98%以上),阴性者不能排除 IDH 突变的可能。

X 连锁 α 地中海贫血/智力低下综合征基因(alpha thalassemia/mental retardation syndrome X-linked, ATRX)是 ATP 依赖性重塑染色体蛋白 SNF2 家族的成员,在染色体重组、核小体装配以及端粒长度的维持方面具有重要作用。ATRX 基因功能的丧失(蛋白表达缺失)与肿瘤发生相关。ATRX 突变在 WHO 2/3 级星形细胞瘤中发生最为普遍(达 90%左右),其次是继发性胶质母细胞瘤(GBMs, 57%)。然而,在少突胶质细胞瘤、毛细胞型星形细胞瘤以及原发性 GBMs 中 ATRX 突变率很低。此外,ATRX 突变常与 IDH(92%～99%)和/或 TP53 突变同时存在,但与染色体 1p/19q 缺失相互排斥。ATRX 可用于上述多种胶质瘤的鉴别诊断。ATRX 蛋白抗体免疫组化在正常神经元和胶质细胞的细胞核中呈阳性表达。在毛细胞型星形细胞瘤、少突胶质细胞瘤以及原发性 GBMs 中细胞核呈阳性表达,而 IDH 突变型弥漫性星形细胞瘤(2/3/4 级)中细胞核通常为阴性。

06-甲基鸟嘌呤-DNA-甲基转移酶(06-methylguanine-DNA methyltransferase, MGMT)是一种 NDA 修复酶,可将烷基化物使 DNA 鸟嘌呤 O6 位发生烷基化,从而形成 O6-鸟嘌呤加合物并从 DNA 上移除,保护染色体免受烷化剂的致突变作用、致癌作用和细胞毒作用的损伤,但在肿瘤细胞中发挥抵抗烷基化药物的作用。正常组织中，MGMT 启动子具有富含 CpG 序列的 CpG 岛结构，一般处于非甲基化状态。许多肿瘤可观察到 MGMT 启动子区异常甲基化，导致 MGMT 蛋白表达的缺失，从使得肿瘤细胞对烷基化药物治疗的敏感性增加。研究发现，具有 MGMT 启动子甲基化的 GBM 病例接受替莫唑胺（TMZ）方案治疗具有较长无瘤进展疾病生存期（PFS）和总生存期（OS），预后较好。利用免疫组化检测 MGMT 抗体，正常未发生甲基化的细胞细胞核呈阳性表达，发生 MGMT 基因甲基化的胶质瘤细胞核呈阴性。但是，MGMT 抗体免疫组化检测缺乏特异性，对有条件的单位应进行 MGMT 启动子甲基化检测（焦磷酸测序）与免疫组化相结合，结果更可靠。

此外，胶质母细胞瘤常见的分子改变中 P53 基因突变是最显著最常见的改变。此外尚可有上（表）皮生长因子受体（epidermal growth factor receptor, EGFR）的扩增，血小板源性生长因子及受体（platelet-derivated growth factor and its receptor, PDGF/PDGFR）的过度表达。染色体杂合性的丢失（loss of heterozygosity, LOH）则见于第 10 号（10 P）和第 22 号（22q）染色体。

（2）少突胶质细胞瘤携带 IDH 突变伴 1p/19q 联合缺失型（oligodendroglioma, IDH-mutant, and 1p/19q-codeleted）：这类脑胶质瘤多见于成年人，好发于大脑皮质的浅层。该肿瘤生长缓慢，病程可长达十余年，临床上常表现为癫痫或局部性瘫痪。瘤体常呈灰红色，边界清楚，球形。出血、囊性变和钙化较为常见。弥漫性少突胶质细胞瘤（WHO 2 级）的瘤细胞大小一致，形态单一，圆形，胞膜明显，核圆形居中，有核周空晕。细胞弥散排列，但有环绕神经元排列的倾向，间质富有血管并可伴有不同程度钙化和砂粒体形成（图 20－31）。如瘤细胞分化差，异型性明显，称为间变性少突胶质细胞瘤（WHO 3 级），生长迅速，预后不佳。

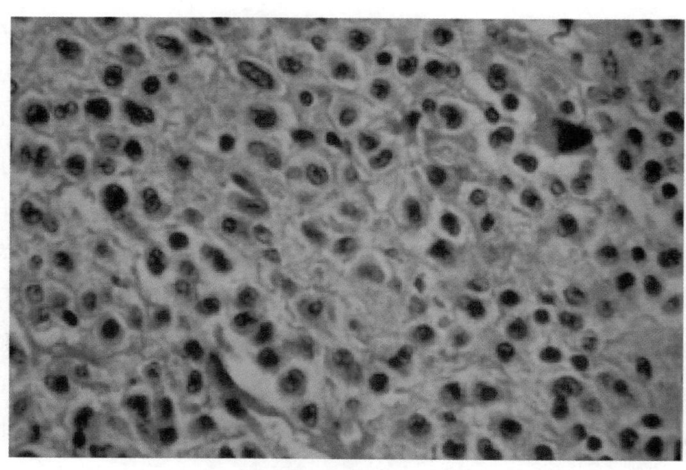

图 20－31　间变性少突胶质细胞瘤（WHO 3 级）

注：肿瘤细胞大小较为一致，核周常见空晕。分化较好的肿瘤细胞核圆形。间变性少突胶质细胞瘤细胞核具有一定异型性。

Olig2 是一种与少突胶质细胞发生和成熟有关的转录因子 OLIG 蛋白家族成员，表达于正常少突胶质细胞核。少突胶质细胞肿瘤细胞核呈弥漫强阳性，星形源性肿瘤亦可呈不同程度的阳性表达。室管膜瘤基本不表达。除此之外，诊断少突胶质细胞瘤必须的分子标记检测为 IDH 突变和 1p/19q LOH 同时发生。1p/19q LOH 临床多采用 FISH 方法进行检测，然而由于 FISH 采用部分染色体区段的探针进行检测，为了避免 FISH 检测染色体部分丢失造成的假阳性，最佳检测方法为二代测序或微卫星检测。

根据目前的分子特征，既往形态上既有少突胶质细胞瘤样和星形胶质瘤样细胞的混合性少突星形胶质细胞瘤已经很少见。

(3) 胶质母细胞，IDH 野生型(glioblastoma, IDH-wild type)：IDH 野生型的弥漫胶质瘤如果同时伴有 TERT 启动子突变、EGFR 基因扩增或 7 号染色体全部扩增和 10 号染色体全部缺失[＋7/－10]，WHO 认为可直接定恶性级别为 4 级。

此类肿瘤中存在巨细胞型胶质母细胞瘤、胶质肉瘤及上皮型胶质母细胞瘤三种特殊亚型(subtype)，分别具有特定的组织形态学特征及分子遗传特征。

胶质母细胞瘤发展迅速，预后极差，患者多在 2 年内死亡。

2. 室管膜瘤(Ependymoma) 源于室管膜细胞，可发生于脑室系统任何部位，尤以第四脑室最为常见。脊髓则好发于腰骶部及马尾部。患者以儿童及青年居多。

瘤体常边界清楚，球状或分叶状，切面灰白色，质地均匀或颗粒状，可有出血、囊性变或钙化。肿瘤细胞大小形态一致，呈梭形或胡萝卜形，胞浆丰富，核圆形或椭圆形。细胞可围绕空腔呈腺管状排列(菊形团形成)，或围绕血管排列(假菊形团)，并以细长胞突与血管壁相连(图 20－32)。有时可形成乳头状结构。本瘤生长缓慢，可存活 8～10 年。脊髓下端肿瘤切除后可望痊愈，而发生于第四脑室者预后较差。2021 年，WHO 的 CNS 肿瘤分类将室管膜肿瘤分为 3 级：室管膜下瘤(SE)属 WHO 1 级；黏液乳头型室管膜瘤(MPE)具有独特的组织学特征和经典室管膜瘤及其变异型如乳头型、伸长细胞型和透明细胞型室管膜瘤为 WHO 2 级，发生间变特征的归属为 WHO 3 级。

免疫组织化学染色，室管膜肿瘤细胞常 GFAP 阳性，并且往往出现血管周围无核区阳性模式；此外，上皮膜抗原(epithelial membrane antigen, EMA)呈胞核旁点状或小环状阳性具有特异性诊断价值。近年来研究表明，对 2 级和 3 级的室管膜瘤，根据解剖部位和肿瘤 DNA 甲基化谱系特征，可分为 5 种分子亚型：发生于幕上的室管膜瘤分为 YAP1 和 ZFTA 融合基因两种分子亚组；后颅窝的室管膜瘤分为 A 和 B(染色体不稳定型)两组；脊髓的室管膜瘤为 NF2 基因突变型。其中后颅窝 A 组和 ZFTA 融合基因的幕上室管膜瘤预后最差。ZFTA 融合基因是染色体 11q13.1 碎裂重排 ZFTA-REAL 融合基因，可采用 FISH 或 PCR 方法进行检测。该肿瘤除高表达 ZFTA-RELA 融合蛋白外，还高表达 L1 细胞黏附分子(L1 cell adhesion molecule, LlCAM)，故推荐 LlCAM 免疫组织化学染色作为 ZFTA 融合基因的替代标志物。上述 5 种分子亚型加上室管膜下瘤及位于脊髓圆锥或终丝，易于出现乳头结构，富含粘液的粘液乳头状室管膜瘤，共 9 种亚型。与现有的形态学分类、分级标准相比，分子分型对室管膜瘤生物学行为的评价更为精准，临床价值更高。

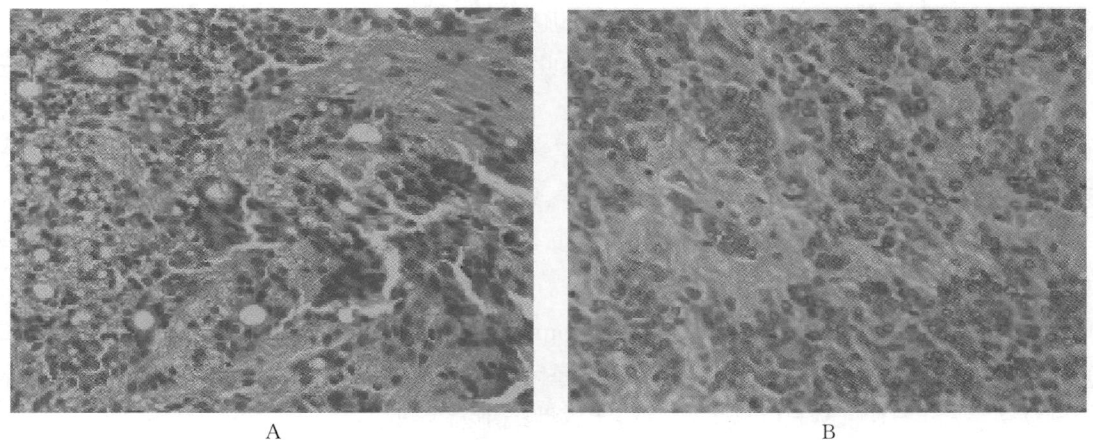

A B

图 20－32　室管膜瘤

注：肿瘤细胞呈圆形或卵圆形。A. 肿瘤细胞围绕空腔形成菊形团；B. 细长胞浆突起与血管相连围绕血管形成假菊形团。

（二）髓母细胞瘤

髓母细胞瘤（medulloblastoma，MB）是 CNS 中最常见的原始神经外胚层肿瘤（primitive neuroectodermal tumor，PNET）。后者包括髓母细胞瘤、神经母细胞瘤、松果体母细胞瘤和室管膜母细胞瘤等。它们的共同特点是原始、未分化的肿瘤细胞，显示不同程度向神经元、胶质细胞，甚至向间质细胞方向分化。

髓母细胞瘤多见于小儿，占小儿 CNS 肿瘤发病率的 20％左右。发病年龄多在 5～10 岁，仅有少数＞18 岁，约占成人脑肿瘤的 1.8％。男性多于女性。

该肿瘤为一胚胎性肿瘤，起源于小脑蚓部的原始神经上皮细胞或小脑皮质的胚胎性外颗粒层细胞。因此，肿瘤常位于小脑蚓部，占据第四脑室顶部，继而充满第四脑室，部分病例可发生于小脑半球。

肉眼观，肿瘤组织呈鱼肉状，色灰红。髓母细胞瘤的组织形态特征可分为 5 种亚型：经典型、促纤维增生结节型、伴广泛结节形成型、间变型和大细胞型。典型的表现为肿瘤由圆形、椭圆形或胡萝卜形细胞构成，胞核着色深，胞浆少而边界不清楚，有多少不等的核分裂像。细胞密集，间质中有纤细的纤维，血管不多。瘤细胞环绕一个嗜银性纤细的神经纤维中心作放射状排列形成典型的菊形团（图 20－33），这对髓母细胞瘤的病理诊断有一定的意义。肿瘤易发生脑脊液播散，由于肿瘤恶性程度高，预后差。近年来对于 MB 的分子生物学研究取得了重要进展，证实其具有明显的异质性，包括 4 种独立的分子生物学亚型：WNT、SHH、3 型、4 型（3 型和 4 型属于非 WNT/SHH 亚型），各亚型间具有明显的分子遗传学、临床及预后差别。其中 WNT 亚型预后最好，3 型预后最差，SHH 和 4 型介于两者之间。现在不断有研究报道可以在蛋白水平上对 MB 进行分子亚型分类，比如可以采用 CTNNBl、SFRPl、NPR3、KCNAl 将 MB 分为 WNT、SHH、3 型及 4 型 4 组，显示近 98％～100％的病例仅表达其中一种抗体；也有采用 B-catenin、GABl、filamin A 及 YAPl 或 B-catenin、GABl，将 MB 分为 WNT、SHH 及非 WNT/SHH 3 型。蛋白水平的分子学分型增加 MB 分子学亚型分类的可操作性，对临床病理诊断中 MB 的分子亚型分型有重要意义，同时对于临床个体化治疗也起到强有力的推动作用。

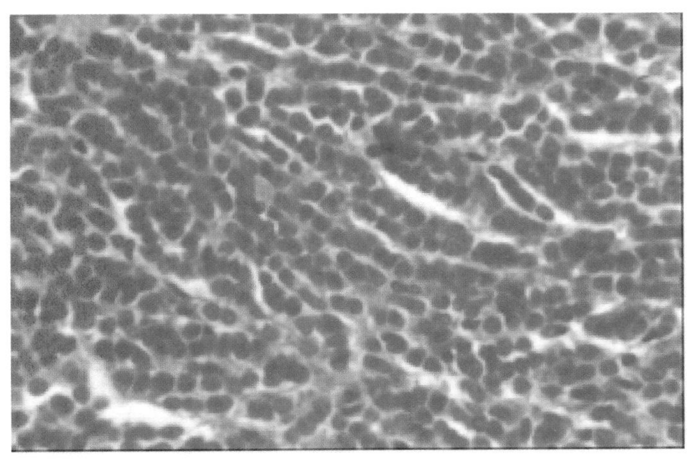

图 20－33 髓母细胞瘤

注：肿瘤细胞排列紧密。核圆形，卵圆形，深染。胞浆少而边界不清。

（三）脑膜瘤

脑膜瘤（meningioma）的发生率仅次于星形胶质细胞瘤，也是颅内和椎管内最常见的肿瘤之一。脑膜瘤多为良性，WHO 分类为 1 级。肿瘤组织生长缓慢，易于手术切除，复发率和侵袭力均很低，在 CNS 肿瘤中预后最好。老年人尸检时常可发现无症状的脑膜瘤。

脑膜瘤大多起源于埋在上矢状窦两侧的蛛网膜绒毛的细胞巢（脑膜上皮细胞）。肿瘤常见于上矢状窦两侧、蝶骨嵴、嗅沟、小脑桥脑角以及脊髓胸段脊神经在椎间孔的出口处。

肿瘤常与硬膜紧密相连，有包膜，呈球形或分叶状。一般仅压迫脑组织，呈膨胀性生长（图 20－34）。肿块质实，灰白色，呈颗粒状，条索状，可见白色钙化砂粒，偶见出血。镜下特

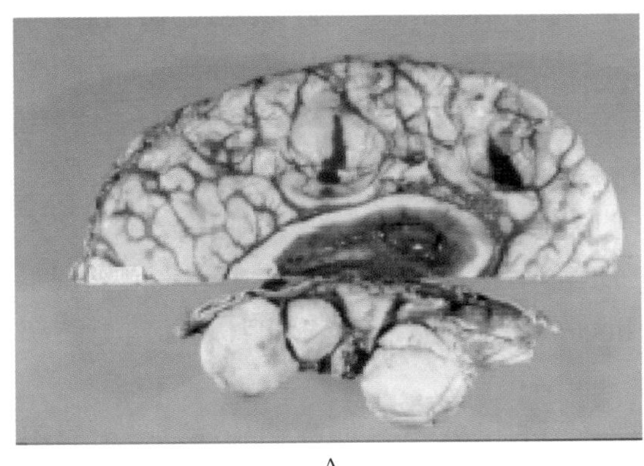

A

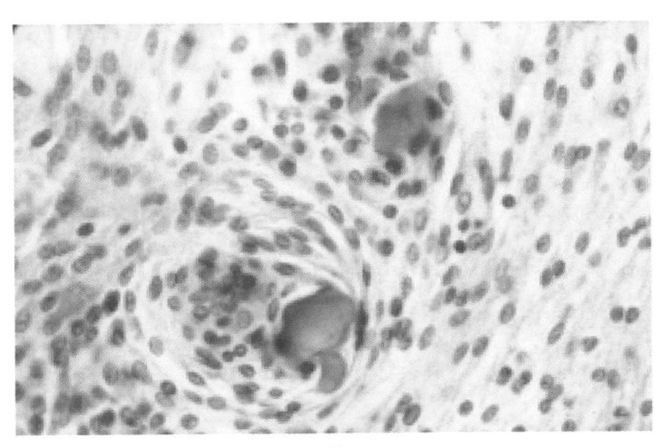

B

图 20－34 脑膜瘤

注：A. 图下方的硬脑膜上矢状窦一侧三枚脑膜瘤，造成大脑半球上方的内侧面的多个压迫凹陷；B. 肿瘤细胞呈卵圆形，成漩涡状排列，并见钙化小体（砂粒体）。

征性的图像是脑膜皮细胞呈大小不等同心圆状旋涡状排列，其中央的血管壁常有透明变性，以致于钙化形成砂粒体(脑膜细胞型或融合细胞型)。瘤细胞还可为长梭形，呈致密交织束状结构，有时胞核可呈栅栏状排列，其间还可见网状纤维或胶原纤维(纤维细胞型)，也可呈现以上两种图像的过渡或混合型(过渡型)。此外还有其它少见类型。

脑膜瘤手术切除后有 15%复发率。具有复发倾向的脑膜瘤多为 2 级和 3 级的脑膜瘤。2 级包括脊索样脑膜瘤，含脊索样细胞；透明细胞型脑膜瘤，瘤细胞富含糖原；非典型性脑膜瘤，可见较多核分裂相，细胞小，细胞核大，核浆比例增大，有明显核仁，或出现灶性坏死。3 级脑膜瘤包括乳头型脑膜瘤、横纹肌型脑膜瘤和间变性脑膜瘤，其细胞出现明显异型或呈浸润性生长，甚至出现颅外转移，主要累及肺及淋巴结。

脑膜瘤免疫标记物有 EMA 和 Vimentin，两者在各型脑膜瘤均弥漫表达；PR 在大多数良性脑膜瘤及部分 2 级脑膜瘤病例中均存在不同程度的细胞核阳性表达。在 3 级脑膜瘤中基本不表达。目前发现，SSTR2a 为一种生长激素抑制素受体，在不同类型的脑膜瘤中阳性表达，甚至比 EMA 抗体指标特异性更好。STAT6 可用于脑膜瘤与孤立性纤维肿瘤的鉴别，后者常发生 NAB2-STAT6 基因融合，导致 STAT6 蛋白在肿瘤细胞核中异常聚集。采用免疫组化检测，观察到 STAT6 抗体阳性表达细胞核，则提示为孤立性纤维肿瘤，这具有诊断和鉴别诊断作用。关于脑膜瘤基因组甲基化水平检测进行脑膜瘤分子分型的研究及临床应用尚在进行中。

二、周围神经肿瘤

周围神经肿瘤包括两大类，一类来源于神经鞘膜，包括神经鞘瘤和神经纤维瘤。另一类为神经细胞源性肿瘤，其中原始且低分化的恶性肿瘤为神经母细胞瘤，高分化的良性肿瘤为节细胞神经瘤。后一大类肿瘤主要发生在交感神经节和肾上腺髓质。下面介绍神经鞘瘤和神经纤维瘤。

(一) 神经鞘瘤

神经鞘瘤(neurilemoma)又称施万细胞瘤(schwannoma)，是源于施万细胞的良性肿瘤。可单发或多发于身体任何部位的神经干或神经根。发生于周围神经的神经鞘瘤多见于四肢屈侧较大的神经干。颅神经鞘瘤多发生于听神经，有听神经瘤(acoustic neurinoma)之称，由于颅神经鞘瘤也位于小脑桥脑角，又称为小脑桥脑角瘤。此外该肿瘤也可见于三叉神经。抑癌基因 NF2 的突变或缺失最为常见，约占 60%的病例。

肉眼可见神经鞘瘤有完整的包膜，大小不一，质实，呈圆形或结节状，常压迫邻近组织，但不发生浸润，与其所发生的神经粘连在一起。切面为灰白或灰黄色略透明，切面可见漩涡状结构，有时还有出血和囊性变。

镜下可见肿瘤有二种组织形态。一型为束状型(Antoni A 型)，细胞细长，梭形，境界不清，核长圆形，互相紧密平行排列呈栅栏状或呈不完全的漩涡状，后者称 Verocay 小体。另一型为网状型(Antoni B 型)，细胞稀少，排列成稀疏的网状结构，细胞间有较多的液体，常有小囊腔形成(图 20-35)。以上两型结构往往同时存在于同一肿瘤中，其间有过渡形式，但多数以其中一型为主。约10%病程较长的肿瘤，表现为细胞少，胶原纤维多，形成纤维瘢痕并发生玻璃样变，仅在部分区域可见少量典型的神经鞘瘤结构。

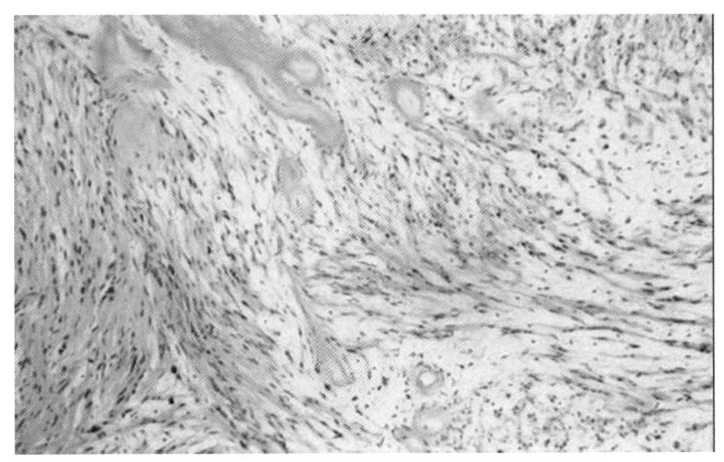

图20-35　神经鞘瘤镜下组织形态

注：肿瘤细胞呈长梭型，紧密排列，称为束状型。肿瘤细胞排列呈稀疏网状，称为网状型。

临床表现因肿瘤大小与部位而异，小肿瘤可无症状，较大者因受累神经受压而引起麻痹或疼痛，并沿神经放射。颅内听神经瘤可引起听觉障碍或耳鸣等症状。大多数肿瘤能手术根治，极少数与脑干或脊髓等紧密粘连未能完全切除者可复发，复发肿瘤仍属良性。

多发性神经鞘膜瘤显示 NF2 基因突变和 LOH22q。

（二）神经纤维瘤

神经纤维瘤（neurofibroma）多发生在皮下，可单发也可多发，多发性神经纤维瘤又称神经纤维瘤病（neurofibromatosis，VonRecklinghausen's disease）。

肉眼观，皮肤及皮下单发性神经纤维瘤边界明显，无包膜，质实，切面灰白略透明，常不能找到其发源的神经。如发生肿瘤的神经粗大，则可见神经纤维消失于肿瘤中，肿瘤质实，切面可见漩涡状纤维，很少发生变性、囊腔形成或出血。

镜下，肿瘤由增生的神经鞘膜细胞和纤维母细胞构成，排列紧密，成小束并分散在神经纤维之间，伴多量网状纤维和胶原纤维及疏松的粘液样基质。

恶性周围神经鞘膜肿瘤（malignant peripheral nerve sheath tumor，MPNST）约占软组织肉瘤的10%，可由外周型神经纤维瘤恶变形成。MPNST 可自发产生或放射治疗后诱发。该肿瘤常呈多发性，具较高侵袭性。肿瘤的形态颇似纤维肉瘤，有较多核分裂像并伴有血管增生和细胞坏死。瘤细胞可呈多形性，甚至出现上皮样结构、横纹肌母细胞分化。该瘤可发生在各年龄段，病程长，一般在5年以上。

抑癌基因 NF1（1型神经纤维瘤病，neurofibromatosis type 1）突变是最显著的改变，常见的突变前几位依次是缺失、直接终止（direct stop）及外显子缺失等。

三、转移性肿瘤

CNS的转移性肿瘤约占临床脑肿瘤的20%。恶性肿瘤死亡病例中的10%～15%可观察到脑转移的现象。

最容易发生脑转移的恶性肿瘤是肺癌(40%可有脑转移)，其次为乳腺癌(25%)，黑色素瘤(15%)，以及胃癌、结肠癌、肾癌、绒毛膜上皮癌等。白血病也常可发生脑膜或脑实质浸润性病灶。

转移瘤在脑内可有三种存在形式：①转移结节：多见于皮质白质交界处及脑的深部；②软脑膜癌病(leptomeningeal carcinomatosis)：肿瘤细胞沿蛛网膜下腔弥漫性浸润，脑膜依浸润肿瘤细胞的多少可呈略浑浊至灰白色不等，甚至呈现大片分布，局部可呈现大小不等的结节或斑块。脑底部、腰骶部、马尾等处常明显受累。由于脑脊液循环受阻，脑积水明显；③脑炎型转移：弥漫性血管周围瘤细胞浸润可形成局限性瘤结节或广泛转移，并伴发软脑膜癌病。

转移瘤的组织形态与原发肿瘤相似。常伴有出血、坏死、囊性变及液化。周围脑组织可有水肿，伴淋巴细胞及巨噬细胞浸润。如出现坏死可见泡沫细胞。

思考题

1. 试举例说明神经系统特殊的解剖、组织结构在神经系统疾病发生、发展及转归中的作用。
2. 病毒性脑炎的病理改变及临床症状的联系。
3. AD的基本病理特征及可能的治疗方案。
4. 请评价分析神经系统肿瘤的分子分型进展。

（刘　颖）

参考文献

1. 吕传真，周良辅. 实用神经病学[M]. 4版. 上海：上海科学技术出版社，2014.
2. ARMSTRONG R A. Can neurodegenerative disease be defined by four ‘primary determinants’: anatomy, cells, molecules, and morphology? [J]. Folia Neuropathol, 2016, 2: 89 - 104.
3. JONES D T W, JÄGER N, KOOL M, et al. Dissecting the genomic complexity underlying medulloblastoma[J]. Nature, 2012, 488(7409): 100 - 105.
4. LOUIS D N, ELLISON D W, BRAT D J, et al. cIMPACT-NOW: a practical summary of diagnostic points from Round 1 updates[J]. Brain Pathol, 2019, 29(4): 469 - 472.
5. LOUIS D N, OHGAKI H, WIESTLER O D, et al. World Health Organization classification of tumours of the central nervous system[M]. Lyon: IARC Press, 2016.
6. LOUIS D N, PERRY A, WESSELING P, et al. The 2021 WHO classification of tumors of the central nervous system: a summary[J]. Neuro Oncol, 2021, 23(8): 1231 - 1251.
7. LOVE S, LOUIS D N, ELLISON D W. Greenfield's neuropathology[M]. 8th ed. London: Hodder Arnold, 2008.

8. PAJTLER K W, WITT H, SILL M, et al. Molecular classification of ependymal tumors across all CNS compartments, histopathological grades, and age groups[J]. Cancer Cell, 2015, 27(5): 728 - 743.
9. ROSS C A, POIRIER M A. Protein aggregation and neurodegenerative disease[J]. Nat Med, 2004, 10(7): S10-S17.
10. WHO CLASSIFICATION OF TUMOURS EDITORIAL BOARD. World Health Organization Classification of Tumours of the Central Nervous System[S]. 5th ed. Lyon: International Agency for Research on Cancer, 2021.

第二十一章　神经免疫

第一节　概　　述

神经免疫学(neuroimmunology)，是研究神经系统中的免疫学结构、特征和功能，并且融合了神经科学、神经病学、精神病学、心理学以及免疫学的一门交叉学科。神经免疫学是一门相对新兴的学科，在20世纪80年代初开始提出这一概念。

神经免疫学具体是研究在生长发育、稳态维持及应对神经损伤的反应中，从整体水平到细胞和分子水平，神经系统和免疫系统的相互关系，旨在研究开发针对神经免疫学相关疾病的预防和诊治方法。在整体水平上，研究神经系统、内分泌系统和免疫系统的功能调控。在细胞和分子水平，研究神经系统和免疫系统各类不同细胞之间的相互作用和功能调节，参与这种调节的神经递质和免疫分子的相互作用，以及这些相互作用对神经免疫系统功能的影响。在医学上，常见的神经免疫性疾病有多发性硬化症、重症肌无力、格林巴利综合征等。近年来研究还发现，脑内免疫功能的改变也参与了脑的老化和神经退行性病变的发生发展。

神经免疫学横跨神经和免疫两大系统，两系统之间存在多重往返联系和信息交流。实验证明脊椎动物的自主神经纤维可直接支配淋巴组织，通过神经递质与淋巴细胞和其他免疫组织上的特异性受体结合，从而影响免疫应答。骨髓、胸腺、脾、腔上囊、淋巴系统、淋巴结等均受到交感和副交感神经的支配，在电子显微镜视下甚至可见神经细胞和免疫细胞互相接触的现象。因此，神经系统和免疫系统联系密切，近年来研究发现：①许多神经递质和神经肽可作用于免疫细胞和免疫应答的不同环节；②免疫细胞的细胞膜上和胞质中表达多种神经递质和神经肽的受体；③免疫细胞可合成某些神经肽或激素，神经细胞也可合成及分泌一些免疫活性分子。

神经系统和免疫系统虽然是截然不同的两大系统，各自发挥不同的生理功能，但它们在解剖学结构和功能学上存在不同程度的相似之处。而且，神经系统和免疫系统存在各自的正负反馈调节机制，由此两大系统的功能更趋协调、准确而精细。

一、神经系统和免疫系统的异同点

（一）相似点

（1）解剖学上，神经系统和免疫系统均由中枢和周围两大部分组成，神经系统的中枢部分包括大脑和脊髓，外周神经系统由自主神经系统和体神经系统组成。免疫系统的中枢部分又叫初级淋巴系统，包括骨髓和胸腺，外周部分又称二级淋巴系统，包括脾脏、全身各处的淋巴结、肠道中的派氏节等。

（2）神经系统和免疫系统均具有特异性的细胞类型和亚型。在神经系统中，主要的细胞类型有神经元、星形胶质细胞、小胶质细胞、少突胶质细胞等，神经元又按其对不同神经递质的反应进行分类，如胆碱能神经元、多巴胺能神经元、去甲肾上腺素能神经元等。免疫系统的细胞类型有 B 细胞、T 细胞、髓系细胞等，T 细胞按其分泌产物可分为不同的亚型，如主要分泌 IFN-γ 的 Th1 细胞亚型和主要分泌 IL-10 的 Th2 细胞亚型。

（3）神经系统和免疫系统均可以产生特异性的可溶性生物活性分子，通过效应器官和/或相应细胞发挥作用，形成作用链。如神经系统中的神经递质，小胶质细胞产生的细胞因子等，影响神经元的功能。而在免疫系统中，B 细胞分泌的特异性抗体，巨噬细胞产生细胞因子等。

（4）功能学上，神经系统和免疫系统具有以下共同点：①能够接受刺激，然后呈现出兴奋或抑制性效应；②具有识别能力，免疫系统识别自己和异己，神经系统识别有意义和无意义的刺激；③呈现应答反应，免疫系统中存在细胞免疫和体液免疫应答，神经系统中存在运动输出应答和神经内分泌输出应答；④免疫活性细胞和神经细胞的细胞膜上存在某些相似甚至相同的表面标记物和受体。例如，大多数神经肽和细胞因子可分别在神经及免疫组织的细胞内转录、翻译、加工、储存和释放。神经和免疫细胞的标记物也呈现重叠分布，如胸腺细胞抗原 1（Thy1，CD90）是啮齿动物胸腺细胞和神经元共同的表面标记物，免疫细胞表面的 MHC Ⅰ型和Ⅱ型抗原分子也可在神经胶质细胞及垂体前叶滤泡星形细胞上表达，而激活的人 T 细胞亦能合成神经元标记物-神经细丝，神经胶质细胞的标记物 S-100 存在于垂体滤泡星形细胞和胸腺的树突状细胞内；⑤具有记忆功能。

（二）不同点

两大系统除了主要生理功能不同外，他们在特异性和记忆性上有较大差异。例如特异性，免疫系统除了非特异性免疫应答外，还存在高度特异性的免疫应答，这取决于抗原与相应抗体分子 Fab 段，以及免疫活性细胞表面受体结合的特异性，而神经系统则缺乏此类高度特异性的结合。另外，在记忆能力方面，神经系统的记忆时间相对较短暂，而免疫系统的记忆时间较持久，有些甚至是终身，比如疫苗免疫。

二、神经系统和免疫系统的双向调节

在电子显微镜视下，人们观察到自主神经系统的神经末梢可直接支配淋巴器官，与免疫细胞有着类似神经突触的接触。这种接触方式使神经细胞释放的活性物质可对免疫细胞进行调节。神经系统可能以"自分泌"或"旁分泌"（分别是指由细胞产生的活性物质作用于该细胞本身或作用于其邻近细胞）方式产生和分泌神经活性物质，免疫系统亦对此类活性物质作出应答，这样就把神经系统和免疫系统联系起来。另一方面，神经系统可通过影响内分泌系统，以及调节血液循环中的激素水平，间接影响免疫功能。然而，神经系统和免疫系统是双向调节，有证据表明免疫系统也会影响神经系统。由免疫细胞合成的细胞因子也可能作用于支配淋巴器官的内脏感觉性神经末梢，如细胞因子和趋化因子等。这些免疫活性物质除有效作用于免疫细胞外，也可能影响神经细胞的活动或激活神经系统内的免疫反应细胞（小胶质细胞或星形胶质细胞），以便机体能够通过神经系统和免疫系统的相互作用进行整合和应对。另外，人淋巴细胞经病毒、细菌感染后被活化，也会分泌肾上腺皮质激素和脑啡肽等。

神经系统、内分泌系统和免疫系统之间的关系十分密切，这三个系统以各自特有的方式在机体稳态调节机制中发挥着重要作用，三者间形成了一个稳固的“调节三角”模式（图 21-1），它们两两间形成了双向往返联系，神经内分泌系统通过释放各类激素或神经递质作用于免疫系统，调节免疫系统的功能；而免疫系统则通过释放多种细胞因子等活性物质作用于神经内分泌系统，从而使机体的调节系统形成完整的调节网络，使机体的稳态得以维持。神经系统和免疫系统的这些相互调节作用在发育和疾病的发病机制中发挥着重要作用。例如，在神经系统的发育过程中，免疫分子补体在突触的形成中起着关键作用。而神经系统和免疫系统的这些微妙的调控被破坏后，也会导致一些神经发育疾病的发生，如孤独症。而随着年龄增长，神经系统和免疫系统的相互作用稳态被打破后，也会导致神经退行性疾病的发生。

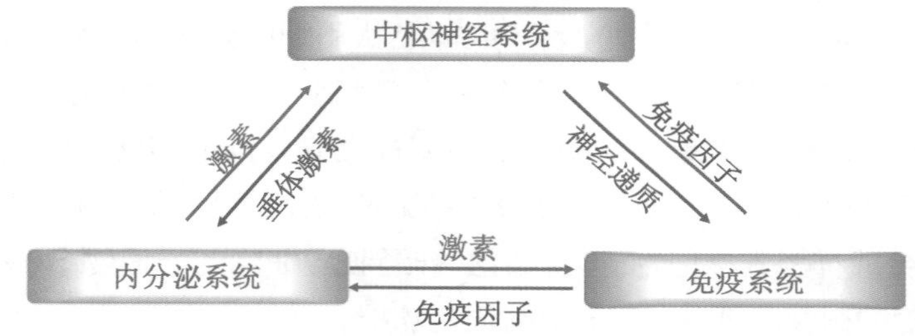

图 21-1　神经系统、内分泌系统和免疫系统之间的互相调节

第二节　神经细胞的免疫反应

一、中枢神经系统的特殊结构

（一）血脑屏障

血脑屏障（blood brain barrier，BBB）的概念始于 1885 年，德国科学家保罗·埃尔利希（Paul Ehrlich，1854—1915）通过向小鼠肠胃外注射苯胺类染料后，解剖小鼠发现，除了大脑和脊髓，所有器官都被染色，他当时得出结论，大脑对染料的亲和力低。但也提示大脑和脊髓相对独立于其他器官，大脑与其他器官存在一种屏障。1900 年，马科斯·莱万德乌斯基（Max Lewandowsky，1876—1918）通过向小鼠注射小剂量毒素，发现直接向大脑注射会产生更大的毒性。1913 年，埃尔利希的学生埃德温·哥德曼（Edwin Goldman，1862—1913）向狗和兔子的脑室内注射酸性染料后，发现除了大脑，其他器官未被染色。这一互补性的实验进一步证明了埃尔利希的猜想，大脑和脊髓组成的中枢神经系统是相对独立于其他组织和器官的。1918—1925 年，琳娜·斯特恩（Lina Stern，1878—1968）和雷蒙德·高蒂埃（Raymond Gautier，1885—1957）合作，通过注射不同化合物到蛛网膜下腔、脑室和血液，研究发现蛛网膜下腔是和脑室相通的，脑室中的化学成分能到达脑脊液，而这些物质从脑内到血液的传送比血液到脑内的传送相对容易。基于以上实验，1921 年，斯特恩在日内瓦的医学协会上首次提出了血脑屏障的名称，且首次在《瑞士神经病学和精神病学档案》（*Schweizer Archiv für Neurologie und Psychiatrie*）上正式发表了血脑屏障的概念。

血脑屏障是一种由内皮细胞组成的高度特异化的结构，使得血液中的细胞、神经毒性分子和微生物被隔离于大脑之外，对大脑起保护作用。但是，血脑屏障并不是完全封闭的，一般情况下，小分子可以通过，而大分子不容易通过。这种选择性通过并不是被动的，而是由神经血管单元（neurovascular unit）决定的。神经血管单元是一种由神经元、星形胶质细胞底足、小胶质细胞、少突胶质细胞、周细胞、内皮细胞及基底膜等组成的复杂结构（图 21－2），这一复杂的结构决定了血脑屏障的形成和维持、血脑屏障的通透性、血管的稳定性、毛细血管的血流和细胞毒性物质的清除。血脑屏障被破坏后，激活的胶质细胞产生细胞因子和趋化因子，导致内皮细胞的通透性增加和淋巴细胞的趋向性运动，有助于血脑屏障功能的重建。

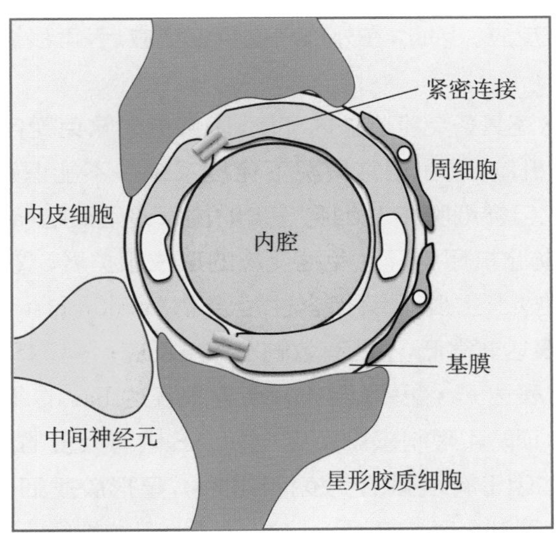

图 21－2　神经血管单元的基本结构

大脑内除了血脑屏障这一特殊结构，还存在与淋巴引流有关的“类淋巴系统”（glymphatic system）。在外周，淋巴循环促进间质细胞外蛋白质和多余液体的清除，对维持内环境的稳态起着关键作用。然而，除了脑脊液和蛛网膜颗粒清除部分代谢产物外，在大脑内没有特定的器官性解剖结构，能高效地促进脑内代谢废物的清除。形态学研究证实了“血管周围间隙”（Virchow-Robin space）的存在，并认为这是神经系统变相的淋巴系统。神经系统的某些代谢产物或免疫活性细胞可通过血管周围间隙再经过蛛网膜下腔、蛛网膜颗粒和颅内静脉窦等带回到周身血流中。因此，免疫细胞和相应的大分子可有条件地通过血脑屏障。CNS 内的抗原也能转移至周围淋巴结。最新的研究证实脑膜淋巴管的存在，大脑通过淋巴管与免疫系统建立直接的联系。另一方面，脑内有些区域，如终板血管器（organum vasculosum laminae terminalis, OVLT）、后区、脉络丛及正中隆起等缺乏血脑屏障结构，也为血液循环中的大分子直接影响 CNS 提供了路径。

（二）免疫豁免内环境

实验发现脑内异种移植并不像周围系统一样引起快速的免疫应答反应，产生异体排斥，提示神经系统具有免疫豁免性（immune privilege）。免疫豁免指的是对外源性抗原的引入能够耐受，不产生炎性的免疫反应。人体组织中，免疫豁免内环境的组织器官包括发育期的毛囊、眼睛的晶状体、胎盘和胎儿、睾丸以及中枢神经系统。1921 年，日本科学家白井勇夫（Y Shirai）等将大鼠肉瘤组织移植到小鼠脑内或皮下，皮下的肉瘤组织会受免疫系统攻击而被破坏，而脑内的肉瘤组织却能长大，未被破坏。此现象在 1923 年被詹姆斯·墨菲（James Murphy, 1884—1950）等验证。1935 年，鲁珀特·威利斯（Rupert Willis, 1898—1980）等成功将胎儿组织移植到大鼠脑内。1948 年，彼得·梅达瓦（Peter Medawar, 1915—1987）等进行皮肤组织直接移植到脑内和先移植胸腔再移植脑内的比较试验。他们发现，异种移植脑内，并不会引起明显的免疫反应。但是，如果先移植到胸腔，产生免疫反应后，再移植到脑内，却能快速的产生免疫反应。因此，在外周产生免疫反应后，再移植到大脑内，大脑不再免疫耐受。

除了血脑屏障，CNS 还具备免疫监护内环境，以保护大脑免受各种刺激物引起的损伤。脑内有完整的免疫效应机制，但在正常情况下免疫系统并不能识别脑内抗原，原因如下：①CNS 缺乏树突状细胞、巨噬细胞和 B 细胞一类的抗原递呈细胞（antigen presenting cells, APC），这类细胞的缺乏防止抗原特异性免疫反应的形成和扩展；②CNS 内免疫细胞（小胶质细胞和星形胶质细胞）上主要组织相容性复合物（major histocompatibility complex, MHC）和共刺激分子的表达非常低，不能有效触发免疫反应；③CNS 受较强的免疫抑制细胞控制，如星形胶质细胞上表达 Fas 配体（FasL），可导致表达 Fas 的 T 细胞凋亡，神经元也具备抑制免疫反应的潜能，预防和限制感染反应；④CNS 内有大量的免疫抑制因子，如 TGF-β、IL-10 和 TRAIL，这些因子有很强的免疫抑制能力，星形胶质细胞是这些因子的主要来源，神经肽也能扮演免疫抑制分子的角色。这些机制为保护神经元和胶质细胞避免损害和死亡提供了一个特殊的内环境。

人们习惯把神经系统视为免疫豁免区，然而神经系统的免疫细胞与外周血液的免疫细胞表达同样或相似的表面标记物，神经细胞表面也有免疫应答有关的 MHC 表达，说明神经系统具备参与免疫应答的必要条件。但是，正常情况下脑内的免疫应答受到脑内微环境的严格控制，神经系统免疫反应则远低于身体其他部位，自 1948 年该现象被发现至今都未改变，而其多样的分子机制依然在积极研究中。

二、中枢神经系统的免疫反应

（一）中枢免疫反应

脑内是一种免疫豁免的内环境，但是中枢神经系统有着自己独特的免疫反应。传统的免疫反应，会产生典型的炎性反应。古罗马医学家奥鲁斯·格利乌斯·塞尔苏斯（Aulus Cornelius Celsus，公元前 25 年—公元 50 年）在他所著的《医学》（*De Medicina*，1478 年版）中总结了炎性反应的四大特征，有肿块、变红、有灼热感，以及产生疼痛感。但是，中枢神经系统的免疫反应，即神经炎性反应，并没有上述炎性反应的典型特征。近年来，神经免疫学领域逐渐形成共识，因大脑受损而引起的小胶质细胞激活和星形胶质细胞激活，以及由此引起的炎性因子的高表达，是神经炎性反应的主要表现。

由 BBB 将脑实质与周围免疫细胞和免疫大分子分割开来，它们不易进入脑内，因而不会影响脑的功能。在神经系统疾病进程中，BBB 遭到破坏，外周免疫细胞和免疫大分子可以进入脑内。脑部感染后即使没有明显的 BBB 损伤，血液循环中激活的淋巴细胞仍然会通过 BBB 进入脑实质，启动脑内的免疫应答。

激活的淋巴细胞穿过 BBB 是一个复杂的过程，通过脑血管内皮细胞和淋巴细胞的相互作用来完成。脑内有两种抗原递呈细胞：血管周细胞和小胶质细胞。血管周细胞上 MHC 呈强阳性，具有较强的抗原呈递功能，可以在 CNS 和血管界面启动免疫反应。小胶质细胞上 MHC 呈弱阳性，刺激后呈现强阳性，可启动 CNS 实质内的免疫应答。进入脑实质的 Th1 细胞可分泌促炎因子（如 IFN-γ、TNF-α），调节神经元和神经胶质细胞的激活、增生、分泌、存活。激活的小胶质细胞本身称为抗原递呈细胞，可进一步刺激 Th1 细胞增生，同时分泌 TNFα、IL-1、NO 等促炎因子，引起炎性反应。Th2 细胞主要分泌 IL-4 和 IL-10，可激活 B 细胞，促进 B 细胞合成免疫球蛋白，同时抑制 Th1 细胞分化，抑制巨噬细胞和小胶质细胞的活化，发挥抗炎效果。Th1 和 Th2 细胞之间存在数量和功能的平衡，将脑的免疫反应控制在正常水平。图 21－3 总结了免疫系统活化及细胞因子对神经胶质细胞功能的调节机制。

神经炎性反应的发生在大脑中的作用也一直存在争议，有研究发现，神经炎性反应是大脑的免疫反应，是对大脑的一种保护。而又有研究指出，神经炎性反应的发生会导致神经元死亡，具有神经损伤作用。因此，神经炎性反应也是神经科学研究领域的一个热点。

（二）中枢免疫异常的主要表现

许多 CNS 疾病都伴有中枢免疫功能的异常。疾病前期的病毒感染或炎性反应可以激活脑内的免疫反应，免疫功能调节的异常与神经元的死亡相关。CNS 炎性反应和神经退行性病变过程中，免疫异常主要表现为小胶质细胞的过度激活和相应活性分子的过量释放。

1. 小胶质细胞的过度激活 作为免疫活性细胞，小胶质细胞在 CNS 的免疫调节中发挥核心作用。小胶质细胞的形态和功能具有可塑性，受损伤信号刺激后它们快速演变为激活的小胶质细胞和脑巨噬细胞，也有可能分化为脑树突状细胞。在形态发生改变的同时，小胶质细胞的数量增加，基因表达变化，功能也发生改变，细胞表面表达的 CR3 补体受体、Fc 受体和 MHC 水平上调，合成与分泌细胞因子的速度加快。在急性损伤如炎性感染或缺血损伤后，一些炎性分子表达上调，分泌增加，可有效激活小胶质细胞，MHC 和共刺激分子迅速上

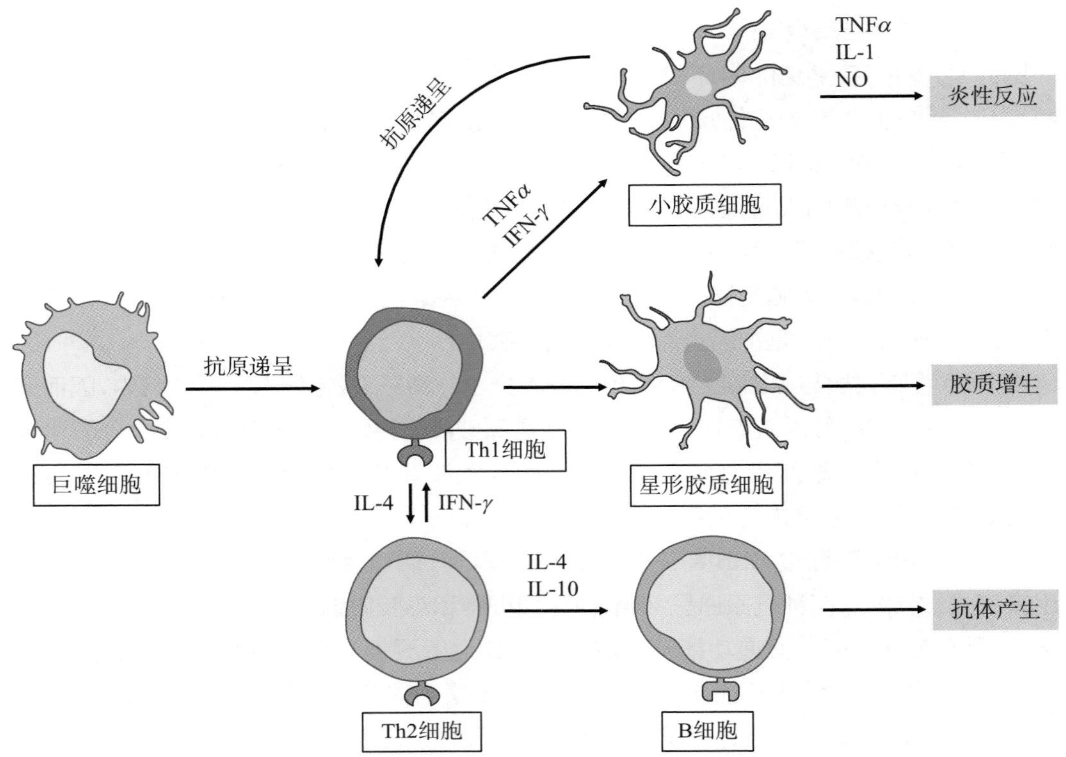

图 21-3 免疫系统活化及细胞因子对神经胶质细胞功能的调节

调，这时的小胶质细胞成为专职的抗原递呈细胞，刺激 Th1 细胞增生，促炎因子慢而持续性地升高对神经元是有害的，可引起神经元继发性、不可逆损伤。值得注意的是，免疫介导的炎性反应可能具有两重性，包括神经营养因子的分泌，对创伤修复和组织再生是有利的。

2. 细胞因子水平升高 CNS 免疫反应过程中经常伴有细胞因子水平升高。细胞因子的来源有两方面：感染或脑创伤发生后，BBB 受到破坏，外周的免疫细胞进入脑内，分泌大量的细胞因子；CNS 中神经元和神经胶质细胞受到损伤因素刺激后也可分泌细胞因子。细胞因子是多功能的。对神经元具有损伤作用的细胞因子主要有 IFN-γ、TNFα、IL-1 和 IL-6。

(1) IFN-γ：主要由小胶质细胞、星形胶质细胞和侵入的淋巴细胞分泌。它的主要功能是激活小胶质细胞，诱导表达 MHC-Ⅱ型分子；促进 iNOS 转录，使 NO 生成增多。IFN-γ 也可上调神经元表面 MHC-Ⅰ型分子的表达，使神经元容易被细胞毒性 T 细胞识别和破坏。

(2) TNFα：主要由小胶质细胞和星形胶质细胞产生。它可诱导神经元 MHC-Ⅰ型分子的表达，使神经元易受细胞毒性 T 细胞攻击。TNFα 还可以诱导星形胶质细胞释放 NO 和谷氨酸等神经毒性物质，促进小胶质细胞和星形胶质细胞合成集落刺激因子（colony stimulating factors，CSF）。CSF 可以作为白细胞趋化因子招募血液循环中的粒细胞和巨噬细胞到达 CNS 炎性反应部位，参与和放大炎性反应。

(3) IL-1β：主要由胶质细胞分泌，其对神经元有损伤作用。脑损伤后，小胶质细胞中的

IL-1 合成增加，经 caspase-1 作用产生有活性的 IL-1α 和 IL-1β，激活下游信号。IL-1β 作为一种重要的促炎因子，可调控炎性反应和免疫反应过程中多种细胞的分化及功能。

（4）IL-6：主要由小胶质细胞和星形胶质细胞产生，其受体广泛存在于丘脑、海马、皮质等脑区的神经元上。皮质、海马等部位发生病理改变时，激活的小胶质细胞分泌 IL-6 的能力增加。IL-6 具有神经元毒性。

3. 免疫豁免内环境的改变　在感染或病理情况下，可以观察到小胶质细胞和星形胶质细胞的激活，从而触发抗原特异性或非特异性的免疫反应。在脊髓炎的动物模型中发现血管周围存在表达 CD11 的树突状细胞，这类细胞有助于 CNS 感染的慢性化。内皮细胞中 ICAM、E-选择素和 P-选择素的上调，可招募循环白细胞进入 CNS。此外，Th1 细胞和巨噬细胞的分泌产物，如 IFN-γ、TNFα 和 NO，能够直接或间接损害少突胶质细胞和神经元。CNS 内的感染可能导致许多神经系统疾病的继发性损伤。

三、中枢神经系统的特殊细胞

（一）小胶质细胞

小胶质细胞于 1919 年由西班牙科学家皮奥德尔里奥・霍特加（Pio del Rio Hortega，1882—1945）首次描述，至今已有 100 多年。近 20 年是小胶质细胞研究迅速发展的时间段，其间主要的研究发现有：2000 年通过建立 CX3CR1-GFP 转基因小鼠，在脑内观察到小胶质细胞；2005 年，通过双光子显微镜，发现脑内小胶质细胞不是传统认为的静止状态，而是不断运动的；2011—2013 年，发现了多个小胶质细胞表达的分子是神经退行性疾病发病的风险因子，由此，小胶质细胞在神经退行性疾病中的作用越来越受重视；2014 年，发明了一种高效删除小胶质细胞的方法，即通过 CSF1R 抑制剂，能高效删除小胶质细胞；2015 年，发现肠道菌群对小胶质细胞的发育和维持起着重要作用；最近，通过单细胞测序，发现了小鼠和人脑中小胶质细胞的异质性和动态变化。

小胶质细胞的数量相对较少，占胶质细胞 5%～20%。脑内小胶质细胞来源于骨髓单核细胞系，与外周组织中的巨噬细胞类似，小胶质细胞表面有 CR3 补体受体和 Fc 受体，并表达低水平的 CD4 抗原、MHC-Ⅱ型抗原、转铁蛋白受体和 B 细胞共同抗原。基于细胞形态学和表型分析，小胶质细胞分为两大类：分支状的稳态小胶质细胞（ramified homeostatic microglia）和活化小胶质细胞（activated microglia）。前者位于脑实质内，缺乏细胞吞噬的功能。被激活后，它们具有巨噬细胞分化的标志和效应特性，表现出典型的巨噬细胞功能，可以介导 CNS 的感染和免疫反应。

激活的小胶质细胞，根据其表达和释放的炎症因子和在炎性反应过程中发挥的作用不同，分为经典激活的 M1 型和替代激活的 M2 型。体外培养的小胶质细胞给予 LPS 或 IFN-γ 刺激，促使小胶质细胞的 M1 型激活，M1 型小胶质细胞可以释放大量促炎因子，包括 TNFα、IL-1β、IL-6 和 MMP-9 等，引起炎性反应；如果给予 IL-4 或 IL-10，小胶质细胞向 M2 表型转化。M2 型小胶质细胞的特征是表达精氨酸酶 1、CD206 和几丁质酶样蛋白（Ym）等标记物，具有较强的吞噬功能，释放保护性营养因子，促进神经元轴突的生长和抑制炎性反应的过度发生(图 21－4)。但这种简单的两极化分类方式最近受到挑战,单细胞测序研究发现,这种简单分类并不能反应脑内小胶质细胞的真实状况。在脑内,小胶质细胞可分为很多亚型,表达不同的标记基因,有些亚型同时表达 M1 和 M2 的标志分子,所以很难简单将他们归类为 M1 或 M2。而且,他们的状态是不断变化的,根据不同年龄的小鼠脑内小胶质细胞的单细胞测序,发现小胶质细胞的异质性呈动态变化。在发育期和出生早期,小胶质细胞非常多样化,而到成年期,多样性降低;但随着年龄增长或疾病的发生,多样性又会增加。因此,小胶质细胞的激活是一个异质性很大的、不断变化的动态过程。

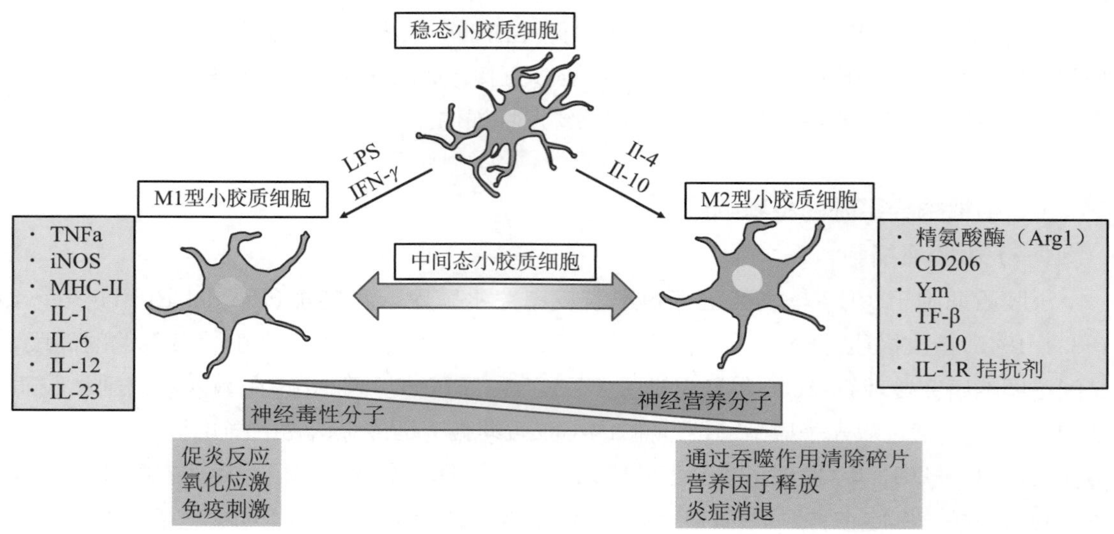

图 21－4　小胶质细胞的表型和功能

在体的小胶质细胞激活状态比离体培养的小胶质细胞复杂很多,可以细分为一系列不同的功能表型,发挥不同的作用。在经典激活的途径中,小胶质细胞通过模式识别受体(pattern recognition receptors, PRR)识别多种细菌和病毒表面的病原体相关分子模式(pathogen-associated molecular patterns, PAMP)。之后,PRR 介导的信号传递诱导产生一系列活性分子,如抗菌肽、细胞因子、趋化因子、ROS 和 NO。这些分子在固有免疫(innate immunity)中扮演重要角色。此外,激活的小胶质细胞能够上调 MHC-Ⅱ型分子的表达,通过 T 细胞受体(TCR)将抗原递给 T 细胞。小胶质细胞产生的促炎细胞因子(如 IL-12 等)可以促进 CD4 T 细胞转化为 Th1 细胞;其产生的 IL-23、IL-6、IL-1β 和 TGF-β 等则促进 Th17 细胞的分化与激活。因而,经典激活的小胶质细胞亦有助于获得性免疫(adaptive immunity)。图 21－5 描述了 M1 型小胶质细胞参与固有免疫和获得性免疫反应的过程。

小胶质细胞对 CNS 微环境的改变非常敏感。在 CNS 感染的情况下,小胶质细胞被迅速激活,产生广谱免疫调节因子,如细胞因子、趋化因子、过氧化物等。在激活的后期,小胶质细胞呈现很强的吞噬功能,称为 CNS 的清除细胞。研究显示小胶质细胞可能具有细胞毒

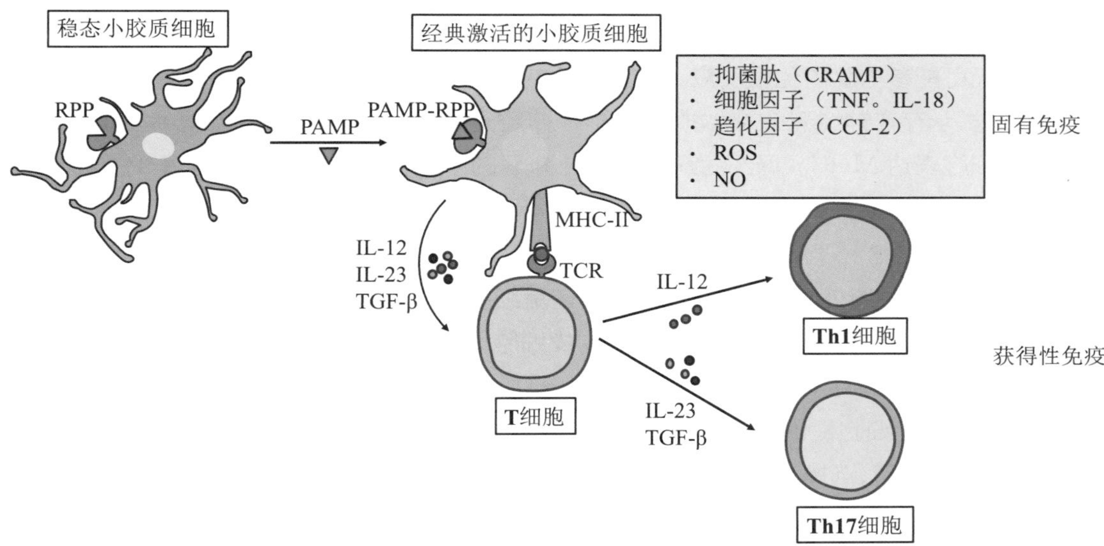

图 21－5 经典激活的小胶质细胞(M1 型)参与固有免疫和获得性免疫反应

性和神经保护两重性。

CNS 感染后，小胶质细胞也可分化成树体状样细胞，刺激脑内 Th1 细胞的分化，有助于脑内慢性炎性反应。另一方面，Th1 细胞也可以刺激小胶质细胞产生大量的 PGE_2，通过负反馈机制控制 Th1 细胞分化而防止炎性反应进一步恶化。小胶质细胞还通过表达 Fas-FasL、TNF-TNFR1 或者产生可溶性 NO 介导细胞凋亡，这也是限制 CNS 免疫反应的一种机制。

（二）星形胶质细胞

星形胶质细胞是胶质细胞中体积最大的一种。CNS 损伤时，星形胶质细胞增生、肥大、形成胶质瘢痕。除上述功能外，星形胶质细胞还可以作为免疫效应细胞影响 CNS 内的免疫活动，特别是促进 Th2 细胞的分化。星形胶质细胞上表达 MHC 和共刺激分子，但其水平比小胶质细胞低。星形胶质细胞可通过诱导 FasL 清除脑内的激活 T 细胞。近来研究发现，激活的星形胶质细胞在脑内也可分为具有神经毒性的 A1 和神经保护作用的 A2 亚型，分别表达不同的标记物。但单细胞测序发现，脑内激活的星形胶质细胞可能存在多个亚型，具有很大的异质性。

（三）少突胶质细胞

少突胶质细胞是 CNS 的髓鞘形成细胞，能产生大量的生长因子，对其自身及神经元起营养支持作用。少突胶质细胞对 NO、兴奋性氨基酸递质以及凋亡通路的激活非常敏感，因此，它是脱髓鞘疾病的主要靶细胞。少突胶质细胞是相对惰性的一类细胞，很少主动参与免疫反应。

近来，少突胶质前体细胞（oligodendrocyte precursor cells，OPC），又称 NG2 胶质细胞（因表达 NG2 抗原）在神经稳态维持和神经炎性反应中发挥重要作用。

（四）神经元

神经元参与脑内免疫反应的研究较少。最近研究发现神经元表达功能性 IL-12 受体，这提示神经元可能参与脑内免疫反应。在炎性反应情况下，神经元胞体和轴索均有 C1q 补体的激活，这提示存在神经元的补体损害机制。神经元的电活动可以抑制周围小胶质细胞和星形胶质细胞表达 MHC。局部活跃的神经元介导的中枢免疫抑制可以预防不必要的免疫反应引起的神经元损害。

（五）内皮细胞

除构成 BBB 功能外，内皮细胞还是抗原递呈细胞。这类细胞一部分可以直接接触循环淋巴细胞和抗原。细胞因子 IFN-γ 能上调内皮细胞 MHC 和共刺激分子的表达，而人脑内皮细胞可抑制 T 细胞增生，提示脑内皮细胞在感染情况下可能抑制抗原特异性免疫反应。另一方面，激活的 T 细胞提供可溶性和接触依赖性信号以调节内皮细胞功能，包括血管的形成和重建、血流的调节、选择渗透性维持、感染细胞的回流和导致 T 细胞激活的抗原递呈等。

第三节　神经系统免疫性疾病与神经免疫相关性疾病

常见的神经系统自身免疫性疾病包括多发性硬化症（multiple sclerosis，MS）、格林巴利综合征（Guillain-Barre syndrome，GBS）和重症肌无力（myasthenia gravis，MG）。多发性硬化发生在 CNS；GBS 是一种周围神经自身免疫病；MG 是主要累及神经-肌肉接头的自身免疫病。神经免疫在神经退行性疾病和神经损伤中亦具有重要作用。

一、多发性硬化症

MS 是一种特定针对 CNS 白质的、以自身反应性 T 细胞和抗体引起的大脑和脊髓炎性反应以及神经脱髓鞘性斑块形成为主要特征的自身免疫病，是一种免疫系统错误的攻击自身髓鞘的神经系统疾病，发病患者的髓鞘发生破坏，神经传导受损。多发性硬化症病灶多发，可能累及全身，多个器官受到影响，包括大脑、脊髓、肌肉、消化系统、泌尿系统、手、口、眼等。多发性硬化症的临床表现为：易疲劳、肢体无力、感觉异常、晕眩、视力下降、抑郁、尿频尿急、性功能障碍等。病程中常见缓解和复发现象，高发于北半球的寒冷和温带地区，在非洲和东方人群中发病率较低。发病最多的年龄在 20～40 岁，发病高峰年龄为 30 岁，女性发病数为男性的 2～3 倍。

按照发病特征的不同，多发性硬化症可分为以下四种：①复发-缓解型 MS（RRMS），最常见，占发病数 85％，早期出现复发-缓解-复发，复发后基本能恢复，不留或仅留轻微后遗症，25 年后 80％的患者转变为继发进展型 MS（SPMS）；②继发进展型 MS，复发后，不能完全缓解，会留下后遗症，疾病逐渐加重；③原发进展型 MS（PPMS），少见，占发病数 10％～15％，没有缓解-复发过程，疾病呈缓慢进行性加重；④进展复发性 MS（PRMS），罕见，疾病始终呈缓慢进行性加重，病程中有少数缓解复发过程。

（一）发病机制

MS 病因仍不十分清楚，可能涉及个体的遗传易感性、环境因素（如食物、气候）、病原感染等。研究认为环境因素和遗传因素等的结合是导致多发性硬化症发病的风险因子。一般认为发病机制与自身免疫有关。

1. 遗传因素　MS 易感性与人类白细胞抗原 HLA 分型有关。世界各地有关 MS 患者 HLA 的研究结果不同，美国 MS 患者中以 HLA-A3、B7、DR2 最多；印度以 B12 为最多；而在中国，HLA-B1、B38、B39、DR2、DRW8 与 DQW1 可能是我国 MS 相关抗原。患者的一级亲属中 MS 发生率较普通人群高 15～30 倍。人类 HLA 基因与免疫应答基因均位于第 6 号染色体上，由于 MS 发表与 HLA 分型关系密切，人们推测 MS 易感基因可能是免疫应答基因，可对髓鞘产生特异性的免疫应答反应。

2. 环境因素　流行病学显示 MS 高发于温带地区，欧洲和北美北部也是高发地区，再往北或南其发病率下降，我国属于低发病区，提示环境中可能存在致病因素。

3. 病毒感染　某些病毒成分可能与中枢神经髓鞘的一些组分相似，导致免疫识别错误而诱发自身免疫机制。与病毒感染有关的证据包括：MS 患者血清和脑脊液中发现抗麻疹病毒、腮腺炎病毒、风疹病毒、水痘、单纯疱疹、带状疱疹病毒、副流感病毒、EB 病毒等的抗体。动物病毒，如犬瘟热、致绵羊脱髓鞘性脑白质炎病毒、小鼠脑脊髓炎病毒，均可产生中枢炎性脱髓鞘性病，这类疾病在有些方面与 MS 相似。但是，迄今尚未在 MS 病变组织中检出病毒。

4. 自身免疫机制　MS 的自身免疫机制包括细胞免疫和体液免疫。近来，MS 免疫病理学研究包括外周血液的免疫学分析和脑内胶质细胞研究。

（1）细胞免疫起主导作用：MS 患者血液中 Th1 细胞数量增加，在疾病的缓解期，血液中 Th2 细胞数量也增加。CNS 髓鞘蛋白包括髓鞘少突胶质细胞糖蛋白（MOG）、髓鞘相关糖蛋白（MAG）、蛋白脂质蛋白（PLP）或髓鞘碱性蛋白（MBP），它们可作为刺激抗原。实验发现 MS 患者血液中针对这些自身抗原的反应性 T 细胞数量增加。除 $CD4^{+}$ T 细胞外，MS 患者的外周血中可能还有 $CD8^{+}$ T 细胞的激活。由此推断细胞免疫在 MS 发病机制中起主导作用。

（2）体液免疫具有潜在作用：早年发现 MS 患者脑脊液中 IgG、IgM 和 IgE 增加，证实多发性硬化病患者的神经系统存在异常的体液免疫。MS 患者脑脊液中蛋白质成分增加，其中就有髓鞘蛋白 MBP、MBP 降解片段等，也有多种抗体，包括抗髓鞘不同成分的抗体，如 MBP 抗体、脑苷脂抗体和神经节苷脂抗体，以及抗某些病毒的抗体等。MS 患者血清中还发现存在少突胶质细胞抗体、乳糖脑苷脂抗体。这些抗体在其他神经系统疾病患者的血清中也可发现，因而不具特异性。

MS 免疫反应链的启动及其过程仍不十分清楚。

（二）病理检查

典型的 MS 散布于 CNS，尤其是皮质白质、脑干、脊髓和视神经。作为 MS 病理特征的硬化斑块多位于髓鞘和少突胶质细胞丢失的白质区内。斑块周围常见明显的淋巴细胞、单核细胞和免疫球蛋白沉积。在 CNS 内存在播散的脱髓鞘斑块，伴随少突胶质细胞的破坏和血管周围的炎性反应，脊髓的侧柱与后柱（特别是在颈段与胸段）、视神经与脑室旁区域是好发部位。大脑与脊髓的灰质也有可能受到影响，中脑、脑桥与小脑内的传导束也可被累及。在新发病变中，神经元的胞体与轴索通常完好；而在后期，轴索也可能遭到破坏，特别在长传导束中，继发的纤维性胶质增生使传导束呈现硬化表现。

（三）实验模型

实验性变态反应性脑脊髓炎（experimental allergic encephalomyelitis，EAE）是 MS 的动物模型。Freund 以脑或脊髓加弗氏佐剂免疫豚鼠，仅需注射一次就能引起 EAE。之后，在多种动物上复制成功。免疫豚鼠半月后，血清中逐渐出现抗脊髓抗体，而且动物陆续出现后肢瘫痪、大小便失禁，甚至死亡。EAE 模型可以主动诱导，也可以被动发生。MBP 68-86 肽可在大鼠中诱导 EAE，疾病的严重程度变异很小，是研究 MS 治疗的理想动物模型。但是，该模型仅有急性期，缺乏慢性、复发性的临床特征，也没有脱髓鞘的病理学变化，与人类的 MS 相距较远。此外，Theiler's 鼠脑脊髓炎病毒感染模型，注射毒素，如环己酮草酰二腙、溶血卵磷脂或溴化乙锭等也可建立 MS 模型。还可以运用 D2D 敲除小鼠或者 TCR 转基因小鼠的模型来研究 MS。

二、格林巴利综合征

格林巴利综合征（GBS）又称为急性感染性多发性神经病（acute inflammatory polyneuropathy）或急性炎性脱髓鞘性多发性神经炎（acute inflammatory demyelinating polyneuritis）或急性炎性脱髓鞘性神经根神经炎（acute inflammatory demyelinating polyradiculoneuritis）。它是一种以损害多数脊神经根和周围神经为主，也常累及脑神经的炎性脱髓鞘性自身免疫病。GBS 是一种罕见的神经疾病，由自身的免疫系统错误地攻击自身除大脑和脊髓外的外周神经系统髓鞘导致，表现为四肢无力、吞咽困难、呼吸急促以及弛缓性瘫痪等。

GBS 比较罕见，发病率约 1～2 人每 10 万人，其中男性患者较多。临床症状表现为肌肉力量下降，感觉灵敏度降低，手指和脚趾出现套手套和穿袜子的感觉。根据临床特征的不同，GBS 又可分为以下亚型：①急性炎性脱髓鞘性多发神经根神经病（AIDP）；②急性运动轴索性神经病（AMAN）；③急性运动感觉轴索性神经病（AMSAN）；④Miller-Fisher 综合征（MFS）；⑤急性泛自主神经病（APN）；⑥急性感觉神经病（ASN）。目前能够有效缓解 GBS 症状的治疗方法是血浆置换或静脉注射免疫球蛋白。

（一）发病机制

GBS 的病因不明。多数患者发病前数周内有上呼吸道、肠道感染症状，或病毒性感冒等，有些患者中 EB 病毒血清滴度明显升高。故 GBS 疑与病毒感染有关，但至今尚未分离出病毒，没有证据证实病毒直接侵犯末梢神经或神经根。近年来还发现其与空肠弯曲菌（campylobacter jejuni）有关。

1. 遗传因素 迄今尚未发现人类 GBS 与何种 HLA 相关。

2. 病毒感染 病前的感染因素可能是致病的重要原因。除空肠弯曲菌感染之外，还有多种病原体感染后出现 GBS 的报道。感染对致病的确切作用尚无定论。一般认为病原体感染后主要通过免疫机制，而非病原体本身的直接作用致病。

3. 自身免疫机制

（1）细胞免疫起主要作用：GBS的病理特点是血管周围的单核细胞浸润和节段性髓鞘脱失。在动物模型中神经根周围可见巨噬细胞浸润髓鞘的基膜。急性期患者血液和脑脊液中激活的T细胞数量增多，血液中可溶性IL-2受体水平升高。用免疫活性细胞作被动转移可在动物中诱导GBS模型，所以认为该病主要由细胞免疫介导。以周围神经髓鞘的不同成分作刺激抗原，实验发现GBS患者体内均有针对周围神经成分的细胞免疫异常。采用髓鞘蛋白P2主动免疫可获得实验性自身免疫性神经炎模型。用P2蛋白进行淋巴细胞转化实验，发现刺激指数在GBS患者（尤其是在急性期患者）中明显增高。患者脑脊液中也可检测到P2蛋白水平上升，提示P2蛋白可能是GBS的致病性抗原。

（2）体液免疫起重要作用：GBS患者血液中可检测到抗周围神经髓鞘、脊髓和神经母细胞的抗体，且与临床症状相关。患者血清中C1q和免疫复合物增多。另外，将患者血清注入实验动物，可导致动物髓鞘脱失，这些现象都支持体液免疫在GBS发病中起重要作用。

（二）病理检查

GBS病理改变的主要部位是脊神经根（尤以神经前根多见且明显）、神经节和周围神经髓鞘，偶尔累及脊髓。病理变化为水肿、充血，局部血管周围可见淋巴细胞、单核细胞和巨噬细胞浸润，神经纤维出现节段性脱髓鞘以及轴突变性。这些改变可以是多灶性的。在恢复期，髓鞘修复，但淋巴细胞浸润可持续存在。

（三）实验模型

最先在家兔中用周围神经组织匀浆液成功诱导实验性自身免疫性周围神经炎（experimental autoimmune neuritis，EAN），随后该模型在多种动物中获得成功。用纯化周围神经髓磷脂、牛P2蛋白、重组人P2蛋白或P2 53-78肽均可在大鼠中主动诱导EAN，这是最常用的实验模型。SJL小鼠EAN中可见中度临床症状和组织学损害，而Balb/c小鼠对该模型是相对抵抗的。另外，用P0 56-71肽和180-199肽联合毒素在C57BL/6小鼠中亦可主动诱导EAN。

三、重症肌无力

重症肌无力（myasthenia gravis，MG）是一种因神经-肌肉接头部位的乙酰胆碱受体AChR减少而出现传递障碍的自身免疫病。临床主要特征是局部或全身横纹肌在活动时容易疲劳无力，经休息或用抗胆碱酯酶药物后可以缓解。MG的具体表现多样，如眼睑下垂、肌肉萎缩导致的无力，易疲劳、呼吸系统肌肉的萎缩导致的呼吸困难、眼睛出现复视，鼻腔的返流，咀嚼困难及食物返流，吞咽困难及食道阻塞等。MG发病率约为8～20人每10万人，南方发病率较高。在性别上，在20～40岁的患者中，女性多于男性；而在40～60岁的患者中，男性多于女性。

根据发病的临床特征，MG在成人中有：眼肌型、全身型、急性重症型、迟发重度型、肌萎缩型等类型；而在儿童患者中，根据发病年龄，常见的有新生儿型、先天性重症肌无力和在

14～18 岁发病的少年型 MG。

(一) 发病机制

MG 确切的发病机制目前仍不清楚。已有的研究表明胸腺以及 AChR 抗体与 MG 发病相关。

1. 遗传因素 HLA 可能是 MG 易感基因。欧美国家的 MG 患者,特别是女性患者中,HLA-B8、DR2 与疾病有关。少数 MG 患者有家族史,称为家族性 MG。

2. 病毒感染 MG 可能与免疫功能低下及胸腺慢病毒感染有关。MG 的发病可能与人 T 细胞病毒 1(human T-lymphotropic virus 1, HTLV-1)感染有关。但是,病毒感染同 MG 发生的相关性未得到公认。

3. 自身免疫机制 20 世纪 60 年代,Simpson 等发现 MG 与其他自身免疫病伴存的概率较高,首次提出了 MG 可能也是一种自身免疫病。10 年后,Patrick 和 Fambrough 分别在 MG 患者血清中检测到 AChR 抗体,并在实验动物中成功诱导实验性肌无力模型。从此,MG 被认为是一种由 AChR 抗体介导的自身免疫病。

(1) 自身抗体起主要作用:有 70%～90%的 MG 患者血清中有 AChR 抗体,且 AChR 抗体水平与疾病严重程度呈正相关。有研究发现胸腺切除后,MG 患者的血清中 AChR 抗体仍呈阳性;血浆置换后,患者血清中 AChR 抗体的滴度短暂下降,而临床症状的缓解可持续数周或数月。值得注意的是,约有 15%的 MG 患者血清中 AChR 抗体呈阴性。由此认为血清中 AChR 抗体滴度与临床症状并无直接关系,这可能是因为 AChR 抗体并不与神经-肌肉接头处的 AChR 发生免疫反应。随后又发现在 MG 患者血清中还存在抗突触前膜抗体,说明 MG 除突触后膜受损外,还存在突触前膜的损害。

在部分 AChR 抗体阴性的 MG 患者中可检测出肌肉特异性激酶(muscle specific kinase, MuSK)抗体。MuSK 是一种肌肉特异性受体酪氨酸激酶,存在于神经-肌肉接头处肌细胞表面。MuSK 抗体阳性患者具有面部肌肉受累的显著症状。对于这些患者,常规治疗方法效果不佳,但血浆置换有效。患者的血浆或 IgG 可以诱发小鼠的 MG 表型。目前对于 MuSK 抗体如何影响神经-肌肉接头的信号传递还不明确。此外,MG 患者血清中还存在多种其他抗体,包括抗横纹肌、抗核、抗甲状腺、抗胃壁、抗精子和抗神经元的抗体,这些抗体与 MG 发病的关系仍不清楚。

(2) 补体起辅助作用:当 AChR 抗体结合于突触后膜时,补体通路被激活,继而形成攻击复合物,最终导致突触后膜的局部溶解。现在了解到补体 C3 和 C9 参与突触后膜的溶解及 AChR 功能的损害。而 CD55、CD59 等阻止补体介导的这种损害作用。

(3) T 细胞参与:T 细胞介导的免疫机制参与 MG 的发病。在 T 细胞缺乏的小鼠实验模型中观察到明显的保护作用和 AChR 抗体水平的下降。

(4) 胸腺因素:慢性、持续性病毒感染,使胸腺内 B 细胞增多,导致产生大量自身抗体,可抗 AChR,引起 MG。炎性胸腺内可能产生一群细胞毒性 T 细胞(cytotoxic T lymphocyte, CTL),破坏神经-肌肉接头。另外,也可能产生一群 Th 细胞,刺激外周淋巴细胞分泌 AChR 抗体。将胸腺切除后,MG 症状得到缓解。也有一些 MG 患者胸腺切除后无治疗效果,可能的原因：①切除不完全；②神经-肌肉接头处的损害已不可逆；③长期存活的外周 T 细胞仍有活性；④异质性疾病机制，即不同患者个体对胸腺影响的反应不同。

（二）病理检查

最常见的骨骼肌病理改变是神经源性和肌源性损害，可见肌纤维直径大小不一、断裂、增殖和向中央移位、玻璃样变性及结缔组织增生等。免疫组织化学及电子显微镜检查可发现突触前膜很小、皱缩；突触后膜延长，皱褶减少、表面破裂、皱缩，皱褶被破坏成二级甚至三级突触裂隙和皱褶；突触裂隙增宽，突触裂隙内可见基膜样物质的沉积。上述形态学改变部分构成了神经-肌肉传导阻滞的基础，称之为“突触间失神经作用”（intersynaptic denervation）。受损骨骼肌的肌纤维间小血管周围可见淋巴细胞浸润与渗出。部分肌纤维萎缩、肌核密集，呈失神经支配性改变。晚期病例中，可见骨骼肌萎缩，细胞内脂肪变性。MG 患者胸腺病理改变的报道不一，90％患者胸腺发生异常（胸腺增生占 75％，胸腺瘤占 15％）。然而，有人认为胸腺瘤的发生与其后发生的 MG 属于巧合。

（三）实验模型

20 世纪 70 年代，人们发现利用 AChR 和完全佐剂可以在猴、狗、兔、豚鼠、大鼠和小鼠中诱导实验性自身免疫性肌无力（EAMG）模型。与人类 MG 对比，EAMG 模型具有许多相似的症状，比如肌无力、软瘫等。这些症状可因运动而加重，而使用 AChEI 可得到缓解。模型动物对箭毒敏感，仅有低振幅的微小终板电位，神经-肌肉接头部位突触后膜的褶皱简化，血清中存在 AChR 抗体。被动转移的实验模型可用多克隆或单克隆的 AChR 抗体诱导，也证明了 EAMG 是一个由抗体介导的自身免疫病。大鼠近交品系对 EAMG 的敏感性依次为 Wistar Munich＞Fisher＞Lewis＞Buffalo＞Brown Norway＞ACI＞Wistar Kyoto＞Kopenhagen＞Wistar Furth 品系。在小鼠中，单倍体型 H-2b 品系对 EAMG 是高度敏感的，H-2q 品系的敏感性居中，而 H-2 k 和 H-2p 品系则是相对抵抗。大鼠和小鼠近交品系对 EAMG 的敏感性主要受 MHC-Ⅱ型基因控制。但是，某些非 MHC-Ⅱ型基因，例如，抗体、补体 C5 和 TCR 也可能影响对 EAMG 的敏感性。实验表明大鼠 EAMG 模型更相似于人类 MG，优于小鼠模型。

四、神经退行性疾病

神经退行性疾病是一类因蛋白质构象发生变化引起的神经系统疾病，主要包括阿尔茨海默病（AD）、帕金森病（PD）、肌萎缩性侧索硬化症（ALS）、额颞叶痴呆（frontotemporal dementia，FTD）、亨廷顿病（HD）和朊病毒病等。这类疾病的主要的分子病理学特征是变构蛋白聚集体在脑内的沉积。而根据变构蛋白沉积的部位，可分为细胞外沉积、细胞内沉积，其中细胞内沉积有细胞质内沉积和核内沉积。细胞外的蛋白聚集体沉积有 AD 的 Aβ 和 prion 病的 PrP^{Sc}。胞质内的蛋白沉积有 AD 或 FTD 患者脑内的磷酸化 Tau 蛋白，PD 和路易型痴呆的 α-syn，ALS 和部分 FTD 患者中的 TDP-43 和 FUS。此外，还有细胞核内的多聚谷氨酰胺 polyQ 蛋白沉积，如 HD 患者脑内的突变型亨廷顿蛋白（mutant hungtingtin，mHtt），脊髓小脑共济失调（spinal cerebellar ataxia，SCA）患者脑内的 atxn2 等。

神经炎性反应和神经免疫反应在神经退行性病的病因和病理机制中具有重要作用。低水平的、慢性的炎性反应与衰老关系密切，而多数神经退行性疾病与衰老有关。在动物模型上的实验表明，疾病相关因素包括人类免疫缺陷病毒(HIV)感染，损伤相关分子模式[如高迁移率族 1 蛋白(high-mobility group box 1 protein, HMGB1)]，神经退行性病特有的蛋白聚集体(如 α-syn 和 Aβ)通过 Toll 样受体(TLR)、糖基化终产物受体(receptor for advanced glycation end-products, RAGE)和嘌呤受体以及 NALP3 炎症小体激活小胶质细胞。M1 型小胶质细胞产生的促炎介质(IL-1β, TNF)激活星形胶质细胞，胶质细胞激活后释放的物质具有神经毒性作用。此外，激活的星形胶质细胞产生 CSF1 和 TNF 等细胞因子，进一步诱导小胶质细胞的激活和增殖。小胶质细胞和星形胶质细胞之间的交流放大了最初由小胶质细胞感知的促炎信号，并加剧了神经退行性疾病的病理进程(图 21-6)。

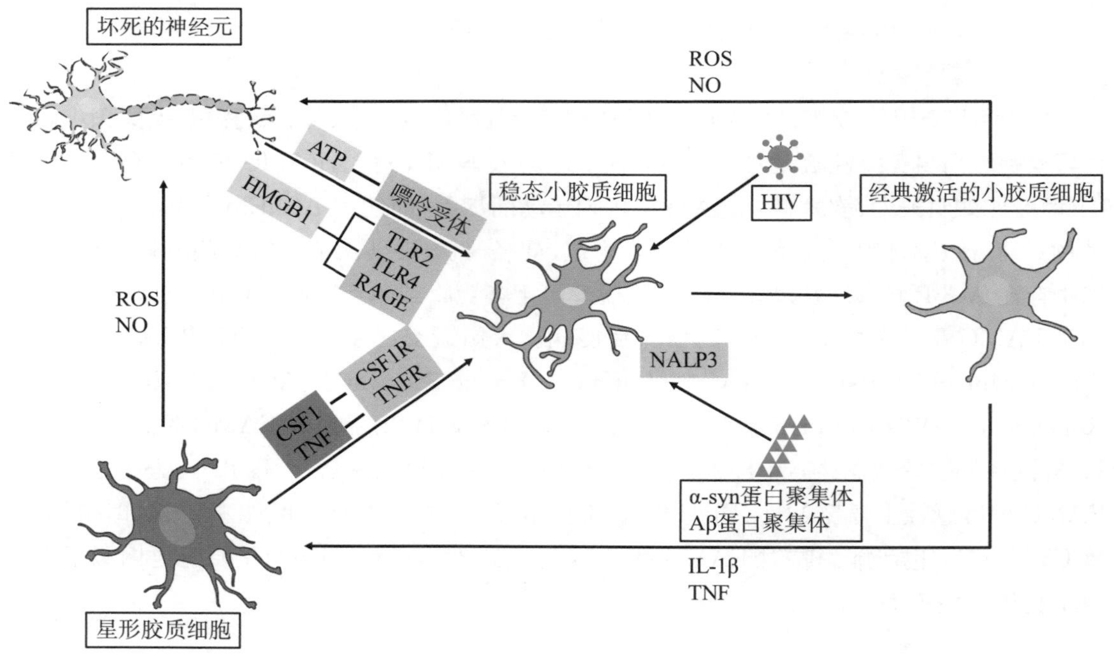

图 21-6　胶质细胞与神经退行性疾病

(一) 阿尔茨海默病

阿尔茨海默病(AD)最早是 1907 年德国神经科医生爱罗斯·阿尔茨海默(Alois Alzheimer, 1864—1915)发现并描述。AD 的病理特征主要包括海马、颞叶和额叶皮质中神经元和突触的丢失、细胞外 Aβ 沉积(或称神经斑块、老年斑)和细胞内由过度磷酸化的 Tau 蛋白组成纤维缠结。AD 病人脑内老年斑周围有活化的小胶质细胞(从分支状稳态到激活的阿米巴样形态转变)和星形胶质细胞的增生。Aβ42 和 Aβ40 是主要的炎性刺激分子。星形胶质细胞和小胶质细胞被这些病理性多肽激活后产生诸多炎性细胞因子，如 IL-1、IL-6、TNFα 等。这类细胞因子具有促神经元凋亡的作用。此外，老年斑可激活补体途径从而进一步加剧炎性反应。AD脑的易感区域中组成型环氧合酶-1(COX-1)和诱导型环氧合酶-2(COX-2)mRNA和蛋白水平均上调。COX催化花生四烯酸(AA)生成前列腺素(PG),而PG是AD脑内另一个重要的炎性介质。流行病学调查显示非甾体类抗炎药物(NIAID)的使用可以降低AD发病的风险并延迟AD的发病。

最近的全基因组关联研究(genome-wide association study, GWAS)和全基因组测序发现了一些新的AD发病风险基因,显著的例子包括由小胶质细胞表达的髓样细胞触发性受体-2(triggering receptor expressed on myeloid cells 2, TREM2)和CD33。进一步分子机制研究发现,TREM2介导了Aβ的吞噬和清除作用,并抑制了炎性反应。而CD33会抑制小胶质细胞对Aβ的吞噬。由此可见,小胶质细胞的功能异常对AD的发病有重要作用,并很有可能是通过Aβ的吞噬和清除异常造成的。

(二)帕金森病

帕金森病(PD)首先在1817年由詹姆斯·帕金森(James Parkinson, 1755—1824)报道,是仅次于AD的第二大常见的神经退行性疾病。PD的病理特征主要包括:脑内含α突触核蛋白的路易小体及中脑黑质DA能神经元的丢失。PD脑内还出现小胶质细胞激活、星形胶质细胞增生和淋巴细胞浸润。20世纪80年代,在PD患者的黑质内发现激活的小胶质细胞表达HLA-DR和CD11b。胶质细胞分泌ROS、NO、TNFα和IL-1β对于DA能神经元的死亡具有促进作用。在神经毒素MPTP诱导的PD动物模型中,$CD4^+$ T细胞参与DA能神经元的损伤。

(三)肌萎缩性侧索硬化

ALS以脑干、脊髓和运动皮层的运动神经元丢失为特征。约有10%ALS病例是家族性的,与超氧化物歧化酶1(superoxide dismutase 1, SOD1)、交互响应DNA结合蛋白[transactive response (TAR)DNA-binding protein, TARDBP]和9号染色体开放阅读框72基因(chromosome 9 open reading frame 72, C9ORF72)等基因的突变有关。ALS病理特点是退变的运动神经元具有泛素免疫反应呈阳性的沉积物和炎性反应。在ALS患者和表达人突变型SOD1的ALS模型小鼠中,发病部位均出现大量激活的小胶质细胞和星形胶质细胞的聚集、T细胞的浸润。激活的胶质细胞产生炎性介质,如ROS、NO、COX-2、IL-1β、TNFα和IL-6。使用抗炎药物可以延长ALS模型小鼠存活期,改善运动能力,该过程伴随着炎性分子TNFα和IL-1β的下降。

(四)朊病毒病

朊病毒病(prion disease)是一种独特的神经退行性疾病,这种疾病能够在个体间传播,具有传染性。病理学检测发现,发病的人或动物脑内会发生海绵状的病变形成空泡化,因此朊病毒病又称传染性海绵状脑病(transmissible spongiform encephalopathy, TSE)。朊病毒的概念是1982年由美国科学家斯坦利·普鲁西纳(Stanley Prusiner, 1942—)提出,用于描述一种具有传染性的蛋白质颗粒(proteinaceous infectious particles, prion)。因朊病毒而导致的疾病包括发生在人的克-雅病(Creutzfeldt-Jakob disease, CJD)和库鲁病(Kuru disease),发生在羊的羊瘙痒病(scrapie),发生于牛的疯牛病(mad cow disease或bovine spongiform encephalopathy, BSE),以及发生于鹿科动物的慢性消耗病。其中被广为人知的是20世纪90年代发生在欧洲的疯牛病,以及由于食用疯牛病牛肉而传染给人类的新型克-雅病,给人类社会造成了巨大的经济损失和心理恐慌。

在中枢神经系统,朊病毒的感染通常引起显著的神经炎性反应,体现在星形胶质细胞的增生和小胶质细胞的激活,并伴随着细胞因子和趋化因子水平的提高。小胶质细胞是主要的固有免疫细胞,对大脑起防护作用,而且小胶质细胞也是一种吞噬细胞,清除有害物质,因此小胶质细胞对大脑具有保护作用。但是,小胶质细胞同时又能促进病原体在脑内传播,且过度活化的小胶质细胞会分泌促炎分子和细胞因子,对大脑有直接损伤。因此,小胶质细胞在中枢神经系统中,具有保护和损害双重作用。

为了明确小胶质细胞在朊病毒病中的作用,通过特异性地删除朊病毒感染的小鼠小脑脑片或者小鼠脑内的小胶质细胞,发现小胶质细胞被删除后,朊病毒的清除能力受损,神经元死亡明显加剧,病程明显加速,提示小胶质细胞可能通过清除朊病毒对神经元进行保护。同样,朊病毒感染小胶质细胞发育缺陷型小鼠 $IL34^{-/-}$ 后,朊病毒沉积明显多于野生型对照,病程也显著加快,进一步证明小胶质细胞是通过清除大脑中的朊病毒起到神经保护作用的。

此外,通过基因敲除小鼠和朊病毒感染实验,发现小胶质细胞表达的分子 TREM2 在朊病毒感染引起的小胶质细胞激活过程中起着促进作用。而且,脑内朊病毒感染后小胶质细胞的基因表达是一个动态变化的过程,受到多种分子的精细调控,有待进一步研究。

五、急性脑损伤

常见的引起急性脑损伤的疾病有脑外伤和脑卒中。已知,免疫炎性反应参与急性脑损伤的病理生理反应过程,包括损伤后神经细胞的死亡和修复过程。免疫炎性反应是如何参与脑损伤的病理过程及其机制的内容已在第二十二章中进行了相关介绍。

思考题

1. 神经系统与免疫系统的异同点及相互联系。
2. 血脑屏障的基本结构。
3. 大脑免疫豁免内环境的原因。
4. 神经免疫相关疾病(多发性硬化、格林巴利综合征、重症肌无力)的发病机制。
5. 神经退行性疾病中小胶质细胞的激活。
6. 朊病毒病的独特性及小胶质细胞在朊病毒病中的作用和分子机制。

(朱采红　黄　芳)

参考文献

1. 孙凤艳. 医学神经生物学[M]. 上海:复旦大学出版社,2016.

2. AGUZZI A, ZHU C H. Microglia in prion diseases[J]. J Clin Invest, 2017, 127(9): 3230 - 3239.
3. GUERREIRO R, WOJTAS A, BRAS J, et al. TREM2 variants in Alzheimer's disease[J]. N Eng J Med, 2013, 368(2): 117 - 127.
4. HOLLINGWORTH P, HAROLD D, SIMS R, et al. Common variants at ABCA7, MS4A6A/MS4A4E, EPHA1, CD33 and CD2AP are associated with Alzheimer's disease[J]. Nat Genet, 2011, 43(5): 429 - 435.
5. JONSSON T, STEFANSSON H, STEINBERG S, et al. Variant of TREM2 associated with the risk of Alzheimer's disease[J]. N Eng J Med, 2013, 368(2): 107 - 116.
6. KEREN-SHAUL H, SPINRAD A, WEINER A, et al. A unique microglia type associated with restricting development of Alzheimer's disease[J]. Cell, 2017, 169(7): 1276 - 1290. e17.
7. LIDDELOW S A, GUTTENPLAN K A, CLARKE L E, et al. Neurotoxic reactive astrocytes are induced by activated microglia[J]. Nature, 2017, 541(7638): 481 - 487.
8. NAJ A C, JUN G, BEECHAM G W, et al. Common variants at MS4A4/MS4A6E, CD2AP, CD33 and EPHA1 are associated with late-onset Alzheimer's disease[J]. Nat Genet, 2011, 43(5): 436 - 441.
9. ZHU C H, HERRMANN U S, FALSIG J, et al. A neuroprotective role for microglia in prion diseases[J]. J Exp Med, 2016, 213(6): 1047 - 1059.

第二十二章　脑卒中引起的脑损伤和脑修复机制

脑卒中(stroke)是人类三大致死性疾病，也是首要的致残性疾病。脑卒中亦称脑血管意外，是一种由脑血流障碍所致的急性缺血或出血性脑病。无论是缺血或出血卒中，引起神经元直接损伤的起因是缺血性损伤。脑缺血程度影响神经细胞病理表现。局灶性缺血的中心区往往发生梗塞(infarct)。梗塞中心区(infarct core)的细胞表现为水肿和坏死，梗塞边缘区又称为半影区(penumbra)。半影区的神经元损伤程度随缺血加重或时间延长而加重，甚至引发继发性细胞死亡，扩大梗塞区。半影区损伤的神经元病理变化复杂，包括细胞死亡和自身保护的反应。在缺血损伤脑内，细胞死亡与保护两者的平衡点决定神经元的存亡。另外，损伤脑内的修复能力将决定脑功能的恢复。因此，脑卒中发生后，若能及时并有效地采取脑保护和促进脑修复的治疗，可以阻止或减少继发性神经元死亡，使脑功能受损减小，恢复加速。本章重点介绍缺血损伤神经元死亡和内源性保护机制。

第一节　缺血性细胞死亡机制

缺血损伤的神经元死亡方式包括非程序性细胞死亡(non-programed cell death, NCD)和程序性细胞死亡(programed cells death, PCD)。脑缺血引起的急性期神经元死亡以 NCD 性细胞坏死(necrosis)为主，主要发生在缺血梗死的中心区。迟发性细胞死亡(delayed neuronal death)或继发性细胞死亡(secondary neuronal death)则以 PCD 性细胞死亡方式为主，包括缺血损伤诱导的神经元凋亡(apoptosis)、程序性坏死(necropotosis)和自噬(autophagy)，主要发生在缺血性梗死的半暗区。诱导缺血性神经元细胞死亡的机制十分复杂，包括细胞膜离子通道、神经递质传递、氧化损伤、免疫炎性反应异常和启动程序性细胞死亡信号通路等因素。

一、离子通道与缺血性细胞死亡

脑缺血引起能量供给障碍，导致位于细胞膜上能量依赖的离子泵功能受损，快速引起细胞膜内外离子浓度失衡和细胞膜电位变化。缺血损伤对神经元是一种非特异的伤害性刺激，促发神经元发放去极化动作电位。在正常的动作电位过程中，去极化时 Na^+ 内流，复极化时 K^+ 外流，超极化时由 Na^+/K^+ 泵(Na^+/K^+ ATPase)来执行胞内 Na^+ 外流和胞外 K^+ 内流的交换过程，恢复和维持胞内高 K^+ 和胞外高 Na^+ 的正常分布。但是，在缺血、缺氧的条件下，能量依赖的 Na^+/K^+ 泵和 Ca^{2+}-ATPase（钙泵）供能受损，间接抑制 Na^+/Ca^{2+} 交换体功能，使得细胞外 K^+ 浓度从 4 mmol/L 升到约 80 mmol/L，而细胞外 Na^+、Cl^- 和 Ca^{2+} 浓度下降，Na^+ 浓度从 145 mmol/L 下降为 50 mmol/L，Cl^- 浓度由 120 mmol/L 降为 75 mmol/L，Ca^{2+} 浓度由 1.5 mmol/L 降到 0.1 mmol/L。这样形成了胞内低 K^+ 和高 Na^+、Cl^- 和 Ca^{2+} 浓度的异常分布。这种持续的异常导致细胞膜去极化效应。当缺血、缺氧达 3～5 分钟时，引起细胞膜的去极化达－20 mV 时，产生低氧性去极化反应（anoxic depolarization）。在缺血性神经元损伤病理发展过程中，离子通道功能的改变是引起细胞死亡的启动环节。不同的离子通道在缺血性神经元损伤中的作用及其机制亦不同。

（一）钾通道在缺氧性神经元损伤中的作用

如前所述，当脑缺血、缺氧阻断脑内能量供给后，直接抑制 Na^+/K^+ 泵的生物活性，导致细胞间隙中 K^+ 浓度升高。正常或轻度/短期缺血、缺氧的情况下，当细胞外 K^+ 浓度升高时，星形胶质细胞摄取胞外 K^+ 进入胶质细胞内，降低细胞外 K^+ 浓度，从而维持细胞间隙中 K^+ 浓度。因此，星形胶质细胞对维持细胞间隙中 K^+ 浓度在正常水平具有重要的调控作用。但是，当缺血缺氧导致脑内酸中毒，胶质细胞的这种调控作用被抑制，导致细胞内 K^+ 浓度下降，使细胞去极化产生扩散性抑制（spreading depression）。细胞内 K^+ 浓度下降达 50 mmol/L 呈浓度依赖地激活 caspases 凋亡通路，参与迟发性细胞凋亡。研究表明，胞内 K^+ 浓度下降诱导细胞凋亡与延迟整流钾电流（delayed rectifier current，I_K）升高有关。I_K 抑制剂四乙铵（tetraethylammonium，TEA）抑制低氧诱导神经元的凋亡，侧脑室注射 TEA 缩小缺血性脑梗塞体积。

另外，位于线粒体上的 ATP 敏感钾通道（ATP-sensitive potassium channel，mKATP）和钙依赖性钾通道（calcium-activated potassium channel，mKCa）等。在缺血缺氧性实验模型中，采用 mKATP 激活剂二氮嗪（diazoxide）或 mKCa 激活剂 NS-1619 对神经细胞具有保护作用。

（二）钙通道在缺氧性神经元损伤中的作用

神经元胞内游离 Ca^{2+} 浓度增高（即钙超载现象）是造成缺血缺氧诱导细胞急性死亡的主要环节。脑缺血引起神经元胞内游离钙超载的原因很多。

正常时细胞外的 Ca^{2+} 浓度高于胞内。神经元胞内 Ca^{2+} 浓度的水平取决于 Ca^{2+} 进入和排出细胞量的平衡，也取决于胞内钙的储存和释放量的平衡。细胞外钙离子进入细胞内通过电压依赖的钙通道（voltage-dependent calcium channels，VDCCs）和配体门控钙通道受体。在正常情况下，细胞外的 Ca^{2+} 主要通过细胞膜上的 VDCCs、NMDA 和 AMPA 受体进入细胞内。胞内的 Ca^{2+} 通过位于细胞膜上的 Na^+/Ca^{2+} 交换体和 Ca^{2+}-ATPase 泵出细胞外。Na^+/Ca^{2+} 交换体的活性依赖细胞内外 Na^+ 浓度梯度，Na^+ 浓度梯度的维持取决于 Na^+/K^+ 泵的正常功能。此外，通过与 Ca^{2+} 结合蛋白结合进入线粒体和内质网，从而减少胞内游离的 Ca^{2+} 浓度。然而，脑缺血时由于能量供给受阻，Na^+/K^+ 泵和 Ca^{2+}-ATP 酶不能行使正常功能，尤其是 Na^+/K^+ 泵功能受阻，无法恢复细胞内外 Na^+ 浓度梯度，从而使得 Na^+/Ca^{2+} 交换体功能被抑制，导致缺血损伤激活的谷氨酸受体介导进入细胞内的 Ca^{2+} 无法排除细胞外。脑缺血引起谷氨酸大量释放，过度兴奋 NMDA 和非 NMDA 谷氨酸能受体，激活 VDCC 使细胞外 Ca^{2+} 进入胞内。同时，缺血细胞内的储存钙从线粒体和内质网释放到胞浆内，从而导致细胞内钙超载现象。

实验研究发现，脑缺血后数分钟导致细胞内 Ca^{2+} 浓度升高，再灌注 60 分钟后恢复正常，2～3 天后再次出现胞内 Ca^{2+} 升高现象。采用 Ca^{2+} 拮抗剂减轻缺血后神经元损伤。钙超载导致神经元死亡是通过激活下游信号通路实现的。这些包括：①通过与钙调蛋白结合激活 NOS 酶的活性，促进细胞内 NO 和自由基的生成，促进氧化损伤；②激活核酸内切酶，促使核内 DNA 断裂，神经细胞死亡；③改变线粒体通透转运体（mitochondrial permeability transition pore，mPTP）功能，引起渗透性水肿，使氧化磷酸化过程失偶联，导致细胞产能障碍；引起线粒体膜电位去极化，释放凋亡诱导蛋白、细胞色素 C 或内切酶 G 等分子，激活下游信号通路引起细胞坏死和凋亡；④激活半胱氨酸蛋白酶 calpain，降解细胞骨架蛋白，破坏微管，导致细胞死亡。钙通道阻断剂对全脑缺血和局部脑缺血的动物都明显减轻神经元损伤的程度。细胞内 Ca^{2+} 螯合剂 BAPTA 或内质网 Ca^{2+} 释放阻滞剂也有神经元保护效应。

（三）钠通道在缺氧性神经元损伤中的作用

Na^+ 是细胞外液中含量最高的阳离子。正常时细胞外的 Na^+ 浓度高于胞内。神经元膜内外 Na^+ 的流动是通过电压依赖的 Na^+ 通道和 Na^+/K^+ 泵而实现的，前者介导 Na^+ 内流，后者介导 Na^+ 外排，从而维持细胞膜内外 Na^+ 的浓度梯度。在脑缺氧的情况下，电压依赖的持续钠电流增加，导致 Na^+ 内流增加，细胞膜电位去极化。由于缺血脑内 Na^+/K^+ 泵功能缺失，内流入细胞的 Na^+ 无法被排出胞外，导致细胞膜持续去极化，进一步增加谷氨酸递质释放和激活 NMDA 受体，增加 Ca^{2+} 内流，加剧细胞对兴奋性神经毒反应。在缺血早期，Na^+ 和 Cl^- 内流是导致损伤中心区细胞水肿和坏死主要原因。Na^+ 通道阻滞剂河豚毒素（tetrodotoxin，TTX）或利多卡因（lidocaine）对暂时性缺血脑内的神经元有保护作用。这提示 Na^+ 内流参与缺血引起神经元损伤。

（四）氯通道在缺氧性神经元损伤中的作用

Cl^- 是细胞外液中含量最高的阴离子。正常时，细胞外的 Cl^- 浓度远高于胞内。维持神经元膜内外 Cl^- 的浓度差是通过电压依赖 Cl^- 通道和配体门控的 Cl^- 通道，Na^+ 依赖的 Cl^-/HCO^- 交换体，Cl^--ATP 酶 $Na^+/K^+/Cl^-$ 同向转运体而实现的。在脑内的 Cl^- 通道主要被 $GABA_A$ 受体激活，引起 Cl^- 内流产生细胞膜的超极化效应。在缺血损伤脑内，尽管如前所述 Cl^- 和 Na^+ 同时内流诱导缺血性神经元水肿和死亡。然而，由 $GABA_A$ 受体介导的 Cl^- 内流对损伤脑却有保护作用。在脑缺血模型上，应用 $GABA_A$ 受体激动剂毒蝇母（muscimol），$GABA_A$ 受体调质苯二氮䓬类（benzodiazepine，BZ）或 GABA 再摄取抑制剂替加宾（Tiagabine）都能减轻缺血性脑损伤。由此反映，Cl^- 通道在参与缺血性脑损伤中存在不同的作用及其机制。

（五）其他离子通道在缺氧性神经元损伤中的作用

脑内除上述离子通道参与缺血损伤脑的病理生理过程外，还包括一些其他的离子转运相关通道。例如酸中毒激活酸敏感离子通道(acid-sensing ion channels, ASICs),瞬时受体电位 M_7 型通道(transient receptor potential melastatin 7, TRPM7)和 Na^+-H^+ 交换体(Na^+-H^+ exchanger isoform 1, NHE1)。在缺血缺氧损伤脑内,这些离子通道被激活,脑缺氧时糖酵解增加,乳酸堆积造成脑内酸中毒。酸中毒激活 ASICs,使胞外 Na^+ 和 Ca^{2+} 内流引起细胞死亡。当 pH 降到 6.0 时,TRPM7 被激活,导致胞外 Ca^{2+} 内流,加剧细胞损伤。酸中毒时激活 NHE1 通道功能,促进胞内 H^+ 外流,以改善胞内外 H^+ 浓度梯度。但是,持续激活 NHE1 通道功能会引起 Na^+-Ca^{2+} 交换体反相转运,使细胞内 Ca^{2+} 浓度进一步增加。实验研究均证明采用抑制剂分别抑制这些通道的功能,则表现出减轻缺血缺氧神经元的损伤程度。

综上所述,在缺血缺氧损伤脑内,神经细胞膜上的 Na^+ 和 K^+ 通道首先被激活,由于能量依赖的 Na^+/K^+ 泵的功能受阻,加剧胞内 Na^+ 浓度进一步升高,导致细胞膜持续去极化引起谷氨酸递质释放和钙超载。同时,缺血损伤脑内由于酸中毒激活了多种 pH 敏感的离子通道加剧胞内钙超载。钙超载是诱发神经细胞坏死或凋亡的重要诱导因素。GABA 介导 Cl^- 通道开放具有神经保护效应,不同膜上的钾通道功能不一。

二、谷氨酸神经毒理论

20 世纪 50 年代,实验研究发现过量的谷氨酸破坏新生小鼠视网膜神经元。之后又发现谷氨酸还能引起丘脑和海马等脑区神经元的死亡。谷氨酸是脑内兴奋性神经递质。早期的观点认为谷氨酸引起神经元死亡的作用是由于神经元过度兴奋所致,由此得名为兴奋毒性氨基酸(excitotoxic amino acids)。脑内谷氨酸神经末梢大量释放或突触间隙内谷氨酸递质堆积引起细胞死亡的现象被称谷氨酸兴奋毒(excitotoxicity)效应。大量的研究发现谷氨酸兴奋毒参与了缺血性脑卒中引起的神经细胞死亡病理过程,包括突触前释放、突触后受体兴奋性和谷氨酸转运体再摄取各个层面。

(一) 脑缺血致突触前谷氨酸过量释放

正常情况下,脑内神经末梢内谷氨酸的含量在 mmol/L 水平,突触间隙的含量在 μmol/L 水平,维持谷氨酸递质神经末梢内外浓度差依赖于突触前正常的释放量和胶质细胞再摄取量之间的平衡。当局部脑缺血 20 分钟到 2 小时,缺血脑区灌流液中谷氨酸的量升高 2.5 到 20 倍;若全脑缺血 2 小时,谷氨酸量增加 40 倍以上,含量高达 200 μmmol/L。

研究表明,脑缺血后突触间隙中谷氨酸含量急剧升高机制包括突触前膜释放过量或摄取障碍。在缺血损伤脑内神经细胞的去极化引起谷氨酸的释放并不依赖于 Ca^{2+} 内流。其理由如下:①缺血时,神经细胞 ATP 量减少,很难维持这种耗能的钙依赖的胞裂外排方式;②缺血时,Na^+/K^+ 泵功能减弱或消失,不能形成细胞内外 Na^+ 和 K^+ 的浓度正常梯度差,促使该转运体反向转运。细胞内 Na^+ 和 Ca^{2+} 同时增高,细胞产生去极化效应,引起递质持续释放。采用钠通道阻断剂可减弱缺血损伤脑区灌流液中谷氨酸含量升高的作用,同时缩小缺血性脑梗塞体积。由此反映了胞内高 Na^+ 诱导细胞膜去极化参与脑缺血诱导突触前末梢释放谷氨酸的过程。

(二) 谷氨酸受体与缺血性神经元死亡

谷氨酸兴奋毒参与缺血性神经元死亡。证明这一理论的另一个直接证据是谷氨酸受体阻断剂能预防缺血性神经元死亡的作用。

已知缺血性损伤脑内谷氨酸递质释放增加，释放到突触间隙的谷氨酸通过其受体兴奋产生一系列的病理生理过程。不同的谷氨酸受体在缺血损伤病理过程中行使不同的调节方式。

1. NMDA 受体 早期的研究认为，谷氨酸受体 NMDA 受体的兴奋是引起缺血性神经细胞死亡的主要原因。采用 NMDA 受体竞争性和非竞争性拮抗剂、甘氨酸拮抗剂、多胺拮抗剂、二价阳离子如 Mg^{2+} 和 Zn^{2+} 均不同程度阻止缺血性神经元的死亡。已知 NMDA 受体通常以 GluN1 和 GluN2 四聚体的形式存在，GluN1 是功能必需亚基，GluN2 是调节亚基，GluN2 不同亚基对谷氨酸的调节效应不同。例如，含 GluN2A 亚基的 NMDA 受体(GluN2A-containing NMDAR)介导谷氨酸的突触调节和细胞存活效应，而含 GluN2B 亚基的 NMDA 受体(GluN2B-containing NMDAR)调节突触外效应，介导谷氨酸致神经细胞急性死亡的效应。进一步的研究发现位于神经轴突上 GluN2C、GluN2D 和 GluN3A 兴奋引起髓鞘溃变，导致脑白质损伤。这种 NMDA 受体亚基的不同作用，也提示我们采用广谱 NMDA 受体拮抗剂在实际临床治疗中将存在的局限性。

2. AMPA 受体 脑缺血激活损伤脑区 AMPA 受体兴奋。AMPA 受体兴奋引起 Na^{+} 内流，细胞内钙超载，导致缺血性细胞迟发性死亡过程。因此，阻断 AMPA 受体的兴奋性具有脑保护效应。例如，AMPA 受体拮抗剂 NBQX 静脉注射缩小缺血性脑梗塞。与 NMDA 受体一样，AMAP 受体分为 GluA1-4 亚基，通常为同源或异源四聚体。含有 GluA2 亚基的 AMPA 受体不利于细胞膜对 Ca^{2+} 通透性(Ca^{2+}-impermeable AMPAR)，该亚基高表达时减少胞外 Ca^{2+} 内流，减轻缺氧损伤程度。不含 GluA2 的 AMPA 受体有利于细胞膜对 Ca^{2+} 通透性(Ca^{2+}-permeable AMPAR)，参与缺血性脑内神经元迟发性细胞死亡过程。

3. KA 受体 KA 受体分布于突触后与突触前末梢，调节递质的释放和突触后兴奋性和可塑性。在缺血损伤脑内参与谷氨酸兴奋毒反应。细胞上高表达 GluK1/GluK2 引起细胞死亡，而采用 GluK1R 拮抗剂 LY37770 可以减轻缺血脑损伤程度。病理机制研究提示了 KA 受体兴奋促进谷氨酸递质释放和提高细胞膜对 Ca^{2+} 的通透性，从而加剧细胞的损伤程度。

4. 代谢型谷氨酸受体(metabotropic glutamtmate recptors, mGluR) mGluR 受体分为三大类受体，分别为Ⅰ(mGluR1、5)、Ⅱ(mGluR2、3)和Ⅲ(mGluR4、6、7、8)受体。这类受体兴奋以 G 蛋白耦联的方式转导突触信息的传递，其中Ⅰ类 mGluR 兴奋激活 G_q 蛋白，Ⅱ和Ⅲ类 mGluR 兴奋激活 $G_{i/o}$ 蛋白。目前认为，在脑缺血情况下，mGluR 并不是导致兴奋性神经元急性死亡的主要原因。尽管如此，已经观察到，缺血缺氧或 NMDA 诱导细胞损伤时，Ⅰ类 mGluR 激活 PLC，生成 IP_3 以及 DAG，分别促使内质网储存钙释放和细胞外 Ca^{2+} 内流，增强由钙超载介导的兴奋毒效应。与Ⅰ类 mGluR 的作用相反，Ⅱ和Ⅲ类 mGluR 兴奋时，对神经产生抑制性调节效应。Ⅱ和Ⅲ类 mGluR 激动剂减弱兴奋性神经毒和减轻缺血性脑损伤作用。

20 世纪末和 21 世纪初，科学家合成了一系列的 NMDA 受体拮抗剂和 AMPA 受体拮抗剂，这些药物在动物脑缺血实验中具有很好的神经保护作用，但是临床试验均无效。近十余年的研究发现，在脑缺血损伤病理生理过程中谷氨酸受体亚型的选择性作用，为开展神经保护药物的选择性提供了重要的靶点。

（三）谷氨酸载体参与缺血性神经元损伤病理反应

突触间隙谷氨酸的清除主要依赖星形胶质细胞上谷氨酸转运体（excitatory amino acid transporters，EAATs）的再摄取。在正常情况下，EAAT 摄取 1 份子谷氨酸的同时 3 个 Na^+ 和 1 个 H^+ 进入细胞内，伴 1 个 K^+ 流出细胞外。细胞内外 Na^+ 和 K^+ 的浓度梯度由 N^+/K^+ ATP 酶泵来完成。脑缺血的情况下，缺血边缘脑区神经胶质和神经元上谷氨酸转运体表达均增加，再摄取活性也增加。采用药物抑制谷氨酸转运体活性或者用反义寡核苷酸阻断谷氨酸转运体蛋白合成，则明显地加剧脑缺血后神经元死亡。电生理研究也证明缺血性神经元损伤后谷氨酸转运体活性增加。但是，由于能量供给持续受阻，N^+/K^+ ATP 酶泵功能受损失，从而抑制 EAATs 再摄取功能。

（四）谷氨酸兴奋性神经毒的分子机制

如前所述，谷氨酸参与缺血性神经元死亡的机制包括突触前释放、突触后受体以及转运代谢各个环节。突触间隙堆积的谷氨酸兴奋突触后受体，通过细胞膜上离子通道、细胞内信号转导系统、胞内核因子表达等环节引起细胞死亡。在此过程中，细胞内钙超载是引起谷氨酸神经毒的重要启动环节。

早期的研究发现，当 NMDA 受体过度兴奋时，电压依赖的 Ca^{2+} 通道被激活，大量的 Ca^{2+} 进入细胞内，引起胞内钙超载。后者通过不同环节引起神经细胞内活性氧自由基（reactive oxygen species，ROS）生成增加。Ca^{2+} 也可直接促进超氧阴离子（O_2^-）生成增加。胞内 Ca^{2+} 与钙调蛋白（calmodulin，CaM）结合，一方面直接激活神经一氧化氮合酶（neuronal nitric oxide synthase，nNOS）活性，另一方面通过激活钙神经素（calcineurin），间接引起 NOS 去磷酸化激活 NOS，从而产生 NO。NO 与 O_2^- 结合形成过氧化亚硝活性氧（reactive oxidant peroxynitrite），后者进一步代谢形成羟自由基（hydroxyl radical，·OH），抑制线粒体的呼吸链功能，使 ATP 产能减少，导致细胞内一些 ATP 依赖泵的功能障碍。同时，线粒体产生更多的自由基，造成各种氧化损伤，包括 DNA 损伤。损伤的 DNA 可以激活细胞内的自身修复机制。当修复能力大于损伤时，细胞得以存活；反之，细胞则死亡。同时，损伤的 DNA 也可以激活多聚 ADP 核糖体合成酶（poly ADP-ribose synthase，PARS）活性，加剧能量耗竭，促使凋亡诱导因子（apoptosis-inducing factor，AIF）向细胞核转运，促发细胞死亡过程（图 22 - 1）。

缺血损伤脑内兴奋不同部位或不同亚型的谷氨酸受体产生不同的病理生理反应。例如含 GluN2A 的 NMDA 受体或含 GluA2 的 AMPA 受体兴奋时，对神经细胞则是起保护作用的。然而，含 GluN2B 的 NMDA 受体兴奋时，引起缺血性神经细胞急性死亡。研究表明，GluN2B 含突触后增厚蛋白 PDZ-95（postsynaptic density protein 95）。当谷氨酸与 GluN2B

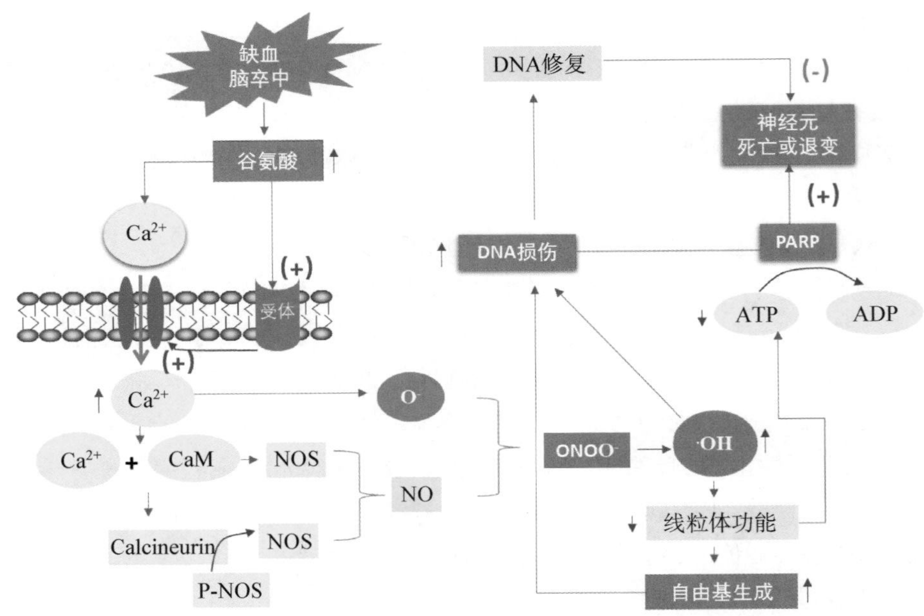

图 22-1　谷氨酸神经毒作用机制示意图

结合后，可以形成 GluN2B-PSD95-nNOS 复合物，引起钙离子非依赖的细胞兴奋毒性。

三、氧化损伤

大脑是人体代谢速率最高的器官，其代谢所需的能量是靠氧化代谢所供给。但是，在氧化代谢过程中会产生 ROS。过量的 ROS 攻击细胞内蛋白、脂质及核苷酸等，造成细胞的氧化应激损伤(oxidative stress damage)。正常脑内具有完善的抗氧化系统，脑代谢的过程中形成的氧化损伤很快被修复。在脑缺氧或脑卒中后，损伤脑内氧化应激反应剧增，造成氧化损伤和细胞自身修复能力之间失去平衡，神经细胞内氧化损伤产物大量堆积，从而改变细胞的结构和功能，严重时导致细胞死亡。

(一) 自由基的正常代谢

自由基(free radicals)是指能够独立存在的具有不配对电子的原子、原子团或分子。体内有重要生物学意义的自由基是 ROS，包括 O_2^- 、·OH、H_2O_2、单线态氧($^1O_2$)、脂自由基(R·)、脂氧自由基(RO·)、脂过氧自由基(ROO·)、$ONOO^-$ 等。自由基的化学性质活泼，极不稳定，正常生物体内的含量很低。但是，自由基的反应一旦被启动，即形成“链锁反应”。

ROS 主要来源于氧代谢过程。氧分子进行单电子还原反应生成 ROS，包括 O_2^- 、·OH 和 H_2O_2。在线粒体的氧化磷酸化反应中，有 1%～5%氧会“逃离”正常细胞色素氧化酶的催化过程，经非共价还原过程形成自由基，主要为 O_2^- 和 H_2O_2。在线粒体的呼吸链中，还原性辅酶 Q(CoQ)、黄素蛋白、细胞色素 C(cytochrome C, Cyt C)均可代谢生成 O_2^- 。O_2^- 与 H_2O_2 通过 Haber-Weiss 反应形成·OH。O_2^- 也以在超氧化物歧化酶(superoxidative dismutase, SOD)和 Fe^{2+} 的参与下,通过 Fenton-Haber-Weiss 反应,形成 H_2O_2,续之生成·OH。

自由基的清除方式有两种,包括酶代谢和化学反应。内源性抗氧化物有维生素 C(Vit C)、维生素 E(Vit E)、维生素 D(Vit D)、褪黑素(melatonin)和 GSH 等。抗氧化酶主要包括 SOD、过氧化氢酶(catalase)和谷胱甘肽过氧化物酶(glutathione peroxidase, GSH-Px)。

Vit E 使高活性的脂质过氧化物 ROO· 形成不活泼的 ROOH,从而阻断脂质过氧化的链式反应。Vit C 能清除 O_2^-、·OH 和 R·。褪黑素主要清除 O_2^- 和·OH。Vit E 和 Vit C 在抗氧化过程,自身被氧化形成自由基,而褪黑素无此现象。SOD 催化 O_2^- 代谢为 H_2O_2。后者在 CAT 或 GSH-Px 的催化下形成 H_2O 和 O_2。GSH-Px 还清除脂质过氧化物(LPO)。

(二)自由基参与缺血性神经细胞损伤的病理过程

脑卒中引起损伤脑区尤其是缺血的半影区内有自由基堆积。引起自由基生成增加的原因很多,包括线粒体代谢异常、谷氨酸过量释放、内源性抗氧化系统功能减退、细胞内钙离子超载等所引发的自由基生成增加。

1. 缺血损伤脑内自由基的生成途径

(1) NO 介导的自由基生成:如前所述,在脑缺血的情况下,突触前神经末梢大量释放谷氨酸,后者兴奋 NMDA 受体可以通过 Ca^{2+} 内流依赖的方式或通过激活 GluN2B-PSD95-nNOS 信号通路方式促使 NO 形成。在缺血再灌损伤脑内,NO 与 O_2^- 反应,进一步形成 $ONOO^-$ 和·OH。

(2) 线粒体功能障碍:线粒体是细胞生物氧化和产能的场所。在缺氧缺血状态下,神经细胞内线粒体生物氧化功能下降,使小部分 O_2 还原为 O_2^-。同时线粒体内 SOD、CAT 和 GSH-PX 活性下降,使 O_2^- 得不到及时清除,续之形成毒性更大的·OH。

(3) 黄嘌呤氧化酶(XOD)过度活化:XOD 过度活化是缺血再灌注脑内自由基形成的主要机制之一。脑缺血时 ATP 降解产生次黄嘌呤;同时胞内 Ca^{2+} 超载,从而激活蛋白水解酶,将黄嘌呤脱氢酶转化为 XOD。XOD 使次黄嘌呤转变为黄嘌呤和尿酸,同时形成 O_2^-。

(4) 花生四烯酸(arachidonic acid, AA)代谢增加:脑缺血后细胞内 Ca^{2+} 增加,激活 PLA2 和 PLC,使膜磷脂降解,AA 大量释放。在环氧化酶和脂氧化酶作用下,AA 形成前列腺素和白细胞三烯,同时产生 O_2^-。

2. 自由基造成的氧化损伤 脑内形成 ROS 可以直接攻击细胞,脂质、蛋白、DNA、核苷酸或碱基,导致相应的氧化损伤。ROS 可分别激活细胞内保护信号通路和死亡通路,从而调节细胞的存亡。ROS 激活热休克因子(heat shock factor-1, HSF-1)、MAPK/ERK1/2 通路和 PI3K/AKT 通路能促进细胞存活,而激活 JAK/START 通路、ATM/P53 通路和 MAPK/JNK/P38 通路则能诱导细胞死亡。另外,氧化损伤 DNA 作为 caspases 活性诱导因子促进细胞凋亡。ROS 还可活化小胶质细胞,介导缺血损伤脑内炎性反应和抗炎性反应。

四、缺血性细胞死亡及其调节机制

缺血梗死中心区严重缺血导致葡萄糖、氧和 ATP 缺失,引起神经元不可逆的急性坏死。

缺血梗死的半暗区往往发生再灌注损伤，引起继发性的迟发性细胞死亡，包括凋亡、程序性坏死和自噬。坏死属于非程序性细胞死亡（NCD）；凋亡、程序性坏死和自噬属于程度性死亡（PCD）。现在认为，以 NCD 方式死亡的细胞通常发生快，形态学表现为细胞肿胀，线粒体和细胞膜破损，内容物外溢，有炎性反应，死亡过程不受胞内信号分子调控。相反，以 PCD 方式的细胞死亡发生相对较慢，形态学不同于坏死，PCD 细胞有特征性的结构和分子变化，死亡过程受胞内信号分子的调控。

（一）缺血性神经元的凋亡

缺血损伤脑的周边区神经细胞发生凋亡。这些细胞形态学表现为细胞核内的染色质浓缩，向核周边聚集呈月牙状，DNA 断裂，出现凋亡小体，细胞枯缩。采用凝胶电泳技术和 TUNEL 原位标记技术分析缺血损伤脑组织时，研究者发现典型的 DNA 片段梯形条带、双链 DNA 断裂的细胞、凋亡蛋白酶活性增加。进一步发现抑制酶活性或干扰凋亡基因的表达，可以抑制缺血性神经元的凋亡。

神经细胞凋亡是一个主动过程，通过合成新的蛋白质来实现。在缺血性损伤脑内，参与神经细胞凋亡的因子很多，主要包括 caspases 家族蛋白、Bcl-2 家族蛋白、MAPK 家族酶，还有多种线粒体释放蛋白等。为了便于理解，首先介绍 caspases、Bcl-2 和 MAPK 家族蛋白的组成及凋亡作用。然后，介绍这些家族蛋白对脑中风诱导神经细胞凋亡的作用及机制。

1. Caspases 介导的凋亡 从功能上讲，caspases（cysteine aspartate-specific proteinases）家族蛋白酶具有特异性识别半胱氨酸和天冬氨酸残基和水解其肽键的作用。在神经细胞内 caspases 家族蛋白以酶原的形式储存于细胞浆内，当活化后切割形成有活性的酶。从结构上来看，所有的 caspases 酶原均含有四个区域，即 N-末端多肽结合区、大分子亚基、小分子亚基和连结蛋白区。当 caspases 酶被激活时，这四个区域被酶水解分离，分离后的大分子亚基和小分子亚基聚合成二聚体或四聚体，行使凋亡诱导作用。在酶原 N-末端的多肽结合区含前结构域，C-末端含能被酶水解的区域。酶原 N-末端的前结构域长短不一，长型 N-末端前结构域（long N-terminal prodomian）内含有两个结合区域，分别为死亡效应域（death-effector domain，DED）和 caspase 激活或募集域（caspase activation and recruitment domain，CARD）。短型 N-末端前结构域内不含 CARD/DED。根据功能，将 caspases 分为启动因子（initiators）和效应因子（effectors）两大类。启动因子包括 caspase-2、8、9、10；效应因子包括 caspase-3、6、7。部分启动因子 caspases 酶原 N-末端含 DED/CARD 结合区，效应因子的 N-末端不含 DED/CARD 结合区。当 DED/CARD 区与死亡信号分子结合后，启动因子 caspases 被激活，从而激活下游效应因子 caspases 酶原的活性，引起细胞不可逆的凋亡过程。

Caspases 介导的细胞凋亡通路又被分为细胞内的内源性激活通路（intrinsic pathway）和细胞外激活通路（extrinsic pathway）。前者指由细胞内 ROS、钙超载、毒性因子激活的 caspase 凋亡通路的过程，后者指通过细胞外引起死亡配体与细胞膜上死亡受体结合后激活的 caspase 凋亡通路过程。例如，在细胞外激活通路中，死亡配体肿瘤坏死因子-α（tumor necrosis factor-α，TNF-α)/凋亡信号配体(first apoptosis signal ligand，Fasl)与死亡受体TNFR1结合，从而募集胞内的接头蛋白(adapter)，包括TNFR相关死亡结合蛋白(TNFR-associated death domain，TRADD)和Fasl相关死亡结合蛋白(Fas-associated death domain，FADD)。FADD的N-末端含DED，与caspase-8酶原上的DED区结合形成死亡诱导信号复合体(death-induced signaling complex，DISC)，使caspase-8酶原水解形成有活性的形式，从而激活下游效应因子caspase-3的酶活性。caspase-8激活caspase-3的方式有两种：一种是线粒体依赖(间接调节)信号转导方式，另一种是线粒体非依赖(直接调节)激活caspase-3酶活性的方式。在间接调节中，活化的caspase-8水解激活细胞浆内的凋亡诱导蛋白BID形成tBID，后者通过改变线粒体膜的通透性，从而促进释放细胞色素C(cytochrome C，Cyt C)。释放到细胞浆内的Cyt C与凋亡蛋白酶激活因子-1(apoptotic protease activating factor-1，Apaf-1)和caspase-9酶原结合形成凋亡小体(apoptosome)，激活caspase-9，后者进一步活化caspase-3酶，从而执行细胞凋亡指令。在细胞内激活通路中，细胞内ROS和Ca^{2+}通过直接或间接方式促进线粒体释放Cyt C，从而引起caspase介导的神经元凋亡(图22－2)。

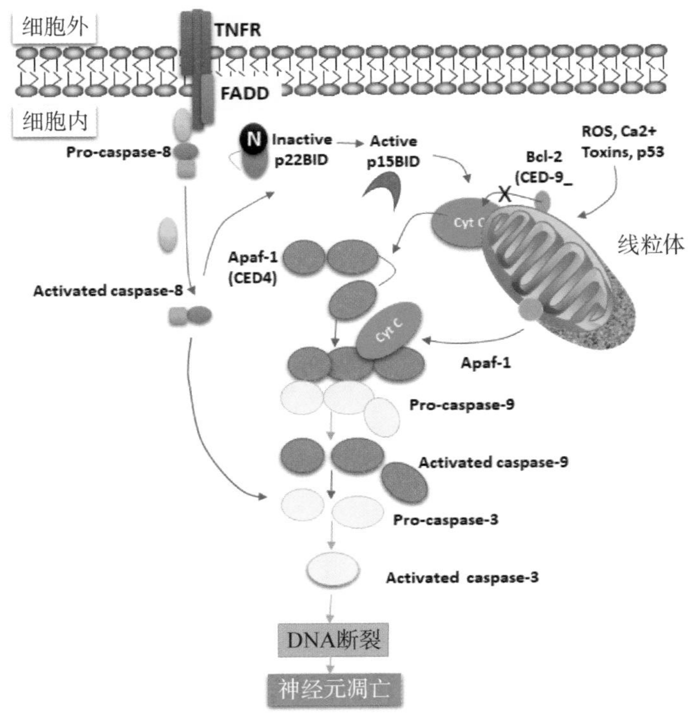

图22－2　Caspases诱导缺血性神经元凋亡的机制示意图

注：四种不同的凋亡途径，分别为细胞内和细胞外激活机制，以及线粒体依赖和非依赖caspases凋亡机制。

研究表明，caspases介导的凋亡参与缺血损伤脑内神经细胞的迟发性死亡过程，包括细胞内和细胞外激活的 caspases 凋亡通路。采用模式动物研究表明，缺血损伤脑内神经细胞膜上 TNF-α/TNFR1 以及 Fas/FasL 结合，通过激活细胞外 caspases 介导通路参与缺血性神经元凋亡病理过程。在神经局部或全脑缺血的情况下，损伤脑区 TNF-α 和 Fas 表达增加，神经细胞内 caspase-3，8，9 的酶活性增加。使用酶的抑制剂能抑制神经细胞凋亡，减轻脑损伤。

2. 参与缺血性神经细胞凋亡的其他调节因子

(1) Bcl-2 家族凋亡蛋白：Bcl-2 在神经细胞凋亡和抗凋亡过程中起重要的调节作用。哺乳类的 Bcl-2 家族蛋白至少有 20 种。根据蛋白的功能，Bcl-2 家族蛋白分成凋亡诱导因子(apoptosis inducers)和凋亡抑制因子(apoptosis inhibitors)。Bax、Bcl-XS、Bad、Bak、Bid 等为凋亡诱导因子，Bcl-2、Bcl-XL、McL-1 和 Bcl-W 为凋亡抑制因子。Bcl-2 通常以二聚体的形式发挥作用。Bcl-2 与 Bcl-2 形成同源二聚体时能抑制细胞凋亡，而 Bcl-2 与 Bax 或 Bad 形成异源二聚体时则诱导凋亡。Bcl-2 分布在线粒体外膜层上，调节线粒体膜的通透性和 Cyt C 的释放。同源二聚体 Bcl-2 作为 caspases 凋亡通路的上游抑制因子，通过抑制线粒体释放 Cyt C 抑制凋亡。当 Bax 与 Bcl-2 形成异源二聚体时，抑制线粒体氧化呼吸链的电子传递过程；同时，引起线粒体膜电位去极化，刺激 Cyt C 释放，从而激活 caspases 依赖的细胞凋亡。

在脑缺血病理过程中，Bcl-2 高表达显示了神经细胞保护作用。实验观察到，鼠全脑缺血 1 周以后，海马 CAl 脑区神经元死亡，该区高表达 Bax；而海马 CA3 区和齿状回神经元仍存活，该区高表达 Bc1-2 及 Bcl-xL。这显示了 Bc1-2 抑制神经元凋亡促进细胞存活，而 Bax 表达脑区促神经元凋亡。转基因实验研究证明，Bc1-2 高表达的神经细胞减轻 ROS、高钙或谷氨酸引起的细胞死亡，以及卒中引起的细胞凋亡。相反，抑制 Bc1-2 表达则加剧缺血性脑损伤。

(2) PI_3-K/Akt 对 Bcl 和 caspases 介导凋亡的调节作用：在缺血损伤脑的病理过程中，谷氨酸亦可通过代谢性谷氨酸激活 PI_3-K/Akt 信号通路。研究发现，在缺血损伤周边区的神经元上表达磷酸化 Akt，这些表达磷酸化 Akt 细胞不发生凋亡。磷酸化 Akt 抑制 Bcl-XL 异源二聚体形成，促进 Bcl-XL 同源二聚体形成，从而抑制线粒体释放 Cyt C，阻止凋亡复合体形成，抑制 caspases 依赖的细胞凋亡。

(3) p53 介导的凋亡：p53 促进缺血损伤脑内 caspases 介导的细胞凋亡。p53 是肿瘤抑制基因，正常脑内表达量很低。已知，脑缺血缺氧会引起胞内 ROS 堆积、钙超载、DNA 损伤和能量供给障碍，而这些因素通过直接和间接的方式活化 p53，促使 p53 从胞浆转运到细胞核，激活相关凋亡靶基因，通过 Bax 与线粒体外膜蛋白结合，促使线粒体释放凋亡诱导因子(apoptosis-inducing factor, AIF)和 Cyt C，促进凋亡的发生。

(4) 丝裂原活化的蛋白激酶介导的凋亡：丝裂原活化的蛋白激酶(mitogen-activated protein kinase, MAPK)家族蛋白包括 JNK/SAPK、p38、ERK，分别参与细胞的存亡调节。细胞内 MAPK 信号转导通路能被 ROS、生长因子、细胞因子等激活。MAPK 的级联反应是 MAP3K 激活和磷酸化 MAP2K，活化的 MAP2K 再激活和磷酸化 MAPK。MAPK 激活后都能激活转录因子，诱导保护性蛋白或凋亡蛋白的合成，保证这类蛋白激酶功能的多元化。ERK 激活能抑制神经细胞的凋亡，而 p38 和 JNK 激活则引起细胞凋亡。JNK 增加 Bim 磷酸化，刺激 Bax-bak 形成异源二聚体，抑制 Bcl-2 稳定线粒体膜电位的作用，促进 Cyt C 的释放；同时，引起线粒体凋亡蛋白（Smac/Diablo）释放，通过阻断抑制凋亡蛋白（inhibitory apoptosis protein, IAP)的抗凋亡功能。从而加强 caspases 依赖的凋亡。

（5）线粒体蛋白释放在缺血性神经细胞凋亡中的调节作用：线粒体在维持神经细胞存亡过程中起十分重要的作用，包括能量代谢、氧化和抗氧化、自由基的生成和清除；此外，线粒体能合成和释放多种蛋白，调节细胞的存亡过程。缺血损伤时，缺氧直接造成线粒体电子传递链功能障碍和氧化还原反应异常，导致 ROS 堆积，产生 DNA 氧化损伤。损伤的 DNA 激活细胞内 Bcl-2 家族凋亡诱导因子，在线粒体外膜形成 Bcl-2 异源二聚体，使线粒体膜电位超常去极化，线粒体膜上通透孔道开放，导致线粒体释放蛋白，如 Cyt C、AIF 和 Smac/Diablo 蛋白。这些线粒体释放的蛋白具有促凋亡的作用。

当 Cyt C 释放后，以 2∶1 的形式与 Apaf 蛋白结合，继而通过凋亡复合体形成，激活 caspase-3 介导的凋亡过程；当活化的 Smac/Diablo 蛋白从线粒体释放后，其 N-末端与凋亡抑制蛋白 AIP 结合，取消 AIP 对 caspase-9 和 caspase-3 的抑制效应，促进细胞的凋亡；线粒体释放的 AIF 和核苷酸内切酶 G 是 caspases 非依赖的凋亡诱导蛋白。这四种线粒体释放蛋白诱导凋亡的途径总结如图 22-3 所示。

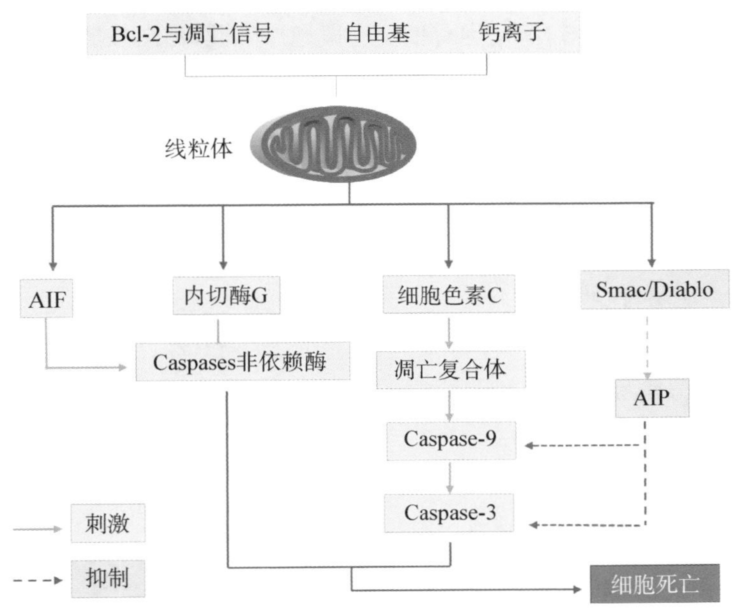

图 22-3　线粒体释放蛋白参与凋亡调节示意图

注：线粒体释放的细胞色素 C 和 Smac/Diablo 激活 caspases 依赖途径引起细胞凋亡，而凋亡诱导因子（AIF）和内切酶 G 是通过非 caspases 途径引起细胞凋亡。AIP 蛋白表达抑制凋亡。Smac/Diablo 通过 AIP 的作用引起凋亡。

（二）缺血性神经元的程序性坏死

程序性坏死具有坏死和凋亡的特征。程序性坏死的发生必需是在 caspase-8 酶活性被抑制的情况下进行的。参与诱导细胞凋亡的胞外因子和细胞膜死亡受体可以激活程序性坏死下游信号分子，如 TNF-α/TNFR1 和 FasL/FADD。参与程序性坏死的下游信号分子主要有受体相互作用蛋白激酶 1 和 3（receptor-interacting protein kinase 1 和 3，RIPK1 和 RIPK3）和混合谱系激酶结构域样蛋白（mixed lineage kinase domain like protein，MLKL）。

当脑卒中发生后，TNF-α 与 TNFR1 结合，可以募集 RIPK1 形成复合体Ⅰ，再与 FADD 和 caspase-8 结合形成复合体Ⅱa，此时若在 caspase-8 失活的条件下，进一步募集和磷酸化 RIPK3 和 MLKL，形成复合体Ⅱb，亦称坏死小体（necrosome）。磷酸化的 MLKL 进一步形成 MLKL 多聚体，具有抑制线粒体功能和提高细胞膜对 Na^+、Ca^{2+} 和水的通透性，引起细胞肿胀死亡。目前的实验研究证明，采取 RIPK1、RIPK3 或 MLKL 磷酸化抑制剂，可明显减轻缺血性脑损伤。

（三）缺血性神经元的自噬性死亡

自噬是由溶酶体和自噬相关基因（ATG）参与调节机体细胞自我清除破损的细胞、细胞器和蛋白的过程。因此，长期以来，自噬被认为是机体的一种自我保护机制。但是，随着研究的深入，发现组织内若发生过度自噬，就会产生自噬性细胞死亡。研究发现，在缺血损伤脑内，参与自噬的调节蛋白被活化，自噬增强。已有文献报道在缺血脑卒中病理过程中适当地增强自噬反应起脑保护效应，但是也有相反的报道。因此，自噬在脑损伤的病理过程中作用较为复杂。

五、免疫炎性反应参与缺血性脑神经元死亡

参与缺血损伤脑内免疫炎性反应的细胞因子（cytokines）主要包括白介素（interleukins，IL）和肿瘤坏死因子（tumor necrosis factor，TNF）等。这些因子由脑内不同神经细胞分泌，部分来源于脑内神经细胞的自身合成，也有来源于外周浸润脑内的炎性反应细胞。近年来的研究表明，参与炎性反应的 Toll 样受体（Toll-likereceptor，TLR）也参与缺血损伤脑内的炎性反应。它们分别参与损伤脑的病理生理过程中的炎性和抗炎性反应、细胞增殖、凋亡和抗凋亡。尤其是不同的细胞因子对损伤脑细胞的存亡具有完全相反的作用。因此，了解这些细胞因子在缺血损伤脑内的不同作用，有助于真正理解和发现脑保护的有效途径。

（一）免疫炎性反应因子参与缺血性脑损伤病理

白介素种类很多，参与缺血性脑损伤病理反应的主要包括 IL-1、IL-6、IL-10 和 IL-1ra（endogenous interleukin-1 receptor antagonist）。IL-1 分为 IL-1α 和 IL-1β 两种，它们均与 IL-1 受体（IL-1R1）结合产生激动效应，而 IL-1ra 是 IL-1R1 的内源性拮抗剂。IL-1ra 无内在受体生物活性，但是它能竞争 IL-1α 和 IL-1β 与 IL-1R1 结合，从而阻断 IL-1α 和 IL-1β 激动受体的效应，达到其受体拮抗效应。IL-1 前体蛋白本身无活性，在 IL-1 转换酶（IL-1 converting enzymes，ICE)或 caspase-1 的催化下，形成有活性的 IL-1α 和 IL-1β 片段。TNF 又分为 TNF-α 和 TNF-β 两种，分别与 55 kD(p55)和 75 kD(p75)TNFR 两种受体结合产生作用。TNFRp55 受体主要参与细胞损伤、前列腺素释放和基因表达调控，而 TNFRp75 受体主要参与细胞的增殖反应。

IL-1β 和 TNF-α 参与缺血损伤脑内的炎性反应和神经元死亡。缺血损伤脑内 IL-1β 和 TNF-α 表达增加。将 IL-1β 注入侧脑室会增加脑梗塞灶，而注入 IL-1β 抗体或者 IL-1ra 则减少缺血周边脑区神经元的死亡，缩小脑梗塞灶。此外，外源性应用 TNF-α 引起神经元死亡，而减弱内源性 TNF-α 的作用，则减轻缺血性脑损伤。IL-1β 和 TNF-α 分别诱导星形神经胶质细胞、小胶质细胞和血管内皮细胞的分化和增殖，并促进炎症因子吸附在血管壁上，增加血管壁的通透性。而细胞因子 IL-10 和 TNF-β 具有抗炎作用，起到细胞保护效应。

由此反映，细胞因子在卒中脑损伤的病理过程中起双向调节效应，不同的因子具有不同调节效应。这些细胞因子引起脑内炎性反应是通过兴奋细胞膜上的受体和激活细胞内信号转导通路而实现。关于细胞因子参与脑内免疫炎性反应的分子机制详见第二十一章。

(二) 参与缺血性脑损伤的免疫炎性反应的细胞反应

在脑内，神经血管单元(neuron vascular unit，NVU)的正常结构和功能对维持脑功能起重要作用。NVU 的结构主要包括神经元、神经胶质细胞、血管内皮细胞和周边机制细胞等。NVU 的完整性直接影响血脑屏障(BBB)的作用。完整的 BBB 结构和功能是维持脑的内环境稳定和行使正常脑功能的保障。当脑缺血发生后，组成 NVU 的细胞被损伤，BBB 的结构和功能遭到破坏，导致外周参与炎性反应的因子和细胞进入脑内，引起脑内的免疫炎性反应。同时，缺血损伤脑缺的神经元、神经胶质细胞、血管内皮细胞等均以不同方式参与了免疫炎性病理反应过程。

星形神经胶质细胞和血管内皮细胞同时维持 BBB 功能。当缺血损伤后，脑内的血管内皮细胞受损伤，使局部的血小板和补体系统激活，迅速启动炎性反应，减弱 NO 的扩血管反应，加剧脑微血管的阻力，使 BBB 的结构和功能受损，导致血液中的炎性细胞进入损伤脑区，释放 ILs 和 TNFs，参与局部炎性反应。如前所述，缺血损伤神经元通过 ROS 和 caspase-1 的激活，促进 ILs 和 TNFs 的合成和释放，后者可以激活小胶质细胞以及星形胶质细胞。活化的小胶质细胞通过释放炎性反应因子或抗炎因子，发挥致炎或抗炎性反应。同时，神经元释放的 ILs 和 TNFs 加剧由缺少能量供应所引起的星形胶质细胞活化，活化的星形神经胶质细胞也能合成和释放细胞因子和 ROS，诱导神经胶质细胞和神经元死亡。NVU 不同细胞参与缺血损伤脑内炎性反应的病理机制是复杂的(图 22 - 4)，尤其是小胶质细胞的活化所产生的作用包括 M1 样致炎反应和 M2 样的抗炎反应。关于小胶质细胞参与脑内免疫炎性反应的机制详见第二十一章。

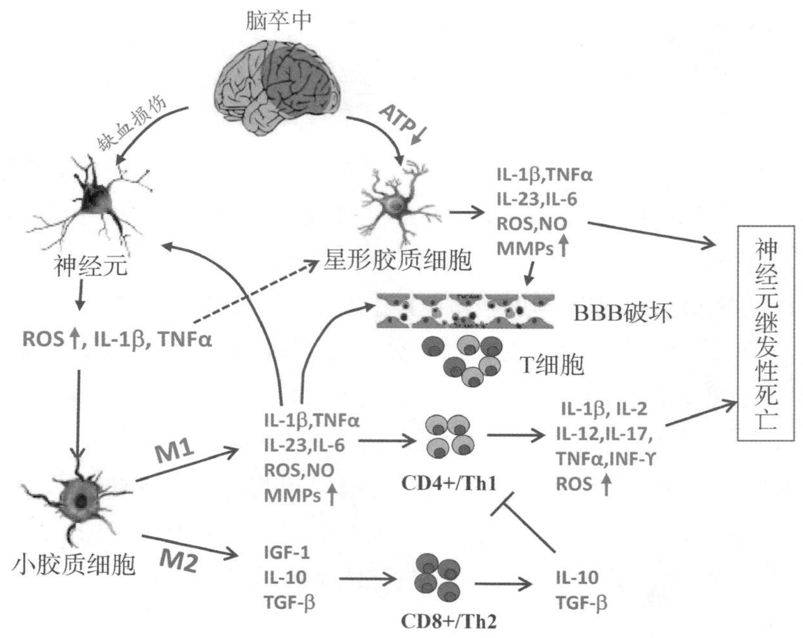

图 22－4　参与缺血性脑损伤的炎性细胞和分子机制示意图

第二节　神经细胞的内源性保护反应

脑缺血后引起脑内谷氨酸生物转换过程增强，细胞内 Ca^{2+} 超载，自由基大量生成，造成DNA损伤，最终导致缺血神经元的死亡。当机体受到各种有害侵袭时，往往会有一些内源性保护反应，以实现机体的自身保护。这些机制主要包括内源性保护因子的分泌和内源性修复两个方面。

一、内源性保护因子

当大脑受到各种损伤时，脑内除激活诱导细胞死亡的因子外，同时激活脑内的保护机制。这些保护因子主要包括：促神经生长相关因子（BDNF、FGF、VEGF、NGF、EPO、IGF等），抗氧化防御系统的SOD和GSH-PX，神经递质系统的GABA、腺苷、GluA2和ETTAs，抗炎因子IL-1ra、IL-10，抑制凋亡因子Bcl-2、AIP、雌激素等。当它们的功能加强时，能提高脑对各种伤害性刺激的耐受性，产生神经细胞保护效应。

人们注意到，脑卒中程度相似的两位患者，其中一位曾经患过轻度脑卒中，而另一位为首次发病。然而，再次发作者对脑缺血、缺氧的耐受力往往比首次发作者要强。动物实验证明，预先给予轻度脑缺血缺氧能诱导脑内多种细胞保护因子表达，并减少缺血、缺氧引起脑损伤和神经细胞死亡。预缺血缺氧动物模型为开展对脑内内源性保护机制研究提供了有用的分析工具，也推进人们对脑自身保护的认识。

（一）预缺氧激活内源性脑保护

机体受到不利刺激或小剂量毒物的侵袭时会产生一系列的应激反应，启动相应的器官或细胞的内源性保护机制，使机体能达到最大限度地适应或抵御外来的伤害。当机体再次受到类似的损伤性刺激时，会有足够的能力抵御再次侵袭。这一现象被称为“耐受”(tolerance)或“预条件”(preconditioning)。同样的现象也发生在缺血损伤性脑的病理生理变化过程中。当大脑受到低氧或缺血时，脑内产生神经保护性反应，从而保证大脑在再次受到同样的伤害时，可以减轻或免遭神经元死亡。大脑的这些反应过程被称为“缺血性耐受”(ischemic tolerance，IT)或“缺血性预条件”(ischemic preconditioning，IP)。IT/IP 的形成与激活脑内的内源性保护机制有关。初步了解到以下三个方面参与了 IT/IP 的形成：①提高神经细胞的抗兴奋性神经毒作用。这些反应主要发生在脑缺血缺氧发生的早期数十分钟内，参与这一时期的脑保护反应的因子有 GABA、腺苷释放增加，K_{ATP} 通道激活。它们从功能上减弱由谷氨酸过量释放、细胞内钙超载和 ROS 生成增加所带来的神经元毒性作用。②提高神经细胞的抗炎性和抗凋亡反应。该反应主要发生在缺血损伤的数小时之内。参与这一过程的因子主要包括 IL-10、Bcl-2、EPO、VEGF。这些因子大量表达，拮抗由 IL-1、COX-2、MMP 及 caspases 介导的神经元的炎性和凋亡反应。③提高脑的自身修复和再生能力。该过程发生在缺血损伤后的数天乃至数周内。此时，脑内促神经生长的因子生成大量增加，各类神经细胞出现增殖反应，包括神经胶质细胞的大量活化和增殖，神经前体细胞的分化形成新的神经元，并促进新生神经元的进一步成熟，以修复缺血损伤的脑区(图 22-5)。

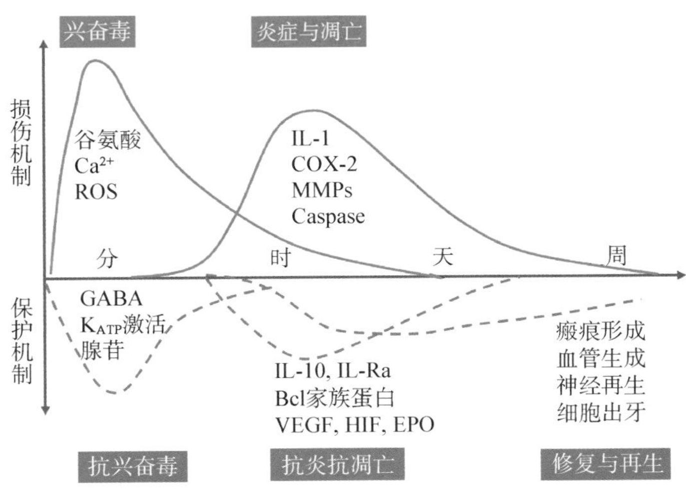

图 22-5　预缺氧损伤脑内的病理生理反应示意图

（二）星形神经胶质细胞增殖的脑保护作用机制

星形神经胶质细胞参与脑损伤的病理生理反应过程，包括急性缺血性脑卒中和脑创伤。

在急性缺血性损伤脑内星形神经胶质细胞大量活化，表现为细胞体及其突起水肿，细胞大量分化和增殖。在缺血损伤脑内不同时期，星形胶质细胞的活化对损伤神经的作用及其机制并不相同。在早期，活化的神经胶质细胞对损伤神经元起有益的作用，而持续的神经胶质细胞的增殖则对损伤脑修复作用的利弊不一。研究表明，脑缺血损伤诱导的星形胶质细胞活化和增殖，从而从多个环节参与神经细胞的保护和修复作用（图 22－6）。

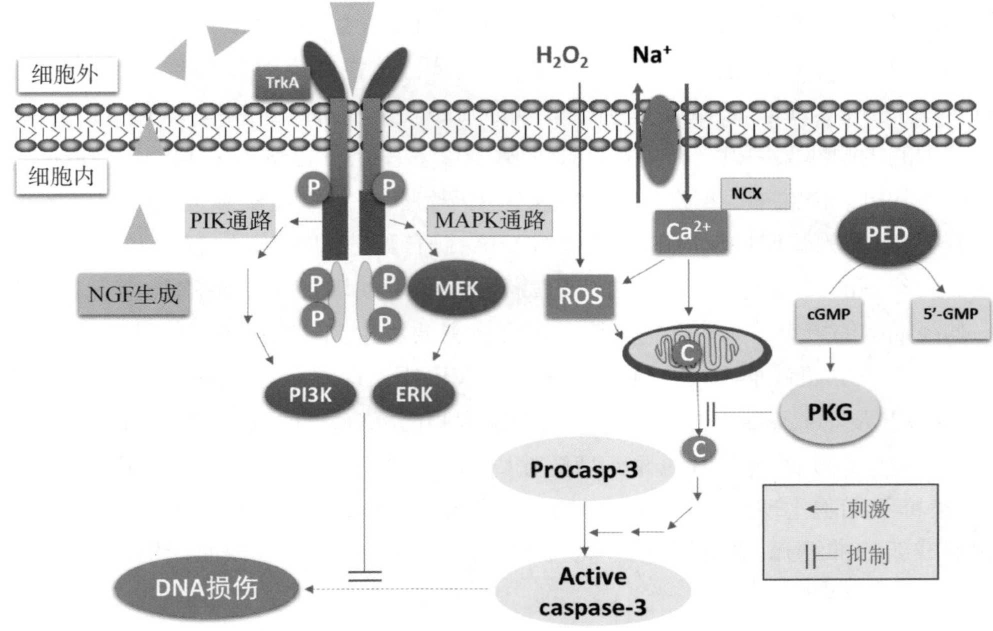

图 22－6　星形神经胶质细胞对缺氧损伤的病理反应机制

1. 星形神经胶质细胞参与抗氧化的防御反应及脑内能量代谢过程　在缺血损伤脑内氧化应激反应增强，导致 ROS 生成与抗氧化能力之间的平衡失调，从而诱导脑内的氧化应激反应。星形神经胶质细胞内含大量的抗氧化酶系，具有强大的抗氧化功能。如果将星形神经胶质细胞和神经元共培养能减弱 H_2O_2 诱导神经元死亡的效应，表明星形神经胶质细胞在抵御氧化应激介导的神经元死亡中起重要作用。

星形神经胶质细胞调节脑内的能量代谢和储备。星形神经胶质细胞通过葡萄糖转运蛋白体摄取葡萄糖，并将摄入的葡萄糖转化形成糖原储存起来。当递质激活神经细胞时，神经胶质细胞内储存的糖原便作为神经元主要能量供给来源。在缺血缺氧脑内，增殖活化的星形神经胶质细胞可能是对大脑能量供给不足的一种代偿反应。

2. 星形胶质细胞释放多种神经营养因子　星形神经胶质细胞合成和释放多种促神经元存活的因子，如 NGF、BDNF、GDNF、EPO、FGF-2、IL-6、TGF-β、化学趋化因子(chemokines)、活化依赖的神经保护蛋白(activate-dependent neuroprotective protein)和纤溶酶原活化抑制因子(plasminogen activator inhibitor-1，PAI-1)等。脑内表达或直接注射 EPO、BDNF、FGF-2、PAI-1 或 NGF，促进星形胶质细胞的生长，减少缺血性神经细胞死亡、缩小脑梗塞，促进脑功能恢复。研究发现，NGF 从星形神经胶质细胞释放，又作用于星形神经胶质细胞膜上 NGF 受体 TrkA，引起 TrkA 受体蛋白磷酸化，激活星形胶质细胞内 MAPK/ERK 通路，抑制 caspase-3 介导的细胞凋亡作用。

3. 星形神经胶质细胞参与缺血损伤脑内神经网络活动的平衡调节 在突触间隙中谷氨酸递质的清除依赖于谷氨酸转运体的再摄取。在缺血损伤脑内，谷氨酸转运体大量表达，采用谷氨酸摄取抑制剂加剧缺血性神经细胞死亡，表明缺血损伤脑内重摄取谷氨酸的能力相对增强，这对限制谷氨酸神经毒的发展起重要作用。谷氨酸进入细胞间隙具有神经递质传递活性或神经毒性，而谷氨酰胺则无此作用。当谷氨酸被星形神经胶质细胞再摄取后，在谷氨酰胺合成酶的作用下生成谷氨酰胺。谷氨酰胺又被释放并安全地转运到神经元，经脱氨形成谷氨酸神经递质。由此可见，星形神经胶质细胞的这种特殊分布和特有功能，对维持谷氨酸能递质的信息传递和去除谷氨酸的神经毒起关键作用。

星形神经胶质细胞与神经元之间有缝隙连接通道蛋白，这类通道蛋白称为缝隙连接素(connexins)。缝隙连接素-43(connexin43，Cx43)在成年脑内的星形神经胶质细胞内大量表达。缝隙连接素在缺血性损伤脑内发挥细胞保护作用。

4. 缺血损伤脑内星形神经胶质细胞的凋亡与抗凋亡 缺血损伤脑内有神经细胞凋亡的事实已不容置疑，缺血缺氧也同样诱导星形神经胶质细胞凋亡，其机制主要包括：①细胞浆内 Ca^{2+} 浓度升高诱导星形神经胶质细胞凋亡。研究发现缺氧使神经胶质细胞膜上 Na^{+}-Ca^{2+} 交换泵的逆向转运功能增强，导致 Ca^{2+} 大量内流，游离 Ca^{2+} 刺激胞内 ROS 形成和激活核因子 NF-κB 向细胞核内转移，促使星形神经胶质细胞发生凋亡；②激活线粒体依赖的 caspase 凋亡信号通路。与神经元发生凋亡相似，缺血损伤的星形神经胶质细胞生成大量 ROS，后者同样攻击线粒体，使线粒体膜电位去极化，释放 Cyt C，从而激活 caspases 依赖的细胞凋亡信号通路；③激活钙蛋白酶(calpains)和组蛋白酶(cathepsin)介导的星形胶质细胞的凋亡。钙蛋白酶抑制剂能减少损伤诱导的星形神经胶质细胞内 ROS 生成量及细胞凋亡。组蛋白酶抑制剂能降低氧化损伤激活 caspase-3 的作用，减少细胞凋亡。

星形神经胶质细胞内具有抗凋亡机制(见图 22－6)。如前所述，NGF 的合成和释放通过激活 MAPK 通路来抑制 caspase-3 依赖的凋亡信号分子的作用。人工合成 MAPK 通路激活剂 T588 或促 NGF 释放剂 CV-2619，可以预防星形神经胶质细胞的凋亡。提高 cGMP/蛋白激酶 G(protein kinase G，PKG)通路的活性能抑制线粒体膜孔的开放，间接抑制 Cyt C 释放，从而阻断 Cyt C 介导的 caspases 凋亡通路的启动作用。

二、内源性修复机制

(一) 缺血损伤脑内氧化损伤 DNA 的修复

脑内 DNA 修复的机制并不十分清楚。初步了解到，真核细胞的 DNA 修复包括光修复(light repairing)、切除修复(excision repairing)和重组修复(recombination repairing)。脑内 DNA 的修复主要为切除修复。切除修复分为碱基切除修复(base excision repairing，BER)和核苷酸剪切修复(neuclei excision repairing，NER)。参与 BER 和 NER 切除修复过程十分复杂。根据功能分为三个主要环节:去除损伤部位的 DNA、填补切除部位空缺区的 DNA 和连接修补 DNA。已经发现脑内有多种 DNA 修复酶,包括着色性干皮病(xeroderma pigmentosis, XP)相关基因家族蛋白、DNA 糖苷酶、DNA 聚合酶和增殖细胞核抗原(proliferating cell miclear antigen, PCNA)等。

在脑中风后,ROS 形成量增加引起 DNA 氧化损伤。缺血再灌注 20~30 分钟时,缺血损伤中心脑区氧化损伤的 DNA 增加 5 倍以上,而 DNA 修复活性仅增加 3 倍左右。再灌 3 小时后约 85%的氧化损伤 DNA 被消除,即脑内 DNA 损伤形成量超过了 DNA 的修复能力,导致脑内损伤 DNA 大量堆积,成为脑缺血性神经元死亡的病理原因之一。在缺血损伤脑的中心区,出现 DNA 损伤伴有 DNA 修复酶含量和活性下降,该区的神经细胞通常发生死亡。在缺血周边区,出现 DNA 氧化损伤(如 8-oxodG、8-ohdG、AP 位点或 DNA 单链损伤等)的同时,DNA 切除修复活性也增高,如 BER 剪切酶(APE、XRCC1、OGG1 等)和 NER 剪切酶(ERCC1 和 ERCC6)的表达和活性增加。这些 DNA 修复酶激活有助于缺血损伤脑内神经细胞的存活。但是如何能真正提高损伤脑内 DNA 的修复能力还有待阐明。

(二) 神经元的再生修复

近半个世纪来的研究表明,成年哺乳动物脑内某些区域,终身保留具有分化潜能的神经前体细胞(progenitor)或内源性神经干细胞。这些脑区主要包括侧脑室壁附近的室管膜下区(subventricular zone, SVZ)和海马齿状回的颗粒细胞下区(subgranular zone, SGZ),这些部位是成年脑内新生神经元前体细胞的主要发源地。在生理情况下,SVZ 和 SGZ 脑区内的神经前体细胞不断增殖、分化、迁移、发育成为新的神经元。SVZ 区来源的新生神经元向嗅求迁移,在迁移过程中不断成熟又不断死亡。

在脑缺血的情况下,成年动物脑内出现新生神经元。SVZ 和 SGZ 的神经前体细胞被激活,在增殖分化过程中向缺血损伤脑区迁移,并发育为成熟的有功能的神经元。例如,在纹状体内新生神经元能表达 AChE 和 GAD_{65},这提示能发育成为纹状体的胆碱能和 GABA 能神经元。这些新生神经元能发放动作电位和产生兴奋性突触后电位,形成局部神经突触联系。此外,这些新生的神经元能表达 NMDA 受体和 DA 受体,并形成轴突投射到黑质部位,与远端脑区形成有功能的神经环路。研究已经证明,新的神经环路的重构与运动功能的恢复有相关性。

为了解决新生神经元数量少和存活期短的问题,科学家寻找了能促进神经元新生和延长细胞寿命的调节因子。在这些研究中已经发现 VEGF、FGF、BDNF 等生长因子具有促进缺血损伤脑内神经元再生、缩小缺血性脑梗塞灶和促进神经功能恢复。另外,Bcl-2 具有抑制新生神经元的凋亡,延长新生神经元的寿命,从而提高缺血损伤脑的修复作用。另外,通过改变缺血损伤脑内的内环境有利新生神经元的生长,包括抗氧化和抑制免疫炎性反应。

长期以来一直认为,活化胶质在损伤脑内只是形成疤痕。然而,现在了解到,缺血损伤脑内活化的星形神经胶质细胞也可以作为神经元的前体细胞,被转分化为成熟的有功能的新生神经元,参与神经网络的重构。目前已经了解到 VEGF、Pax6 和 Sox2 等因子能促进胶质细胞转分化为新生神经元的作用。胶质细胞这种转分化为神经元的作用有利于损伤脑的修复，包括神经血管单元结构和功能的修复。这些发现拓展了脑内星形胶质细胞的功能，同时，也为脑保护和脑修复新技术的研发提供了新的视野。

第三节　外源性神经保护药物研究与展望

如前所述，神经细胞一旦受到伤害性刺激时，细胞内损伤和保护机制同时被激活。当损伤因子的激活状态大于保护因子时，细胞向损伤或死亡方向发展；反之，细胞免遭进一步的损伤，得以健康地存活下来。可以设想，任何抑制细胞进一步损伤的手段或有效提高内源性保护能力，均能达到一定程度的脑保护效应。降低损伤因子活性的手段主要包括：①降低谷氨酸神经递质传递的兴奋性；②抑制凋亡诱导通路的活性；③降低脑内氧化损伤；④抑制脑内炎性反应。提高脑保护的途径主要有：①提高细胞抗氧化作用和氧化损伤修复能力；②提高抗凋亡因子的含量和抗凋亡的作用；③提高抑制性神经递质的功能；④提高脑内神经元再生能力；⑤提高脑内神经营养因子的含量等。

从理论上讲，采取以上任何一种手段均能产生一定的细胞保护效应。然而，在过去的研究中，所有药物对实验动物有效，却没有临床疗效。针对这样的结果不得不使我们重新分析和思考该问题。事实上，缺血损伤脑内引起神经细胞死亡的原因是极其复杂的，包括时间和空间的变化。另外，即使同一时空范围内，病理变化也并非是单一因素所致，而是多因素介导的。因此，采取联合用药的方针，同时干扰多个环节来达到有效的脑保护和脑修复的治疗目的。

思考题

1. 引起缺血性神经元死亡有哪几种方式？
2. 引起谷氨酸神经毒的机制。
3. Caspase 介导神经元凋亡的信号通路。
4. 坏死有几种方式，如何介导缺血性神经元死亡？
5. 试述神经元修复的分子和细胞机制。
6. 胶质细胞在缺血损伤脑内的病理生理作用。

（孙凤艳）

参考文献

1. ALVAREZ-BUYLLA A, GARCIA-VERDUGO J M. Neurogenesis in adult subventricular zone[J]. J Neurosci, 2002, 22(3): 629 - 634.
2. CHOI D W. Excitotoxicity: still hammering the ischemic brain in 2020[J]. Front Neurosci, 2020, 14: 579953.

3. DIRNAGL U, SIMON R P, HALLENBECK J M. Ischemic tolerance and endogenous neuroprotection [J]. Trends Neurosci, 2003, 26(5): 248 - 254.
4. DUAN C L, LIU C W, SHEN S W, et al. Striatal astrocytes transdifferentiate into functional mature neurons following ischemic brain injury[J]. Glia, 2015, 63(9): 1660 - 1670.
5. GE Y, CHEN W L, AXERIO-CILIES P, et al. NMDARs in cell survival and death: implications in stroke pathogenesis and treatment[J]. Trends Mol Med, 2020, 26(6): 533 - 551.
6. HOU S W, WANG Y Q, XU M, et al. Functional integration of newly generated neurons into striatum after cerebral ischemia in the adult rat brain[J]. Stroke, 2008, 39(10): 2837 - 2844.
7. LIPTON P. Ischemic cell death in brain neurons[J]. Physiol Rev, 1999, 79(4): 1431 - 1568.
8. WANG Y Q, GUO X, QIU M H, et al. VEGF overexpression enhances striatal neurogenesis in brain of adult rat after a transient middle cerebral artery occlusion[J]. J Neurosci Res, 2007, 85(1): 73 - 82.
9. YU S P. Regulation and critical role of potassium homeostasis in apoptosis[J]. Prog Neurobiol, 2003, 70(4): 363 - 386.
10. ZHANG R, XUE Y Y, LU S D, et al. Bcl-2 enhances neurogenesis and inhibits apoptosis of newborn neurons in adult rat brain following a transient middle cerebral artery occlusion[J]. Neurobiol Dis, 2006, 24(2): 345 - 356.

第二十三章　基底神经节疾病的分子机制

第一节　基底神经节调节运动的结构和递质

一、概述

基底神经节(basal ganglia)是一组位于大脑深部的神经核团,与大脑皮质、丘脑和脑干有着密切的联系。基底神经节主要参与运动的调控,也参与认知与情感等功能的调节。基底神经节结构和功能障碍必然会影响运动和非运动相关的脑功能异常。本章将主要介绍基底神经节的运动调节功能失调相关的疾病,重点介绍帕金森病(PD)与亨廷顿病(HD)。

二、基底神经节的结构组成

基底神经节是一组位于大脑深部的神经核团,包括纹状体(striatum, corpus striatum)、苍白球(globus pallidus)、黑质(substantia nigra, SN)、底丘脑核(subthatamic nucleus, STN)和杏仁核(amygdaloid nucleus)。纹状体包括尾核(caudate nucleus)和壳核(putamen nucleus),中间有内囊分割。壳核和苍白球构成豆状核,外侧髓板将豆状核分隔成壳核和苍白球,内侧髓板将苍白球分隔成内侧苍白球(internal globus pallidus)和外侧苍白球(external globus pallidus)。基底神经节的解剖比邻关系如图 23－1 所示。

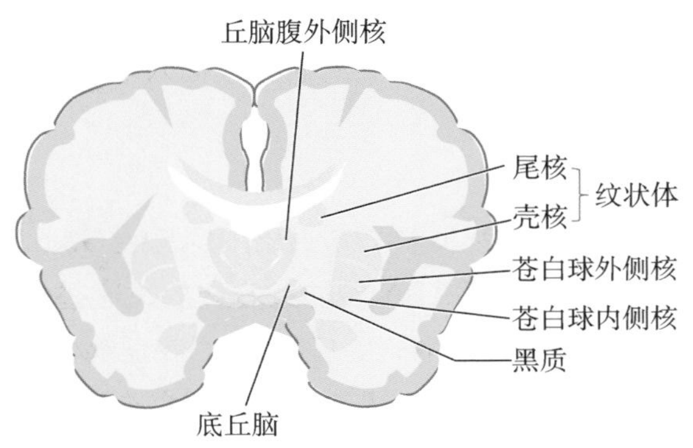

图 23－1　基底神经节的解剖比邻关系示意图

基底神经节纹状体接受来自大脑皮质运动相关区域的传入冲动。基底神经节的内则苍白球传出冲动通过丘脑返回皮质的特定区域，这样构成了皮质-基底节-丘脑-皮质的神经环路。通过这些神经环路调节锥体外系的运动功能。基底神经节环路中参与运动功能调节的通路包括直接通路、间接通路和黑质—纹状体多巴胺通路(图 23 - 2 左图)。

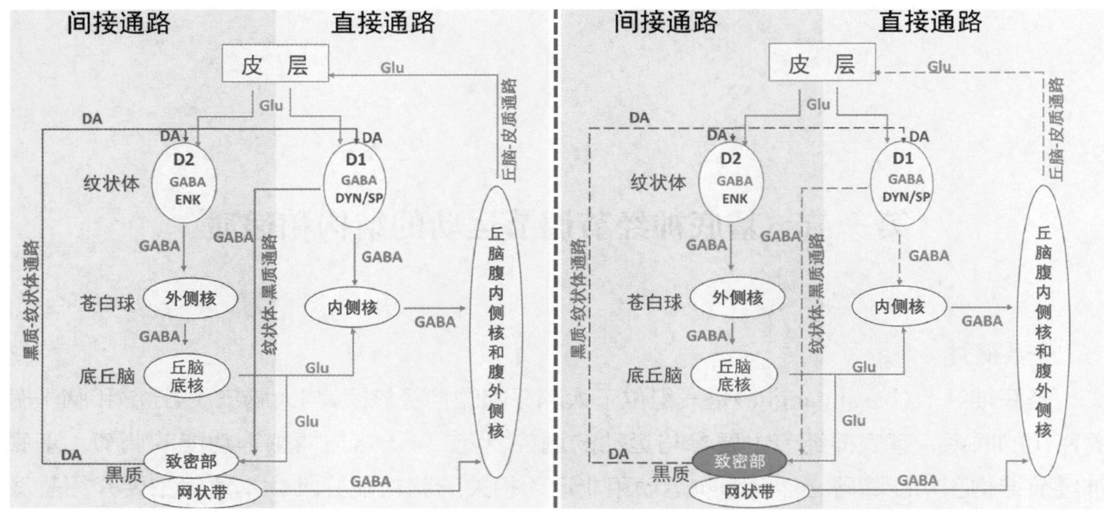

图 23 - 2　基底神经节调节运动功能的直接和间接通路示意图

注:左图和右图分别为正常和患帕金森病脑的不同调节方式。红色表示兴奋性谷氨酸(Glu)能神经传递，绿色表示抑制性 γ 氨基丁酸(GABA)能神经传递，紫色表示递质多巴胺(DA)能神经传递。实线表示促进或增强作用，虚线表示抑制或减弱作用。

(一) 直接通路

大脑皮质的谷氨酸能神经投射到纹状体的壳核，兴奋壳核内 GABA 神经元释放抑制性神经递质 GABA，后者发出投射到内侧苍白球，抑制内侧苍白球的 GABA 能神经元释放递质，从而减弱对丘脑内的谷氨酸能神经元的抑制作用，使谷氨酸能神经元的兴奋性传递功能增强，丘脑对大脑运动皮层的兴奋输入增加。因此，直接通路兴奋对运动起兴奋作用。

此外，纹状体的 GABA 能神经部分还投射到黑质，在黑质抑制下一级神经元 GABA 能投射到丘脑，使丘脑谷氨酸能投射到运动皮层的兴奋性输入增强。因此，该通路兴奋对运动也起兴奋作用。

(二) 间接通路

当皮层的谷氨酸能神经元兴奋后，同样兴奋壳核内抑制性 GABA 神经元，后者发出投射到外侧苍白球，抑制外侧苍白球内的 GABA 能神经元释放。这些作用与直接通路相似。不同的是，外侧苍白球的 GABA 能神经投射到底丘脑核，对底丘脑核内谷氨酸能神经元的抑制效应减弱，造成底丘脑核内谷氨酸能投射到内侧苍白球的兴奋性提高，导致内侧苍白球的抑制性神经元释放 GABA 增多。由于内侧苍白球的 GABA 能神经兴奋性提高，对下一级神经元的抑制效应增加，导致丘脑内谷氨酸能神经元的兴奋性输出减少，续而对运动皮层的兴奋性减弱，造成对运动皮层的抑制效应。

在正常的情况下，直接通路和间接通路的信息进入丘脑的腹外侧核，再至大脑皮质，大脑皮质运动区将整合后的信号指令传达到脑干和脊髓，产生适当的运动活动。因此，当间接通路兴奋时，对大脑皮质的运动功能的兴奋性是减弱的。

（三）黑质-纹状体多巴胺通路

黑质-纹状体多巴胺通路是基底神经节环路中的一个旁路（side loop）。在该通路中，黑质 DA 能神经元投射到纹状体，纹状体的 DA 能神经末梢释放 DA 递质。DA 分别与直接通路的 D_1 受体和间接通路中的 D_2 受体结合，分别引起增强直接通路和减弱间接通路的兴奋效应。最终结果都是易化运动效应。

黑质发出的 DA 能神经纤维部分直接投射到外侧苍白球和丘脑底核，综合控制运动功能。

机体以这种巧妙的调节方式来平衡运动功能。这种平衡一旦破坏导致运动功能失常。无论是基底神经节的结构或神经元传递功能的受损，均会破坏这种平衡，发生运动异常的现象。例如，临床上常见的 PD，这是一种由基底神经节的黑质 DA 能神经元丢失所引起的运动功能异常的脑疾病（图 23 - 2 右图）。

三、基底神经节的功能及其调节的神经递质

（一）直接通路

在直接通路中，参与运动功能调节的神经递质有谷氨酸、GABA、P 物质（substance P，SP）和强啡肽（dynorphin，DYN）。纹状体内的 GABA 能神经元接受黑质 DA 能神经末梢的输入信息兴奋 D_1 受体，通过与 G 蛋白耦联，激活 G_s 介导的信号通路，对直接通路起正性调节效应。DYN 抑制底丘脑核内谷氨酸能对内侧苍白球 GABA 神经元来的兴奋性输入，从而阻断内侧苍白球 GABA 能神经对丘脑谷氨酸能的抑制作用，使丘脑对运动皮层的兴奋性输入增强，起到促进运动的功效。

（二）间接通路

在间接通路中，参与调节的神经递质有谷氨酸、GABA、脑啡肽（enkephalin，ENK）、神经降压素（neurotensin）、腺苷（adenosine）和乙酰胆碱（acetylcholine，ACh）。纹状体内 GABA 能神经接受黑质 DA 能神经末梢的输入，兴奋 D_2 受体，通过 G_i 介导的信号通路，对间接通路起负性调节效应。因此，当间接通路受到 DA 神经递质兴奋 D_2 受体时，对运动皮层起兴奋效应。

纹状体内的胆碱能神经元释放 ACh，通过兴奋 M_1 受体对 GABA 神经元发挥紧张性兴奋作用，对运动起抑制效应。当 D_2 受体兴奋时，抑制纹状体内的胆碱能神经元放电，减少 ACh 神经递质的释放，从而减弱胆碱能神经对间接通路的紧张性兴奋作用，达到加强运动功能的作用。

纹状体内的腺苷通过与 A_{2A} 受体结合加强间接通路的抑制效应。腺苷促进间接通路的作用通过不同调节方式实现，包括：①抑制 D_2 受体的作用；②增强 ACh 对 M_1 受体的紧张性兴奋作用，从而加强 GABA 的抑制效应；③直接抑制下一级 GABA 神经元的释放（图 23 - 3）。

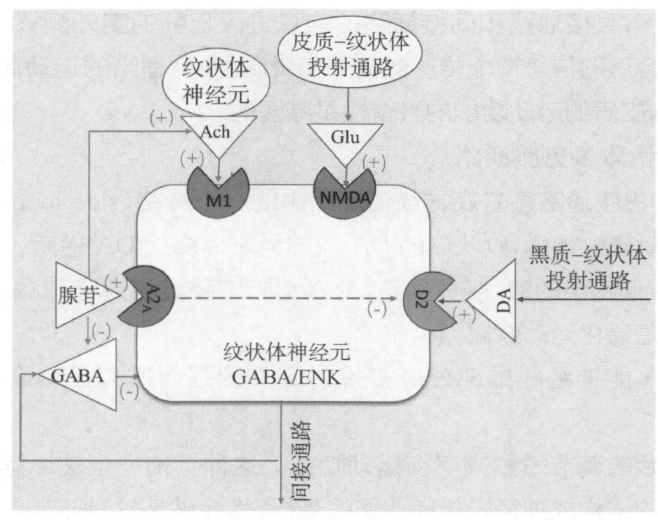

图 23－3　神经递质对间接通路 GABA 能神经元的调节作用示意图

注:红色受体兴奋时表示对间接通路起兴奋效应,绿色受体兴奋时表示对间接通路起抑制效应。

第二节　帕金森病

帕金森病(PD)是一种进展缓慢,原发于黑质 DA 能神经元变性的疾病。早在 1817 年,詹姆斯·帕金森(James Parkinson, 1755—1824)首次描述患者的临床症状为静止性震颤(resting tremor)、肌肉僵硬(rigidity)、运动迟缓(bradykinesia)和姿势反射受损等临床表现。由此,该病被命名为帕金森病。现在了解到,PD 的病理特征为黑质致密带 DA 能神经元大量退化和丢失,某些残留的 DA 能神经元胞浆内含路易小体的嗜酸性包涵体。

一、帕金森病的神经生化病理学特征

脑内黑质 DA 能神经元丢失是 PD 发病的病理学基础。

PD 患者尸体解剖观察到,PD 脑的黑质区色素减退,DA 能神经元的数量减少高达 50%以上。正常青年人黑质 DA 能神经元约为 40 万,正常 80 岁老人约为 20 万,而 PD 患者则少于 10 万。此外,脑内儿茶酚胺能神经元分布的脑区伴神经元大量丢失。采用脑功能影像学技术动态观察脑内 DA 能神经元功能,研究发现 PD 患者脑内黑质区 DA 细胞减少达 60%以上,伴纹状体的 DA 神经传递活性下降。然而,皮层和下丘脑的 DA 能神经元变化不明显。由此可见,PD 患者确实存在脑内黑质 DA 能神经元丢失及神经功能减退的事实。

当黑质 DA 能神经元退化后,黑质-纹状体通路的 DA 对壳核内 GABA 能神经元的调节效应减弱,尤其是间接通路对 D_2 受体的兴奋作用减弱,使间接通路的兴奋性提高,增强了间接通路抑制运动皮层的作用,从而表现运动功能减退的临床症状(见图 23－2 右图)。

二、帕金森病发病的分子机制

黑质DA能神经元丢失是引起PD临床症状的主要病理机制。引起脑内DA能神经元选择性地发生退行性病理改变的原因很多，包括细胞自身代谢、遗传和环境等因素。

（一）DA能神经元退行性病变的氧化应激学术

目前认为，氧化应激损伤是黑质DA能神经元死亡的主要原因。无论是正常人还是PD患者，黑质内的氧化应激损伤均较其它脑区高。PD脑内引起氧化应激损伤增高有以下原因：①外源性毒物的侵入；②DA氧化应激代谢；③神经黑色素存在；④清除自由基能力不全。

1. DA的氧化应激代谢　脑内DA神经末梢释放神经递质DA后，大多数DA通过多巴胺转运体DAT的重摄取代谢失活。另一部分通过酶促反应代谢失活。在脑内的DA酶促反应代谢中，77% DA被星形神经胶质细胞内的MAO-B所氧化，23%DA被神经元内MAO-A氧化代谢。在有氧条件下，MAO催化DA代谢为双羟苯甲酸(DOPAC)，同时也生成过氧化氢(H_2O_2)，DOPAC经COMP代谢生成高香草酸(HVA)(图23-4)。

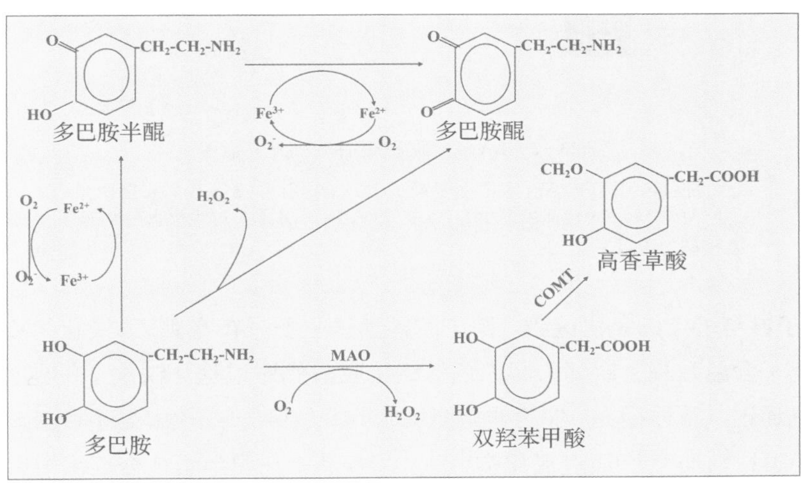

图23-4　多巴胺在神经元中的酶促代谢及氧化代谢过程示意图

DA本身是一种还原性物质，也会发生非酶促自身氧化反应。在生理条件下，DA的酶促反应代谢速度较快。在氧化应激情况下，DA非酶促反应代谢加快。已知，活化铁离子加快DA的非酶促氧化反应速度，使DA氧化生成醌类衍化物(quinones)，进一步形成黑色素(melanin)。在该代谢中，也产生超氧阴离子(O_2^-)和H_2O_2。

形成的O_2^-在超氧化物歧化酶(SOD)的作用下形成H_2O_2，后者若不能被谷胱甘肽过氧化物酶(GSH-Px)或过氧化氢酶(catalase)及时清除，在铁离子(Fe^{2+})的参与下，H_2O_2通过Fenton反应形成羟基(OH^-)和羟自由基(·OH)，从而介导DA能神经元的氧化损伤(图23-5)。此外，DA又被代谢形成6-羟基多巴胺(6-hydroxyldopamine，6-OHDA)，后者作为儿茶酚胺类(catecholamine, CA)神经化学切割剂,通过氧化损伤和抑制线粒体功能导致 DA 能神经元死亡。

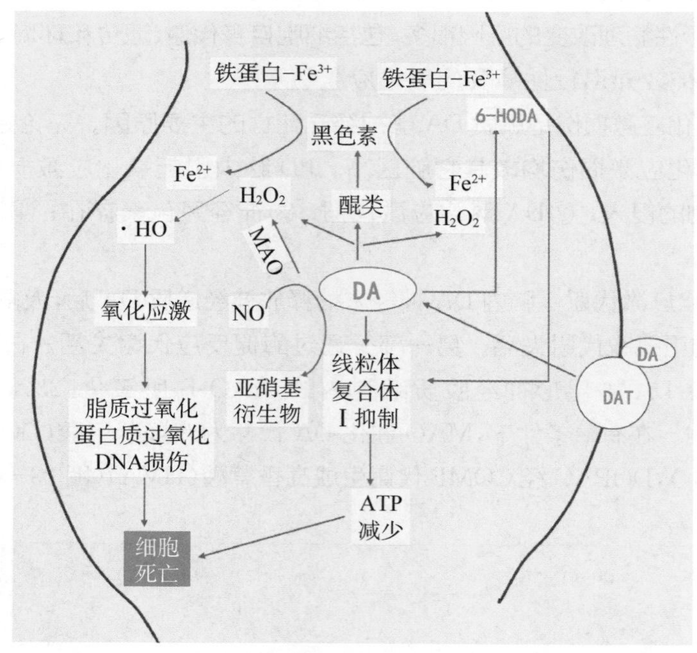

图 23-5　DA 氧化应激损伤神经元的示意图

注:DA 引起神经元死亡主要通过①DA 的自身氧化产生氧自由基;②MAO 介导 DA 代谢中产生 H_2O_2;③DA 和 6-OHDA 对线粒体呼吸链的直接抑制作用。

2. 铁离子参与 DA 的氧化应激　脑内的铁离子主要分布在黑质、纹状体和苍白球。PD 患者脑内铁离子含量升高。铁离子促进细胞氧化应激代谢过程。铁离子的这种促进氧化应激的作用可以通过以下途径:①加速非酶促反应的 DA 自身氧化生成 H_2O_2 和 O_2^-;②促进 H_2O_2 形成·OH;③促使脂质过氧化物分解;④铁离子与黑色素结合沉积于黑质,催化自由基产生。

(二) 环境因素与帕金森病发病

多种环境因素参与 PD 发病,包括长期接触铜、锰、铁、铅或杀虫剂可增加 PD 发病。PD 发生与饮食和生活方式也有关。高脂高糖饮食促进脑内氧化损伤。

(三) 遗传易感性

导致 PD 发病的原因,除 DA 能神经元的氧化损伤和环境因素外,还包括遗传因素。已发现多种与 PD 发病有关的家族性遗传基因(表 23-1)。表中列举了一些致病基因的可能作用环节。这些因子往往通过影响突触囊泡的递质传递,抑制线粒体供能,促进氧化应激损伤反应,抑制泛素蛋白酶体功能造成蛋白异常聚积等环节,从而间接地导致 DA 能神经元的退行性病变。

表 23－1 帕金森病致病基因

基因命名（染色体部位）	基因产物命名	蛋白功能
PARK1(4q21-23)	α-synuclein (SNCA)	调节突触囊胞转运、突触前膜融合和递质胞裂外排
PARK2(6q25-27)	Parkin	泛素 E3 连接酶
PARK3(2p13)	不清楚	不清楚
PARK4(4q21)	α-synuclein (SNCA)	调节突触囊胞转运、突触前膜融合和递质胞裂外排
PARK5(4p14)	UCHL-1	泛素 C 末端水解酶
PARK6(1p35-36)	PINK1	线粒体激酶，参与突触传递能量供给
PARK7(1p36)	DJ-1	参与抗氧化应激反应
PARK8(12p11-q13)	LRRK2	蛋白激酶，GTP 酶，调节突触囊泡的再循环利用
PARK9(1p36)	ATP13A	阳离子转运体 ATP 酶
PARK10(1q32)	不清楚	不清楚
PARK11(2p36-37)	GIGYF2	可能参与调节酪氨酸激酶受体信号转导
PARK12(Xq21-25)	不清楚	不清楚
PARK13(2p13)	HTRA2	丝氨酸蛋白酶
PARK14(22q13.1)	PLA2G6	磷酸酯酶 A2
PARK15(22p12-13)	FBXO7	泛素 E3 连接酶
PARK16(1q32)	不清楚	不清楚
PARK17(16p11.2)	VPS35	突触囊泡再回收利用
PARK19A/B(1p31.3)	DNAJC6	突触囊泡内吞和再回收利用
PARK20(21p22.11)	SYNJ1	突触囊泡内吞和再回收利用
PARK23(15p22.2)	VPS13C	不清楚

1. 参与泛素蛋白酶体蛋白质降解系统功能相关的突变基因 从表 23－1 中可以看到，多个突变基因作为泛素蛋白酶体系统(ubiquitin-proteasone system，UPS)的调节酶，例如 PARK2、PARK15 和 PARK5，它们分别为 UPS 中的 E3 泛素蛋白连接酶(E3 ubiquitin protein ligase，E3)和泛素 C-末端水解酶(ubiquitin C-terminal hydrolase，UCHL1)。

(1) α-神经突触核蛋白：神经突触核蛋白(synuclein，SNCA)是位于神经末梢突触前的突触囊泡调节蛋白，包括 α-、β-和 γ-SNCA。它们参与突触囊胞的转运、融合和递质胞裂外排的过程。在脑内的 UPS 蛋白降解参与 SNCA 蛋白代谢。α-SNCA 是 E3 泛素蛋白连接酶的底物。当 α-SNCA 发生基因突变后不能被 E3 泛素蛋白连接酶催化，而影响 α-SNCA 蛋白的降解，导致 α-SNCA 蛋白形成聚集体或寡聚体。

PD 家系的研究发现 α-SNCA 基因突变参与 PD 发病。这些家系 PD 患者的染色体臂 4q21-23 携有 α-SNCA 突变位点，呈染色体显性遗传。PD 患者的神经末梢突触囊泡处有大量突变体 α-SNCA 免疫阳性标记蛋白聚集。患者脑内的路易小体内富含突变体 α-SNCA 聚积体/寡聚体蛋白。突变的 α-SNCA 蛋白寡聚体引起神经元退行性病变。实验研究发现，A53T 突变体 α-SNCA 提高细胞对氧化应激刺激的反应，加剧细胞死亡。A53T 突变体 α-SNCA 转基因动物脑内出现路易小体和 DA 能神经元丢失，行为学表现类 PD 样运动异常症状。

(2) Parkin：日本首先报道家族性少年型 PD 致病基因 PARK2。携带 PARK2 基因 PD 患者中有约 60%在青年时就发病。这类患者脑内出现 DA 能神经元丢失，但是不存在路易小体。l-dopa 对该类患者疗效明显。

PARK2 基因表达蛋白为 Parkin。在脑内，Parkin 主要分布于胞浆、突触囊胞、高尔基体、内质网和线粒体外膜上。如前所述，Parkin 作为 E3 泛素蛋白连接酶参与 α-SNCA 蛋白泛素降解。表达突变基因 Parkin，导致泛素连接功能缺失，使 α-SNCA 蛋白的泛素化蛋白降解代谢减弱，导致脑内 α-SNCA 蛋白堆积。

(3) 泛素 C-末端水解酶：泛素 C-末端水解酶（UCHL1）是神经元特有的一种蛋白酶。UCHL1 突变基因 PARK5 参与家族性 PD 发病。散发性 PD 患者脑内的路易小体上也检测到突变型 UCHL1 蛋白聚积。正常的 UCHL1 参与泛素蛋白的代谢过程，包括：①使泛素多聚体水解形成泛素单体；②参与二聚体依赖的泛素连接；③提高泛素单体的稳定性，维持泛素系统在体内的平衡。当发生 PARK5 基因突变时，使 UCHL1 水解结合型泛素链形成单个泛素基团的功能受阻，导致泛素蛋白酶体系统的功能障碍。

以上 PARK 基因从不同环节参与 UPS 介导的蛋白降解过程。其中 α-SNCA 的代谢受到 UPS 调控。无论是 α-SNCA 本身的基因突变，还是参与 UPS 过程中的任意酶发生突变，均会减低 α-SNCA 蛋白的代谢速度，导致 α-SNCA 在脑内聚集，甚至形成路易小体的变异改变，并对神经细胞产生毒性病理变化。

2. 参与神经突触传递相关的突变基因 参与神经末梢突触传递相关的突变基因主要有 PARK1、PARK4、PARK6、PARK7、PARK8、PARK17、PARK19 和 PARK20，它们分别为 SNCA、PTEN-诱导的激酶 1（PTEN-induced kinase-1，PINK1），富含亮氨酸重复激酶 2（leucine-rich repeat kinase 2，LRRK2）等。如前所述，PARK1 和 PARK4 突变基因表达 α-SNCA，后者参与突触囊泡转运、囊泡与突触前膜的融合以及囊泡内递质胞裂外排的释放过程（图 23－6）。PINK1 是线粒体蛋白，参与线粒体氧化磷酸化过程，为突触传递提供能量和使细胞免遭氧化应激损伤。LRRK2、DNAJC6、SYNJ1 和 VPS35 共同参与突触囊泡膜的内吞和再利用过程。已知，突变型 α-SNCA、PINK1 和 LRRK2 均参与家族性 PD 的发病，其机制除了如前所述的氧化损伤外，还与突触传递障碍有关。另外，DNAJC6 及 SYNJ1 基因突变导致 PD 样症状的同时，往往伴有癫痫发作。

3. 突变基因致神经退行性病变的机制 突变基因致病机制非常复杂，往往同时存在多种致病机制，以 α-SNCA 蛋白为例进行介绍。在正常情况下，α-SNCA 蛋白通过巨噬细胞的吞噬、溶酶体的降解或 UPS 蛋白酶体系统的作用进行代谢。但是，若发生 α-SNCA 基因突变或蛋白降解系统功能障碍，导致脑内 α-SNCA 蛋白不能被正常代谢而堆积，形成 α-SNCA 寡聚体。后者不仅失去突触传递功能，同时产生神经毒作用（图 23－7）。α-SNCA 寡聚体的神经毒作用有多种方式，包括寡聚体 α-SNCA 对神经元的自身细胞毒性，也可以通过跨突触膜扩散（trans-synaptic spread）的形式，亦称朊病毒式扩散（Prion spread）方式，以及通过分泌到神经元细胞间隙，激活邻近的胶质细胞，包括星型胶质细胞和小胶质细胞，引起局部的免疫炎性病理反应。

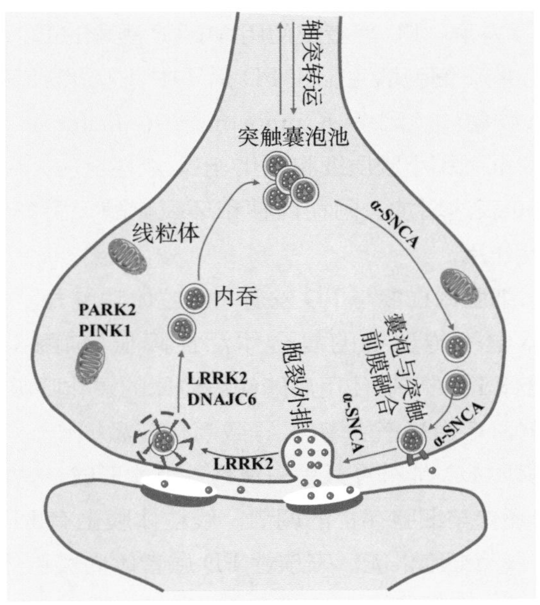

图 23－6　参与神经突触传递相关的突变基因

注：这些基因在正常情况下参与突触囊泡的转运、融合和胞裂外排和囊泡的内吞和再利用过程。该过程是一个耗能的过程。而参与突触传递过程中的调节蛋白基因突变，突触传递中多个环节发生功能障碍，导致递质传递功能失常。

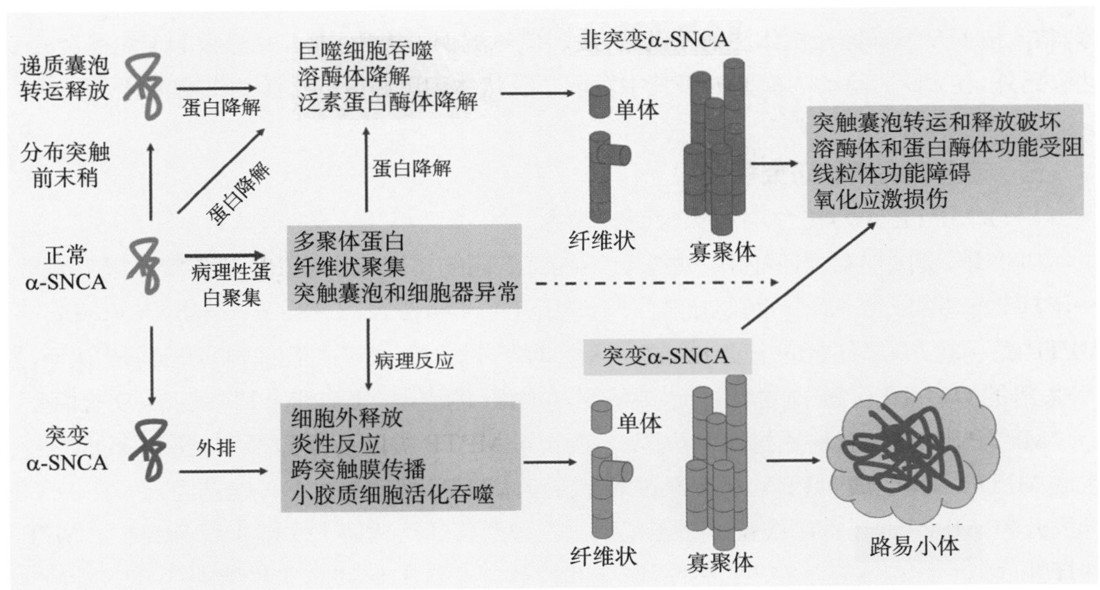

图 23－7　α-SNCA 的正常及异常代谢的病理机制示意图

（四）其它

1. 炎性反应参与 PD 发病 PD 患者或使用 MPTP 诱导的 PD 动物模型中发现，黑质和纹状体内胶质和反应性小胶质细胞增生。在 PD 黑质中，胶质细胞表达白介素（interleukin，IL）、干扰素（interferon）、肿瘤坏死因子 α（tumor necrosis factor α，TNFα）。突变基因的动物模型发现脑内星型胶质细胞和小胶质细胞活化，出现炎性反应。用 MPTP 处理后，小鼠黑质内胶质细胞活化伴 IL-6 表达增加。阿司匹林和环氧化酶 2 特异性抑制剂能减弱 MPTP 诱导 DA 能神经元的毒性作用。

2. 线粒体功能异常、细胞凋亡参与 PD 发病 线粒体功能异常与 PD 的发病密切相关。在 PD 的黑质内，线粒体电子传递链的复合体活性降低，辅酶 Q10 水平下降。鱼藤酮（rotenone）是线粒体复合体 I 抑制剂，使用后能使线粒体的氧化呼吸链反应受阻，产能减少，耗氧量增加，氧化反应增强，自由基产生增加，导致氧化应激损伤。实验证明，全身应用鱼藤酮能选择性地引起脑内黑质 DA 能神经元丢失及路易小体形成。

此外，线粒体膜蛋白还参与细胞存亡的调节。线粒体膜上有 PINK1 和 PINK2 蛋白，参与细胞氧化磷酸化过程，调节细胞供能。家族性 PD 患者体内线粒体蛋白 PINK1 和 PINK2 基因突变。另外，线粒体膜上有细胞凋亡调节蛋白。ROS 堆积诱导线粒体膜去极化，引起细胞色素 C 和凋亡蛋白的释放，激活细胞内的凋亡信号通路。

3. 免疫异常与 PD 发病 20 世纪 70 年代，科学家提出免疫功能异常与 PD 发病可能有关。早期研究发现，PD 患者的脑脊液中有 DA 能神经元的抗体（anti-dopamine neuron antibody）。其中，78%的 PD 患者脑脊液中含 DA 能神经元抗体，而对照组仅 3%的人含 DA 能神经元抗体。PD 患者的脑脊液加入细胞培养液能抑制 DA 能神经元生长。PD 患者的血清注射到大鼠，引起大鼠中脑黑质 DA 能神经元的毒性反应。若用体外 DA 细胞株产生的抗体，将此抗 DA 能神经元抗体注射于动物，发现抗体沉积于黑质脑区，并导致 DA 能神经元变性。另外，在 PD 实验动物模型的研究中发现了纹状体和黑质区的小胶质细胞活化。

三、帕金森病实验研究模型

（一）MPTP 作为帕金森病实验研究模型

1982 年，美国加利福尼亚州一些吸食不纯海洛因的年轻人出现 PD 样症状。以后发现，N-甲基-4 苯基-1、2、3、6 四氢吡啶（N-methyl-4-phenyl-1、2、3、6-tetrahydro-pyridine，MPTP）是引起 PD 样症状的主要化合物。这个偶然的发现促进了人们对 PD 病因学的认识，为 PD 发病的 DA 氧化应激学说提供了重要依据，也为研究提供了类似临床 PD 表现的实验模型。

MPTP 脂溶性高，易透过血脑屏障。在脑内，MPTP 被胶质细胞摄取，经 MAO-B 催化生成 $MPDP^+$，再生成 MPP^+，后者通过 DA 转运体 DAT 摄取进入 DA 能神经元。在 DA 能神经元内，MPP^+ 通过抑制线粒体功能和氧化应激两条通路诱导 DA 能神经元死亡。MPP^+ 选择性地抑制线粒体复合物 I 的活性，影响线粒体电子链的传递与氧化磷酸化，使细胞的能量供给受阻，继发性激活谷氨酸介导的神经毒机制，导致细胞死亡。此外，MPP^+ 代谢产生大量的 ROS，诱导 DA 能神经元氧化损伤，发生细胞死亡（图 23 - 8）。

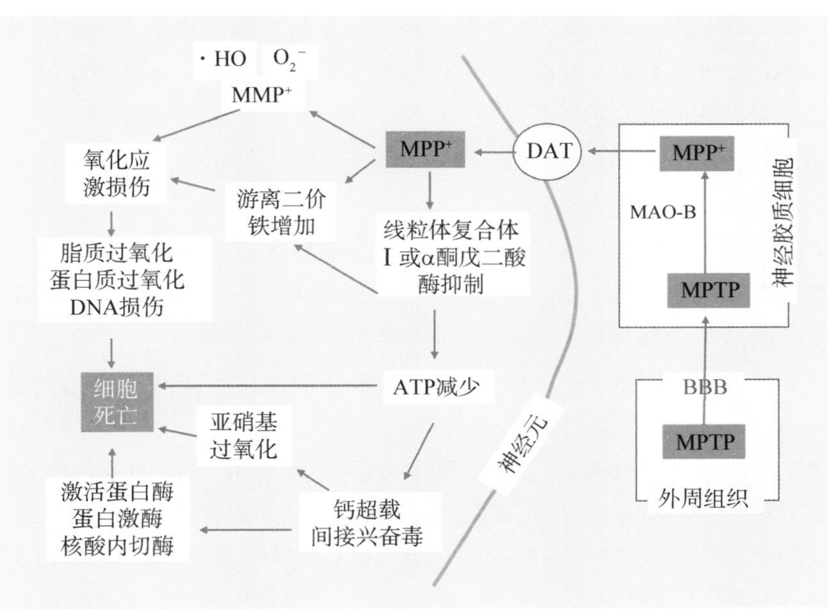

图 23-8 MPTP 神经毒机制示意图

MPTP 制备 PD 实验模型的机制与 DA 神经细胞的自身氧化应激损伤极为相似。值得注意的是，MPTP 必须先被 MAO-B 代谢成为 MPP^+ 后才会发生下一步反应。因此，在动物模型的制备中，必须选用富含 MAO-B 的动物。在脑内，MAO-A 和 MAO-B 分别分布于神经元和神经胶质细胞内。因此，在离体 DA 能神经元实验研究中，应该选用 MPP^+，而不是 MPTP。

（二）6-羟基多巴胺

6-OHDA 的结构与内源性 DA 神经递质很相似，能被 DAT 作为伪递质摄取进入 DA 能神经元。胞内的 6-OHDA 通过氧化损伤和抑制线粒体功能引起细胞死亡。6-OHDA 直接注射到纹状体或者 DA 能神经投射的沿途脑区，通过逆向转运引起单侧黑质损毁，诱导动物单侧旋转模型。该模型不引起包涵体和细胞凋亡形成。

6-OHDA 也可以被 NE 能转运体 NET 摄取进入 NE 能神经元，引起 NE 能神经元的损毁。

（三）鱼藤酮

鱼藤酮是一种杀虫剂，具有抑制线粒体呼吸链复合体 I 的作用。全身给予鱼藤酮能引起黑质 DA 能神经元退行性病变，伴有局部脑区内 SNCA 和泛素蛋白聚积，形成蛋白纤维化包涵体样病理改变。

（四）百草枯

百草枯(paraqua)是一种除草剂，其结构类似 MMP^+。百草枯引起 DA 能神经元的退行性病变和 α-SNCA 包涵小体形成，以及动物的运动异常。

（五）转基因动物模型

目前，常用的 PD 模式动物主要有 α-SNCA 高表达小鼠，突变基因 A 53T 的 α-SNCA 小鼠、PINK1 小鼠和 MitoPark 小鼠。这些动物模型主要是根据突变基因致病原理制备。除此之外，根据 α-SNCA 聚集体的毒性作用的原理，科学家还制备了 α-SNCA PFF 小鼠模型，用于研究 PD 发病基因和研发免疫治疗。

四、治疗策略

根据发病原因，PD 的治疗有以下方式：①直接提高多巴胺神经传递功能；②间接提高多巴胺的功能；③干细胞治疗；④脑深部电刺激或手术治疗；⑤针对突变基因的治疗。

（一）直接提高多巴胺神经传递功能

根据 DA 神经递质的生物转换特点，从代谢、合成和受体不同水平均可促进 DA 能神经传递功能。

DA 代谢主要依赖于突触前转运体再摄取失活，少部分通过 MAO 和 COMT 降解酶代谢失活。因此，采用转运体再摄取抑制剂或降解酶抑制剂能提高突触间隙中 DA 含量。选用 DA 受体激动剂可提高 DA 神经的兴奋性。但是，DA 本身不透过血脑屏障，口服后在肝肠循环中很快被 MAO 和 COMT 代谢。此外，全身使用会产生严重的外周副作用。因此，DA 不能直接用于 PD 的治疗，往往通过补充前体提高 DA 合成的方法来治疗 PD。

左旋多巴（L-dopa）是 PD 治疗的代表药。使用左旋多巴的优点：①透过血脑屏障；②自身对 DA 受体无生物活性。不足之处：①左旋多巴口服后，70％在肝肠循环中被 COMT 和 MAO 快速代谢，剩下的进入血液循环；②约 20％～30％进入血循环，仅 1％～3％的用量进入脑内。血液中富含多巴脱羧酶（dopa-decarboxylase，DD），因此循环中的左旋多巴又被快速代谢形成 DA，后者不能进入脑内，还兴奋外周 DA 受体，产生严重的不良反应。为提高疗效，临床上使用左旋多巴时，通常与 MAO 抑制剂和 DD 抑制剂联合应用，使左旋多巴进入脑内的含量提高到用量的 10％左右，从而提高脑内 DA 的合成含量。目前临床上已经具有左旋多巴和 DD 抑制剂的复合药物。针对药物的生物半衰期仅为 1.5～2 小时，结合采用缓释长效制剂，明显改善治疗效果，减少不良反应。

（二）间接提高 DA 的功能

从理论上讲，改变参与黑质-纹状体通路中神经递质或神经肽的释放量，可以达到调节直接通路和间接通路功能的目的。另外，可以采用神经营养因子补充疗法，来保护脑内的 DA 能神经元。神经营养因子的补充治疗，如脑源性神经营养因子（brain-derived neurotrophic factor，BDNF）和胶质细胞源性的神经营养因子（glial cell-line derived neurotrophic factor，GDNF）具有一定的保护 DA 能神经元，抵抗神经毒素的作用。

（三）细胞移植治疗

神经干细胞移植进入神经组织后，在合适的条件下能分化成为局部成熟的有功能的神经元。人们利用神经干细胞的这一特性，采用神经干细胞移植的方法，来补充脑内丢失的 DA 能神经元，达到治疗目的。在早期研究中，人们利用胚胎的中脑组织移植入 PD 患者的苍白球，临床观察到这些患者运动功能改善。移植治疗 10 年后进行脑功能影像学检测，发现移植脑区的神经细胞能摄取 DA，神经末梢释放 DA，外源性配体能与 DA 受体作特异性结合。

这表明移植的神经干细胞不仅能存活，而且能发育成为有功能的DA能神经元，与局部脑区的神经细胞间形成神经环路。近些年，神经科学家开展胚胎干细胞或诱导性多能干细胞（induced pluripotent stem cell，iPS cell）移植治疗的实验研究，已经了解到能够选择性诱导神经干细胞定向分化为中脑DA能神经元的转录因子。PD动物脑内移植的神经干细胞结合转录因子补充治疗，发现移植的神经干细胞能分化成为局部DA能神经元，并与局部相关核团间形成新的神经环路。行为学检测观察到这些治疗动物的步态和运动平衡功能都得到明显改善。这些研究结果为干细胞移植治疗的转化研究提供了希望。

（四）手术治疗

手术治疗包括手术切除、深部脑电刺激（deep brain stimulation，DBS）和脑区局部给药治疗。

在临床药物治疗无效的情况下，医生才考虑开展手术治疗。针对PD患者黑质-纹状体间接通路中底丘脑核以及内侧苍白球功能相对亢进这一原因，采用手术损毁或切割底丘脑核或内侧苍白球的投射纤维有一定的疗效。

PD患者接受特定频率的DBS能明显改善患者的运动障碍症状。这些刺激的核团主要是底丘脑核或内侧苍白球。已知，DBS的刺激频率和强度对疗效有影响，但是，我们并不清楚DBS的作用机制。电刺激治疗过程中，对脑内的结构会发生何种变化，电刺激治疗的有效维持时间多久，是否会产生电磁及耐受等问题还有待进一步观察。

（五）针对突变基因的治疗策略

科学家以PD致病基因为药物治疗靶点已经开展了大量的基础和临床研究，有的已经进入临床Ⅱ期试用阶段。这些药物主要包括干扰α-SNCA寡聚体形成和提高甘油脑苷酯酶（glucocerebrosidase，GBA）通路活性。针对α-SNCA寡聚体形成及其毒性的药物有以下几类：①通过小分子干扰或免疫学技术抑制α-SNCA单体和α-SNCA寡聚体的形成；②通过小分子干扰技术促进α-SNCA的代谢和降解；③主要采用免疫学技术抑制细胞外α-SNCA寡聚体聚集以及细胞的摄取，减少α-SNCA寡聚体的毒性作用。针对调节GBA通路的药物主要为两类：①提高GBA的酶活性；②调节GBA-相关糖苷磷脂的代谢。已知GBA是一类溶酶体水解酶，参与脑内神经细胞内蛋白的代谢。当GBA酶激活时，该酶促进细胞膜上糖苷神经酰胺（glucosylceremide）水解形成葡萄糖和神经酰胺（ceremide），后者也是神经细胞膜磷脂组成的重要成分。研究表明GBA基因突变，导致脑内出现α-SNCA寡聚体，加速PD临床症状的发生和发展，尤其是这类患者伴有认知功能严重障碍，表现出PD认知障碍的症状。这些研究发现对PD的个体化诊疗提供了新的思考。

第三节　亨廷顿病

亨廷顿病（HD）是一种单基因常染色体显性遗传性神经退行性疾病，白种人的发病率较高，是黄种人的5～10倍。1872年，美国医生George Huntington首先对该病的临床表现特征进行了详细的描述，并确定该病为遗传性疾病而得名亨廷顿病。HD患者临床症状和起病年龄与PD患者不同，HD患者临床表现为四肢活动过度，甚至手舞足蹈不自主动作，故被称为舞蹈症。HD患者通常也伴有进行性认知功能下降和精神障碍的异常行为等临床表现。舞蹈样不自主动作、精神障碍和进行性痴呆是临床“三联症”。HD患者的发病多发生于中年人(30～50岁)，偶见于儿童和青少年(5%～10%)。HD患者的平均生存期约10～20年。

一、临床遗传学特征

HD是典型的常染色体显性遗传性疾病，外显率较高。致病基因亨廷顿基因(huntingtin gene，HTT)位于4号染色体4p16.3区域，长约185 kb，其mRNA的转录本约13.5 kb，含有67外显子。在HTT基因编码区的5′端的外显子1(Exon 1)中含有CAG三核苷酸重复序列，CAG是谷胺酰胺的密码子。重复序列CAG导致翻译产物亨廷顿蛋白(huntingtin protein，Htt)中带有一段扩展的多聚谷胺酰胺(polyglutamine，polyQ)片段，形成polyQ-Htt。正常人HTT中含CAG重复序列通常少于35个，当含CAG重复序列在36～39时，临床发病往往较迟或不出现症状。但是，当CAG重复序列大于40个时，脑内形成突变型亨廷顿蛋白(mutant Htt，mHtt)，并出现HD临床发病。当CAG重复序列从40个增加到120个时，随着CAG重复序列的增加，临床患者的发病越早，病程发展加快和症状加重(图23-9)。一般情况下，患者含40～50个CAG重复序列，通常在成年后发病；而大于60个时，发病期提前到青少年。

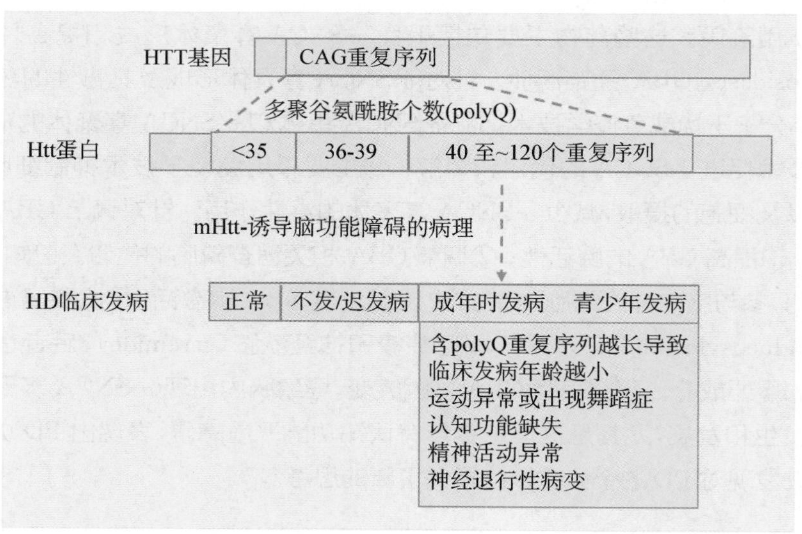

图23-9　亨廷顿基因含CAG重复序列数与临床发病的关系示意图

约80%HD父母将mHtt遗传给下一代。患HD的父亲在遗传给下一代时，子代的CAG重复拷贝数目会增加，引起子代发病年龄提前现象，这被称为“遗传早现”(anticipation)。有时，携带近36个CAG重复序列的正常父亲其子代会出现更多个CAG拷贝数目，当子代携带的 CAG 重复序列数达到致病水平时，引发临床散发性的 HD 病例。

二、病理改变

HD 患者以脑内纹状体神经元丢失为病理特征。尸体解剖发现，从外表观察可见，HD 患者的脑明显萎缩，脑沟扩大和脑回变窄，以额、顶、岛叶萎缩最明显，内侧中央后的皮质、扣带回皮质和海马周围的古皮质萎缩也较明显。晚期患者，全脑发生萎缩。脑的冠状切面可见：大脑皮质变薄，侧脑室扩大，尾状核和壳核严重萎缩，苍白球轻度萎缩，时有小脑萎缩。严重的患者，底丘脑、丘脑、黑质和下丘脑均发生萎缩。显微镜检观察到纹状体内中等大小棘状神经元丢失，伴星形胶质细胞增生。疾病的早期，脑内神经元的丢失主要发生在苍白球外侧区，以后逐步累及基底神经节的其他脑区。大脑皮质第Ⅲ、Ⅴ、Ⅵ层发生锥体神经细胞死亡。小脑颗粒层变薄，蒲肯野细胞退变。此外，HD 脑内神经细胞核内含包涵体，形成该包涵体内主要成分的是 mHtt 聚集体蛋白。

HD 发病早期的神经元丢失主要发生在纹状体苍白球外侧区中，表现为中棘状突神经元退变和死亡。如前所述，苍白球外侧区参与黑质纹状体环路间接通路的调节作用。抑制性神经递质 ACh 对间接通路具有紧张性和持续性兴奋作用，对运动皮层起抑制性调节效应。当苍白球外侧区抑制性递质调节作用减弱，使丘脑底核向苍白球内侧核的兴奋性冲动发放相对减弱。由于 HD 患者的黑质 DA 能神经元并不减少，DA 对直接通路的兴奋和间接通路的抑制作用继续保留，导致丘脑谷氨酸能神经传递对运动皮层产生持续兴奋，这种丘脑-皮层通路功能脱抑制作用导致患者出现运动过度的现象。HD 的这一病理特征决定了临床治疗中 HD 对拟胆碱药治疗敏感，而对 L-dopa 的治疗不仅无效，并具有加剧 HD 患者运动过度的现象。随着病情发展，HD 晚期患者，苍白球内侧区的中棘突神经元发生退变和死亡，导致运动活动衰减。脑影像医学研究发现全脑萎缩发生在患者出现临床症状前。

三、mHtt 引起 HD 发病的病理机制

如前所述，HD 患者第 4 号染色体上 HTT 基因的外显子 1 含异常增多的 CAG 重复序列，从而形成 mHtt。mHtt 蛋白不能被正常地代谢，使脑内的 mHtt 蛋白堆积，形成寡聚体和包涵体。mHtt 的单体、寡聚体和包涵体不仅丢失神经元的正常功能，而且从多个环节导致神经元退行性病变，甚至细胞死亡（图 23－10）。

（一）mHtt 引起神经发育和突触传递异常的机制

Htt 蛋白在脑内高表达，是细胞的胞浆蛋白。在神经元内，Htt 与囊泡膜蛋白、微管蛋白和突触蛋白相互作用，参与神经元的轴浆转运、囊泡的运输、胞裂外排和内吞等。因此，正常的 Htt 参与神经突触信息的传递。此外，Htt 参与神经元内 CREB 介导的转录表达、促进 BDNF 和 GDNF 等神经营养因子的表达、参与神经胚胎发育和细胞生存有关。其次，正常的 Htt 具有调节线粒体功能和氧化应激反应。神经元内正常的 Htt 代谢主要是通过细胞自噬和泛素-蛋白酶体降解的方式来完成的。抑制脑内 Htt 的正常表达量或形成 mHtt 均影响上

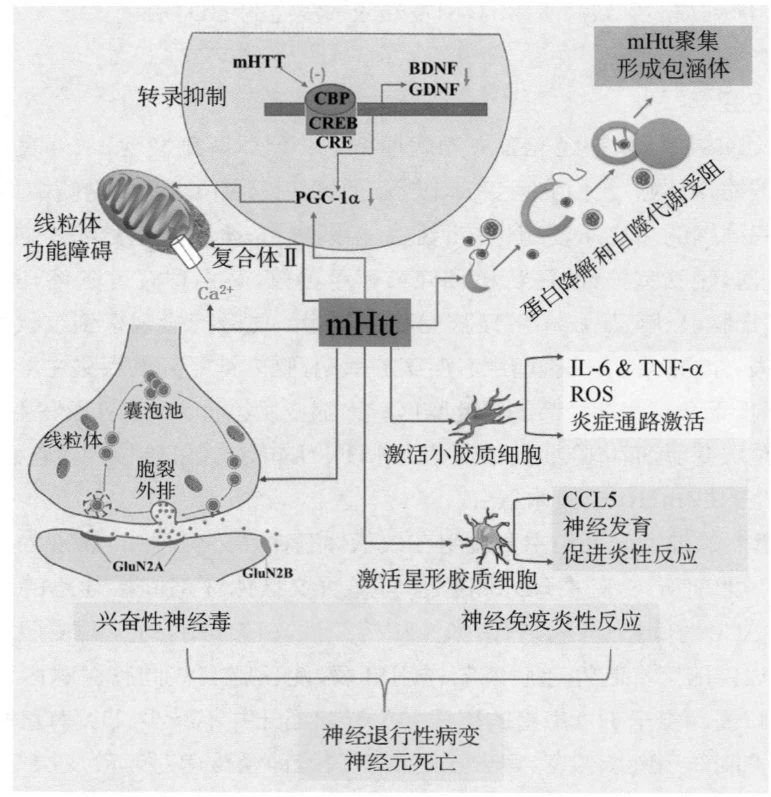

图 23-10　mHtt 诱导脑内神经元退行性病变和细胞死亡的分子机制

述功能。

当 Htt 蛋白突变形成 mHtt 时，蛋白代谢障碍，形成有神经元毒性的寡聚体或包涵体。同时，Htt 的正常功能发生障碍或丢失，引起脑内神经发育异常，轴浆转运和囊泡介导的突触传递功能障碍，线粒体功能受阻，甚至发生神经元死亡等现象(图 23-10)。

现在了解到，mHtt 具有抑制 CREB 转录因子介导的多种蛋白的表达。例如生长因子(BDNF 和 GDNF)线粒体功能调节蛋白以及 CREB 介导的过氧化物增殖激活受体 γ 辅助活化因子-1α(CREB-peroxisome proliferator-activated receptor γ coactivator-1 α，PGC-1α)的表达。mHtt 具有抑制神经元表达 BDNF 以及抑制其在轴浆中的转运。已知，BDNF 和 GDNF 参与脑的神经发育和可塑性，还参与成年脑内神经元的新生。当脑内这些生长因子表达下降，必然影响神经元的发育和存亡。

(二) mHtt 引起神经元死亡的病理机制

如前所述，mHtt 蛋白阻碍 Htt 蛋白的代谢，从而加速形成 mHtt 寡聚体或包涵体。神经元核内包涵体成分的研究发现，包涵体内主要含 mHtt 蛋白，同时也含转录因子蛋白、蛋白酶体蛋白和泛素等其他蛋白片段。核内包涵体成分的组成间接反映了 mHtt 与这些分子具有相互作用的情况。mHtt 与其他蛋白发生异常的相互作用形成聚集体，使原本蛋白的功能受阻。若该蛋白相互作用发生在神经元突起和终末处，则可能导致突触传递、囊泡转运等功能异常。当 mHtt 与核内转录因子的结合，很可能抑制了转录因子促进下游分子的表达调控功能。当 mHtt 与蛋白酶体蛋白和泛素相互作用导致蛋白代谢受阻，这种机制可以理解为何 mHtt 会导致神经发育和突触传递功能的异常。

另外，mHtt 以及 mHtt 寡聚体或包涵体均有神经细胞的毒性作用。这些毒性反应包括抑制或破坏神经元线粒体功能，引发神经元的兴奋性神经毒反应，激活小胶质细胞和星形胶质细胞的免疫炎性反应。

在 HD 患者脑内，神经元的轴浆转运受阻，线粒体不能被正常转运至神经末梢，大量的线粒体聚集在神经元胞体。HD 患者脑内线粒体的数量减少，其超微结构被破坏，线粒体复合体酶的活性减弱。PET 脑成像观察到 HD 患者某些脑区糖代谢降低，伴有乳酸堆积的现象。离体 HD 细胞模型研究，mHtt 与线粒体的外膜结合，导致线粒体膜电位降低，促使线粒体释放 Ca^{2+}，激活该介导的氧化应激损伤和细胞死亡通路。同时，mHtt 与线粒体的内膜结合，导致线粒体功能受损，产生 ATP 的功能减弱。其机制包括通过抑制 PGC-1α 的表达，影响线粒体的产能功能；复合体Ⅱ导致氧化呼吸链的功能失常。

mHtt 具有促进谷氨酸神经突触释放的作用，通过兴奋性神经毒的作用机制引起神经元的氧化应激损伤以及细胞死亡。mHtt 引起的兴奋性神经毒反应包括促进突触末梢谷氨酸递质释放，抑制星形胶质细胞再摄取谷氨酸递质的作用，提高谷氨酸递质在突触间隙的含量，使突触后膜 NMDA/AMPA 受体和突触外膜上的 NMDA 受体过度兴奋，可以通过钙超载诱导细胞死亡机制以及突触外 NMDA 受体介导的细胞死亡机制，引起神经元的凋亡或坏死。已知 NMDA 受体亚型 GluN2A 为突触受体，而 GluN2B 是突触外受体，位于突触外膜上。在 HD 等退行性神经疾病的情况下，突触后膜 GluN2A 受体兴奋具有一定的神经保护效应，突触外 GluN2B 受体兴奋则激活神经元细胞死亡通路，导致细胞死亡。

mHtt 引起胶质细胞活化，通过释放白介素-6（IL-6）和肿瘤坏死因子-α（TNF-α）和趋化因子 CCL-5 等致炎物，促进脑内免疫炎性反应。另外，在转基因动物模型中发现，表达 mHtt 动物引起脑内小胶质细胞和脑微血管内皮细胞功能改变，从而产生进行性少突胶质细胞退行性改变，表现为轴突脱髓鞘和退变，以及年龄依赖的运动功能缺失。关于脑内免疫炎性反应 HD 病理过程中的作用研究还很初步，因果关系有待深入研究。

四、HD 研究模型

HD 的病因与 HTT 基因的外显子 1 含过多的 CAG 重复序列形成 mHtt 蛋白有关。科学家通过表达 HTT 基因外显子 1 含不同数量 CAG 重复序列，建立含 mHtt 表达的 HD 动物模型。该类 HD 模型可供进行病理机制和治疗的基础研究。

五、治疗策略

如前所述，由于 HTT 基因外显子 1 含过量的 CAG 重复序列导致形成有毒性 mHtt 蛋白，后者通过不同的环节引起神经元退行性病变，甚至细胞死亡。目前临床的治疗研究主要针对改善临床症状和延缓 HD 病理发展，以及对因治疗的研究。

（一）对症治疗的研究

延缓病理反应的治疗以神经保护效应为主，主要用于临床的有：①提高线粒体功能；②降低氧化应激损伤；③促进脑内 BDNF 含量；④抑制谷氨酸能递质的神经传递；⑤抗炎性反应。

改善临床运动功能的手段主要是通过减弱脑内 DA 神经功能为主。通过提高胆碱能 M 型受体的兴奋性抑制 DA 对间接通路的抑制作用，从而缓解运动活动过度症状；或减少神经突触囊泡再摄取，减少 DA 的储存和释放，改善运动增强的症状。由于囊泡再摄取抑制剂缺乏特异性，产生单胺类递质的耗竭作用。这导致临床治疗中患者会出现精神抑郁等副作用。近来，我国科学家开始进行脑部深刺激的临床治疗研究。

总的来讲，对症治疗不能有效控制疾病发展。因此，科学家着手对因治疗的研究。

（二）对因治疗的研究

根据 HD 发病的病因，生物科学家针对减少 mHtt 的形成，加速代谢或增加 HTT 的形成，采用了多种分子生物学技术开展了研究。这些包括：①通过反义核苷酸-介导的 HTT 基因沉默技术（ASO-mediated HTT silencing）提高 RNase 的酶活性减少 mHTT mRNA 的合成；②RNA 干扰介导的 HTT 基因沉默技术（RNAi-mediated HTT silencing）促进已形成的 mHTT mRNA 的降解；③锌指转录抑制介导的 HTT 基因沉默技术（Zinc-figer transcriptional repression-mediated HTT silencing）抑制 mHTT 的转录。通过以上三种技术主要减少 mHtt 形成达到治疗目的。还有，HTT 外显子跳跃修饰技术（exon-skipping HTT modification），通过对 mHTT pre-mRNA 进行剪辑修饰，剔除富含 CAG 重复序列部分的核苷酸，形成有功能的 Htt 蛋白。从理论上讲，这种方式不仅可以避免 mHtt 诱导的神经退行性病变，而且表达的 Htt 还具有神经保护效应。

思考题

1. 基底神经节的组成。
2. 基底神经节的直接通路和间接通路的组成，及其神经环路。
3. 参与直接通路的神经递质及其对运动皮层的调节效应。
4. 参与间接通路的神经递质及其对运动皮层的调节效应。
5. 黑质-纹状体神经环路对直接和间接通路的调节效应。
6. 多巴胺能神经元退行性病变的氧化损伤机制。
7. 路易小体病理形成的分子机制。
8. 帕金森病的治疗基础与原则。
9. 简述亨廷顿病临床表现舞蹈样行为的神经生物学机制。
10. 简述亨廷顿病脑内神经元死亡的主要机制。

（孙凤艳）

参考文献

1. 金国章.脑内多巴胺[M].上海:上海科学技术出版社,2010:245－275.
2. BLUM D, TORCH S, LAMBENG N, et al. Molecular pathways involved in the neurotoxicity of 6-OHDA, dopamine and MPTP: contribution to the apoptotic theory in Parkinson's disease[J]. Prog Neurobiol, 2001, 65(2): 135－172.
3. BURRÉ J. The synaptic function of α-synuclein[J]. J Parkinson Dis, 2015, 5(4): 699－713.
4. CARON N S, DORSEY E R, HAYDEN M R. Therapeutic approaches to Huntington disease: from the bench to the clinic[J]. Nat Rev Drug Discov, 2018, 17(10): 729－750.
5. ELKOUZI A, VEDAM-MAI V, EISINGER R S, et al. Emerging therapies in Parkinson disease - repurposed drugs and new approaches[J]. Nat Rev Neurol, 2019, 15(4): 204－223.
6. ESTEVEZ-FRAGA C, FLOWER M D, TABRIZI S J. Therapeutic strategies for Huntington's disease [J]. Curr Opin Neurol, 2020, 33(4): 508－518.
7. GOEDERT M, JAKES R, SPILLANTINI M G. The synucleinopathies: twenty years on[J]. J Parkinson Dis, 2017, 7(s1): S51-S69.
8. HODAIE M, NEIMAT J S, LOZANO A M. The dopaminergic nigrostriatal system and Parkinson's disease: molecular events in development, disease, and cell death, and new therapeutic strategies[J]. Neurosurgery, 2007, 60(1): 17－30.
9. PAN L, FEIGIN A. Huntington's disease: new frontiers in therapeutics[J]. Curr Neurol Neurosci Rep, 2021, 21(3): 10.
10. POEWE W, SEPPI K, TANNER C M, et al. Parkinson disease[J]. Nat Rev Dis Primers, 2017, 3: 17013.
11. SAMPSON T R, DEBELIUS J W, THRON T, et al. Gut microbiota regulate motor deficits and neuroinflammation in a model of Parkinson's disease[J]. Cell, 2016, 167(6): 1469－1480. e12.
12. SARDI S P, CEDARBAUM J M, BRUNDIN P. Targeted therapies for Parkinson's disease: from genetics to the clinic[J]. Mov Disord, 2018, 33(5): 684－696.
13. TARAN A S, SHUVALOVA L D, LAGARKOVA M A, et al. Huntington's disease-an outlook on the interplay of the HTT protein, microtubules and actin cytoskeletal components[J]. Cells, 2020, 9(6): 1514.

第二十四章　阿尔茨海默病

第一节　概　　述

阿尔茨海默病（AD）是最常见的神经退行性疾病，1906 年由德国精神科医生 Alois Alzheimer 首次报道。随着人口老龄化，AD 患病率呈急剧增高趋势。AD 的主要临床表现是进行性记忆障碍，有些患者同时伴有失语、失用、失认、视空间能力损害，抽象思维和计算力损害、人格和行为改变等。AD 病程约为 5～10 年，多死于肺部感染、泌尿系感染、压疮等并发症。

AD 分为散发性（＞95％）和家族性（＜5％）两大类。AD 病因复杂，就散发性而言，载脂蛋白 E（apolipoprotein E，ApoE）是最相关的风险基因，携带一个和两个 ApoE ε4 等位基因的人群罹患 AD 的风险分别约为正常人的 3.2 和 8～12 倍；此外，低教育程度、慢性炎性反应、吸烟、膳食因素、女性雌激素水平降低、高血压、高血糖、高胆固醇、高同型半胱氨酸血症等也是 AD 的风险因素。家族性 AD 多在 65 岁前发病，呈常染色体显性遗传，主要由 21 号染色体的淀粉样前体蛋白（amyloid precursor protein，APP），14 号染色体的早老素 1（presenilin 1，PS1）及 1 号染色体的 PS2 基因突变引起。携带 APP 和 PS1 基因突变的人群几乎 100％发病，而携带 PS2 基因突变者的发病概率约为 95％。

AD 的主要脑病理特征是在神经细胞外形成大量老年斑、在神经细胞内形成大量神经原纤维缠结（NFT），同时伴有显著突触损伤、胶质细胞活化等；晚期出现弥漫性脑萎缩。基于上世纪 80 年代陆续揭示老年斑的主要成分是 β 淀粉样多肽（β-amyloid peptide，Aβ）、神经原纤维缠结的主要成分是过度磷酸化的微管相关蛋白 Tau，对 AD 发病机制研究的主流方向集中在 Aβ 和 Tau 及其相关病变。然而，AD 是一种多因异质性疾病，由于对 AD 的病因和机制尚未完全阐明，缺乏能真实模拟 AD 病程、病理和行为改变特征的动物模型，故目前尚缺乏有效的早期诊治措施。本章将重点介绍 AD 分子病理、常用动物模型、早期诊治策略方面的研究进展。

第二节　阿尔茨海默病的分子病理

AD 发病的分子病理机制复杂，本节将重点介绍 Tau 蛋白翻译后修饰、Aβ 过量生成、

ApoE 基因型在 AD 神经退行性变发生发展中的作用和机制。

一、Tau 蛋白翻译后修饰在阿尔茨海默病神经退行性变中的作用和机制

（一）人类 Tau 蛋白的分子结构和特征

Tau 蛋白是神经细胞中的主要微管相关蛋白（>80%），其正常功能是促进微管组装，维持微管稳定性。从正常成人脑中分离的 Tau 蛋白在变性聚丙烯酰胺凝胶电泳中至少有 6 种异构体，含 352～441 个氨基酸残基，表观分子量约在 48～60 kD。这些异构体是 17 号染色体的单一基因 *mapt* 转录物 pre-mRNA 的不同剪接产物，包括 N-末端含 0、1 或 2 个插入序列（29 或 58 个氨基酸残基）的 0N-Tau、1N-Tau 和 2N-Tau，C-末端微管结合区含 3 个或 4 个重复序列（31～32 个氨基酸残基）的 3R-Tau 和 4R-Tau（图 24－1）。胎脑中只表达 0N-3R-Tau，在上述变性胶电泳中 48 kD 处显带。Tau 蛋白不具备特定空间结构，故至今尚未能获得 Tau 蛋白的结晶体。Tau 蛋白分子中含有 84 个潜在磷酸化位点（79 丝氨酸/苏氨酸、5 个酪氨酸），正常情况下每摩尔 Tau 蛋白中磷酸含量为 2～3 mol。

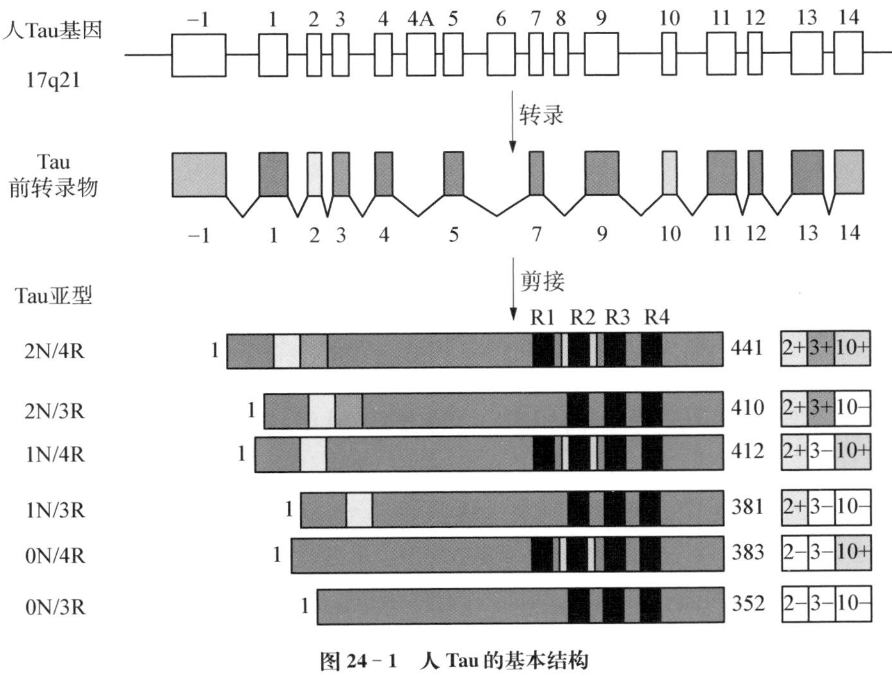

图 24－1　人 Tau 的基本结构

注：R，微管结合结构域。

AD 脑中的 Tau 蛋白被过度磷酸化，每 mol Tau 中磷酸含量升至 5～9 mol 或更高；在变性聚丙烯酰胺凝胶电泳中的表观分子量约为 62～72 kD。用不同生化分离技术可将 AD 脑中的 Tau 蛋白分成三部分，即胞浆正常 Tau 蛋白（C-Tau）、异常修饰易溶型 Tau 蛋白（AD P-Tau）和异常修饰并聚集为成对螺旋丝的 Tau 蛋白（PHF-Tau）。电镜下可见 PHF 以右手螺旋盘绕形成，直径约为 22～24 nm，每 80 nm 处有一狭窄区的直径约为 10 nm。Tau 蛋白异常

不仅在 AD 发病中起重要作用，还参与其它 20 余种神经退行性疾病的发生和发展，这类由于 Tau 蛋白结构异常或基因突变而导致的疾病被统称为 Tau 病(Tauopathy)。在上述 20 余种 Tau 病中，除 17 号染色体连锁额颞叶痴呆(frontotemporal dementia with Parkinsonism linked to chromosome 17, FTDP-17)是由 Tau 基因突变引起外，其余的 Tau 病均与其异常翻译后修饰有关。

AD 脑中的 Tau 蛋白除被过度磷酸化外，还有异常糖基化、糖化、泛素化、硝基化、乙酰化、苏木化和异常截断等。目前，对磷酸化的研究最为深入。

(二) Tau 蛋白过度磷酸化的机制

自从 Iqbal 小组在 1986 年首次报道过度磷酸化的 Tau 蛋白是 AD 患者脑神经元中 PHF/NFT 的主要成分以来，已经发现 AD 的非可溶性 Tau 蛋白中有 55 个位点被磷酸化修饰。Tau 蛋白的磷酸化受蛋白激酶和磷酸酯酶的双重调节，前者使蛋白质磷酸化，后者则发挥去磷酸化作用。因此，蛋白激酶和磷酸酯酶系统调节失衡是导致 Tau 蛋白过度磷酸化的直接原因。

1. 蛋白磷酸酯酶在 AD 样 Tau 蛋白过度磷酸化中的作用 根据结构、组成、催化底物的特异性、激活剂和抑制剂的不同，可将哺乳动物体内的丝/苏氨酸蛋白磷酸酯酶(protein phosphatases, PP)分为五类，即 PP1、PP2A、PP2B、PP2C 和 PP5，它们均存在于人脑中；除 PP2C 外，均可催化 Tau 蛋白去磷酸化。

(1) PP2A：PP2A 是由结构亚基 A、调节亚基 B 和催化亚基 C 构成的异三聚体。B 亚基有四个亚家族，由 15 个基因编码，至少包括 23 个以上的亚型。B 亚基决定 PP2A 全酶的底物特异性。脑中参与 Tau 蛋白去磷酸化 PP2A 的主要形式是 ABaC，集中分布于细胞浆，在线粒体、微粒体亦有少量分布。PP2A 分别与 Tau 蛋白和微管的不同位点结合，其中任一成分的改变都将影响 PP2A 对 Tau 蛋白磷酸化状态和微管的结构与功能的调节。

PP2A 参与 AD 样 Tau 蛋白过度磷酸化的依据如下：①在 AD 患者脑中 PP2A 活性降低；②与 PP1、PP2B 和 PP5 相比，脑组织中 PP2A 使 AD 过度磷酸化 Tau 蛋白的去磷酸化作用最强(>70%)；③PP2A 使 AD-Tau 蛋白去磷酸化后生物学活性恢复能力最强；④PP2A 催化 AD-Tau 蛋白去磷酸化以及松解缠结、释放游离 Tau 蛋白的比活性最高；⑤抑制 PP2A 可引起 Tau 蛋白发生 AD 样过度磷酸化和细胞骨架的破坏，伴有大鼠空间学习记忆障碍；⑥在 AD 患者脑内，PP2A 的两种内源性抑制分子(I1PP2A 和 I2PP2A)异常定位于细胞浆，与 PP2A 以及神经元内过度磷酸化的 Tau 蛋白共定位；另一种内源性抑制分子 CIP2A 水平也显著增高，并与 PP2A 活性抑制和 Tau 蛋白过度磷酸化相关。

(2) PP2B：PP2B 是脑中含量最高的钙调磷酸酶(calcineurin)，主要分布于神经细胞的核周质和树突，是由一个可与钙调素(calmodulin, CaM)结合的 61 kD 的催化亚基 C_A 和一个能与 Ca^{2+} 结合的 17 kD 的调节亚基 R_B 构成的异二聚体；调节亚基有 A_a 和 A_b 两种异构体，在脑中主要以 A_a 形式存在。PP2B 的酶活性需 C_A 和 R_B 紧密结合，并依赖于 Ca^{2+}-CaM 的激活，Mn^{2+} 和 Ni^{2+} 可增强该酶活性。从人脑纯化出的 PP2B 可使 AD 过度磷酸化的 Tau 蛋白多个位点去磷酸化，并参与调节学习记忆。

(3) PP1:PP1 是由催化亚基 C 和不同调节亚基构成的复合体,在锥体神经元胞膜、胞浆及亚细胞器广泛表达,可能通过调节长时程抑制(long-term depression, LTD)参与学习记忆过程。Tau 蛋白作为锚锭蛋白可同时结合 PP1 和微管,借此调节 Tau 蛋白的磷酸化状态。在 AD 脑中 PP1 的活性降低,虽然细胞水平的研究显示 PP1 参与 Tau 蛋白的去磷酸化,但关于整体脑内 PP1 对 Tau 蛋白的调节仍知之甚少。PP1 的主要抑制剂有抑制因子-1(inhibitor-1, Ⅰ-1)、Ⅰ-2、冈田酸(okaidaic acid, OA, Ki 100 nM)和花萼海绵诱癌素(calyculin A, CA, Ki 50 nM),其中Ⅰ-1 和Ⅰ-2 为 PP1 的生理性抑制剂。

(4) PP5:PP5 在脑神经元内高表达,可使 Tau 蛋白的多个位点去磷酸化,并在 AD 患者脑中活性下降。

2. 蛋白激酶在 AD 样 Tau 蛋白过度磷酸化中的作用　多种蛋白激酶可催化 Tau 蛋白发生 AD 样过度磷酸化和聚集,并不同程度地影响 Tau 蛋白的生物学功能。根据蛋白激酶催化靶底物磷酸化反应的序列特点,可将丝氨酰/苏氨酰蛋白激酶分为两大类型:①脯氨酸导向蛋白激酶(proline-directed protein kinase, PDPK),这类酶催化底物磷酸化反应的序列特点是-X(S/T)P-(X:任一氨基酸;S:丝氨酸;T:苏氨酸;P:脯氨酸);②非脯氨酸导向蛋白激酶(non-proline-directed protein kinase, non-PDPK)。在已知的 AD Tau 蛋白过度磷酸化位点中,约有半数为 PDPK 位点,另一半为非 PDPK 位点。能使 Tau 蛋白发生磷酸化的 PDPK 主要有:细胞外信号调节蛋白激酶(extracellular signal-regulated protein kinase, ERK)、细胞分裂周期(cell division cycle, CDC)蛋白激酶-2、周期蛋白依赖性激酶-2(cyclin dependent kinase-2, cdk-2)、周期蛋白依赖性激酶-5(cyclin dependent kinase-5, cdk-5)和糖原合酶激酶-3(glycogen synthase kinase-3, GSK-3)。能使 Tau 蛋白发生磷酸化的 nonPDPK 有:环磷酸腺苷依赖性蛋白激酶(cyclic-AMP-dependent protein kinase, PKA)、蛋白激酶 C(protein kinase C, PKC)、钙/钙调素依赖性蛋白激酶Ⅱ(calcium/calmodulin dependent protein kinase Ⅱ, CaMKⅡ)、酪蛋白激酶-1(casein kinase-1, CK-1)和 CK-2。值得注意的是,上述激酶单独对 Tau 蛋白的磷酸化作用可能非常缓慢,若将 Tau 蛋白先分别用 PKA、CK-1、PKC 等 nonPDPK 预处理,则可显著提高后续的 PDPK(如 GSK-3)催化 Tau 蛋白发生磷酸化的速率,从而显著增高 Tau 的磷酸化水平。说明 Tau 蛋白由 PDPK 催化的磷酸化反应,可能受非 PDPK 的正性调节作用,反之亦然。

3. Tau 蛋白酪氨酸位点的磷酸化　全长 Tau 分子含 84 个磷酸化位点,其中 5 个是酪氨酸位点,即 Tyr18、Tyr29、Tyr197、Tyr319 和 Tyr394。其中,Tyr394 是唯一在生理条件下可见的磷酸化位点,其他 Tyr 位点的磷酸化可见于 AD 脑中。Fyn 可结合 Tau 蛋白并使其 Tyr18 位点磷酸化;活化的 Fyn 通过与 Tau 蛋白结合而定位在兴奋性神经元的突触后,与 NMDA 受体和 PSD-95 相互作用,增强 NMDA 受体的兴奋性毒性。例如,Aβ 激活 Fyn 引起的突触毒性由 Tau 蛋白介导,敲除 Tau 蛋白时 Aβ 的突触毒性消失。

(三) Tau 蛋白过度磷酸化使神经细胞逃逸急性调亡的机制

基于过度磷酸化的 Tau 蛋白是 AD 患者退变神经元中 NFT 的主要成分、Tau 蛋白过度磷酸化损伤微管结构和功能的实验结果,加之对神经退行性变的本质认识不足,一些科学家习惯性地将神经退行性变性“neurodegeneration”与神经元凋亡“apoptosis”混为一谈，并认为Tau 蛋白过度磷酸化促进细胞调亡。然而，最近的大量研究显示，Tau 蛋白过度磷酸化不但不促进细胞凋亡，还可使细胞获得对抗急性调亡的能力。Tau 蛋白过度磷酸化抗凋亡的分子机制可能涉及 Tau 蛋白通过底物竞争机制保存 β-联环素（β-catenin）。β-联环素是一种促生存转录因子，其降解受磷酸化调节；磷酸化的 β-联环素在胞浆被蛋白酶体降解，而非磷酸化的 β-联环素则进入细胞核内促进生存因子表达。Tau 蛋白分子中含有 80 多个潜在的磷酸化位点，以底物竞争的方式抑制蛋白激酶（如 GSK-3β）对 β-联环素的磷酸化；当 Tau 蛋白水平升高时，β-联环素的磷酸化被抑制而入核增高，促进细胞生存。此外，Tau 蛋白具有乙酰转移酶活性，可直接催化 β-联环素 N-49 位赖氨酸乙酰化；乙酰化可抑制 β-联环素的泛素化和磷酸化，进而抑制其在胞浆中的降解过程；β-联环素入核增加促进生存因子 Bcl2 和生存素（survivin）基因表达；最终使细胞对抗凋亡。这些也部分解释了在老化进程中，为何 AD 脑中的神经元处于不断增强的促凋亡微环境，但不发生大量急性凋亡的事实。

（四）神经细胞中 Tau 蛋白异常聚集的机制

如上述，Tau 蛋白过度磷酸化可使细胞逃逸急性凋亡。然而，若不能及时干预，过度磷酸化的 Tau 蛋白则在细胞内聚集，引起神经细胞发生慢性退行性变性。在 AD 脑中，过度磷酸化的 Tau 蛋白还可以发生在其他病理性修饰，如糖基化、糖化、泛素化、乙酰化、硝基化、苏木化、截断等，这些修饰的相互作用可改变 Tau 蛋白的聚集性质和生物学功能，从而在 AD 的发生或发展中发挥复杂的作用。下面简述 Tau 蛋白不同翻译后修饰在其聚集中的作用。

1. 过度磷酸化与苏木化相互促进导致 Tau 蛋白聚集　苏木（small ubiquitin-like modifier，SUMO）是一种小泛素样蛋白，可通过对底物蛋白进行可逆的类似泛素化修饰，称为苏木化（sumoylation），从而调节蛋白的生物活性、亚细胞定位和稳定性。在 AD 患者和模型鼠脑中均检测到 SUMO-1 与聚集的磷酸化 Tau 蛋白共定位，且 AD 患者血浆中 SUMO-1 的水平也增高。体外研究也证实，Tau 蛋白 Lys340 可被苏木化，且苏木化与磷酸化有交互促进作用。Tau 蛋白的苏木化抑制其泛素化，导致其不能被蛋白酶体降解而聚集。用 Aβ 处理原代神经元可导致 Tau 蛋白苏木化和磷酸化水平均增高。

2. 过度磷酸化与乙酰化相互促进导致 Tau 蛋白聚集　在 AD 可溶性磷酸化 Tau 蛋白分子中含 19 个可被乙酰化（acetylation）的位点，其中有些位点与泛素化位点重叠。泛素化更多发生在微管结合域的 R1-R3 区，而乙酰化很多位点在 R4 区。此外，对 AD 患者脑样本中不同聚集程度的 Tau 翻译后修饰的质谱分析，可见泛素化和乙酰化均发生在 Tau 蛋白病变的晚期阶段，且与 Tau 蛋白的“种子”特性和聚集直接相关。也有研究显示在 AD 病变早中期，Tau 蛋白已经在某些位点如 Lys174 发生了乙酰化。在细胞实验中，组蛋白乙酰化酶 p300 可导致 Tau 蛋白乙酰化，而去乙酰化酶 SIRT1 使 Tau 蛋白去乙酰化。此外，Tau 蛋白本身也具有乙酰转移酶活性，可催化自身以及其它底物（如 β-联环素等）发生乙酰化。由于乙酰化和泛素化均发生在赖氨酸位点，Tau 蛋白乙酰化增加时，泛素化水平下降，导致其降解减少；同时，乙酰化干扰 Tau 蛋白与微管结合，并促进 Tau 蛋白聚集。AD 脑中 Tau 乙酰化和泛素化均增加，推测异常乙酰化的发生早于异常泛素化，乙酰化竞争赖氨酸位点，导致 Tau

蛋白不能被有效泛素化降解而聚集，Tau 蛋白聚集进一步引发机体的代偿性清除机制活化，导致更多位点的泛素化水平增高。

在 Tau 蛋白的聚集体中，微管结合域（MBD）聚集排列形成的 β 折叠构成了聚集体的核心。MBD 有 19 个赖氨酸位点，在正常生理条件下带正电荷，由于电荷排斥力的作用阻止 β 折叠生成。MBD 区域的丝氨酸、苏氨酸和酪氨酸的磷酸化、赖氨酸的乙酰化修饰，可能通过负电荷中和效应促进 β 折叠形成；同时，磷酸化也多发生在脯氨酸富集区域（proline-rich region, PRR），该区域的磷酸化也被认为可能通过分子空间结构上靠近 MBD 区，中和其上的正电荷，促进聚集体形成。

3. 异常聚集 Tau 蛋白泛素化水平升高的机制　泛素（ubiquitin）是一个由 76 个氨基酸组成的多肽，通过其 C-末端甘氨酸与靶蛋白赖氨酸的 α-或 ε-氨基结合促进靶蛋白的泛素化（ubiquitination）。正常情况下，靶蛋白泛素化修饰后通过泛素蛋白酶体（proteasome）途径被降解，即泛素化促进蛋白质降解。若泛素降解途径功能异常或被降解的蛋白质结构改变不易被泛素化，则导致靶蛋白降解障碍而在细胞中积聚形成包涵体（inclusion），引起细胞退行性变。AD 患者脑中泛素含量明显增高，并主要存在于非可溶性 PHF/NFT 中；Tau 蛋白发生泛素化的位点有 28 个，其中有 17 个位点的泛素化只存在于病理性非可溶性 Tau 蛋白中，且 16 个位于微管结合区域。AD 脑中 Tau 蛋白泛素化升高可能是其聚集的结果，而增高的 PHF-Tau 泛素化可能是机体试图降解清除异常聚集 Tau 蛋白的一种代偿反应。泛素化与乙酰化和苏木化可互相竞争，但与磷酸化的直接关系尚未完全明确。

4. 异常截断促进 Tau 蛋白的磷酸化和聚集　Tau 蛋白的截断作用（truncation）是指 Tau 蛋白 N-端或 C-端被酶切割而使其分子变短的过程。已经明确可剪切 Tau 蛋白的酶有两类，一类是 Caspase 家族成员，另一类是天冬酰胺内肽酶（asparagine endopeptidase, AEP）。Caspase 是凋亡途径关键酶，在 AD 患者脑中，Caspase-2 和-3 活性增高，其在患者脑中诱导神经元凋亡中的作用尚不明确。体内外实验证实 Caspase-2、-3、-6 均可剪切 Tau 蛋白，剪切位点包括 Asp421/418/314/13。剪切产生的 Tau 蛋白截断体通过不同机制对神经元产生毒性作用。例如，Caspase-3、-6 剪切产生的 Asp421 位点截断的 Tau 蛋白可导致微管和细胞骨架损伤，细胞凋亡；Caspase-2 剪切产生的 Asp314 位点截断的 Tau 蛋白可增加全长 Tau 蛋白在树突棘异常分布，损伤突触后膜谷氨酸受体的功能。AEP 是溶酶体半胱氨酸蛋白酶，在酸性条件下活化，在天冬酰胺位点剪切肽链。在老化和 AD 脑中，AEP 活性增高。在体外试验中，AEP 在 Asn255、Asn368 位点剪切 Tau 蛋白，产生的 Tau（1-368）和 Tau（256-368）截断体，截断体对神经元的毒性增强。

上述不同截断体在 AD 脑中均升高与 NFT 共定位；除 Asp314 位点截断体为抗聚集外，其它截断体的聚集能力增强，且促进正常 Tau 蛋白聚集。Tau 蛋白的截断（特别是 C-端截断）可使蛋白构象发生改变，导致其脯氨酸富集区（PRR）更易与微管结合区（MBD）靠近，促进聚集形成。

5. Tau 蛋白的糖基化或糖化与其磷酸化和聚集　糖基化（glycosylation）是指在特定糖基转移酶作用下，将糖基以共价键（N-糖苷键或 O-糖苷键）形式连接到蛋白质分子形成糖蛋白(glycoprotein)的过程。正常组织中蛋白质的糖基化作用是发生于内质网和高尔基体内的蛋白质合成过程的翻译中(如 N-糖苷键)或翻译后(N-糖苷键和 O-糖苷键)修饰事件,该过程中所涉及的糖基转移酶常以膜结合形式存在。Tau 蛋白存在于胞浆中,其糖基化修饰可能意味着某种类型的膜结构异常,从而使 Tau 蛋白与糖基转移酶有相互接触的机会。在 AD 患者中发现有膜脂和膜流动性异常支持上述假设。此外,已发现的三种与早老性痴呆有关的蛋白质,PS1 和 PS2 以及 APP 均为膜蛋白,前两者被发现高表达于粗面内质网和高尔基体。所以,探索 Tau 蛋白的异常糖基化和膜蛋白(PS 和 APP)异常之间的关系,对阐明 AD 发病机制有重要意义。

在 AD 脑分离的 PHF-Tau/NFT 中,过度磷酸化的 Tau 蛋白同时被糖基化修饰,以 N-糖基化修饰为主。PHF-Tau/NFT 在 37℃经糖苷酶作用后,电镜检查可见样品中螺旋结构消失,形成更紧密、伸展束状的纤维丝结构;但单纯去糖基化不能恢复 Tau 蛋白的生物学活性,也不显著增加 Tau 蛋白从 PHF/NFT 结构中释放。然而,去糖基化后再用 PP2A 去磷酸化可使 PHF/NFT 释放的 Tau 蛋白量比单纯去磷酸化所释放的 Tau 蛋白量显著增高。这提示 AD 患者脑中 Tau 蛋白异常聚集至少在体外是可以逆转的。Tau 蛋白的过度磷酸化主要参与 PHF/NFT 的形成和稳定,而 Tau 蛋白的 N—糖基化则主要与 PHF 螺旋丝结构的维持有关。

关于 Tau 蛋白 O-糖基化与磷酸化之间的关系报道不一。例如,从 AD 患者脑样本中可见过度磷酸化的 Tau 蛋白被 O-糖基化,但细胞研究中又发现 Tau 蛋白的 O-糖基化与低水平磷酸化共存;在小鼠饥饿实验中,发现随着饥饿时间延长,糖基化水平降低的同时磷酸化水平呈正比例上升,提示了 Tau 的 O-糖基化抑制其磷酸化。据此,AD 脑内葡萄糖代谢障碍可能通过下调 O-糖基化而导致 Tau 蛋白过度磷酸化,这也部分解释了脑糖代谢障碍与 AD 的关系。另一方面,过度磷酸化 Tau 蛋白的自聚性(self aggregation)可能使其在受累神经元中形成一个"发源点",加上过度磷酸化引起的细胞内醛糖磷酸基浓度增高,因而使 Tau 蛋白更容易发生糖基化。可见,Tau 蛋白的过度磷酸化可能促进其异常糖基化。

AD 脑中 Tau 蛋白也被异常糖化(glycation)。糖化是指蛋白质分子自身的 ε-NH3 与细胞内糖类物质的醛基经氧化形成 Shiff 碱,再经分子内重排而形成不溶性、抗酶解且不可逆的交联体(即晚期糖基化终末产物,advanced glycation end product, AGE)的过程。Tau 蛋白分子中赖氨酰残基约占其氨基酸总量的 10%,所以富含 ε-NH3,亦极易形成 AGE。AGE 的形成可能促进 PHF 转变成 NFT,导致神经细胞不可逆性损害。

6. Tau 蛋白的硝基化与其聚集 在 AD 患者 NFT 和 Tau 蛋白包涵体中存在异常硝基化(nitration)的 Tau 蛋白,提示 Tau 蛋白的硝基化可能参与 AD 的病理过程。体外用过氧亚硝酸盐(peroxynitrite, ONOO-)处理 Tau 蛋白可形成 3-硝基酪氨酸(3-nitrotyrosine, 3-NT)硝基化 Tau 蛋白。这种 3-NT 修饰的 Tau 蛋白在 AD 脑内及脑脊液中异常增高。Tau 蛋白含有 5 个酪氨酸位点,分别是 Tyr18、Tyr29、Tyr197、Tyr310 和 Tyr394,体外使用过氧亚硝酸盐处理 Tau 蛋白时,发生硝基化的酪氨酸位点主要是 Tyr18 和 Tyr29,这些位点硝基化可抑制 Tau 蛋白聚集。采用特异性识别不同位点硝基化 Tau 蛋白的单克隆抗体去标记正常脑组织和AD患者脑中的Tau蛋白，Tyr197位点硝基化的Tau蛋白在正常人和AD患者脑中均存在，提示该位点的硝基化是一种正常生理性修饰；Tyr394位点硝基化的Tau蛋白则只能在不可溶性PHF-Tau中检测到，Tyr29位点硝基化的Tau蛋白可在来自AD患者的可溶性和不可溶性Tau蛋白中检测到，在正常人脑中不存在，提示这两个位点可能是疾病相关硝基化位点；Tyr18位点硝基化的Tau蛋白更多地出现在AD脑中活化的星形胶质细胞，提示该位点的硝基化可能参与星形胶质细胞活化。关于不同位点的硝基化修饰在疾病发展进程中的具体作用和机制、Tyr位点磷酸化与硝基化的关系，目前尚不清楚。

7. 基因突变促进Tau蛋白磷酸化和聚集 至今尚未在AD患者发现Tau基因突变。在FTDP-17中，已鉴定出50余种Tau基因突变，包括编码区(如外显子9、10、12、13)的错义突变、缺失突变、沉寂突变以及外显子10下游的内含子突变；这些突变分别在蛋白和RNA水平发挥作用，可降低Tau蛋白与微管的结合能力并促进Tau蛋白聚集、改变4R-Tau和3R-Tau比率从而导致脑内4R-Tau水平升高。与野生型Tau蛋白相比，FTDP-17突变的Tau蛋白更容易被过度磷酸化和聚集，细胞毒性作用更强。FTDP-17突变一方面可能通过改变Tau蛋白的构象使其成为脑内蛋白激酶的更好底物，故更易发生过度磷酸化，且在较低磷酸化水平时更易迅速地自我聚集。另一方面，由于PP2A依赖结合于Tau蛋白的串联重复序列发挥作用，而几种病理突变的Tau蛋白降低了与PP2A结合的能力，使突变Tau蛋白更易发生过度磷酸化。

(五) Tau蛋白异常聚集导致神经细胞慢性退行性变的机制

1. Tau蛋白异常聚集损伤微管 Tau蛋白过度磷酸化对细胞的损伤作用体现在两个方面，一方面是Tau蛋白原有生物学功能丧失(loss of function)，另一方面是异常聚集Tau蛋白的毒性作用(gain of toxic function)。正常Tau蛋白的生物学功能主要是与管蛋白结合组装成微管、与已经组装形成的微管结合以维持其稳定性。过度磷酸化的Tau蛋白上述生物学活性降低或丧失。研究已证实AD脑中可溶性Tau蛋白含量下降，而聚集的不可溶的Tau蛋白含量显著增高。磷酸化的Tau蛋白还可与管蛋白竞争与正常Tau蛋白结合或从已经形成的微管上夺取Tau蛋白，还可从微管上夺取其他类型的MAPs，如高分子量的微管相关蛋白-1(high molecular weight-MAP-1)和MAP-2，从而使微管解聚并最终崩溃。此外，Tau蛋白还可与肌动蛋白actin、Fyn和cSrc、组蛋白去乙酰化酶-6、载脂蛋白apoE等结合，影响相关的下游信号途径和细胞功能。

2. Tau蛋白异常聚集损伤突触 生理情况下Tau蛋白优势分布于轴突，过度磷酸化的Tau蛋白向胞体和树突聚集，在兴奋性神经元树突棘部位磷酸化Tau蛋白聚集引起突触退变。Tau蛋白聚集可通过复杂的机制活化转录因子STAT1，后者可直接与NMDA受体转录起始元件不同区域结合，抑制NMDA受体亚基的基因转录，从而损伤突触传递功能；Tau蛋白聚集还可介导酪氨酸蛋白激酶Fyn在突触后分布、导致NMDA受体磷酸化而失活。Tau蛋白敲除可在细胞和整体水平保护神经细胞免受多种致病因子如Aβ、脑缺血、癫痫的损伤作用。

此外，突触活性可导致Tau蛋白在突触部位的释放，磷酸化的Tau蛋白可作为“种子”，以朊蛋白样传播方式在下一级神经元进一步引起 Tau 蛋白的异常聚集，导致 Tau 病变向其它脑区扩散。根据经典的 Tau 病变的 Braak 分期，AD 脑中 NFT 首先出现在内嗅皮层的横内嗅区（trans-entorhinal region），然后扩散到海马以及颞叶皮层，最后到整个大脑皮质，也支持 Tau 病变通过突触连接进行传播。神经元释放的 Tau 蛋白以何种方式被邻近神经元摄取，尚在进一步研究中。

3. Tau 蛋白异常聚集损伤线粒体 线粒体是人体的发电站，线粒体损伤在老化和 AD 中发挥重要作用。随着细胞质中过度磷酸化的 Tau 蛋白聚集，可见线粒体向细胞核周聚集；同时，线粒体膜电位升高、产能功能障碍、自噬受阻。Tau 蛋白还扰乱线粒体的分裂-融合动态平衡，促进线粒体融合（Aβ 的作用是促进分裂），这一点也解释了为何 Tau 蛋白过度磷酸化的抗凋亡作用。

此外，细胞内 Tau 蛋白聚集还可引起胞内钙离子浓度超载、炎性反应、内质网应激、氧化和 DNA 损伤等，同时还可抑制蛋白酶体活性和细胞自噬过程。这些反应因果交替、恶性循环，不断加重在 Tau 蛋白聚集和细胞间传播，导致脑内神经元慢性退行性变性。因此，适时靶向清除过度磷酸化的 Tau 蛋白或阻断 Tau 蛋白聚集，是值得尝试的针对病理机制的 AD 药物研发策略。

总之，如图 24-2 所示，在 AD 发生发展过程中蛋白激酶和磷酸酯酶活性失衡可导致 Tau 蛋白过度磷酸化。Tau 蛋白过度磷酸化通过保存 β-联环素使细胞逃逸急性凋亡。若此时能及时阻止 Tau 蛋白继续过度磷酸化或/和清除过度磷酸化的 Tau 蛋白或/和清除有异常 Tau 蛋白的细胞，则可阻止 Tau-相关神经退行性变。否则，过度磷酸化 Tau 蛋白更被苏木化、乙酰化、截断等修饰，Tau 蛋白多重修饰促进其在细胞内聚集。异常聚集的 Tau 蛋白损

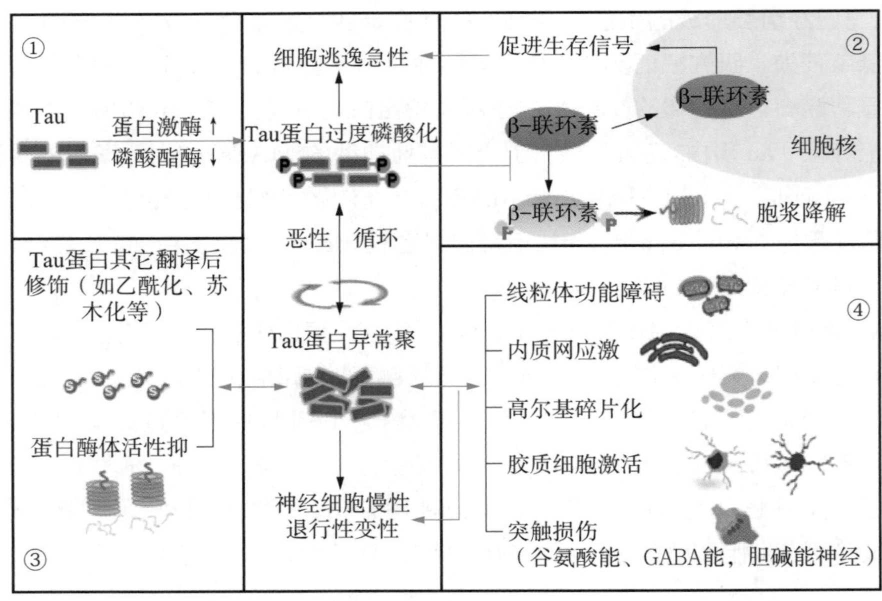

图 24-2 Tau 蛋白过度磷酸化和异常聚集引起神经慢性退行性变性的机制

伤细胞的生物学功能:例如引起轴突运输障碍、线粒体及突触功能损伤、抑制自噬或蛋白水解酶活性、促进异常 Tau 蛋白传播等。Tau 蛋白过度磷酸化和异常聚集形成因果交替、恶性循环,最终导致神经细胞的慢性退行性变性。

二、Aβ 毒性学说

Aβ 是 AD 脑中老年斑的主要成分,是由其前体蛋白 APP 经 β-和 γ-分泌酶剪切产生的 39～43 个氨基酸残基组成的多肽。

(一) Aβ 的产生与聚集机制

1. Aβ 的生成途径及其调节　APP 基因(190 kbp)位于 21 号染色体长臂,至少由 18 个外显子组成。APP 基因转录后的不同剪接产生至少 10 种不同的 mRNA 指导翻译含 365～770 个氨基酸残基的蛋白质异构体。在众多的 APP 异构体中,人脑主要表达 APP695(695 个氨基酸残基)和 APP770。其中,APP770 含一段由 57 个氨基酸残基组成的插入区—kunitz 型蛋白酶抑制剂(KPI)的同源域。APP 通过轴浆转运向突触端移动并可与细胞外间质相互作用,以此参与神经元的可塑性;APP 还可能促进损伤组织的修复。

APP 主要通过分泌酶(secretase)途径裂解(图 24 - 3)。α-分泌酶水解 Aβ 的 Lys16-Leu17 间的肽键,产生一个较大的 N-端可溶性 sAPPα 片断,分泌到细胞间质,而 C-段小片段则留在膜上;该途径不产生完整的 Aβ 分子。β 分泌酶(β-site APP cleaving enzyme, BACE)和 γ 分泌酶分别水解 APP695 中的 Met-596 和 Asp-597 以及 39-43 位的任意肽键,产生长短不等的 Aβ 短肽。由于 Aβ 的 C-端最后几个氨基酸具有很强的疏水性,故 C-端越长越易聚集。

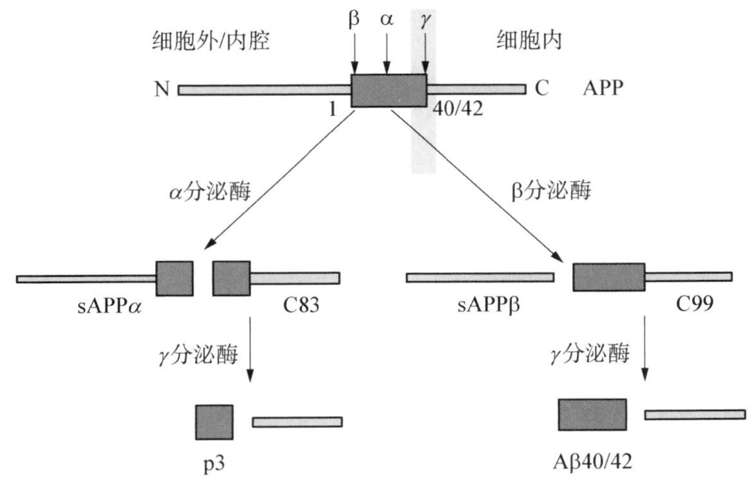

图 24 - 3　Aβ 生成途径

α-分泌酶对 APP 的剪切发生在细胞膜,而 BACE1 对 APP 的切割主要发生在内吞体和溶酶体。APP 和 BACE1 均为 Ⅰ 型跨膜蛋白,表达后先插入细胞膜,然后随细胞膜发生内陷进入内吞体,内吞体进一步和初级溶酶体融合。内吞体和溶酶体内腔的酸性环境有利于 BACE1 发挥对 APP 的切割作用。由于 BACE1 在脂筏富集,脂筏也是潜在的 Aβ 产生部位。

此外，在细胞膜、内吞体/溶酶体中均存在有活性的 γ-分泌酶。

2. Aβ 的降解与清除机制 生理条件下 Aβ 的降解清除途径有：①被胰岛素降解酶(insulin-degrading enzyme，IDE)、中性内肽酶(neprilysin)等降解；②被小胶质细胞吞噬清除；③与脂蛋白结合经由相关转运体如脂蛋白受体相关蛋白(lipoprotein receptor-related proteins，LRP)、极低密度脂蛋白受体(VLDL-R)从脑组织转运到外周。此外，深睡眠时脑类淋巴清除系统活性增高，促进 Aβ 外排。在 AD 发生过程中，Aβ 的降解清除障碍是脑内 Aβ 聚集和淀粉样变的重要原因之一。

3. Aβ 过量产生和聚集的机制 正常情况下 Aβ 的产生和降解清除保持平衡。下列因素可导致 Aβ 水平的升高：①基因突变：在家族性 AD 患者，APP 和 γ-分泌酶的催化亚基早老素基因多个位点的突变以及载脂蛋白 ApoEε4 纯合基因表型均可导致 Aβ 的过量产生与聚集。如 Swedish 突变可改变 APP 结构，使其更容易被 BACE1 剪切；Artic 和 Dutch 突变位点在 Aβ 肽段中，使其更容易聚集；Austrian、Iranian、French、German 等突变位于 APP 上 Aβ 所在位置的 C-端，有利于更长片段的 Aβ 产生；Flemish 突变位于 APP 底物负调控 γ-分泌酶区域，导致 γ-分泌酶对 APP 的剪切活性增高；②Aβ 清除减弱：在 AD 患者老年斑中存在 α1ACT、nexin-Ⅰ等数种蛋白酶抑制剂，使 Aβ 不能被蛋白酶及时清除而形成不可逆沉淀；睡眠障碍也可导致脑内清除减少；③异常翻译后修饰：如氧化、糖化、异构化和过度磷酸化均可影响 Aβ 生成、降解和沉积特性。如，APP 的 Thr668 位点磷酸化增加 APP 与 BACE1 的结合，使 APP 更容易被 BACE1 剪切；④理化因素：铝、铁、锌以及偏酸性环境均可促进 Aβ 纤丝聚合；⑤神经元兴奋性活性也促进 Aβ 的产生和释放，如颞叶癫痫的患者可早在 30 岁就出现脑内 Aβ 沉积；AD 脑中斑块沉积最多的部位是额叶、顶叶和后扣带回皮质，这些均是神经元基础代谢活性最高的脑区。

（二）Aβ 的神经毒性作用

1. 导致过氧化损伤 AD 患者超氧化物歧化酶(SOD)、脑葡萄糖-6-磷酸脱氢酶(G6PD)活性增高、谷氨酰胺合成酶(GS)活性降低、脂质过氧化物增多，提示自由基和过氧化损伤与 AD 关系密切。Aβ 导致神经细胞过氧化损伤的几种方式：①损伤生物膜：Aβ 可诱导产生自由基，从而引起广泛且严重的生物膜损害；Aβ 主要攻击生物膜脂质双层结构的磷脂多不饱和脂肪酸，使其＞C＝C＜双键与自由基反应，生成有细胞毒性的脂质自由基和脂质过氧化物；后者又可自动分解形成更多的自由基，作用于其它双键，产生新的脂质自由基，形成自由基链式反应。铁、铜等金属离子及其复合物可加速生物膜破坏，使膜的流动性、通透性增加，组织水肿、坏死；②破坏细胞内钙离子稳态：Aβ 可在细胞膜双层脂质中形成允许 Ca^{2+} 进出的通道，导致细胞内钙平衡失调，细胞内钙离子升高进一步增强氧化应激。例如，钙离子介导的磷脂酶活性增加可引起花生四烯酸水平增加，而这一反应的结果是产生氧自由基。线粒体内钙超载则导致线粒体膜电位降低以及超氧化物阴离子浓度增加。钙离子阻滞剂可以减轻 Aβ 的细胞毒性；③抑制星形胶质细胞生理功能：围绕在老年斑周围的反应性星形胶质细胞是 AD 病理改变的标志之一，星形胶质细胞对细胞外谷氨酸的摄入起重要作用。Aβ 诱导产生的自由基可抑制培养的星形胶质细胞对谷氨酸的摄入。这种抑制作用将导致细胞外谷氨酸水平增高，引起神经元的兴奋性毒性。星形胶质细胞摄取谷氨酸的过程依赖 ATP，故当葡萄糖摄入或分解障碍时，谷氨酸的摄入即被阻断；④失活某些关键酶：蛋白质的氧化损害可使羰基含量增多，可能与组氨酸、脯氨酸、精氨酸、赖氨酸氧化作用有关。蛋白质中这些氨基酸的氧化改变将导致谷氨酰胺合成酶（GS）、肌酸激酶（CK）等代谢反应关键酶失活。

2. 引起炎性反应　颅脑损伤、感染等是 AD 发病潜在的危险因素，与疾病关联度优于淀粉样斑块；而用非类固醇抗炎药可延缓或预防 AD。在 AD 患者的老年斑内含有各种补体成分、急性期蛋白、激活的小胶质细胞等炎性标记物；在老年斑周围环绕着活化的小胶质细胞和星形胶质细胞；AD 脑组织中炎性小体活化的标志—剪切的 Caspase-1 水平显著增高。这些均提示 Aβ 毒性作用涉及炎性反应过程。在实验研究中，Aβ 刺激小胶质细胞产生过量补体 C3；Aβ 能和 C1q 结合激活非抗体依赖性经典补体通路；在过量产生 Aβ 的 APP/PS1 小鼠敲除炎性小体关键基因 NLRP3 可逆转动物的认知障碍。慢性神经炎性反应已被认为是 AD 病理机制的重要方面。大量直接或间接证据提示，病毒感染（如人类疱疹病毒、丙型肝炎病毒等）、细菌感染（如幽门螺旋杆菌、牙龈卟啉单胞菌、螺旋体、肺炎衣原体等）、真菌、肠道微生物也与 AD 的发生发展关联。

3. 损伤突触功能　突触损伤是神经元变性死亡的早期事件。AD 患者的突触损伤早于 Aβ 沉积，APPV717F 转基因小鼠的学习能力缺损也早于淀粉斑的形成，并伴有海马 CA1 区突触传递损害和突触素（synaptophysin）减少。研究提示可溶性 Aβ（单体和寡聚体）比沉积 Aβ 对突触的损伤作用更强。将人工合成的 Aβ42 置于冰冷的 Ham's F12 液中孵育可产生直径约为 5 nm 的球状结构（Aβ-derived diffusable ligand，ADDLs），在 SDS-PAGE 中的表观分子量约为 4、8、16 和 18 kD。低分子量的 ADDLs 更倾向定位于突触后，可能通过募集激活补体 C3、C1q 等诱导小胶质细胞对突触的吞噬，导致树突棘减少，突触损伤。Aβ 单体和寡聚体还可作用于突触部位的多种受体，导致突触功能损伤。此外，大剂量 Aβ 还可引起神经细胞凋亡。

（三）Aβ 发挥毒性作用的分子机制

1. Aβ 通道形成假说　单体 Aβ42 能直接溶于脂质，当 Aβ42 与脂质双分子层结合后，则吸引更多的 Aβ42，并形成稳定的四聚体和六聚体，即 Aβ 通道。Aβ 通道对 Ca^{2+} 通透，可引起胞内钙超载；Aβ 通道阻断剂锌离子可阻止 Aβ 的神经毒性。有关 Aβ 对钙信号影响的机制可归纳为：①改变神经元钙信号的幅度和时间过程，直接影响神经细胞的功能；②使神经元对谷氨酸介导的钙信号敏感化，加强神经元对兴奋性毒性的易感性；③改变小胶质细胞钙信号，产生炎性反应；④改变星形胶质细胞的钙信号，从而影响神经元的微环境和功能。

2. 中介体假说　大量研究显示 Aβ 需要中介才能发挥毒性作用，中介体包括 Tau、受体、小胶质细胞等。例如，在 Tau 基因敲除的小鼠，Aβ 的突触毒性作用消失。

Aβ 直接或间接作用的受体有：谷氨酸受体（AMPAR、NMDAR、mGluR5）、胆碱受体 α7-nAcChR、胰岛素受体、神经营养因子受体 P75NTR、晚期糖化终末产物受体 RAGE、Ephrins 受体 EphB2 和 EphA4、朊蛋白 PrP（c）等。Aβ 可通过激活代谢型谷氨酸受体 mGluR5，活化蛋白激酶 p38-MAPK、JNK、Cdk5 等，导致 Tau 蛋白过度磷酸化和 LTP 损伤；Aβ还可活化NMDAR，通过钙离子介导的PP2B活化，促进活化T细胞核因子（nuclear factor of activated T-cells，NFATc4）的核内作用，导致树突棘丢失；Aβ寡聚体还可通过上调α7-nAcChR而抑制ERK2，进而抑制CREB磷酸化、下调BDNF，引起LTP受损；Aβ与RAGE和清道夫受体（scavenger receptor，SR）相互作用导致神经元退变和死亡。

小胶质细胞中介假说的主要依据是：①培养的纯海马神经元体系，100 μmol/L Aβ（约为生理水平的1 000倍）不引起神经元损伤；在神经元与小胶质细胞共培养体系，0.1 μmol/L Aβ便可损伤神经元；②Aβ预处理的外周血单核细胞可引起神经元死亡，而未受Aβ预处理的单核细胞无此作用。

3. 细胞内转运障碍假说 APP在神经细胞的内质网合成后，首先通过轴突被转运到突触末端，然后通过细胞内转运作用（transcytosis）运回到神经元胞体和树突。这一转运过程对维持APP的正常代谢起重要作用，并影响Aβ的生成。这一转运过程依赖APP和PS的相互作用。在家族性AD患者，APP或PS基因突变均可影响二者的相互作用，使APP转运障碍而产生过量Aβ，后者又进一步妨碍APP的正常转运。在散发性AD，即使Aβ总体水平不增高，自由基或正电荷蛋白等与Aβ共价结合可形成局部的种子结晶，使之在胞内聚集并抑制其转运。

4. 复合物形成假说 金属离子-Aβ复合物：Cu^{2+}和Fe^{2+}与Aβ结合可加强Aβ神经毒性，而金属离子螯合剂和Zn^{2+}取代Aβ上的Cu^{2+}可阻止Aβ的毒性。

内质网相关蛋白（ERAB）-Aβ复合物：ERAB由262个氨基酸组成，主要存在于肝和心脏，在正常脑神经元呈低水平表达。在AD脑中Aβ沉积的邻近部位，ERAB含量增加。ERAB缺少信号肽和转膜序列，当与Aβ42结合后可引起ERAB的再分布，使之从内质网向浆膜转位，这一过程中形成的ERAB-Aβ复合物对神经元有毒性作用。Aβ和ERAB结合还可影响APP的转运，导致APP在内质网滞留而影响神经元的功能。图24－4总结了Aβ毒性学说。

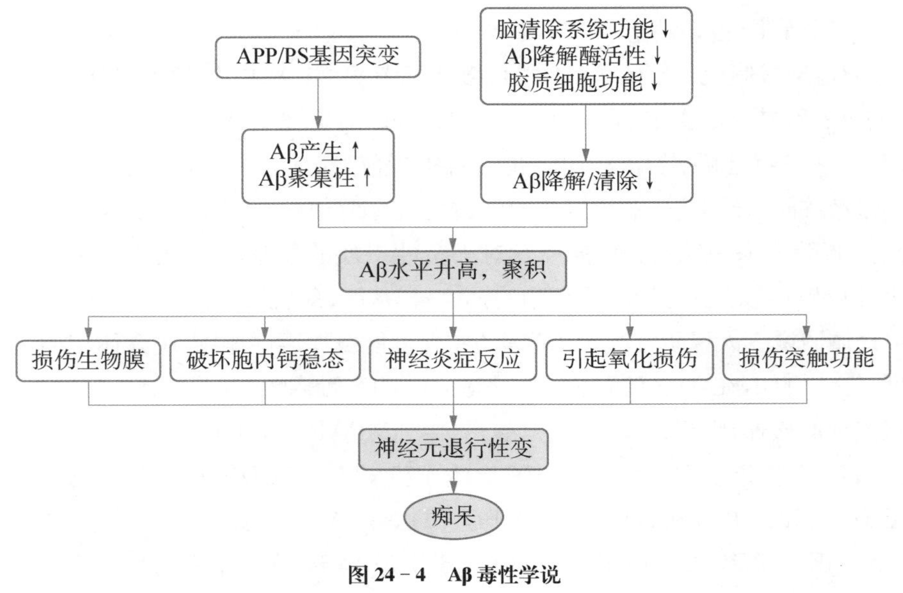

图24－4 Aβ毒性学说

三、早老素的致病学说

早老素包括 PS1 和 PS2，两者高度同源，均为含有 10 个疏水区的 8 次跨膜蛋白质，亲水的氨基端和羧基端位于细胞质中。约 50%～80%家族性 AD 与 PS1 和 PS2 基因突变有关，PS 可通过调节 γ-分泌酶对 APP 切割以及通过 Notch、Wnt 信号转导途径影响 Tau 蛋白的磷酸化而在 AD 中起作用。此外，PS 参与细胞内钙信号途径的调节，如调节 β-连环素的稳定性、膜蛋白的运输和钙依赖性凋亡等。

（一）早老素与 Aβ 代谢

含 PS 基因突变的家族性 AD 患者血浆 Aβ 水平升高，并在脑中出现 Aβ 沉积，动物水平和细胞水平的实验也证实 PS 突变能促进 Aβ 生成，并以 Aβ42 增高为主。PS 影响 APP 的代谢的可能机制如下：

1. 早老素作为 γ-分泌酶直接切割 APP　γ-分泌酶是一个由 PS、Nicastrin、APH-1 和 PEN-2 组成的复合物，各蛋白质组分在复合物的形成中发挥不同的作用。PS 是 γ-分泌酶的活性中心，它首先被一种未知的 PS 酶切割成分子量为～20 kD 和～30 kD 的小片段，然后和其它蛋白质一起形成多聚体。Nicastrin 是分子量约为 130 kD 的完整膜蛋白，其成熟依赖于 PS 介导的由内质网到细胞膜的运输和糖基化；它也增加了 PS 的稳定性，并作为结合底物的受体，参与酶切反应。APH-1 是一种分子量为 30 kD 的多次跨膜蛋白质，它增加 PS 在复合物中的稳定性并抑制 γ-分泌酶活性。PEN-2 则是一种分子量为 12 kD 的发夹样跨膜蛋白质，参与 PS 的切割而调节 γ-分泌酶的活性。

在 PS 的第 6 和第 7 跨膜区上有两个保守的天冬氨酸位点，突变任一位点或者使用天冬氨酸蛋白酶抑制剂都会改变两跨膜区间的环状结构而活性丧失，提示 PS 本身可能就是天冬氨酸依赖型的蛋白水解酶。使用 γ-分泌酶的抑制剂可降低细胞内 Aβ 水平；Aβ 的类似物可通过竞争 γ-分泌酶而减少 Aβ 的分泌，并提高 C99 和 C83 水平。

γ-分泌酶对 APP 的剪切通常呈现贯序剪切的特点，即剪切首先发生在 Aβ1-49（最后产生 Aβ40）和 Aβ1-48（最后产生 Aβ42）处，即 ε-剪切。然后从 C-端到 N-端，每次切掉 3～4 个氨基酸，最后产生 Aβ40 和 Aβ42，如图 24－5 所示。到目前为止已发现多个与 AD 高风险相关

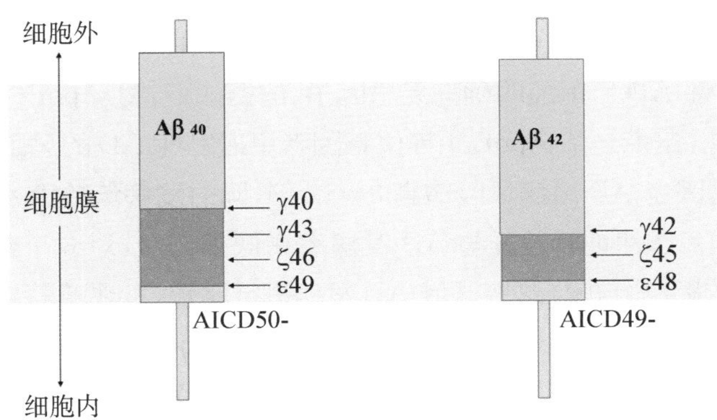

图 24－5　γ-分泌酶对 APP 的 C-端的贯序剪切示意图

的 PS1 和 PS2 基因突变，不管其具体分子机制如何，几乎所有的突变最终都导致 γ-分泌酶对 Aβ49 和 Aβ48 从 C-端向 N-端的剪切活性抑制，从而增加长片段 Aβ 的产生，Aβ42/Aβ40 比值增高。长片段的 Aβ 具有高度自聚集特性，其种子特性强，更容易导致淀粉样病变。

除 APP 外，PS 还能对其它蛋白质进行膜内 γ-分泌酶样切割，如 Notch 及其配体 Deltal 和 Jagged2、Nectin-1-α、CD44 等。因此，在使用 γ-分泌酶抑制剂或敲除 PS 基因时，这些底物的切割均会受到影响。

2. 早老素影响 APP 的细胞内转运 PS 与已知的蛋白酶没有明显的序列同源性，但与囊泡转运蛋白 Spe-4 相似，且 PS 可到达细胞膜并将 APP 由细胞膜转运到内质网和囊泡丰富区。PS 与多种参与细胞内转运的蛋白相互结合，包括 Rab11、RabGDI、PLD1、syntaxin 1A、syntaxin 5、X11α/β 和 Annexin A2。在 PS 缺陷或 FAD 的 PS 突变细胞中，可见含有 APP 的囊泡顺向运输障碍；多种膜蛋白的转运和定位异常，包括 APP、APLP1、APP-CTF、TrkB、N-Cadherin、ICAM5、NMDAR、transferrin receptor、tyrosinase、EGFR、integrin β1、LDLR、vATPase V0a1、EphB、LRP1 和 TREM2。PS 可通过影响 APP 的内吞和转运促进 Aβ 生成增加。

（二）早老素参与 Tau 蛋白磷酸化

PS 可能通过下述机制参与 Tau 的磷酸化：①PS1 可直接与 GSK-3β 结合，增加 GSK-3β 的活性；②PS1 与 β-连环素形成复合物可增加后者的稳定性，含 PS1 突变的 AD 患者，β-连环素稳定性和含量均显著降低。由于 β-连环素与 Tau 蛋白都是 GSK-3β 的底物，β-连环素含量降低则可能导致更多的 GSK-3β 作用于 Tau 蛋白，从而导致 Tau 蛋白的过度磷酸化；③PS1 突变可改变胞内 β-连环素的转运，从而影响 Tau 蛋白的磷酸化。

突变 PS 还破坏细胞内钙离子内稳态、促进氧自由基生成和未折叠蛋白质反应，通过影响 Akt 和 JAK 等信号途径而诱导细胞凋亡；使用抗氧化剂、钙离子抑制剂都能在一定程度上对抗 PS 的促凋亡作用。

四、ApoE 基因多态性学说

（一）ApoE 基因多态性与 AD 发病风险

ApoE(299aa/34 kD)有 3 种亚型(E2、E3 和 E4)，分别由 3 种等位基因(ε2、ε3 和 ε4)编码。ApoEε4 是散发性 AD 目前最明确的易患因子，依据如下：①ApoEε4 与 AD 患病风险之间存在剂量依赖效应：携带一条 ApoEε4 等位基因者患迟发性 AD 的风险增高 3～4 倍；携带两条 ApoEε4 等位基因者 AD 患病风险增高 8～12 倍，同时发病年龄由 84 岁提前至 75 岁和 65 岁；②ApoE 基因多态性种族差异与 AD 发病率高低相吻合：对 8 个国家和地区的 ApoE 三种常见等位基因的频率分布与这些区域 AD 发病进行比较，发现随着 ε4 频率增高，年龄调整后的 AD 发病率升高，而 ε2 和 ε3 则缺乏这种关系；③ApoEε4 频率升高对 AD 相对特异：迄今，在亨廷顿病(HD)、帕金森病(PD)等中枢神经退行性疾病均未见 ε4 频率升高；ε4 频率在路易体病增高、在血管性痴呆的频率各家报道不一；ε4 也是动脉粥样硬化的易感因素，而 AD 和血管性痴呆常合并发生。在欧美长寿老人中 ApoEε2 的比例很高，几乎是成年人的 2

倍；结合AD患者ε2频率极低，提示ε2是一种保护因子，被称为长寿基因。

（二）ApoE基因多态性与Aβ代谢

ApoEε4可通过影响Aβ生成、聚集、降解、清除，增加Aβ的毒性作用。

1. 促进Aβ及其寡聚体的生成　表达ApoEε4的人诱导多能干细胞分化的神经元中，Aβ的产生和释放显著增高，但在表达ApoEε4的动物模型中却并未见APP表达和β-剪切的改变，原因不明。ApoEε4在Aβ聚集的初始阶段增强其种子特性，促进其聚集和沉积。在APP转基因小鼠，ApoEε4可与Aβ结合形成一种抗水解、抗变性的稳定复合物；在敲除ApoEε4后，刚果红显色的Aβ片层结构消失，而重新转入人ApoEε4基因后则使该鼠产生明显的类似老年斑的结构。对AD患者50 000多个突触的检测分析，发现携带ApoEε4患者的Aβ寡聚体水平较其余基因型水平增高，且Aβ寡聚体更多地定位于突触。Aβ寡聚体在突触部位的结合可导致小胶质细胞的募集和活化。因此，ApoEε4可能通过和Aβ寡聚体协同作用募集活化小胶质细胞，导致突触损伤。在ApoEε4降解过程中，其氨基端187位发生断裂，羧基端13 kD的小片段与Aβ结合，抑制Aβ纤维形成，使Aβ形成毒性更强的低聚物。

2. 阻碍Aβ的降解和清除　Aβ从脑中的清除依赖于ApoE的介导。ApoEε2和ApoEε3与Aβ形成复合物后通过与血脑屏障上的VLDL-R和LRP1结合而从脑中清除，而ApoEε4-Aβ复合物主要由VLDL-R途径清除；由于VLDL-R介导ApoE-Aβ复合物内化速率低于LRP1，故ApoEε4对Aβ清除效率低于ApoEε2和ApoEε3。

星形胶质细胞和小胶质细胞对Aβ的吞噬降解也受到ApoE基因型的影响。与ApoEε3比，表达ApoEε4的星形胶质细胞对$Aβ_{42}$的摄取能力降低。ApoE可促进小胶质细胞经由Neprilysin对Aβ的降解加速，而ApoEε4是三种ApoE中降解Aβ能力最低的。ApoE介导Aβ向溶酶体的转运，增加小胶质细胞对胞内Aβ的降解，该过程同样在ApoEε4表达细胞中受损。

与不表达ApoEε4者比，表达ApoEε4基因的AD患者Aβ降解酶Neprilysin（在脑实质和血管）和IDE（在海马）的表达显著降低，故对Aβ降解能力减弱。在ApoEε4基因型小鼠脑内注射Aβ40时，在类淋巴系统的动脉血管周隙可见大量Aβ沉积，提示ApoEε4可能阻塞血管周类淋巴系统对Aβ的外排通路。

（三）ApoE基因多态性与Tau病变

纯合子ApoE基因敲除小鼠4～8月龄时，电镜下便可见树突膜结构的空泡样变和微管的损伤，12月龄以后则呈进行性加剧；ApoE基因敲除小鼠中出现Tau蛋白过度磷酸化和聚集；提示ApoE是保持Tau的正常代谢以及微管结构完整和稳定的必要因素。关于不同ApoE基因型对Tau的影响，公认ApoEε4促进Tau蛋白磷酸化和聚集，但也有报道ApoEε2在进行性核上性麻痹（progressive supranuclear palsy, PSP）患者中与更严重的Tau病变相关。与其它ApoE基因型杂交小鼠相比，有人报道Tau^{P301S}与ApoEε4杂交小鼠出现更加严重的脑萎缩和神经炎性反应，也有报道Tau^{P301L}与ApoEε2杂交鼠出现最严重的Tau病变和行为学损伤。而ApoEε2是公认的可对抗淀粉样病变的保护性因子。

也有人认为，促进NFT形成的因素是ApoEε3或ApoEε2的缺失而不是ApoEε4的存在。其可能机制为：ApoEε3 或 ε2 与 Tau 蛋白结合可防止 Tau 蛋白被过度磷酸化，而 ApoEε4 因不与 Tau 蛋白结合致使裸露的 Tau 蛋白易被过度磷酸化。ApoE 与 Tau 蛋白的结合位点是半胱氨酸残基。ApoEε3 和 ε2 的半胱氨酸含量高于 ApoEε4，而 Tau 分子的微管结合区至少有一个为半胱氨酸残基，它的存在使 Tau 蛋白易于自发形成类似 PHF 的反向平行的双体结构，ApoEε3 或 ε2 借助其自身的半胱氨酸残基与 Tau 蛋白结合，从而阻止 Tau 蛋白的自身聚集。也有认为 ApoEε4 与 Tau 蛋白的过度磷酸化有关，且促进了 NFT 的形成。在表达 C-末端切除的 ApoEε4（Δ272～299）的转基因小鼠脑内，过度磷酸化 Tau 蛋白的单体和多聚体在脑内聚集，其水平是同龄同窝正常小鼠的 6～11 倍，表明 C-末端切除的 ApoEε4 片段在体内能促进 Tau 蛋白的异常修饰和聚集；同时，用 Gallyas 银染法和 AT8 抗体标记法在大脑皮质和海马神经元内还观察到了 PHFs 的聚集和胞浆细丝（直径为 15～20 nm）的形成。在细胞实验中，ApoEε4（Δ272～299）比 ApoE3（Δ272～299）更容易促进 NFT 包涵体类似物的形成；在大鼠脑中转染 ApoE，在海马等部位发现 ApoEε4（而非 ApoE3）的水解片段并以年龄依赖性方式促进 Tau 蛋白的过度磷酸化和聚集；在 AD 患者脑中也发现了这种 C-端切除的 ApoEε4 片段的聚集，并且与 NFT 共定位，说明 C-末端切除的 ApoEε4 片段不仅可引起 Tau 蛋白的过度磷酸化，还促使蛋白质的聚集并最终形成 NFT。

第三节　阿尔茨海默病常用动物模型及其特性

建立能真正模拟 AD 发生发展的实验模型是揭示 AD 发病机制以及新药研发的基本条件。目前已经报道的 AD 动物模型有百余种，包括小鼠、大鼠、非人灵长类模型等。其中，以小鼠模型应用最为广泛。AD 小鼠模型的基本特征是在不同年龄出现不同类型和程度的认知功能损伤，同时伴有突触损伤、Aβ 水平升高或淀粉样斑块沉积、Tau 蛋白过度磷酸化和聚集、胶质细胞激活或增生等。虽然动物模型的使用对揭示疾病机制作出了重要贡献，但用于人类疾病的药物研发效果却不尽人意。近年来，随着神经干细胞和细胞重编程技术的发展，科学家已试图利用来自 AD 患者的体细胞建立更能模拟人脑病变的细胞或类脑器官模型。

一、Aβ 相关阿尔茨海默病模型

（一）小鼠模型

现有的 AD 小鼠模型主要针对在 AD 患者检测到的 APP 和 PS1 基因突变。根据 AD 小鼠所表达的突变基因类型，可大致分为如下几类：①表达各种突变 APP 基因，包括 PDAPP（AβPPInd）、TG2576（AβPPSwe）、APP23（AβPPSwe）、TASD-41（AβPPSwe，Lon）、J20（AβPPSwe，Ind）、TgCRND8（AβPPSwe、Ind）等。其中，以瑞典突变（Swe，K670N/M671L）最常见，该突变靠近 Aβ 分子的 N-端，可促进 β 切割；印第安纳（Ind，V717F）、伦敦（Lon，V717I）、佛罗里达（Flo，I716V）和伊比利亚突变（Ibe，I716F）靠近 Aβ 的 C-端 γ 切割

位点，可促进 APP 的 γ 剪切，产生毒性更强的长 Aβ 分子；荷兰（Dutch，Aβ E22Q）、北极（Arc，Aβ E22G）和爱荷华突变（Aβ D23N）位于 Aβ 多肽内部，这些突变改变 Aβ 的氨基酸序列；②同时表达突变 APP 和 PS1 基因，如 PSAPP（AβPPSwe/PS1M146L）、2KI（AβPPSwe/PS1P264L）、5XFAD（AβPPSwe、Lnd、Flo/PS1M146L、L286V）等；③同时表达突变 APP、PS1 和 Tau 基因，如 3XTg AD（AβPPSwe/TauP301L/PS1M146V）。常见的 PS1 突变还有 L166P 和外显子 9 删除（dE9）。此外，还有 AβPPSwe、Ind 与 ApoEε4 基因共转染、AβPPSwe 与瘦素敲除（ob/ob）共同操控的小鼠模型，这类小鼠主要模拟胰岛素抵抗模型。

不同 AD 转基因动物模型各自具有不同的病理进展模式。杂合 PDAPP 鼠于 6～9 个月出现硫黄素阳性的 Aβ 沉积和神经炎性斑。APP/PS1 鼠在 4 月龄皮质出现淀粉样斑块沉积、胶质细胞活化，海马部位突触数目减少，在 6 月龄出现明显的空间学习记忆障碍，小鼠脑内的淀粉样病变在雌性病变程度高于雄性。5XFAD 鼠一般在 1.5 月龄神经元内就出现 Aβ42 的聚集，2 月龄出现淀粉样蛋白沉积和胶质细胞活化，随后出现突触丢失和神经元丢失，认知损伤。3XTg AD 鼠在 3～4 月龄脑内出现淀粉样蛋白沉积，6 月龄出现突触传递和 LTP 受损，12～15 月龄海马出现过度磷酸化 Tau 蛋白聚集。也有报道这种小鼠 6 月龄时脑内便出现了 Tau 蛋白磷酸化、神经炎性反应和认知功能降低。以上针对 APP/PS1 突变以及包括 Tau 突变的 3XTg AD 小鼠模型，在一定年龄阶段可出现不同程度的 Tau 病变，但无 NFT 形成。

（二）大鼠模型

目前的 AD 大鼠模型主要针对突变 APP，如转 Swe 和 Lon 突变 hAPP 的大鼠模型（McGill-RThy1-APP），该模型在 3 月龄时出现空间记忆丧失、3～6 月龄出现工作记忆障碍、6 月龄时出现 Aβ 斑块，Tau 病理学、胶质增生、突触和神经元丢失。转 hAPP（Swe）/hPSEN1（ΔE9）大鼠模型（TgF344-AD），该模型 16 月龄出现 Aβ 斑、Tau 病理、淀粉样血管病变、胶质增生和神经元丢失；15 月龄和 24 月龄时分别出现空间记忆和工作记忆障碍。转 Swe/Lon/PS1 突变的大鼠模型（PSAPP），该模型 7 月龄时 LTP 下降、水迷宫检测表现异常、13 月龄时在海马、皮层、嗅球、丘脑、下丘脑等部位出现广泛斑块、胶质增生等，但直至 22 月龄尚未见突触素和 PSD95 的降低。

此外，Aβ 低聚体的大量积累可抑制海马的 LTP，并损害小鼠的记忆。因此，也有采用脑室内或双侧海马直接注射 Aβ 寡聚体来复制 AD 样损伤。还可通过病毒载体转染或与特异性 Cre 小鼠杂交，实现特定神经细胞的基因操控复制 AD 样动物模型。

二、Tau 相关 AD 模型

目前在 AD 患者尚未发现 Tau 基因突变，AD 患者的 Tau 病变主要由野生型 Tau 蛋白的不同翻译后修饰引起。例如，转人类野生型全长 Tau 基因同时敲除内源性鼠 Tau（PAC 转基因 x MAPT KO），该小鼠 9 月龄时出现非可溶性过度磷酸化 Tau 蛋白聚集、同时伴有时空依赖性、进行性突触损伤、行为障碍和神经元丢失。但是，该小鼠在传代过程中，其病理学和行为学表征不断减弱且重复性变差，可能与基因复制下降“copy dropping”有关。转人类野生型 Tau3R0N 异构体(huMAPT3R0N,鼠 Prnp 启动子,JAX 003741),该小鼠表达最短 Tau 蛋白异构体,出现年龄依赖性病理和行为改变。还有使用立体定位仪向动物脑内注射含不同 Tau 基因的病毒载体(常用 AAV1,2,6,9 或慢病毒),表达不同亚型 Tau 基因或其混合物、特定磷酸化位点突变的 Tau 蛋白、各种 Tau 截断体(如 TauN368 等);或通过胚胎脑注射 AAV1 病毒载体实现全脑表达不同的 Tau 基因。还有通过提取 AD 患者脑组织的具有高度聚集特性的 PHF-Tau 蛋白,注射到野生型或 Tau/APP 转基因动物脑内模拟 AD 病变等。这些造模方法均可在不同年龄或表达后不同时间段引起 AD 样病理或/和行为学改变。

由于表达野生型 Tau 需要长时间方能引起 AD 样改变,而在 FTDP-17 中发现的 Tau 基因突变(如 P301L 和 P301S)具有更强的神经毒性,可在更早期诱发 AD 样神经病理和认知损伤。因此,P301L 和 P301S 是目前更广泛应用的 Tau 模型。例如,过表达 P301L-Tau0N4R (rTg4510)纯合子小鼠在 3～5 月龄就出现空间记忆损伤,8 月龄时出现突触和神经元丢失。过表达 P301S-Tau1N4R 小鼠(PS19)7 月龄出现空间学习记忆障碍、8 月龄可见 NFT 形成和胶质增生等。

常用的 AD 小鼠模型及其表征如表 24－1 所示。

表 24－1　几种常用的 AD 转基因小鼠模型

品名	突变	异构体	启动子	遗传背景	一般病变
PDAPP	$A\beta PP_{Ind}$	695<751 770	huPDGFβ	C57BL/6×DBA/2	3 月龄开始出现认知损伤,伴细胞外 Ths-阳性的 Aβ 沉积、神经炎斑、突触丢失、星形胶质细胞和小胶质细胞增生。刚果红染色可见淀粉样血管病变。
Tg2576	$A\beta PP_{Swe}$	695	hPrP	C57BL/6×SJL	9～10 月龄时可见 Aβ40 和 Aβ42/43 分别升高 5 倍和 14 倍;大脑皮质和海马周边区大量 Aβ 斑块,学习记忆损伤。
APP23	$A\beta PP_{Swe}$	751	mThy1	C57BL/6J	6 月龄时出现神经炎斑、营养不良的胆碱能纤维和胶质增生;AβPP 升高 7 倍;刚果红阳性老年斑和 p-tau 阳性。
TASD-41	$A\beta PP_{Swe, Lon}$	751	mThy1	C57BL/6J	3～4 月龄出现淀粉样斑块、神经炎和突触营养不良、tau 病理。
J20	$A\beta PP_{Swe, Ind}$	695<751 770	huPDGFβ	C57BL/6×DBA/2	高水平 Aβ42、淀粉样蛋白斑块、突触萎缩。
TgCRND8	$A\beta PP_{Swe, Ind}$	695	hPrP	Hybrid C3H/He-C57BL/6	3 月龄出现高水平 Aβ42 和 ThS-Aβ 以及认知障碍,3 月龄后出现神经炎病理。
PSAPP	$A\beta PP_{Swe}$ $PS1_{M146L}$	695	hPrP huPDGFβ	Tg2576×C3H	高水平 Aβ42、纤维状 Aβ 沉积出现早于 Tg2576 小鼠。
2xKI	$A\beta PP_{Swe}$ $PS1_{p264L}$	695	mAβPP mPS1	129×Tg2576	3 月龄出现高水平 Aβ42 和 ThS-Aβ 以及认知障碍,3 月龄后出现神经炎病理。

续表

品名	突变	异构体	启动子	遗传背景	一般病变
5xFAD	$A\beta PP_{Swe,\ Lnd,\ Flo}$ $PS1_{M146L,\ L286V}$	695	Thy1 Thy1	C57BL/6×SJL	1.5 月龄细胞内 Aβ42 水平升高，2 月龄细胞外 Aβ 聚集和胶质增生，4 月龄突触萎缩、神经元丢失、认知损伤。
3xTg-AD	$A\beta PP_{Swe}$ tau_{P301L} $PS1_{M146V}$	695 4R	Thy1.2 Thy1.2 mPS1	129×1/SvJ×129S1/Sv	3～4 月龄细胞内 Aβ42 升高、突触功能障碍、认知损伤，6 月龄时细胞外 Aβ 沉积、12 月龄出现 tau 病理。
TgCRND8×apoEKI	$A\beta PP_{Swe,\ lnd}$apoE4	695	hPrP	TgCRND8×C57BL/6J	与 TgCRND8，可见 IL-1 升高和 GFAP 反应，伴轻度节律紊乱。
APP23×OM	$A\beta PP_{Swe}$ leptin *ob/ob*	751	mThy1	C57BL/6J×C57BL	1.5 月龄细胞内 Aβ42 水平升高，2 月龄细胞外 Aβ 聚集和胶质增生，4 月龄突触萎缩、神经元丢失、认知损伤。

注：h，仓鼠；hu，人类；m，小鼠。

三、非人灵长类和阿尔茨海默病人源性实验模型

基于 AD 动物模型的研究为揭示疾病的发病机制和药物研发提供了大量有价值的资料。然而，很多在动物模型上发现的机制在人体细胞中未能得到再现，一些在动物模型中非常有效的药物在临床研究中则表现不佳，其主要原因可能是人体和动物在细胞、组织和整体水平的神经体液调节存在差异。目前解决这一问题的努力主要有两个方向：①采用与人类最为相似的非人灵长类动物复制 AD 模型。由于灵长类动物价格昂贵、难以实现同系交配(indreed)，故难以保障实验的重复性；AD 是老化相关疾病，病程长，应用灵长类动物的实验成本高。②利用人体胚胎干细胞体外诱导分化为神经细胞或类脑组织；或采用来自 AD 患者皮肤的成纤维细胞，利用重编程等技术诱导其产生干细胞特性，进一步分化为人神经细胞或类脑组织，复制 AD 模型。

例如，在人神经祖细胞系(neural progenitor cells，NPC)或人诱导多能干细胞分化的神经祖细胞(hiPSC-NPC)，用病毒载体感染表达 AD 相关病变基因，在特制的 3D 培养皿中培养，将神经祖细胞诱导分化为成熟神经元和星形胶质细胞；若同时加入小胶质细胞共培养，可实现小胶质细胞向培养物中的迁移和侵入，获得 3D 类脑器官模型。这种 AD 模型能较好地模拟人脑中不同细胞类型之间的相互作用，还具备淀粉样病变、Tau 病变、神经炎性反应、突触损伤和神经元丢失。再例如，通过对来自家族性 AD 患者的成纤维细胞进行重编程，可使其转化为家族性 AD 诱导多能干细胞(FAD iPSC)，再诱导其分化为成熟的皮质神经元，观察神经元的存活和细胞生物学特性；或者采用药物或其它方式进一步处理，研究 AD 的发病机制和筛选药物，此种细胞模型目前也正在逐步被广泛使用。

第四节　阿尔茨海默病诊断和治疗的神经生物学基础

一、阿尔茨海默病诊断的神经生物学基础

目前对 AD 的临床诊断主要依赖神经心理检测，以脑影像、脑脊液生物标志物和基因检测作为辅助手段。

对 AD 认知能力的评估内容包括记忆功能、言语功能、定向力、应用能力、注意力、知觉（视、听、感知）和执行功能 7 个领域，最常用神经心理检测量表是 MMSE、MoCA 和 CDR。最常用的脑影像检测用 11C-PIB 的 PET 成像显示 AD 患者额叶、顶叶及颞叶的 Aβ 沉积；Tau PET 成像结果显示内侧颞叶、新皮层中的磷酸化 Tau 蛋白含量与 AD 临床认知损害程度高度相关；18F-FDG 显示 AD 患者双侧颞顶叶及后扣带回等脑区代谢下降并与 AD 严重程度相关；结构磁共振显示 AD 患者相关脑区的皮质变薄，内嗅皮层、海马及后扣带回出现萎缩，皮层厚度下降等。脑脊液（或血液）生物标志物包括 Aβ 水平下降和总 Tau 与磷酸化 Tau 水平增加。此外，已确认 APP、PS1 和 PS2 基因突变为家族性 AD 的致病因素；ApoEε4 为易感基因，与散发型 AD 关联。

二、阿尔茨海默病治疗的神经生物学基础

目前尚缺乏能治愈 AD 的药物或措施。通过药物、非药物、支持和护理综合治疗，有望改善患者的生活质量，减轻和延缓 AD 进展。

（一）针对阿尔茨海默病的认知损伤

AD 的治疗包括改善认知功能和控制精神症状两个方面。改善认知功能的药物：①乙酰胆碱脂酶抑制剂（AChEI），主要用于轻度至重度 AD 患者。脑内乙酰胆碱（acetylcholine，ACh）参与学习记忆。AD 患者脑内 ACh 水平降低导致胆碱能功能障碍。乙酰胆碱脂酶抑制剂包括多奈哌齐、卡巴拉汀、石杉碱甲等，可提高脑内 ACh 水平，加强胆碱能突触传递功能而改善记忆功能，同时对精神症状有一定改善作用；②NMDA 受体拮抗剂，主要用于中、重度 AD 患者。NMDA 受体介导的信号通路在学习记忆中发挥重要作用，AD 患者的 NMDA 信号系统结构和功能障碍可导致学习及记忆功能受损，同时伴有钙超载、细胞凋亡等兴奋性毒性。美金刚能拮抗突触外 NMDA 受体介导的神经细胞损伤，对记忆和精神症状有一定改善作用。此外，很多患者在疾病的某一阶段出现精神症，如幻觉、妄想、抑郁、焦虑、激越、睡眠紊乱等，可给予抗抑郁药物和抗精神病药物，前者常用选择性 5-HT 再摄取抑制剂，如氟西汀等，后者常用不典型抗精神病药，如利培酮等。

（二）针对阿尔茨海默病样脑病理特征

AD 的脑病理特征是 Aβ 和 Tau 蛋白聚集，但目前针对 Aβ 和 Tau 的药物尚在研究阶段。针对 Aβ 的药物研发策略包括阻止或减低 Aβ 生成、防止 Aβ 聚集或加速聚集物清除，如

BACE1 和 γ-分泌酶的抑制剂、Aβ 主动免疫或外周注射抗 Aβ 抗体的被动免疫等。这些药物在动物实验中可有效抑制 Aβ 聚集、阻止老年斑形成，或清除已形成的老年斑。然而，大部分这些药物的临床效果却不尽如人意。针对 α-分泌酶活性的肿瘤坏死因子 α 转化酶（TACE）和金属蛋白酶 10（ADAM-10）已开发出相应的激动剂，但发现这些分子同时具有神经递质受体激动剂效应，故其治疗前景也受到限制。

针对 Tau 蛋白的药物研发策略主要包括蛋白激酶抑制剂，如 GSK-3β、CDK5 等。然而，由于这些激酶的作用底物广泛参与人体的生理功能，故毒副作用难以控制。从理论上，磷酸酯酶的激动剂也能通过促进 Tau 蛋白去磷酸化而阻止 Tau 聚集；但是，磷酸酯酶的特异性比激酶更差，毒副作用更难控制。也有人针对 Tau 蛋白的抗体和疫苗进行研究；然而，由于 Tau 蛋白主要在细胞内聚集，预计这类药物难以取得预期效果。最近，有人利用特异性靶向技术（如 PROteolysis TArgeting Chemeria，PROTAC 或 DEPhosphorylation TArgeting Chemeria，DEPTAC），将蛋白酶体或溶酶体降解系统或磷酸酯酶直接与 Tau 蛋白连在一起，达到特异性降解或催化 Tau 蛋白去磷酸化而清除细胞内聚集的 Tau 蛋白。

（三）针对阿尔茨海默病的病因

AD 的病因至今不清，故缺乏特异性针对病因的治疗。所有老化相关的疾病或内环境紊乱，如糖尿病、高同型半胱氨酸血症、慢性炎性反应、氧化应激、神经营养因子下降等等，均可能触发或促进 AD 的发生和发展，在治疗中需关注。此外，饮食调整、认知训练、体育锻炼等措施可能起到预防或延缓患者日常生活能力减退、改善生活质量的作用。重度患者自身生活能力严重减退，常导致营养不良、感染、压疮等并发症，应加强支持和对症护理和治疗。

思考题

1. 老年斑和神经纤维缠结形成的分子机制。
2. AD 脑内引起神经退行性病变机制。
3. AD 诊治研发的神经生物学基础。
4. AD 的治疗策略。

（王建枝　刘　蓉）

参考文献

1. OIKAWA N, WALTER J. Presenilins and γ-secretase in membrane proteostasis[J]. Cells, 2019, 8(3): 209.
2. SELKOE D J, HARDY J. The amyloid hypothesis of Alzheimer's disease at 25 years[J]. EMBO Mol Med, 2016, 8(6): 595 - 608.
3. WANG J Z, LIU F. Microtubule-associated protein tau in development, degeneration and protection of neurons[J]. Prog Neurobiol, 2008, 85(2): 148 - 175.

4. YAMAZAKI Y, ZHAO N, CAULFIELD T R, et al. Apolipoprotein E and Alzheimer disease: pathobiology and targeting strategies[J]. Nat Rev Neurol, 2019, 15(9): 501 - 518.
5. YANG Y, WANG J Z. Nature of tau-associated neurodegeneration and the molecular mechanisms[J]. J Alzheimers Dis, 2018, 62(3): 1305 - 1317.

第二十五章　精神疾病

第一节　概　　述

精神病学(psychiatry)是现代医学的一个重要组成部分,主要研究人类精神障碍的病因、诊断和治疗等科学问题。精神疾病涉及面很广,疾病的种类多,引起疾病的因素很复杂,包括社会环境因素和生物学因素。人类的情绪、思维和行为等功能都是大脑活动的表现形式。大脑的活动受先天的遗传因素和后天的社会环境因素的影响。从遗传学的角度来看,决定个人性格和行为的重要因素是 DNA 的基因编码。从环境因素的角度来看,后天的经历决定每个个体与众不同的大脑。换言之,基因组成和个人经历差异会影响人类大脑的结构和物质,从而改变每个个体的精神活动和行为反应。

在 19 世纪末至 20 世纪中叶,奥地利医生西格蒙德·弗洛伊德(Sigmund Freud, 1856—1939)和美国心理学家伯尔赫斯·弗雷德里克·斯金纳(Burrhus Frederic Skinner, 1904—1990)先后提出了利用"心理疗法"治疗精神疾病的观点,并开展临床实践。"心理疗法"确实改善了部分患者的精神症状,但是这一疗法并不能解决精神障碍患者的所有问题。现代神经科学研究阐明,遗传基因的变异、家庭和社会因素均会影响人类大脑的发育以及神经系统的可塑性,而神经系统可塑性的改变会引起人类行为的改变。因此,对那些已经发生脑结构改变和神经功能病变的精神疾患来说,"社会心理疗法"显然是无效的。这些患者需要抗精神病类药物来调整神经功能和改善失常的精神行为,以达到治疗的目的。

本章将着重讨论临床精神科最常见的相关疾病,主要包括焦虑症、抑郁症和精神分裂症,重点介绍这几类精神疾病发病的生物学机制及其诊治的基础知识。关于精神疾病的社会学范畴的内容不在此介绍。

第二节　焦　虑　症

一、概述

焦虑症(anxiety disorder)是焦虑性神经症(anxiety neurosis)的简称。焦虑是一种不愉快的情绪体验,以广泛和持续性的焦虑或反复感到惊恐不安为主的特征性情绪反应。焦虑情绪若不是由现实存在的威胁或心理压力所引起，产生无缘无故的恐惧，即情绪反应与现实处境明显不相称，则是焦虑症。焦虑包括情感性成分（恐惧和恐慌）、行为性成分（逃避行为）以及躯体性成分（自主反应的高敏感状态，包括心肺、泌尿及消化道症状）。强烈且持续时间长的焦虑会导致情感、行为和躯体反应异常甚至致残。

二、流行病学

焦虑症是一类最常见的高致残性的精神疾病。其患病率因国家各异。如意大利为2.4%，而墨西哥则为29.8%，44个国家流行病分析推测全球平均患病率约为7.3%。焦虑症的发病年龄跨度大，可发生于儿童期、青春期和成年早期，55岁以上者患焦虑症的比例比35～54岁的要低20%。女性焦虑症的患病率约为男性的2倍。

根据临床症状表现，焦虑症分为非恐惧性焦虑症（分离焦虑症、选择性缄默症、广泛性焦虑症、恐慌症、疾病焦虑症以及药物或疾病诱发的焦虑障碍）和恐惧性焦虑症（广场恐惧症、社交恐惧症、特定恐惧症）。半数焦虑患者同时患有两种以上的焦虑症。此外，焦虑症常常与其他疾病共病。例如焦虑症与抑郁症共病，与人格障碍共病，与强迫症和压力相关障碍（例如创伤后应激障碍）共病。

三、焦虑症发病的生物学基础

（一）遗传

遗传在焦虑症的发生中起一定的作用。人类家系调查显示：焦虑症患者的近亲发病率为15%，是一般人群的3倍。此外，遗传与环境因素的交互影响（包括幼年成长经历）在焦虑症的发病中也发挥重要作用。焦虑症候选基因研究提示GABA受体基因、5-HT转运体（SERT）基因、CCK受体基因以及5-HT_{1D}受体基因、D4受体基因、N胆碱受体基因的多态性或变异可能与焦虑症的发生和易感性相关。近几年来，焦虑症的全基因组关联分析指出了钙调素-赖氨酸N-甲基转移酶基因（CAMKMT）和膜相关鸟苷酸激酶-1基因（MAGI1）的单核苷酸多态性与焦虑症存在关联。

（二）神经生化

1. $GABA_A$受体 GABA受体分为$GABA_A$、$GABA_B$和GABAc三型。与焦虑相关的主要是$GABA_A$受体。$GABA_A$受体是配体门控的氯离子通道受体。$GABA_A$受体兴奋引起Cl^-内流，产生抑制性突触后膜电位（IPSP），导致抑制性突触传递效应。GABA介导的抑制作用过多会导致昏迷，而抑制作用太少则诱导癫痫发作。蝇蕈醇（muscimole）兴奋$GABA_A$受体产生镇静和催眠等中枢抑制作用。

如前所述，$GABA_A$受体由5个不同的亚基组成，5个亚基围绕形成中间的氯离子通道。$GABA_A$受体的α1、α2、α3和α5四个亚基具有一个特殊的组氨酸残基，形成与苯二氮䓬类（benzodiazepine, BZD）药物特异性结合的位点，该位点位于α和γ亚基交界处，被称为BZD变构结合位点（详见GABA章节）。BZD与其结合，调节$GABA_A$受体的变构，增强$GABA_A$受体与内源性激动剂GABA的亲和力，提高Cl^-通道的开放频率，使GABA更有效地打开

Cl^-通道，产生抑制作用，从而发挥抗焦虑作用。

$GABA_A$ 受体还存在巴比妥类药物结合的位点。巴比妥类药对于 $GABA_A$ 受体也有正向变构调节效应，药物与 $GABA_A$ 受体结合，增加 Cl^- 通道的开放时间，从而增强 GABA 的抑制效应。与 BZD 不同，巴比妥类药除对 $GABA_A$ 受体的正向调节作用外，本身也具有中枢抑制作用。因此，$GABA_A$ 受体拮抗剂荷包牡丹碱能阻断 BZD 类药物的作用，但不能阻断巴比妥类药的作用。

2. 去甲肾上腺素及其受体　脑内去甲肾上腺素(NE)系统与焦虑发病的关系存在不同的观点。认为 NE 功能增强导致焦虑症发生的假说有以下证据。NE 能神经元胞体主要位于蓝斑(LC)、髓核和脑桥核，其纤维在脑内的投射比较广泛，多个投射脑区都参与恐惧反应。例如，LC 神经元纤维投射到参与情绪反应的脑区，包括前额叶、内嗅皮质、杏仁核、终纹床核(bed nucleus stria terminalis, BNST)、海马、导水管周围灰质(periaqueductal gray, PAG)、丘脑、下丘脑和孤束核等。研究发现，暴露于应激刺激，脑内 LC、下丘脑、海马和基底外侧杏仁核(basolateral amygdala, BLA)的 NE 释放和代谢增强，这种应激反应与焦虑/恐惧反应强度有相关性。此外，NE 与 CRF 系统都是机体的主要应激反应系统。LC 区 NE 能神经元的传出可影响自主神经系统，包括交感神经-肾上腺髓质支和副交感神经支。LC 影响自主神经系统会产生多种急性应激反应，包括激活心血管和呼吸系统以及抑制泌尿生殖系统和消化系统等功能反应。临床研究报道，焦虑与大脑中的 NE 功能过强有关。例如，给予恐慌症患者和创伤后应激障碍(post-traumatic stress disorder, PTSD)患者育亨宾(α2 受体拮抗剂，具有阻断神经末梢突触前自身受体 α2 受体来增加 NE 的释放作用)治疗后，患者恐慌样焦虑的发生率升高，心血管活动增强，血清 NE 的代谢物 3-甲氧基-4-羟基苯基乙二醇(MHPG)的水平升高。反之，给予焦虑症患者 α2 受体激动剂可乐定(激活突触前 α2 受体，降低 NE 的释放量)治疗，往往具有抗焦虑作用。此外，焦虑症患者的 NE 水平升高可能会导致患者的自主神经系统对应激的反应时间延长。但是，有研究报道了中枢不同脑区的 NE 对焦虑情绪的作用存在差别。这些差异性给抗焦虑的治疗带来挑战。

3. 5-HT 与其受体　脑内 5-HT 功能变化与焦虑症发病关系比较复杂。受体水平研究观察到，不同的 5-HT 受体亚型在焦虑症发病中作用不一。有报道，$5\text{-}HT_{1A}$、$5\text{-}HT_{2A}$、$5\text{-}HT_{2C}$、$5\text{-}HT_3$ 和 $5\text{-}HT_6$ 可能参与焦虑症的发病。在临床应用中观察到部分激动剂 $5\text{-}HT_{1A}$ 丁螺环酮，具有明显的抗焦虑作用。但是，$5\text{-}HT_{2A}$ 和 $5\text{-}HT_{2C}$ 受体部分激动剂间氯苯哌嗪能诱导惊恐发作，而 $5\text{-}HT_{2A/C}$ 的拮抗剂利坦色林则具有抗焦虑作用。长期应用三环类抗抑郁药物和选择性 5-HT 重摄取抑制剂(selective serotonin reuptake inhibitor, SSRI)可提高突触间隙 5-HT 的含量，增加 5-HT 的传递效应，也有明显的抗焦虑作用。此外，SSRI 的抗焦虑作用与改善脑内 NE 与 5-HT 神经传递的平衡有关。

4. 神经肽　许多神经肽与焦虑症发病有关。例如，胆囊收缩素(CCK)受体激动剂对动物模型有致焦虑作用。血管紧张素转换酶抑制剂(ACEI)治疗高血压时，患者的焦虑也有所缓解。另外，脑啡肽类、神经激肽、神经肽 Y 等与焦虑和情绪有关，它们的作用机制有待阐明。

5. 其它 脑内腺苷受体、NMDA 受体的兴奋性变化可能与焦虑症发病有关。在动物模型中显示，NMDA 受体拮抗剂有抗焦虑作用。乳酸是体内代谢的中间产物，也是糖无氧酵解的最终产物。研究显示，静脉注射乳酸钠或 CO_2 吸入引起的惊恐发作。

（三）应激反应诱导焦虑症的发生

1. 下丘脑-垂体-肾上腺轴（hypothalamic-pituitary-adrenal axis，HPA 轴）参与应激介导的焦虑反应 应激反应（stress response）是个体面对威胁性刺激时，正常机体的协调性反应。它具有以下特点：①产生回避行为；②提高警觉和觉醒意识；③激活植物神经系统的交感功能；④促进肾上腺释放皮质醇。正常情况下，急性应激引起的焦虑有助于维持注意力、完成必要任务和避免反复暴露于危险条件所需的觉醒和警觉。在应激反应过程中，HPA 轴具有重要作用。我们在内分泌学中已经了解到，下丘脑室旁核（PVN）释放促肾上腺皮质激素释放激素（CRH）通过门脉循环作用于垂体前叶刺激促肾上腺皮质激素（ACTH）的释放，ACTH 刺激肾上腺皮质释放糖皮质激素（glucocorticoid，GC）（图 25－1）。下丘脑释放 CRH 的量受 GC 负反馈机制调节。急性应激情况下，下丘脑内的 CRH 神经元激活，引起 GC 释放增加，从而引起焦虑反应。

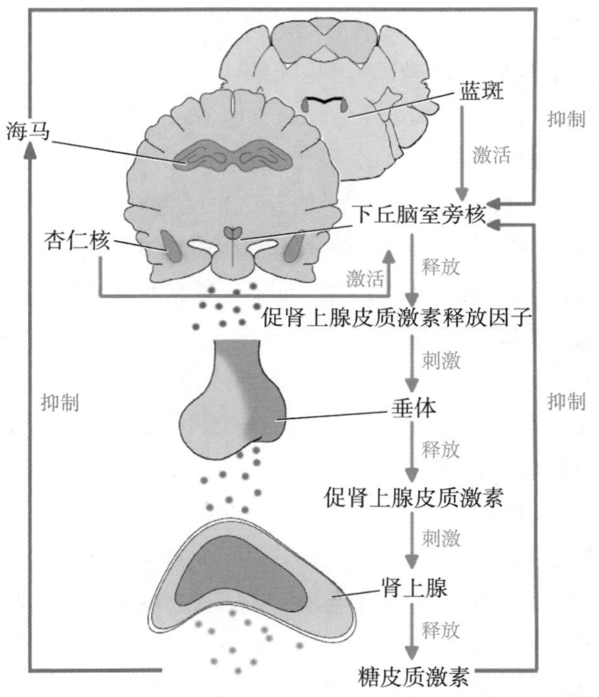

图 25－1 杏仁核、蓝斑和海马调节 HPA 轴介导的焦虑反应示意图

在 HPA 轴激活过程中，CRH 是启动分子。而 CRH 神经元主要分布于下丘脑室旁核、海马、杏仁核、终纹床核和大脑皮质。CRH 受体分为 CRHR1 和 CRHR2。CRHR1 主要分布于新皮质和小脑，CRHR2 主要表达于杏仁核、下丘脑、外侧隔核和脉络丛。

脑内过表达 CRH 的转基因小鼠表现出明显的焦虑行为。将 CRH 直接注入下丘脑的 PVN 区，动物表现出焦虑样行为反应。反之，CRH 结合蛋白的过表达可调节 CRH 活性，产生抗焦虑作用。在受体水平的研究发现，抑制 CRH 受体的表达，动物的焦虑行为反应减轻。进一步区分受体亚型开展研究发现，CRHR1 敲除导致实验动物的焦虑样反应减弱。将 CRHR1 反义寡核苷酸注入中央杏仁核也产生抗焦虑作用。关于 CRHR2 的研究结果报道不一。采用 CRHR2 反义寡核苷酸降低外侧隔核中的 CRHR2 表达量，使大鼠的条件恐惧反应减弱，产生抗焦虑作用。但是，CRHR2 基因敲除小鼠却表现得更为焦虑。药理学研究也表明 CRHR1 受体拮抗剂具有一定程度的抗焦虑作用，而 CRHR2 拮抗剂却没有恒定的抗焦虑作用。

2. 参与 HPA 轴介导的应激焦虑反应的脑内核团　LC 的 NE 能神经元与 PVN 内的 CRH 神经元之间存在投射和突触传递的相互调节作用。动物模型已证明，应激会引起 LC 中 CRH 含量增加。当 CRH 直接注入 LC 时，NE 能神经元放电率增加、皮层的 NE 水平升高和活动增加，动物焦虑行为反应增强。此外，在下丘脑的 PVN 中，NE 刺激 CRH 释放。当循环中 GC 水平较高时，通过负反馈机制抑制 CRH 释放，同时高浓度 GC 也降低 PVN 中 NE 的释放量，从而进一步减少 CRH 的释放。CRH 和 NE 两个系统互相调节，介导具有稳态特性的应激反应。GC 负反馈作用还包含对心血管和内分泌系统的应激反应的抑制性调节效应。

杏仁核对 HPA 轴介导的焦虑反应也具有调节作用。下丘脑的 CRH 神经元接受杏仁核(amygdala)的正向调节(见图 25－1)。杏仁核是恐惧反应的关键性调节核团。感觉信息进入基底外侧杏仁核进行信息处理，然后将信息传递给中央杏仁核的神经元。中央杏仁核神经元激活产生应激反应。杏仁核传出投射还会到达终纹床核(BNST)，BNST 的神经元继而激活 HPA 轴和应激反应。使用 fMRI 检测发现中央杏仁核的神经元异常活化与某些焦虑症有关。

海马(hippocampus)对 HPA 轴介导的焦虑反应的调节。下丘脑的 CRH 神经元接受海马的负向调节(图 25－1)。海马表达大量的糖皮质激素受体(glucocorticoid receptors, GR)，肾上腺释放的糖皮质激素(GC)与 GR 结合，发挥负反馈调节作用。当循环 GC 水平过高时，海马 GR 兴奋，抑制下丘脑内 CRH 释放，随后抑制 ACTH 和 GC 释放，从而实现 HPA 轴的负反馈调节效应。持续暴露于高水平的 GC 中，例如在慢性应激期间，可导致实验动物海马神经元的萎缩和死亡。海马神经元的退化可引发恶性循环，使应激反应增强，导致皮质醇释放进一步增加和海马神经元损伤加剧。这些现象常见于 PTSD 患者。

总之，杏仁核和海马分别以正向和负向调节方式调节 HPA 轴的功能和应激反应(图 25－1)。焦虑症的发生与杏仁核的过度活跃和海马的活动减少有关。此外，杏仁核和海马均会从新皮层接收上一级信息的输入处理或调节，焦虑症患者的前额叶皮层的活性升高，而这些核团间的相互调节机制尚待阐明。

第三节　抑　郁　症

一、概述

抑郁症(depression)是一类情感/情绪障碍(mood disorders)性精神疾病。也是临床上常见的精神疾病。抑郁症患者出现持久的心境低落,悲伤或兴趣快感缺失,伴有注意力分散、工作效率降低和决策能力受损,自罪自责或不能正确地自我评价等认知症状,可有寡言少行等精神运动迟滞症状,或有易激惹、富于攻击性、活动量增加、烦躁不安等精神运动激越症状。通常伴有多种躯体症状,如食欲不振、早醒和体重减轻等躯体症状,很多抑郁症患者同时可能还伴有惊恐、焦虑、强迫等其他情绪症状。重度抑郁症患者还会产生自杀观念和行为。因此,抑郁症是一种影响人类的生活幸福感和创造能力的疾病。抑郁症是一种以遗传学背景为疾病内因,受后天的社会或环境因素影响而产生的一种精神疾病。抑郁症的分类很复杂,有的根据后天的致病因素进行分类,也有的根据临床症状进行分类。详细的分类法参见美国精神病学协会发布的《精神病诊断和统计手册Ⅴ》,即 DSM-5。重症抑郁障碍(major depressive disorder, MDD)是临床最常见的抑郁症。下面我们主要对此疾病进行介绍。

二、流行病学

WHO 的统计数据表明,全球有 2.64 亿抑郁症患者。2019 年,国际著名医学期刊《柳叶刀·精神病学》报道了。我国成人的精神障碍终生患病率为 16.57%,年患病率为 9.32%。其中,焦虑障碍占 4.98%,情感障碍(抑郁症)占 4.06%,精神分裂症及其他精神病性障碍占 0.61%。在分类上,焦虑症和抑郁症是不同的精神疾病。然而,在临床上,这两种疾病通常共病(comorbidity)。抑郁症常伴有焦虑症、惊恐障碍和强迫症。这类精神疾病严重影响我国人民的健康和生活质量。

三、诊断标准

抑郁症患者通常持续地反复出现以下不同的临床表现:①情绪低落;②兴趣或快感明显减退;③体重增加或减轻(每月超过 5%);④失眠或嗜睡;⑤运动性激越或迟滞;⑥疲乏或精力不足;⑦无价值感或自责;⑧注意力集中障碍或抉择困难;⑨反复出现自杀的想法或实施自杀企图。重度抑郁症的诊断标准为:患者出现以上症状至少 2 周以上,期间每天大部分时间出现至少 5 种症状,其中必须包括情绪低落或兴趣缺失/快感缺乏的症状。抑郁症早期诊断和及时治疗对愈后极其重要。

四、遗传学和神经生物学机制

（一）遗传学机制

抑郁症的遗传学相关性研究显示，抑郁症患者的一级亲属患病率约为10%～20%，异卵双胞胎约为15%～30%，同卵双胞胎约为50%～70%。这些结果提示抑郁症与遗传具有较大的关联性。抑郁症的基因连锁分析结果显示，其发病可能与5-HT转运体（5-HTT）、5-HT受体（5-HTRs）、DA受体（DRs）、GABA能神经传递的相关基因的变异有关。抑郁症属于多基因遗传。遗传因素是抑郁症发病的主要内因，通常遗传因素和社会心理因素的交互作用导致抑郁症的发生。

（二）神经生物学机制

1. 脑结构基础　抑郁症的神经可塑性和神经功能假说主要涉及情感相关的边缘系统，包括扣带回皮层、海马、丘脑、杏仁核和下丘脑的活动性异常和结构改变。临床PET研究显示，抑郁症患者的背侧前额叶皮层及前扣带回腹侧到胼胝体膝脑区的葡萄糖代谢降低。而左右眶额叶、腹外侧前额叶皮层、后扣带回、前岛叶、左侧杏仁核脑区的葡萄糖代谢增加。MRI结果显示，抑郁症患者的海马、前额叶、丘脑等与情绪调控相关的脑区体积缩小。抑郁症患者尸检结果显示前额叶皮质、海马的神经元和胶质细胞胞体和密度降低。由此可见，抑郁症患者脑内参与情绪调控相关的结构发生了形态结构和功能异常的病理改变。

2. 单胺类递质假说（monoamine hypothesis）　20世纪60年代，科学家在高血压病的临床治疗中发现，单胺类神经递质囊泡耗竭剂利血平长期使用后，导致儿茶酚胺和5-HT递质释放减少，造成约20%的治疗患者出现抑郁症状。由此提出单胺类递质缺失诱导抑郁症发病的假说。以后又有大量的实验和临床研究均支持该假说。例如，采用三环类抗抑郁药（tricyclic antidepressant，TCA）抑制突触前末梢再摄取5-HT和NE，或采用单胺氧化酶（MAO）抑制剂减少单胺类递质的酶解代谢，提高突触间隙NE或5-HT的浓度，两者均具有抗抑郁的疗效。事实上，提高突触间隙5-HT或NE含量的药物已成为抑郁症治疗的主要手段。

然而，在临床治疗中发现，这类抗抑郁药使用后，在数小时内就提高单胺类在突触间隙的浓度，但是，抗抑郁行为的疗效却在用药数周后才会显现。由此提示，提高单胺类递质传递在发挥抗抑郁的治疗作用中，还依赖于下游的转接（adaption）机制，这些机制包括单胺递质的受体及其下游基因表达变化，以及脑内HPA神经环路的参与。

目前认为，参与抑郁症发病相关的5-HT受体主要有5-HT_{1A}、5-HT_{1B}、5-HT_{1D}、5-HT_{2A}、5-HT_{2C}、5-HT_{3}、5-HT_{4}、5-HT_{6}和5-HT_{7}受体。

5-HT_{2A}和5-HT_{2C}受体拮抗剂是临床上重要的抗抑郁药。尤其是SSRI不敏感的患者，给予5-HT_{2A}或5-HT_{2C}受体拮抗剂合用，会明显提高疗效。研究报道了SSRI能选择性地提高突触间隙5-HT水平。但是，增加的5-HT可以通过直接或间接的方式，抑制脑内儿茶酚胺递质的释放，从而降低SSRI抗抑郁药物的疗效。例如，SSRI应用后，引起突触间隙的5-HT水平增加，后者通过激活GABA能神经元5-HT_{2A}受体，增强GABA对NE能神经元活性及其递质释放的抑制作用，从而减弱 SSRI 的抗抑郁疗效；也可通过 5-HT_{2C} 受体直接抑制中脑腹侧被盖区（ventral tegmental area，VTA）DA 或 NE 能神经元的活性，减少 DA 和 NE 递质释放，导致 SSRI 的抗抑郁疗效下降。因此，5-HT_{2A} 或 5-HT_{2C} 受体拮抗剂与 SSRI 联合用药，可以显著拮抗 SSRI 引起的直接或间接抑制 NE 或 DA 释放的作用，从而提高临床疗效。关于 5-HT_{2A} 和 5-HT_{2C} 受体拮抗剂与 SSRI 联合使用提高抗抑郁作用疗效示意图如图 25－2 所示。

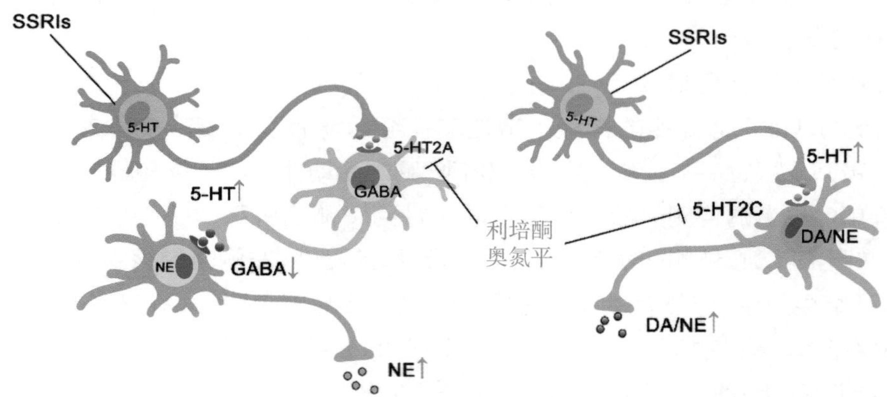

图 25－2　5-HT_{2A} 和 5-HT_{2C} 受体拮抗剂与 SSRI 联合使用提高抗抑郁疗效的神经生物学机制

在抑郁症脑内，同一亚型的 5-HT 受体在不同脑区会产生不同的变化。例如，脑内的 5-HT1A 受体，一般认为该受体兴奋具有致焦虑和抑郁的作用。然而，在实验模型中发现，抑郁症时，中缝核群（raphe nuclei）的 5-HT1A 受体处于超敏状态，而海马、杏仁核和前额叶皮层等脑区的 5-HT1A 受体则处于低敏状态。这种差异部分解释了临床药物疗效的不确定性。

3. 氨基酸递质　氨基酸递质系统与抑郁症的发病存在一定的关联，但是十分复杂。抑郁症患者的脑脊液中 GABA 含量降低，SSRI 的抗抑郁治疗提高脑内 GABA 受体表达量。然而，增强脑内的 GABA 功能则产生抗抑郁作用。另外，谷氨酸神经递质传递增强与抑郁症的发生有关。已知应激增强谷氨酸递质释放，而抗抑郁药降低兴奋性谷氨酸递质系统的功能，包括抑制谷氨酸递质释放，促进重摄取和降低 NMDA 受体的表达。此外，NMDA 受体阻断剂氯胺酮具有快速的抗抑郁作用，这些现象说明了谷氨酸递质系统功能增强诱导抑郁症的发生发展。

4. 神经内分泌假说　HPA 轴功能障碍直接导致情绪异常的发生。HPA 轴兴奋产生 GC，后者对情绪和行为有深远的影响。如前所述，焦虑症患者的 HPA 系统是过度兴奋的。亚久发现，部分重度抑郁患者的 HPA 轴功能也是亢进的，患者的血浆及尿液中皮质醇水平升高，脑脊液中 CRH 浓度升高。其次，库欣综合症（Cushing's syndrome）病人体内会产生过多的皮质醇（“压力”激素），这些患者发生抑郁症的比率非常高。当这些患者治疗后，体内皮质醇水平恢复正常时，抑郁症状也随之消失。为了证明过度活跃的 HPA 系统是否诱导抑郁症发生，研究者将 CRH 注入动物的大脑中，并观察到动物产生拟严重抑郁症样的行为，如失眠、食欲下降、对性的兴趣降低伴有焦虑样行为。

科学家们进一步提出边缘系统-HPA（LHPA）轴的亢进可能参与抑郁症的发病。如前所述，皮质醇对海马的 GR 激活通常会引起 HPA 轴的反馈抑制。而临床实验观察到地塞米松不能抑制抑郁症患者皮质醇分泌，这提示抑郁症患者 HPA 轴负反馈作用减弱。机制研究显示：皮质醇的过度释放是介导强烈应激引起的海马萎缩的重要因素。而海马、前额皮层的 GR 和盐皮质激素受体（mineralocorticoid receptor，MR）的内吞和表达减少，可能是机体为了应对过高的皮质醇水平的适应性改变。但是无论是脑区的萎缩还是 GR 和 MR 的变化，都导致了 LHPA 轴负反馈机制的弱化，引发 LHPA 轴的持续性亢进。

基因、单胺类神经递质和儿童早期经历都参与海马 GR 的表达调控。在大鼠中，GR 基因的表达量受幼年期感觉经验（sensory experience）的影响。幼年接受母性护理的大鼠成年后海马中表达更多的 GR，下丘脑中 CRH 较少，成年后焦虑减轻。通过增加幼崽的触觉刺激来代替母鼠对其的影响。触觉刺激激活海马上行投射到海马的 5-HT 能神经输入，5-HT 触发 GR 基因表达的持续增加。使动物成年后对应激能作出适当的反应。但是，这种有益的作用仅限于产后早期的关键时期。另外，儿童期的虐待和忽视是产生情绪障碍和焦虑障碍的一个重要风险因素。因此，大脑 CRH 的升高，以及 HPA 系统负反馈作用的降低是罹患抑郁症的重要原因之一，同时也提示 CRH 受体拮抗剂具有潜在的抗抑郁作用。

除 HPA 轴外，生长激素功能障碍，下丘脑-垂体-甲状腺轴（HPT 轴）的功能低下可能都与抑郁症的发生有一定的相关性。用甲状腺激素可以增强抗抑郁药的治疗效果，这是现有的难治型抑郁症的治疗方法之一。

5. 神经免疫假说　免疫介质是大脑-外周相互作用的关键因子。免疫介质如细胞因子影响了中枢神经系统（central nervous system，CNS）的各种关键功能，例如：睡眠、食物摄入、认知、温度和神经内分泌调节等，而这些功能在重度抑郁症时发生紊乱。抑郁症患者的外周细胞因子激活在 CNS 给予白介素 1β（interleukin 1β，IL-1β）对行为、单胺类神经递质、HPA 轴活性和免疫功能都产生应激样作用。IL-1β 有效刺激下丘脑释放 CRF、激活 HPA 轴的功能。IL-1β 也是 5-HTT 基因的调节剂。CNS 的细胞因子和外周细胞因子的作用是相互整合的，但两者的作用不同，CNS 的细胞因子可能与重度抑郁症有关，外周细胞因子可能与抑郁症的其他并发症有关，例如心血管疾病和骨密度降低。

五、抑郁症的动物模型

目前基础研究常用的抑郁症动物模型主要有以下几种：①应激模型，包括获得性无助模型、社交挫败模型、慢性不可预知温和应激模型、幼年母鼠分离模型；②药物诱导模型，包括 LPS、BCG、皮质酮诱导模型；③遗传模型；④嗅球切除模型等。

第四节　精神分裂症

一、概述

精神分裂症(schizophrenia)是指以思维、情感、行为的分裂，精神活动与环境的不协调为主要特征的常见精神疾病。精神分裂症的临床表现主要包括阳性症状(如幻觉、妄想、情感倒错和怪异行为等)、阴性症状(如思维贫乏、情感淡漠和意志减退等)、认知缺损(注意力、记忆和执行功能损害等)和情绪障碍等症状。这些症状使病人的学习能力、职业技能和社会功能严重受损。精神分裂症的诊断分别根据《国际疾病分类》第10版(简称ICD-10)和《精神疾病诊断与统计手册》第5版(简称DSM-5)的标准确定。

该病多起病于青壮年，易复发，病程迁延。精神分裂症是一种异质性疾病，病因复杂，其发病原因与个体的生物学基础、心理和社会环境的相互作用有关。本节主要介绍精神分裂症的生物学基础，主要包括遗传、神经发育和神经传递功能的在疾病发生中的作用。

二、病因学

(一) 遗传学研究

1. 家族遗传倾向　精神分裂症的临床遗传研究主要包括家系调查、双生子研究和寄养子研究等方法。研究表明，与患者血缘关系越近，患病的风险越高。此外，患者病情越严重，其亲属患病的风险也越大。风险的大小与性别无明显关系。普通人群的精神分裂症患病率约为1%。同卵双生子(MZ)的同病率为46%，双卵双生子(DZ)为14%，MZ的同病率约为DZ的3倍，为普通人群的35～60倍。一级亲属终身患病率为父母5.6%，同胞10.1%；如果父亲或母亲患病，其子女患病率为16.7%。父母均患病者，其子女的患病率达46.3%；二级和三级亲属的患病率分别为3.3%和2.4%。精神分裂症寄养子女的患病率为9.4%，正常人寄养子女为1.2%。同卵双生子约有一半不发病，而发病者与不发病者其子女患精神分裂症的患病风险无显著性差异，表明其基因型有不完全外显。一般双生子本身的患病率与普通人群无显著性差异。精神分裂症患者的子女在新生儿时期即由别人抚养者，其患病率与患者自己抚养者相似。精神分裂症患者的领养者(养父母)的患病率不高。由此表明精神分裂症的发病有遗传倾向。

2. 分子遗传学　精神分裂症的遗传基因往往是由多个变异基因(候选基因)共同作用的结果。目前较多认为，候选因子主要包括参与神经递质生物转化的酶(儿茶酚氧位甲基转移酶COMT等)和受体(DRs、5-HTRs等)的基因和调节大脑和神经元发育相关的基因(神经营养因子-3和神经调节蛋白-1等)，以及调节免疫和炎性反应的相关基因(白细胞相关抗原，白介素-1等)。为了便于学习和理解，关于神经递质系统的候选基因相关内容将放在病因学(三)“神经递质系统的病变”中一并介绍。

已知，大脑发育和神经可塑性异常参与精神分裂症的发病。遗传病因学的研究发现，一些参与神经发育和突触可塑性调节过程的基因变异是精神分裂症的风险因子。这些主要包括 NMDA、DISC1、神经营养因子 3（neurotropin-3，NT-3）、神经调节蛋白-1（neuregulin-1，NGR1）、DTNBP1（dysbindin）、白细胞相关抗原（HLA）、载脂蛋白 E（ApoE）、KCa3、D-氨基酸氧化酶（D-aminoacid oxidase，DAAO）、G 蛋白信号-4 调节因子（regulator of G-protein signalling-4，RGS4）、脯氨酸脱氢酶（proline dehydrogenase，PRODH）等。为了研究这些基因的突变与脑发育和精神分裂症发病的关系，科学家们制备了多种相关疾病基因表达模式动物（详见本节动物模型内容介绍），将为阐明精神分裂症发病的分子遗传学机制和诊治技术的开发研究提供科学依据。

第一个精神分裂症相关基因组扫描（genome scanning）研究发现，精神分裂症的易感基因候选区主要有 1pq(7)、2pq(1)、2q(6)、3p(3)、5q(2)、6p ter-22.3(5)、6p 22.3-21.1(10)、8p 22-21.1(9)、11q(4)、14pq(12)、20p(11)、22p ter-q12(8)（括号中的数字表示基因易感性的等级次序）。之后，多家实验室报道了不同的基因组扫描结果，又发现了许多新的易感基因候选区，提出不同的种族间存在遗传异质性，易感基因位点和突变类型报道不一。另外，精神分裂症的易感基因候选区往往存在多个染色体变异位点和多个基因的变异位点。这使得精神分裂症的分子遗传学研究趋向复杂。

（二）脑的结构的变化

精神分裂症患者中 80％的患者表现出脑电图异常。另外，脑功能成像分析显示，精神分裂症患者的前额叶皮层的血流和糖代谢降低，其降低程度与认知功能减退呈正相关。研究表明精神分裂症患者侧脑室较常人大 15％左右，以男性为主。另一方面，精神分裂症患者尸检发现前额叶皮层、顶叶、颞叶、丘脑和基底核、海马、杏仁核、海马旁回、内嗅皮层、扣带等脑区神经细胞的结构发生改变。尤其是背侧前额叶皮层组织学染色观察到神经元胞体数量没有明显变化，但是树突、树突棘和轴突数量减少。这种细胞形态学的异常变化可能发生在脑发育过程中，成为疾病发生和发展的原因之一。

值得一提的是，精神分裂症患者脑内具有神经退变的现象。然而在反复发作的精神分裂患者脑内发生神经退变，这是很难鉴别是病因还是精神疾病诱导的脑内应激的继发后果。

（三）神经递质系统的病变

大脑神经元传递兴奋与抑制冲动的神经递质包括 DA、5-HT、ACh、NE、GABA、谷氨酸和神经肽等。若这些神经递质的合成、储存、释放或降解的某个环节，或其受体功能发生变化，均可导致相应的精神神经功能异常。氯丙嗪通过阻断 DA 受体发挥抗精神分裂症的作用，据此，人们提出了精神分裂症的 DA 功能亢进假说。随着研究深入，又提出 5-HT、谷氨酸、M 胆碱受体等假说。

1. DA 亢进假说　支持 DA 亢进假说的证据主要有：①经典抗精神分裂症药物的作用是通过阻断 DA 受体功能来实现的；②应用苯丙胺促进脑内 DA 的释放具有拟精神分裂症样的行为反应；③精神分裂症患者在没有接受治疗前脑内的 DA 量增加。自上世纪 60 年代科学家提出了精神分裂症的DA功能亢进假说以来，得到了大量支持证据。然而，DA功能亢进假说并不能解释精神分裂症的阴性症状。

如前所述，脑内DA受体有亚型，各亚型的脑内分布区域和功能不同。不同的亚型异常可能导致不同的精神症状，这对精神分裂症的病因及治疗具有不同的意义。研究发现，在以阴性症状及认知功能损害为主的精神分裂症患者中，中脑皮层DA的功能是低下的，同时伴侧脑室扩大、额叶皮层萎缩和神经元缺失的现象。这类患者采用DA受体阻断剂治疗无效。精神分裂症患者常有工作记忆受损。在灵长类动物的研究中表明，工作记忆与前额叶皮层DA受体有关。当该区神经退变，DA传递功能低下，这也许解释了这类精神分裂症患者采用DA受体阻断剂治疗无效的现象。

另外，动物实验还发现，D_3 受体拮抗剂阿咪舒必利阻断由阿扑吗啡（DA受体非选择性激动剂）和7-OH-DPAT（选择性 D_3 受体激动剂）引起的行为反应，这提示 D_3 受体在介导精神药物的作用和行为控制方面起重要作用。因此，精神分裂症患者脑内在不同的脑区和不同亚型的DA受体，同时具有功能亢进和不足的情况。一般认为，DA功能亢进主要参与精神分裂症的阳性症状的发作，而DA功能不足主要参与阴性症状及认知功能损害为主的精神分裂症状的发生。

在基因水平研究发现，D_2 受体基因第311位密码子丝氨酸被半胱氨酸取代的突变与阳性症状为主的精神分裂症发病明显相关。尾状核 D_2 受体基因表达上调，前额叶皮质、颞上回和角回 D_1 受体基因过度表达均增加精神分裂症发病的风险。抗精神病治疗能下调 D_1 受体基因的表达。另外，D_3 受体可变剪辑异常或基因多态性与白种人的精神分裂症有关联。

COMT基因位于人类染色体22q11.2。COMT基因序列108位密码子转译为缬氨酸/蛋氨酸（Val/Met）的多态性影响酶的活性。已知含Val108的COMT酶活性较含Met108的高。在精神分裂症患者中，Met108的COMT含量高于对照组，Val108等位基因频率显著高于对照组。另外，COMT序列第158位的Val/Met多态性影响前额叶皮层的功能和DA的活性。

2. 5-HT假说 脑内5-HT功能亢进可能参与精神分裂的发生，其证据主要起源于临床治疗观察。非经典抗精神分裂症药物氯氮平（clozapine）是 5-HT_{2A} 受体阻断剂，对阴性症状的治疗有良好的疗效；麦角酰二乙胺（lysergic acid diethylamide, LSD）是5-HT受体激动剂，具有很强的拟精神分裂症的致幻作用；精神分裂症患者脑内的5-HT代谢和受体密度发生异常改变；5-HT受体拮抗剂可以阻断苯丙胺诱导的拟精神分裂症样的行为反应。

脑内的5-HT受体至少有15种亚型，与精神分裂症最有关的是 5-HT_1、5-HT_{1D}、5-HT_{2A}、5-HT_3、5-HT_6 和 5-HT_7 受体。其中，5-HT_{2A} 受体的研究较多。研究表明，5-HT_{2A} 基因的异常表达与精神分裂症的发病和药物疗效有关。现在了解到 5-HT_{2A} 受体基因序列102位点上的碱基T被C替换，形成多态的 5-HT_{2A} 受体基因102T/C杂合型（TC）或102C/C纯合型（CC）的点突变基因，这些 5-HT_{2A} 受体突变基因均可增加精神分裂症的患病风险。其中携带102C/C突变基因的精神分裂症患者的临床症状比携带102T/T基因型的患者更严重。5-HT_{1A} 受体基因多态性主要与精神分裂症的阴性症状有关。5-HT_3 受体是配体门控离子通道受体，其受体蛋白 M3-M4 环上的 P391R 突变可能与精神分裂症的发病有关。

在不同脑区的 5-HT_{2A} 兴奋表现出不同功能。兴奋杏仁核的 5-HT_{2A} 受体会导致出现焦虑和失眠症状，而激动中脑边缘系统 5-HT_{2A} 受体则诱发精神分裂症的阳性症状。有研究显示，位于 DA 突触前的 5-HT_{2A} 受体兴奋，在中脑边缘系统促进 DA 释放，而在前额叶皮质则抑制 DA 释放。正是因为这些不同，在治疗过程中可以利用药物的选择性，提高疗效减少副作用。

5-HT_{2A} 受体拮抗剂可抑制大脑 A10 区 DA 能神经元放电活动，减弱苯丙胺引起的中脑边缘系统 DA 的释放和精神病样行为反应。临床研究发现，利培酮是单胺类递质受体拮抗剂，对 5-HT_{2A} 受体和 D_2 受体具有高亲和力，能较好地改善精神分裂症的阳性和阴性症状。这也提示 5-HT_{2A} 受体的拮抗作用可能与阴性症状的改善有关。在前额叶皮质 DA 神经末稍上有 5-HT_{2A} 受体，兴奋该受体会抑制 DA 释放，导致突触 D_1 功能低下，引起阴性症状，氯氮平和利培酮拮抗 5-HT_{2A} 受体，使 DA 脱抑制释放，提高突触后 D_1 受体的兴奋性，改善阴性症状。激动黑质纹状体 DA 能神经元突触前膜上的 5-HT_{2A} 受体能抑制 DA 释放，导致突触后 D_2 受体功能低下，引起锥体外系综合征（extrapyramidal symptom，EPS），氯氮平和利培酮拮抗 5-HT_{2A} 受体，使 DA 释放增加，激动突触后 D_2 受体，故减低 EPS 发生率。

3. 兴奋性氨基酸假说 谷氨酸能递质传递参与神经系统的发育及其突触可塑性，是神经系统兴奋性功能调节的重要系统。在精神分裂症患者中，脑内的谷氨酸传递系统发生异常、神经发育和可塑性异常、脑内出现神经退化表现。这些现象被认为可能参与精神分裂症的发生。

NMDA 受体的 3 个非竞争性受体拮抗剂苯环己哌啶（phencyclidine，PCP）、氯胺酮（ketamine）、MK-801 和 3 个竞争性受体拮抗剂（CPP、CPP-ene、CGSI9755）都会引起精神分裂症的突然发作，或加剧妄想、幻觉和焦虑、社会退缩以及情感表达降低等精神分裂症症状和认知功能损害。此外，精神分裂症患者大脑和 CSF 中谷氨酸释放减少和浓度下降。已知谷氨酸合成酶 N-乙酰化-α-连接的酸性二肽酶（N-acetylated-alpha-linked acidic dipeptidase，NAALADase）存在于谷氨酸神经元内，促进 N-乙酰天门冬氨酸-谷氨酸（N-acelyl aspartyl glutamate，NAAG）分解合成 N-乙酰天门冬氨酸（NAA）和谷氨酸。研究观察到，精神分裂症患者海马和前额皮层内 NAAG 水平升高，以及 NAALADase 含量下降，这反应了患者脑内谷氨酸的合成减少。精神分裂症患者脑内丘脑核团、海马、前额叶皮层的某些谷氨酸受体亚型的表达减少。这些临床实验都支持了精神分裂症的谷氨酸功能不足的假说。

PCP 引起拟精神分裂症的行为可能与抑制 NMDA 受体的功能有关。从 NMDA 受体的离子通道蛋白内含 PCP 的结合位点，当 PCP 与 NMDA 受体结合后，抑制 NMDA 受体的兴奋性。正常情况下，皮质纹状体谷氨酸通路兴奋后能抑制儿茶酚胺类递质的释放。当 PCP 阻断 NMDA 抑制递质释放作用，使得局部脑区 DA 或 NE 释放量增加，从而引发相应的精神和行为异常反应。正是这一原理，使 PCP 成为精神分裂症动物模型制备的工具药。

谷氨酸系统与 DA 系统之间的协同调节失衡可能是导致精神分裂症发病的另一神经生

物学机制。已知，丘脑谷氨酸能神经投射到大脑皮质，调节锥体细胞。精神分裂症患者尸检观察到，背侧丘脑神经元数量显著减少。同时，患者前额皮层第 3 层来自丘脑谷氨酸投射的轴突末梢缺失，前额叶皮层第 6 层的 DA 能神经末梢也缺失。这提示精神分裂症患者大脑皮质接受 DA 和谷氨酸的输入信息均受损。其结果直接影响皮层锥体细胞兴奋性的调节和信息传递。

4. 其他递质假说 乙酰胆碱 M 型受体假说认为，M 型受体分布在皮层和皮层下结构，参与 DA 和谷氨酸神经递质的功能。在精神分裂症患者的脑内 M 型受体发生异常变化。M 型受体激动剂能产生类似 DA 受体拮抗剂的作用，抑制条件性回避反应行为。反之，敲除 M4 受体小鼠表现多动和兴奋，并对 D1 受体激动剂的反应敏感性增强。由此表明 M 型受体兴奋具有 DA 受体的抑制作用。在精神分裂症阴性症状，以认知缺陷和情感障碍为主的动物模型中，M 型受体激动剂具有改善作用。DA 系统过度兴奋产生类似精神分裂症的阳性症状，而兴奋 M 型受体具有抑制 DA 能递质系统兴奋性的作用。因此有学者提出 M 型受体具有作为抗精神分裂症治疗靶点的可能。

NE 假说认为，中枢的 NE 系统参与认知、情绪、奖赏和思维等功能。精神分裂症患者的症状包括了这些功能的异常或缺陷，而这些功能缺损可能是由脑内 NE 系统介导的功能受损所致。

神经肽假说提出，脑内多种神经肽与精神分裂症的发生发展有关。这些主要包括：抗利尿激素、β-内啡肽和 γ-内啡肽、胆囊收缩素、神经紧张素、生长激素抑制素和神经肽 Y。但是，有关这方面的研究报道较少。

（四）神经免疫学

感染和免疫介导精神分裂症发病是该领域研究的新发展。2014 年，人类全基因组关联研究（GWAS）确定了 108 个与精神分裂症相关的遗传基因位点。精神分裂症相关性高的遗传基因位点与免疫系统及机体对感染的反应有关。除了 MHC 外，还包括在大脑和参与适应性免疫的免疫细胞（CD19 和 CD20B 淋巴细胞）中表达的一些基因。科学家推测，精神分裂症是传染源与易感基因协同起效诱发的，其中传染源可能包括弓形虫（可以分泌多巴胺）、单纯疱疹病毒、巨细胞病毒等。

精神分裂症患者与健康献血者的细胞免疫和体液免疫的比较研究显示，紧张型精神分裂症的免疫反应多为过度反应型，而单纯型和青春型精神分裂症则多属低反应型。CNS 和免疫系统存在着复杂的网络调控机制，细胞因子（cytokines，CKs）作为成员之一，在精神分裂症的发病过程中可能发挥作用，确切的作用及其机制尚待阐明。

三、精神分裂症相关行为测试及动物模型

精神分裂症的病因复杂，原因不明。这导致现有的精神分裂症动物模型在结构效度上存在问题。另一方面，精神分裂症是异质性疾病，临床患者往往同时表现出阳性症状、阴性症状和认知功能障碍的不同组合。而人类所特有的某些症状（幻觉、妄想等）无法在动物中实现，这就使得大部分精神分裂症动物模型不具备良好的表面效度和预测效度。

（一）精神分裂症相关行为测试

目前最主要的精神分裂症阳性症状类似的动物行为学测试主要是前脉冲抑制（prepulse inhibition，PPI）实验。前脉冲抑制（PPI）是一种神经病学现象，其中较弱的前刺激（prepulse）经常使用惊吓反射来抑制生物体对随后强烈刺激（pulse）反射引发的反应。刺激通常是听觉刺激，但也使用触觉刺激（如向皮肤吹气）和轻刺激。当预脉冲抑制较高时，相应的一次性惊吓反应会降低。精神分裂症患者或者模型动物往往表现出该抑制作用的消失或减弱。此外，社交互动测试是用来检测精神分裂症动物社交回避这一阴性症状的类似行为表现，但是，这一表现并不独立出现于精神分裂症患者，在抑郁症、自闭症患者中也多见，所以需要多个行为指标共同用于模型动物的表型评估。

（二）精神分裂症动物模型

各种精神疾病的动物模型对精神障碍的病因、发病机制、药物作用机理的探讨以及新药开发都具有非常重要的意义。目前精神分裂症动物模型主要有以下几种。

1. 发育模型　产科并发症或妊娠期母体感染等产前事件是精神分裂症病因之一，基于此理论基础而建立的精神分裂症模型，主要通过围产期和/或产后早期环境处理和/或给予药物处理而构建。

（1）甲基偶氮甲醇（MAM）模型：MAM 是抗有丝分裂和抗增殖剂，特异性地使神经母细胞的 DNA 甲基化，而不影响神经胶质细胞或产生外周器官的致畸作用。对妊娠大鼠（通常为妊娠 17 天）施用 MAM 会导致后代的神经解剖、电生理和行为临床病人具有相似性类变化。包括内侧前额叶皮层体积减少，第Ⅲ脑室扩大，边缘皮质中间神经元减少，腹侧被盖区 DA 能神经元活性增强。动物出现对苯丙胺诱导的运动反应加大，社交互动和 PPI 减少，记忆力减退和焦虑增加等症状。

（2）产前感染模型：通过给予怀孕的啮齿类动物和灵长类动物模拟病毒的多肌苷酸-聚胞苷酸（poly I：C），诱导母体免疫激活（MIA），其后代会表现出与精神分裂症一致的解剖，神经化学、电生理和行为变化等，包括在前额皮质（PFC）和海马中，中间神经元及其相关的神经元结构和突触可塑性发生改变，动物出现认知功能缺陷等症状。

（3）新生儿腹侧海马损毁模型：主要是通过引起新生大鼠的腹侧海马区域的兴奋毒性损伤，导致大鼠少年期（生后 35 天）和成年期（生后 56 天）出现 DA 神经递质异常相关的行为。模型动物在少年期就表现出社会功能低下，运动表现尚正常。在青春期和成年期，表现出对应激反应增强，刻板动作增加的行为变化，这被认为与中脑边缘系统和黑质纹状体的 DA 转运增加有关。这些动物对谷氨酸受体拮抗剂的敏感性提高、脉冲前抑制（pre-pulse inhibition，PPI）和潜伏抑制（latent inhibition，LI）受损、社会功能低下、工作记忆下降。这些症状与精神分裂症相似。

2. 拟精神病药物诱导模型　基于精神分裂症的神经递质假说而创建的药物诱导模型，主要是利用 DA 增强剂和非竞争性 NMDA 受体拮抗剂制备精神分裂症的动物模型。

（1）DA 增强剂：苯丙胺和阿扑吗啡是常用的诱导剂。啮齿类动物多次间隙性接受苯丙胺，动物表现出类似精神分裂症的运动行为反应，但不产生明显的阴性症状或认知障碍。

(2) 非竞争性 NMDA 受体拮抗剂：PCP、氯胺酮和 MK-801 是常用诱导剂。急性给予啮齿动物 PCP 也会引起运动过度(这与人类的阳性行为症状类似)，社交退缩，PPI 测试表现缺陷和认知缺陷等类似精神分裂症的行为表现。

3. 遗传模型 2014 年 GWAS 分析发现的 108 个基因与精神分裂症相关。如前所述，许多候选基因参与神经元可塑性调节，谷氨酸能或 DA 能神经元的传递功能、突触发生等功能。

DISC1(*disrupted-in-schizophrenia-1*)基因与精神分裂症有关。DISC1 是一种突触蛋白，机体发育早期就表达，参与胚胎和出生后神经发育，包括神经细胞的增殖、分化、迁移、神经轴突和树突生长，调节线粒体功能和细胞粘附等作用。临床研究显示，DISC1 的表达失控或突变改变易患精神分裂症、抑郁症、躁郁症等精神疾病。因此，人们采用异常表达 DISC1 (22q11.2 微缺失)小鼠制备精神分裂症的动物模型。这些模型小鼠的皮质和皮质下灰质体积缩小，树突棘减少，树突复杂性降低，伴脑室增大。同时，PPI 测试表现恐惧调节和空间记忆受损等神经功能缺损。

NRG1 敲除杂合小鼠海马锥体神经元上的树突棘密度降低，NMDA 受体功能降低。近年来还发现，这类小鼠成年脑内神经元新生障碍。PPI 测试中表现精神行为异常。

Dysbindin 是一种突触蛋白，参与囊泡的递质释放的胞吐过程，以及兴奋性氨基酸递质受体的内吞过程。因此，Dysbindin 表达降低直接影响 NMDA 受体功能，损害工作记忆，破坏 DA/D_2 信息传导，改变神经元的兴奋性。Dysbindin 突变小鼠表现出与精神分裂症样的行为，包括活动过度、学习和记忆缺失、冲动和强迫等行为。

除了以上这些遗传基因相关的拟精神分裂症模式动物外，人们根据精神分裂症的 GWAS 的研究结果还制备了多种模型。然而，精神分裂症的发病是多基因与多因素综合后发生的。因此，任何一个单基因制备的模型均有研究的缺陷性。

第五节　治疗精神疾病的药物

治疗精神分裂症、躁狂症、抑郁症和焦虑症的药物统称为抗精神失常药，根据其临床用途分为抗精神分裂症药、抗抑郁症药和抗焦虑症药。

一、抗精神分裂症药

治疗精神分裂症的药物包括抗精神病药及改善其他精神失常的躁狂症状的药物。根据药理作用机制和不良反应，抗精神病药分为经典的抗精神病药和非经典抗精神病药。

(一) 经典的抗精神病药

根据化学结构可将经典的抗精神病药分为吩噻嗪类、硫杂蒽类和丁酰苯类。主要通过阻断中脑-边缘通路和中脑-皮层通路多巴胺 D_2 受体而发挥疗效。适用于兴奋躁动、幻觉、妄想等阳性症状明显的患者，对抑郁、木僵、淡漠、退缩等阴性症状的疗效不明显。

1. 吩噻嗪类　氯丙嗪(chlorpromazine)又称冬眠灵，是吩噻嗪类的代表药物，阻断 D_2 受体，发挥抗精神病作用。连续用药可消除患者的幻觉和妄想等症状，减轻思维障碍，使患者恢复理智，情绪安定，生活自理。能抑制体温调节中枢，配合物理降温，使体温降低，基础代谢降低，器官功能活动减少，耗氧量减低而呈“人工冬眠”状态，增强催眠、麻醉、镇静作用。氯丙嗪可阻断外周 α-肾上腺素能受体，直接扩张血管，大剂量可引起体位性低血压。对内分泌系统有一定影响，减少下丘脑释放催乳素抑制因子，使催乳素分泌增加，引起乳房肿大及泌乳。

氯丙嗪是临床治疗精神分裂症的经典药物代表。氯丙嗪也可用于治疗各种原因所致的呕吐或顽固性呃逆，可用于低温麻醉与人工冬眠。常见的不良反应有嗜睡、乏力、口干(阻断M型受体)、体位性低血压、乳房肿大，偶见泌乳、闭经等。长期大量服用氯丙嗪可致锥体外系功能障碍，包括帕金森综合征、静坐不能、急性肌张力障碍，上述不良反应是由于阻断黑质-纹状体通路的 D_2 受体，使纹状体中的DA功能减弱、ACh功能占优势。减少药量或停药后，症状可减轻或自行消除，也可用中枢胆碱受体阻断药或促DA释放药缓解以上症状。迟发性运动障碍，可能与氯丙嗪长期阻断突触后DA受体、导致DA受体数目增加有关。此反应很难治疗，抗胆碱药可使症状加重。另外，氯丙嗪可能引起抗精神病药恶性综合征、惊厥、过敏反应、内分泌系统紊乱和急性中毒。严重肝功能损害及昏迷者禁用，冠心病及伴心血管疾病的老年患者慎用。

其他吩噻嗪类药物如奋乃静、氟奋乃静、三氟拉嗪，与氯丙嗪相比，抗精神病作用增强，锥体外系不良反应也增加，但镇静作用和心血管作用减弱，故较为常用。硫利达嗪疗效不及氯丙嗪，但锥体外系反应少见，而镇静作用强。

2. 硫杂蒽类　代表药物为氯普噻吨(chlorprothixene)，又名泰尔登(tardan)。其抗精神分裂症、抗幻觉和妄想的作用比氯丙嗪弱，但镇静作用强。因其化学结构与三环类抗抑郁药相似，故有较弱的抗抑郁作用。适用于伴有焦虑或抑郁的精神分裂症、焦虑性神经官能症、更年期抑郁症等。不良反应与氯丙嗪相似。

3. 丁酰苯类　氟哌啶醇(haloperidol)作用及其药理机制与氯丙嗪相似。用于治疗以兴奋躁动、幻觉、妄想为主的精神分裂症及躁狂症。镇吐作用较强，用于多种疾病及药物引起的呕吐，对持续性呃逆也有效。锥体外系反应发生率较高，大量或长期应用可致心肌损伤。

(二) 非经典的抗精神病药

非经典抗精神病药物通过阻断 5-HT_{2A} 和 D_4 或 D_2 受体，协调5-HT与DA相互平衡，实现抗精神病作用。这类药物对精神病的阳性症状和阴性症状都有效。椎体外系反应轻，但导致体重增加，引起代谢性疾病的风险升高。

氯氮平(clozapine)属第一代非经典抗精神病药，抗精神病作用较强，对急、慢性精神分裂症以及其他药物无效的病例仍有效。几乎无锥体外系反应，但可引起严重的粒细胞减少，服药期间要定期检查血常规。

利培酮(risperidone)是第二代非经典治疗精神病药，对精神分裂症阳性症状和阴性症状均有良效，适用于治疗急、慢性精神分裂症，并能改善患者认知障碍和继发性抑郁。椎体外系反应轻，抗胆碱和镇静作用弱。

（三）抗躁狂症药物

碳酸锂（lithium carbonate）又称情绪稳定药，对躁狂和抑郁交替发作的双相情感性精神障碍有很好的治疗和预防复发作用。碳酸锂发挥药理作用的是锂离子，其作用机制为：①抑制脑内NE和DA的释放，促进突触间隙中CAs再摄取，使突触间隙中NE和DA浓度降低；②锂离子可影响细胞内外电解质浓度，调节神经细胞兴奋性；③抑制腺苷酸环化酶和磷酯酶C介导的反应，抑制细胞应答，发挥抗躁狂作用。碳酸锂安全范围窄，不良反应多，常见多尿、烦渴、口干、手部细颤、肌肉无力、胃肠反应等。用药1～2周后，上述症状多减轻或消失，多数患者可以耐受。较严重的毒性反应包括精神紊乱、反射亢进、明显震颤、发音困难、惊厥，直至昏迷与死亡。由于锂盐的治疗指数低，治疗量和中毒量较接近，应对锂盐血药浓度进行监测，调节治疗量及维持量，及时发现急性中毒。

卡马西平和丙戊酸钠有较好的抗躁狂作用，对碳酸锂治疗无效或不能耐受的急性躁狂患者也有效。抗精神病药氯丙嗪或氟哌啶醇可有效治疗严重的急性躁狂症状，但该类药物对双相情感障碍效果不明显，也不能预防复发。在急性症状控制后，可单独给予碳酸锂维持。

二、抗抑郁症药物

抗抑郁症药物可分为三环类抗抑郁药、NE再摄取抑制剂、选择性5-HT重摄取抑制剂及其他抗抑郁药。这些药物大多以单胺学说作为抑郁症发病机制，因此在药理作用、临床应用和不良反应等方面具有许多相似之处。药物起效慢，一般需2～4周显效，完全控制症状需要4～6周的时间。

（一）三环类抗抑郁药

三环类抗抑郁药（tricyclic antidepressant，TCA）能非选择性抑制NA和5-HT再摄取，使突触间隙的递质浓度增高，促进突触传递功能。大多数三环类具有抗胆碱作用，并阻断肾上腺素α_1受体和组胺H_1受体。常用药物有丙米嗪（imipramine）、阿米替林（amitriptyline）、氯米帕明（clomipramine）和多塞平（doxepin）等。三环类抗抑郁药临床用于治疗抑郁症、焦虑症和恐惧症。另外，阿米替林可缓解慢性疼痛；多塞平有较强的镇静作用，可用于镇静及催眠。

该类药物副作用较多，常见不良反应有口干、视物模糊、排尿困难、心动过速、多汗、眩晕、失眠等。大剂量可发生心脏传导阻滞、心律失常、体位性低血压，偶见癫痫发作、骨髓抑制或中毒性肝损害。因阻断M型受体，易致尿潴留和眼内压升高，故前列腺肥大、青光眼患者禁用。与单胺氧化酶抑制药合用，可引起血压明显升高、高热和惊厥，故禁止同时使用。

（二）选择性5-HT重摄取抑制剂

选择性5-HT重摄取抑制剂（SSRI）对5-HT再摄取的抑制作用较强，保留了TCA相似的疗效，克服了TCA的诸多不良反应。该类药物有氟西汀、西酞普兰、艾司西酞普兰、舍曲林等。艾司西酞普兰是西酞普兰的左旋对映体，药效是西酞普兰的5～7倍。临床上用于治疗抑郁症和神经性厌食。不良反应可见恶心、头痛、失眠、震颤等，禁与单胺氧化酶抑制剂合用。

（三）NE 再摄取抑制剂

选择性 NE 再摄取抑制剂（SNRI）用于以脑内 NE 缺乏为主的抑郁症，尤其适用于尿检 MHPG（NE 的代谢物）显著减少的患者。镇静、抗胆碱和降压作用均比 TCA 弱。该类药物有地昔帕明（desipramine）、马普替林（maprotiline）等。对轻、中度的抑郁症疗效好。与丙咪嗪相比，不良反应小。有轻度镇静作用，缩短快眼动睡眠。血压和心率轻度增加，有时出现体位性低血压。过量可致血压下降、心率失常。

（四）其他抗抑郁药

曲唑酮抗抑郁的机制部分可能与抑制 5-羟色胺再摄取有关，并对 5-HT_{2A} 受体具有拮抗作用。临床上用于治疗各种类型的抑郁症和伴有抑郁的焦虑症。曲唑酮具有镇静作用，可改善患者的睡眠。不良反应较少且轻微。常见的不良反应有嗜睡，偶见皮肤过敏、视力模糊、心动过速、头晕、头痛、震颤等。

米氮平是突触前 α_2 受体拮抗药，可增强肾上腺素能的神经传导，还可阻断 5-HT_2 和 5-HT_3 受体，发挥抗抑郁作用。主要不良反应是食欲增加和嗜睡。

三、抗焦虑药

苯二氮䓬类（BZD）药物是临床使用最广泛的抗焦虑药，用于治疗各种原因引起的精神紧张和焦虑症状。地西泮和阿普唑仑是常用的临床抗焦虑药。苯二氮䓬类药物抗焦虑作用机制主要是作为阳性变构调节剂，与离子型 $GABA_A$ 受体的 BZD 结合位点结合，增强 $GABA_A$ 受体与内源性激动剂 GABA 的亲和力，增加氯离子通道的开放频率，使 GABA 更有效地打开通道，并产生突触后抑制效应，产生抗焦虑和镇静作用。

思考题

1. 抑郁症和焦虑症发病的病因学。
2. 引起精神分裂症发病的病因学。
3. 现有抗精神分裂症治疗药物的主要机理，药物疗效不理想的主要原因。
4. 抗抑郁和抗焦虑药物的主要药理机制，长期治疗会产生哪些不良反应，请解释原因。

（俞　瑾　曲卫敏　肖世富）

参考文献

1. 黄志力. 药理学[M]. 上海：复旦大学出版社，2016：140 - 153.
2. ADINA M T, PATRICIA R, PETER S. The Nervous System[M]. 1st ed. 2011.
3. BEAR M, CONNORS B, PARADISO M A. Neuroscience: exploring the Brain[M]. 4th ed. Philadelphia: Wolters Kluwer, 2016.
4. CIPRIANI A, FURUKAWA T A, SALANTI G, et al. Comparative efficacy and acceptability of 21

antidepressant drugs for the acute treatment of adults with major depressive disorder: a systematic review and network meta-analysis[J]. Lancet, 2018 391(10128): 1357 - 1366.

5. CRASKE M G, STEIN M B. Anxiety[J]. Lancet, 2016, 388(10063): 3048 - 3059.
6. CRASKE M G, STEIN M B, ELEY T C, et al. Anxiety disorders[J]. Nat Rev Dis Primers, 2017, 3: 17024.
7. KAHN R S, SOMMER I E, MURRAY R M, et al. Schizophrenia[J]. Nat Rev Dis Primers, 2015, 1: 15067.
8. LUO L Q. Principle of neurobiology[M]. 2nd ed. Garland Science, 2016.
9. MALHI G S, MANN J J. Depression[J]. Lancet, 2018, 392(10161): 2299 - 2312.
10. OTTE C, GOLD S M, PENNINX B W, et al. Major depressive disorder[J]. Nat Rev Dis Primers, 2016, 2: 16065.

第二十六章　睡眠与睡眠障碍

人的一生约 1/3 的时间在睡眠中度过，睡眠是生活必不可少的过程，如同空气、水和食物一样重要。充足的睡眠能消除疲劳、恢复体力、增强免疫力、稳定情绪、促进生长发育、加快皮肤再生，是大脑发挥正常活动和认知功能的保障。虽然人们越来越认识到睡眠的重要性，但由于工作、学习压力以及不良生活习惯等原因，睡眠不足是现今普遍存在的社会现象，广泛影响着人们包括青少年的生活质量。因睡眠不足而造成的警觉性和判断力下降，不仅降低工作和学习的效率，而且增加事故发生率，给工作和日常生活带来了严重的危害。本章将介绍睡眠的生物学、睡眠-觉醒调节的神经生物学机制和一些常见的睡眠障碍。

第一节　睡眠的时相及其生理意义

随着脑电记录技术的发展，人类对睡眠的认识逐渐深入。1875 年，英国生理学家卡顿(Richard Caton，1842—1926)从家兔和猴脑上记录到电活动；1929 年，德国精神病学家伯格(Hans Berger，1873—1941)首次记录到了人类的脑电波，并发现脑电波在睡眠和觉醒状态下存在显著差异。在头皮表面记录到的自发脑电活动称为脑电图(electroencephalogram，EEG)。通过对脑电图形态的研究，人们开始认识睡眠的客观过程，并根据 EEG 的形态将睡眠分为不同的时相。

一、睡眠的两种时相

在睡眠过程中，随着睡眠深度的不同，脑电图发生各种不同的变化。在 20 世纪 50 年代，美国芝加哥大学的阿瑟瑞斯基(Eugene Aserinsky，1921—1998)和克莱特曼(Nathaniel Kleitman，1895—1999)在研究婴儿睡眠时发现，婴儿在睡眠后出现快速眼球运动为特征的“活动”相睡眠。之后克莱特曼和德门特(William C. Dement，1928—2020)在对成人睡眠的研究中，将脑电活动与眼球运动相结合，明确了人类睡眠存在 2 种类型，即非快动眼睡眠(non-rapid eye movement sleep，NREM sleep)和快动眼睡眠(rapid eye movement sleep，REM sleep)。根据这两种睡眠脑电波的形态，NREM 睡眠又称慢波睡眠(slow wave sleep，SWS)，REM 睡眠又称快波睡眠(fast wave sleep)或异相睡眠(paradoxical sleep，PS)。根据脑电波的频率和波幅，结合肌电波和眼电波的变化，可以正确区分 NREM 睡眠和 REM 睡眠。各期睡眠判断标准如表 26 - 1 所示，脑电图波形如图 26 - 1 所示。

表 26-1 睡眠-觉醒时相的判断标准(美国睡眠医学学会睡眠分期指南,2007)

分期	
清醒期	注意力集中或紧张时,呈现 16～25 Hz 的低幅(10～30 μV)β 波;安静闭眼时,主要呈现 8～13 Hz,波幅为 20～40 μV 的 α 波;肌电活跃
NREM 睡眠	
1 期	浅睡期,注意力丧失;α 波所占比例减少至 50%以下,出现低幅、低频(4～7 Hz)θ 波;伴有慢动眼,肌张力较清醒期低
2 期	在低幅、混合频率脑波的基础上,出现睡眠纺锤波(11～16 Hz)和 κ 复合波(由正向和负向大慢波组成);肌张力显著降低,无眼球运动,易被唤醒
3 期	呈现中或高波幅的 δ 波(0.5～2 Hz, >75 μV),比例>20%;肌张力低或静息,无眼球运动,不易被唤醒
REM 睡眠	呈现低幅 θ 波,伴有快速眼球运动,肌电安静

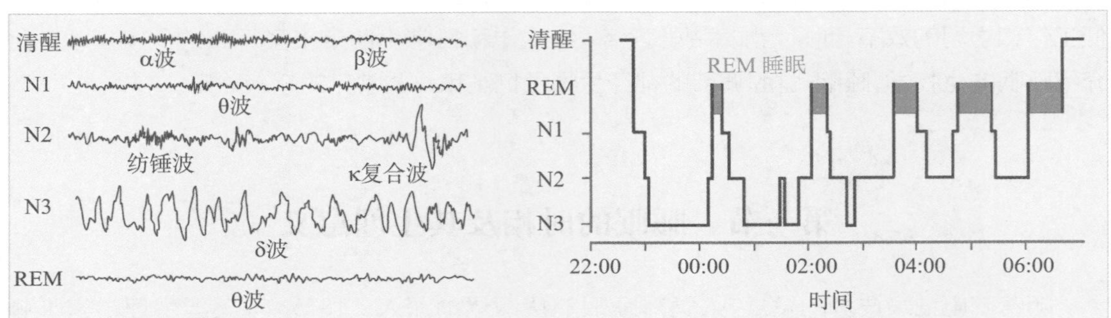

图 26-1 成人觉醒与睡眠不同阶段的脑电图波形(A)及睡眠结构图(B)

二、NREM 睡眠的分期及其生理意义

NREM 睡眠从夜间入睡开始,随着睡眠深度的逐步加深而进展。在 NREM 睡眠期间,全身代谢减慢,与入睡前安静状态相比,总体代谢率下降 10%～25%;脑血流量减少,脑内大部分区域神经元活动下降;循环、呼吸和交感神经系统的活动水平都有一定程度降低。表现为呼吸变浅、变慢而平稳,心率减慢、血压下降、体温降低、全身感觉功能减退、肌张力减弱(但仍能保持一定的姿态)、无明显的眼球运动。1968 年,瑞斯萧芬(Allan Rechtschaffen, 1927—)和卡莱斯(Anthony Kales, 1934—)首次根据脑电波特征并结合身体状态将 NREM 睡眠分为四期(R & K 分期)。此后 40 年来,随着现代电子技术、生物传感器技术和计算机技术的发展,以及人们对睡眠及相关事件认识的深入,2007 年,美国睡眠医学学会制定了睡眠及相关事件评分手册,将 NREM 睡眠分期由四期改为三期(表 26-1、图 26-1)。成年人睡眠分期:清醒期(stage of wakefulness, Stage W)、NREM1 期、NREM2 期、NREM3 期和 REM 期。

(一) 清醒期

清醒期(Stage W)即清醒状态下,注意力集中或紧张时,呈现 16～25 Hz 的低幅(10～

30 μV)β 波;安静闭眼时,主要呈现频率为 8～13 Hz,波幅为 20～40 μV 的 α 波;肌电活跃。

(二) NREM 睡眠 1 期(Stage 1/N1,为 R&K 分期的 1 期)

NREM 睡眠 1 期为浅睡期,是由清醒期过渡到其它睡眠期的时段,或睡眠期间出现体动后的过渡时段。α 波所占比例减少至 50%以下,出现低幅、低频(4～7 Hz)θ 波。人对周围环境的注意力已丧失,处于似睡非睡、迷迷糊糊的状态。伴有慢动眼,有肌张力,但一般低于清醒期水平。

(三) NREM 睡眠 2 期(Stage 2/N2,为 R&K 分期的 2 期)

在低幅、混合频率脑波的基础上,出现睡眠纺锤波和 κ 复合波。睡眠纺锤波频率约为 11～16 Hz(大部分频率在 12～14 Hz)串联的脑电波,整体形状像纺锤形,持续时间≥0.5 秒。κ 复合波形态上先出现一个方向向上的负向波,紧接着一个方向向下的正向波,持续时间≥0.5 秒。此期全身肌张力显著降低,几乎无眼球运动,表明已经入睡,但易被唤醒。

(四) NREM 睡眠 3 期(Stage 3/N3/SWS,为 R&K 分期的 3&4 期)

出现中或高波幅的慢波 δ 波,所占比例超过 20%,频率在 0.5～2.0 Hz,波幅标准为＞75 μV。无眼球运动,肌张力明显受抑制,可以呈现如同 REM 睡眠期的肌电静息状态。睡眠程度深,对外界的刺激阈值明显升高,不容易被唤醒。

N1～N2 期睡眠浅,N3 期睡眠深。成年人绝大部分深度 NREM 睡眠出现在上半夜,下半夜则以浅度 NREM 睡眠为主。健康成年人每天平均睡眠 8 小时左右,深度 NREM 睡眠不超过睡眠总时间的 20～25%。NREM 睡眠有着重要的生理意义,在深度 NREM 睡眠时,人体的免疫系统功能增强,生长激素分泌增加。生长激素有助于核糖核酸和蛋白质的合成,与睡眠时机体的恢复机制有关,促进全身细胞的新陈代谢,有利于养精蓄锐,为清醒时的活动做好准备。睡眠剥夺后主要表现为 NREM 睡眠,尤其是深度 NREM 睡眠补偿性增加,可见深度睡眠对保证人体健康的重要意义。

三、REM 睡眠及其生理意义

REM 睡眠呈现低幅的 θ 波(4～7 Hz)(图 26-1),以快速的眼球运动为特征(50～60 次/min),肌电明显减弱甚至消失,尤其以颈后及四肢肌肉为显著,呈姿势性张力弛缓状态,由此与觉醒相区别。REM 睡眠无分期,虽然躯体肌肉处于放松休息状态,大部分脑区神经元却表现出类似于觉醒期的活动,故又称之为异相睡眠(paradoxical sleep, PS),与 NREM 睡眠期相比,脑代谢和脑血流量显著增加,脑组织温度升高;自主神经功能活动波动大,呼吸浅快而不规则,心率加快,血压波动,瞳孔时大时小;体温调节功能丧失;各种感觉功能显著减退;肌张力显著降低,呈完全松弛状态,但支配眼球运动、呼吸运动的肌肉持续活动;阴蒂或阴茎时有勃起。

REM 睡眠仅在哺乳动物和雏鸟的睡眠中出现。人类的 REM 睡眠随着年龄的增长而变化,在婴幼儿期 REM 睡眠占时较多,新生儿平均每昼夜睡 15～18 小时,其中 50%以上时间是 REM 睡眠;而早产婴儿的 REM 睡眠更多,可达 75%以上。儿童自 5 岁开始,REM 睡眠已和成年人相近,约占每晚总睡眠量的 20～25%,可见 REM 睡眠对婴幼儿的发育具有十分重要的意义。REM 睡眠每晚平均间隔约 90 min 出现一次，由于 REM 睡眠和觉醒状态相似，这种间隔出现可能对保持成人和动物睡眠中的“警戒”水平非常重要。此外，REM 睡眠与记忆、体温调节、一些疾病如急性脑血管疾病、心绞痛、哮喘、消化性溃疡等的发生密切相关。

四、睡眠时相交替

睡眠呈现周期性变化，正常睡眠从 NREM 睡眠 N1 期进入到 N2 期，然后再到 N3 期，之后返回到 N2 期，再从 N2 期进入 REM 睡眠，完成第一个睡眠周期，共约 90 分钟。上述睡眠周期在整夜睡眠中重复 4 至 6 次，N 期睡眠逐渐缩短，REM 睡眠逐渐延长。在典型情况下，第一个睡眠周期中，N3 期睡眠占主导地位，随后逐渐减少。睡眠结构图可清楚了解睡眠的构成情况。以纵坐标表示清醒状态及各期睡眠时相，以横坐标表示时间流程（图 26 - 1B）。从一个 REM 睡眠至下一个 REM 睡眠平均相隔时间约为 90 分钟，婴儿的时间间隔约为 60 分钟。成人 8 小时睡眠时间内各期的时间大致为：N1 期睡眠占≤5%，N2 期睡眠占 50%，N3 期睡眠占 20%～25%；REM 期睡眠占 20%～25%。

除 NREM 睡眠与 REM 睡眠的循环交替外，NREM 睡眠阶段的各期与 REM 睡眠均可直接转变为觉醒状态。正常成年人由觉醒转入 NREM 睡眠，不会直接转入 REM 睡眠。

第二节　睡眠-觉醒调控

自 20 世纪 30 年代开始，人们运用毁损和刺激的方法在动物大脑中寻找影响睡眠和觉醒的区域，这为研究人类睡眠和觉醒机制提供了神经解剖学基础。通过记录脑内特定区域神经细胞的电活动，明确了一些睡眠-觉醒产生的细胞调控机制；但更多的研究则聚焦于神经递质对睡眠-觉醒的调节作用。随着近年来神经科学研究新技术的发展，光遗传学、药理遗传学及在体钙信号记录技术在睡眠研究领域中的应用，进一步加深了人们对睡眠和觉醒调控机制的认识。目前认为睡眠和觉醒的发生与维持由脑内特定的神经核团参与，通过脑内神经递质和内源性促睡眠物质共同作用、相互影响而实现；其本身又受昼夜节律、人体生物钟及内环境的影响与调控。

20 世纪初期，赫斯（Walter Rudolf Hess，1881—1973）等极少数学者曾提出存在睡眠中枢的观点，但当时人们普遍认为，睡眠是源于因疲劳而引起的大脑活动的减缓；同时还有人认为，感觉信息传入大脑维持了觉醒状态，信息传入的停止则产生睡眠。这种睡眠的“被动”学说或脑的“去传入”理论，随着机体内睡眠相关结构的鉴定而被一一否定。目前，广为接受的是睡眠的“主动”学说，即睡眠是一个主动的过程，是中枢神经系统内与睡眠调节相关的神经结构（睡眠中枢）积极活动的结果。生物体脑内存在两个系统，一个促进觉醒，另一个促进睡眠。这两个系统均由众多的神经核团和递质组成和参与，彼此间形成了相互作用、相互制约的神经调控网络，以调节睡眠-觉醒的发生与维持（图 26 - 2）。

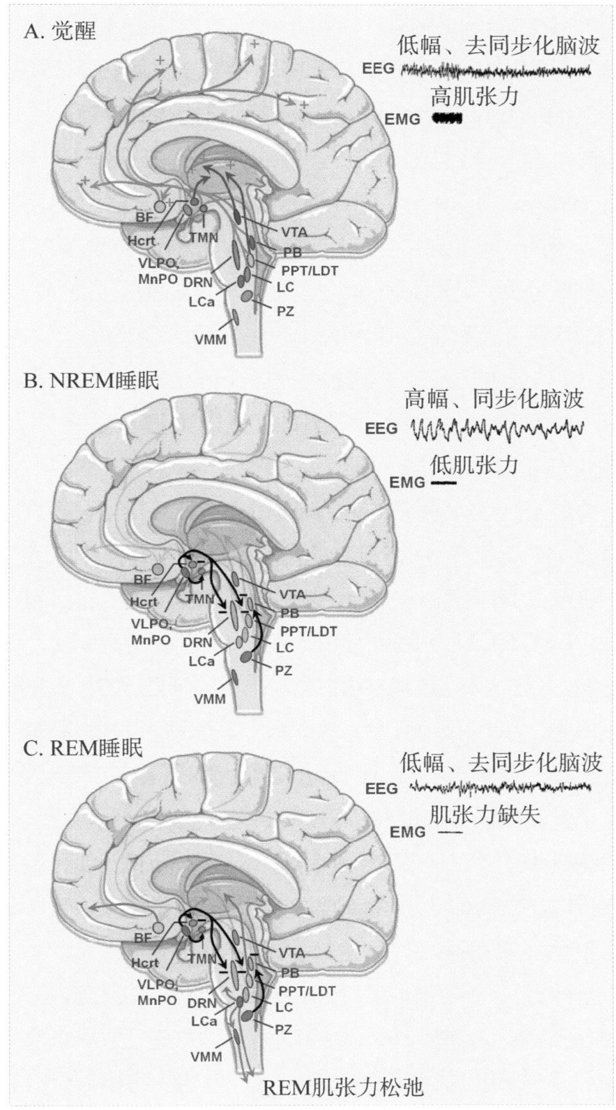

图 26－2　睡眠-觉醒相关神经核团及递质调控神经网络模式图

注：各神经递质系统分别以不同的颜色表示。红色，NE、His、5-HT；橘黄色，ACh；玫红色，Hcrt；深红色，DA；蓝色，GABA；绿色，Glu。BF，基底前脑；DRN，中缝背核；MnPO，下丘脑正中视前核；LC，蓝斑核；LCa，蓝斑下区；LDT，外侧被盖核；PPT，脚桥被盖核；PZ，面神经旁区；TMN，结节乳头核；VLPO，腹外侧视前区；VMM，延髓腹内侧区；VTA，腹侧被盖区。

一、觉醒促进系统

（一）脑干促觉醒系统

20 世纪 40～50 年代，意大利神经学家莫鲁齐（Giuseppe Moruzzi，1910—1986）和美国

生理学家马古恩(Horace Magoun，1907—1991)先后提出，脑干网状结构对于维持大脑皮质兴奋、保持机体觉醒具有极其重要的作用。他们对猫的电刺激研究显示，反复刺激麻醉猫的延髓、脑桥和中脑网状结构的内侧区，可使其EEG由慢波快速转为类似清醒状态时的去同步化快波。破坏中脑被盖中央区的网状结构，而未伤及周边部的特异性上行传导束，动物可进入持续性昏睡状态，脑电呈现持续性慢波。因此提出，在脑内存在上行网状激动系统(ascending reticular activating system，ARAS)，此系统的正常活动可维持大脑皮质的觉醒状态。后续的研究发现，脑干中脑脑桥部向前脑投射的引起觉醒的细胞主要是位于特定核团内的单胺能和胆碱能神经元，而非位于网状系统内的细胞。目前认为脑干内与觉醒相关的系统包括蓝斑核去甲肾上腺素(noradrenaline，NE)能神经元、中缝核5-羟色胺(5-hydroxytryptamine，5-HT)能神经元、中脑多巴胺(dopamine，DA)能神经元和脑桥-中脑胆碱(acetylcholine，ACh)能神经元。此外，新近的研究结果提示脑干臂旁核和蓝斑前区(谷氨酸能神经元)也是调控觉醒的重要区域。

1. 蓝斑核NE能神经元 蓝斑核(locus coeruleus，LC)神经元的轴突不仅可分为升、降支，且在行程中反复分支，广泛投射分布到脑及脊髓的各部位。LC发出的上行神经纤维经下丘脑、基底前脑，投射至大脑皮质，兴奋大脑皮质，诱发觉醒。LC神经元放电活动在觉醒期活跃，NREM睡眠时减弱，REM睡眠时停止。

LC是脑内NE能神经元最多、最集中的地方。NE通过作用于不同的受体而选择性兴奋其它觉醒系统，抑制睡眠。如NE通过α_1受体兴奋基底前脑的胆碱能神经元、通过α_2受体抑制基底前脑和视前区促睡眠神经元而促进觉醒。NE能神经元及终末的自身α_2受体，兴奋后通过影响K^+、Ca^{2+}通道，从而降低NE能神经元的活性，减少NE的释放。临床降压药物α_1受体拮抗剂如哌唑嗪，通过阻断突触后膜α_1受体而诱发睡眠，因此用药后会出现嗜睡等不良反应；而α_2受体拮抗剂如育亨宾，通过阻断突触前膜α_2受体，导致NE释放增加，进而激活突触后膜α_1受体，抑制睡眠的发生。

2. 中缝核5-HT能神经元 中缝核(raphe nucleus，RN)沿脑干的中线分布，从延髓至中脑，有中缝隐核、中缝苍白核、中缝大核、中缝脑桥核、中缝正中核、中缝背核和线形核等核团，是脑内5-HT能神经元分布的主要部位。与NE能神经元相似，5-HT能神经元放电在觉醒期最为活跃，NREM睡眠时减弱，REM睡眠时停止，表明5-HT是觉醒相关神经递质。研究显示电刺激麻醉大鼠的中缝背核引起其EEG转为低压快波；光遗传激活小鼠中缝背核5-HT能神经显著增加觉醒。但5-HT能神经元的活动度似乎与低兴奋度的觉醒状态更相关，如动物梳理毛发或其它一些刻板的节律运动。

5-HT受体亚型种类繁多，以致5-HT在睡眠-觉醒调节中作用复杂。表现为促觉醒作用的受体主要是$5\text{-}HT_{1A}$、$5\text{-}HT_3$。例如，抗焦虑药$5\text{-}HT_{1A}$部分激动剂丁螺环酮(buspirone)和吉吡隆(gepirone)皮下注射可使大鼠清醒期延长，各睡眠成分缩短；$5\text{-}HT_3$受体激动剂氯苯基双胍(m-chlorophenyl biguanide)注入大鼠侧脑室可增加觉醒，减少NREM和REM睡眠。

3. 中脑DA能神经元 邻近中缝背核的DA能神经元与觉醒调控相关，其上行神经纤维投射主要投射至基底前脑和大脑皮质（详见第八章）。这些 DA 能神经元放电特性与 NE 能和 5-HT 能神经元相似，在觉醒期最为活跃，NREM 睡眠时减弱，REM 睡眠时停止放电。

位于中脑黑质致密部和腹侧被盖区（ventral tegmental area，VTA）的 DA 能神经元，其纤维主要投射到纹状体、基底前脑和大脑皮质。这部分 DA 能神经元的放电特性并不随睡眠-觉醒时相的转变而变化。外源性促进 DA 能神经元信号传递的药物对睡眠-觉醒以及 NREM-REM 睡眠周期有一定的影响。例如，可卡因通过阻断 DA 和 NE 的再摄取，安非他命通过刺激 DA 的释放，使突触间隙的 DA 含量增加，两者均可增加觉醒，减少睡眠。由此推测，DA 能神经元可能通过与其它神经递质系统的相互作用，调节睡眠-觉醒。新近研究发现光遗传瞬时激活 VTA 的 DA 能神经元可快速唤醒睡眠中的小鼠；采用化学遗传学方法激活该区 DA 能神经元，同样可增加小鼠的觉醒量。这表明 VTA 的 DA 能神经元属于觉醒系统。另有研究发现，特异毁损大鼠黑质内 DA 能神经元消除背侧纹状体内 DA 的含量后，大鼠觉醒量显著增加；而化学遗传学方法特异激活黑质-纹状体 DA 能神经元通路，或运用光遗传学方法激活背侧纹状体内 DA 能神经末梢，增加 DA 的释放，大鼠的觉醒量降低，睡眠量增加。这提示与其它部位的 DA 作用相反，来源于黑质的 DA 抑制觉醒，促进睡眠。

4. 脑桥-中脑 ACh 能神经元 脑干内有两群 ACh 能神经元，分别位于脑桥吻侧和中脑尾侧的外侧被盖核（laterodorsal tegmental nucleus，LDT）及脚桥被盖核（pedunculopontine tegmental nuclues，PPT）。两者发出的上行纤维经腹侧延伸到下丘脑和基底前脑，经背侧由丘脑中继，向上广泛投射到大脑皮质，刺激大脑皮质的兴奋。LDT 和 PPT 的 ACh 能神经元放电在觉醒期活跃，NREM 睡眠期减弱，REM 睡眠期又重新活跃，促进觉醒和 REM 睡眠时皮层的激活。因此，引起大脑皮质兴奋的 ACh 能神经元放电并不一定伴随觉醒行为的产生，如在脑桥中脑被盖区给予 ACh 受体激动剂卡巴胆碱，能兴奋大脑皮质，并发肌张力消失状态（类似 REM 睡眠）。

5. 臂旁核及蓝斑前区谷氨酸能神经元 脑干中与觉醒相关的可能还包括臂旁核（parabrachial nucleus，PB）及蓝斑前区的谷氨酸能神经元。它们发出大量上行纤维投射至外侧下丘脑（lateral hypothalamus，LH）和基底前脑。这些谷氨酸能神经元的放电特性尚未明确，从猫的电生理记录实验及大鼠的 Fos 蛋白研究结果表明，它们主要是觉醒和 REM 睡眠相关的神经元。特异性毁损 PB-PC 区域可造成动物进入昏迷状态，而通过药理遗传学方法激活 PB 内神经元，大鼠可持续觉醒 12 小时以上，提示 PB 是调控觉醒的重要神经核团。

（二）前脑促觉醒系统

动物或人在脑干觉醒系统急性毁损后数月内，他们的觉醒-睡眠周期最终可以恢复，表明虽然在正常情况下前脑的作用可能依赖于脑干的觉醒效应，在失去来自脑干的信息输入后，前脑也可重塑发挥活化大脑皮质的功能。前脑参与觉醒的系统包括结节乳头核组胺（histamine，His）能神经元、下丘脑食欲素（orexin）能神经元、基底前脑的 ACh 能和非 ACh

能神经元。

1. 结节乳头核组胺能神经元 中枢 His 能神经元的胞体集中分布在下丘脑后部的结节乳头核(tuberomammillary nucleus, TMN),纤维广泛投射到不同的脑区,同时也接受睡眠中枢——腹外侧视前区(ventrolateral preoptic area, VLPO)发出的抑制性 GABA 能及甘丙肽(galanin, GAL)能神经纤维的支配。下丘脑外侧部食欲素能纤维也投射到 TMN。TMN 神经元自发性放电活动随睡眠-觉醒周期而发生变化。觉醒时放电频率最高,NREM 睡眠期减弱,REM 睡眠期放电终止。脑内 His 释放呈明显的睡眠-觉醒状态依赖性,清醒期释放量是睡眠期的 4 倍。抑制组胺合成酶降低脑内 His 浓度可诱发睡眠。脑内的 His 受体分为 H_1、H_2 和 H_3 三种亚型。常见的第一代 H_1 受体阻断药有明显的嗜睡作用;基因敲除或药物阻断 H_1 受体后,动物中途觉醒次数显著减少,表明 H_1 受体是影响中途觉醒的重要受体。食欲素、前列腺素受体 EP_4 激动剂、H_3 受体拮抗剂等可激动组胺系统引起觉醒。

2. 下丘脑食欲素能神经元 食欲素(orexin),又称开胃素(hypocretin),是 1998 年发现的具有促进摄食作用的神经肽。分 orexin A 和 orexin B,通过 G 蛋白偶联受体(orexin R_1 和 orexin R_2, OR_1 和 OR_2)发挥作用。

食欲素能神经元在觉醒期及由睡眠向觉醒转换时放电活跃,在睡眠期间放电停止,具有维持觉醒和抑制 REM 睡眠的作用。其胞体分布于下丘脑外侧及穹窿周围,数量仅数千个,而其纤维和受体分布十分广泛。纤维投射至整个大脑皮质、基底前脑及脑干,在 TMN 和 LC 的投射尤其密集。食欲素通过促进觉醒相关递质的释放,减少睡眠,增加和维持觉醒。同时,食欲素能神经元本身也受来自诸多上行觉醒系统,包括 LC、DR 和 PB,以及来自皮层和杏仁核的纤维支配。此外,食欲素能神经元作为 VLPO 最多的纤维传入者,通过与 VLPO 的交互联系,在睡眠-觉醒周期调控中发挥重要作用。顺行追踪研究显示食欲素能神经元直接接受来自视交叉上核(suprachiasmatic nucleus, SCN)的纤维投射,这条神经通路可能是昼夜节律系统参与睡眠-觉醒周期调节的解剖学基础之一。

食欲素能神经元变性是人类发作性睡病的重要病因。敲除食欲素基因或特异性毁损食欲素能神经元后,小鼠表现出人类发作性睡病样症状,包括猝倒和病态 REM 睡眠等;狗 OR_2 基因自发突变后也表现出发作性睡病的症状。向大鼠或小鼠的 TMN 灌注食欲素,或在 LC、LDT、脑室内局部给予食欲素,均可抑制睡眠,增加觉醒。光遗传学或药理遗传学方法激活食欲素能神经元可快速唤醒动物,增加觉醒量,这些结果表明,食欲素是很强的促觉醒物质。

3. 基底前脑 ACh 能神经元 基底前脑 ACh 能神经元对维持大脑皮质的兴奋具有重要的作用。它们接受来自脑干及下丘脑觉醒系统的纤维投射,进而广泛的投射到大脑皮质,激活皮层锥体细胞。电生理研究显示,基底前脑 ACh 能神经元在觉醒和 REM 睡眠期活跃,放电频率与脑电的 γ 波(30～60 Hz)及 θ 波(4～7 Hz)的强度呈正相关,与 δ(1～4 Hz)的强度呈负相关。由此认为,基底前脑的 ACh 能神经元与觉醒和 REM 睡眠期间刺激产生高频率的 γ 波和 θ 波有关。

4. 基底前脑非 ACh 能神经元　除 ACh 能神经元外，基底前脑还分布有 GABA 能神经元和少量谷氨酸能神经元。大脑皮质兴奋时，它们放电增加，其神经纤维投射到大脑皮质。基底前脑的 GABA 能神经元投射到大脑皮质，抑制大脑皮质 GABA 能中间神经元及深层的锥体细胞，导致皮质环路去抑制，从而兴奋大脑皮质。与基底前脑的 ACh 能投射神经元相似，基底前脑 GABA 能和谷氨酸能神经元的节律性放电也参与节律性 θ 样脑电活动的调节。基底前脑非 ACh 能神经元与 ACh 能神经元共同组成了基底前脑中继站，中继从脑干及其它觉醒系统的神经纤维向皮层脑区投射，参与觉醒的调节。

二、睡眠促进系统

（一）下丘脑视前区

下丘脑视前区的腹外侧视前核（ventrolateral preoptic nucleus，VLPO）和正中视前核（median preoptic nucleus，MnPO）是调节睡眠的关键核团。选择性毁损 VLPO 和 MnPO，睡眠量显著减少；VLPO 的兴奋和睡眠量成正相关；VLPO 分“密集区”和“延伸区”，它们对睡眠的影响不同。毁损 VLPO 的密集区可使 NREM 睡眠时间减少 50%～60%，NREM 睡眠时间与残留神经元数目成正比；而毁损 VLPO 延伸区域可显著减少 REM 睡眠，而对 NREM 睡眠影响较小。

视前区睡眠调控神经元发出的纤维投射到多个觉醒相关神经核团及脑区，例如 PPT 和 LDT 的 ACh 能、RN 的 5-HT 能、LC 的 NE 能、TMN 的 His 能神经元及外侧下丘脑区域等，抑制觉醒核团的活性，促进觉醒向睡眠的转化，特别是使深度 NREM 睡眠增加。VLPO 在睡眠的启动和维持过程中，主要以抑制性 GABA 和甘丙肽作为神经递质。VLPO 密集区的神经元发出纤维密集投射到 TMN，弥散区的神经元纤维则更多的投射到脑干的 LC 和 DRN。视前区也接受上述觉醒核团内 His 能、NE 能、5-HT 能及谷氨酸能神经纤维的支配，但目前尚未发现脑干的 DA 能神经元及 ACh 能神经元纤维投射到 VLPO。离体脑片电生理研究发现，上述觉醒核团的递质 ACh、NE、5-HT 和 DA 均可抑制 VLPO 的 GABA 能神经元。睡眠中枢与主要觉醒系统在解剖学上的紧密联系对于睡眠和觉醒状态之间的转化至关重要，睡眠和觉醒系统在功能上彼此强烈的交互抑制，形成一个双向反馈环路，促发睡眠-觉醒两种模式交替出现，而避免产生中间状态。

下丘脑的 SCN 是哺乳动物的昼夜节律中枢，在睡眠-觉醒周期中发挥着重要的调控作用。尽管 SCN 至 VLPO 的神经纤维投射很稀少，但研究发现，SCN 发出的神经纤维可通过亚室旁区（sub paraventricular zone，SPZ）腹侧中继，再由 SPZ 发出纤维投射至下丘脑背内侧核（dorsomedial hypothalamic nucleus，DMH），DMH 进而发出神经纤维投射到 VLPO 及下丘脑外侧食欲素能神经元等核团，调节睡眠和觉醒（图 26－3）。由此推测，SCN 可能以 DMH 为中转站向 VLPO 传递睡眠节律信号。

（二）基底神经节和大脑皮质系统

基底神经节和大脑皮质可能也与睡眠的启动和维持有关。1972 年，研究者发现，动物在被去除皮质和纹状体，完整保留低位脑干和间脑前区后，它们的睡眠周期发生异常，NREM

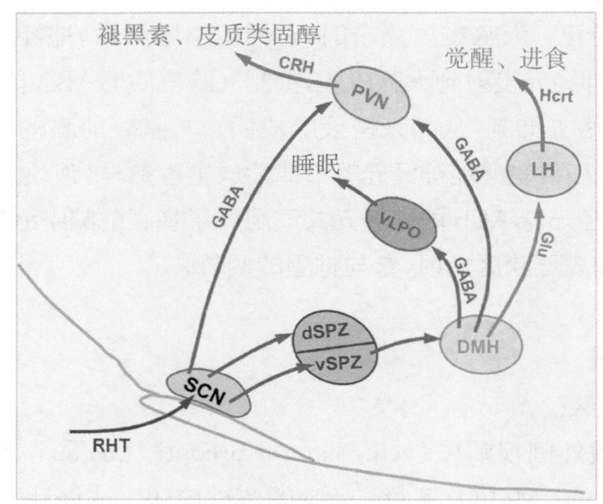

图 26-3　节律中枢 SCN 对睡眠-觉醒的影响

注：CRH，皮质激素释放激素；DMH，下丘脑背内侧核；dSPZ，亚室旁区背侧部；LH，下丘脑外侧区；PVN，下丘脑室旁核；RHT，视网膜下丘脑束；SCN，视交叉上核；VLPO，腹外侧视前区；vSPZ，亚室旁区腹侧部；Hcrt，食欲素。

睡眠大大减少。此外，电刺激尾状核与额叶皮质引发皮质同步化活动和睡眠发生；毁损双侧前脑皮质导致睡眠明显减少；破坏尾状核也使睡眠暂时性下降。这些研究结果提示基底神经节和大脑皮质在睡眠的诱发和维持方面发挥了一定的作用。

近年来研究发现，大鼠背侧纹状体毁损后，睡眠总量增加和睡眠片段化。而腹侧纹状体（伏隔核）及苍白球（globus pallidus，GP）毁损大鼠的觉醒量显著增加，光遗传方法直接激活 GP 的 GABA 能神经元，大鼠睡眠量也增加，表明基底神经节在睡眠-觉醒调控中具有重要作用。此外，通过化学性毁损方法破坏黑质 DA 能神经元，耗竭纹状体内 DA 递质，大鼠觉醒量显著增加，而通过光遗传学方法特异激活黑质纹状体 DA 通路，促进纹状体内 DA 能神经元末梢释放 DA，大鼠睡眠量则增加。这表明基底神经节中黑质纹状体通路的 DA 系统激活具有促睡眠的作用，与前述 VTA 的 DA 能神经元激活后的促觉醒效应相反，相关机制有待进一步阐明。

（三）丘脑 GABA 能神经元

1986 年，埃利奥·卢加雷斯（Elio Lugaresi，1926—2015）等在致命性家族失眠症患者尸检中发现，丘脑前部腹侧核和背内侧核严重退变，而其它脑区仅有轻度退行性改变。由此推断，丘脑前部在睡眠调节中起重要作用。丘脑网状核中大部分是 GABA 能神经元。1990 年，斯特瑞德（Mircea M. Steriade，1924—2006）和麦卡利（Robert W. McCarley，1937—2017）认为 NREM 睡眠 2 期中纺锤波是丘脑网状核中 GABA 能神经元与丘脑-皮质神经元之间相互作用的结果。从脑干投射到丘脑的胆碱能神经纤维，可使网状核 GABA 能神经元超极化，并随即阻断纺锤波的出现。大脑皮质是 NREM 睡眠发生的执行部位，深睡期 δ 波活动的幅度和数量反映了大脑皮质的成熟程度，δ 波的出现总是在丘脑-皮质神经元超极化时出现，因此任何使丘脑-皮质神经元去极化的因素皆可以阻断 δ 波。

(四) 延髓网状结构

20 世纪 50 年代期间的脑横断实验发现，脑桥延髓连接处被横断后的猫处于一种近乎永久的觉醒状态，表明延髓中存在促进睡眠的系统。近年来在延髓中发现了一群促进睡眠的神经元，它们位于面神经的外侧区域，即面神经旁区(parafacial zone，PZ)。该区的 GABA 能/甘氨酸能神经元在 NREM 睡眠期间活跃，毁损后睡眠量显著减少。若选择性激活或抑制这些神经元，分别产生促进或抑制 NREM 睡眠。这些神经元投射至觉醒核团 PB/PC，通过抑制 PB/PC 的觉醒促进效应，从而促进 NREM 睡眠。

此外，在尾侧延髓网状结构腹内侧部的一群 GABA/甘氨酸能神经元和 REM 睡眠期间的肌张力弛缓相关。它们在 REM 睡眠期放电活跃，其神经纤维投射到脊髓，抑制脊髓运动神经元。

(五) 调控 REM 睡眠发生和维持的神经元

REM 睡眠启动的关键部位在脑干，尤其是脑桥和中脑附近的区域。通过微电极记录神经元的电位活动，在这些区域鉴定出两类神经元：一类神经元的电活动在觉醒期间保持静止，而在 REM 睡眠之前和 REM 睡眠期间明显增加，这类神经元被称为 REM 睡眠启动(REM-on)神经元；另一类神经元则恰好相反，在觉醒期间电活动发放频率较高，在 NREM 睡眠期间逐渐减少，而在 REM 睡眠中保持静止，被称为 REM 睡眠关闭(REM-off)神经元。

REM-on 神经元主要是分布在中脑背外侧亚核(sublaterodorsal nucleus，SLD)和蓝斑前区的谷氨酸能神经元，以及脑桥-中脑连接部位的 LDT/PPT 胆碱能神经元。先前观点认为，促进 REM 睡眠的 LDT/PPT 胆碱能神经元和抑制 REM 睡眠的单胺能神经元之间相互抑制调控 REM 睡眠。近年来的研究表明 SLD 谷氨酸能神经元在调控 REM 睡眠中起着核心作用，不仅启动 REM 睡眠，引起脑电的去同步化快波，诱发脑桥-膝状体-枕叶波(ponto-geniculo-occipital waves，PGO)和快速眼球运动，还能通过兴奋延髓腹内侧区(ventromedial medulla，VMM)GABA/甘氨酸能神经元及脊髓的抑制性中间神经元，进而抑制脊髓运动神经元，引起四肢肌肉松弛和肌电的完全静寂。REM-off 神经元主要位于腹外侧导水管周围灰质(ventrolateral periaqueductal gray matter，vlPAG)及邻近的外侧脑桥被盖(lateral pontine tegmentum，LPT)的 GABA 能神经元，在 NREM 睡眠期间发放电活动抑制向 REM 睡眠的转化。

顺/逆行追踪实验显示 REM-on(SLD/PC)及 REM-off(vlPAG/LPT)脑区间存在 GABA 能纤维的交互投射，相互抑制控制 REM 睡眠启动或抑制。此外，REM 睡眠还受其它递质系统的调节，如 LC 的 NE 能神经元及 DR 的 5-HT 能神经元，它们通过抑制 REM-on 神经元抑制 REM 睡眠。vlPAG/LPT REM-off 神经元还接受来自 VLPO 延伸部的抑制性投射和食欲素神经元的兴奋性投射，分别易化或抑制 REM 睡眠。外侧下丘脑黑色素浓集激素

(melanin-concentrating hormone, MCH)神经元通过兴奋 PPT 促进 NREM 睡眠向 REM 睡眠的转化及维持 REM 睡眠。

综上所述,关于 REM 睡眠的发生和维持机制,以及 REM 睡眠与 NREM 睡眠、REM 睡眠与觉醒状态间的转化,SLD/PC REM-on 神经元、LDT/PPT 胆碱能促 REM 睡眠神经元、vPAG/LDT REM-off 神经元、LC/DR 单胺能抑制 REM 睡眠神经元等起着十分关键的作用。它们之间存在着纤维联系,彼此影响,构成复杂的网络调控系统(图 26-4)。

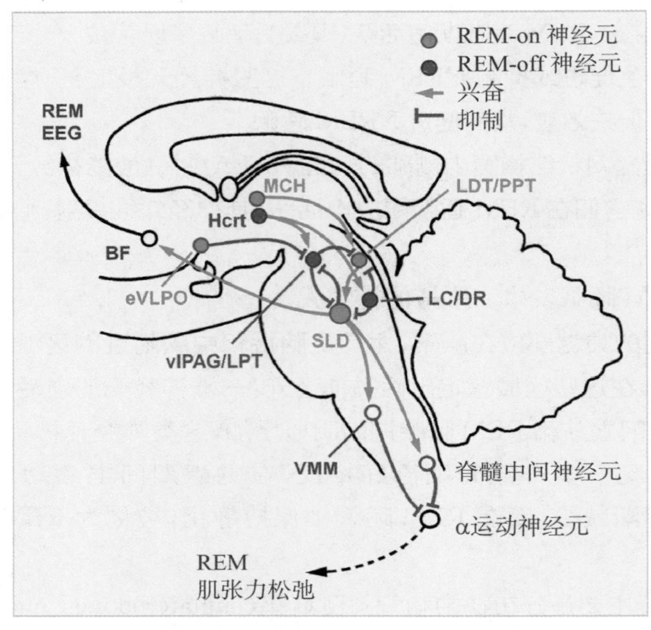

图 26-4　REM 睡眠调控网络模式图

注:BF,基底前脑;DR,中缝背核;eVLPO,腹外侧视前区延伸部;Hcrt,食欲素;MCH,黑色素浓集激素;LC,蓝斑;LDT,外侧被盖核;LPT,外侧脑桥被盖;PPT,脚桥被盖核;SLD,背外侧亚核;vlPAG,腹外侧导水管周围灰质;VMM,延髓腹内侧区。

三、内源性睡眠促进物质

除了脑内多种神经环路和递质,睡眠-觉醒还受多种睡眠促进因子的调控。法国生理学家皮埃龙(Henri Piéron, 1881—1964)和日本生理学家石森国臣(Kuniomi Ishimori)等在同期做了这样一个实验:将剥夺睡眠 150～293 小时狗的脑脊液注射到其它正常狗的脑室,接受注射的动物都沉睡了几个小时,因而提出了催眠素的概念。他们的实验肯定了促睡眠物质的存在,但当时无法对催眠物质进行定性。随着近代检测技术的发展,研究者发现现在至少有 27 种内源性催眠物质,主要包括脂类、核苷代谢产物、细胞因子/神经生长因子、神经肽和激素等(表 26-2),其中前列腺素 D_2 和腺苷最为重要。

表 26-2 内源性睡眠促进物质及其睡眠调节作用

分类	名称	NREM 睡眠	REM 睡眠
前列腺素类物质	前列腺素 D_2（prostaglandin D, PGD_2）	+	+
核苷	腺苷（adenosine）	+	0
	尿苷（uridine）	+	0
内源性大麻素类	内源性大麻素（Anandamide, ANA）	+	+
胺类衍生物	褪黑素（melatonin）	+	+
细胞因子/生长因子	干扰素 α（interferon-α, IFN-α）	+	0
	白介素 1（interleukin-1, IL-1）	+	—
	肿瘤坏死因子（tumor necrosis factor-α, TNF-α）	+	—
	成纤维细胞生长因子（fibroblast growth factor, FGF）	+	—
	粒细胞-巨噬细胞集落刺激因子（granulocyte-macrophage colony-stimulating factor, GM-CSF）	+	+
	神经生长因子（nerve growth factor, NGF）	+	+
	脑源性神经营养因子（brain derived neurotrophic factor, BDNF）	+	+
神经肽/肽类激素	生长激素释放激素（growth hormone releasing hormone, GHRH）	+	0
	生长激素（growth hormone, GH）	0	+
	促肾上腺皮质激素释放因子（corticotropin releasing factor, CRF）	0	+
	生长激素抑制素（somatostatin, SST）	—	+
	血管活性肠肽（vasoactive intestinal polypeptide, VIP）	0	+
	促睡眠肽（delta sleep-inducing peptide, DSIP）	+	0
	促肾上腺皮质激素样中叶肽（corticotropin-like intermediate lobe peptide, CLIP）	0	+
	催乳素释放肽（prolactin-releasing peptide, PrRP）	0	+
	催乳素（prolactine, PRL）	0	+
	氧化型谷胱甘肽（oxidized glutathione, GSSG）	+	+
	胰岛素（insulin）	+	+
	β-内啡肽（β-endorphin）	—	—
甾体激素	糖皮质激素（glucocorticoid）	0	—
	孕烯醇酮（pregnenolone）	+	0
	黄体酮（progesterone）	+	0

注：+，促进；—，抑制；0，无作用。

（一）前列腺素 D_2

前列腺素 D_2（prostaglandin D_2，PGD_2）是迄今报道的最强的内源性睡眠诱导物质之一。脑脊液中 PGD_2 水平呈昼夜节律性波动，并在睡眠剥夺后明显升高；在生理状态下的含量与睡眠-觉醒活动相平行，即在睡眠时增加，觉醒时降低。PGD_2 由花生四烯酸衍生而来，经脂质蛋白运载型前列腺素 D 合成酶催化前列腺素 H_2 转化而成，通过前列腺素受体 DPR 发挥睡眠调节作用。在中枢，脂质蛋白运载型前列腺素 D 合成酶主要分布在大脑蛛网膜、脉络丛及少突胶质细胞；DPR 主要表达在基底前脑腹内侧面软脑膜。生成的 PGD_2 在脑室和蛛网膜下腔中循环，与基底前脑腹内侧面软脑膜上 DPR 结合，增加 DPR 密集区局部细胞外腺苷水平，可能通过活化腺苷 A_{2A} 受体，将睡眠信号传入并激活 VLPO，进而抑制 TMN、LC 及 DRN 等觉醒调控核团诱导睡眠。相反，PGD_2 的同分异构体 PGE_2 具有促觉醒作用。TMN 的组胺能神经元表达 PGE_2 受体亚型 EP_4，激动 EP_4 受体能增加脑内组胺的释放，促进觉醒。PGD_2 和 PGE_2 通过影响 TMN 核团活性调节睡眠-觉醒的机制如图 26-5 所示。

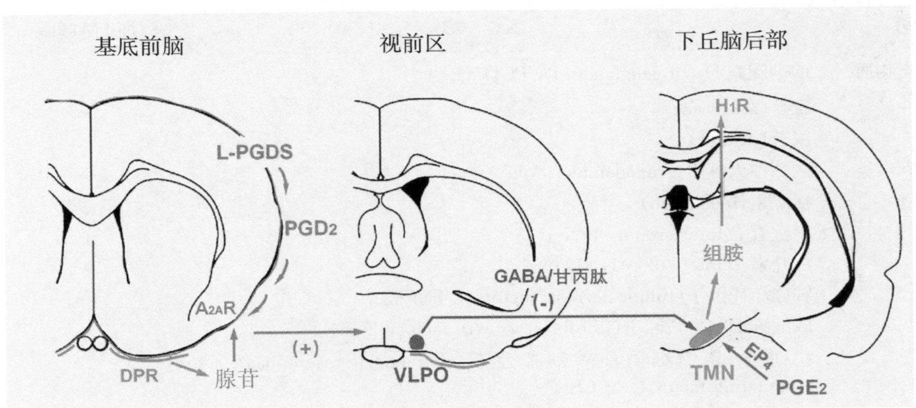

图 26-5　PGD_2 和 PGE_2 的睡眠-觉醒调节机制

注：$A_{2A}R$，腺苷 A_{2A} 受体；DPR，PGD_2 受体；EP_4，4 型 PGE_2 受体；H_1R，1 型组胺受体；L-PGDS，脂质蛋白运载型前列腺素 D 合成酶；PGD_2，前列腺素 D_2；PGE_2，前列腺素 E_2；TMN，结节乳头核；VLPO，腹外侧视前区。

（二）腺苷

腺苷（adenosine）是细胞新陈代谢的产物，也是重要的睡眠促进物质。基底前脑及大脑皮质细胞外腺苷水平随着觉醒时间的增加或睡眠剥夺时间的延长而显著升高，在睡眠后降低。哺乳动物脑中存在四种腺苷受体亚型：A_1、A_{2A}、A_{2B} 和 A_3。A_1 和 A_3 受体与抑制性 G 蛋白偶联，兴奋后通过抑制细胞内腺苷酸环化酶而抑制神经元的活性。A_{2A} 受体与其相反，为兴奋性 G 蛋白偶联受体，激活后引起神经元活性的增强。哪种受体亚型参与了腺苷的睡眠调节作用仍存在很大的争议，目前的研究显示腺苷 A_1 和 A_{2A} 受体可能与腺苷的睡眠调节作用相关，其作用可能因作用脑区或神经元类型的不同而不同。例如，腺苷 A_{2A} 受体激动剂 CGS21680 蛛网膜下腔灌流入脑可增加慢波睡眠，并诱导 VLPO c-Fos 蛋白的表达；但给予腺苷 A_1 受体激动剂 CPA 则增加觉醒，慢波睡眠相应减少；而若灌流 CGS21680 至前额叶皮层则增加觉醒和 ACh 的分泌，灌流 CPA 则引起截然相反的结果。日常生活中我们常饮用咖啡来提神，其所含咖啡因是腺苷受体的非特异性拮抗剂。研究发现腹腔注射咖啡因后，腺苷 A_{2A} 受体基因敲除小鼠的睡眠-觉醒量没有变化，而腺苷 A_1 受体基因敲除小鼠的觉醒量显著增加，表明咖啡因的促觉醒效应由腺苷 A_{2A} 受体所介导。

四、睡眠-觉醒的昼夜节律调控

（一）昼夜节律

持续运行并且以大约 24 小时为周期，和地球自转引起的昼夜变化近似，即与 24 小时自然昼夜变换同步，这种节律被称昼夜节律（circadian rhythms）。昼夜节律是最常见的生物节律，也称日周期。SCN 是哺乳动物生物钟所在部位，为昼夜节律的主要起搏系统，控制着机体的行为和生理节律，包括睡眠-觉醒、运动、体温、心血管功能和许多内分泌过程等。自身节律性具有内在的遗传基础，同时又受到环境光照信号以及某些物质（如褪黑素等）的诱导和影响。

虽然地球上的一切生物都受制于地球自转的昼夜节律，但动植物的内源性昼夜节律并非绝对地遵守 24 小时，而是接近 24 小时。一般夜行动物（如啮齿类）的昼夜节律略短于 24 小时，而昼行动物（如人类）则稍长于 24 小时。人类在“非拖曳”（disentrained）环境（即完全黑暗环境，无外界光照导引）下的内源性昼夜节律约为 25 小时，女性较男性短，老年人有所缩短（约 24.3 小时）。人类在“非拖曳”环境下的另一个特点是每晚将平均拖后 1.3 小时入睡，因此人类对“相位延迟”（phase delay）适应性强，而对“相位提前”（phase forward）的适应性差。时差反应是人在穿过多个时区时“体内时钟”和外源性时间的相位失调所致，人对自东向西的飞行（如自上海向西飞至巴黎）较自西向东的飞行（如自巴黎向东飞至上海）的适应可快约 50%，因为前者是“相位延迟”，而后者是“相位提前”。

（二）睡眠-觉醒调控和昼夜节律导引

1. 光感受器与 SCN 的联系　如前所述，脑内 SCN 是哺乳类动物产生和调节昼夜节律的中枢，是神经内分泌、体温及睡眠-觉醒等周期的主要起搏点。其本身具有电生理特性及蛋白质合成等自主性昼夜节律，不受外环境光的影响。同时，可接受并整合外环境的光信息，使生物的内在节律与外环境同步。毁损动物的 SCN，睡眠-觉醒节律消失，提示 SCN 对维持睡眠-觉醒节律非常重要。一旦来自环境的光到达眼睛，被称为光感受器的谷氨酸能视网膜神经节细胞（retinal ganglion cell，RGC）感受光后产生的信息，通过视网膜下丘脑束（retinohypothalamic tract，RHT）传至 SCN，使内在昼夜节律与外界环境相同步。RHT 破坏引起自行节律（free-running rhythm），说明 RHT 通路对光信号及昼夜节律偶联至关重要，全盲人出现的睡眠模式异常与该通路信息传递障碍有关。

2. SCN 与睡眠-觉醒核团的联系　生物节律诱导机制与 SCN 邻近的下丘脑神经结构相关，其中包括室旁核（PVN）和 SCN 主要投射核团亚室旁区（SPZ）以及接受 SPZ 神经纤维投射的下丘脑背内侧核（DMH）。

兴奋性毒素毁损 SPZ 可引起睡眠、运动、体温的昼夜节律衰减。SPZ 背侧部毁损更多地影响体温节律，而腹侧部毁损则更多地影响睡眠与运动节律。SPZ 的主要投射靶点是 DMH，DMH 再发出纤维投射到 VLPO。在 SPZ 神经元变性的基础上，再毁损 DMH 则可衰减大鼠睡眠与体温变化的节律，表明这些核团可能将 SCN 昼夜节律信号输出、实现昼夜节律相关行为和生理指标的表达。SCN 对 VLPO 的神经支配很弱，而 DMH 对 VLPO 的神经支配很强，故而 DMH 是 SCN 与 VLPO 的中继站（图 26-3）。

跨突触逆行性示踪实验发现，除了 VLPO 和 PVN，发自 SCN 的神经纤维还可经 DMH 中继投射至 LC 及外侧下丘脑食欲素能神经元。DMH 毁损后，LC 的昼夜节律性周期活动消失。外侧下丘脑食欲素能神经元发出大量纤维密集投射到 LC、TMN 等觉醒系统，增加觉醒系统的活动，促进觉醒。因此食欲素可能协助传递昼夜节律信息至觉醒系统。

3. SCN 向其它组织的输出　昼夜节律也包括神经内分泌系统的节律变化，诸如肾上腺皮质激素、甲状腺激素、甲状旁腺激素释放激素、生长激素、泌乳激素等内分泌激素，尤其是褪黑素(melatonin)的昼夜节律性释放。褪黑素是松果体分泌的吲哚类激素，合成和分泌受SCN的调控，在人体血液中浓度表现为夜高昼低。褪黑素反过来可通过SCN内表达的褪黑素受体调节SCN的节律。褪黑素有三种受体，都属于G蛋白偶联受体，激活后抑制腺苷酸环化酶的活性，对下游信号转导产生抑制效应。

SCN也投射至非下丘脑区域，如基底前脑、杏仁核。除了松果体外，其它与昼夜节律生理性功能表达有关的组织也可反馈信息，反馈调节SCN。

第三节　睡 眠 障 碍

睡眠障碍严重危害人们的工作及日常生活。21世纪初世界卫生组织调查结果显示，全球有27%的人存在睡眠问题。近年来我国的失眠症发生率也呈急剧上升趋势，2020年中国睡眠指数报告数据显示：2018年失眠发病率约为24.9%，到2019年，经常失眠的人数比例增加到36.1%；而据中国睡眠研究会公布的最新睡眠调查结果显示，中国成人失眠发生率为38.2%，而且失眠症患者群日益年轻化。睡眠障碍可引发许多健康问题，如机体免疫力低下、精神烦躁，使人处于“亚健康”状态，同时还容易引发糖尿病、高血压、神经衰弱、心脑血管意外以及心理疾患等，甚至造成猝死。随着我国现代化进程及工业化速度的加快，工作压力及社会竞争的加剧及人口老龄化，睡眠障碍已成为日益严重的社会及医学问题。

随着新的监测和治疗技术的出现，对睡眠障碍性疾患的认识也不断扩展和加深。美国睡眠医学协会于2014年发布了第三版国际睡眠障碍性疾患分类(ICSD-3)，新版ICSD把睡眠障碍性疾患分为八大类，包括：失眠；与呼吸相关的睡眠障碍；中枢性障碍导致的过度睡眠；昼夜节律睡眠障碍；睡眠相关运动障碍；异态睡眠；孤立的症状，正常变异及未解决的问题；和其它睡眠障碍。本节将简要介绍几种常见的睡眠疾病：失眠、睡眠呼吸暂停综合征、不宁腿综合征和发作性睡病。

一、失眠

睡眠障碍中最常见的是失眠症(insomnia)，是持续相当长时间的对睡眠的质和量不满意的状况，常表现为入睡困难、睡眠浅、睡眠维持障碍而无法保持连续睡眠状态、过早或间歇性醒来而导致睡眠不足。

(一) 失眠的常见原因

主要有环境因素、个体因素、躯体原因、精神因素、情绪因素等。几乎每个人都有短期失眠(short-term insomnia)的经历。精神紧张、时差反应、倒班、睡前饮用茶或咖啡等兴奋性饮料等易造成短期失眠，这类失眠一般无需特殊治疗，改善生活习惯，避免刺激因素或短期服用睡眠促进药物即可纠正。

(二) 失眠的分类

ICSD-3将失眠分为慢性失眠、短期失眠和其他失眠。与既往对失眠的分类显著不同。

既往有根据病程的长短和假定病理生理基础两者分类，按失眠病程的长短，失眠分为：①急性失眠，病程小于 4 周；②亚急性失眠，病程大于 4 周，小于 6 个月；③慢性失眠，病程大于或等于 6 个月。按病因失眠分为原发性失眠和继发性失眠。由于临床上对原发性失眠和继发性失眠的症状特征很难区分，在新分类标准中将原发性和继发性失眠合并诊断为慢性失眠。只有连续长期无法成眠者才能被诊断为失眠症。长期失眠会引起一系列的临床症状，直接或间接诱发包括精神抑郁、免疫力及身体健康状况甚至是智力的下降等心身性疾病。

（三）失眠症诊断标准

对失眠症的诊断标准，主要包括：①主诉：入睡困难、睡眠维持困难，早醒等；②日间功能受损：疲劳、日间困倦、心情烦躁或焦虑抑郁等心境障碍、活动效率下降或失误、注意力损害等；③发生频次和时常：慢性失眠，≥3 次/周，≥3 个月；短期失眠，≥3 次/周，<3 个月；④具备充足的睡眠时间和适宜的睡眠环境。

（四）失眠的治疗方法

1. 精神松弛法　使处于兴奋状态的头脑安静下来，适用于精神紧张、应激和焦虑导致的失眠

2. 改善睡眠环境　床的大小和床垫的软硬、睡衣及被子、窗和窗帘、枕头的高低、室内的温度和光照度等都可能影响睡眠。

3. 平衡饮食和注意睡眠卫生　养成良好的生活习惯，规律作息，避免长时间午睡，睡前避免饮茶和咖啡及吃太多的食物，坚持体育活动，增强体质。

4. 药物治疗　合理使用睡眠促进药物或采用中医中药调理。

二、睡眠呼吸暂停综合征

睡眠呼吸暂停综合征（sleep apnea syndrome，SAS）是指睡眠状态下反复出现呼吸暂停和（或）低通气，引起低氧血症、高碳酸血症，从而使机体发生一系列病理生理改变的临床综合征。在每晚 7 小时的睡眠中，每次呼吸暂停 10 秒以上，或平均每小时低通气次数（呼吸紊乱指数）超过 5 次，并反复发作 30 次以上。SAS 发生率颇高，美国流行病学调查表明，40 岁以上男性患病率达 1.2%。SAS 可引起许多并发症，诸如高血压、心肌缺氧、心肌梗塞和中风等，严重者引起患者睡眠过程中死亡，是具有一定潜在危险的疾患。SAS 分三型：阻塞型、中枢型和混合型。

（一）阻塞型睡眠呼吸暂停综合征

阻塞型睡眠呼吸暂停综合征（obstructive sleep apnea syndrome，OSAS）由上呼吸道阻塞，腹壁肌和膈肌虽出现持续性运动，但鼻腔、口腔却无有效的气流通过。OSAS 患者通常体型肥胖，男性发病率高于女性，睡眠时常打鼾。夜间反复发生的气道阻塞导致睡眠、阻塞型窒息和惊醒喘气呈周期性反复，使患者睡后仍不解乏，晨起头疼，白天嗜睡和困倦。有些患者憋醒后常感心慌、胸闷和心前区不适，在 OSAS 病例中，因脑卒中与心肌梗塞造成的死亡率明显高出正常人群。部分患者出现智力损害、性功能障碍。

（二）中枢型睡眠呼吸暂停综合征

中枢型睡眠呼吸暂停综合征（central sleep apnea syndrome，CSAS）即呼吸气流及胸腹呼吸运动均出现暂停 10 秒以上。CSAS 较少见，可与 OSAS 并存。可发生于任何睡眠时相，但明显的异常仅见于 NREM 睡眠时。患者清醒时可保持适当的通气功能，但睡眠时则出现呼吸中枢调节异常，出现中枢型（或合并阻塞型）呼吸暂停。

（三）混合型睡眠呼吸暂停综合征

患者合并有阻塞型和中枢型睡眠呼吸暂停综合征的临床症状。开始常为短暂的中枢型呼吸暂停，紧接着膈肌运动恢复之后延续为阻塞型呼吸暂停。

临床表现结合多导睡眠生理记录可以明确诊断睡眠呼吸暂停综合征。根据患者的类型、病因、病情轻重，采取相应的治疗措施。超重患者，特别是严重超重者应积极减肥；戒酒和避免应用镇静剂，因酒精和镇静剂可降低上气道周围肌肉甚至颏舌肌活动，抑制呼吸而诱发呼吸暂停。对于低氧血症患者可考虑低浓度氧疗，可预防睡眠呼吸暂停引起的心动过缓、肺动脉高压和肺心病等。对一些仰卧睡眠发生呼吸暂停的姿势依赖性睡眠呼吸暂停患者，可采用侧卧位睡眠纠正。对中、重度患者可采用持续气道正压通气的方法治疗；一些因咽部组织松弛，腭垂和扁桃体肥大导致上呼吸道严重阻塞的病例，可采用舌固位器或相应的手术治疗。对于 CSAS 患者，可给予兴奋呼吸中枢药物，严重者药物治疗无效时，可采用气管切开，夜间机械通气辅助呼吸。

三、不宁腿综合征

不宁腿综合征（restless legs syndrome，RLS），也被称为威利斯-埃克博姆（Willis-Ekbom）病，是指下肢出现一种难以言状的不适感觉，游走不定，以致患者产生强烈的、通常无法克制的移动腿的冲动，在夜间入睡前或休息时明显。多见于老年女性，常反复发作，无明确的神经损害体征。该综合征由威利斯（Thomas Willis，1621—1675）在 1672 年首次记述，1945 年经埃克博姆（Karl-Axel Ekbom，1907—1977）详细报道。据美国国家神经疾病和中风研究所报道，约有 10%的美国人患有 RLS。我国在 1978 年报道首例 RSL，患病率约为 5%。该病病因不明，有家族遗传性。在胃手术后、糖尿病、尿毒症、缺铁性贫血患者以及妊娠妇女中，本病发病率明显增高。另外，发现影响神经递质 DA 的药物可影响症状，提示 DA 系统异常与此病相关。另外，一些药物如抗抑郁药、抗过敏药及抗恶心药可引发 RLS。咖啡因、尼古丁和烟酒可加重病情。

RLS 的症状随年龄的增长而加重，其最显著的特点是严重的入睡障碍。约 80%的 RLS 患者伴有周期性肢体运动障碍（periodic limb movements disorder，PLMD），在入睡后出现不自主甩腿等运动，导致夜间多次觉醒，从而加重睡眠问题，造成白天疲乏嗜睡。

目前，没有特异性针对 RLS 的检测和治疗方法。诊断主要依靠临床表现，通过询问病史、神经系统检查和血液生化检测等辅助手段，排除与 RLS 相关的其他可能存在的健康问题。行走、踢腿等运动下肢或按摩和冷压法可能会暂时减轻病痛和不适。矫正铁缺乏能改善一些患者的症状。药物首选 DA 激动剂如罗匹尼罗（ropinirole），抗惊厥药物如加巴喷丁

(gabapentin)、阿片类药物如复方羟考酮(percodan)以及苯二氮䓬类药物如氯硝西泮(clonazepam)等,对部分患者有一定疗效,但多有副作用。

四、发作性睡病

发作性睡病(narcolepsy)是一种影响大脑控制睡眠-觉醒周期的能力的神经系统疾病。症状可开始于童年、青春期或青年期(7～25 岁),也可发生在生命中任何时候。大多是在青春期首次出现症状,高峰发病年龄在 15～25 岁。

(一) 症状

发作性睡病典型的临床症状包括白天过度嗜睡(excessive daytime sleepiness, EDS)、睡眠的突然发作、猝倒、睡眠瘫痪、入睡前幻觉、夜间睡眠不安、睡眠片段化和 REM 睡眠异常。情绪激动时常诱发发作。

1. 日间过度嗜睡和睡眠发作 白天嗜睡和不可抗拒的睡眠发作通常是发作性睡病首发症状,即可单独出现也可伴随一个或多个症状出现。高温环境、室内活动以及懒散可加重症状。白天反复出现的睡眠发作,不仅发生在单调、静止的状态或饱餐之后,也可发生在患者工作、进餐和行走时。病情较重时,在任何场合都可发作。例如在主持会议、人多拥挤之处行走时等,甚至在游泳或驾车时亦可发生,严重时可危及生命。发作的时间从几分钟到 1 小时以上。醒后头脑清醒,在下次发作之前有 1 至数小时的不应期。

2. 猝倒 患者可出现突然、短暂的肌张力减弱或丧失而发生猝倒。发作时患者意识清楚,通常只持续数秒钟,常由强烈的情绪,如大笑、愤怒、恐惧、突然紧张或兴奋等诱发。50%～70%的患者有猝倒发作,一般和异常睡眠发作一起出现,但也可在发病多年之后才出现,偶然会出现在异常睡眠发作之前。发作频率差异较大,可能终其一生仅发作几次,也可能每天有 1 次或几次发作。轻型的发作只有少数肌肉出现短暂的轻微无力,表现为眼睑轻微下垂,颌部松弛,头垂落,双臂倒向一侧和双膝张开等。严重发作时,患者突然摔倒、无法移动、说话和睁开眼睛,但意识清醒。引发猝倒的肌张力的丧失类似 REM 睡眠时自然发生的肌张力松弛。

3. 睡眠瘫痪 睡眠瘫痪发生在将睡未睡或将醒未醒时。发作时患者突然发觉不能自主移动肢体,不能讲话甚至不能深呼吸,常常伴随有幻听。与猝倒发作时一样,患者意识完全清醒。通常只持续几秒钟或几分钟。

4. 入睡前幻觉 入睡前幻觉发生于将睡未睡之际的生动梦样体验,在白天和晚上睡眠时均可出现。幻视是眼前出现大小一致或变化的简单形状,或动物和人的形象突然以黑白,或更多的以彩色的形式出现。幻听也较常见。

睡眠瘫痪和入睡前幻觉症状并不影响每个患者的正常生活,且常常发作时间较短暂。睡眠不安在发病早期很少发生,一般随着年龄增大而出现。其它睡眠异常症状还包括夜间失眠和觉醒次数增加、睡眠呼吸暂停、REM 睡眠期行为障碍和周期性肢体运动障碍等。此外,发作性睡病可并发阳痿、抑郁症等,还可导致交通意外、工伤事故、工作困难等问题。

（二）病因

发作性睡病的病因还不完全清楚，临床发现有猝倒症状的患者其下丘脑食欲素水平都极低，而食欲素是促进清醒并调节 REM 睡眠的肽类递质。此外，发作性睡病患者尸检结果显示，下丘脑食欲素能神经元变性丢失，受体含量减少；食欲素或其受体基因敲除动物表现出与患者高度相似的症状，表明食欲素能神经元及其受体与此病密切相关。目前认为，发作性睡病可能是由多种因素共同作用导致下丘脑食欲素缺乏所致。这些因素包括以下 3 种：

1. 自身免疫性疾病　下丘脑产生食欲素的神经元丢失是发作性睡病发生猝倒症状的常见原因。这种细胞丢失的确切病因尚不清楚，可能与自身免疫性疾病有关。这类发作性睡病患者的免疫系统出现异常，进而选择性地攻击下丘脑食欲素能神经元，造成这些神经元死亡而引发疾病。

2. 家族史　大多数发作性睡病病例是散发的，但在家族中有时会出现病例群集，有高达 10％的伴有猝倒症状的发作性睡病患者报告有类似症状的近亲。

3. 脑损伤　部分患者可有脑炎或颅脑外伤史，发作性睡病是由于调控觉醒和 REM 睡眠的脑区受到创伤，或在这些脑区存在肿瘤或其他疾病。

（三）诊断和治疗

临床症状、多导睡眠监测及定量检测脑脊液中食欲素含量有助于明确诊断。多导睡眠监测通过记录患者的脑电、肌电活动及呼吸和眼球运动，揭示患者 REM 睡眠是否明显提早发生，以及排除睡眠呼吸暂停等可能导致这些症状的其他疾病。在多导睡眠监测的同时，可进行多次小睡实验，通过测量患者白天每次小睡时入睡的速度和是否进入 REM 睡眠及进入 REM 睡眠的潜伏期，来评估患者的睡意及是否存在睡眠异常。如果在 5 次小睡中平均入睡时间少于 8 分钟，表明患者白天过度困倦；如果异常迅速地进入 REM 睡眠（15 分钟内），表明患者存在睡眠异常。此外，在无其他严重疾病的情况下，若检测出患者脑脊液食欲素水平低，可确定为发作性睡病。

目前发作性睡病的治疗方法仅为对症治疗。针对过度睡眠者，可选用中枢神经兴奋剂如莫达菲尼、安非他命等，可有效地减少白天的困倦和提高警觉性；情感性肌张力消失、睡眠瘫痪、入睡前幻觉的治疗，可选用降低 REM 睡眠的三环类抗抑郁药。由于并非所有发作性睡病患者都能用现有这些药物持续保持完全正常的警觉性状态，在用药的同时，进行适时小睡、保持健康的生活节律、保证夜间足够的睡眠、睡前避免咖啡因、尼古丁、酒精及油腻食物，以及和谐的周围环境，对改善症状也有所帮助。

思考题

1. 睡眠是如何发生的？
2. 为什么睡眠很重要？
3. 睡眠有哪些阶段？
4. REM 睡眠时大脑和躯体功能与觉醒期有何异同？
5. 睡眠障碍对神经系统的可能影响？

6．长期睡眠不足可能对身体产生哪些不良效应？

（邱梅红）

参考文献

1. ARIAS-CARRIÓN O，HUITRÓN-RESÉNDIZ S，ARANKOWSKY-SANDOVAL G，et al. Biochemical modulation of the sleep-wake cycle：endogenous sleep-inducing factors[J]. J Neurosci Res，2011，89(8)：1143－1149.
2. BROWN R E，BASHEER R，MCKENNA J T，et al. Control of sleep and wakefulness[J]. Physiol Rev，2012，92(3)：1087－1187.
3. International Classification of Sleep Disorders（ICSD-3）[S]. 3rd ed. American Academy of Sleep Medicine，2014.
4. KOOP S，OSTER H. Eat，sleep，repeat－endocrine regulation of behavioural circadian rhythms[J]. FEBS J，2022，289(21)：6543－6558.
5. MIGNOT E. Why we sleep：the temporal organization of recovery[J]. PLoS Biol，2008，6(4)：e106.
6. OESCH L T，ADAMANTIDIS A R. Sleep and metabolism：implication of lateral hypothalamic neurons [J]. Front Neurol Neurosci，2021，45：75－90.
7. QIU M H，YAO Q L，VETRIVELAN R，et al. Nigrostriatal dopamine acting on globus pallidus regulates sleep[J]. Cereb Cortex，2016，26(4)：1430－1439.
8. SANCHEZ R E A，KALUME F，DE LA IGLESIA H O. Sleep timing and the circadian clock in mammals：past，present and the road ahead[J]. Semin Cell Dev Biol，2022，126：3－14.
9. SAPER C B. The central circadian timing system[J]. Curr Opin Neurobiol，2013，23(5)：747－751.
10. SCAMMELL T E，ARRIGONI E，LIPTON J O. Neural circuitry of wakefulness and sleep[J]. Neuron，2017，93(4)：747－765.
11. SHIROMANI P J，BLANCO-CENTURION C，VIDAL-ORTIZ A. Mapping network activity in sleep [J]. Front Neurosci，2021，15：646468.
12. URADE Y，HAYAISHI O. Prostaglandin D2 and sleep/wake regulation[J]. Sleep Med Rev，2011，15(6)：411－418.
13. VANINI G，TORTEROLO P. Sleep-wake neurobiology[M]//Advances in Experimental Medicine and Biology. Cham：Springer International Publishing，2021：65－82.

第二十七章　癫痫的神经生物学基础

癫痫(epilepsy)即俗称的“羊角风”或“羊癫风”，是大脑神经元突发性异常过度同步放电，导致短暂的大脑功能失调的一种慢性疾病，以反复的癫痫发作(seizure)为特征。临床表现各异，可表现为咬牙、身体抽搐、突然倒地、口吐白沫和意识丧失等典型发作症状；或可表现为嗅觉异常、幻听、幻视等感觉和精神障碍及发呆等不易发现的“失神”发作。癫痫是全球最常见的严重慢性神经系统疾病之一，影响所有年龄人群，以儿童和 60 岁以上成人的发病率最高。在我国，癫痫的总体患病率为 7.0‰，年发病率为 28.8/10 万，1 年内有发作的活动性癫痫患病率为 4.6‰。据此估计，中国约有 900 万左右的癫痫患者，其中 500～600 万是活动性癫痫患者，同时每年新增癫痫患者约 40 万。癫痫患者过早死亡的风险是普通人群的 3 倍，同时患者易伴有其它躯体及精神疾病，而儿童癫痫发作常影响其智力发育，对家庭和社会造成严重的负担。本章将介绍癫痫和癫痫发作的分类、癫痫的脑电特征以及其发病的形态、功能基础及实验研究模型。

第一节　癫痫的病因及发作类型

一、癫痫的病因分类

明确癫痫病因对治疗有决定性的意义。国际抗癫痫联盟(International League Against Epilepsy, ILAE)在 2017 年将癫痫的病因修订为 6 类，分别是：遗传性、结构性、代谢性、免疫性、感染性和未知病因。同一癫痫患者可能被查出不止一类病因，不同病因的重要性因人而异，如结节性硬化患者具有结构性和遗传性病因，前者对外科治疗很重要，后者对遗传咨询和制定个体化抗癫痫治疗很关键。

(一) 遗传性癫痫

由已知或推测的遗传缺陷导致的癫痫，且癫痫发作是该疾病的核心症状。临床上常见的遗传性癫痫包括儿童失神癫痫、青少年失神性癫痫、青少年肌阵挛癫痫和单纯强直-阵挛性癫痫发作等。这些癫痫患者认知通常正常，癫痫发作药物控制良好。而有些遗传性癫痫，如 Dravet 综合征及唐氏综合征等，癫痫发作时药物控制效果差，且常影响患者的智力发育。

与癫痫相关的基因发现有近千种，目前至少已明确 42 种单基因突变可至癫痫。这些基因大都与离子通道、神经递质受体、突触发生和传递等结构与功能有关。如编码氯离子通道 2 基因 CLCN2 突变导致常染色体显性遗传全面性癫痫；编码乙酰胆碱受体 α4 亚单位基因

CHRNA4 突变导致常染色体显性遗传夜间额叶癫痫。

（二）结构性癫痫

癫痫的发生与脑组织结构异常相关。结构性病因可以是先天性的，如大脑皮质发育不良、结节性脑硬化症；或后天继发的，如中风、创伤、感染、肿瘤等。通过神经影像学检测发现有可见的异常。有明确遗传基础的结构性癫痫，也可归为遗传性癫痫。特定的结构性病因往往产生特定的癫痫发作类型，例如单侧颞叶硬化症引起顽固性颞叶癫痫。手术切除病灶消除致癫痫病因后，相应的癫痫发作便大概率消失。

（三）代谢性癫痫

已知或推测的代谢性疾病直接引发的癫痫，并且癫痫发作是该疾病的核心症状。代谢性病因为明确的代谢缺陷伴随全身的生化改变如卟啉病、尿毒症、氨基酸代谢性缺陷病等。许多造成代谢异常的疾病为遗传性疾病，如葡萄糖转运蛋白缺乏、肌酸缺乏综合征或线粒体细胞病变等，故这些癫痫又称为遗传代谢性癫痫。识别特异性代谢病因对于进行特异性治疗非常重要，并有可能预防或减缓患者的智力损害。

（四）免疫性癫痫

此类癫痫患者患有免疫障碍性疾病，癫痫发作是该疾病的核心症状。通常患者脑脊液或其神经影像学存在炎性改变；在血清或脑脊液检查中可发现特异性自身抗体。免疫病因引起的癫痫有拉斯穆森脑炎、抗 N-甲基-D-天冬氨酸（NMDA）受体脑炎或电压门控钾通道复合体脑炎等，通常为顽固性癫痫，常伴发认知、行为或运动障碍。

（五）感染性癫痫

这一病因是全球最常见的癫痫病因之一，由已知感染直接导致，而癫痫发作是该病的核心症状。在世界上特定地区的感染性癫痫病因包括神经囊尾蚴病、结核病、艾滋病、脑疟疾、脑弓形虫病以及寨卡病毒和巨细胞病毒感染等。急性中枢神经系统感染（如脑膜炎或脑炎）时发生的癫痫发作则不归为这一类癫痫，但在急性期之后出现反复癫痫发作则进展为感染性癫痫。

（六）未知病因癫痫

指引发癫痫的潜在原因尚不清楚，影像学检查无异常发现，且无遗传、代谢、免疫或感染性等病因存在。目前仍有很多癫痫患者的病因不明，无法做出具体的诊断。

二、癫痫发作类型的分类

癫痫发作类型是指导临床用药的重要依据。2017 年 ILAE 发布的新癫痫分类系统中将癫痫发作类型按起源分为三大类：局灶性发作、全面性发作和未知起源的发作（图 27－1）。

（一）局灶性发作

局灶性发作起源于一侧大脑内的某局部区域或一小群神经元，它在脑内的位置决定了癫痫发作时的临床特征。根据患者发作时的意识状态及病程进展，局灶性发作又分为：

1. 有意识的局灶性发作　过去称为单纯部分性发作。患者在局灶性发作期间没有失去对自身及环境的感知，意识清醒。

2. 伴意识障碍的局灶性发作　过去称为复杂部分性发作。患者在局灶性发作期间感到困惑或不知道发生了什么，或事后遗忘等，其意识受到不同程度的影响。

3. 局灶性进展为双侧强直-阵挛 局灶性发作始于一侧大脑局部区域但进展传播至双侧大脑半球的癫痫发作类型。

（二）全面性发作

全面性发作起源于双侧大脑半球异常网络中的某些脑区，并迅速传导至双侧大脑的广泛区域，包括皮层及皮层下结构。发作开始脑电图可见双侧半球内广泛扩散的神经元异常放电，其临床表现形式多样，多伴有意识障碍。

（三）未知起源的发作

未知起源的发作即不能确定癫痫发作的起源是局灶性或全面性。当患者在夜间或独自一人时发生的癫痫发作，没有被他人看到，这类癫痫发作也归为未知发作。随着病情信息的完善，未知起源的发作可被重新划分到局灶性或全面性起源。

不同类型的癫痫发作因病灶起始部位和传递方式的不同，又表现出不同的运动性或感觉性发作症状。ILAE 癫痫发作分类 2017 版以是否涉及运动进一步简单分为运动性、非运动性和不能归类三种，具体分类如图 27 - 1 所示。

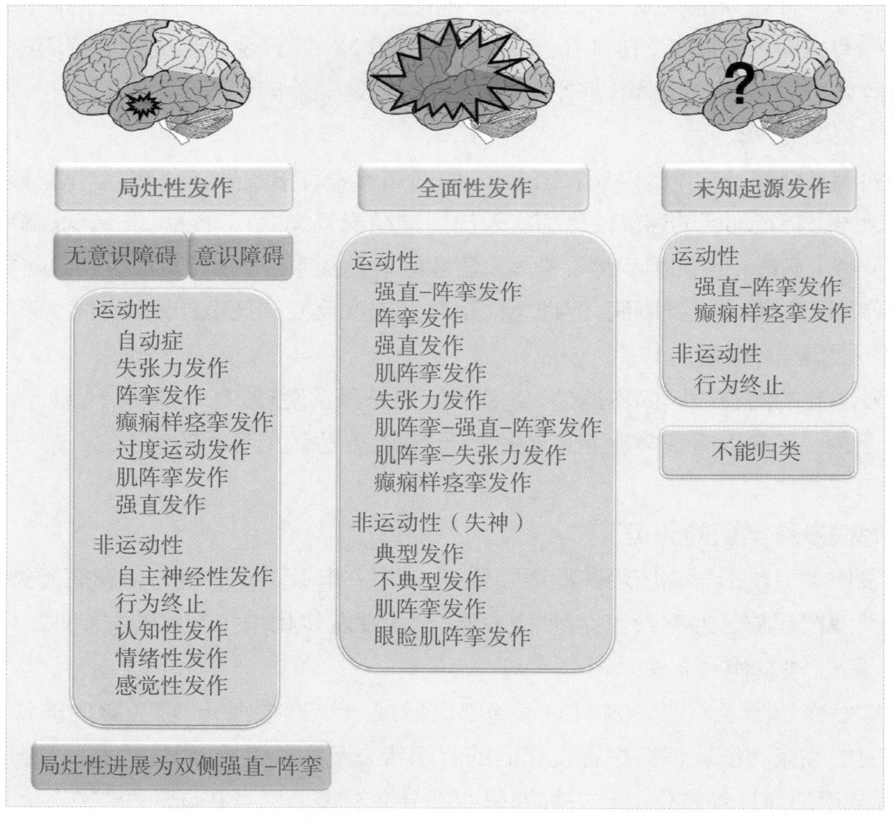

图 27 - 1 癫痫发作类型分类（ILAE 癫痫发作分类 2017 版）

第二节　癫痫的脑电特征

脑电活动是由大脑皮质神经元自发产生的节律性的电位变化(见第十九章),常通过电极在头皮记录的脑电图(electroencephalography, EEG)来反应。癫痫发作的典型症状通常呈一过性,难以被及时观察和确诊,但多数癫痫患者除了在发作期表现出异常脑电外,在发作间期也有特征性的脑电变化,且不同类型的癫痫可表现出不同的脑电图特征,因此脑电图检查是辅助诊断癫痫的重要手段。表 27-1 示不同脑波频率的生理及病理意义。

表 27-1　脑电节律的生理及病理意义

节律	频率(Hz)	生理	病　理
超慢节律	0～0.5	汗液干扰伪迹	癫痫发作间期与发作期脑电改变
δ	0.5～4	慢波睡眠	严重的弥漫性或局灶性脑病;新皮质性颞叶发作
θ	4～7	过度换气时;困倦、REM 睡眠	轻度至中度弥漫性或局灶性脑病;中央颞叶癫痫发作;θ 昏迷
α	8～13	放松、闭眼时	颞叶与颞叶外癫痫发作;α 昏迷
β	13～30	积极思考,专注;高度戒备,焦虑	强直性发作,全面性阵发性快波活动
γ	30～80	自主运动;任务相关活动(语言和运动)	癫痫发作(多见于颅内记录)
高频震荡	>80	认知加工	致痫区,伴有棘波和尖波
纹波	80～250	情景记忆整合	癫痫发作起始区
快纹波	250～500	感觉信息获取	脑瘤(可能)

癫痫发作时或发作间期,脑神经元群异常超同步化放电,在脑电图上表现为明显区别于背景活动的阵发性或爆发性的高波幅脑电活动,称为癫痫样放电(epileptiform discharges)。根据是否伴有临床发作分为发作间期癫痫样放电(interictal epileptiform discharges, IEDs)和发作期癫痫样放电。

一、癫痫样放电的波形特征

发作间期癫痫样放电为明显突出于背景活动、散发或短阵节律性发放,反复一过性出现。波形多数为比较典型的癫痫样放电,脑电图上可见棘波、尖波、棘-慢复合波、尖-慢复合波等(图 27-2),多为负相波。在癫痫发作期,脑电图上则可以看到从发作起始到结束异常脑电的动态演变过程,呈持续性,在波形、节律和波幅等方面明显区别于背景活动,多表现为棘波群、棘-慢波群、多棘-慢波群、棘-慢波至慢波活动等,一般在较长时间发作后出现电活动变慢且低平。发作期的癫痫样放电也可以为突出背景活动的节律性 δ、θ、α 和 β 等波。典型的癫痫样放电波形特征如下。

(一) 棘波

棘波(spike wave)时限为 20～70 毫秒,多数波幅大于 100 微伏,波形锐利,突出于背景

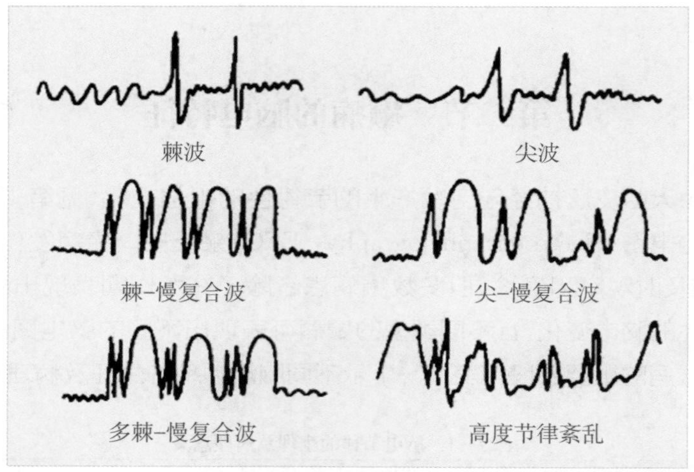

图 27-2　癫痫样放电常见波形

活动,多为负相波,也可正相、双相或三相波。是最具特征性的癫痫脑电表现之一,可见于各类型癫痫。

(二) 尖波

尖波(sharp wave)时限为 70～200 毫秒,典型尖波由急速上升支和较缓慢下降支组成,呈锯齿状,其性质与棘波相同,也可见于各型癫痫。在判断尖波时应注意与生理性尖波如睡眠期顶尖波区分,有些正常的 α 节律或睡眠纺锤波形较尖,应结合出现的状态、部位、节律性加以鉴别。

(三) 棘-慢复合波

棘-慢复合波(spike and slow wave complex)为在棘波之后紧随一个慢波,3 Hz 的棘-慢波,为失神发作的典型波形。

(四) 尖-慢复合波

尖-慢复合波(sharp and slow wave complex)由尖波和慢波组成,多见于颞叶癫痫。弥漫性的尖-慢节律提示脑组织深部存在较广泛的癫痫病灶。

(五) 多棘-慢复合波

多棘-慢复合波由几个棘波和一个慢波组成,常预示有痉挛发作,是肌阵挛性癫痫发作最具特征的波形之一。

(六) 高度节律紊乱

高波幅的棘波、尖波、多棘波或多棘-慢复合波及慢波在时间、部位上杂乱且毫无规律地出现的一种独特波形,多见婴儿痉挛症,预示有严重的脑损伤。

紧随棘波或尖波之后的慢波,反映了导致棘波或尖波发生的神经元群体在异常过度同步放电后的不应期,振幅通常比前面的棘波或尖波高。癫痫样放电的形式尚有多种,但基本上是上述棘波、尖波和慢波的不同节律的组合,对癫痫诊断、病灶定位、发作分型、治疗和转归有重要价值。

二、癫痫样放电的发生机制

癫痫的发病机制仍然不清楚，脑神经元异常过度放电及扩布是其发作的病理生理基础。电生理学方法观察到在癫痫发作时大脑神经元的高频放电、神经元高频放电的超同步化及神经元静息膜电位的去极化偏移。

（一）神经元的高频放电

正常情况下，神经元具有节律性自发放电活动，但频率较低，一般为 10～20 Hz。在癫痫病灶区，其神经元的膜电位与正常神经元不同，在动作电位发生之后出现称为阵发性去极化偏移（paroxysmal of depolarization shifts，PDS）的持续性去极化状态，驱动膜电位超越阈值而造成神经元动作电位的快速爆发，产生可达 500 Hz 的高频高幅癫痫样放电，在历时数十至数百毫秒之后转入超极化状态。PDS 是神经元膜的强去极化（20～40 mV），类似于巨大的兴奋性突出后电流，是脑电图上表现为棘波的癫痫样放电的电生理学基础。由谷氨酸受体激活引起的电压敏感钠电流和能产生慢动作电位的电压敏感钙通道产生，可能由大量同步的兴奋性突触后电位总和形成，也可能和各种因素（化学环境、代谢状态）影响下树突膜电位的不恒定有关。

（二）神经元放电的超同步化

神经元各有其本身的放电节律，当一群神经元趋向于共同活动而产生大致相同的放电节律时，即称为同步化（synchronization），当共同活动达到极端时，则出现超同步化（super-synchronization）。癫痫病灶及邻近区域神经元放电节律高度一致，在脑电图上反应为高波幅的棘波或尖波，即癫痫样放电。

（三）癫痫样放电的传播

当异常放电局限于大脑皮质的某一区域时，临床表现为局灶性发作。当异常放电活动由癫痫灶局部传播至同侧其他脑区且扩及对侧大脑半球时，临床表现为局灶性进展为双侧强直-阵挛发作。当异常放电的起始部位在丘脑及脑干上部而不在大脑皮质并仅扩及脑干网状结构上行激动系统时，则表现为失神发作；若再经丘脑投射系统而广泛扩散到整个大脑皮质时，则表现为全面性发作。

（四）癫痫样放电的终止

阻止癫痫样放电扩散及终止的机制未明，可能与神经轴突侧枝的反馈性抑制、小脑及其他锥体外系的抑制作用有关。在癫痫发作时，癫痫灶内巨大的突触后电位，通过负反馈效应，减弱神经元细胞膜去极化状态而抑制异常放电的扩散；同时减少癫痫灶的传入性冲动，促使异常放电终止。在此过程中，抑制发作的代谢产物、胶质细胞对钾及细胞间隙的谷氨酸等神经递质的摄取也起到重要作用。

（五）影响癫痫样放电的因素

癫痫样放电的发生、传播和终止，与遗传、生化、代谢和免疫等多种因素有关，即癫痫的病因。遗传性癫痫患者多由于电压依赖性离子通道（钾、钠通道等）和突触受体的基因突变引起特性的改变，致神经元膜电位稳定性差，在后天因素及促发因素作用下容易引起癫痫样放电及临床发作；癫痫样放电与神经递质的关系极为密切，在正常情况下，兴奋性和抑制性神经递质保持平衡状态，兴奋性神经递质过多，或抑制性神经递质过少，均增加神经元放电的可能性；血清钙、镁离子减少也可使神经元兴奋性增强；此外，针对脑组织的自身免疫性抗体，破坏通道或突触蛋白，造成膜电位稳定障碍，亦可促发癫痫样放电。

第三节　癫痫发病的结构与功能基础

一、结构基础

（一）癫痫发生相关脑区

癫痫发作类型及临床表现与脑部的解剖结构有关，因病灶的位置和范围的不同而临床表现各异。但不论病灶分布在何处，所有源于病灶的异常放电均沿着共同的结构和途径扩布，这一途径是各类癫痫发作共同的解剖结构基础。目前已知与癫痫发作有关的重要解剖结构有两大系统。

1. **前脑系统**　主要包括边缘系统，如杏仁核、海马、中膈、嗅球、终纹、内嗅皮质和伏隔核等，与单纯阵挛或强直性阵挛癫痫中的阵挛发作有关。

2. **脑干系统**　主要包括纵贯中脑、脑桥和延脑的网状结构，这一系统可能与强直性阵挛发作的发生和扩布有关。

（二）癫痫发生相关细胞病理改变

1. **选择性神经元丢失**　位于癫痫灶内抑制性神经元，包括GABA能和甘氨酸能神经元，如海马齿状回的篮状细胞的选择性减少。在儿童顽固性癫痫中，常伴认知障碍、大脑退化和组织损伤。在颞叶癫痫患者的海马，可见严重的神经元丢失，海马下托、CA1区和CA3区选择性损伤。

2. **神经元改变**　癫痫灶内不仅神经元数目减少，而且神经元上的抑制性突触数目也减少，与非癫痫灶相比，减少约50%。

3. **星型胶质细胞增生**　严重者受累脑区发生胶质化，多数遗传性癫痫患者不仅仅表现为海马CA1区、CA2区及齿状回神经元的显著减少，甚至出现组织萎缩及胶质细胞增生。

4. **脑组织硬化**　伴意识障碍的局灶性癫痫患者的颞叶硬化(又称颞正中硬化，mesial temporal sclerosis, MTS)，其组织异常从颞叶延伸至杏仁核、下托和海马旁回。大多MTS海马角存在异常，表现为锥体神经细胞丢失、胶质增生、神经纤维减少神经元死亡以CA1区和海马CA4区居多，齿状回和CA3区次之，CA2区受影响最少。

5. **苔藓纤维出芽**　颗粒细胞苔状纤维出芽是颞叶癫痫海马可塑性改变的最主要特征。正常情况下苔藓纤维只投射到门区和CA3区，反复癫痫发作促发苔藓纤维芽生，投向局部邻近的齿状回分子层(主要为颗粒细胞的树突)形成异常的突触连接，可引起神经超兴奋，增加了发作敏感性，与后期癫痫自发性再发作有关。

二、功能基础

癫痫发作源于脑神经元异常过度同步放电。借助膜片钳电生理技术在脑片上进行的实验研究为癫痫发作的电生理机制提供了可能的解释和理论。

（一）脑内兴奋过程的加强

正常脑内神经元的放电频率和电活动的扩布均受到规律性控制，而各种癫痫的发作可能都是由某些影响神经元活动的因素，使其电活动规律失去控制所致。对海马脑片进行的电生理研究发现，癫痫活动过程中，神经元的放电形式由单个动作电位演变为一群动作电位，且其后继之以较长的去极化状态，即复极化过程的延长，往往可达 100 ms 左右。一般认为这一兴奋加强的状态是癫痫活动的基础，它具有兴奋性突触后电位（EPSP）的特征，其发生机制可能和 NMDA 受体参与，即电压依赖性钙离子内流的持续增加有关。

（二）脑内抑制过程的减弱

癫痫发作不仅取决于脑内大量神经元过度兴奋，还与脑内抑制过程的减弱密切相关。在癫痫灶内抑制性 GABA 能神经元及其突触数目减少，导致了脑内抑制过程的减弱。刺激 GABA 能通路促进 GABA 递质的释放和给予 GABA 受体激动剂或 GABA 代谢抑制剂均能拮抗癫痫的发作。

（三）神经细胞膜电位失稳

与膜电位直接相关的离子，如钾、钠、钙、镁和氯离子等在细胞内、外的平衡失调是导致神经元癫痫样放电的重要原因。已知细胞外钾离子的升高和钙离子的降低均可促使神经元兴奋性升高及自发或诱发癫痫样放电。应用离子敏感电极直接测定发现，癫痫发作时大脑皮质细胞外钾离子增高，钙离子降低，而细胞内钙离子则增高，细胞内钙离子的异常积聚还可促使神经元损伤和死亡。

第四节　神经递质与癫痫

一、兴奋性及抑制性氨基酸与癫痫

脑内氨基酸递质根据其作用的不同分为两大类：兴奋性氨基酸（主要为谷氨酸和门冬氨酸）和抑制性氨基酸（GABA、甘氨酸、牛磺酸等）。癫痫的发生和上述两类氨基酸失平衡，即兴奋性氨基酸作用增强和抑制性氨基酸作用减弱有关。

（一）谷氨酸

谷氨酸介导的兴奋性突触传递的异常被认为是引起人类和实验动物癫痫的主要电生理基础。脑内给予谷氨酸、天冬氨酸及其受体的激动剂 NMDA、海人藻酸等，均可强烈兴奋神经元，引起癫痫发作，这也是化学性致癫痫模型的依据。在杏仁核点燃模型中，谷氨酸随癫痫发作而释放，随着发作的进展，海马细胞外谷氨酸的含量愈加增多，提示了癫痫发作和谷氨酸超载间的关系。NMDA 受体选择性拮抗剂如 AP5、CPP、MK801 等对电点燃癫痫、化学点燃癫痫、听源性癫痫等均有不同程度的拮抗作用。同样抑制谷氨酸释放的突触前谷氨酸受体激动剂 D-AP4、L-AP4 等也对癫痫发作起到一定的拮抗作用。在癫痫发作过程中，除 NMDA 受体，非 NMDA 受体也参与了作用，如海人藻酸诱导的阵挛发作由 NMDA 和非 NMDA 受体共同介导。

（二）GABA

抑制性氨基酸，主要是 GABA 及其受体在癫痫发生中的作用已经被肯定。GABA 受体在脑内分布广泛，海马、黑质、苍白球、尾核等与癫痫发生密切相关的结构内均有较多表达。海马中 GABA 主要存在于抑制性中间神经元（如篮状细胞）及隔区向海马的投射纤维内，通过激活 $GABA_A$ 受体打开氯离子通道，引起突触后膜超极化而产生突触后抑制，也可通过激活突触前 $GABA_B$ 受体，产生突触前抑制，减少兴奋性氨基酸的释放。GABA 能抑制全面性发作及局灶性发作，故其拮抗剂均有致癫痫作用。如荷包牡丹碱（bicuculline），可与 GABA 竞争 $GABA_A$ 受体的结合位点；印防己毒素（picrotoxin）作用于 $GABA_A$ 受体的邻近位点而抑制 GABA 的抗癫痫作用。同样，减少 GABA 的生成，如阻断 GABA 合成酶谷氨酸脱羧酶的作用可以导致癫痫。

临床许多抗癫痫药物，多是针对 GABA 的合成和代谢、受体作用位点和其转运体以提高中枢神经系统内 GABA 水平。此外，影响 GABA 向突触间隙的释放也是药物设计的策略，如抗癫痫药加巴喷丁（gabapentin）为 GABA 类似物，其不与 GABA 受体结合，也不参加 GABA 代谢和重摄取，可能是通过增强 GABA 的释放而提高 GABA 在细胞间的含量来发挥抗癫痫作用。

牛磺酸属于抑制性氨基酸，系由亚磺酸半胱氨酸经脱氢酶等催化合成。而亚磺酸半胱氨酸经转氨酶催化可生成谷氨酸。牛磺酸具有引起神经元超极化的作用，其对神经元细胞膜电位的直接作用及对谷氨酸代谢的影响，可能是其抗癫痫作用的机制。

二、神经肽与癫痫

神经肽储存在大而致密的囊泡中，多与经典递质共存，在高频刺激下释放，发挥突触前和突触后的兴奋性和抑制性传递作用（详见第十二章）。许多神经肽与癫痫有关，一方面，癫痫发作影响脑内神经肽的水平。在癫痫患者的血浆、脑脊液和手术切除癫痫组织及不同动物癫痫发作模型中均存在异常的神经肽水平。另一方面，神经肽可调节癫痫的发作。许多内源性神经肽在癫痫动物模型中具有抗癫痫作用，如促肾上腺皮质激素、神经肽 Y、胆囊收缩素、甘丙肽、胃饥饿素、生长抑素、强啡肽等。其中促肾上腺皮质激素已经在临床实践中用于抑制癫痫发作。另外也有一些神经肽如速激肽家族，表现为促癫痫发作效应。虽然神经肽在癫痫中的作用方式尚不清楚，但其明显的抗癫痫或促癫痫效应仍是重要的研究目标。下面简单介绍几个与癫痫相关神经肽，表 27－3 列举了部分神经肽对癫痫发作的影响。

（一）抗癫痫的神经肽

1. 神经肽 Y（neuropeptide Y，NPY） 已有大量实验证据表明 NPY 具有抗癫痫作用，通过 Y2 和 Y5 受体发挥效应。NPY 是神经系统中含量最多的神经肽之一，在哺乳动物中枢神经系统（包括海马）的 GABA 能中间神经元中大量表达，在下丘脑和边缘结构中的浓度最高，因此与颞叶癫痫关系密切。许多研究发现癫痫患者及一些动物模型在癫痫发作后海马中 NPY 表达和释放大量增加；在中颞叶硬化患者中，海马中 NPY 中间神经元细胞特异性丢失，而 Y2 受体表达增高；在离体海马脑片癫痫模型实验中，发现 NPY 可抑制海马 CA1 和 CA3 区谷氨酸突触传递而抑制海马神经元的癫痫样活性，而 Y2 特异性拮抗剂可消除 NPY 的作用，表明 NPY 在海马部位的抗癫痫作用由 Y2 受体介导；在整体癫痫动物模型实验中，发现脑室内或海马内直接给予 NPY 均可降低模型鼠癫痫发作的严重程度；过表达 NPY 的转基因鼠对癫痫发作的敏感性较低，而敲除 NPY 基因者，其癫痫易感性增加。此外通过重组腺相关病毒载体在大脑中过度表达 NPY 可以抑制或延迟癫痫动物模型的癫痫发作，及显著减少模型动物后期的自发性癫痫发作。上述无论离体或整体实验均表明 NPY 在癫痫发生和发作过程中发挥了重要的作用，以 NPY 系统为靶点的药理学或基因疗法可能是临床治疗癫痫的有效策略。

2. 胆囊收缩素（cholecystokinin，CCK） 癫痫发作时 CCK 水平显著改变。在几种颞叶癫痫模型中，海马 CCK 免疫反应性降低，提示其表达减少，或神经元发生了退变。同样，在颞叶癫痫患者中，颞叶皮质中的 CCK 比无癫痫样放电的脑组织中含量少达 20%。脑内含量最丰富的 CCK-8 已被证明在动物模型中具有抗惊厥特性，可延迟癫痫发作和增加戊四唑（pentylenetetrazol，PTZ）和印防己毒素等致痫药的发作阈值。在脑内 CCK 在高频刺激下释放，主要通过激活 CCK2 受体发挥效应。离体实验发现海马中间神经元和锥体细胞中 CCK2 受体激活后，这些细胞的钾电导降低从而发生细胞去极化，增强了海马中 GABA 的释放。另外 CCK-8 具有非特异性抗阿片作用，而内阿片肽中的脑啡肽和 β-内啡肽均有明显的致癫痫作用。

3. 生长抑素（somatostatin，SST） SST 被认为是下丘脑抑制激素，调节内分泌系统，主要是抑制垂体前叶生长激素的释放。除了下丘脑，SST 还广泛分布于其他脑区，SST-14（14 肽）是其在脑内主要的活性形式。SST 可作用于 SST-1～5 五种受体，其中 SST-1～4 亚型在海马区表达。海马内 SST 主要表达于门区 GABA 能中间神经元，这些神经元向齿状回外分子层颗粒细胞投射，抑制颗粒细胞的活性。在颞叶癫痫患者及相应动物模型中均发现反复颞叶癫痫发作后，海马门区 SST 中间神经元密度明显降低，为海马癫痫的标志性病理改变。SST 基因包含一个 cAMP 调节元件位点，该位点赋予 STT 基因呈活性依赖性表达，因此当癫痫发作时，SST mRNA 和肽水平均升高。在癫痫发作期间 SST 的释放也表现出活动度依赖性，并在癫痫发作后的最初几个小时内含量最高。癫痫发作后 SST 释放增加被认为可能有保护作用。相反，动物模型在点燃后，海马 SST 受体表达下调，可能是由于高 SST 水平状态下的脱敏所致。

研究显示 SST 具有抗癫痫作用，给予外源性 SST 或 SST-2 受体激动剂可降低大鼠癫痫发作的严重程度、发作次数和持续时间，而 SST 抗血清却具有促癫痫作用。介导 SST 抗癫痫作用的受体存在种族特异性，在大鼠 SST-2 是介导抗惊厥作用的主要位点，激活后通过抑制突触前谷氨酸的释放而发挥抗癫痫作用。在小鼠中则由 SST-4 受体介导。腺相关病毒载体介导的 SST 高表达在颞叶癫痫模型中已被证明可抑制癫痫发作的发展。

4. 强啡肽(dynorphin) 内源性强啡肽 mRNA 在杏仁核、内嗅皮质、海马齿状回、伏隔核及下丘脑等脑区表达最高，提示其在颞叶癫痫中的重要作用。已有不少临床和动物实验支持了强啡肽的抗癫痫作用。如临床正电子发射断层扫描(PET)观察发现，在自发性癫痫发作后，癫痫患者的颞极和梭状回中阿片受体结合水平上调；在 PTZ 和红藻酸模型中，强啡肽敲除小鼠的癫痫发作阈值显著降低，发作更快，癫痫活动延长，其特异的 κ 受体激动剂可以预防不同类型癫痫的行为发作和癫痫样放电。另外，在癫痫手术中获得的患者海马组织切片上，强啡肽可抑制神经元的癫痫样活动，提示了强啡肽用于癫痫治疗具有很高的临床转化潜力。借助腺相关病毒载体将强啡肽转导到致癫痫灶的基因治疗也已在动物实验中获得成功，可抑制癫痫发作长达数月。

(二) 促癫痫的神经肽

1. β-内啡肽(β-endorphin) β-内啡肽在下丘脑和脑垂体中大量分布，当身体遇到压力或疼痛时释放，发挥重要的镇痛和抗焦虑作用。研究发现在大鼠脑室内注射 β-内啡肽可诱导边缘系统出现癫痫样活动，提示 β-内啡肽在调节边缘系统的兴奋性中发挥作用。反复向杏仁核或海马微量注射 β-内啡肽可引起动物出现全面性痉挛，这一效应可被 μ 受体特异性拮抗剂所拮抗。其促癫痫作用可能与激活位于突触前的 μ 受体，抑制 GABA 的释放有关。

2. 脑啡肽(enkephalins) 已知脑啡肽可以抑制海马体中抑制性神经元 GABA 的自发性释放，从而增加了神经元的兴奋性。癫痫发作时脑内的脑啡肽水平受到影响。在动物模型中，边缘系统的癫痫发作引起海马区脑啡肽免疫反应急剧增强，在苔藓纤维中的增强最为显著。成年大鼠单次注射海人藻酸后其海马中前脑啡肽 mRNA 和脑啡肽的表达上调可持续达一年以上；同样，在全面性癫痫患者的海马 CA 区也观察到脑啡肽免疫反应性增加，提示脑啡肽与颞叶癫痫相关。已有强有力的动物实验证据表明脑啡肽是一种促惊厥剂，在大鼠杏仁体内反复微量注射甲啡肽导致大鼠全面性痉挛发作，在杏仁核或海马中微量注射 δ 受体选择性激动剂同样可以有效诱发痉挛；此外，δ-受体选择性激动剂在小鼠中也能产生短暂的、非致死性的痉挛，类似于致痫药 PTZ 的作用。δ-受体的激活还增加了荷包牡丹碱诱发的小鼠痉挛的发生率；相反，δ-受体选择性拮抗剂可抑制大鼠 PTZ 点燃。

3. P 物质(substance P, SP) SP/NK-1 受体系统可能诱发癫痫发作，在癫痫持续状态和癫痫实验动物模型中发挥重要作用。动物模型和癫痫患者脑内 SP 均呈过度表达。海马内给药可在阈下刺激时就诱发出癫痫持续状态，表明 SP 可增加癫痫的易感性；在海人藻酸或戊四唑诱发的癫痫小鼠模型中，敲除其编码基因 PPT-A 可减轻癫痫持续时间和严重程度，并且不会引起海马神经元坏死和凋亡；SP 的特异性受体 NK-1 的拮抗剂，可以减弱海人藻酸诱发的癫痫活动。此外，在神经囊尾蚴病小鼠模型的海马内微注射 SP 可引起癫痫发作，但在 SP 前体缺陷小鼠中不会引起相应的效应。这些结果表明，SP 是癫痫病理生理学的关键因素。目前认为 SP 致癫痫的机制可能与其进一步增强细胞膜的去极化从而延长兴奋性突触后电位增加谷氨酸的释放、减少内向整流钾电流和增强 MNDA 受体对谷氨酸的敏感性有关。

三、气体神经递质与癫痫

气体神经递质一氧化氮(nitric oxide，NO)作为非经典神经递质及靶细胞中是第二信使分子，参与了神经元的突触可塑性、学习记忆、递质释放等生理功能，及抑制线粒体呼吸链引起DNA损伤、脂质过氧化等病理过程。其合成酶一氧化氮合酶(nitric oxide synthase，NOS)为钙离子/钙调蛋白依赖性酶，故NO的形成常需NMDA受体的激活。当癫痫发作时神经元高度兴奋，释放大量谷氨酸，强烈激活NMDA受体，因而癫痫发作会伴随大量NO的产生，因此NO在癫痫发生中的作用受到重视。

一系列实验均有力证明，NO是致癫痫分子。将NO注入大鼠脑内(如前梨状区)引起短暂的癫痫样肢体痉挛发作；NO供体左旋精氨酸在脑内注射亦可导致癫痫发作。应用NOS抑制剂可明显抑制由戊四氮、海人藻酸、荷包牡丹碱等模型的癫痫发作。另外，NOS特异性拮抗剂7-硝基吲唑可剂量依赖性抑制DBA/2鼠和GEP鼠的痉挛发作。NO促癫痫的作用可能是因为NO的逆向信使作用，其合成和释放后，扩散并作用于突触前膜，通过cGMP促进突触前面钙离子内流，使细胞去极化产生异常放电而导致癫痫的发生和传播，或进一步增加谷氨酸的释放而加剧癫痫的发作。另外，细胞内钙离子超载可使超氧自由基产生增多，后者与NO反应生成过氧化亚硝酸根离子，再降解成羟自由基和二氧化氮，对细胞产生毒性作用，引起细胞蛋白质、核酸及脂质膜的破坏，导致癫痫发作后期的神经细胞损伤和死亡。

表27-2　神经肽对癫痫发作的影响

神经肽	受体/靶标	表达/释放	对癫痫发作的影响
ACTH	MCR 1～5	患者： 在婴儿痉挛患儿脑脊液中脑脊液ACTH↓	患者 用于治疗婴儿痉挛的抗惊厥药
NPY	Y1～Y5	患者 颞叶癫痫海马NPY、NPY mRNA↑ 颞叶硬化癫痫患者海马Y1↓，Y2↑ 动物模型： 海马、皮质内NPY↑ 热性癫痫海马内NPY↑	动物模型： 抗惊厥(各种获得性或基因性癫痫模型)
CCK-8	CCK1 CCK2	患者 颞叶癫痫颞叶和皮质CCK↓ 动物模型： 颞叶癫痫海马CCK↓ 匹罗卡品模型中海马的谷氨酸能终末及有棘神经元中CCK↑	动物模型 抗惊厥(PTZ和印防己毒素模型)
生长抑素 SST-14 SST-28	SST1-5	患者 儿童热性发作等癫痫脑脊液中SST↑ 颞叶癫痫海马门SST中间神经元↓ 动物模型 颞叶癫痫海马门SST中间神经元↓ 远红外诱导癫痫发作前或发作后即刻海马及皮层SST↑ 点燃模型海马内SST↑、SST受体↓	动物模型 抗惊厥(海人藻酸、印防己毒素、匹鲁卡品及点燃模型)

续表

神经肽	受体/靶标	表达/释放	对癫痫发作的影响
饥饿素(Ghrelin)	GHSR1a	患者 大部分血浆饥饿素↓ 动物模型 PTZ 模型血中饥饿素↓	动物模型 抗惊厥(PTZ 模型) 神经保护(匹鲁卡品和海人藻酸模型癫痫发作诱导的神经退变)
甘丙肽(Galanin)	GAL1-3	动物模型 癫痫发作后海马内甘丙肽很快耗竭 受体表达无改变	动物模型 抗惊厥(急、慢性癫痫模型) GAL1 敲除小鼠自发癫痫发作 预防高温诱发的癫痫发作型
TRH	TRH-R	动物模型： 电惊厥和杏仁核点燃模型的杏仁核和海马 TRH、TRH mRNA↑；THR-R、THR-R mRNA↓	患者 抗婴儿痉挛(临床研究) 动物模型 抗惊厥(杏仁核点燃及海人藻酸模型)
血管紧张素类 AngⅠ AngⅡ AngⅢ AngⅣ Ang1～7	无 AT1、AT2 AT1、AT2 抑制 IRAP Mas	患者 颞叶癫痫患者皮质和海马 AT1 和 AT2↑ 动物模型 听觉诱发癫痫模型脑内 AT1↑ 慢性期 AngⅡ↑、AT1↑；急性期和沉默期 AT2↑；海马匹罗卡品模型沉默期 Mas↑	动物模型 AngⅡ、AngⅢ、AngⅣ对 PTZ 点燃模型小鼠、荷包牡丹碱、印防己毒素模型具有抗惊厥作用 AngⅣ抑制匹罗卡品诱发的惊厥
内啡肽 强啡肽 脑啡肽 β-内啡肽	 κ δ μ	患者 颞叶癫痫海马强啡肽原 mRNA↑ 热性癫痫脑脊液中亮啡肽↓ 海马内脑啡肽↑ 儿童婴儿痉挛脑脊液 β-内啡肽↓或- 动物模型 点燃和海人藻酸模型海马内强啡肽表达↓，释放↑ 海人藻酸模型海马内脑啡肽原 mRNA 和肽↑ 热性癫痫模型脑内甲啡肽↑	动物模型 强啡肽抗惊厥(PTZ 和海人藻酸模型) 脑啡肽促惊厥(化学点燃模型) β-内啡肽非惊厥性边缘系统癫痫样发作
速激肽 P 物质 神经激肽 A 神经激肽 B	 NK1 NK2 NK3	动物模型 在海人藻酸模型中癫痫发作后含量↑，发作10天后↓ 癫痫持续状态时 P 物质↑	动物模型 促惊厥
CRH	CRH-R1、CRH-R2	患者 婴儿痉挛脑内 CRH↑ 儿童全面性癫痫发作脑内 CRH↑、CRH-R1↑	动物模型 促惊厥
AVP	V1a、V1b、V2、OTR	动物模型 热性癫痫模型的血和下丘脑中 AVP↑ 海人藻酸癫痫模型下丘脑 AVP mRNA↑	动物模型 促惊厥(热性癫痫和匹罗卡品癫痫模型)

但也有一些实验提示 NO 可能具有抗癫痫作用。与上述实验结果相反，将左旋精氨酸注入 DBA/2 和 GEP 鼠脑室内均有抑制癫痫发作，而 NOS 抑制剂却加剧了荷包牡丹碱等诱导的癫痫发作。NOS 特异性拮抗剂 7-硝基吲唑可缩短海人藻酸诱导惊厥的潜伏期。

上述实验结果上的分歧，可能与所用癫痫模型和观察指标的不同，给药方法的差异有关。另外不同的 NOS 类型在合成 NO 的时程、部位和效率有不同的特点，可能也会造成不同的结果。有关 NO 与癫痫的确切关系，及其作为药物靶点有待进一步研究。

第五节　癫痫的实验动物模型

癫痫模型在研究癫痫病理生理改变及抗癫痫药物的筛选中起到十分重要的作用，分体外模型和整体动物模型。前者包括脑片模型和神经元细胞培养模型；后者根据诱发癫痫的时程、遗传背景及药物抵抗性特点，又分为急性癫痫模型、慢性癫痫模型、遗传性癫痫模型和抵抗性癫痫模型。此节主要介绍整体动物模型。

一、急性癫痫模型

急性癫痫模型为单次处理即可诱发癫痫的急性发作模型。包括最大电休克模型（MES 模型）和戊四唑癫痫模型（PTZ 模型）。MES 模型是使用最多、研究最透彻的模型之一，常用于模拟人类的强直-阵挛发作，并能用于抗强直-阵挛发作药物的筛选。经典的抗癫痫药物苯妥英就是通过 MES 模型发现。而皮下注射 PTZ 癫痫模型能够模拟人类的全面性肌阵挛发作，通过此模型发现了现临床上使用的抗癫痫药物乙琥胺。因为 MES 癫痫模型和 PTZ 癫痫模型制备方法简单，且有较高的筛选抗癫痫药物的效率，并已成功的发现了临床有抗癫痫疗效的化合物，故 MES 模型和 PTZ 模型是过去作为初次筛选癫痫药物的金标准。

二、慢性癫痫模型

慢性癫痫模型与急性癫痫模型最大的不同点在于前者能够反映癫痫发作的发生、发展及其反复发作的脑部病理生理的改变，这为更深入认识癫痫的发生和发展提供了基础。慢性癫痫模型根据给予刺激的强度和引起的病情严重程度的不同，又可以分为点燃模型、持续性癫痫模型、自发性癫痫模型。

（一）点燃模型

点燃模型（kindling model）是通过反复的电和化学刺激丘脑、海马等区域，从而在脑电图上表现为进行性癫痫样活动，在行为学上表现为癫痫样发作的模型。点燃模型模拟的是人类的伴意识丧失的局灶性发作及其继发的全面性发作，能较好地模拟癫痫进行性发展和长期反复的自发性发作的特点，如能产生脑内局限甚至广泛的病灶、降低癫痫发作的阈值、逐渐增加癫痫发作的持续时间、加重癫痫发作的病情、最终导致自发性癫痫的发生。此外，点燃模型还能够引起丘脑、海马等区域结构和电生理的改变，从而较好地模拟人类的颞叶癫痫发作，为研究难治性癫痫及药物抵抗性癫痫提供了可能。

点燃模型根据刺激方式又细分为电点燃模型和化学点燃模型。电点燃模型是在杏仁核、海马区域埋置电极后，反复给予一定强度的阈下刺激从而达到点燃的效果；化学点燃模型则是通过系统或脑室内反复注射具有兴奋性毒性的谷氨酸受体激动剂海人藻酸等，从而导致癫痫的发生与发展。

(二) 持续性癫痫模型

在点燃模型的基础上进行改进，得到诱发癫痫持续状态的癫痫动物模型，如持续高强度的电刺激动物丘脑、海马，或者腹腔内反复注射致癫痫剂量的胆碱受体激动剂毛果芸香碱(pilocarpine)、海人藻酸都能够引起癫痫持续状态的发生。由于诱发癫痫的持续状态会引起较高的致死率，影响实验的观察，因此在研究癫痫持续状态的病理生理改变时，常会给予地西泮来降低模型动物的死亡率。

(三) 自发性癫痫模型

在动物脑内埋入电极并给予持续一段时间的电刺激；或者系统地给予海人酸、毛果芸香碱等致癫痫药物后，都可能引起大脑的局限甚至广泛性损伤。而这种局限或者广泛性损伤有可能作为癫痫发作的病灶，从而引发慢性癫痫的自发性发作。已有文献证明海人藻酸和毛果芸香碱之所以能够引起慢性癫痫的自发性发作，与脑内神经病理性损伤，如海马硬化等相关。

慢性癫痫模型除了应用于研究癫痫发生、发作的病理生理改变，及抗癫痫药物的筛选外，还能用于如何预防癫痫发作。自发性癫痫发作往往在严重的癫痫持续性状态后发生，对其发作潜伏期的影响可以可靠评判预防癫痫药物的疗效，因此自发癫痫模型比点燃模型更适合于预防癫痫发作药物的筛选。

三、遗传性癫痫模型

遗传性癫痫模型为研究癫痫全面性发作，特别是研究癫痫失神发作提供了基础。目前广泛认可和最常用的遗传失神癫痫模型为 WAG/ij 和 GAERS 模型。WAG/Rij 大鼠其行为学改变、脑电图(表现为棘-慢复合波)以及遗传特性等方面与人类癫痫失神发作极为相像，已被广泛用于研究人类癫痫失神发作。GAERS 大鼠在行为学上表现为反复的全面非抽搐癫痫发作，并伴有双眼凝视，其脑电图表现为典型的对称同步棘-慢波放电(7～10 Hz，300～1 000 Mv)。其失神发作的行为学和脑电图改变与人类青春期癫痫失神发作十分相似，故GAERS 大鼠常用于研究青春期失神癫痫。另外，Lethargic(Lh)模型小鼠是编码钙通道 β4 亚基的 *Cacnb4* 基因突变，该模型小鼠表现为发作性的失神活动，并伴有典型的 5～7 Hz 的棘波放电。

四、抵抗性癫痫模型

随着癫痫研究的不断发展，已使得大部分的癫痫患者的癫痫症状得到控制，但仍有约1/3 的癫痫患者的癫痫症状难以控制甚至表现为对药物的抵抗性，研究难治性癫痫和药物抵抗性癫痫已成为癫痫研究的新热点。其中，点燃模型也可用于药物抵抗性癫痫的研究，因其能够增强癫痫发作的易感性，同时能引起丘脑、海马等边缘系统的结构和电生理改变，模拟人类的颞叶性癫痫发作，为研究难治性癫痫及药物抵抗性癫痫提供了很好的模型。其他抵抗性癫痫模型还有拉莫三嗪抵抗性模型、6 Hz 精神运动发作的局灶性癫痫模型和持续性发作颞叶癫痫模型等。

部分癫痫动物模型相对于人类的癫痫类型如表 27－3 所示。

除了上述经典的癫痫动物模型外，近年来，特异性操控不同类型神经元活动的化学遗传和光遗传技术也在构建癫痫模型中得以应用。这两种技术除了如传统方法通过过度兴奋神经元引起癫痫发作外，还能抑制神经元活性，从调控 GABA 抑制性神经元角度来研究探讨癫痫的发病机制，并可结合病毒示踪特性，为癫痫神经环路研究和治疗药物筛选提供了新的研究途径。

表 27－3　癫痫动物模型及其代表的人类癫痫类型

癫痫动物模型	动物癫痫症状	模拟人类癫痫类型
最大电休克模型（MES）	前肢屈曲后肢伸直的强直性发作	强直-阵挛全面性发作
皮下注射戊四唑（scPTZ）	面颈肌、前肢阵挛性抽动的阵挛发作	强直-阵挛全面性发作
点燃模型（电点燃模型-杏仁核点燃模型；海马点燃模型；角膜点燃模型；海人酸点燃模型等）	面部抽搐、双前肢阵挛、后腿站立跌倒的局灶性发作	伴意识障碍的局灶性发作及局灶性进展为双侧强直-阵挛发作
持续性癫痫模型	面肌抽搐、双上肢抖动、最终发展为全面性强直的癫痫持续状态	癫痫持续状态
遗传性癫痫模型（WAG/Rij 大鼠、GAERS 大鼠、Lh 小鼠）	脑电图表现为棘波放电	全面性发作，特别是失神发作
药物抵抗性癫痫模型（苯妥英抵抗性点燃小鼠、拉莫三嗪抵抗性小鼠模型）		难治性颞叶癫痫、药物抵抗性癫痫

思考题

1. 癫痫样放电的机制。
2. 癫痫发作可能与哪些因素有关？
3. 根据癫痫样放电的机制，控制癫痫活动的途径有哪些？
4. 如何证明一种化合物对癫痫样放电的影响？
5. EEG 在癫痫诊断与治疗中的应用价值。

（邱梅红）

参考文献

1. AGOSTINHO A S，MIETZSCH M，ZANGRANDI L，et al. Dynorphin-based "release on demand" gene therapy for drug-resistant temporal lobe epilepsy[J]. EMBO Mol Med，2019，11(10)：e9963.
2. AKYUZ E，POLAT A K，EROGLU E，et al. Revisiting the role of neurotransmitters in epilepsy：an updated review[J]. Life Sci，2021，265：118826.
3. CASCINO G D，SIRVEN J I，TATUM W O. Epilepsy[M]. 2nd ed. Hoboken：Wiley-Blackwell，2021.
4. CATTANEO S，VERLENGIA G，MARINO P，et al. NPY and gene therapy for epilepsy：how，when，... and Y[J]. Front Mol Neurosci，2021，13：608001.
5. CAVARSAN C F，MALHEIROS J，HAMANI C，et al. Is mossy fiber sprouting a potential therapeutic

target for epilepsy? [J]. Front Neurol, 2018, 9: 1023.

6. DEVINSKY O, VEZZANI A, O'BRIEN T J, et al. Epilepsy[J]. Nat Rev Dis Primers, 2018, 4: 18024.
7. FISHER R S, CROSS J H, FRENCH J A, et al. Operational classification of seizure types by the International League Against Epilepsy: position Paper of the ILAE Commission for Classification and Terminology[J]. Epilepsia, 2017, 58(4): 522-530.
8. KOVAC S, WALKER M C. Neuropeptides in epilepsy[J]. Neuropeptides, 2013, 47(6): 467-475.
9. MARIN GRACIA M. Epilepsy, sleep and neuropeptides. Future directions[J]. Neurol Perspect, 2021, 1(3): 178-186.
10. SCHEFFER I E, BERKOVIC S, CAPOVILLA G, et al. ILAE classification of the epilepsies: position paper of the ILAE Commission for Classification and Terminology[J]. Epilepsia, 2017, 58(4): 512-521.

第二十八章　孤独症谱系障碍的神经生物学基础

第一节　概　　述

孤独症谱系障碍(autism spectrum disorder, ASD)简称孤独症或自闭症，是一种发生在儿童早期的神经精神发育障碍性疾病，患儿主要表现为不同程度的社会交往能力障碍、兴趣狭窄和行为刻板，多数还伴有认知、情绪和语言功能障碍等症状。ASD已成为全球高发的儿童疾患。2020年美国疾控中心报告，美国8岁以下儿童中ASD患病率接近2%，男女比例为4.3∶1。2020年，我国流行病学调查报告显示，6～12岁儿童ASD的患病率为0.7%。

ASD的病因未明，可能包括易感基因和环境因素的影响。目前，对ASD患儿的临床诊断主要依靠行为学评估以及与家长的访谈。治疗方面，没有特效药物，主要依靠行为矫正。多数ASD患儿难以达到正常儿童的社交和语言水平，这导致患儿无法进入正常学校学习，他们成年后也难以融入社会，缺乏独立生活的能力。因此，ASD也被称为难治愈的“精神癌症”样疾病。由此可见，早期发现、及时诊治或干预对患儿的健康发育极其重要。

第二节　孤独症谱系障碍的病因学

数十年来，ASD的病因学研究始终是全球生命科学的热点问题。从最初的“冰箱妈妈”理论到后来的“疫苗事件”，科学研究先后经历遗传学与神经科学理论的不同认识阶段。目前认为，遗传因素及多种环境高危因素是引发ASD的重要原因，这些因素通过影响神经发育和脑内病理改变等途径引起发病。

一、分子遗传学

ASD发病的遗传学证据来源于对双生子同病率的研究结果。同卵双生子共患ASD的比率在60%～92%，而异卵双生子则在10%以下。另外，ASD同胞患病率在2%～8%。由此证明，基因背景越接近，ASD的同病率就越高。

以后，对单基因综合症相关疾病的研究又丰富了对ASD遗传病因学的认识，如FMR1基因导致的脆性X综合症、TSC1/2突变导致的结节性硬化症、$MECP_2$突变导致的Rett综合症。这些罕见遗传疾病都表现出ASD样临床特征。

在ASD遗传学背景的研究中发现，10%～20%的ASD患儿存在高风险或致病基因（主效基因）。科学家采用高通量基因分型技术和基因组测序技术检测ASD家系的基因谱，发现100多个致病相关基因。这些基因包括突触蛋白相关的NLGN3、NLGN4、NLGN4Y、SHANK基因家族，抑制性神经递质相关的GABA受体基因家族（GABRB3、GABRA5、GABRG3），神经元生理功能相关的CNTNAP2、NRXN1等基因。这些基因参与经元信息传递、神经系统发育调控、突触生长等生物学功能。另外，研究还发现多条参与ASD发病的相关信号分子通路，如mTOR信号通路、IGF-ERK信号通路、Wnt信号通路等。采用染色体微芯片和高通量基因分型技术研究ASD相关基因的拷贝数变异情况，发现最为常见的是16p11.2缺失或重复、1q21.1缺失、15q11-13重复、7q11.23重复、2p16.3缺失等。由此可见，ASD是一种复杂的多基因异常引起的神经发育障碍性疾病。

二、环境高危因素

环境因素也是ASD发病的重要原因，包括孕产期高危环境暴露、饮食和生活方式。高龄产妇（≥40岁）和父亲高龄（≥50岁）、抗癫痫药丙戊酸均为一级危险因素。孕期感染（细菌或病毒感染、自身免疫性疾病家族史），内分泌异常与糖代谢异常，环境污染（杀虫剂、重金属等），营养缺乏（叶酸、VitD缺乏），早产（＜32周）或过期产，婴儿出生体重＜1 500 g等也与ASD风险增加相关。

三、社会因素

社会环境不是ASD的致病原因，但对ASD病情的发展和预后却有重要影响。婴幼儿早期母性行为（哺乳、抚触、视听嗅觉刺激），患儿父母的精神压力水平和心理健康状态、家庭教育方式会影响患儿的发病和康复疗效。婴幼儿生活的环境刺激丰富与否对神经系统的发育和可塑性具有重要影响。社会环境会改变子代脑内生物性状，对ASD病情进展与康复疗效产生重要影响。因此，世界卫生组织提出了对ASD患儿及其家庭成员进行整体康复训练的倡议。

第三节　孤独症谱系障碍发病的神经生物学基础

一、脑结构与功能的异常表现

脑是人类进行高级神经活动的器官。正常脑的形态结构和突触传递是行使高级脑功能的基础，而正常的神经发育是形成正常脑结构和突触可塑性的基本保障。ASD是一种由神经发育障碍所致的儿童疾病，患儿会出现脑结构与功能异常及其相关的行为学变化。神经影像学研究证明了ASD的发生与大脑局部结构和功能的缺陷密切相关。

功能性磁共振成像（functional magnetic resonance imaging，fMRI）是一种无创动态观

察脑功能变化的检测技术。在临床上，fMRI 被用于检测患者脑内神经突触传递功能、神经纤维传导、脑能量代谢和某些脑内病理变化等情况。例如，通过监测血氧水平依赖（blood oxygenation level dependent，BOLD）的变化能反映不同脑区神经功能活跃情况；采用扩散张量成像（diffusion tensor imaging，DTI）探测脑内白质神经纤维传导束的投射通路及其完整性。研究表明，ASD 患者的婴幼儿期全脑过度生长，尤其以额叶、颞叶和杏仁核部分的体积明显增大；患儿的童年和青少年时期，全脑的生长速度减缓，接近正常人群；到成年后则较快地进入脑的退化过程。分析 ASD 临床症状与大脑功能区的结构变化发现，ASD 患者大脑功能区（如语言、社交、认知、情绪等）的结构发生改变。例如，ASD 患者的语言中枢发生变化，在患者的青少年阶段，大脑的布洛卡区（Broca's area）体积减少，威尔尼克区（Wernicke's area）显著增大，存在颞上回优势半球的翻转，即为右偏化。这些结构异常部分解释了 ASD 患者语言理解和表达障碍的症状。前扣带回（anterior cingulate cortex，ACC）位于大脑内侧面，对情绪与认知起关键作用。ASD 儿童前扣带回区的白质体积减小，白质的密度及投射通路的完整性均降低。大脑的前额叶皮层（prefrontal cortex，PFC）负责认知的加工过程。研究发现，ASD 幼儿大脑的 PFC 显著增大，而成人期则缩小，白质的 FA 值降低，密度降低。相关性分析显示，PFC 缩小和白质密度下降与 ASD 症状的严重程度显著相关。杏仁核（amygdala）对情绪表达、恐惧与防御反射起重要调节作用。ASD 幼童的杏仁核显著增大，杏仁核增大与 ASD 症状严重程度呈正相关。

fMRI 结合执行不同任务的多模态检测技术用来研究 ASD 患者不同脑区的结构和功能变化的关系，检测的模块包括静息态以及多种任务态，如感觉输入（听、视）、运动、注意力及执行能力、面孔识别、情绪加工相关任务等。研究观察了 ASD 患者的前额叶皮质、颞叶和顶叶皮质、枕叶、小脑和杏仁核等脑区在执行认知、语言、听视觉、运动和情绪测试中的变化情况，发现 ASD 患者在功能执行测试中，这些脑区的神经元对相关功能测试反应明显异常。研究结果提示情感-社会神经网络的活动异常可能是导致 ASD 患儿社交障碍的主要原因。此外，中枢的神经整合和调控功能障碍是导致重复刻板行为以及兴趣狭窄的关键机制。

二、神经元与突触发育异常

胚胎脑发育的过程中，脑内的神经细胞形成到成熟经历了细胞增殖、分化、迁移、神经元的形成、树突和轴突的生长、突触形成、髓鞘化和可塑性等过程。

ASD 大脑皮质的神经元发育异常，包括细胞体积缩减、数量增加、细胞的分布定位异常、锥体神经元发育方向错误、大脑皮质分层错位、白质减少和神经元树突形态异常等。另外，少数 ASD 患者脑中存在狭窄和密集的皮层微柱（cortical minicolumns，皮质回路的基本处理单元）。已知，Wnt 通路调节胚胎和婴幼儿大脑的神经细胞发育过程，包括胚胎发育脑的模式化、神经祖细胞（放射状神经胶质细胞）的自我更新和神经元分化等。ASD 相关的疾病基因如 CHD8、TBR1 以及 BAF 和 MLL 参与 Wnt 通路信号分子的富集。

突触是神经元的组成部分，是神经细胞之间进行信息传递的基本结构单位，突触传递和可塑性是大脑行使学习记忆等认知功能的重要基础。突触结构与突触传递功能依赖于神经元细胞内骨架蛋白参与的轴浆转运、突触囊胞蛋白参与的递质释放以及突触后膜上的受体及离子通道蛋白的参与。在 ASD 患者脑内，神经元骨架蛋白相关基因、受体和通道蛋白的相关基因发生异常，如 NF1、Ube3A、$MeCP_2$、SHANK3、Neuroligin 和 Neurexin。上述突触相关基因的变异导致突触生长、发育、修剪异常，最终使得神经元树突棘形态、数量及其长度发生异常，导致突触传递功能紊乱。

三、神经递质系统变化

(一) 兴奋与抑制失衡

在成熟的大脑中，信息处理过程主要依赖于兴奋与抑制信号的整合，这一过程主要依赖于兴奋性神经递质谷氨酸与抑制性神经递质 GABA。兴奋与抑制性传递功能的平衡为神经网络正常运行提供了保障，也为大脑对感知觉信息处理和认知功能的形成提供了必要的生物学基础。

1. ASD 脑内谷氨酸传递系统的变化 尸检发现，ASD 患者脑中的 $mGluR_{1\text{-}3}$ mRNA 表达水平发生变化，在小脑中增高，在尾状壳核、前额叶皮层等脑区则减少，额叶皮层与小脑中 $mGluR_5$ 受体二聚体蛋白量显著升高。ASD 患者小脑内，谷氨酸转运体 $EAAT_1$ 和 $EAAT_2$ 的 mRNA 和蛋白含量均增高。患者血浆中谷氨酸浓度增高，而谷氨酰胺的浓度降低。遗传学研究发现编码 NMDA 受体亚型($GluN_{2A}$、$GluN_{2B}$、$GluR_{5\text{-}7}$)的基因突变，谷氨酸转运体相关($SLC1_{A1\text{-}3}$、$SLC1_{A6}$)编码基因异常。这些异常导致 ASD 患者体内谷氨酸系统功能紊乱。

2. ASD 脑内 GABA 传递系统的变化 ASD 患者小脑及顶叶皮层 GAD_{65} 及 GAD_{67} 含量减少，相邻皮层功能柱之间的 GABA 能神经纤维减少。ASD 儿童血小板中 GABA 水平降低，血浆中 GABA 水平高于正常儿童。遗传学方面，编码 $GABA_A$ 受体 β3、α5 以及 γ3 亚基的基因 GABRB3、GABRA5 以及 GABRG3 异常。另外，$GABA_A$ 受体相关结合蛋白(Neurexin、Neuroligin、CASK 等)的编码基因异常。临床药理学研究证明，NMDA 受体拮抗剂美金刚能改善 ASD 的语言功能、社交行为和自我刺激行为。$GABA_B$ 受体兴奋剂消旋巴氯芬(STX209)对原发性孤独症患者有一定疗效。

以上研究提示了，改善 ASD 患者的兴奋性和抑制性神经传递功能的平衡调节有望成为新药研发的策略之一。

(二) 催产素与精氨酸后叶加压素

在 ASD 表型密切相关的社会交往行为的研究中，发现脑内神经肽催产素(oxytocin, OXT)和精氨酸加压素(arginine-vasopressin, AVP)参与社会行为调节作用。OXT 和 AVP 主要在下丘脑的视上核(supraoptic nucleus, SON)和室旁核(paraventricular nucleus, PVN)合成，通过囊泡运输到垂体后叶储存。在受到适当的生理刺激时，垂体的 OXT 和 AVP 释放入血发挥激素样作用。脑内的 OXT 和 AVP 也可参与神经元树突释放到胞外，发挥神经调质或递质样作用。

在动物研究中发现，OXT 和 AVP 参与配偶选择和母性行为，社会识别与社交记忆，以及社交偏爱和社交逃避等行为的调节作用。OXT 参与情感感知能力、信任、母子依恋的行为调节，促进社会记忆和共情行为，还具有抗焦虑的作用。AVP 增强对快乐和愤怒面孔的识别和记忆，增加移情作用，促进焦虑的产生。可见，在焦虑反应中，OXT 与 AVP 的调节效应是相反的。

临床研究发现，ASD 患儿血浆中 OXT 与 AVP 含量偏低，其降低程度与社会交往功能障碍严重程度相关。基因水平的研究表明，OXT 和 AVP 通路相关基因突变(包括 OXTR、AVPR1a、AVPR1b、OXT、AVP 及 CD38)和 ASD 发病关联。外源性单次补充 OXT 可使患者杏仁核的活性降低，抑制社交恐惧和焦虑情绪，改善社交行为。另外，采用特定频率电针刺激的方法激活中枢 OXT 或 AVP 能神经元时，也能促进社会交往行为。

四、神经免疫学的改变

神经病理学和影像学的研究发现，ASD 患者大脑的额叶、前额叶、扣带回、额窦、视觉皮层和小脑中发现小胶质细胞浸润和激活的现象。同时，这些脑区的星形胶质细胞明显增多。利用 ASD 死者脑组织进行转录组研究发现，皮层中激活的小胶质细胞和星形胶质细胞的特异性基因表达上调。敲减趋化因子受体 1(CX3CR1)会导致小胶质细胞减少，突触结构缺陷和神经功能障碍，并出现 ASD 样的行为反应。关于 ASD 患者脑内小胶质细胞和星形胶质细胞活化对疾病发展的利弊作用及其机制尚不明确。

第四节　孤独症实验研究模型

一、自发孤独症实验动物模型

(一) BALB/c 小鼠

BALB/c 小鼠是一种近交品系，这类小鼠表现出类似 ASD 患者社交障碍的表型，在三箱实验中表现更少地停留在伴鼠侧，提升社交偏好降低。在母子分离实验中，采用超声波呼唤(ultrasonic vocalization, USAs)来反映幼鼠分离母鼠后的语言沟通能力和依恋行为，研究发现，BALB/c 幼崽离开母鼠后 USAs 减少。影像学分析观察到，BALB/c 小鼠脑内胼胝体的体积较小。

(二) BTBR 小鼠

BTBR T+tf/J (BTBR)也是近交系小鼠，其子代能较稳定复制遗传信息的动物模型。BTBR 小鼠是具有人类 ASD 两大核心临床症状的动物模型。与 BALB/c 小鼠相比，BTBR 小鼠除了社交障碍，还表现为代表重复刻板行为的过度自我理毛的行为，但是对于幼崽而言，BTBRUSAs 更多，这反映出此种品系更强的应激反应。从脑内形态变化来看，BTBR 小鼠脑内胼胝体缺失和海马联合减少。

二、基因修饰异常的实验动物模型

（一）FMR1

脆性X综合症(Fragile X syndrome)是由于X染色体FMR1突变引起的疾病，临床表现为认知功能失调，注意力缺乏、多动、焦虑、癫痫以及社会交流和交往障碍等ASD样症状。

FMR1基因敲除小鼠出现社会交往障碍、重复刻板行为、焦虑和多动等一些孤独症的核心行为学表现。FMR1基因编码脆性智力缺陷蛋白(Fragile X mental retardation protein FMRP)为一种RNA结合蛋白和mRNA转录抑制因子。缺少FMRP导致树突棘细长、瘦小、不成熟等形态异常。抑制p21激活酶(PAK)的活性，可以恢复树突棘形态和提高树突棘的密度，并减少多动和刻板行为反应。FMR1敲除小鼠脑内$mGluR_5$受体表达降低50%，树突形态发生变化，动物出现易惊厥以及抑制性逃避行为消失等表现。同样，用MPEP药物抑制$mGluR_5$信号通路，也能改善树突棘的形态学变化。在行为学检测中，动物的焦虑、刻板行为得到明显改善，并增强小鼠的运动学习能力和抑制癫痫发作。这些研究提示$mGluR_5$信号通路功能正常对突触可塑性发育和认知及情绪等脑功能十分重要，FMR1基因突变可能导致$mGluR_5$相关的突触结构和功能发生障碍，引发临床症状。

（二）$MeCP_2$

Rett综合症(Rett syndrome, RTT)是另一种遗传缺陷导致的ASD，导致这种疾病的突变基因是$MeCP_2$。Rett患者几乎都是女性，出生后6～18周临床出现ASD样行为症状，如刻板的手部运动、异常呼吸、运动障碍及脊柱侧凸等。$MeCP_2$突变雌性小鼠出生16周前后，动物行为测试出现异常，表现为焦虑反应增强，筑巢行为减少以及异常的社会交流。$MeCP_2$过表达导致渐进性的神经发育障碍，小鼠出生后10～20周时，出现突触可塑性、运动和关联学习能力增强；但是到了老龄阶段，小鼠则出现多动、癫痫和前肢抓紧异常等行为。这些表现均与人的Rett综合症相似。由此可见，$MeCP_2$的功能缺失或增强均导致ASD或Rett样病变，但是引发疾病症状的时程不同，这种差异的机制有待研究。

（三）NLGN3和NLGN4

NLGN3和NLGN4基因变异与孤独症的发生相关。这些突触蛋白与细胞内伴侣分子(β-neurexins和SHANK3)结合，参与突触的成熟和突触传递过程。

动物实验观察到，NLGN3突变基因敲入(knock in, KI)小鼠表现抑制突触传递作用增强，伴社会交往能力缺失。NLGN4基因敲除小鼠出现孤独症核心症状，包括社会交往障碍，但并不出现刻板行为反应和其它ASD临床症状，这种行为学反应与临床上NLGN4突变患者的表现一致。

（四）SHANK3

人SHANK3基因的22q13.3区缺失导致的疾病被称为Phelan-McDermid综合症，临床表现具有ASD行为学症状。以往的研究，通过基因修饰的方法了解Shank3基因缺失与表型变化的关系。研究表明$Shank3^{\Delta 4\text{-}9B+/-}$、$Shank3^{\Delta 4\text{-}9W-/-}$、$Shank3^{\Delta 13\text{-}16-/-}$和$Shank3^{\Delta 21+/-}$小鼠可以观察到孤独症类似的行为。目前，已建立Shank3小鼠、大鼠和灵长类模型。

(五) OXT和AVP

OXT和AVP在复杂社会行为中有重要作用。OXT或OXT受体敲除(knock out, KO)小鼠的幼仔表现对母亲依恋行为障碍、社会识别障碍、社交互动障碍等多种社交障碍。V1aR KO小鼠的嗅觉、社会认知和社会交往能力缺失,但是不影响动物的焦虑行为,也不改变动物的学习记忆和感知觉。

除了以上基因突变诱导ASD动物模型,还有TSC基因突变模型以及CNTHAP2突变的模式动物模型。

三、环境高危因素诱导的动物模型

(一) 母体免疫激活模型

母体免疫激活是一个经典的"生命早期逆境"模型。流行病学研究发现,孕期在流感发生季节(12月至次年5月)以及风疹大流行时期出生的子代的ASD发病率增加。目前公认的机制是,孕期免疫系统激活带来的细胞因子风暴会透过胎盘屏障影响子宫内环境,但也有一种假说是母体免疫激活可以通过影响母性行为,进而对子代神经发育造成损伤。研究中常用来激活孕鼠免疫系统造模的药物有两种,脂多糖(lipopolysaccharide, LPS)和聚肌苷酸-聚胞苷酸(polyinosinic-polycytidylic acid, Poly IC)。LPS为细菌细胞外壁的主要成分,常用于模拟细菌感染,Poly IC为人工合成的RNA双链,常用于模拟病毒感染。此两种模型动物的子代均出现部分孤独症核心症状与共患病现象。

(二) 丙戊酸

丙戊酸(valproic, VPA)是临床使用的抗癫痫药物。药理分子机制研究表明,VPA是组蛋白脱乙酰酶(histone deacetylase, HDAC)抑制剂。已知组蛋白乙酰化和去乙酰化过程参与染色质DNA的重组和调节基因的表达。临床治疗发现,妊娠期使用VPA可导致子代出现发育畸形、发育迟缓、认知障碍及ASD。妊娠期的前3个月接受VPA治疗与子代罹患ASD的关系最为密切。丹麦人群研究资料显示,母亲在孕期使用VPA会导致子代患ASD的风险增加4.42%。为期11年的前瞻性研究发现,孕期仅单次接受VPA治疗就会引起儿童神经发育障碍,使ASD的发病率提高6倍;若孕妇多次接受VPA治疗使儿童ASD发病率提高10倍。母亲孕期接受VPA治疗是目前临床最常见的引发ASD的原因。

在啮齿类动物实验中,孕鼠给予VPA处理,可以引起子代鼠出现ASD样的行为学反应。因此,孕期大鼠或小鼠给与VPA诱导ASD的模型是目前使用最广泛的实验动物模型。

第五节 孤独症谱系障碍的诊治策略

目前,尚无治愈ASD的药物,仅为对症治疗,帮助患者提升神经功能,减轻和控制某些症状的发展,改善患儿的生活能力和质量。然而,ASD的药物治疗往往带来严重的副作用。因此,药物使用需要非常谨慎,要在医师的指导下进行。

目前，对 ASD 的治疗通常有以下几种方式。

一、行为矫正疗法

行为矫正疗法是指对学龄儿童和青少年 ASD 患者进行行为干预治疗。行为矫正疗法主要训练患者提高社交技能、社交行为与沟通能力。医院提供训练方案、指导意见和训练场所，在家庭成员共同参与下实施和完成行为矫正疗法。行为分析（applied behavior analysis，ABA）方法是现有的最有效的训练方案。ABA 干预的目的是鼓励患者主动的积极行为，劝阻被动的消极行为，提高患者的各种技能。ABA 在实施的过程中，能全程了解和评估 ASD 患者的行为变化。ABA 实施方式包括：①离散试验训练；②早期强化行为干预（early intensive behavioral intervention，EIBI）；③关键反应训练；④言语行为干预（verbal behavior intervention，VBI）。行为分析疗法进行的过程中，需要社会和家庭的共同配合，需要对患儿的耐心陪伴，这样治疗方能奏效。

二、药物治疗进展与新药研发

如前所述，目前临床尚无有效的 ASD 治疗药物，仅仅是对症治疗。

在 20 世纪 80—90 年代，经典的抗精神病药（classic antipsychotic drug）是最常用的 ASD 治疗药物。中枢 D_2 受体阻断剂氟哌啶醇有效改善 ASD 患者的多动、易怒和社会交往障碍。近年来，一些非典型抗精神病药（atypical antipsychotic drugs）用于 ASD 谱系障碍的治疗。

2006 年，美国批准利培酮用于 ASD 患者（5～16 岁）的冲动、易怒，攻击等情绪症状的治疗。利培酮是苯丙异噁唑衍生物，与 5-HT_2 受体和 D_2 受体亲和力较强。利培酮治疗患者对药物具有良好的耐受性，且不易出现锥体外系反应，不良反应除体重增加外，其他均较轻。

2009 年，美国允许阿立哌唑用于 ASD 的临床治疗。阿立哌唑为喹啉酮类衍生物，具有激动 D_2 和 D_3 受体和 5-HT_{1A} 受体，和拮抗 5-HT_{2A} 受体的作用。阿立哌唑治疗可有效改善 ASD 儿童多动和刻板等行为症状，治疗不良反应包括体重增加、镇静催眠和锥体外系反应。

目前，临床试验正在评估雷帕霉素及其类似物对 TSC 相关 ASD 患者治疗的有效性和安全性。此外，在孤独症小鼠模型上，应用 mGluRs 拮抗剂、$GABA_A$ 和 $GABA_B$ 受体激动剂、MMP_9 抑制剂、OXT 等药物具有改善 ASD 行为反应。这些药物是否能成为临床治疗的潜在靶点还需要进一步的研究。

三、补充替代治疗

补充替代治疗（complementary and alternative treatments，CAM）具有缓解 ASD 患者部分症状的作用。常用于 ASD 治疗的 CAM 主要有以下几种方式：①采用天然植物（如中草药）和补充维生素；②进行身心治疗（催眠和音乐疗法等）、中医的物理学治疗（如针刺、推拿）；③其他生物医学治疗，包括特殊饮食等。

尽管，现在还缺乏 ASD 治疗的特效药物，但是对疾病的“早发现和早干预”是医学界公认的治疗原则。随着对 ASD 的病因学和发病机制的深入了解，必将推动和发展诊治 ASD 疾病的有效手段。

思考题

1. 为何说 ASD 是一种多基因遗传疾病？
2. ASD 的环境风险因素有哪些？
3. 简述突触发育异常在 ASD 发病机制中的作用？
4. 在 ASD 的中枢发病机制理论中，哪些神经递质参与其中？
5. ASD 有哪些较成熟的啮齿类动物模型？
6. ASD 目前的干预策略是什么？

（张　嵘）

参考资料

1. 张嵘，张晨. 孤独症谱系障碍 医学前沿与研究进展[M]. 北京：北京大学医学出版社，2018.
2. CHENG J, ESKENAZI B, WIDJAJA F, et al. Improving autism perinatal risk factors: a systematic review[J]. Med Hypotheses, 2019, 127: 26 - 33.
3. ECKER C, SCHMEISSER M J, LOTH E, et al. Neuroanatomy and neuropathology of autism spectrum disorder in humans[J] Adv Anat Embryol Cell Biol. 2017, 224: 27 - 48.
4. HEGARTY J P, PEGORARO L F L, LAZZERONI L C, et al. Genetic and environmental influences on structural brain measures in twins with autism spectrum disorder[J]. Mol Psychiatry, 2020, 25(10): 2556 - 2566.
5. HYMAN S L, LEVY S E, MYERS S M, et al. Identification, evaluation, and management of children with autism spectrum disorder[J]. Pediatrics, 2020, 145(1): e20193447.
6. IAKOUCHEVA L M, MUOTRI A R, SEBAT J. Getting to the cores of autism[J]. Cell, 2019, 178(6): 1287 - 1298.
7. LORD C, BRUGHA T S, CHARMAN T, et al. Autism spectrum disorder[J]. Nat Rev Dis Primers, 2020, 6: 5.
8. MONTEIRO P, FENG G P. SHANK proteins: roles at the synapse and in autism spectrum disorder[J]. Nat Rev Neurosci, 2017, 18(3): 147 - 157.
9. PORT R G, OBERMAN L M, ROBERTS T P. Revisiting the excitation/inhibition imbalance hypothesis of ASD through a clinical lens[J]. Br J Radiol, 2019, 92(1101): 20180944.
10. SHARMA S R, GONDA X, TARAZI F I. Autism Spectrum Disorder: classification, diagnosis and therapy[J]. Pharmacol Ther, 2018, 190: 91 - 104.
11. VORSTMAN J A S, PARR J R, MORENO-DE-LUCA D, et al. Autism genetics: opportunities and challenges for clinical translation[J]. Nat Rev Genet, 2017, 18(6): 362 - 376.

索　　引

Spemann 组织原	Spemann's organizer
Tau 病	Tauopathy
TNFR 相关死亡结合蛋白	TNFR-associated death domain，TRADD
Toll 样受体	Toll-like receptor，TLR
t-甲基组胺	t-methylhistamine，t-MH
T 细胞核因子	nuclear factor of activated T-cells，NFATc4
V-R 间隙	Virchow-Robin space
Wallerian 变性	Wallerian degeneration
X 连锁 α 地中海贫血/智力低下综合征	Alpha Thalassemia/Mental Retardation Syndrome X-linked，ATRX
α-氨基-3-羟基-5-甲基-4-异恶唑丙酸	α-amino-3-hydroxy-5-methyl-4-isoxazolepropionic acid，AMPA
α-促黑素	α-melanocyte-stimulating-hormone
α-甲基(对位)酪氨酸	α-methyl-p-tyrosine，α-MT
α-甲基 4-羧基苯基甘氨酸	α-methy-4-carbosy-pheny-glycine，MCPG
α-酮戊二酸	α-ketoglutaric acid，α-KG
α-银环蛇毒素	a-bungrotoxin，α-BgTX
α 突触核蛋白	α-synuclein
β-D-谷氨酰基氨基甲基膦酸	β-d-glutamyl aminomethyl phosphonic acid，Glu-AMP
β-D-天冬氨酰基氨基甲基膦酸	β-d-aspartyl aminomethyl phosphonic acid，ASP-AM
β-联环素	β-catenin
β-内啡肽	β-endorphin
β-趋脂素	β-lipotropin，β-LPH
β 淀粉样多肽	β-amyloid peptide，Aβ
β 分泌酶	β-site APP cleaving enzyme，BACE 或 β-secretase
γ-D-谷氨酰甘氨酸	γ-d-glutamyl glycine，γ-DGG
γ-氨基丁酸	γ-aminobutyric acid，GABA
甲基组胺	methylhistamine

A

阿尔茨海默病	Alzheimer's disease，AD
阿蒙氏角	Ammon's horn
阿普米定	arpromidine
阿司咪唑	astemizole
氨己烯酸	γ-vinyl GABA，vigabatrin
氨肽酶	aminopeptidase
氨氧乙酸	aminooxyacetic acid，AOAA

B

巴比妥类	barbiturates，BARB

C

超射	overshoot
超声波发声	ultrasonic vocalization，USV
超同步化	super-synchronization
超氧化物歧化酶	superoxide dismutase，SOD
巢蛋白	nestin
撤光双极细胞	OFF bipolar cell
陈述性记忆	declarative memory
成神经祖细胞	neural progenitor
程序性坏死	necroptosis
程序性记忆	procedural memory
程序性细胞死亡	programmed cell death，PCD
痴呆	dementia
齿状回	dentate gyrus
初级感觉皮质	primary somatosensory cortex，SⅠ
储存 Ca^{2+} 的细胞器	calcium-containing organelle，CCO
穿质通路	perforant path
传递	transmission
传染性的蛋白质颗粒	proteinaceous infectious particles，prion
传染性海绵状脑病	transmissible spongiform encephalopathy，TSE
创伤后应激障碍	posttraumatic stress disorder，PTSD
次级感觉皮质	secondary somatosensory cortex，SⅡ
促黑色素细胞激素	melanophore stimulating hormone，MSH
促黑素细胞激素释放激素	melanophore-stimulating hormone releasing hormone，MRH
促黑素细胞激素释放抑制激素	melanophore-stimulating hormone release-inhibiting hormone，MRIH
促黄体素释放激素	luteinizing hormone releasing hormone，LRH
促甲状腺激素	thyroid stimulating hormone，TSH
促甲状腺激素释放激素	thyrotropin-releasing hormone，TRH
促皮质激素样中叶肽	corticotrophin like intermediate lobe peptide，CLIP
促肾上腺皮质激素	adrenocorticotropic hormone，ACTH
促肾上腺皮质激素释放激素	corticotropin releasing hormone，CRH
促肾上腺皮质激素释放因子	corticotropin releasing factor，CRF
促细胞运动因子	motogenic factors
促性腺激素释放激素	gonadotropin-releasing hormone，GnRH
簇状发放	bursting firing
催产素	oxytocin，OT
催乳素	prolactin，PRL
催乳素释放激素	prolactin release hormone，PRH
催乳素释放抑制激素	prolactin release-inhibiting hormone，PRIH

点燃模型	kindling model
电紧张性传播	electrotonic transmission
电突触	electrical synapse
电压门控钙通道	voltage-gated calcium channel
电压门控钾通道	voltage-gated potassium channel
电压门控氯通道	voltage-gated chloride channel
电压门控钠通道	voltage-gated sodium channel
电压依赖的钙离子通道	voltage-dependent calcium channel，VDCC
淀粉样蛋白前体蛋白	amyloid precursor protein，APP
淀粉小体	corpora amylacea
凋亡蛋白酶激活因子-1	apoptotic protease activating factor-1，Apaf-1
凋亡小体	apoptosome
凋亡抑制物	apoptosis inhibitor
凋亡诱导物	apoptosis inducer
凋亡诱导因子	apoptosis-inducing factor，AIF
外侧顶内皮质(外侧顶内皮层)	lateral intraparietal cortex
刻板运动	stereotyped movement
动静脉畸形	arteriovenous malformation，AVM
动力蛋白	dynein
动态姿势反射	dynamic postural reflex
动作电位	action potential
动作电位(锋)起始区	spike-initiation zone
毒扁豆碱	physostigmine，eserine
毒蕈碱	muscarine
毒蕈碱型受体或 M 型受体	muscarinic receptor
短期储存	short-term storage
短时程记忆	short-term memory
对侧伸肌反射	crossed extensor reflex
对称性分裂	symmetric proliferative division
多巴胺	dopamine，DA
多巴胺-β-羟化酶	dopamine-β-hydroxylase，DβH
多巴脱羧酶	dopa-decarboxylase，DD
多发性硬化症	multiple sclerosis，MS
多觉感受器	polymodal sensory receptor
多聚 ADP 核糖体合酶	poly ADP-ribose synthase，PARS
多聚谷胺酰胺	polyglutamine，polyQ
多头素	cerberus，Cer
多灶性白质软化	progressive multifocal leukomalacia，PML

非程序性细胞死亡	non-programed cell death, NCD
非典型抗精神病药	atypical antipsychotic drugs
非对称性分裂	asymmetric proliferative division
非活动性斑块	chronic inactive plaque
非快动眼睡眠	non-rapid eye movement sleep, NREM sleep
非联合型学习	nonassociative learning
非脯氨酸依赖性蛋白激酶	non-proline-directed protein kinase, non-PDPK
非神经发生区	non-neurogenic region
非折叠蛋白应答	unfolded protein response, UPR
非正视眼/屈光不正	ametropia
原浆性星形胶质细胞	gemistocytic astrocyte
分泌酶	secretase
分支状的稳态小胶质细胞	ramified homeostatic microglia
疯牛病	mad cow disease/bovine spongiform encephalopathy, BSE
峰电位	spike potential
缝隙连接素	connexins
佛波酯	phorbol ester
伏隔核	nucleus accumben
复极化	repolarization
副交感神经系统	parasympathetic nervous system
富含亮氨酸重复激酶 2	leucine-rich repeat kinase 2, LRRK2
腹侧被盖区	ventral tegmental area, VTA
腹内侧下丘脑	ventromedial hypothalamus, VMH
腹外侧导水管周围灰质	ventrolateral periaqueductal gray matter, vlPAG
腹外侧视前区	ventrolateral preoptic area, VLPO
腹外侧束	ventrolateral funiculus, VLF

G

钙调素依赖性蛋白激酶Ⅱ	calmodulin dependent protein kinase, CaMK
钙触发钙释放	calcium-induced calcium release
钙神经素	calcineurin
钙依赖黏附分子	cadherin
钙激活钾通道	calcium-activated potassium channel, KCa
甘氨酸	glycine
甘氨酸裂解系统	glycine cleavage system, GCS
甘氨酸受体	glycine receptors, GlyR
甘氨酸转运体	glycine transporters, GlyT
甘丙肽	galanin, GAL
肝细胞生长因子	hepatocyte growth factor/scatter factor

骨传导	bone conduction
鼓膜	tympanic membrane
固有免疫	innate immunity
管蛋白	tubulin
光感受器	photoreceptor
光修复	light repairing
光遗传学	optogenetics
广动力范围神经元	wide dynamic range neurons，WDR
鬼影细胞	ghost cell
过氧化亚硝活性氧	reactive oxidant peroxynitrite，$ONOO^-$
过氧亚硝酸盐	peroxynitrite，ONOO-

H

海马	hippocampus
海绵状脑病	Spongiform encephalopathies
海人藻酸	kainate，KA
河豚毒素	tetrodotoxin，TTX
荷包牡丹碱	bicuculline
核苷酸剪切修复	neuclei excision repairing，NER
核苷酸门控的阳离子通道	nucleotide-gated non-selective cation channels
核苷酸受体	nucleotide receptors
核孔复合体	nuclear pore complex
核膜	nuclear membrane
核位移	nuclear translocation 或 nucleokinesis
核纤层蛋白	lamin
核周质	nuclear periplasm
黑寡妇蜘蛛毒	black widow spider venom
黑质	substantia nigra，SN
黑质-纹状体通路	nigrostriatal pathway
黑质致密带	substantia nigra pars compacta
亨廷顿蛋白	huntingtin protein，Htt
亨廷顿病	Huntington's disease，HD
横小管	transverse tubule
横桥周期	cross-bridge cycling
后脑	metencephalon
琥珀酸半醛	succinic semialdehyde，SSA
琥珀酸半醛还原酶	SSA reductase，SSAR
琥珀酸半醛脱氢酶	SSA dehydrogenase，SSADH
互感性对光反射	consensual light reflex

极化	polarization
即早基因	immediate-early gen，IEG
急性播散性脑脊髓炎	acute disseminated encephalomyelitis，ADEM
急性感染性多发性神经病	acute inflammatory polyneuropathy
急性出血性白质脑炎	acute hemorrhagic leukoencephalopathy，AHL
急性炎性脱髓鞘性多发性神经炎	acute inflammatory demyelinating polyneuritis
棘-慢复合波	spike and slow wave complex
棘波	spike wave
棘器	spine apparatus
棘状神经元	spine neuron
集落刺激因子	colony stimulating factors，CSF
脊髓背角	dorsal horn of the spinal cord
脊髓电刺激	spinal cord stimulation，SCS
脊髓动物	spinal animal
脊髓丘脑束	spinothalamic tract，STT
脊髓小脑	spinocerebellum
脊髓小脑共济失调	spinal cerebellar ataxia，SCA
脊髓休克	spinal shock
脊索前板	prechordal plate
脊索素	chordin
计算机断层扫描	computed tomography，CT
记忆	memory
记忆痕迹	engram/memory trace
继发性细胞死亡	secondary neuronal death
加巴喷丁	gabapentin
加压素	vasopressin
甲啡肽	methionine^{5}-enkephalin，ME
尖-慢复合波	sharp and slow wave complex
间接通路	indirect pathway
碱基切除修复	base excision repairing，BER
腱反射	tendon reflex
腱器官	tendon organ 或 Golgi tendon organ
箭毒碱	curare
内侧僵核	medial habenula
降钙素	calcitonin
降钙素基因相关肽	calcitonin gene related peptide
交感神经系统	sympathetic nervous system
交互响应 DNA 结合蛋白	transactive response (TAR)DNA-binding protein，TARDBP
胶质疤痕	glial scar

可变剪接	alternative splicing
可溶性 NSF 附着蛋白受体	soluble NSF attachment proteins receptor，SNARE
可溶性鸟苷酸环化酶	soluble guanylyl cyclase，sGC
克-雅病	Creutzfeldt-Jakob disease，CJD
空间总和	spatial summation
库鲁病	Kuru disease
跨膜区	transmembrane domain，TM
跨突触变性	neuronal trans-synaptic degeneration
跨突触膜扩散	trans-synaptic spread
跨细胞转运	transcytosis
快波睡眠	fast wave sleep
快动眼睡眠	rapid eye movement sleep，REM sleep
快感缺乏	anhedonia
狂犬病	rabies
扩散性抑制	spreading depression
扩散张量成像	diffusion tensor imaging，DTI

L

蓝斑核	locus coeruleus，LC
蓝尼啶受体	ryanodine receptor
老年斑	senile plaque
酪氨酸	tyrosine
酪氨酸羟化酶	tyrosine hydroxylase，TH
酪蛋白激酶-1	casein kinase-1，CK-1
雷尼替丁	ranitidine
类淋巴系统	glymphatic system
离子型谷氨酸受体	ionotropic glutamate receptors，iGluR
离子型受体	ionotropic receptor
利多卡因	lidocaine
连合下器	subcommissural organ
连接蛋白	connexin
连接素	connectin
连接小体	connexon
联合型学习	associative learning
亮啡肽	leucine^{5}-enkephalin，LE
量子释放	quantal release
量子突触电位	quantal synaptic potential
裂缝性出血	slit hemorrhage
淋巴细胞袖套现象	lymphatic vascular cuffing

膜电位	membrane potential
膜盘	membrane disk
末脑	myelencephalon

N

纳洛酮	naloxone
钠通道	sodium channel
囊泡	vesicle
囊泡单胺转运体	vesicle monoamine transporter，VMAT
囊泡关联膜蛋白	vesicle-associated membrane protein，VAMP
囊泡核苷酸转运体	vesicular nucleotide transporter，VNUT
囊泡相关膜蛋白	vesicle associated membrane protein，VAMP
囊泡型 GABA 转运体	vesicular GABA transporter，VGAT
囊泡型谷氨酸转运体	vesicular glutamate transporter，VGLUT
囊泡型抑制性氨基酸转运体	vesicular inhibitory amino acid transporter，VIAAT
囊胚期	blastula-stage
脑出血	brain hemorrhage
脑磁图	magnetoencephalography，MEG
脑地形图	brain electrical activity mapping，BEAM
脑电波	brain wave
脑电图	electroencephalogram，EEG
脑啡肽	enkephalins
脑啡肽原	proenkephalin
脑干胆碱能系统	brain stem cholinergic system
脑管膜区	ventricular zone，VZ
脑积水	hydrocephalus
脑膜瘤	meningioma
脑膜炎	meningitis
脑钠素	brain natriuretic peptide，BNP
脑脓肿	brain abscess
脑皮层电图	electrocorticogram，ECoG
脑桥-膝状体-枕叶波	ponto-geniculo-occipital waves，PGO
脑桥被盖胆碱能系统	pontine tegmental cholinergic system
外侧脑桥被盖	lateral pontine tegmentum，LPT
脑疝	herniation
脑水肿	brain edema
脑源性神经营养因子	brain-derived neurotrophic factor，BDNF
脑卒中	stroke
内阿片肽	endogenous opioid peptide

配体门控离子通道	ligand-gated ion channels
膨体	varicosities
皮层脊髓束	corticospinal tract
皮层延髓束	corticobulbar tract
皮层小脑	corticocerebellum
皮质醇	cortisol
皮质酮	corticosterone
嘌呤受体	purinoceptor
平行纤维	parallel fiber
平野小体	Hirano body
破伤风毒素	tetanus toxin
脯氨酸富集区域	proline-rich region，PRR
脯氨酸导向蛋白激酶	proline-directed protein kinase，PDPK
糖苷神经酰胺	glucosylceremide
甘油脑苷酯酶	glucocerebrosidase，GBA

Q

前阿黑皮原	pre-proopiomelanocortin，pre-POMC
前蛋白转换酶	proprotein convertases
前额叶皮层	prefrontal cortex
前孤啡肽原	pre-pronociceptin/orphanin FQ
前交感神经元	presympathetic neuron
前扣带皮层	anterior cingulate cortex，ACC
前馈激活	feedforward activation
前列环素	prostacyclin
前列腺素	prostaglandin
前脉冲抑制	prepulse inhibition，PPI
前脑	forebrain
前脑啡肽原	pre-proenkephalin
前脑原节模型	prosomeric model
前内脏内胚层	anterior visceral endoderm，AVE
前强啡肽原	pre-prodynorphin
前神经嵴	anterior neural ridge，ANR
前体细胞	precursor cell
前庭觉	vestibular sense
前庭器官	vestibular apparatus
前庭小脑	vestibulocerebellum
腔隙状坏死	lacunae
强啡肽	dynorphin

R

肉毒杆菌毒素	botulinum toxin
软脑膜	leptomeninges
软脑脊膜	pia mater
软脑膜癌病	leptomeningeal carcinomatosis
朊病毒式扩散	prion spread

S

噻加宾	tiagabine
三叉神经节	trigeminal ganglion，TG
三联管(或三联体)	triad
多能干细胞	pluripotent stem cell
三羧酸循环	tricarboxylic acid cycle，TCA cycle
三突触回路	trisynaptic circuit
三乙基胆碱	triethylcholine，TEC
散光眼	astigmatism
搔爬反射	scratching reflex
色氨酸羟化酶	5-hydroxytryptophan，5-HTP
闪光刺激视觉诱发电位	flash visual evoked potential，FVEP
伤害性感受	nociception
伤害性感受器	nociceptor
上橄榄核复合体	superior olive
上行网状激动系统	ascending reticular activating system，ARAS
上皮膜抗原	epithelial membrane antigen，EMA
上(表)皮生长因子	epidermal growth factor，EGF
上(表)皮生长因子受体	epidermal growth factor receptor，EGFR
少突胶质前体细胞	oligodendrocyte precursor cells，OPC
少突胶质细胞	oligodendrocyte
少突胶质细胞瘤	oligodendroglioma
髓鞘少突胶质细胞糖蛋白	myelin oligodendrocyte glycoprotein，MOG
伸展细胞	tanycyte
深部脑电刺激	deep brain stimulation，DBS
神经-肌肉接头	neuro-muscular junction
神经-腺体接头	neuro-glandular junction
神经-效应器接头	neuro-effector junction
神经板	neural plate
神经垂体	neurohypophysis
神经递质共存	neurotransmitter colocalization
神经发生区	neurogenic region
神经干细胞	neural stem cells，NSC

生长激素释放抑制激素	growth hormone release-inhibiting hormone，GHRIH
生长激素	growth hormone
生长激素释放因子	growth hormone releasing factor
生长抑素	somatostatin
失眠	insomnia
施万细胞	Schwann cell
施万细胞瘤	Schwannoma
时间总和	temporal summation
识别记忆	recognition memory
食欲素	hypocretin
变态反应性脑脊髓炎	allergic encephalomyelitis，EAE
自身免疫性周围神经炎	autoimmune neuritis，EAN
士的宁	strychnine
事件相关电位	event-related potential，ERP
视蛋白	opsin
视杆光感受器	rod photoreceptor
视杆细胞	rod cell
视黄醛	retinene
视交叉上核	suprachiasmatic nucleus，SCN
视觉诱发电位	visual evoked potential，VEP
视色素	photopigment
视神经脊髓炎	neuromyelitis optica，NMO
视网膜	retina
视网膜神经节细胞	retinal ganglion cell，RGC
视网膜下丘脑束	retinohypothalamic tract，RHT
视锥光感受器	cone photoreceptor
视锥细胞	cone cell
视紫红质	rhodopsin
视紫红质通道蛋白	channelrhodopsin-2，ChR2
适应性反应	adaptation
室管膜瘤	ependymoma
室管膜神经上皮	neuroepithelium
室管膜细胞	ependymal cell
室管膜下区	subependymal ventricular zone，SVZ
室管膜下室管膜瘤	subependymoma，SE
嗜盐菌视紫红质蛋白	halorhodopsin，NpHR
噬神经细胞现象	neurophagia
受磷酸激活谷氨酰胺酶	phosphate-activated glutaminase，PAG
受体酪氨酸激酶	receptor protein tyrosine kinase，RTK

树突	dendrite
树突棘	dentritic spine
双极细胞	bipolar cell
双重分离	double dissociation
水平细胞	horizontal cell
睡眠呼吸暂停综合征	sleep apnea syndrome, SAS
顺行性遗忘症	anterograde amnesia
顺式-4-氨基巴豆酸	cis-4-aminocrotonic acid, CACA
瞬时受体电位	transient receptor potential, TRP
瞬时受体电位 M_7 型通道	transient receptor potential melastatin 7, TRPM7
丝氨酸羟甲基转移酶	serine hydroxymethy transferase, SHMT
死亡诱导信号复合体	death-induced signaling complex,
四氢氨基吖啶	tetrohydro aminoacridine
四氢喋呤	tetrahydrobiopterin, BH_4
四氢叶酸	tetrahydrofolate, FH_4
苏氨酸	threonine
苏木化	sumoylation
酸敏感离子通道	acid-sensing ion channel, ASIC
髓母细胞瘤	medulloblastoma
髓鞘碱性蛋白	myelin basic protein, MBP
髓鞘少突胶质细胞糖蛋白	myelin oligodendrocyte glycoprotein, MOG
髓鞘相关糖蛋白	myelin-associated glycoprotein, MAG
髓样细胞触发性受体-2	triggering receptor expressed on myeloid cells 2, TREM2
梭曼	soman
羧肽酶 H	carboxypeptidase H, CPH
羧肽酶 β 样转化酶	carboxypepti-dase β-like converty enzymes, CPB
缩腮反射	gill-withdrawal reflex

T

苔藓纤维	mossy fiber
糖蛋白	glycoprotein
糖化	glycation
糖基化	glycosylation
糖基化终产物受体	receptor for advanced glycation end-products, RAGE
糖皮质激素受体	glucocorticoid receptors, GR
糖原合酶激酶-3	glycogen synthase kinase-3, GSK-3
套层	mantle zone
特非那定	terfenadine
伤害感受特异性神经元	nociceptive specific neurons, NS

疼痛	pain
疼痛闸门控制学说	gate control theory
腾喜龙	tensilon
提取记忆	memory retrieval
体感诱发电位	somatosensory evoked potential，SEP
天冬氨酸	aspartate，Asp
天冬酰胺内肽酶	asparagine endopeptidase，AEP
甜菜碱	betaine
调节性分泌	regulated secretion
调制	modulation
听觉	hearing
听觉毛细胞	auditory hair cell
听觉诱发电位	auditory evoked potential，AEP
听皮层	auditory cortex
听神经瘤	acoustic neurinoma
听小骨链	ossicular chain
同步化	synchronization
同源型受体	homomeric receptor
同向激动剂	co-agonist
同源亲和附着	homophilic adhesion
同源域转录因子	homeodomain transcription factors
瞳孔对光反射	pupillary light reflex
瞳孔近反射	pupillary proximal reflex
瞳孔调节反射	pupillary accommodation reflex
痛觉超敏	allodynia
痛觉过敏	hyperalgesia
头素	noggin
投射神经元	projection neuron
突变型亨廷顿蛋白	mutant hungtingtin，mHtt
突触	synapse
突触标记和抓取	synaptic tagging and capture
突触传递	synaptic transmission
突触蛋白	synapsin
突触后致密蛋白 95	postsynaptic density protein 95，PSD95
突触间失神经作用	intersynaptic denervation
突触间隙	synaptic cleft
突触结合蛋白	synaptotagmin
突触可塑性	synaptic plasticity
突触囊泡	synaptic vesicle

卫星现象	satellitosis
位相性牵张反射	phasic stretch reflex
位置细胞	place cells
位置性眼震颤	positional nystagmus
温度感受器	thermoreceptor
纹状皮层	striate cortex
纹状体	striatum
稳定池	fixed pool
无棘突神经元	aspinous neuron
无长突细胞	amacrine cell

X

西替利嗪	cetirizine
烯丙基甘氨酸	allylglycine
膝跳反射	knee-jerk reflex
习惯化	habituation
细胞毒性 T 细胞	cytotoxic T lymphocyte，CTL
细胞分裂周期	cell division cycle，CDC
细胞骨架	cytoskeleton
细胞集群	cell assembly
细胞黏附分子	cell adhesion molecule，CAM
细胞溶质(胞浆)	cytosol
细胞色素 C	cytochrome C，Cyt C
细胞外基质分子	extracellular matrix molecules，ECM
细胞外激活通路	extrinsic pathway
细胞外信号调节蛋白激酶	extracellular signal-regulated protein kinase，ERK
细胞因子	cytokines
细胞质	cytoplasm
峡部	isthmus
下橄榄核	inferior olive
下行抑制系统	descending inhibitory system
下行易化系统	descending facilitatory system
下颞叶	inferior temporal lobe，IT
下丘	inferior colliculus
下丘脑-垂体-甲状腺轴	hypothalamic-pituitary-thyroid axis，HPT axis
下丘脑-垂体-肾上腺轴	hypothalamic-pituitary-adrenal axis，HPA axis
下丘脑背内侧核	dorsomedial hypothalamic nucleus，DMH
下丘脑前侧视前区	preoptic area/anterior hypothalamus，PO/AH
下丘脑室旁核	paraventricular hypothalamus，PVH

下丘脑调节肽　hypothalamic regulatory peptides
成纤维细胞生长因子　fibroblast growth factor，FGF
纤维性星形胶质细胞　fibrous astrocyte
酰肼类化合物　hydrazides
线粒体 DNA　mitochondrial DNA，mtDNA
线粒体通透转运体　mitochondrial permeability transition pore，mPTP
腺垂体　adenohypophysis
腺苷受体　adenosine receptors
腺苷酸环化酶　adenylate cyclase，AC
相位提前　phase forward
相位延迟　phase delay
硝基化　nitration
小白蛋白　paravalbumin，PV
小胶质细胞　microglia
小脑　cerebellum
小脑小球　cerebellar glomerulus
小脑性共济失调　cerebellar ataxia
小突触囊泡蛋白　synaptobrevin
小细胞层　parvocellular layers
协同性　cooperativity
斜角带垂直部　vertical nucleus of the diagonal band
斜角带水平部　horizontal limb of the diagonal band
谢弗侧支通路　Schaffer collateral pathway
心钠素　atrial natriuretic factor，ANF
新皮层　neocortex
新斯的明　neostigmine
信号肽　signal peptide
星形胶质细胞　astrocyte
兴奋收缩偶联　excitation contraction coupling
兴奋性氨基酸转运体　excitatory amino acid transporter，EAAT
兴奋性毒性　excitotoxicity
兴奋性突触后电位　excitatory postsynaptic potentials，EPSP
杏仁核　amygdala 或 amygdaloid nucleus
修饰酶　modifying enzymes
嗅结节　olfactory tubercle
嗅皮层　rhinal cortex
嗅周皮层　perirhinal cortex
溴吡斯的明　pyridostigmine bromide
选择性 5-HT 重摄取抑制剂　selective serotonin reuptake inhibitor，SSRI

脑血管壁淀粉样变	cerebral amyloid angiopathy, CAA
血管活性肠肽	vasoactive intestinal peptide
血管紧张素Ⅱ	angiotensin Ⅱ
血管紧张素转换酶抑制剂	angiotensin-converting enzyme inhibitor, ACEI
血管内皮生长因子	vascular endothelial growth factor, VEGF
血管纹	stria vascularris
血管性痴呆	vascular dementia
血管周围间隙	Virchow-Robin space
血脑屏障	blood brain barrier, BBB
血清反应元件	serum response element, SRE
血栓素	thromboxane
血小板反应素	thrombospondin, TSP
血小板源性生长因子	platelet-derivated growth factor, PDGF

Y

乙酰胆碱囊泡转运体	vesicular ACh transporter, VAChT
烟碱	nicotine
烟碱型受体或 N 型受体	nicotinic receptor
延迟反应基因	delayed response gene, DRG
延迟整流钾电流	delayed rectifier potassium current, I_K
延髓头端腹内侧区	rostral ventromedial medulla, RVM
言语行为干预	verbal behavior intervention, VBI
盐皮质激素受体	mineralocorticoid receptors, MR
眼内压	ocular tension
眼优势柱	ocular dominance column
羊膜动物	amniote
羊瘙痒病	scrapie
过氧化氢酶或抗氧化酶	catalase
氧化应激损伤	oxidative stress damage
药物成瘾	addiction
液泡 H^+-ATP 酶	vacuolar H^+-ATPase, V-ATPase
一过性脑缺血症	transient ischemic attacks, TIAs
一氧化氮	nitric oxide, NO
一氧化氮合酶	nitric oxide synthase, NOS
伊曲茶碱	istradefylline
依酚氯铵	edrophonium
血氧水平依赖	blood oxygenation level dependent, BOLD
胰岛素降解酶	insulin-degrading enzyme, IDE
遗传性痉挛麻痹	hereditary spastic paraplegia

Z

甾体激素	steroid hormone
载脂蛋白 E	apolipoprotein E，ApoE
再生	regeneration
早老素 1	presenilin 1，PS1
早期密集行为干预	early intensive behavioral intervention，EIBI
折环	reentrant loop
阵发性去极化偏移	paroxysmal of depolarization shifts，PDS
震颤麻痹	paralysis agitans
整合素	integrin
正电子发射型计算机断层显像	position emission tomography，PET
正视眼	emmetropia
正中视前核	median preoptic nucleus
脂蛋白受体相关蛋白	lipoprotein receptor-related proteins，LRP
脂氧素	lipoxin
直接通路	direct pathway
植物神经系统	vegetative nervous system
丝状伪足	filopodium
致命性家族性失眠症	fatal familial insomnia，FFI
中耳	middle ear
中缝背核	dorsal raphe nucleus，DRN
中缝大核	nucleus raphe magnus，NRM
中缝核	raphe nucleus，RN
中间层	intermediate zone
中间神经元	interneuron
中间丝	intermediate filament
中间祖细胞	intermediate progenitor cell，IPC
中脑	midbrain 或 mesensephalon
中脑-边缘-皮质通路	mesolimbocortical pathway
中脑导水管周围灰质	midbrain periaqueductal grey，PAG
中枢敏化	central sensitization
中枢神经系统	central nervous system，CNS
中枢型睡眠呼吸暂停综合征	central sleep apnea syndrome，CSAS
中心-周边感受野反应	center-surround receptive field
中心体	centrosome
中型多棘神经元	medium spiny neuron，MSN
中性内肽酶	neprilysin
中央颞叶	middle temporal lobe，MT

中缝正中核	median raphé nucleus, MRN
中央型尼氏体溶解	central chromatolysis
终板电位	end plate potential
终板血管器	vascular organ of the lamina terminal
终池	terminal cisterna
终末分化细胞	terminal differentiated cell
终纹床核	bed nucleus stria terminalis, BNST
终板血管器	organum vasculosum laminae terminalis, OVLT
终足	end foot
肿瘤坏死因子	tumor necrosis factor, TNF
重度抑郁症	major depressive disorders
重摄取	reuptake
重症肌无力	myasthenia gravis, MG
重组修复	recombination repairing
周期蛋白依赖性激酶	cyclin dependent kinase, CDK
周期性肢体运动障碍	periodic limb movements disorder, PLMD
周围神经系统	peripheral nervous system, PNS
周细胞	pericyte
轴浆转运	axoplasmic transport
轴丘	axon hillock
轴突	axon
蛛网膜下腔出血	subarachnoid hemorrhage
主要组织相容性复合体	major histocompatibility complex, MHC
储备囊泡	reserve vesicle
转导	transduction
转化生长因子β	transforming growth factorβ, TGFβ
转运体	transporter
状态反射	attitudinal reflex
锥体外系综合征	extrapyramidal symptome, EPS
姿势	posture
自闭症	autism
自发痛	spontaneous pain
自行节律	free-running rhythm
自我聚合	self aggregation
自身磷酸化	autophosphorylation
自身受体	autoreceptor
自噬	autophagy
自由基	free radical
自主神经系统	autonomic nervous system

纵管	longitudinal tubule
足板	foot plate
阻塞型睡眠呼吸暂停综合症	obstructive sleep apnea syndrome，OSAS
组胺	histamine，His
组胺 N-甲基转移酶	histamine N-methyl-transferase，HNMT
组成型 NOS	constitutive NOS，cNOS
组蛋白脱乙酰酶	histone deacetylase，HDAC
组甲肽	peptide with histidine and methionine
组异肽	peptide with histidine and isoleucine
祖细胞	progenitor cell
左旋多巴	levodopa，L-DOPA
左旋芳香族氨基酸脱羧酶	aromatic L-amino acid decarboxylase，AADC
左旋酪氨酸	L-tyrosine，L-Tyr
左旋色氨酸	L-tryptophan，L-Trp
左旋西替利嗪	levocetirizine